健康、疾病与医学社会理论手册

The Palgrave Handbook of Social Theory in Health，Illness and Medicine

原　著　〔澳〕弗兰·科利耶（Fran Collyer）

主　译　张大庆

北京大学医学人文研究丛书

健康、疾病与医学社会理论手册

The Palgrave Handbook of Social Theory in Health，Illness and Medicine

原　著　〔澳〕弗兰·科利耶（Fran Collyer）

主　译　张大庆

本书的翻译出版得到国家社科基金重大项目
"当代重大疾病防治史研究及数据建设"的支持（20&ZD224）

北京大学医学出版社

JIANKANG、JIBING YU YIXUE SHEHUI LILUN SHOUCE

图书在版编目（CIP）数据

健康、疾病与医学社会理论手册 /（澳）弗兰·科利耶（Fran Collyer）原著；
张大庆主译. —北京：北京大学医学出版社，2023.5
书名原文：The Palgrave Handbook of Social Theory in Health，Illness and Medicine
ISBN 978-7-5659-2620-4

Ⅰ. ①健… Ⅱ. ①弗…②张… Ⅲ. ①医学 - 手册 Ⅳ. ① R-62

中国版本图书馆 CIP 数据核字（2022）第 053825 号

北京市版权局著作权合同登记号：图字：01-2016-8543

健康、疾病与医学社会理论手册

主　　译：张大庆
出版发行：北京大学医学出版社
地　　址：（100191）北京市海淀区学院路 38 号　北京大学医学部院内
电　　话：发行部 010-82802230；图书邮购 010-82802495
网　　址：http://www.pumpress.com.cn
E - m a i l：booksale@bjmu.edu.cn
印　　刷：中煤（北京）印务有限公司
经　　销：新华书店
责任编辑：袁朝阳　责任校对：靳新强　责任印制：李　啸
开　　本：787 mm×1092 mm　1/16　印张：40.5　字数：880 千字
版　　次：2023 年 5 月第 1 版　2023 年 5 月第 1 次印刷
书　　号：ISBN 978-7-5659-2620-4
定　　价：218.00 元

本书由

北京大学医学出版基金资助出版

译者名单

主　译　张大庆

译　者　（按姓氏汉语拼音排序）

陈俊妍　陈雪扬　程陶朱　谷晓阳

韩明月　黄　蓉　靳亚男　李彦昌

孟　宏　史如松　苏静静　唐文佩

万　旭　夏媛媛　张雪莹　赵忻怡

赵雨婷　甄　橙

中文版序言

　　本手册的编写是我与全球社会学界同仁的一次学习和合作之旅。我的个人探索之旅始于对社会学理论的崇高敬意和深入研究，以及日益觉察到疾病、健康和医学社会学教学和研究资源的匮乏。社会理论——更具体地说是社会学理论——是我们理解周遭世界的绝佳工具，它有助于我们发现问题、构思研究计划、使用恰当方法收集数据（即方法论）、分析数据以及解释由此揭示的现象。然而，我的许多同事抱怨学生（和其他学科的同事）难以理解理论在学术研究中的核心价值，以及缺乏实现这一目标的实用示例或指南。基于对学科历史的研究工作，我也日益对出版物以及教学中研究社会理论的方式感到不满。尽管几十年来围绕社会学经典著作的不足和偏见的激烈争论从未消弭，但马克思、韦伯和涂尔干仍然备受推崇，而其他同样优秀的理论家（特别是女性理论家）则被排除在外。在过去几十年里，尽管女性为取得成就和获得认可而历尽险阻，但现在足够重要的女性理论家已脱颖而出，并将跻身在该手册中。

　　我对大学现有教学资源的不满亦已延伸到对社会学理论非历史性的普遍研究方法上。我们常常将理论家视作信奉普遍真理而脱离现实的个体，而忽视他们在特定时间和地点的具体生活经验。然而，只有当我们理解了具身性的理论家及其所处的社会背景时，他们所提出的概念和理论才真正变得"有意义"，我们才能更加反身性地认识到这些概念和理论对解决当代问题的价值。

　　本手册解决了上述的每一个问题，且所有章节都围绕两个重点展开。一方面，提供一位或两位（在某些情况下）社会理论家的生平信息，并深入洞察他们的学术和社会背景；另一方面，每一章都围绕一个健康问题或主题展开，并揭示了理论框架和主要概念在探究或解释这些问题上的作用。当然，并非所有编者最初就十分赞同本手册的知识社会学视角，但相当多的编者在理论家的生活经历与其提出的理论框架之间存在显著联系方面得出了有趣的结论。

　　正如目录所列，本书选择了不同时代的男性和女性理论家，讨论涉及种类繁杂的健康议题，包括慢性病经验、本土化的医疗服务、医院机构、儿童健康、男性健康、女性健康、遗传咨询、食物和营养。按照时间顺序，该手册根据理论家的出生日期进行编排。第一位是出生于1802年的哈丽特·马蒂诺，而最近一位是出生于1959年的保罗·法默（Paul Farmer）（译者注：2022年去世）。

　　毋庸置疑，这本手册的编写是一场实验。我们邀请了健康与医学社会学领域的知名学者和一些初出茅庐的社会学家参与编写，并在很大程度上将理论家的选择权交到了他们的手中。当发现大多数编者选择了社会学中的传统主题时，我们不得不更直接地要求他们给予女性理论家和不太知名的理论家同等的关注，尽管这一要求早已提过。纵使我已尽最大努力，但本书仍遗漏了许多女性理论家。不过令我感到慰藉的是，这至少是一个好的开端。当然，寻找女性和"其他"默默无闻的理论家的信息是非常艰难的，可用的档案材料、评论与分析资料更是稀缺。尽管如此，一些编者依旧迎难而上。因此，这本手册为我们呈现了一些在过去籍籍无名的新理论家，帮助我们冲破传统健康与医学社会学研究的桎梏，增进了我们的知识水平。

所有的书籍都有其局限性。虽罗列了大量的社会理论家，但本书的焦点仍然是西方理论家。尽管考虑到该学科的欧美传统及其结构性霸权，这是可以理解的，但是未来该手册再版时将纳入更多来自南半球国家、亚洲、非洲和美洲的学者和他们的理论。

我很高兴能为本手册的第一个中译版本撰写序言。翻译，尤其是学术作品的翻译，是一项艰巨的任务，我非常感谢接受这一挑战的专家团队。有了这一版本，中国的学者和学生将有机会领略编者的宝贵贡献，希望他们的工作能得到你们的欣赏。译著有助于打破学术界和政界之间的重重阻隔，有助于促进世界各地的人们在共同面临的国家性或全球性议题的研究、教学和写作中的沟通。我希望这本中文版手册能够增进合作和跨文化理解，帮助人们认识到社会学理论在健康、疾病和医学研究中的重要性和使用价值。

Fran Collyer

社会学教授

瑞典卡尔斯塔德

2022 年 12 月

译者前言

2017 年 9 月，在悉尼参加国际医学史学会第 45 届会员代表大会期间，我们北大医学人文学院的几位同仁顺道拜访了悉尼大学社会学与社会政策系的弗兰·科利耶（Fran Collyer）教授，想了解一下澳洲医学人文学科的教育与研究情况。交谈中，我们分别介绍了两国医学人文学科发展的概况，都感受到随着医学技术的发展和卫生服务需求的提升，人们对医学价值问题的关注日益增加。我们也讨论了医学人文学科教育和研究中所面临的挑战，尤其是认识到医学人文研究理论上的不足。

科利耶教授说她为此组织编撰了一部汇集医学人文相关的理论手册，并把这本《健康、疾病与医学社会理论手册》（*The Palgrave Handbook of Social Theory in Health，Illness and Medicine*）送给我们。大家看后觉得此书的确很有参考价值，表示可以将该书翻译成中文。科利耶教授听后很高兴，并表示感谢，希望今后双方加强合作，多多交流。

科利耶教授毕业于弗林德斯大学（Flinders University）和澳大利亚国立大学（Australian National University），时任澳大利亚社会学学会（The Australian Sociological Association，TASA）健康社会学分会的全国召集人、卫生治理网络成员、《健康社会学评论》（*Health Sociology Review*）的主编，曾在澳大利亚国立大学、堪培拉大学（University of Canberra）和麦考瑞大学（Macquarie University）任职。她在担任 TASA 健康社会学分会主任期间，组织了大量关于健康社会学的研讨会、论坛、学术会议和每年的"健康日"活动。她在知识社会学、社会学历史、健康社会学的学科和机构、卫生保健服务和私人健康保险私有化等方面发表了一系列论文，著有《公共事业撤资：澳大利亚案例研究》（*Public Enterprise Divestment：Australian Case Studies*，2001 年，合著），《健康和医学社会学的地图》（*Mapping the Sociology of Health and Medicine*，2012）——该书获得澳大利亚 2012—2014 年最佳社会学著作奖斯蒂芬·克鲁克纪念奖章（Stephen Crook Memorial Prize for the best Australian sociology monograph）。

《健康、疾病与医学社会理论手册》的出版，在某种程度上弥补了有关健康、疾病与医学社会与文化研究方面理论上的不足。该书以时间维度排序，分为 19 世纪、20 世纪早期、20 世纪中期、20 世纪晚期至今四个时段，介绍了不同时代主要理论家对健康相关的主题的论述，包括慢性病的经验、本土化的医疗服务、医院机构、儿童健康、男性健康、女性健康、遗传咨询、食物和营养等，探讨和解释了理论家的理论框架和主要概念，并展示了如何利用这些理论来阐释当代的问题。该书的另一个特点是，在介绍理论的同时，也为读者提供了理论家的生平、知识和社会背景等信息，将理论家的生活经历与其理论框架之间建立起联系，以便读者更好地理解其观点或理论的发展脉络与学术影响。

《健康、疾病与医学社会理论手册》的作者大多是健康和医学社会学领域的知名学者，不仅有助于读者深入理解健康和医学社会学理论，同时为读者了解当代健康和医学社会学的前沿与动态拓宽了视野。不过，正如编者所言，该书的局限性是限于西方理论家的理论，作者希望未来该手册再版时能够扩展到亚洲、非洲和美洲的国家理论研究成果。

他山之石，可以攻玉。我们译介本书也是为中国的医学人文学者提供资鉴，为推动中国医学人文学科的理论创新而努力。

张大庆

2022.3.20

Preface

The production of this Handbook has been a journey of learning and collaboration for myself and many colleagues and friends across the global, sociological community. My personal journey began with a deep respect for, and engagement with, social theory, and a growing awareness of the inadequacy of the resources available to teach and research the sociology of illness, health and medicine. Social theory-and more specifically sociological theory-is the best tool for making sense of the world around us, for alerting us to the presence of problems in that world, for designing our research programs, for ensuring the appropriate method for the collection of data (i.e., methodology), for analysing our data, and for explaining the phenomena thus revealed. Yet many of my colleagues complained of the difficulty in convincing students (and colleagues from other disciplines) of the value of positioning theory at the centre of all good scholarship, and of the absence of practical examples or guidelines for achieving this. From my own research endeavours into the history of the discipline, I also became increasingly dissatisfied with the way we so often approach social theory in our publications and the classroom. Despite several decades of debate about the inadequacies and biases of the sociological canon, Marx, Weber and Durkheim continue to be defiantly paraded to the general exclusion of other, equally suitable, theorists, and particularly of women theorists. While women's' achievements and attempts at recognition have been severely hampered over the decades, there are, nevertheless, sufficiently important women theorists who have now been 'rescued' from obscurity and, with a little effort, can be placed in such a handbook.

My dissatisfaction with existing resources for university teaching extended also to the generally ahistorical approach to social theory. All too often we offer theorists as disembodied subjects espousing universal truths, and spend little thought for the specifics of their lived experience in a given time or place. Yet it is only when we understand the embodied theorist and their social context, that their concepts and theories really begin to 'make sense', and we can, more reflexively, see their value for addressing contemporary problems.

This Handbook addresses each of these matters. All chapters have two points of focus. On one hand they examine one, or in some cases two social theorists, providing some biographical information and insight into the intellectual and social background of the subject. On the other hand, each of the chapters take a health issue or topic, demonstrating the utility of the theoretical frameworks and major concepts for exploring or explaining these. Certainly it is the case that not all contributors were initially comfortable with this sociology of knowledge approach to the handbook, but quite a few have drawn interesting conclusions about the notable links between the theorist's own life experiences and their theoretical frameworks.

As indicated by the list of chapter contents, both male and female theorists have been selected, from all time periods, and a broad variety of health topics are covered, including the experience of chronic illness, indigenous healthcare services, hospital bureaucracies, children's health, men's health, women's health, counselling and food and nutrition. The Handbook is organised chronologically according to the date of birth of the theorist. The first was Harriet Martineau, born in 1802, while the most recent, is Paul Farmer, born in 1959.

Admittedly, the Handbook has been something of an experiment. Well-known scholars and a few early career sociologists of the sociology of health and medicine were approached and invited to contribute, with the choice of theorists largely in their own hands. When it became obvious that most potential contributors were selecting the conventional subjects of the sociological canon- despite hints about the need for an equal focus on women theorists and theorists generally less- well-known-more direct requests had to be made. Despite my best efforts, there are many women theorists who are missing from this book, though I console myself with the thought that it is at least a good start. It is of course, generally harder to locate information about women and 'other', less well known theorists. There is less archival material available and much less in the way of commentary and analysis. Nevertheless some of the authors stepped up to the challenge, and the handbook thus opens our eyes to some new and less well-known theorists, extending knowledge beyond the more common offerings in the sociology of health and medicine.

All books have their limitations, and in this case while there is an extended array of social theorists, the main focus remains on theorists of the West. This is understandable, given the European-American heritage of the discipline and its structural hegemony. Nevertheless future editions of the Handbook will aim to include theories and scholars from countries of the global South, from Asia, Africa and the Americas.

I am so very pleased to be writing the preface for the first Chinese edition of the Handbook. Translation across languages, especially for academic works, is a difficult and painstaking task, and I am much in the debt of the expert team who sought to meet this challenge. With this edition, the valuable work of the many contributing authors will now be shared-and hopefully enjoyed-by numerous students and academics across China. Works that have been translated assist in the removal of significant obstacles between scholarly and policy communities. They assist in the communication between people from many parts of the globe who are researching, teaching and writing on often shared, national or global problems. It is my expectation that this Chinese language edition of the Handbook will lead to an increase in collaboration and cross-cultural understanding about the importance and use of social theory in the study of health, illness and medicine.

Fran Collyer

Professor of Sociology, Karlstad, Sweden

December 2022

原著前言

所有的书都有其源头，尽管很难回忆起最初的想法是什么时候开始形成的。至于编写这本手册的初衷，有一点是肯定的，那就是对社会理论的深刻尊重和参与，这是我与本学科的许多同事和朋友所共有的。周围不时有人抱怨健康和医学的研究领域社会理论不足，抑或难以说服年轻学生（和其他学科的研究者）理论之于学术研究的核心价值，在某种程度上，非常有必要编写这样一部指南来解决这一问题。编写这本书的背后，还有一种长期以来对出版物（以及课堂上）研究社会理论的方式的不满。关于社会学经典的不足和偏见的争论已经持续了几十年，但马克思（Marx）、韦伯（Weber）和涂尔干（Durkheim）仍然被搬出来，将女性理论家排除在外。尽管在过去的几十年里，女性的成就和争取认可的努力受到了严重的阻碍，然而，现在已经有足够重要的女性理论家脱颖而出，跻身在该指南中并不突兀。除了长期以来对女性理论家的忽视，我们研究社会理论的方法通常是非历史性的。太多的时候我们把理论家当作信奉普遍真理的主体，而不是将其作为一个人，考虑他们在特定时间或地点、特定的生活经历。然而，只有当我们理解作为人的理论家和他们的社会背景时，才能真正地理解其概念和理论的"意义"。

该手册解决了上述每一个问题。所有章节都有两个重点。一方面，他们研究了一个理论家，或者在某些情况下的两个社会理论家，提供了简要的生平信息、知识和社会背景。当然，并不是所有的编者都十分接受知识社会学的视角，但是有相当一部分编者得出了有趣的结论，将理论家自己的生活经历及其理论框架之间得出了明显的联系。另一方面，每一章选取一个健康问题或主题，探讨和解释了理论家的理论框架和主要概念，并展示了如何使用它们。从目录可以看到，我们选择了男性和女性理论家，涵盖了不同的时间段和各种各样的健康主题，包括慢性病的经验、本土化的医疗服务、医院机构、儿童健康、男性健康、女性健康、遗传咨询、食物和营养。手册是按照理论家出生日期的时间顺序组织的。第一位是出生于 1802 年的哈丽特·马蒂诺（Harriet Martineau），而最年轻也是依然活跃的理论家是出生于 1959 年的保罗·法默（Paul Farmer）（译者注：2022 年去世）。

诚然，这本书在某种程度上是一种实验。我们邀请了健康和医学社会学的知名学者和一些年轻的社会学家来参与编写，并将理论家的选择在很大程度上交到了他们自己的手中。很明显，大多数潜在的贡献者选择了社会学经典的传统主题，尽管我们之前有暗示需要对女性理论家和一般不太知名的理论家给予同等关注，但我们不得不提出了更直接的要求。我尽了最大的努力，但这本书中漏掉了许多女性理论家，不过我安慰自己说，这至少是一个良好的开端。当然，通常很难找到关于女性和"其他"（译者注：非男性和女性的）

理论家的信息。可获得的档案材料较少，评论和分析的方式也少得多。尽管如此，一些作者勇敢地接受了这一挑战，因此为我们呈现了一些新的和尚且较不知名的理论家，为我们纵深了解健康和医学社会学拓宽了知识的边界。

所有的书都有其局限性，对于本书来说，虽然罗列了众多社会理论家，但主要焦点仍然是西方的理论家。考虑到这门学科的欧美传统，这是可以理解的。然而，未来该手册再版时希望能够扩展到亚洲、非洲和美洲的国家。

（苏静静　译）

致 谢

图 18.1 已获得爱思唯尔的授权。
图 33.1 已获得泰勒 - 弗朗西斯出版集团的授权。

目　录

第四部分　20 世纪晚期和当代理论家

编　者

罗斯玛丽·L·艾尔德（Rosemary L. Aird）是澳大利亚布里斯班昆士兰理工大学（Queensland University of Technology，QUT）的高级研究员，也是一名独立研究人员。在昆士兰理工大学公共卫生学院开设健康社会学课程，并担任昆士兰大学第六轮妊娠研究的项目管理员，该项目是对大样本（7223 人）的女性及其子女进行有关身体、心理和社会福祉的纵向研究，历经产前、儿童期、青春期和成年期。她的博士研究是基于参与这一特定阶段研究的年轻人，根据当前的宗教 / 精神信仰、参加教堂活动和幼年时母亲的宗教背景检查他们的心理健康和社会行为。2003 年，罗斯玛丽被授予澳大利亚社会学学会（The Australian Sociological Association，TASA）的约翰·韦斯顿奖（John Western Prize），这是社会学学科的最高荣誉；并在 2004 年，因在昆士兰大学的本科和荣誉研究获得大学奖章。2008 年初，媒体发表了她的博士研究成果，澳大利亚议会图书馆向联邦议员索要了她的论文副本，以确保联邦议员能够阅读。

盖理·L·阿尔布雷克特（Gary L. Albrecht）是比利时皇家文理科学院（Royal Belgian Academy of Arts and Sciences）院士；比利时鲁汶大学（KU Leuven，Belgium）社会科学特聘教授；芝加哥伊利诺伊大学（University of Illinois，Chicago）名誉教授，也是美国科学促进会（American Association for the Advancement of Science）的会员。自 2005 年退休以来，他一直在美国和欧洲工作，分别为科罗拉多的博尔德和比利时的布鲁塞尔。他目前是巴黎人类科学之家（Maison des Sciences de l'Homme）的常驻学者、牛津大学纳菲尔德学院（Nuffield College，University of Oxford）的访问学者、布鲁塞尔皇家佛兰芒科学与艺术学院（Royal Flemish Academy of Science and Arts，Brussels）的常驻研究员。阿尔布雷克特的研究集中在成年人如何承认、解释和回应意料之外的生活事件，比如残疾。他的工作累计获得了超过 2500 万美元的资金支持，已经出版了 16 本专著、140 多篇文章和书籍章节，其中包括《残疾业：美国的康复》（*The Disability Business：Rehabilitation in America*，2012）；《残疾研究手册》（*Handbook of Disability Studies*，2001，与 Seelman 和 Bury 合编）；五卷本的《残疾百科全书》（*Encyclopedia of Disability*，2006）；以及八卷本的 Sage 参考书系列：《残疾：关键问题与未来方向》（*Disability：Key Issues and Future Directions*，2011，作为总编）。

乔安娜·阿尔梅达（Joana Almeida）是英国伦敦大学皇家霍洛威学院（Royal

Holloway，University of London）犯罪学和社会学中心的博士后研究员。她于1997年毕业于葡萄牙科英布拉大学（University of Coimbra，Portugal）社会学专业，2012年在伦敦大学皇家霍洛威学院获得医学社会学博士学位。2013年，阿尔梅达获得了英国健康与疾病社会学基金会（British Foundation for the Sociology of Health and Illness）的米尔德里德·布拉克斯特（Mildred Blaxter）博士后奖学金，以研究理解西方社会"补充或替代医学化"（Camisation）过程的概念框架。她的主要学术兴趣是健康与疾病的社会学和健康专业的社会学。她对补充和替代医学的专业化及其在现代晚期医疗保健中的整合/融合特别感兴趣。阿尔梅达在同行评议期刊《健康社会学评论》（*Health Sociology Review*）上用英语发表文章，在巴西同行评议期刊《宗教学社会》（*Religião e Sociedade*）上用葡萄牙语发表文章，并为《专业团体、专业精神和知识社会》（*Grupos Profissionais，Profissionalismo e Sociedade do Conhecimento，Carvalho，Santiago 和 Caria* 主编，2011）撰写了一章内容。

艾伦·安嫩代尔（Ellen Annandale）是英国约克大学社会学系（Department of Sociology at the University of York，UK）主任兼教授。在2013年担任此职位之前，她曾历任莱斯特大学（University of Leicester）社会学教授、华威大学（Warwick University）讲师、格拉斯哥大学（Glasgow University）医学研究理事会（Medical Research Council）医学社会学研究中心研究员。她在莱斯特大学获得社会学学士学位，在美国布朗大学（Brown University，USA）获得硕士和博士学位，并在瑞典于默奥大学（Umeå University，Sweden）获得名誉博士学位。她目前是欧洲社会学协会（European Sociological Association）副主席和研究生委员会主席。2004—2012年，她担任《社会科学与医学》（*Social Science and Medicine*）杂志主编。她的研究兴趣主要集中在女性主义与性别理论、性别与健康、专业社会学与专业工作等领域。她最近出版的著作包括《妇女健康与社会变革》（*Women's Health and Social Change*，2009）、《帕尔格雷夫性别与保健手册》（*The Palgrave Handbook of Gender and Healthcare*，与埃伦·库尔曼合著，2012）和《卫生与医学社会学·第2版》（*The Sociology of Health and Medicine*，2014）。

艾玛·巴纳德（Emma Barnard），澳大利亚墨尔本大学人口与全球卫生学院健康与社会中心（Centre for Health and Society，School of Population and Global Health，University of Melbourne，Australia）学术助理。她拥有公共卫生硕士学位，曾就职于政府和非营利组织，从事减少危害、毒品和酒精滥用人群健康和初级保健方面的工作。

琳达·丽斯卡·贝尔格雷夫（Linda Liska Belgrave），美国迈阿密大学（University of Miami）社会学副教授，社会学研究生项目主任。在凯斯西储大学（Case Western Reserve University）学习了定量研究的系统训练，她被聘为迈阿密大学（University of Miami）社会心理学家，多年来，她开始从事符号互动论的研究。她的研究兴趣主要集中在医学社会学领域，特别是与社会老年学、社会心理学和社会正义等领域重叠，并运用多种定量研究方法进行研究。她致力于研究老年人慢性病的经验、他们对幸福的定义，以及患有阿尔茨海默病的家庭成员的非裔美国照护者的日常生活。最近，她走出了医学社会学的框架，与她的学生进行了一次关于学术自由的研讨考查，并在 2012 年的《符号互动》（*Symbolic Interaction*）上发表了《课堂上政治争议的意义：讲台上的对话》（*Meanings of Political Controversy in the Classroom：A Dialogue Across the Podium*）。在另一个项目中，她和学生研究了成功老龄化的假设、过程和潜在的政策后果，题为《成功 / 生产性老龄化、责任和反思》（*Successful/Productive Aging，Responsibility，and Reflection*），收录在《全球化、发展和老龄化的符合》（*The Symbolism of Globalization，Development and Aging*）一书。

西蒙·毕晓普（Simon Bishop），英国诺丁汉大学商学院（Nottingham University Business School）组织行为学讲师，健康创新、领导力和学习中心成员。他的研究兴趣是医疗保健领域的新组织形式，及其对工作、就业和管理等问题的影响。这包括专业团体之间以及专业人员与患者和服务使用者之间关系的变化。毕晓普最近完成了多项研究项目，包括调查公营和私营医疗机构之间的新关系；转化研究的创新；以及出院期间急救、初级护理和社会护理之间的衔接。

汉娜·布拉德比（Hannah Bradby）是瑞典乌普萨拉大学社会学（Department of Sociology at the University of Uppsala，Sweden）教授。在牛津大学、格拉斯哥大学和伦敦大学获得学位，她被任命为英国华威大学社会学系的讲师。她就被分配到玛格丽特·史黛丝（Margaret Stacey）荣休教授新腾出的办公室里，还继承了她的钥匙套、纸刀和沙发椅。她曾在埃塞克斯大学（University of Essex）、伦敦国王学院（King's College London）和德国哥廷根马克斯·普朗克研究所）（Max Planck Institute，Göttingen，Germany）担任研究员，研究宗教和种族多样性。她任《种族与健康》（*Ethnicity and Health*）杂志的共同主编。她最新发表的文章以批判性的视角，分析了所谓的人类医疗保健资源危机，试图理解医疗保健专业人员的国际移民问题，她最新的著作是《医学、健康和社会：一个批判的社会学》（*Medicine，Health and Society：A Critical Sociology*，2012）。她的兴趣领域是全球化进程与对多样性（和超级多样性）理解的互动关系，特别是在医疗卫生服务的提供和接受方面。

杰弗里·布雷思韦特（Jeffrey Braithwaite）是澳大利亚健康创新研究所（Australian Institute of Health Innovation）的基金会主任、澳大利亚新南威尔士大学（University of New South Wales，Australia）临床治理研究中心主任和医学院教授。布雷思韦特将社会科学概念引入了医疗保健，并通过对医疗保健领域的实证研究来拓展这些概念的维度。他的研究考察了卫生系统的结构动力学和变化的本质。布雷思韦特的研究课题包括紧急情况下的文化和结构，卫生部门组织的领导、管理和变革，卫生保健的质量和安全、国际认证和调查过程以及卫生服务的重组。布雷思韦特已经获得了超过 5900 万澳元的资金，发表了 500 多篇文章和著作，出席或主持国际、国内会议 500 余次，其中主题演讲 60 余次，并因研究和教学工作获得多项奖项。

帕特里克·布朗（Patrick Brown）是阿姆斯特丹大学（University of Amsterdam）社会学助理教授，此前在肯特大学（University of Kent）任教。他在医疗领域的信任、风险和治理领域著述颇丰。布朗利用哈贝马斯（Habermas）、卢曼（Luhmann）和舒茨（Schutz）等的理论，在服务用户体验、专业实践和临床治理方面进行了研究。他最近的著作包括《边缘上的信任：在严重的精神健康问题中管理不确定性和脆弱性》[*Trusting on the Edge：Managing Uncertainty and Vulnerability in the Midst of Serious Mental Health Problems*，与迈克尔·卡尔南（Michael Calnan）合著] 和《制订健康政策：批判性介绍》（*Making Health Policy：A Critical Introduction*，与 Andy Alaszewsk 合著）。他是《健康、风险和社会》（*Health，Risk and Society*）杂志的副主编，目前正与迈克尔·卡尔南合作研究英国国家健康和保健卓越研究所（National Institute for Health and Care Excellence in England）如何处理成本效益决策中的不确定性。

艾薇·林恩·布尔若（Ivy Lynn Bourgeault）是渥太华大学人口健康研究所和特尔弗管理学院（Institute of Population Health and the Telfer School of Management at the University of Ottawa）的教授，也是加拿大卫生研究所性别、工作和卫生人力资源研究主任（the Canadian Institutes of Health Research Chair in Gender，Work and Health Human Resources）。她也是安大略卫生人力资源研究网（the Ontario Health Human Resource Research Network）和泛加拿大卫生人力资源网（pan-Canadian Health Human Resources Network）的科学主任。她在卫生专业、卫生政策和妇女健康方面的研究获得了国际声誉。

迈克尔·卡尔南（Michael Calnan）是英国肯特大学（the University of Kent）的医学社会学教授，对健康、疾病和卫生政策社会学感兴趣。他的著作涵盖了一系列与健康有关的主题，包括《健康、医学和社会：关键理论与未来议题》（*Health，Medicine and Society：Key Theories，Future Agendas*，2000）；《工作压力：一种现代流行病的制造》（*Work Stress：The Making of a Modern Epidemic*，2002）；《信任关乎卫生保健》（*Trust Matters in Health Care*，2008）；以及《卫生服务的新社会学》（*The New Sociology of the Health Service*，2009）。他目前的研究兴趣包括医疗保健中信任关系的研究以及老龄化和医疗保健的研究，特别是尊严的概念以及为老年人提供健康和社会照顾。

凯西·卡麦兹（Kathy Charmaz）是美国索诺玛州立大学（Sonoma State University）社会学教授，也是该校写作项目的负责人。她目前的研究集中在慢性疾病和痛苦，日常生活的质性研究和符号互动研究。她撰写、合著或参与合编了14本书，包括《时好时坏：慢性病人的自我和时间》（*Good Days*，*Bad Days*：*The Self in Chronic Illness and Time*，获得太平洋社会学学会和符号互动研究学会奖）和《建构扎根理论：定性分析实用指南》（*Constructing Grounded Theory*：*A Practical Guide through Qualitative Analysis*）获得美国教育研究协会的评论家选择奖，已被翻译成好几种语言）。她最近的作品包括《建构扎根理论：定性分析实用指南》的第2版，与阿黛尔·克拉克（Adele Clarke）合编的四卷本《扎根理论和情境分析》（*Grounded Theory and Situational Analysis*）。近期和多人合著的还有《定性分析的五种方法》（*Five Ways of Doing Qualitative Analysis*）和《发展基础理论》（*Developing Grounded Theory*）。卡麦兹曾获得乔治·赫伯特·米德成就奖（George Herbert Mead Career Award）和符号互动主义研究会（Society for the Study of Symbolic Interactionism）颁发的女性主义导师奖。她曾担任太平洋社会学协会主席和符号互动论研究学会的主席，《符号互动》（*Symbolic Interaction*）杂志的主编和美国社会学学会医学社会学分会的主席。

大卫·科伯恩（David Coburn），加拿大多伦多大学达拉·拉纳公共卫生学院（Dalla Lana School of Public Health at the University of Toronto）荣誉教授，维多利亚大学社会学系（Department of Sociology at the University of Victoria）兼职教授。在他职业生涯的大部分时间里，科伯恩研究了医学行业的权力，并与合作者一起研究了其他健康职业的力量，包括正脊疗法、护理、自然疗法和助产士。最近，他研究了新自由主义及其对卫生和全球卫生趋势和不平等的影响。目前，他与巴黎美国大学（American University of Paris）的伊莱恩·科伯恩（Elaine Coburn）合作研究过去25年来世界银行和国际货币基金组织（IMF）意识形态的变化。最近的出版物包括《健康和加拿大社会》（*Health and Canadian Society*，联合编辑，3版）；发表在《国际卫生服务杂志》（*International Journal of Health Services*，1999）、《卫生社会学评论》（*Health Sociology Review*，2006）、《社会科学与医学》（*Social Science and Medicine*，2000）的一些文章，其关于健康政治经济学的论文被收录在Teeple和McBride共同主编的论文集《全球权力关系：新自由主义秩序与失序》（*Relations of Global Power*：*Neoliberal Order and Disorder*，2011）中。

威廉·C·科克汉姆（William C. Cockerham），美国阿拉巴马大学伯明翰分校［the University of Alabama at Birmingham（USA）］的杰出社会学教授和社会学系主任，在

医学和公共卫生领域担任二级职务。他最近出版的著作包括《医学社会学》(*Medical Sociology*，13 版，2014)、《健康与疾病的社会原因》(*Social Causes of Health and Disease*，2 版，2013)、《医学社会学在前进：理论新方向》(*Medical Sociology on the Move：New Directions in Theory*，2013)、《健康与全球化》(*Health and Globalization*，2010，合著)和《医学社会学新布莱克威尔指南》(*New Blackwell Companion to Medical Sociology*，2010)。此外，他是《威利-布莱克威尔健康、疾病、行为和社会百科全书》(*Wiley-Blackwell Encyclopedia of Health，Illness，Behavior，and Society*，2014)的主编，关于国际法和慢性疾病的论文将发表在《法律问题：法律和全球卫生》(*Legal Issues：Law and Global Health*)杂志上。他也是国际社会学学会健康社会学研究委员会的前任主席。

弗兰·科利耶(Fran Collyer)，澳大利亚悉尼大学社会学与社会政策系(Department of Sociology and Social Policy at the University of Sydney)社会学副教授；澳大利亚社会学学会健康社会学分会的全国召集人、卫生治理网络成员；以及《健康社会学评论》(*Health Sociology Review*)的主编和现任编委会成员。她曾在澳大利亚国立大学、堪培拉大学和麦考瑞大学(Australian National University，University of Canberra and Macquarie University)任职，毕业于弗林德斯大学(Flinders University)和澳大利亚国立大学。她长期致力于 TASA 的工作，并积极参与组织研讨会、论坛、学术会议和每年的"健康日"活动，并作为执行委员会成员，建立了有关学会历史的网站。她目前在知识社会学、社会学历史，健康社会学的学科和机构，卫生保健服务和私人健康保险私有化方面发表文章。著作包括《公共事业撤资：澳大利亚案例研究》(*Public Enterprise Divestment：Australian Case Studies*，2001，合著)，《健康和医学社会学的地图》(*Mapping the Sociology of Health and Medicine*，2012)——为此赢得了澳大利亚 2012—2014 年最佳社会学著作奖斯蒂芬·克鲁克纪念奖章(Stephen Crook Memorial Prize for the best Australian sociology monograph)；也是本手册的主编。

约瑟夫·E·戴维斯(Joseph E. Davis)，社会学研究副教授，弗吉尼亚大学高级文化研究所(the Institute for Advanced Studies in Culture at the University of Virginia)所长，《刺猬评论》(*The Hedgehog Review*)编辑。他的研究集中在自我和道德、精神病学分类和医学化、叙事和生物伦理学等问题。他著有《纯真的叙述：性虐待、创伤和自我》(*Accounts of Innocence：Sexual Abuse，Trauma，and the Self*)，是 2006 年符号互动研究学会颁发的库里奖(Cooley Award)的共同获奖者；《身份和社会变化》(*Identity and Social Change*)和《变化的故事：叙事和社会运动》(*Stories of Change：Narrative and Social Movements*)的共同主编；与安娜·玛尔塔·冈萨雷斯(Ana Marta Gonzalez)合著的《修复还是治愈：当代医学和公共卫生的冲突方向》(*To Fix or to Heal：Conflicting Directions in Contemporary Medicine and Public Health*，即将出版）。戴维斯正在写一本关于自我、痛苦和文化变化的书，书名暂定为《后心理学社会》（*Post-Psychological Society*）。

费尔南多·德马尤（Fernando De Maio）是美国德保罗大学（DePaul University）社会学系的副教授。他拥有埃塞克斯大学社会学硕士和博士学位。加入德保罗大学之前，他在加拿大西蒙弗雷泽大学（Simon Fraser University）社会学和人类学系任教。著有《健康与社会理论》（*Health and Social Theory*，2010）和《全球健康不平等》（*Global Health Inequities*，2014）。他的研究成果还发表在多个学术期刊上，包括《流行病学和社区卫生杂志》（*Journal of Epidemiology and Community Health*）、《全球公共卫生》（*Global Public Health*）、《批判性公共卫生》（*Critical Public Health*）和《集体健康》（*Salud Colectiva*）。德马尤的主要研究兴趣在医学社会学领域内。他对社会因素如何在宏观层面上影响健康模式特别感兴趣。他的大部分工作都集中在"收入不平等假说"上，特别是在阿根廷的语境中。他目前正在拉丁美洲南锥体地区从事一些关于健康的社会决定因素的研究，正在进行的研究课题包括有关移民健康过渡、慢性非传染病的负担和被忽视的热带病的社会学研究等。

凯文·迪尤（Kevin Dew）是新西兰惠灵顿维多利亚大学（Victoria University of Wellington）的社会学教授。2007 年，他获得新西兰奥特亚罗瓦社会学学会（Sociological Association of Aotearoa）颁发的首届奖学金，以表彰他对新西兰社会学的贡献。他是健康通讯应用研究小组的创始成员。目前的研究活动包括研究卫生专业人员和患者之间的相互作用，以及药物的社会意义。他是《健康与疾病社会学》（*Sociology of Health and Illness and Critical Public Health*）和《批判性公共卫生》（*Critical Public Health*）的国际咨询委员会成员，《澳大利亚和新西兰公共卫生杂志》（*Australian and New Zealand Journal of Public Health*）和《新西兰社会学》（*New Zealand Sociology*）的编辑委员会成员。他的著作包括《公共卫生的邪教与科学：社会学调查》（*The Cult and Science of Public Health：A Sociological Investigation*）；《边境实践：新西兰替代疗法的监管》（*Borderland Practices：Regulating Alternative Therapy in New Zealand*）；《新西兰卫生社会学》（*Sociology of Health in New Zealand*，与艾利森·柯克曼合著）；《新西兰奥特亚罗瓦的卫生不平等》[*Health Inequalities in Aotearoa New Zealand*，与安娜·马西森（Anna Matheson）共同主编]；《新西兰奥特拉瓦亚的卫生和社会》[*Health and Society in Aotearoa, New Zealand*，与彼得·戴维斯（Peter Davies）共同主编]；《挑战科学：21 世纪新西兰的社会问题》[*Challenging Science：Issues for New Zealand Society in the 21st Century*，与露丝·菲茨杰拉德（Ruth Fitzgerald）共同主编]。

安吉拉·杜雷（Angela Durey）是西澳大利亚科廷大学（位于珀斯）（Curtin University in Perth，Western Australia）的高级研究员。她目前得到国家卫生和医学研究理事会能力建设赠款（National Health and Medical Research Council Capacity Building Grant）的资助，以改善原住民和托雷斯海峡岛民澳大利亚人（Torres Strait Islander Australians）的心理健康结果。安吉拉拥有人类学和护理学背景，并对医疗保健公平性特别感兴趣。她最近的研究方向和出版物包括向原住民和托雷斯海峡岛民澳大利亚人提供主流保健服务，特别关注种族主义作为原住民健康的社会决定因素，并研究保健政策和实践中的白种人和特权概念。

迈克尔·法恩（Michael Fine）是悉尼麦考瑞大学（Macquarie University）社会学系兼聘教授和前任系主任，从事社会政策、老龄化、护理和人类服务等领域的研究和教学。2002—2006 年，任国际社会学学会老龄问题研究委员会（Research Committee on Ageing）副主席；1998—2010 年，任执行委员会成员。他是澳大利亚老年医学协会（Australian Association of Gerontology，AAG）会员、澳大利亚老年医学协会（新南威尔士州）前主席，2006 年和 2013 年澳大利亚老年医学协会年会科学委员会主席。他目前是新南威尔士州老龄问题部长级咨询委员会（Ministerial Advisory Committee on Ageing）的成员，以及多家国际期刊的编辑顾问和编辑委员会成员。他著有《爱心社会？二十一世纪的关怀与人类服务的困境》（*A Caring Society？Care and the Dilemmas of Human Service in the Twenty-First Century*，2007）。

彼得·弗罗因德（Peter Freund）是美国蒙特克莱尔州立大学（Montclair State University）社会学荣休教授。2014 年 6 月不幸去世，当时这本手册尚未完稿。著有《文明身体》（*The Civilized Body*，1982）、《健康、疾病和社会团体》（*Health，Illness and the Social Body*，2003 年，与 M. McGuire 和 L. Podhurst 合著），以及《汽车生态学》（*The Ecology of the Automobile*，1993，与 G. Martin 合著）。其发表内容涉及社会心理学、身体与健康社会学、汽车为中心的交通系统的社会与环境影响，以及空间与残疾的社会组织。弗罗因德对现象学方法与那些关注社会生活的具体化本质并试图理解身心与社会之间关系的方法的相关性很感兴趣。他的工作受到情感社会学材料的影响，他专注于心身的社会文化建构和历史可变的社会物质背景，更具体地说是社会和健康不平等之间复杂的相互关系。他另一项重要的工作是考察了以汽车为中心的交通系统所带来的社会、文化和环境后果，以及它们的社会、政治和经济结构。

乔纳森·加布（Jonathan Gabe）是英国伦敦大学皇家霍洛威犯罪学和社会学中心（Centre for Criminology and Sociology，Royal Holloway，University of London，UK）的

社会学教授。其研究兴趣包括医疗保健组织、制药和慢性病，并在这些领域进行了广泛的研究。他最近的著作包括《医学社会学的关键概念》（*Key Concepts in Medical Sociology*，2013，与 Lee Monaghan 合编）和《卫生服务的新社会学》（*The New Sociology of the Health Service*，2009，与迈克尔·卡尔南合编）。2006—2012 年，他是《健康与疾病社会学》（*Sociology of Health and Illness*）杂志的联合主编。

巴里·吉布森（Barry Gibson），医学社会学家，自 1992 年以来一直从事口腔和口腔健康领域的研究。他于英国阿尔斯特大学（University of Ulster）取得社会学学士学位，并于 1993 年取得儿科及预防牙科医学硕士学位，1997 年取得社会学应用牙科博士学位。在攻读博士学位期间，他第一次对尼克拉斯·卢曼（Niklas Luhmann）的社会系统理论产生了兴趣。此后，借鉴卢曼的社会系统理论，在口腔健康领域进行了若干项实证研究。他和几个博士生特别关注卢曼的社会系统理论如何能帮助我们探索疾病的结构方面的问题。近年来，他在《社会理论与健康》（*Social Theory and Health*，2012）一书的《医学社会学的当代理论家》一章，讨论了"多重语境"（polycontextural）的含义；并在合著的《健康与疾病社会学》（*Sociology of Health and Illness*，2011）中讨论了牙科临床境遇中牙科沟通的问题。

玛丽莉丝·吉列敏（Marilys Guillemin）是澳大利亚墨尔本大学人口与全球健康学院健康与社会中心的教授兼主任。玛丽莉丝是一位研究健康与疾病的社会学家。她在健康、疾病和技术社会学、创新研究方法、研究实践、叙事伦理和医疗保健中的伦理实践等领域发表了很多的著作。

朱莉·亨德森（Julie Henderson）是南澳大利亚弗林德斯大学（Flinders University, South Australia）的高级研究员（初级卫生保健）。她是一名健康社会学家，长期关注精神健康、健康治理和政策以及卫生人力问题。最近的出版物是关于食品、饮食和健康的社会学领域问题。她目前的研究重点是慢性疾病管理的社会方面；对食品系统监管的信任；以及提供社区心理保健服务。2011—2013 年，她担任《健康社会学评论》（*Health Sociology Review*）主编。

玛丽·赫瑞特（Maree Herrett）是澳大利亚悉尼的一名作家、教师和校长，主要从事性别与教育方面的研究和写作。她在政府和私立学校担任教育工作者超过 35 年，担任新南威尔士州教育委员会（NSW Board of Studies）的课程顾问。2010 年，她在悉尼大学完成了博士论文，主题是澳大利亚自 1973 年以来的性别平等、教育和公共政策。Maree 目前正在修改她的论文，准备出版成书，暂时的题目是《超越火星和金星：写给家长、老师和学生的关于性别和教育的手册》（*Beyond Mars and Venus：A Handbook for Parents，Teachers and Students on Gender and Education*）。它的目的是作为一本指南，指引人们应对关于男孩和女孩教育的爆炸性的民粹主义文本，以及据称是不可改变的生理性别差异，这些差异有助于或阻碍了他们的发展和进步。

布莱恩·伊诺特（Brian P. Hinote）是美国中田纳西州立大学（Middle Tennessee State University）社会学副教授和研究生院主任，从事健康和医学社会学、社会理论和健康的社会决定因素等研究。他是《社会学谱系》（*Sociological Spectrum*）杂志的联合主编，并发表了众多社会学及相关学科理论和实证研究，其中包括《社会科学与医学》杂志《社会理论与健康》（*Social Theory and Health*），以及《卫生保健、科学和人文学杂志》（*Journal of Healthcare，Science and the Humanities*），以及大量书籍、书籍章节和其他短篇作品。他目前的研究兴趣在于从社会心理学的角度分析复杂的健康现象，同时也致力于将社会科学的视角引入其他研究和实践领域。他和他的学生强调批判性思维和分析健康和医疗保健服务供给的重要性。研究生就读于阿拉巴马大学伯明翰分校的社会医学中心（Center for Social Medicine，University of Alabama at Birmingham），师从威廉·考克汉姆教授。

何思音（Su-yin Hor）是澳大利亚悉尼科技大学健康交流中心的高级健康研究员。她的研究背景是心理学和教育学，目前她的研究领域横跨社会学和科学技术研究。她的研究兴趣是用民族志的方法对混乱和复杂的医疗实践中的挑战进行研究，主要是在急症护理设置中。她的博士论文描述了一种新的概念，问责制与临床实践的复杂性。她最近使用video-reflexive民族志进行了一系列关于患者安全的研究，展望空间的交集和通信，以及耐甲氧西林金黄色葡萄球菌相关的感染控制实践。

凯特·休斯（Kate Hughes）是澳大利亚墨尔本维多利亚大学维多利亚教育、多样性和终生学习学院的副教授。她与大卫·霍姆斯（David Holmes）和罗伯塔·朱利安（Roberta Julian）合著了《澳大利亚社会学：一个变化的社会》（*Australian Sociology：A Changing Society*）一书，该书目前已出版第4版，是最受欢迎的本科生社会学教材之一。她在多个学科领域发表了很多文章。她目前的研究兴趣集中在高等教育中的社会包容问题，特别是如何支持教育上有缺陷的学生进入大学并在大学学有所成。她对社会学理论的兴趣在她多个领域的研究中起到了指导性的作用。

凯特·胡帕兹（Kate Huppatz）是西悉尼大学社会科学与心理学院（the School of Social Sciences and Psychology at the University of Western Sydney）的社会学高级讲师。

她的研究探讨了性别和社会阶层实践、不平等和关系。她最近的课题研究了性别、社会阶层、职业和育儿之间的关系。她的著作包括《好母亲：澳大利亚当代母亲身份》[*The Good Mother：Contemporary Motherhoods in Australia*，与苏珊·古德温（Susan Goodwin）合著，2010]，《工作中的性别资本：女性、男性、阶级和职业的交集》（*Gender Capital at Work：Intersections of Femininity，Masculinity，Class and Occupation*，2012），还有《身份和归属》[*Identity and Belonging*，与玛丽·霍金斯（Mary Hawkins）和艾米·马修斯（Amie Matthews）合著，即将出版]。凯特是《社会学杂志》（*Journal of Sociology*）的书评编辑，也是文化与社会研究所（Institute for Culture and Society）、性与性别研究网络（Sexualities and Genders Research Network）的成员。

里克·伊德玛（Rick Iedema）在临床创新署（新南威尔士州卫生部）负责研究管理工作，并在澳大利亚塔斯马尼亚大学（University of Tasmania）担任教授。在此之前，他是悉尼科技大学卫生传播中心（the Centre for Health Communication，University of Technology，Sydney）的教授和主任（2007—2014年），并在新南威尔士大学临床治理研究中心（the Centre for Clinical Governance Research at the University of New South Wales）工作（1997—2006年）。他的研究集中于患者、医生、护士、医辅人员和管理人员如何就医疗组织进行沟通的问题。他用社会科学的研究方法对医疗保健过程进行了研究，通过对执业医生予以视频反馈，以促进其行为和过程的改变。他的视频反馈法已经被世界各地采用，最著名的是荷兰、英国和美国。他在众多期刊上发表了超过200篇学术论文，包括《社会科学和医学》（*Social Science and Medicine*）、《健康与疾病社会学》（*The Sociology of Health and Illness*）、《英国医学杂志》（*British Medical Journal*）和《英国医学杂志·质量与安全》（*BMJ Quality and Safety*）。他还出版了五本著作，其中三本是编辑集。他的最新著作是《可视化医疗实践改进》（*Visualising Health Care Practice Improvement*，2013）。他是澳大利亚社会科学院院士，并在诺丁汉大学和伦敦大学担任客座教授。

路易丝·洛可可（Louise Locock）是英国牛津大学纳菲尔德初级保健卫生科学系（Nuffield Department of Primary Care Health Sciences）健康经验研究小组（Health Experiences Research Group，HERG）应用研究的负责人。她目前在牛津生物医学研究中心拥有健康体验研究的研究资助，是牛津大学格林坦普尔顿学院（Green Templeton College，Oxford）的研究员，牛津健康体验研究所（the Oxford Health Experiences Institute）的专题负责人。她拥有伦敦经济学院卫生政策博士学位，从事定性研究有超过15年的经验，研究兴趣为卫生保健组织、管理和质量改进。自2003年加入HERG以来，她专门研究健康和疾病的个人经验，研究产前筛查、怀孕、镰状细胞和地中海贫血的筛查以及运动神经元疾病的经验。最近，她专注于受试者参与研究的经验，包括临床试验、生物银行和队列研究；关于如何用 HERG 的组合叙事来刺激本地服务的重新设计，以及患者经验叙述如何体现于临床指南、质量标准和 NHS 委托机制上。最近引用伯里的"传记中断"（biographical disruption）理论，在《健康与疾病社会学》（*Sociology of Health and Illness*，2009）、《助产学》（*Midwifery*，2008）和《国际护理学研究杂志》（*International Journal of Nursing Studies*，2013）上发表多篇论文。

黛博拉·卢普顿（Deborah Lupton）是澳大利亚堪培拉大学艺术与设计学院（the Faculty of Arts and Design at the University of Canberra，Australia）的百年研究教授（Centenary Research Professor）。已发表很多学术文章，参编多部著作，并完成了 13 部专著，涉及医学社会学和公共卫生、风险、身体、教育文化、情绪、食物、肥胖政治、数字健康和数字社会学等领域。她的最新著作有《医学的文化研究》（*Medicine as Culture*，2012，3 版）、《肥胖》（*Fat*，2012）、《风险》（*Risk*，2013，2 版）和《未出生者的社会世界》（*The Social Worlds of the Unborn*，2013）。

林恩·麦克唐纳（Lynn McDonald）是安大略省圭尔夫大学（University of Guelph）的荣誉教授。她目前是 16 卷《弗洛伦斯·南丁格尔作品集》（*Collected Works of Florence Nightingale*）的召集人。麦克唐纳出版了三本社会学著作、两本犯罪学著作和一本政治学著作。她在这些领域著述颇丰，并发表了若干关于妇女平等问题的文章和章节，特别是广播媒介中的同工同酬和性别角色定型观念。她是一位非常成功的健康倡导者，1988 年在加拿大担任国会议员时，她成功地使一项建立无烟工作和公共场所的私人议员法案——《非吸烟者健康法案》（*Non-smokers' Health Act*）获得通过。它使加拿大成为控制烟草的世界领导者，并继续拯救生命。在麦克唐纳担任加拿大最大的妇女组织——全国妇女地位行动委员会主席期间，平等权利被写入了权利宪章（加拿大的"平等权利修正案"）。她是一名积极的环保主义者，是新进成立的环保组织 JustEarth：A Coalition for Environmental Justice 的联合创始人。她是加拿大气候行动网络的董事会成员。她是南丁格尔协会的联合创始人，该组织致力于维护南丁格尔的声誉，并让人们知道她的贡献。

萨曼莎·迈耶（Samantha Meyer）是加拿大滑铁卢大学公共卫生和卫生体制学院（the School of Public Health and Health Systems at the University of Waterloo，Canada）的助理教授。2011 年，她在加拿大麦克马斯特大学（McMaster University）获得人类学学士学位（荣誉），并在澳大利亚弗林德斯大学（Flinders University）获得公共卫生博士学位。迈耶的研究兴趣广泛，但所有项目的核心是社会理论在社会健康研究中的应用。她最近的研究成果集中在理论研究方面，重点关注信任的社会理论发展，特别是关于对医疗保健专业人员和医疗保健系统的信任。目前试图进一步研究信任的社会学。最近，她的代表作主要发表在《社会学杂志》（*Journal of Sociology*）、《健康风险与社会》（*Health Risk and Society*）和《社会学研究在线》（*Sociological Research Online*）。

彼得·努格斯（Peter Nugus）是加拿大蒙特利尔麦吉尔大学医学教育中心和家庭医学系（the Centre for Medical Education and the Department of Family Medicine at McGill University）的助理教授。努格斯是一名组织社会学家和民族志学家，他的现场调查工作已经覆盖美国、荷兰、阿根廷、厄瓜多尔和加拿大。他对急诊科和各种急症和社区的民族志的研究和教学主要集中在工作场所和组织学习、卫生保健的协调及复杂组织中的文化和身份方面。努格斯获得了加州大学洛杉矶分校的富布赖特博士后奖学金（Fulbright postdoctoral scholarship）和纽约哥伦比亚大学的澳大利亚政府奋进博士后奖学金（Australian Government Endeavour Post-Doctoral Scholarship）。他在《社会科学与医学》（*Social Science and Medicine*）等顶级刊物上发表文章多篇，获得了多项竞争性资助，并先后在国内和国际会议上发表了 50 多篇论文。努格斯还曾在新南威尔士大学（University of New South Wales，他在该校杰弗里·布雷斯韦特教授的指导下攻读博士学位）和荷兰卫生服务研究所（Netherlands Institute for Health Services Research）担任博士后学者，并在布宜诺斯艾利斯大学（University of Buenos Aires）和澳大利亚国立大学（Australian National University）担任访问学者。

梅丽尔·皮尔斯（Meryl Pearce）曾在澳大利亚弗林德斯大学（Flinders University）环境学院（2000—2013 年初）工作，目前在弗林德斯大学和詹姆斯·库克大学（James Cook University）汤斯维尔分校担任高级研究员。她曾担任《国际教与学研究期刊》（*International Journal for the Scholarship of Teaching and Learning*）及《国际环境、文化、经济和社会可持续性期刊》（*International Journal of Environmental，Cultural，Economic and Social Sustainability*）的评审委员会成员。虽然她的研究兴趣一直集中在水方面，但她早期的训练和研究是以科学为基础的，研究重点是普通地表和地下水质量以及陆地活动对水资源的影响。将科学转化为适合生活中的应用使她的研究进入了社会领域——对气候变化、干旱和水资源减少的看法；在缺水时期对水管理做法的态度；以及干旱地区水资源管理的挑战。她的研究横跨了原住民社区、家园、偏远城镇和大都市地区。鉴于全球对气候变化的警告和澳大利亚学界对这一领域的兴趣，其著作广受赞誉，如《南澳大利亚内陆社区对干旱的态度》（*Attitudes toward Drought in Outback Communities in South Australia*，2010）和《可持续生活的声望：对澳大利亚用水的影响》（*The Prestige of Sustainable Living：Implications for Water Use in Australia*，2013）。

柏妮丝·皮斯克索利多（Bernice A. Pescosolido）是美国印第安纳大学的杰出社会

学教授，也是印第安纳精神健康服务研究联盟的主任。研究和教学主要集中在健康、疾病和治疗的社会问题上。更具体地说，她的研究议程探讨了社会网络如何将个人与他们的社区和制度结构联系起来，提供了影响人们的态度和行动的"线路"。该议程包括三个基本领域：卫生保健服务、污名化和自杀研究。在污名化研究领域，她领导了一个团队研究人员，进行了一系列的国家和国际层面的污名化研究，包括美国首个国家级研究（历时40年）、首个全国儿童心理健康研究和首个全球6大洲16个国家的研究。因此，她和她的同事们提出了一个关于污名潜在根源的模型，旨在为改变卫生保健的基本屏障提供科学依据。她获得了美国国立卫生研究院、美国社会学协会、美国公共卫生协会和美国精神卫生协会颁发的众多职业、科学和社区奖项，并于2011年获得了耶鲁大学著名的威尔伯·卢修斯十字勋章（Wilbur Lucius Cross Medal）。她与男性健康倡导组织密切合作，如"改变思想"组织（Bring Change 2 Mind）和卡特中心，来提高公众对重大疾病的认识，改善公共政策和决策。

米卡埃尔·罗斯蒂拉（Mikael Rostila）是瑞典斯德哥尔摩大学健康研究中心的社会学副教授。他经常访问哈佛大学，进行长期和短期的客座研究，研究兴趣是卫生不公平和健康的社会决定因素，特别关注在不同福利国家背景下社会资本如何影响健康和卫生不公平的问题。其他的兴趣包括社会网络如何影响健康行为、亲密的社会关系丧失，如父母、兄弟或子女，是否会对幸存家庭成员的健康产生影响。最近的著作包括《不公平的健康》[Den Orättvisa Hälsan，与苏珊娜·托伊瓦宁（Susanna Toivanen）合著，2012] 和《欧洲福利国家和社会资本与健康不平等》（Social Capital and Health Inequality in European Welfare States，2012），前者对卫生不公平和健康的社会决定因素予以了审视，后者从实证和理论研究入手，解释了福利国家制度功能是否会影响社会资本，以及是否是造成欧洲国家内部和国际之间卫生不公平的原因。

特鲁迪·拉奇（Trudy Rudge）是澳大利亚悉尼大学悉尼护理学院的护理学教授（社会科学和人文学科）。她的研究领域包括身体、疾病经验、护理科学和技术研究、医疗伦理学和医疗实践。她在护理史和护理哲学、护理工作的组织以及当代卫生体制中的护理政治领域有较多著作。拉奇与戴夫·霍姆斯（Dave Holmes）合著了《无界：边界，身体和健康工作》（Abjectly Boundless：Boundaries，Bodies and Health Work，2010），并与戴夫·霍姆斯和艾米丽·佩隆（Amelie Perron）合著了《卫生保健环境中的暴力：批判性的进路》（Violence in Health Care Settings：A Critical Approach，2012）。她是《护理研究》（Nursing Inquiry）的顾问编辑，也是《健康和组织民族志杂志》（Health and Journal of Organizational Ethnography）的编辑委员会成员。

格雷厄姆·斯卡布勒（Graham Scambler）是英国伦敦大学学院的医学社会学教授。他的研究兴趣包括社会和批判理论，慢性和致残条件、社会耻辱、健康不平等、性工作和体育社会学。他出版了超过150本书、章节和同行评议的论文，包括《哈贝马斯、批判理论与健康》（*Habermas，Critical Theory and Health*，2001）和2002年出版的《健康与社会变革：批判理论》（*Health and Social Change：A Critical Theory*）。他最近主编了《当代医学社会学理论》（*Contemporary Theorists for Medical Sociology*，2012）。斯卡布勒是2003年首次出版的国际期刊《社会理论与健康》（*Social Theory and Health*）的创刊主编。他是美国亚特兰大埃默里大学（Emory University）的社会学兼职教授，并于1998年担任访问教授。他是皇家医学学会会员，并在2010年当选为英国社会科学院院士。

托妮·斯科菲尔德（Toni Schofield）在健康社会学上发表了广泛的文章，并于1986年与人合作编写了澳大利亚在该领域的第一部著作——《伤害之处：卫生工作者社会学导论》（*Where It Hurts：An Introduction to Sociology for Health Workers*）。她即将出版的著作《更好或更坏：健康决定因素的社会学方法》（*For Better or for Worse：A Sociological Approach to Health Determinants*）对社会如何在地方和全球语境下促进健康提供了一个重要但可及的解释。斯科菲尔德研究的主要课题之一是性别与健康，这使她得以发展专门知识，并曾作为受邀嘉宾发言者和政策顾问赴加拿大、日本、瑞典和坦桑尼亚访问。在澳大利亚几个州的联合研究人员的帮助下，她正在结束一项由澳大利亚大学学生酒精使用和减少危害研究委员会（the Australian Research Council on alcohol use and harm minimisation among Australian university students,）资助的研究，过去四年里她一直在协调这项研究。她是悉尼大学的名誉副教授。

约翰·斯科特（John Scott）是昆士兰科技大学司法学院（the School of Justice, Queensland University of Technology）的教授。他研究的领域多元，包括健康与疾病、性别与性行为、犯罪与异常行为的社会学。他的最新著作《男性性工作与社会》[与维克托·米尼齐洛（Victor Minichiello）共同主编，2014] 考察了所有这些领域，并对女性和男性性工作进行了长期研究。其他项目包括对农村犯罪的研究和大麻的社会供应的研究。性别，尤其是男子气概，一直是他研究的主要焦点。2011年，他 [与道塞特（Dowsett）和米尼齐洛（Minichiello）] 共同主编了《健康社会学评论》（*Health Sociology Review*）的一期特刊，探讨了男性健康问题。他还主持了澳大利亚研究委员会的研究课题，包括有关农村男子气概与暴力、男性性工作客户与健康、木材烟尘和公共健康。

约翰内斯·西格里斯特（Johannes Siegrist）先后在瑞士巴塞尔大学和德国弗莱堡大学 [the Universities of Basel（Switzerland）and Freiburg（Germany）] 学习社会学、社会

心理学、哲学和历史，1969 年获得博士学位。他目前在德国杜塞尔多夫大学担任高级教授。曾任德国马尔堡和杜塞尔多夫大学（the University of Düsseldorf，Germany）的医学社会学教授、荷兰乌得勒支大学（Utrecht University，the Netherlands）贝尔·范·祖伦（Belle van Zuylen）讲席教授、巴尔的摩约翰·霍普金斯大学（the Johns Hopkins University，Baltimore）的客座教授。他长期以来对不良心理社会工作条件对健康的影响进行研究，其基础是他将社会交换理论和心理生物学压力理论综合起来，建立了努力 - 回报失衡模型。除了参与国际合作研究之外，他还在国家和国际层面提出了循证的政策建议。在 20 世纪 90 年代，他是欧洲健康和医学社会学学会（European Society of Health and Medical Sociology）和国际行为医学会（International Society of Behavioral Medicine）的主席。他是欧洲学院（Academia Europaea 伦敦）的研究员和海德堡科学院的通讯成员。

保罗·沃德（Paul Ward）是南澳大利亚弗林德斯大学（Flinders University）的公共卫生学教授。他研究将社会理论应用于公共卫生问题，特别是在弱势群体背景下的风险和信任概念方面的专长，对公共卫生理论的发展做出了重大贡献。自英国谢菲尔德搬到弗林德斯大学以来，他一直负责 ARC 发现项目，研究澳大利亚粮食系统信任的性质和程度（以形成和修正目前的社会学信任理论），截至目前围绕"食品和信任"已写出了 14 篇同行评议的文章，并获得了一个新的 ARC Linkage 项目。最近发表在《社会学杂志》（*Journal of Sociology*）、《健康、风险与社会》（*Health，Risk and Society*）和《英国医学委员会公共健康》（*BMC Public Health*）等刊物上。

贾斯丁·华林（Justin Waring），组织社会学教授，健康基金会改善科学研究员，诺丁汉大学商学院健康创新、领导和学习中心（Centre for Health Innovation，Leadership and Learning at Nottingham University Business School）主任。他的研究探讨了组织和提供医疗服务的新方式如何与制度化的专业实践、文化和习惯相互作用，以及这些机构如何既阻碍变革又刺激变革。这包括了一个广泛的研究主题，如临床风险和患者安全，ICT 创新、劳动力重组、主要服务重组和商业化的护理。他的工作在组织和医学社会学、专业社会学、卫生政策和公共管理之间建立了联系，并发表在《健康与疾病社会学》（*Sociology of a Health and Illness*）、《社会科学与医学》（*Social Science and Medicine*）、《组织研究》（*Organization Studies*）、《管理学杂志》（*Academy of Management Journal*）和《公共管理评论》（*Public Administration Review*）等期刊上。

凯文·怀特（Kevin White）是澳大利亚国立大学社会学的读者。他曾在弗林德斯大学（南澳大利亚）、伍伦贡大学（新南威尔士）和维多利亚大学（新西兰惠灵顿）任职。他在医学知识社会学、医学专业社会学方面著述颇多，并著有《健康与疾病社会学导论》(*An Introduction to the Sociology of Health and Illness*,2009）和《健康与社会词典》（*The Sage Dictionary of Health and Society*,2006）。其他出版物包括《澳大利亚的不平等》（*Alastair Greig and Frank Lewins*,2003）和《医学、宗教和身体》（*Medicine,Religion and the Body*,与 Elizabeth Coleman 合著,2010）。

希瑟·怀特塞德（Heather Whiteside），英属哥伦比亚大学博士后研究员，主要研究加拿大、英国和澳大利亚等国司法管辖区内部和之间公私合作伙伴制（public-private partnership,P3）政策的设计、流动性和突变。2011 年，她与斯蒂芬·麦克布莱德（Stephen McBride）合著了《私人富裕，公共紧缩：加拿大的经济危机和民主弊病》（*Private Affluence,Public Austerity：Economic Crisis and Democratic Disorder in Canada*）一书。她的博士论文题为《盈利合作伙伴的病理学》（*The Pathology of Profitable Partnerships*），分析了 P3 政策，并评估了加拿大公共医疗系统中 P3 医院的业绩记录。除了 P3 和私有化，她的研究领域还包括财政紧缩、资本主义危机和新自由主义重组。她的研究成果发表在《政治经济学研究》（*Studies in Political Economy*)、《健康社会学评论》（*Health Sociology Review*）和《替代路线》（*Alternate Routes*）等学术期刊上。

西蒙·威廉姆斯（Simon William）是英国华威大学的社会学教授。他在健康和疾病的社会学领域发表了很多文章，包括最近在社会理论和健康、睡眠、健康和社会、医药和社会、神经科学和社会方面的贡献。他还长期关注生物学和社会学之间的关系，以及在健康领域内外新出现的数字监测手段。他的最新著作是《睡眠的政治：现代晚（无）意识期的治理》[*The Politics of Sleep：Governing（Un）Consciousness in the Late Modern Age*,2011]。

艾琳·威利斯（Eileen Willis），南澳大利亚州弗林德斯大学医学院副院长、社会健康科学教授。2012 年，她被联邦政府教学办公室授予卫生专业社会学优秀教学奖。她的研究兴趣包括卫生保健部门的新公共管理和定量护理研究，特别关注工作时间、护理缺失、海外受训的卫生保健工作者和原住民卫生问题。近年来，她专注于风险、信任和后殖民理论，并围绕阈值、边缘和混合文化进行研究。1999 年，威利斯与简·休布里奇（Jane Shoebridge）一起担任《卫生社会学评论》（*Health Sociology Review*）的创刊主编，2012 年担任《领导与管理季刊》（*Leadership and Management Quarterly*）创刊编委。她的主要出版物包括《社会与健康：卫生工作者的社会理论》（*Society and Health：Social Theory for Health Workers*,1996,与 Cheek、Shoebridge 和 Zadoroznyji 合著）；《医疗保健领域的工作场所改革》[*Workplace Reform in the Healthcare Sector*,与斯坦顿（Stanton）和杨（Young）合著,2005]；《医院的炼狱时间》（*Purgatorial Time in Hospitals*,2009）；《理解澳大利亚的医疗保健系统》（*Understanding the Australian Health Care System*,2009,2012,与

Reynolds 和 Keleher 合著）。目前，她正与来自中西大学（Midwestern University）、德克萨斯州奥斯汀大学（Austin University）和新西兰梅西大学（Massey University）的同事们一起从事一项关于护理和助产护理配给制的跨国研究。

埃文·威利斯（Evan Willis）毕业于新西兰惠灵顿的维多利亚大学和澳大利亚维多利亚的莫纳什大学，并在澳大利亚墨尔本的拉特伯大学（La Trobe University）工作了很长一段时间，他于 2002 年被任命为该校的讲席教授，后来成为社会学教授和副院长（地区）。他获得过好几项著名奖项，包括社会理论和研究最佳博士论文奖——让·马丁奖（Jean Martin Award for the best PhD thesis in social theory and research，1982）和 TASA 澳大利亚社会学杰出贡献奖（2013）。他是 TASA 资深活跃成员，包括新西兰社会学协会司库（1978—1980）、执委会成员（Sociological Association of Aotearoa New Zealand，1979—1980）、医学社会学召集人（1989、2007），编辑年度回顾的健康社会科学（1992），社会学教育小组成员（Sociology in Schools，2011）和斯蒂芬·克鲁克纪念奖评选委员会主席。威利斯的研究兴趣从职业健康与安全、健康与疾病的社会学到工作与职业的社会学。他在这些领域发表了很多著作，并以作者和编辑的身份为包括《医学统治》（*Medical Dominance*，1983，1989）、《技术和劳动过程》（*Technology and the Labour Process*，1988）、《卫生保健研究》（*Researching Health Care*，1992）和《社会学探索》（*The Sociological Quest*，1993）在内的八本书撰述。

苏·齐布兰特（Sue Ziebland）是英国牛津大学纳菲尔德初级保健保健科学部（Nuffield Department of Primary Care Health Sciences）健康支出研究小组的主任，医学社会学教授。她也是牛津大学格林·坦普尔顿学院（Green Templeton College）的研究员，并领导了牛津健康经验研究所（Oxford Health Experiences Institute）的叙事研究主题。她有医学社会学的背景，注重定性研究方法。她在学术、卫生和志愿部门担任研究员，在社会科学和卫生出版物上发表了 130 多篇论文和章节。1999 年，她参与了 DIPEx（Database of Individual Patient Experiences）（现在的 Healthtalkonline）项目的早期开发，此后一直致力于开发项目中使用的方法，并为研究筹集资金。她的其他研究兴趣包括人们利用互联网获取健康信息和定性研究方法。2013 年，她被任命为 NIHR 高级调查员。她是《理解和使用健康经验：改善病人护理》[*Understanding and Using Health Experiences：Improving Patient Care*，与库尔特（Coulter）、卡拉夫雷塞（Calabrese）和洛科克（Locock）合著，2013] 的联合编辑，重要的社会科学论文发表在《社会科学和医学》（*Social Science and Medicine*，1999、2004) 和《米尔班克季刊》（*Milbank Quarterly*，2012）上。

（苏静静　译）

第一章

健康、疾病和医学社会学：建制化历程与理论框架

弗兰·科利耶（Fran Collyer）、格雷厄姆·斯卡布勒（Graham Scambler）

赵雨婷 译

在我们所写作的 21 世纪，健康与医学社会学已在科研和大学教学中成为一个独特而日益兴旺的专业领域。如今该领域遍及所有大洲，在美国、东西欧、澳大利亚、英国、日本、中国、巴西、南非和墨西哥等众多国家生根发芽。

健康和医学社会学在历史上产生于其母学科——社会学的思想传统之中，最初是一种西方的、欧洲和北美的学问。随着代际更替，剧烈的社会和政治变革，以及新型通信技术的发展，可以预见 21 世纪中，社会学及健康与医学社会学作为社会实践和知识制造的领域，将变得越来越多元化。因为新进各国社会学的发展及对许多结构性障碍的超越，将为知识生产不断扩大的全球疆域做出自己的贡献。

组织、协会、期刊和课程建设

如果我们仔细回顾这段历史，健康和医学社会学在 20 世纪随着现代大学体系的建立，开始拥有了自己的制度形态（institutional form）。这一专业领域的建制化，即成为集中的、结构完整规则完备，且被广泛接受的合法有价值的学术活动，始于 1950 年左右。这

与生物医学和医疗职业权力（medical，professional power）占据统治地位恰好是同时发生的。如此，医学社会学可以被看作回应或批判生物医学范式所发展起来的学科（Nettleton 2006）。同样的推论也适用于作为母学科的社会学本身，它的建制化开端与 20 世纪初医学的职业化紧密相关（Collyer，2010）。即便如此，健康和医学社会学建制化的年代在每个国家都是不同的。例如，对健康的社会层面的研究在 20 世纪 60 年代末才出现在法国，而该领域的建制化还有很长的路要走。这在很大程度上可能是因为法国的从业者与英国、澳大利亚或美国不同，他们是全职研究者而非学院教师，因而既不用授课也不用撰写教科书（Herzlich，1985：121）。

建制化的过程在不同国家也各不相同。以美国为例，这一领域很大程度上受益于 20 世纪 50 ~ 70 年代，具有影响力的私人基金会和联邦政府的"过分大方的"资金支持。这推动了社会学系的成长和美国社会学会（American Sociological Association，ASA）中医学社会学分会（Medical Sociology Section）的发展（Bloom，2000：27；Hafferty and Castellani，2007：332）。它也促进了社会学和医学（及其他健康科学）的高频互动。考克汉姆（Cockerham，2000）认为，对于医学社会学的发展至关重要的正是来自这些学科，而非社会学本身的支持。他们为羽翼未丰的医学社会学家提供了"其他地方没有的早期的承认、资助和职位"。因此，在美国，大多数对医学社会学的促进因素，与大部分医学社会学家的活动都发生在社会学系之外，这使得至少最初研究所侧重的是对医学、公共卫生和卫生管理的关切，而非社会学的核心议题（Zimmerman，2000：1814）。然而，这一领域依然是在母学科社会学内部发展的，外部的资助也鼓励社会学家留在社会学系发展这些系所，同时开展与医学相关的项目。在英国，医学社会学领域形成的"动力"同样来自社会学系外部。初生的医学社会学团体（Medical Sociology Group）的创始成员们，20 世纪 50 ~ 60 年代大多不在大学工作，这个团体也必然具有多学科和跨学科的性质（Collyer，2012a：102-103），如玛格丽特·斯泰西（Margret Stacey）和希拉里·霍曼斯（Hilary Homans）（1978：282）当时所注意到的那样，鲜有"主流社会学家承认理解医疗保健机构对于理解社会整体是重要的"。与他们的美国同行一样，早期的英国医学社会学家很大程度上也是为医学的利益服务的。他们创立的是医学中的，而非医学的社会学项目（更详细的关于医学中的，而非医学的社会学的讨论，见 Straus 1957；Cockerham 1983；Light 1992；Murcott 2001）。不过，如玛戈特·杰弗里斯（Margot Jefferys，1986：52）指出的，在这种互动的环境里，"医学模式"（如此后被称呼的那样）第一次被置于检视与批评之下。在澳大利亚，20 世纪 50 年代的早期人员网络由来自诸多领域（特别是精神病学）、对病痛的社会层面抱有兴趣的个人组成。到了 20 世纪 60 年代，已经有了足够多的社会学家（和大学）建立起澳大利亚社会学会（后更名为澳大利亚及新西兰社会学会）的医学社会学分会（Collyer，2012a：125）。这里的建制化过程与美国和英国均不相同，主要原因就是在整个形成过程中，主流的学院社会学家与医学社会学家之间一直保持着密切的联系。

与英国相同，澳大利亚也有很多社会精神病学家和医生参与每年的社会学会议和研讨会，这使得社会学家更容易进入医学领域。然而与英美不同的是，在澳大利亚，医学社会学家的专业化一直到 20 世纪末也未成常规（或者根本就没有过）。在那里大量的主流社会学家在职业的某个阶段表现出对健康或医学的兴趣，最关键的是，医学社会学作为社会学研究的正当关注点很早就得到了广泛接纳（Collyer，2012a：124，127）。这三个案例展示出这一领域建制化中存在显著差异的可能，而如若更多了解亚洲及非洲学科和分支学科形成的过程，必将得到更多启示。

在学术的语境下，一个学科（或分支学科）建制化的主要特征包括以下三点：正式网络和协会的建立、学术期刊的创立和学术教科书的出版。关于最后一点，上述的法国例子就显示了学术教科书对建制化，以及其出版的时点对于反映不同国家间该领域的相对发展水平的重要性。随着第二次世界大战后许多国家重建项目中大学领域的扩张，教科书成为了提炼学科核心概念和主旨的重要的载体（vehicle），建构和维持着学科特性，并辅助着新一代智识工作者的社会化过程。作为历史的标记者，教科书可提示学科领域建制化的水平。美国于 20 世纪上半叶较早出版了一批健康和医学社会学书籍，著名的包括伊丽莎白·布莱克威尔（Elizabeth Blackwell）（1902），詹姆斯·沃巴斯（James Warbasse）（1909）分别著述的医学社会学和亨利·西格里斯特（Henry Sigerist）的《美国医学》（*American Medicine*）（1934）。然而这类书籍一直十分罕见，直到第二次世界大战以后。1958 年第一本医学社会学的现代教科书在美国出版，该书由诺曼·霍金斯（Norman Hawkin）编写，定名为《医学社会学》（*Medical Sociology*）。同年出版了加特利·哈科（E. Gartly Jaco）编辑的选集《患者、医生与病痛》（*Patients，Physicians，and Illness*）。德国的最早一批重要著作包括于尔根·罗德（Juergen Rohde）（1962）所著的一部医院的社会学，而最早的教科书由约翰内斯·西格里斯特（Johannes Siegrist）出版于 1974 年（Cockerham 2000）。在英国，最早的是 1962 年默文·萨瑟（Mervyn Susser）和威廉·沃森（William Watson）的《医学中的社会学》（*Sociology in Medicine*）。在澳大利亚，阿瑟尔·康高尔顿（Athol Congalton）和雅各布·奈曼（Jackob Najman）（1971）以《护士与患者：一个社会学的视角》（*Nurse and Patient：A Sociological View*）一书开辟了新的领域。在伊朗，马努切赫尔·穆赫辛尼（Manuchehr Mohseni）（1974）出版的《医学和健康的医学社会学》（*Medical Sociology of Medicine and Health*）是为首创。在其他许多发展中国家，最早的医学社会学教科书出现于 20 世纪 70 ~ 80 年代。最初，课本多译自英美文献，不过后来本地学者撰写、包含更多地方内容和相关性的文章逐渐增多。

建制化的第二个标志是全国职业协会中专业兴趣团体（special interest groups）的建立。在许多社会学协会中，医学和健康都是最早建立的团体所关注的对象。这些团体常常比其他专门兴趣团体规模大得多，且在协会中长期存在。这类团体中最早的是 ASA 中的医学分会。它成立于 1930 年，此时 1905 年建立的学会本身也才出现不久。不过它经历了"分会"组织、法律定义和运行规则的数度变更，直到 1955 年才正式成为组织主体的一部分，并在 1962 年进行了重组。国际社会学会（International Sociological Association, ISA）的分支机构被叫作"研究委员会（research committee）"，而非分会。自 1963 年开始拥有一个健康和医学委员会。不久之后，澳大利亚社会学会（The Australian Sociological Association, TASA）于 1967 年认可了医学社会学分会；1969 年英国社会学会（British Sociological Association, BSA）紧随其后（Collyer, 2012a: 103）；1972 年德国社会学会（German Sociological Association）承认分会（Gerhardt, 1989）。与此同时也存在独立的协会，如德国医学社会学会（German Society for Medical Sociology）（成立于 1972 年），日本的健康与医学社会学研究会（the Society for Study of Health and Medical Sociology in Japan）（1974 年成立），欧洲医学社会学会（the European Society of Medical Sociology）（1983 年）。这些"分会"或研究委员会在母体协会中的功能都是相似的，它们为成员提供科研或是教学的关系网络、合作及出版的机会，并帮助构建和维持职业特性。

建制化的第三个标志是学术期刊的创办。社会学协会常常赞助、主办或拥有多个学术刊物，以增加自己成员学术工作的可信度和合法性。《健康与社会行为杂志》（*Journal of Health and Social Behavior*）起初在 20 世纪 60 年代开始在美国以《健康与人类行为杂志》（*Journal of Health and Human Behavior*）为刊名发行，开始是一本由 E·加特利·哈科（E. Gartly Jaco）编辑发行的私人杂志。在多次关于其资金保障的激烈谈判后，它于 1966 年在米尔班克纪念基金（Milbank Memorial Fund）的帮助下，成为了 ASA 的官方刊物之一（Bloom, 2000: 24-5；Collyer, 2012a: 85）。BSA 和 TASA 的分会成员同样也出版自己的健康社会学期刊。在英国，《健康与疾病的社会学》（*Sociology of Health and Illness*）创刊于 1979 年，而澳大利亚的《健康社会科学年度评论》（*Annual Review of the Health Social Science*），现在更名为《健康社会学评论》（*Health Sociology Review*）于 1991 年开始发行。这两者的所有权均不在职业协会手中，虽然存在着与其各个部门的紧密合作（Collyer, 2012a: 108）。这样的情况也出现在《社会理论与健康》（*Social Theory and Health*）杂志中，它创刊于 2003 年并附属于欧洲健康与医学社会学学会。

从这三个标志可以看出，本领域的建制化始于 20 世纪 50 年代，并于 80 年代末在几个主要国家及国际层面完成了该过程。随着一个学术领域建制化过程的完结，个人在进入关于好的医疗保健的价值的公共讨论时，不再需要依赖于个人资源和能力，也不需要论证给定卫生政策或项目的优点或短处。虽然建制化过程中的每一步都包含着地方、国家，甚至国际层面的谈判与政治斗争，但建制化标志着我们已经来到了一重新的境地，此时物质和文化资源对本领域的所有成员开放；公众认同和支持业已获得；交流和互动的正式途径坚固确立（Collyer, 2012b: 118）。如此到了 20 世纪 90 年代，健康和医学社会学在大学中已经获得了广泛接受，许多研究机构认识到专长于这一领域的个人的价值，并向本科和研究生教学提供资助。

领域内的共性与差异

任何学术领域的建制化同时也标志着在实践上，相当水平的一致性和共性已经达成。在当代语境中，关于健康和医学社会学的主旨或主要问题已经达成了一些共识。比如，它被认为将给病痛的生物医学模式的局限性提供一个替代品，挑战医学对其有效性的宣告（Nettleton，2006）；展示社会和经济地位对健康和病痛的影响，并解释这种关系（Fitzpatrick，2008；Freese and Lutfey，2011：67）；探究医疗保健组织和机构，医疗保健服务的提供、医疗保健提供者及消费者的社会行为（Cockerham，2000）；研究患者角色和病痛经历（Bird 等，2000：2）；并论证社会对医学知识的形塑（White，2009）。

除了这些显见的共识外，在健康和医学社会学的实践、研究和教学方式上，全球也一直存在着有趣的差异。这从领域的不同名称中就可以窥见一斑。在美国和英国它被称为医学社会学，在澳大利亚叫作健康社会学，而加拿大则兼用健康社会学和医学社会学两个名词。然而即使是名字也不总是完全与这一领域的主要潮流相符，它可能反映的是过去的发展（比如一本著名书籍的名称）或者某个有些影响力的，在地方社团、分会或研究委员会建立中起了重要作用的个人的喜好。长期在这一领域工作的医学社会学家，一般都对于这一专业领域中国家间的差异有所知觉。比如哈菲尔提（Hafferty）和卡斯泰拉尼（Castellani）（2007：35）就指出了英国的医学社会学家与他们的美国同行相比时，表现出更明显的理论倾向、对定性研究方法的接受，以及对于研究社会阶层而非社会经济地位的偏好。国家间差异的其他体现可以通过经验研究反映出来，比如那些利用内容分析去研究和比较健康和医学社会学家作品的尝试。已经有数个对这一领域的比较分析应用了这一方法，虽然其关注点大体局限在美国和英国的出版物里（如 Clair 等，2007；Seale，2008），少量研究纳入了其他国家，如澳大利亚（Willis and Broom，2004；Collyer，2012a）或新西兰（Collyer，2013a）。

这种分析方法可以将健康和医学社会学家的共同关切带到聚光灯下，而如果从某个个人在本领域的经历出发（这种关切），则不总是那么明显。例如，在考察英国、美国、澳大利亚的健康和医学社会学家的研究兴趣时，可以发现三个国家之间明显的共同点。他们都关注卫生工作者的工作关系（如医患或医护关系），以及与医学知识、方法论和认识论相关的问题（Collyer，2012a：236-7）。使用了语境 - 内容分析——来自手稿的人口学（语境）数据，与作者文章的分析中提取的（内容）信息进行比较——这些研究同样可以提供关于健康和医学社会学家本身的信息。比如我们知道澳大利亚的这一领域中女性更多（69% 为女性），而在另外两个国家，女性占一半左右（Collyer，2012a：208）。同样有显著差异的是他们的工作地点。虽然研究方法使之局限于那些在学术期刊发表文章的社会学家，因此他们不太可能在大学以外任职，依然可以看到就社会学家在大学中的什么部门工作的国家差异。这反过来塑造了他们的工作环境（如他们获得研究资助的机会），衡量他们表现的规则（比如，偏好书籍出版而非发表文章），以及因此产生的他们所追寻的研究兴趣和应用的方法。

掌握了以上的信息，当相比于其他两国，了解更大比例的英国社会学家在医学系所工作时，我们就不会为得到了更多关于病痛经验的专注于患者的研究而感到惊奇（Collyer，2012a：207）。同样，澳大利亚有较大规模的研究者受雇于性健康部门，因此我们比在英国和美国得到了更多关于性、性别和生殖的研究（Collyer，2012a：236-7）。同时，由于美国人可以得到更大量的对健康和医学研究的资助（Collyer，2012a：246），他们更倾向于开展大型（且昂贵）的关于健康的不平等的定量研究，并且在人群的层面回溯不同社会变量（如种族或社会经济地位）与特定健康问题间的关系（Collyer，2012a：241）。

理论层面的健康与医疗保健社会学

前文我们一直关注在全球不同地区医学社会学的谱系、特征和制度健全完善的过程。然而没有哪种社会学是理论中立的（theory-neutral），因此不论我们在讨论医学中的社会学还是医学的社会学，都能从中分辨出其理论前提。关注理论无意识（theory unawares）是医学中的社会学的一般路径，而具有反应性地利用它，则是另一回事，也恰恰在医学的社会学中更为常见。考克汉姆（Cockerham）（2012：9）在其新书的引言部分中说道：

> ……理论比其他任何方面的社会学工作都更强有力地将医学社会学，与更大的社会学学科联系在一起。理论也是通常情况下将医学社会学研究，与其他相关学科（如公共卫生和健康服务研究）中社会导向的研究区别开来的标志。它也使医学社会学在其他健康相关的社会和行为科学中独树一帜。

在过去的数十年中，对健康、医学、医疗保健感兴趣的社会学家们充分吸纳着关于现代社会和社会变革的主流理论。本书已足够证明被开掘的资源的丰富性，正在不断增加。我们在书中的任务是搭建好这一布景。在第二次世界大战刚结束的时候，初生的分支学科医学社会学很大程度上属于一个研究的应用领域。从许多角度上说，塔尔科特·帕森斯（Talcott Parsons）1951 年出版的《社会系统》（The Social System）都是一个转折点（Cockerham and Scambler，2010：5）。这不仅是因为帕森斯提供了一种对于健康和医学的结构功能主义的分析，而在于他的观点在当时是那样主导一切，他那让人们翘首以盼的著作吸引了那么多目光，以至于《社会系统》一书就好像是向社会学家发出的公开邀请，引导他们将关注点转入健康问题。帕森斯曾接受过精神分析师的训练，他对美国及其他地区专业人士所扮演的角色产生兴趣，并选择将医生纳入分析范畴。他提出的病人角色的概念被证明是十分关键的，且至今作为经验研究中的理想模型被引证和利用。他对弗洛伊德（Freud）、涂尔干（Durkheim）和韦伯（Weber）工作的借鉴，对其他追随其足迹的人来说都是一剂催化剂。

结构功能主义强调社会进程、结构和规范的宏观层面以及超越个人之外的价值观，这些帮助个人融入更广阔的社会之中，并塑造了他们的行为。社会秩序压制了自由意志的行使。这与埃米尔·涂尔干（Émile Durkheim）（1951）将自杀理论化为社会而非个人现象相呼应：他指出，结束一个人生命的单个行为决定于这个人与社会的联系。通过三种先定的自杀类型可以看得更清楚：①利己型（来自社会脱离）；②失范型（来自一种失序状态）；③利他型（源自规范需求的自杀）。在他看来是更加广泛的社会创造了条件，而在这种条件下人们被迫对显然并非由他们自己选择的境遇做出回应。因此，宏观的社会事件，如经济衰退，能够并且确实地影响着个体的健康和决策。另一本书中，涂尔干（1964）在医学中找到了从机械到有机团结转变的清晰体现。这是一种历史上新的劳动分工，独特的社会角色由职业发展而来，并维持着道德和社会秩序。

对结构功能主义强调平衡（equilibrium）和共识（consensus）最突出的反对来自符号互动论和冲突论，而此二者均成熟于美国。符号互动论者批评将个人很大程度上视作大的社会系统中的被动角色。运用米德（Mead）（1934）和布鲁默（Blumer）（1969）的理论，他们主张社会现实是建构在微观层面之上的，而这种微观层面是由个体间在共享的符号意义基础上的互动构成的。社会现实，换句话说，是能够做出选择的互动主体（interacting agents）所造就的，而非由宏观体系和结构引导他们走上"身不由己的道路"（Cockerham and Scambler，2010：7）。

顺理成章地，符号互动论研究的关注点大体在于定性研究，并且特别包括了参与观察。这一领域对于医学社会学做出主要贡献的是安塞姆·施特劳斯（Anselm Strauss）和欧文·戈夫曼（Erving Goffman），虽然也不能忘了提及霍华德·贝克（Howard Beker）及其同事们（1961）通过经典研究《穿白大褂的男孩》（*Boys in White*）所做出的推进。施特劳斯（Strauss）和格拉泽（Glaser）对死亡和濒死、医院作为一种"协商秩序（negotiated order）"和病人照护创新的研究，以及他们对实据理论（grounded theory）的系统阐述，都经受住了时间的检验。戈夫曼（Goffman，1959，1961，1963）开拓性的戏剧论（"作为剧场的生活"）分析也在发表后半个多世纪的时间里保持着其敏锐性与推动作用。

到了 20 世纪 60 年代中期，符号互动论已经成为了结构功能主义重要的竞争者，甚或继任者。其中的一个分支，标签论（labelling theory）主张异常行为并不是个人行为的自身属性，而是由他人建构和强加规范的结果。如帕森斯（Parsons）所说，若疾病是一种类型的异常，那就是医学职业"创造了"它。这也是弗雷德森（Freidson）（1970）在他的《医学职业》（*Profession of Medicine*）一书中所坚持的观点。医生不仅被赋予了决定谁是病人（并因此可以被归入病人角色的分类之下）和谁不是病人的权威，他们也制造着"装病（acting sick）"的可能。在一本出版于 1966 年，关于精神疾病的广受赞誉的书中，舍夫（Scheff）（1999）指出，一种合宜的精神病病因学理论可以始自，也可以终结于医生对现况的定义。然而随着 20 世纪 70 年代逐渐远去，符号互动论及互动论的其他分支渐渐失去了其优势地位，在世界的不同地区，让位给了不同的范式。不过无论如何，它们在方法论上的卓越性依然没有被埋没。整体上对病痛、疾病和健康事件的定性研究和特定的参与观察，也继续承自早期的互动论先驱。

惯称的冲突论是结构功能主义的另一个长期存在的替代物。受到欧洲马克思和韦伯传统的启发，冲突论基于以下预设，即社会以不同族群间的利益冲突而非共识为特征，一种或另一种精英占据显著优势。那些马克思的支持者强调阶级凌驾一切的重要地位，其他人则重视利益集团（interest groups）、政党等的角色。马克思主义的研究常常存在于健康、病痛、疾病和医疗保健的社会学的影响之下。维茨金（Waitzkin）（1983）、麦金利（McKinlay）（1984）和纳瓦罗（Navarro）（1986）以各自不同的方式对现状提出了挑战，他们断言工人阶级在疾病的社会因素、医疗保健体系的本质、医疗保健的利用及医疗经历（medical encounter）等方面都处于系统性的劣势。一些学者认为，苏联解体及其资本主义化在健康方面的后遗症说明了马克思主义与健康的相关性（俄罗斯男性寿命在 1965—2005 年下降了 5.2 岁），另一些学者（那些将苏联集团看作"实践中的马克思主义"的人）则在苏联的衰亡中看到了终将来到的更健康的未来。

冲突论传统也许同样是讨论 20 世纪 60 年代兴起的健康和病痛的女性主义视角的合适地点。刺激这些女性主义研究出现的社会力量，正是那些催生了创立波士顿女性健康书籍团体（Boston Women's Health Book Collective）和出版畅销书《我们的身体，我们自己》（*Our Bodies, Ourselves*）（1973）的社会因素。最早一批著作大多关注女性生殖经验，例如邦尼·布洛（Bonnie Bullough）（1972）的关于贫困对接受计划生育服务的影响的研究。而即使是关注更广泛议题的作品，往往都包括对医学职业及女性在医疗保健体系中作为病人或护士的遭遇的激烈批判（如 Ehrenreich and English，1973；Scully and Bart，1973；Comaroff，1977；Oakley，1984）。在很多情况下，这些女性主义作品都融合了其他的主流传统，如马克思主义（如 Doyal，1979）或互动论（如 Quadagno，1978），在处理女性、性别和性认同时断然拒斥功能主义的范式（如 Edwards，1983）。女性主义的视角最终催生了男性研究（如 Creighton and Oliffe，2010）和性研究（如 Green，2007）领域的出现，以及男子气概（masculinity）的理论化。这将概念领域扩展至两性关系中对性别建构而非孤立的女性或男性的关注（如 Connell，1995）。

如本书中各章所展示的那样，经典社会学理论依然在健康和疾病的社会学中产生着回响。一些早期的尝试旨在引入更现代的元素（Scambler，1987）。21 世纪大量新的范式出现并稳固下来，其中的一些不可避免的源自 20 世纪 80 年代和 20 世纪 90 年代的作品（Scambler，2012）。这些"影响"中最突出的要数福柯（Foucault）的后结构主义了（Petersen and Bunton，1997；Petersen，2012）。后结构主义者拒斥 20 世纪 60 年代主导法国的观念，即存在统摄一切社会现象的可认识的普遍规律。以德里达（Derrida）（1978）对文本的"解构"为例，他认为书面语言并不像人们认为的那样受到社会因素的制约，而其含义也不是固定的。

福柯聚焦于知识和权力间的关系，讲述着行为和习俗（manner）的历史。在其历史中，专业人士（如医生）运用知识所造就的专门技术塑造着社会行为。知识和权力，被认为如此紧密地联系在一起，以至于"其中任何一方的扩张都意味着另一方的同时扩展"（Cockerham and Scambler，2010：16）。福柯用"知识 / 权力"这一术语来表达这种统一性。在对疯癫、临床医学和性的研究中，他展示出医学知识如何控制和规定行为。他关注作为这一过程的一部分，进入专家的管辖范围的身体如何推动了身体社会学的开辟。特纳（Turner，1984）的《身体与社会》（*The Body and Society*）一书，是医学社会学这一新的分支领域第一本综合性的研究。在英国、美国和澳大利亚，创新研究层出不穷，包括纳入了新的风险概念的临床和公共监督（public surveillance）研究；身体的控制与现象学经验；以及情感领域的（再）发现（Lupton，1995；Petersen and Lupton，1996；Petersen and Bunton，1997）。另一些学者应用福柯的视角来整体分析性别和健康，具体来说包括对女性的压抑（见 Sawicki，1991）。

同样，出现了一系列对从前被认为是独立于我们的概念框架的现象进行社会建构的作品，这些现象就包括健康、病痛和疾病。一种明显的福柯式的建构主义思维，否定能够找到对疾病和身体单一且合理解释的可能。这种观点挑战了正统的医学史，以及长期存在的对专业知识（professional expertise）与外行认识的区分。第二种思路比大部分福柯主义者更加注重能动性，吸收了弗雷德森对伯杰（Berger）和卢克曼（Luckmann）（1967）研究的阐释（Olafsdottir，2013）。同时，源于伯杰和卢克曼传统的研究倾向于"弱纲领的"建构主义，只坚持认为所有的知识体系的起源和权威都是来自于特定的有时限性的社会文化结构。那些来自福柯的"后结构主义"观点的人们则更偏爱"强纲领的"建构主义立场，认为并无可能合理地指出"有时限性的社会文化结构"的相对性。

社会学理论：包容与排斥

如果说福柯是医学社会学深入且持久的催化剂，其实还存在很多其他有影响力的理论家，同时对主流理论和理论家的吸纳也在过去 20 年中变得越来越常见（Scambler，2001）。一部 1987 年出版的论文集开始试图建立马克思（Marx）、韦伯（Weber）、涂尔干（Durkheim）、帕森斯（Parsons）、弗洛伊德（Freud）、戈夫曼（Goffman）、福柯（Foucault）、哈贝马斯（Habermas）和奥菲（Offe）在理解和解释健康和医疗保健社会学问题时各自的关联（Scambler，1987）。在也许可以被看作续集的一本 2012 年的论文集中，福柯和哈贝马斯再次出现，同时书中也包括了鲍曼（Bauman）、卢曼（Luhmann）、布迪厄（Bourdieu）、梅洛·庞蒂（Merleau-Ponty）、沃勒斯坦（Wallerstein）、阿彻（Archer）、德勒兹（Deleuze）、加塔利（Guattari）和卡斯特尔（Castells）（Scambler，2012）。考克汉姆（2013）最近编辑的选集有个引人注目的名字：《变动中的医学社会学：理论的新方向》（*Medical Sociology on the Move：New Directions in Theory*）。文集中包括了从符号互动论、社会建构主义、福柯、马克思到批判现实主义、基础原因理论（fundamental cause theory）、布迪厄和性别理论，以及如自反性现代化、医学职业的兴衰、医学化和社会资本等话题。这三个文集所反映的是现今存在的一种强烈的辩证关系：一方面是社会和批判理论，另一方面若非全部，也主要是医学社会学。此外，分支学科现在在欧洲和澳洲的土壤里扎下了更坚固的根（其他地方也在不断发展），而更少依赖北美的机构和视角。

无论如何，前方还有很长的路要走。除了这些获得广泛承认的理论家外，还有很多人被历史遗忘了。路德维克·弗莱克（Ludwik Fleck）的例子清楚地证明了编史学传统所存在的问题，即很多重要的学术著作都被遗忘在书架上不被认可，直到理论家去世以后。除此之外，社会学经典中的欧洲中心论、美国中心论、男性偏见直到最近才得到了应有的检视。19 世纪的女性理论家，如弗洛伦斯·南丁格尔（Florence Nightingale）、哈丽特·马蒂诺（Harriet Martineau）和夏洛特·帕金斯·吉尔曼（Charlotte Perkins Gilman）；20 世纪的如梅格·斯泰西（Meg Stacey）、勒妮·福克斯（Renée Fox）和安妮·维茨（Anne Witz），她们虽然也做出了贡献并塑造了研究的主体，却并没有得到与她们男性同行相同的认可。她们的功绩也是本书致力于反映的，是时候将她们纳入这一领域了。安娜代尔（Annandale）（2013）注意到了这一点，强调性别的社会角色近来正在经历剧烈的变化。基于对男女之间二元差异假设的理论，如今看起来已经过时了，因为社会学及其他学者强调性别的社会关系已变得不稳定、复杂且充满竞争性。她指出，新的不平等正与性别交叠出现，如年龄、种族和性，而这每一方面均有其健康方面的影响。二元差异与多元性现在已比肩而立。

在这个简短的前言中，我们无法展现对于健康、疾病和医疗保健的社会学的全部贡献，更别提对其进行公正的评判了。相反，我们的目的其实在于搭好布景，展示那些制度和范式。本手册中的每一章都独立成文，涵盖了对某一个理论家的阐释、批评和应用。这些组合在一起，将告诉我们这个分支学科是多么欣欣向荣，以及无限扩大的社会理论与健康、医疗保健和医学研究间的相关性。

参考文献

Annandale, E. (2013) 'Gender Theory and Health' in Cockerham, W. (ed.) *Medical Sociology on the Move: New Directions in Theory*. Springer: New York.

Becker, H.; Greer, B.; Hughes, E. and Strauss, A. (1961) *Boys in White: Student Culture in Medical School*. University of Chicago Press: Chicago.

Berger, P. and Luckmann, T. (1967) *The Social Construction of Reality*. Anchor: New York.

Bird, C.; Conrad, P. and Fremont, A. (2000) 'Medical Sociology at the Millennium' in Bird, C.; Conrad, P. and Fremont, A. (eds.) *Handbook of Medical Sociology*. Prentice Hall: Englewood Cliffs, NJ. pp. 1–10.

Blackwell, E. (1902) *Essays in Medical Sociology* (two volumes). Ernest Bell: London.

Bloom, S.W. (2000) 'The Institutionalisation of Medical Sociology in the United States, 1920–1980' in Bird, C.; Conrad, P. and Fremont, A. (eds.) *Handbook of Medical Sociology*. Fifth edition. Prentice Hall: Englewood Cliffs, NJ. pp. 11–31.

Blumer, H. (1969) *Symbolic Interactionism*. Prentice-Hall: Englewood Cliffs, NJ.

Boston Women's Health Book Collective (1973) *Our Bodies, Ourselves*. Simon and Schuster: New York.

Bullough, B. (1972) 'Poverty, Ethnic Identity and Preventative Health Care' *Journal of Health and Social Behavior* 13(4):347–359.

Clair, J.M.; Clark, C.; Hinote, B.P.; Robinson, C.O. and Wasserman, J.A. (2007) 'Developing, Integrating, and Perpetuating New Ways of Applying Sociology to Health, Medicine, Policy, and Everyday Life' *Social Science and Medicine* 64:248–258.

Cockerham, W. (1983) 'The State of Medical Sociology in the United States, Great Britain, West Germany and Austria' *Social Science and Medicine* 17(20):1513–1527.

Cockerham, W.C. (2000) 'Medical Sociology at the Millennium' in Quah, S. and Sales, A. (eds.) *The International Handbook of Sociology*. Sage: London.

Cockerham, W. (ed.) (2012) *Medical Sociology on the Move: New Directions in Theory*. Springer: New York.

Cockerham, W.C. and Scambler, G. (2010) 'Medical Sociology and Sociological Theory' in Cockerham, W.C. (ed.) *The New Blackwell Companion to Medical Sociology*. Wiley Blackwell: Oxford.

Collyer, F.M. (2010) 'Origins and Canons: Medicine and the History of Sociology' *History of the Human Sciences* 23(2) April:86–108.

Collyer, F.M. (2012a) *Mapping the Sociology of Health and Medicine: America, Britain and Australia Compared*. Palgrave Macmillan: Houndmills, Basingstoke.

Collyer, F.M. (2012b) 'The Birth of a Speciality: The Sociology of Health and Medicine in Australia' *Health Sociology Review* 21(1):116–130.

Collyer, F.M. (2013a) 'Sociologists and their Work: Inter-Country Comparisons in the Sociology of Health and Medicine' *New Zealand Sociology* 28(1):62–82.

Collyer, F.M. (2013b) 'The Production of Scholarly Knowledge in the Global Market Arena: University Ranking Systems, Prestige and Power' *Critical Studies in Education* 54(3):245–259.

Comaroff, J. (1977) 'Conflicting Paradigms of Pregnancy' in Davis, A. and Horobin, G. (eds.) *Medical Encounters*. Croom Helm: London.

Congalton, A. and Najman, J. (1971) *Nurse and Patient: A Sociological View*. Symes: Sydney.

Connell, R. (1995) *Masculinities*. Polity Press: Sydney.

Creighton, G. and Oliffe, J.L. (2010) 'Theorising Masculinities and Men's Health: A Brief History With a View to Practice' *Health Sociology Review* 19(4):409–418.

Derrida, J. (1978) *Writing and Difference*. Routledge: London.

Doyal, L. (1979) *The Political Economy of Health*. Pluto Press: London.

Durkheim, É. (1951) *Suicide: A Study in Sociology*. Free Press: Glencoe, IL.

Durkheim, É. (1964) *The Division of Labour in Society*. Free Press: New York.

Edwards, A. (1983) 'Sex Roles: A Problem for Sexuality and For Women' *Journal of Sociology* 19(3):385–412.

Ehrenreich, R. and English, D. (1973) *Complaints and Disorders*. Feminist Press: Old Westbury, New York.

Fitzpatrick, R. (2008) 'Society and Changing Patterns of Disease' in Scambler, G. (ed.) *Sociology as Applied to Medicine*. Sixth edition. Elsevier: Edinburgh. pp. 3–17.

Freese, J. and Lutfey, K. (2011) 'Fundamental Causality: Challenges of an Animating Concept for Medical Sociology' in Pescosolido, B.; Martin, J.; McLeod, J. and Rogers, A. (eds.) *Handbook of the Sociology of Health, Illness and Healing*. Springer: New York.

Freidson, E. (1970) *Profession of Medicine: A Study of the Sociology of Applied Knowledge*. Dodds Mean and Co: New York.

Gerhardt, U. (1989) *Ideas About Illness: An Intellectual and Political History of Medical Sociology*. Macmillan: London.

Goffman, E. (1959) *The Presentation of Self in Everyday Life*. Doubleday Anchor: Garden City, NY.

Goffman, E. (1961) *Asylums*. Doubleday Anchor: Garden City, NY.

Goffman, E. (1963) *Stigma*. Penguin: London.

Green, A.I. (2007) 'Queer Theory and Sociology: Locating the Subject and the Self in Sexuality Studies' *Sociological Theory* 25(1):26–45.

Hafferty, F.W. and Castellani, B. (2007) 'Medical Sociology' in Bryant, C. and Peck, D. (eds.) *21st Century Sociology* Sage. pp. 331–338.

Hawkin, N. (1958) *Medical Sociology*. Charles Thomas: Springfield, IL.

Herzlich, C. (1985) 'Sociology of Health and Illness in France, Retrospectively and Prospectively' *Social Science and Medicine* 20(2):121–222.

Jaco, E.G. (1958) (ed.) *Patients, Physicians and Illness*. Free Press: Glencoe, IL.

Jefferys, M. (1986) 'The Transition from Public Health to Community Medicine' *Social History of Medicine Bulletin* (London) 39:47–63.

Light, D.W. (1992) 'Introduction: Strengthening Ties Between Specialities and the Discipline' *American Journal of Sociology* 97(4):909–918.

Lupton, D. (1995) *The Imperative of Health: Public Health and the Regulated Body*. Sage: London.

McKinlay, J. (ed.) (1984) *Issues in the Political Economy of Health Care*. Tavistock: London.

Mead, G.H. (1934) *Mind, Self and Society*. Chicago University Press: Chicago.

Mohseni, M. (1974) *Medical Sociology of Medicine and Health*. Tehran University Press: Tehran.

Murcott, A. (2001) 'Sociology and Health' in Burgess, R. and Murcott, A. (eds.) *Developments in Sociology*. Prentice-Hall: Harlow.

Navarro, V. (1986) *Crisis, Health and Medicine: A Social Critique*. Tavistock: London.

Nettleton, S. (2006) *The Sociology of Health and Illness*. Polity Press: Oxford.

Oakley, A. (1984) *The Captured Womb: A History of the Medical Care of Pregnant Women*. Basil Blackwell: Oxford.

Olafsdottir, S. (2013) 'Social Construction and Health' in Cockerham, W. (ed.) *Medical Sociology on the Move: New Directions in Theory*. Springer: New York.

Parsons, T. (1951) *The Social System*. Free Press: New York.

Petersen, A. (2012) 'Foucault, Health and Healthcare' in Scambler,G (ed.) *Contemporary Theorists for Medical Sociology*. Routledge: London.

Petersen, A. and Bunton, R. (1997) *Foucault, Health and Medicine*. Routledge: London.

Petersen, A. and Lupton, D. (1996) *The New Public Health: Health and Self in the Age of Risk*. Sage: London.

Quadagno, J.S. (1978) 'Career Continuity and Retirement Plans of Men and Women Physicians: The Meaning of Disorderly Careers' *Work and Occupations* 5:55–74.

Rohde, J.J. (1962) *Soziologie des Krankenhauses*. Enke: Stuttgart.

Sawicki, J. (1991) *Disciplining Foucault: Feminism, Power and the Body*. Routledge: New York.

Scambler, G. (ed.) (1987) *Sociological Theory and Medical Sociology*. Tavistock: London.

Scambler, G. (ed.) (2001) *Habermas, Critical Theory and Health*. Routledge: London.

Scambler, G. (ed.) (2012) *Contemporary Theorists for Medical Sociology*. Routledge: London.

Scheff, T. (1999) *Being Mentally Ill*. Third edition. Aldine de Gruyer: Hawthorne, NJ.

Scully, D. and Bart, P. (1973) 'A Funny Thing Happened on the Way to the Oriface' *American Journal of Sociology* 8:1045–1050.

Seale, C. (2008) 'Mapping the Field of Medical Sociology' *Sociology of Health and Illness* 30(5):677–695.

Siegrist, J. (1974) *Lehrbuch der Medizinischen Soziologie*. Urban and Schwarzenberg: Munich.

Sigerist, H.E. (1934) *American Medicine*. W. W. Norton: New York.

Stacey, M. with Homans, H. (1978) 'The Sociology of Health and Illness' *Sociology* 12(1):281–307.

Straus, R. (1957) 'The Nature and Status of Medical Sociology' *American Sociological Review* 22(2):200–204.

Strauss, A. and Glaser, B. (1965) *Awareness of Dying*. Aldine: New York.

Susser, M. and Watson, W. (1962) *Sociology in Medicine*. Oxford University Press: London.

Turner, B. (1984) *The Body and Society*. Sage: London.

Waitzkin, H. (1983) *The Second Sickness: Contradictions of Capitalist Health Care*. Free Press: New York.

Warbasse, J. (1909) *Medical Sociology*. Appleton and Company: Haverhill.

White, K. (2009) *An Introduction to the Sociology of Health and Illness*. Sage: Thousand Oaks, CA.

Willis, E. and Broom, A. (2004) 'State of the Art' *Health Sociology Review* 13(2):122–144.

Zimmerman, M. (2000) 'Medical Sociology' in Borgatta, E. and Montgomery, R. (eds.) *Encyclopedia of Sociology*. Second edition. Volume 3, Macmillan: New York. pp. 1813–1818.

第一部分

19 世纪理论家

第二章

哈丽特·马蒂诺与夏洛特·珀金斯·吉尔曼：性别与健康研究中被遗忘的女性

艾伦·安嫩代尔（Ellen Annandale）

苏静静 译

> 要抛弃古老的桎梏，
> 挪开沉重的枷锁，
> 摒弃故人的习惯、方法和观念，
> 谈何容易！
>
> （Gilman，1898，转引自 Davis，2010：3）

夏洛特·珀金斯·吉尔曼（Charlotte Perkins Gilman）诗篇中的这一句将揭开本章内容；要挪开男性经典理论家占据社会理论的多年枷锁是十分艰难的。夏洛特·吉尔曼（1860—1935）和更早一些的哈丽特·马蒂诺（Harriet Martineau，1802—1876）是湮没在一批男性经典社会学先驱之中，比如奥古斯特·孔德（Auguste Comte）、埃米尔·涂尔干（Emile Durkheim）、赫伯特·斯宾塞（Herbert Spencer）、莱斯特·沃德（Lester Ward）和马克斯·韦伯（Max Weber）等，而被忽视的女性理论家。本章将审视她们的著作，以此窥见健康、疾病和医学社会学是如何有别于一般社会学的，正如马蒂诺和吉尔曼所提醒我们注意的那样。尤其是，当她们捕捉到患病时心灵与躯体的关系，特别是涉及女性时，她们进一步发展了萌芽中的"健康与疾病的身体社会学"以及"性别与健康的社会学"。

人物简介与社会语境

　　哈丽特·马蒂诺出生于 1802 年，夏洛特·珀金斯·吉尔曼生于半个世纪之后的 1860 年。两人都是 70 多岁时离世，马蒂诺于 1876 年死于心力衰竭，吉尔曼于 1935 年死于乳腺癌。

　　马蒂诺的一生大多在英格兰度过，而吉尔曼一直住在美国（图 2.1）。

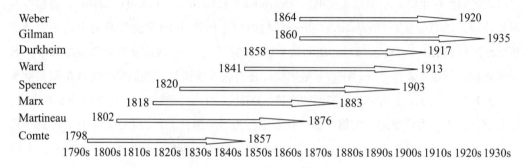

图 2.1　理论家年表

　　两人一生中都有很长时间遭受重病的折磨 [见 Matinueau，1877；Gilman，（1935）1963]。马蒂诺在童年时体弱多病，青少年时听力开始减退；21 岁时已几乎完全失聪，余生都离不开助听器（Martineau，1877；Deegan，2003）。在她快 40 岁的时候，在威尼斯旅游时不幸患病，之后从 1840 年到 1844 年一直住在英格兰北部泰恩茅斯（Tynemouth）的一个海边的小镇上，在一个看护院（Boarding）里过着与世隔绝的生活。吉尔曼年轻时是一位非常优秀的体操运动员，曾经非常刻苦地进行训练，因此对当时的体育文化运动有着特别的兴趣（Davis，2010）。但是，成年以后，大多数时间她都深受精神疾病反复发作的困扰。尽管不是以第一人称完成，但毫无疑问的是，《病房里的生活》[*Life in the Sickroom*，Martineau，（1844）2003] 和《黄色壁纸》[*The Yellow Wallpaper*，Gilman，（1892）1973] 都至少是根据他们的个人体验完成的。

　　两人都未曾接受过太多正规教育，两人基本都是自学。两人一生笔耕不辍，以不同的形式发表自己的观点。马蒂诺手写了 70 卷著作，包括社会学文本《如何观察道德风俗》（*How to observe Morals and Manners*，1838）和《美国社会》[*Society in America*，（1836/7）1963]，她将孔德（Comte）的《实证哲学教程》（*Cours de Philosphie Positive*，Comte 1896）从法语翻译为英文，广受赞誉。她还写了数十篇论文和近 2000 篇报纸文章和信件（Hoecker-Drysdale，2003）。吉尔曼一生有 2173 篇文章和著作，包括 6 本著作，比如《妇女与经济学》[*Women and Economics*，（1898）1906]，其中众多文章，发表在诸如《先锋》

（*Forerunner*，她于 1909—1916 年出版的期刊）等通俗杂志和《美国社会学》（*American Journal of Sociology*，AJS）、《美国社会学学会杂志》[*Publications of the American Sociological Society*，后来的《美国社会学评论》（*American Sociological Review*）]（Madoo Lengermann and Niebrugge-Brantley，2004）等主流期刊上。由于她们希望影响力能够超越学术界之外，所以两人还从事小说创作和政策咨询工作。

比如，马蒂诺的《政治经济学插图》[*Illustrations of Political Economy*，Martinau，（1832）2004a] 融合了虚构叙事和政治经济学原理，畅销程度超过了查尔斯·狄更斯（Charles Dickens）的系列作品（Madoo Lengermann and Niebrugge-Brantley，1998）。马蒂诺描述英国乡村生活的小说《鹿皮书》（Deerbook）[Martinau，（1839）2004b]，吉尔曼的科幻小说，如《她乡》[*Herland*，Gilman，（1915），1998a] 和前文提及的中篇小说《黄色墙纸》[（1892）1973]，都对健康问题有敏锐的见解。由于两位女性均没有担任带薪的学术职位，因此发表作品（对于吉尔曼而言，还有公开演讲）对她们维持生计是至关重要的。尤其是吉尔曼的生活深受经济困顿之苦（Davis，2010）。然而，对于当时的女性来说，她们都是游历极为广泛的，实属罕见。马蒂诺在为《美国社会》[（1936/7）1963] 和《东方生活，过去与现在》（*Eastern Life，Past and Present*，1848）调研时，曾亲自去往美国和中东。吉尔曼往返于美国各地进行公开演讲，并曾多次去欧洲参加会议，如 1899 年在伦敦召开的国际妇女理事会（International Council of Women，Davis，2010）。

尽管她们生活在不同的地方，而且年代重叠也不到 20 年，但她们以相似的方式面对相似的窘况，并且与同时期其他女性一样。即便如此，值得关注的是，她们生活在重大的社会变革中，其中许多与女性有关。尽管本文囿于篇幅所限，无法详述，但以下内容颇值得注意，是我们讨论两人社会学研究的背景。马蒂诺出生时，英格兰的大多数妇女只有结婚这个唯一选项（尽管她本人没有选择结婚）。1857 年，《婚姻诉讼法》（*Matrimonial Causes Act*）允许通过法院离婚（而不再像以前那样，通过《议会法》）。但是，丈夫必须能证明妻子通奸，妻子必须证明丈夫乱伦、重婚、虐待或抛弃。1869 年，在马蒂诺 60 多岁时，已婚妇女终于获得了拥有财产的权利。1882 年，《已婚妇女财产法》（*Married Women's Property Act*）恢复了妇女拥有和出售财产的权利。在吉尔曼出生的约 20 年之前，美国于 1839 年提出了《已婚妇女财产法》。纽约州于 1848 年授予妇女拥有和控制自己财产的权利，随后在 19 世纪 50 年代，其他许多州也纷纷效仿。在英国，距离马蒂诺逝世约 50 年后的 1928 年，妇女能够享有与男子平等的投票权。随着第 19 条修正案的通过，美国妇女在 1920 年吉尔曼 60 岁时获得了选举权。

尽管从今天的角度来看，两人都可以说是女权主义者，但马蒂诺对女权主义和女权组织哗众取宠的作为提出了异议（Logan，2010）。吉尔曼善于向公众大声疾呼，而马蒂诺是一位著名的废奴主义者。奴隶制在《美国社会》一书 [（1836/7）1963 年] 中占据中心地位，她的其他著作，如《德梅拉拉红糖》（*Demerara*，设定为圭亚那种植园中的故事）叙述了奴隶的苦难、窘迫和毫无生产效率 [Martineau，(1832) 2004a]。尽管马蒂诺从来没有怀疑过西方文明的优越性，但她认为它与其他文化是互补的 (Logan，2010)。相比之下（尤其是在晚年生活中），吉尔曼深信"种族之间存在深刻、广泛和长期的差异"，并担心移民对美国人的影响 [Gilman，(1935) 1963]。她在《美国社会学杂志》上撰文写道，"黑种人"（negros）是"人数众多的异族，是一个 [与白种人相比] 差异很大、在许多方面都较为低级的种族""其现状对我们来说是一种社会伤害"(Gilman，1908：78)。

她们的社会学进路

所谓的"奠基人们"为了建立一门新的学科，试图通过将社会学的主题划分到社会领域，以此来区分社会学与心理学、社会学与生物学。一般认为这催生了社会学学科内的社会决定论，并推动了去身体化的社会学，直到 20 世纪方发生转变。"奠基人们"的著作充斥着性别化的假设，这些假设通过将妇女与身体和自然领域捆绑在一起来诋毁女性，并通过将男性与思想和社会领域建立关联性来提升男性 [如后文所述，沃德（Ward）是一个例外]。19 世纪中叶至晚期的普遍观念也助长了这一趋势，人们深信女性天生体弱多病，"歇斯底里"的狂热便是例证（如，参见 Jordanova，1999）。尽管在研究社会问题方面，马蒂诺和吉尔曼与同时代的男性学者都采取了有机进路（organic approach），并坚信社会学可以帮助社会进步，但她们严厉地谴责了男女的性别差异和对女性的歧视。诚然，她们社会学研究的原创性随着时间部分消弭掉了，因为她们推翻了部分的假设，尽管她们对性别、健康、疾病和身体进行了综合分析。换句话说，尽管"奠基人们"的性别假设有助于解释马蒂诺和吉尔曼将生物学和身体搁置一旁，但她们在将研究工作的重心放在对女性性别化的状况进行社会学分析时，已然情不自禁地将女性作为了自己社会学研究的核心议题。

根据马蒂诺（Martineau，1838）的定义，社会学是对人与人之间社会关系的习俗（manner）或方式的直接观察，以揭示社会深层的道德规范或社会信念。她认为，社会所宣称的道德与实际的道德之间的关系可以作为衡量社会进步的标尺。她曾问道，既然"造物主赋予每个人某些不可剥夺的权利；其中包括生命、自由和对幸福的追求"，那么女性何以处于如此受限和依附的状态（Martineau，1838：308）。她建议观察社会关系时应当有所参考，她所指的参考便是制度和社会实践。她认为社区的健康状况作为"社区道德可靠的指标"，就是一个很好的例子（1838：161）。因此她建议：

……在更多年轻人死亡的社区，盛行某种道德和习俗，在更多年老者死亡的社区，则是另一种；在穷乡僻壤、与世隔绝的社区，会盛行某种道德和习俗；

在缠绵病榻、羸弱不堪的社区则是另一种；还有的人殚精竭虑地工作，却忽如秋后的海棠凋敝而亡，在他们之中又是盛行另一种道德和习俗（Martineau，1838：166）。

现在，更难能可贵的一点是，这项研究远早于孔德的《实证哲学教程》[1896（original 1830—1842，马蒂诺在1853年译为英文）] 和涂尔干的《社会学方法规则》[*Rules of Sociological Method*，（1895）1964]。像后来的涂尔干一样，马蒂诺避免社会学家应该关注"物"，而不是"人"的个人话语（尽管后者可以帮助我们解释前者）。社会学研究应旨在"评估某一民族形成能够带来或摧毁社会生活和人类幸福的'道德和习俗'"（Madoo Lengermann and Niebrugge-Brantley，2004：274）。马蒂诺深信孔德的科学体系及其关于社会的科学研究有助于人类的日臻完美和社会进步，正是这一原因她希望更多的人能够读到他的著作。她对《实证哲学教程》的翻译是一项艰巨的任务。她将原来的六卷（超过4 000页）变成了可读性更高的两卷文本（约1 000页）。这给孔德留下十分深刻的印象，以至于他又把马蒂诺的译著重新译为了法文。但是，马蒂诺十分反对孔德对女性的看法，以及由社会学家充当社会大祭司的观点（Hoecker-Drysdale，2003）。因为孔德坚持认为，女人的情绪化和感性使她不如男人更具人性，而且"脑力劳动的持久性和高强度，不适合于女性来从事，女性天生缺乏理性，道德和身体上更为感性，对于科学抽象和集中注意力都是不利的"（Comte，1896：269）。因此，对于孔德来说，女人的位置是家庭，而家庭是社会生活的基本单位。女性的角色天生便是次要的，是为"男性冷酷而粗糙的理性"做修正（Comte，1896：269）。延续这一主题，涂尔干坚称，女性是非社会的存在，仍桎梏于本性的状态。他认为，社会上的性别分工是由男女天性不同，以及这些天性的差异决定了不同的社会功能（见Lehmann，1994）。

晚年的吉尔曼深受当时进化论和改良主义思潮的影响，包括爱德华·贝拉米（Edward Bellamy）等社会主义空想主义者和简·亚当斯（Jane Addams）等睦邻运动工作者 [吉尔曼曾在芝加哥的赫尔之家（Hull-House）[1] 暂住] （Lemert，2003；Davis，2010）。她是美国社会学会首任主席莱斯特·沃德（Lester Ward）的追随者，并且自学会于1895年创建开始，直到过世之前，她一直是该学会的成员。沃德倡导妇女权利，提出了"女性中心理论（gynaecocentric theory[2]）"，将女性的起源与生活联系起来，并提出社会前进的未来在于女性的进步（Ward，1888）。与吉尔曼同时代，其他有影响力的理论家远没有那么乐

---

[1] Hull-House 是美国早期社会工作的重镇。简·亚当斯（Laura Jane Addams）与艾伦·斯塔尔（Ellen G. Starr）于1889年在芝加哥开办的美国第一所睦邻之家，初衷是在文化上让各个族裔能互相理解沟通、和睦相处；在社会认同上打破阶层差异，让各个阶层的人们消除隔阂；在慈善层面帮助有需要的贫穷阶层，尤其是穷人的孩子能接受艺术方面的教育。

[2] 将焦点置于社会中女性地位的解析，把女性视为社会进化的关键，把教育视为社会进化的重要因素，并将母职、女性特质和教育做了联结。

观。例如，赫伯特·斯宾塞（Herbert Spencer）最初是赞成妇女参政的（Spencer，1851），但后期的著作《社会学研究》（*The Study of Sociology*）中则退缩了这一立场（Spencer，1873）。在书中，他描绘了女性的进化本性，因为她们为了给生殖的损耗保留活力，导致她们的智力水平有所折损（Spencer，1873）。吉尔曼和她之前的马蒂诺一样，并没有直面当时男性同行们对女性的刻画，但与斯宾塞（Spencer）形成鲜明对比的是，她认为男女平等关系的发展是社会发展的积极因素，尤其是在经济领域 [Gilman（1898）1906]。她预计，只有女性取得与男性平等的地位，并且"人类所有的工作都可以向女性开放"时，她们的身体才不再是累赘（Gilman，转引自 Davis，2010：281）。

终其一生，吉尔曼都坚信，包括她自己在内的每个人都应该克制以自我为中心的冲动（Davis，2010：xvi）。她衷心地相信，是经由社会关系使我们成为人，因此，人类生活是一种集体生活 [在晚年，她严厉地批判了 20 世纪 20 年代摩登女郎（flapper）³ 竞争性的个人主义，Annanndale，2009]。正如韦格纳（Wegener）所说，社会学的议题是人际关系的复杂性，吉尔曼是一位"给社会有机体或身体政治治疗重病，甚至畸形的社会病理学家"（Wegener，1999：56）。《妇女与经济学》清楚地彰显了这一点，该书剖析了美国社会中过度的性别区隔 [Gilman（1898）1906]，并得出结论，男人在看似自然的生物学性别基础上，创造了一种过度的男性文化。"生活中的一举一动"都被打上了这样的烙印，以至于人类的每一步都被标记为"男性"或"女性" [Gilman，（1898）1906：52]。然而，她仍然保持乐观，尽管哈丽特·马蒂诺可能不得不将自己的笔锋隐藏在缝针之下，"因为'缝补'是一个女性化的动词，而'写作'是一个男性化的动词"，虽然尚不明晰，但日渐明朗的一点是，"人类的工作是男人的，同样也是女人的" [Gilman，（1898）1906：53]。

健康问题

马蒂诺和吉尔曼提出的健康问题直接来自她们更广泛的社会学问题。两人认为，健康对于我们理解某一社会的社会关系，特别是性别不平等至关重要。对于两人来说，婚姻关系将妇女拘囿于家庭，之于妇女健康的灾难性影响是永恒的主题。正如已经观察到的那样，她们有很多个人经验可以借鉴。尽管马蒂诺从未为人妻，但她对女性必须照顾他人的角色要求并不陌生，并认为自己之所以患病是因为长期的工作负荷过重和照顾残疾的母亲引起的神经极度紧张所致（Ryall，2000）。由于在她看来，婚姻是对女性的一种束缚（Spender，1982），因此毫不奇怪，她将家庭视为研究社会道德和习俗的重要场所。小说

---

³ 20 世纪 20 年代盛行的摩登女郎（flapper girls）被认为是女性地位提升的一个里程碑，她们开始拥有投票权，抛弃了紧身衣，开始剪短发、抽烟、听爵士乐、跳舞。

《鹿皮书》全面探讨了婚姻与健康的关系,在书中,乡村外科医生和药剂师霍普医生(Dr. Hope,意为希望)并未认识到婚姻使他年轻妻子海斯特罹患的疾苦(disease)[Martineau, (1839) 2004b]。就像海斯特向姐姐解释的那样,"生活对我来说是一片空白。我没有希望了。我不会变得更聪明,不会更好,也不会更快乐,因为上帝给了我身为女人所应有的一切"[(1939) 2004:242]。如"命运"的安排般做个女人却使海斯特生病了。只有在霍乱流行侵袭他们的村庄时,她不知疲倦地在丈夫身边工作,帮助病人,她才得以从自己的疾病中解脱。

吉尔曼曾经十分苦恼是否嫁给第一任丈夫——艺术家沃尔特·史泰森(Walter Stetson),因为有充分的理由担心经营"婚姻"会摧毁她的健康,而不是"从事"公共服务,事实也证明如此。婚礼前两个月,她写道,自己"终日'泪水涟涟',充满了对未来痛苦的预感",并且正在变得日渐"悲惨"(转引自 Davis,2010:74,原文强调)。《黄色壁纸》[Gilman,(1892) 1973]是对为人妻、为人母后可能罹患精神疾病的写照。这反映了吉尔曼嫁给史泰森后不久自己的衰弱。在她死后出版的传记中,她讲述了自己曾拥有过的一切美好——"健康、力量、希望和荣耀的工作",但一切都在婚姻中被抛弃了[Gilman,(1935) 1963:91]。著名的威尔·米切尔医生(Weir Mitchell)诊断她患有癔症(歇斯底里),并建议他采取"静息疗法",以使她重新适应女性的义务。令人难忘的是,她被告诫"有生之年都不要碰钢笔、画笔或铅笔"[Gilman,(1935) 1963:96]。对于一个认为工作与健康密切相关的人来说,这无疑意味着彻底毁灭。她的痛苦是如此不堪,以至于为了遵循医嘱,她曾"爬进壁橱和床下——以躲避那沉重压力的碾压"(Gilman in Hill,1980:149)。

若干年后,她反对 20 世纪初将家庭粉饰为仙境的做法。在她看来,家庭非但不是一个圣地,还是个人隐私荡然无存、健康欠佳和精神蹂躏的地方。丈夫"在外面找到自己的大本营,并在或多或少的情况下承受住了住房的需求和焦虑,而妻子则受到越来越紧密的束缚,其健康问题出现得越来越频繁"(Gilman,1903:74)。她在《美国社会学杂志》(AJS)撰文中指出,家庭是男人掌握对女人所有权的一种途径,是男人使妻子与世隔绝,并成为他的仆人的地方:

> 让我们假设,家庭生活的条件要求每个结婚的男人都必须成为妻子的管家、杂役、车夫、厨师,每个男人,所有男人,并必须司起家仆的工作。这是一个令人憎恶和难以置信的想法。反过来也是如此。不论男女,若是理应担任家仆,都是令人憎恶和难以置信的想法(Gilman,1909:598)。

马蒂诺和吉尔曼都对婚姻予以谴责,因为它会影响女性性健康和生殖健康。1864 年《英国传染病法》(English Contagious Diseases Act)旨在应对军队性病的传播,允许"军事警察"在港口和军队城镇中对妓女进行检查、最长三个月的拘禁,及强制治疗。而狎妓的男人却不需要受到这种对待（Bland，1995）。在 60 多岁时，马蒂诺跟随约瑟芬·巴特勒（Josephine Butler）等四处活动，试图废除该法案（该法案最终于 1883 年被中止，并在三年后被废除）。几年后，吉尔曼［(1916b) 1999］在短篇小说《年份》（*The Vintage*）中将婚姻、性病和死亡直接联系起来。莱斯利（Leslie）是一个"十分健康"的女人，结果备受婚姻之苦，最终死亡。莱斯利本人并不知道，夺去她生命的疾病染自丈夫的梅毒，而更糟的是，这一事实被医生掩盖了。

　　经由对婚姻与健康关系的分析，她们清楚地表明，妇女的状况或她们的健康状况并非自然而然的。两人都指出，由于缺乏体育活动和脑力劳动，女性的身心都萎缩了。根据她们的估计（但不是当时的社会统计或男性社会学家的估计），要想解决这一问题，显而易见的答案是要妇女能取得经济独立，不再依附于男人和家庭。为此，吉尔曼孜孜不倦地奔走。但是，两人比 20 世纪 60 年代和 70 年代女权主义活动家和学者们提前了大概 40 年，就开始着手研究"性别、工作与健康"之间的关系，这一点是非常值得赞扬的。她们还不遗余力地指出，参加工作是对妇女的救赎，但其条件需要改变。例如，马蒂诺注意到某些特定职业的女性所处的困境，如缝纫女工脊椎病和失明的高发病率、女家庭教师的身体和精神压力之大而沉迷于酗酒（Martineau，1861）。

　　考虑到她们在治疗中都受到过男性医务人员的伤害，两人会对现在所谓的医患关系予以批判性的评价，也就并不意外了。她们不仅批评绝大多数男性医疗行业如何对待他们的患者（尤其是女性），而且还批评医学知识本身。这在马蒂诺的《鹿皮书》［(1839) 2004］和《病房里的生活》［(1844) 2003］是十分明显的，尤其是后者，她在书中提出残疾人士应当管理自己的生活，而不是由医生来管理。正如艾莉森·温特（Alison Winter，1998）所解释的那样，马蒂诺非但没有因循患者被动的刻板印象，而是成功地宣称了自己的理智，并在此过程中挑战医生的权力。同样，玛莎·库特（Martha Cutter）（2001）进一步指出，吉尔曼的研究揭示了病人如何通过理解自己的疾病和制定自己的治疗方案来消弭医疗的权威。女医生是吉尔曼医生关切的核心问题之一。她们出现在她的小说作品中，如《克莱尔医生的地方》（*Dr Claire's Place*），该小说中的女医生使患有精神疾病的妇女"重新焕发青春"［Gilman，(1915) 1998b］。克莱尔医生除了让患者静养，还叮嘱她们进行冥想和体育锻炼，并鼓励患者与医生一起进行症状监测和诊断。正如韦格纳（Wegener，1999）所说，对于吉尔曼来说，努力争取女医生接受是女性诉求更大的职业接受度和经济平等的表现。

具身体现

对于吉尔曼（1916a），自我与社会、身体和灵魂的和谐仰赖于个人正确和必要的工作信念。1885 年，当她怀着女儿玛丽时曾在报纸发表了一篇题为《疾病的罪》（*The Sin of Sickness*）的文章，她提出"我们每个人活着最简单、最朴实、最无法改变的责任在于……我们的身体应当时刻为履职做好准备"（Gilman 引自 Davis，2010：81）。这句话最合理的解释是，疾病可以通过意志或理性力量来预防（Davis，2010）。同样，马蒂诺也提出，病人理应可以证明"思想凌驾于身体之上"。即使他们做不到，事实仍然如此 [（1844）2003：129]。因此，她提出，抛去"躯体的折磨"和"精神的蹂躏"，病房"将成为人类最缥缈的胜境和天堂的入口"[（1844）2003：171，176]。因此，可以说两个理论家都提出了躯体服从于思想的观点。

同样，她们也为萌芽中的身体社会学开辟了道路，尤其是马蒂诺，她认为，疾病会强化人们对身心关系的认识，从而赋予人们一种全新的、独特的视角来审视社会世界（Sanders，1986；Annandale，2007）。她所指的是"病痛所带来的一种信念是持久的、坚定的，具有难以言说的生动性"。因此，在谈到病人社区时，她写道：

> ……我们必须比过去看得更远，并且比许多其他仅凭兴趣之人看得更多，远离尘世的喧嚣，将闲暇纵情于阅读和沉思，把握每个独醒其身的机会 [Martineau，（1844）2003：44，116-117]。

在《病房的生活》[（1844）2003] 和《健康、畜牧与手工》（*Health，Husbandry，and Handicraft*，1861）两本书中，马蒂诺注意到，人们在健康时会忽视身体，而在生病时身体会备感侵扰。例如，她解释道，全职女仆根本不会估计自己的身体状况，因为没有痛苦和疼痛来提醒她。有些人一辈子都不曾感觉到肺的存在。除非有合理的证据，很多人也不会感觉到自己有胃（Martineau，1861：160）。吉尔曼也有类似的思考，她说，"在生病之前（怀孕时），我可以做任何事情……而且从未意识到我有身体。至于神经，我过去并不承认它们的存在"（转引自 Davis，2010：95）。她认为，"灵魂和身体的平衡"对于身体健康至关重要。健康是经由个人与社会环境之间的和谐关系来实现的（Gilman，1916a：68）。20 世纪末和 21 世纪初，慢性病的疾病叙述被作为一种身体经验（embodied experience），这与上述分析与之间有着独特的连续性。例如，哈维·卡雷尔（Havi Carel，2008）用"疾病中的健康"（health within illness）这一概念来表述在重病（如她自己的疾病）中经历的个人成长、自我适应和重新发现自我，是正向积极、富有创造性的体验。亚瑟·弗兰克（Arthur Frank）探索了慢性病的疾病叙述中个人正向的转变如何被他人视为励志故事（如 Frank，1995）。

学界评价

一般社会学、健康与疾病的社会学以及女性主义/性别社会学作为当代对"经典"的修正主义，接下来，笔者将从此入手以评价马蒂诺和吉尔曼的影响（应该注意的是，以下将撷取教科书和期刊文章对马蒂诺和吉尔曼的评价，而非系统综述）。

尽管康奈尔（R.W. Connell，1997）和理查德·汉密尔顿（Richard Hamilton，2003）等学者拒不承认马蒂诺和（或）吉尔曼是真正的社会学家，但一般认为她们同属学科内最近被重新发现的一批"被遗失的社会学家"。但是，她们的"入选"是有条件的。首要的局限是她们将社会学家关注的"健康与疾病"问题（health and illness）转变为对自身健康不良（ill-health）的有限关注。这使得健康被剥夺了作为社会关系晴雨表的功能，尤其是在涉及性别方面。例如，马克·亚伯拉罕森（Mark Abrahamson，2010）编撰的教科书中有一整章内容是关于马蒂诺（提到了吉尔曼，但只是作为表现突出的"配角"，衬托孔德、斯宾塞、沃德等"大思想家"），认为《如何观察道德和习俗》（*How to Observe Morals and Manners*）"在她所属的时代是极有深度的"（Abrahamson，2010：26）。有益的是，书中有一个名为《在病房》（*in the sick room*）的小节，但亚伯拉罕森的注意力主要是放在了马蒂诺自己住院的短暂经历，并迅速转向反思她的想法如何领先于戈夫曼（Goffman 1963）对污名和名誉扫地的见解。"关于妇女"之后的部分与前面有关疾病的讨论无关。在乔治·里泽（George Ritzer）主编的《布莱克韦尔古典社会理论家手册》（*Blackwell Companion to Major Classical Social Theorists*）中，收录了由苏珊·霍克-德莱斯代尔（Susan Hoecker-Drysdale，2003）所撰写的章节，详细介绍了吉尔曼和马丁·查尔·莱默特（Charles Lemert，2003）。霍克-德莱斯代尔（Hoecker-Drysdale，2003）在她关于政治经济/宏观社会学以及对美国社会的研究中涉及健康问题，她认为马蒂诺研究的重点是在健康上。但是同样，讨论中一旦提及健康问题，很快就又回到了她个人的疾病经历。据称，由于篇幅有限，无法详述马蒂诺在"疾病和残疾社会学"方面的理论成就（Hoecker-Drysdale 2003：54）。换句话说，在作者看来，终其一生，健康只是马蒂诺核心著作的辅助部分。莱默特（Lerert）写道，"吉尔曼的《黄色墙纸》对性别关系的社会批判，要早于《汤姆叔叔的小屋》（*Uncle Tom's Cabin*）对种族关系的批判 40 年之久"（2003：268）[值得注意的是，这本反奴隶制小说的作者哈里埃特·比彻·斯托（Harriett Beecher Stowe）是吉尔曼的亲戚]。吉尔曼产后所患的疾病也屡被评论，但读者无不是透过资产阶级家庭变故的镜头来阅读的，而不是着眼于其揭示的健康和性别的关系。因此，尽管在上述主流文本中，都分别谈及了健康与性别的问题（通常是分开讨论），但马蒂诺和吉尔曼却没有因将社会和健康开辟为社会学的研究主题而获得肯定。因此，毫不意外的是，克里斯·伦威克（Chris Renwick，2012）在竞争对手帕特里克·盖德斯（Patrick Geddes，1854—1932）和 L.T. 霍布豪斯（Hobbhouse，1864—1929）的作品中为英国社会学找到了"遗失的社会学之根"，而只字未提更早的马蒂诺。同样，史蒂夫·富勒（Steve Fuller）（2006）在经典著作找寻关于生物学和身体的"隐藏史"时，马蒂诺和吉尔曼再次被排除之外。

一般社会学仍然不认可马蒂诺和吉尔曼作为健康和疾病社会学奠基人的贡献，这也许并不意外，但是我们曾希冀着 21 世纪对这一子学科的起源能够予以更多的反思。但这也让我们普遍感到失望（Annandale，2014）。弗兰·科利耶（Fran Collyer，2010）合理地指出，两位创始人对健康和疾病的研究并未引起足够的重视，而一众男性思想家则赢得了近乎所有的赞誉，如圣西蒙、马克思、涂尔干和韦伯。最近在综述"21 世纪医学社会学中的社会学理论"时，威廉·科克汉姆（William Cockerham，2013）主张回归那些集中关注社会结构的理论，以此理解与健康相关的社会互动。可以预见的是，他讨论的是马克思、韦伯，尤其是涂尔干，他们是社会学的"缔造者们"。而对于与他们同时代的女权主义者马蒂诺和吉尔曼，虽然也是将社会结构作为其关注的焦点，丝毫没有提及。有趣的是，是玛丽亚·弗劳利（Maria Frawley，2004）将马蒂诺的《病房里的生活》[（1844）2003] 视为 20 世纪医学社会学兴起的序幕，而她并不是一位社会学教授，而是一位英语教授。

科利耶（Collyer，2010）认为当今健康和疾病的社会学家之所以认为古典理论家对健康和身体问题缺乏兴趣，原因在于他们将塔尔科特·帕森斯（Talcott Parsons）的工作确定为子学科"正式"开始的标志。正如她所解释的那样，帕森斯立刻认可了生物医学的权威，并将社会学转向了疾病的社会起源 [如，见 Parsons 1951，（1937）1968]。在其他地方，我曾指出，健康和疾病的社会学在 20 世纪 70 年代逐渐成长为一门子学科。与此同时，许多女权主义学者都在试图确立这样的观念：首先，女性不再（或更少）由其生物学的身体所决定；其次，人们严重误解了女性的生物学形象。这最终得出这样的主张，即妇女被压迫的地位是社会导致的，而不是生物学给定的（Annandale，2009）。因此，再次将注意力转向了社会。例如，在女权运动的鼓舞之下，在对性别和妇女健康状况的研究中，性别在过去社会和现在依然常被视为与个人相关的社会变量，而不是健康在某个社会更广泛的社会关系中的具身体现（Annandale，2010）。

尽管最近关于女性被排除在学术界之外的女权主义著作中经常包括马蒂诺和（或）吉尔曼，但人们对健康的关注仍然未得到充分认可。对此可能的解释是双重的：首先，尤其是自 20 世纪 90 年代初以来，女权主义和性别理论偏离了健康问题；其次，直到近期，女权主义者和性别研究者都未能探索健康和疾病产生的过程中，生物与社会之间复杂的相互作用（Kuhlmann and Babitsch，2002；Annandale，2009）。这进一步导致女权主义者和性别研究学者加入马蒂诺和吉尔曼的工作，而在很大程度上对健康失去了兴趣。

早在 20 世纪 70 年代，爱丽丝·罗西（Alice Rossi，1973）重申马蒂诺是第一位重要的女性社会学家，但却没有将健康议题列为其研究领域。10 年后，詹姆斯·特里（James

Terry）将马蒂诺和吉尔曼"与传统的男性大家们相提并论"（1983：253），但同样，他也没有提到她们关于健康和身体的研究。戴尔·斯潘德（Dale Spender，1982）在她颇具影响力的《思想女性》（*Women of Ideas*）一书中收录了马蒂诺，但并未提及《病房里的生活》和她对健康议题的洞察。斯潘德提到，吉尔曼曾患上精神疾病，落在了韦尔·米切尔（Weir Mitchell）的手中接受治疗，但忽略了这件事对女性主义理论的影响。几年后，玛丽·乔·迪根（Mary Jo Deegan，1991）按照时间顺序梳理伟大的女性社会学家时，将马蒂诺放在了第一位，并认为与同时代的任何男性社会学家相比，她都丝毫不逊色，甚至更加优秀，但她依然没有提到马蒂诺对健康问题的关切。帕特里夏·玛杜·伦格曼和吉尔·尼布吕赫-布兰特利（Patricia Madoo Lengermann and Jill Niebrugge-Brantley，1998，2003，2004）以评论早期的女性古典社会学家而闻名，认为她们发出了"与典型文本不同的声音"（Madoo Lengermann and Niebrugge-Brantley，1998：309）。马蒂诺之所以被选中，原因是她对公共卫生的影响，以及对经由道德和习俗来促进人类福祉和社会进步的信念。她所关注的社会学议题包括自杀、墓志铭和健康。此外，性别作为"社会痛苦和功能障碍的主要原因"，是"她（译注：指马蒂诺）社会学研究的核心"（1998：109）。但是即使如此，健康依然没有被列为她研究的"主要议题"。二位欣然接受，性别和女权主义是吉尔曼研究的核心，但并不认可她对健康的批判性视角之于性别社会学的贡献。

安妮·维茨（Anne Witz）和芭芭拉·马歇尔（Barbara Marshall）颇为中肯地指出，所谓的"社会"，即"社会学的认识论核心"，是由古典社会学家通过排斥女性而定义的（2004：21）。他们认为，女性与肉体是密切相关的，而男性与肉体的关系是疏远的。因此，她们认为齐美尔（Simmel）和涂尔干给了我们"个体化的男性和身体受束缚的女性"（2004a：22）；并且，尽管"女性被自己的肉体所捆绑，不堪重负，但男人却超越了肉体，经由社会性被定义、决定和区分"（2004a：28）。因此，维茨和马歇尔（Witz and Marshall，2004：1）论述了"性别包容和性别抹杀"是如何使学科历史上的男性们获益的。尽管她们认为必须考虑到女性的生活和经验，但她们却略过了构成二者的基本要素，即健康。马蒂诺和吉尔曼只获得了惊鸿一瞥。颇值得玩味的是，卡罗琳·阿尼（Caroline Arni）和夏洛特·穆勒（Charlotte Müller）认为，马蒂诺对新兴的社会学组织原则提出了异议，并在社会学沦为"男性主义学科"之前，拓宽了它的范畴（2004：72）。她们特别指出了马蒂诺发人深省的社会研究方法和视角，以及她对性别鸿沟的质疑，但她们只字未提《病房里的生活》或她对健康问题的兴趣。

总而言之，尽管集中关注的问题难免有所不同，但总体而言，20世纪末至21世纪初关于马蒂诺和吉尔曼的评论触及了健康议题、性别议题，但大多未能以系统和持续的方式将它们整合在一起。在论及健康时，往往是与马蒂诺和吉尔曼自身的健康有关，而不是将健康作为研究整个社会的福祉，尤其是女性福祉的基础。可能的原因是，从20世纪初到20世纪80年代后期整个社会学学科内存在着一种倾向，往好处说，是他们忽视了马蒂诺和吉尔曼对该学科的贡献，往坏处说，他们在模糊化对性别和健康的关注，以及对二者关系的关注。从表面上看，我们期望健康和疾病社会学家、女权主义社会学家和性别社会学家能给予更多的关注，但他们的这一疏忽是可以解释的，尽管并不公平，但直到最近，人们才对疾病的社会原因和女性状况怀有强烈的政治追求。这对将健康和性别作为一种身体经验予以研究产生深远的影响，这一视角是独特的，尽管尚处于萌芽状态。

参考文献

Abrahamson, M. (2010) *Classical Theory and Modern Studies*. Prentice Hall: London.

Annandale, E. (2007) 'Assembling Harriet Martineau's Gender and Health Jigsaw' *Women's Studies International Forum* 30 (4):355–366.

Annandale, E. (2009) *Women's Health and Social Change*. Routledge: London.

Annandale, E. (2010) 'Egalitärer Feminismus und der Gesundheitsstatus von Frauen: Eiene kritische Reflexion' ('Equality feminism and women's health status: A critical reflection', translated into German by Hannah Steiner) in G. Maurer (ed.) *Frauengesundheit in Theorie und Praxis. Feministische Perspektiven in den Gesundheitswissenschaften*. Transcript: Bielefeld. pp. 27–51.

Annandale, E. (2014) *The Sociology of Health and Medicine: A Critical Introduction*. Wiley: Cambridge.

Arni, C. and Müller, C. (2004) 'More Sociological than the Sociologists? Undisciplinary Thinking About Society and Modernity in the Nineteenth Century' in Marshall, B. and Witz, A. (eds.) *Engendering the Social*. Open University Press: Maidenhead. pp. 71–97.

Bland, L. (1995) *Banishing the Beast. Feminism, Sex and Morality, 1885–1914*. Penguin: London.

Carel, H. (2008) *Illness*. Acumen: Durham.

Cockerham, W.C. (2013) 'Sociological Theory in Medical Sociology in the Early Twenty-First Century' *Social Theory and Health* 11(3):241–255.

Collyer, F.M. (2010) 'Origins and Canons: Medicine and the History of Sociology' *History of the Human Sciences* 23(2):86–108.

Comte, A. (1896) *The Positive Philosophy of Auguste Comte* (freely translated and condensed by Harriet Martineau). George Bell and Sons: London.

Connell, R.W. (1997) 'Why Is Classical Theory Classical?' *American Journal of Sociology* 102(6):1511–1557.

Cutter, M. (2001) 'The Writer as Doctor: New Models of Medical Discourse in Charlotte Perkins Gilman's Later Fiction' *Literature and Medicine* 20(2):151–182.

Davis, C.J. (2010) *Charlotte Perkins Gilman. A Biography*. Stanford University Press: Stanford, CA.

Deegan, M.J. (1991) *Women in Sociology. A Bio-bibliographical Sourcebook*. Greenwood Press: London.

Deegan, M.J. (2003) 'Making Lemonade: Harriet Martineau on Being Deaf' in Hill, M.R. and Hoecker-Drysdale (eds.) *Harriet Martineau: Theoretical and Methodological Perspectives*. Routledge: London. pp. 41–58.

Durkheim, É. [1895] 1964 *The Rules of Sociological Method*. Free Press: New York.

Frank, A. (1995) *The Wounded Storyteller. Body, Illness, and Ethics*. University of Chicago Press: London.

Frawley, M. (2004) *Invalidism and Identity in Nineteenth-Century Britain.* University of Chicago Press: London.

Fuller, S. (2006) *The New Sociological Imagination.* Sage: London.

Gilman, C.P. (1903) *The Home: Its Work and Influence.* McClure, Phillips: New York.

Gilman, C.P. ([1898] 1906) *Women and Economics.* G. P. Putnam's Sons: London.

Gilman, C.P. (1908) 'A Suggestion on the Negro Problem' *American Journal of Sociology* 14(1):78–85.

Gilman, C.P. (1909) 'How Home Conditions React Upon the Family' *American Journal of Sociology* 14(5):592–605.

Gilman, C.P. (1916a) 'The Nervous Breakdown of Women', Reprinted in Erskine, T.L. and Richards, C.L. (eds.) (1993) *The Yellow Wallpaper.* Rutgers University Press: New Brunswick, NJ. pp. 67–75.

Gilman, C.P. ([1916b] 1999) 'The Vintage', reprinted in Knight, D. (ed.) *Charlotte Perkins Gilman. Herland. The Yellow Wallpaper and Selected Writings.* Penguin Books: London. pp. 297–304.

Gilman, C.P. ([1935] 1963) *The Living of Charlotte Perkins Gilman: An Autobiography.* D. Appleton Co: New York.

Gilman, C.P. ([1892] 1973) *The Yellow Wallpaper.* The Feminist Press: New York.

Gilman, C.P. ([1915] 1998a) *Herland* (unabridged), Dover Publications: Mineola, NY.

Gilman, C.P. ([1915] 1998b) *The Yellow Wall-paper and Other Stories.* ed. R. Shulman. Oxford University Press: Oxford.

Goffman, E. (1963) *Stigma.* Prentice-Hall: Englewood Cliffs, NJ.

Hamilton, R.F. (2003) 'American Sociology Rewrites Its History' *Sociological Theory* 21(3):281–297.

Hill, M.R. (1980) *Charlotte Perkins Gilman: The Making of a Radical Feminist 1860–1935.* Temple University Press: Philadelphia, PA.

Hoecker-Drysdale, S. (2003) 'Harriet Martineau' in Ritzer, G. (ed.) *The Blackwell Companion to Major Classical Theorists.* Blackwell: Malden, MA. pp. 41–46.

Jordanova, L. (1999) *Nature Displayed. Gender, Science and Medicine 1760–1820.* Longman: London.

Kuhlmann, E. and Babitsch, B. (2002) 'Bodies, Health and Gender – Bridging Feminist Theories and Women's Health' *Women's Studies International Forum* 25(4): 433–442.

Lehmann, J. (1994) *Durkheim and Women.* University of Nebraska Press: London.

Lemert, C. (2003) 'Charlotte Perkins Gilman' in Ritzer, G. (ed.) *The Blackwell Companion to Major Classical Theorists.* Blackwell: Malden, MA. pp. 267–289.

Logan, D. (2010) *Harriet Martineau, Victorian Imperialism, and the Civilising Mission.* Ashgate: Farnham, Surrey.

Madoo Lengermann, P. and Niebrugge-Brantley, J. (1998) *The Women Founders. Sociology and Social Theory 1830–1930.* McGraw Hill: London.

Madoo Lengermann, P. and Niebrugge, J. (2003) 'The Meaning of "Things": Theory and Methods in Harriet Martineau's *How to Observe Morals and Manners* (1838) and Émile Durkheim's *The Rules of Sociological Method* (1895)' in Hill, M.R. and Hoecker-Drysdale, S (eds.) *Harriet Martineau. Theoretical and Methodological Perspectives.* Routledge: London. pp. 75–98.

Madoo Lengermann, P. and Niebrugge-Brantley, J. (2004) 'Early Women Sociologists and Classical Sociological Theory: 1830–1930' in Ritzer, G. and Goodman, D (eds.) *Classical Sociological Theory.* Fourth edition. McGraw Hill: London. pp. 271–300.

Martineau, H. (1838) *How to Observe Morals and Manners*. Charles Knight and Co.: London.

Martineau, H. (1848) *Eastern Life, Present and Past*. Lea and Blanchard: Philadelphia.

Martineau, H. (1861) *Health, Husbandry, and Handicraft*. Bradbury and Evans: London.

Martineau, H. (1877) *Harriet Martineau's Autobiography*. Smith, Elder and Co.: London.

Martineau, H. ([1836/1837] 1962) *Society in America*, ed. M. Lipset, Anchor Books: New York.

Martineau, H. ([1844] 2003) *Life in the Sickroom*, ed. M. Frawley, Broadview Press: Ormskirk.

Martineau, H. ([1832] 2004a) *Illustrations of Political Economy: Selected Tales*, ed. D. Logan, Broadview Press: Peterborough.

Martineau, H. ([1839] 2004b) *Deerbrook*. Penguin Books: London.

Parsons, T. (1951) *The Social System*. Free Press: New York.

Parsons, T. ([1937] 1968) *The Structure of Social Action*. Free Press: New York.

Renwick, C. (2012) *British Sociology's Lost Biological Roots*. Palgrave Macmillan: London.

Rossi, A.S. (1973) *The Feminist Papers*. Columbia University Press: New York.

Ryall, A. (2000) 'Medical Body and Lived Experience: The Case of Harriet Martineau' *Mosaic* (Winnipeg) 33:35–52.

Sanders, V. (1986) *Reason over Passion*. Harvester Press: Brighton, Sussex.

Spencer, H. (1851) *Social Statics*. John Chapman: London.

Spencer, H. (1873) *The Study of Sociology*. Henry S. King: London.

Spender, D. (1982) *Women of Ideas*. Pandora: London.

Terry, T. (1983) 'Bringing Women…In: A Modest Proposal' *Teaching Sociology* 10(2):251–261.

Ward, L. (1888) 'Our Better Halves' *Forum* 6:266–275.

Winter, A. (1998) *Mesmerized: Powers of Mind in Victorian Britain*. University of Chicago Press: London.

Wegener, F. (1999) ' "What a Comfort a Woman Doctor Is!" Medical Women in the Life and Writing of Charlotte Perkins Gilman' in Rudd, J. and Gough, V. (eds.) *Charlotte Perkins Gilman. Feminist Reformer*. University of Iowa Press: Iowa City. pp. 46–75.

Witz, A. and Marshall, A. (2004) 'The Masculinity of the Social: Towards a Politics of Interrogation' in Marshall, B. and Witz, A. (eds.) *Engendering the Social*. Open University Press: Maidenhead. pp. 20–35.

第三章

卡尔·马克思与弗里德里希·恩格斯：资本主义、健康与保健产业

弗兰·科利耶（Fran Collyer）

李彦昌 译

19 世纪，卡尔·马克思（Karl Marx）与弗里德里希·恩格斯（Frederich Engels）的著作是近代史上多种政治体制的理论基础。1989—1991 年，作为政治文本的马克思、恩格斯著作受苏联与东欧剧变这一世界性事件的影响，也随之沉寂，但当"自由市场"哲学和全球化的没落日益显现时，他们的著作有时也会随其他事件（如 20 世纪 60 年代的学生运动和 2008 年的全球性金融危机）而复兴。作为学术著作，因为有的终身未能发表，或最初在德国受到限制，后来俄文版又常常被删减，从而导致进入英语世界的学术谱系有所延迟。结果是，只有当 20 世纪 60 年代学生运动和民权运动兴起后，他们的著作才进入英语世界的学术圈。

在西方，他们的著作一直颇具争议性，对其解读过去存在并将一直存在重大争议，甚至对作者的动机存在争论。各个学科，特别是政治科学、历史、哲学，努力寻求与他们的思想相结合。对于社会学来说，他们的文本被认为提供了独特的、基本的社会理论框架。事实上，随着 20 世纪 60 年代后发达国家的大学扩张，马克思与恩格斯的理论在社会学领域随之繁荣，最终成为官方认可的"经典"内容，马克思与埃米尔·涂尔干（Émile Durkheim）、马克斯·韦伯（Max Weber）等学者一起成为该理论的"创立者"（Connell 1997）。在保健和医学社会学这一专业领域，其正式创建者为塔尔科特·帕森斯（Talcott Parsons）和亨利·西格里斯特（Henry Sigerist），而不是马克思与恩格斯，后者在该领域

并不受欢迎（如 Gerhardt，1989；Jefferys，2001；Cockerham，2005）。恩格斯早期关于 19 世纪英国工人阶级恶劣健康状况的著述通常见于这些历史叙述当中，但很少认为他与马克思对当时健康与医疗状况的批判达到打下基础的程度，而只是提供了关于病痛与疾病的最初的真正社会理论（此观点的扩展内容见 Collyer，2010，2012）。

本章修补了这一观点上的疏漏，首先从马克思与恩格斯的传记描述出发，然后概述两人所使用的三个著名的主要概念工具——历史唯物主义、资本主义、商品化，接下来的一部分描述了两人对健康和疾病等流行观点的批评及资本主义与健康不佳之间关系的论述。其余部分说明了这一理论框架如何在 20 世纪和 21 世纪得到扩展，以突出卫生服务的高度商品化和一个全球性的资本主义卫生保健产业的形成。

人物简介

卡尔·马克思（1818—1883）出生于德国莱茵河畔一个中上层的律师家庭，早年生活舒适，并接受了进步思想。年轻时，马克思由于体质孱弱而未服兵役，但得以进入波恩大学（the University of Bonn）。在那里他大多数时间酗酒、写诗，看上去不像一个合格学生。他由于醉酒、吵闹以及携带违禁武器而被捕，他父亲不得不将他改送柏林大学学习法律（Hughes 等，1995：19；Nelson，1990a）。

1837 年，马克思在柏林大学失去了对浪漫主义的兴趣，转而对黑格尔哲学和历史产生兴趣（Mah，1986：498）。马克思把他的研究与发展中的政治激进主义结合起来——他后来领导了激进的左翼黑格尔学派——在 1841 年完成了一篇题为《德谟克利特的自然哲学和伊壁鸠鲁的自然哲学的差别》（*The Difference Between the Democritean and Epicurean Philosophy of Nature*）的博士论文。但五年后，马克思抛弃了黑格尔关于和谐世界的观点，并坚持认为世界被物质利益的霸权所撕裂，由此成为一位社会主义革命者（Mah，1986：503）。随着普鲁士政权对激进的普遍的关于代议制、责任政府的要求越来越难以容忍，马克思曾经怀有的成为一名大学学者的愿望破灭，转做一名记者，成为自由派《莱茵报》（*Rheinische Zeitung*）的编辑。一篇关于恺撒（Czar）统治下普遍贫穷和腐败的文章导致他与当局者产生冲突。报纸的执照被吊销，尽管引发大规模的示威与请愿，也于事无补。马克思只好辞去这一职位（Hughes 等，1995：20；Nelson，199a：51），1843 年去往巴黎，撰写了《巴黎手稿》（*Pairs Manuscripts*），发展了他对经济生活的分析。马克思从来没有成为一名学者。他建立并领导了国际工人协会（Nelson，1999a：55），致力于推翻他认为的人类压迫与奴役根源的资本主义秩序（Hughes 等，1995：18）。

有趣的是，弗里德里希·恩格斯（1820—1895）是一个资本家，或者至少是一个出生于资本家家庭的长子。恩格斯出生于莱茵地区的巴门，他的家族是一个棉纺主家庭，在英格兰的曼彻斯特也有一家棉纺厂。恩格斯和他那个时代许多年轻的德国进步知识分子一样，对家庭内部狭隘而又虔诚的态度以及与工业资本主义相关联的社会问题怀有敌视 [Hobs bawn，见 Engels（1845）1969：7]。他早早辍学，1838 年开始以弗里德里希·奥斯瓦尔德（Friedrich Oswald）的笔名写作。像其他知识分子和社会阶层的成员一样，恩格斯倾向于支持共产主义，像马克思一样在青年时期成为激进的左翼黑格尔主义者。事实上，他的激进观点在 19 岁时就已经非常明显，那时他还在写《伍珀塔尔的来信》（*Letters from Wupperthal*）（Engels，1839；见 Bussard，1987：682）。

考虑到 19 世纪三四十年代德国以及整个欧洲的动荡不安，马克思与恩格斯及他们阵营内部的许多知识分子信奉共产主义或许就不令人吃惊了。1792—1799 年的法国大革命使工人阶级、穷人和有产阶级普遍感到恐惧。从 19 世纪 30 年代，工人阶级运动开始积蓄力量，政治运动在 1848 年的欧洲革命中达到高潮：包括奥地利帝国、德国、法国、波兰和意大利在内的大约 50 个国家，出现了一系列短暂的、几乎不可调和的政治和社会改革要求。这些起义导致数千人死亡，许多领导人被处决或流放。

马克思和恩格斯第一次相遇是在 1842 年，尽管时间很短，但他们拥有类似的社会和政治交往圈子，其中包括左翼人士布鲁诺·鲍尔（Bruno Bauer）、马克斯·斯特内尔（Max Stirner）和摩西·赫斯（Moses Hess）。恩格斯的父亲试图让他远离激进环境，把他送到英国继续接受商业训练。在英国，从 1844 年 9 月至 1845 年 3 月，恩格斯写了许多文章，其中包括《英国工人阶级的状况》（*The Condition of Working Class in England*）[（1845）1969]。当时他只有 24 岁。这本书认为工人阶级的生活条件猪狗不如（Hughes 等，1995：21）。

1844 年，马克思与恩格斯在巴黎再次相遇。这次相遇比较成功，开始了富有成效的伙伴关系。马克思帮恩格斯修改了一些论文，包括一篇关于私有产权在经济体制中的中心地位的论文，以及另一篇关于科学社会主义的论文。至 1845 年，马克思为法国当局所熟知，并于当年 1 月被驱逐出境。他和恩格斯搬到了政治自由度更高的比利时，加入了德国共产主义联盟（the German Communist League），并成立了一个共产主义通信委员会（a Communist Correspondence Committee）。他们的主要目标现在已经明确了：

> 哲学家们……只以不同的方式诠释世界；关键是要改变它 [Engels These on Feuerbach（1845）1975：423]。

1945—1946 年，两人撰写了《德意志意识形态》（*The German Ideology*），1847 年撰写了《共产党宣言》（*Manifesto of The Communist Party*）。出版后，马克思和恩格斯又一次被驱逐出境。他们回到科隆，在那里创办了一份报纸——《新莱茵报》（*New Rhenish*

Gazette），以及一个名为莱茵民主党（Rhineland Democrats）的组织。同年晚些时候，即 1848 年，恩格斯被迫逃离祖国，马克思继续从事出版工作，直到 1849 年，被当局以煽动武装叛乱罪起诉。他被判无罪，但被驱逐出普鲁士，与家人一起前往伦敦（Hughes 等，1995：22）。他们在英国度过了余生的大部分时间。

恩格斯独立而富有，而马克思及其家人生活相对贫困，长期依靠马克思所挣的微薄的稿费、贷款及出版商的售书所得、朋友的接济（尤其是恩格斯）、变卖家庭财产，及在股票市场的所得维持生活（Mahon，1990：760）。马克思经受一生长期的恶劣健康条件的折磨之后，于 1883 年去世。3 月 14 日，他的女儿说他从卧室走至书房，坐在躺椅上，最后安然地睡去。12 年之后，恩格斯也去世了。

恩格斯与马克思之间的友谊

长期以来，学术界一直在讨论马克思和恩格斯之间伙伴关系的性质，以及各自对他们大量作品贡献的大小。虽然恩格斯在俄国学术界一般被视为与马克思平起平坐，但在西方学术界恩格斯被认为充其量是一个助手（Seed，2010：8-9），而且他自己基本上也这么认为——也就是说，他仅仅是马克思著作的编辑、传记作者和助手。学者们在这个问题上有各自的立场，比如柯林斯（Collins，1985：56-62）就曾为恩格斯辩护，认为他是两人中更有独创性的思想家，而马克思是追随者；然而其他学者诉诸"中间道路"，或者认为他们的作品相互矛盾而难以做出任何决定，因为他们的著作是如此的矛盾，可以任意解释（Hughes 等，1995：41）。

正如人类所有的努力一样，历史的结果永远只是一个故事的开始。拆解他们个人贡献的努力，与他们的作品如何被接受和利用的复杂社会历史交织在一起。马克思去世后，德国工厂发生了显著的变化，恩格斯投入大众和知识分子对新兴实验室科学的可能性的辩论中。据称，他把他们的工作呈现为黑格尔辩证法与新兴的科学实证主义的综合，学者们一直在争论马克思是否会同意这一观点。然而在第二国际（1889—1916）期间，却被认为是马克思和恩格斯达成完全一致的信条（Colletti，1975b：13）。在 20 世纪 20 年代末至 30 年代，德国学者努力让他们的作品为大众所接受，这些版本将他们的作品结合起来，尽量弱化他们之间观点上的差异。1930 年之后，西方马克思主义日益理论化和哲学化，并主要分布在大学内部——当马克思和恩格斯的早期作品终于开始变得更容易获得，有了努力消除恩格斯所谓的综合视角和重新考虑黑格尔对马克思文本影响的条件，这就是我们现在看到的现象。例如，路易斯·阿尔都塞（Louis Althusser，1918—1990）后来的努力，提供了对马克思作品缺乏黑格尔唯心主义的结构主义解释。对于阿尔都塞来说，这种科学的、结构主义的解释可以见于"成熟的马克思"作品中，马克思在那里试图找出支配社会生活的深层和隐藏的结构（Hughes 等，1995：65）。在第二次世界大战结束后的那一年，"人

道主义"马克思出现了（Carver，2001：9284），虽然有点矛盾，但很多人都声称这才是
"真正的"马克思。相反，许多人批评恩格斯的历史决定论和19世纪的"庸俗马克思主
义"（vulgar Marxism），以及20世纪苏联共产党的马克思主义（Hughes等，1995：41）。

当回顾这段社会历史时，在关于实证主义、结构主义、能动性和观念在人类历史中的
角色等学术辩论中，关于恩格斯对伙伴关系贡献的评价明显地常常与所持的意识形态立
场混为一谈。同样重要的是，不断变化的充满支持和反对共产主义热情的社会环境，通
过将恩格斯与马克思主义密切联系在一起，使之成为社会主义国家的英雄人物，但却不为
西方资本主义学者（和当局）所接受。另一方面，马克思在西方经典中被描绘成一个社会
理论家和哲学家，由于他的哲学文本使马克思主义得到"净化"，更容易为西方学者赞赏
和接受。

这段社会历史使我们很难公正地评价恩格斯对这种伙伴关系的贡献，但有证据表明，
他受到了西方学者的不公平对待。恩格斯经常公开谈论他朋友的美德，帮助编辑手稿，撰
写马克思传记；还有一种情况是，许多以马克思的名字命名的著作都是两人合著的，马克
思许多粗糙的手稿几乎都经由恩格斯重写和重编（包括《资本论》第二卷和第三卷，第一
卷由恩格斯做了大量的编辑工作）（Seed，2010：8-9）。恩格斯发表了很多著作，在与马
克思合作之前（Carver，2001：9282）已出版一部非常著名的著作，他从1844年起重新
编辑他们作品的新版本（包括《共产党宣言》），并修改了许多其他著作，为之撰写序言
和社论。在马克思死后，他也写了许多关于马克思主义的著作，普及了马克思主义思想，
比马克思拥有更广泛的受众，并在这些著作中为他们的历史唯物主义概念奠定了哲学基
础（Colletti，1975a：9-10）。此外，恩格斯在伙伴关系中带来了马克思所没有的东西。马
克思自称为历史学家，他说"历史的任务是……发现这个世界的真理"（Mazlish，1990：
731）。对于马克思来说，作为一个历史学家意味着，在德国的传统中，提供历史的逻辑。
恩格斯对工业工人的生活条件进行了实地考察，为他们分析阶级和资本主义提供了经验材
料，通过合作，他们能够从抽象的知识转向经验的、历史的事实（Mazlish 1990：738）。
也许最重要的是，恩格斯构想并贡献了他们的许多重要思想，其中一些思想形成于他们合
作之前，这在他1844年对英国政治经济学的"批判"中得到了证明，这对马克思产生了
巨大的影响（Carver，2001：9282）；加上他早期对工业资本主义发展的分析，他的资本主
义繁荣和危机周期循环的概念，劳动力储备对资本主义的重要性，国际工人阶级的诞生，
都能在《英国工人阶级的状况》中找到 [Engels（1845）1969]。关于这个问题可以写整
卷书，但是考虑到这一证据，本章决定将他们的作品视为合作成果。

理论、方法与概念

一直以来，马克思与恩格斯的著作不断受到重新审视，特别是 20 世纪 60 年代之后，人们提出了关于如何解释这些著作以及它们与当代社会学之间关系的新问题。本章该部分将考察马克思与恩格斯后来被称为历史唯物主义的关于社会本质的科学研究方法，以及资本主义与商品化这两个理论概念。在这一过程中，我们将清楚地看到，唯物主义的研究方法是这一命题的重要组成部分，任何社会经济都是历史的产物，因此社会经济是社会的组织化与结构化。从 21 世纪的角度来看，这些观点似乎并不具有颠覆性，但在 19 世纪，一提起研究和构建"社会科学"就令君主政体和精英感到不安，对他们来说，宗教已提供充分论证，还不会激起对社会阶级或政治权力的质疑（Carver，2001：9281）。

历史的唯物主义方法

恩格斯和马克思通过对鲍尔（Bauer）、费尔巴哈（Feuerbach）、施蒂纳（Stirner）等的批判，为建构历史发展理论、阶级理论和资本主义理论搭建了知识框架。两人对当时流行的历史解释非常抵触。他们写道，"公民社会是所有历史的真正焦点和舞台，而迄今为止所持的历史观是多么荒谬，它忽视了真正的关系，只局限于壮观的历史事件"（Marx and Engels，1970：57-58）。他们所提出的历史唯物主义方法很大程度上是黑格尔哲学的替代，其公开的虔诚使命是"因欧洲革命而流离失所的人们恢复与历史和现存世界的整体性和统一性"（Mah，1986：499）。

马克思与恩格斯强烈反对黑格尔的历史变化观点，因为后者所提出的集体意识是历史变化的驱动力，人在此意识到自身的主体地位，并主动选择作为何种主体。在特定历史时期社会条件所给定的特定选择之下，产生人类共同体的新的形式（Pinkard，2001：6633）。黑格尔因此将历史过程解释为人类思维的发展，整个人类历史仅仅是人类为增进他们对世界的集体化、理性化理解的一系列步骤（Hughes 等，1995：25）。

早在 1844 年，马克思就开始为黑格尔的唯心主义世界观提供一种替代解释，认为现实和人类苦难源于经济生活。恩格斯也持这种观点。他写道：

……当我在曼彻斯特的时候，我清楚地认识到，经济事实，至少在现代世界是一个决定性的历史事实。到目前为止，经济事实在历史写作中没有扮演任何角色，或只是一个可鄙的角色（Hughes 等，1995：40）。

马克思与恩格斯两个人一起发展了历史唯物主义观念（恩格斯创造的一个术语，后来被称为历史唯物主义，见 Carver，2001：9283），反对历史变迁是由观念、计划和人类选择所驱动的思想，而认为始于人们的物质环境，人类为自身的生存、安全、福利，需要改变周围的环境，这些活动和环境随后导致思想、文化、政治制度的产生。正如他们所指出的，"人们在发展他们的物质生产和物质交往的同时，也在改变着他们的现实世界，改变着他们的思想和思想的产物。不是意识决定生命，而是生命决定意识"（Marx and Engels，1970：42；及 1976：37）。在这一点上，历史唯物主义颠覆了 19 世纪三四十年代德国知识分子当中所流行的正统观点，从而"颠覆了黑格尔"。恩格斯（1970：162）在马克思墓前演讲中提到：

> 正如达尔文发现了自然界发展的规律，马克思发现了人类历史的发展规律……人类在追求政治、科学、艺术、宗教等等之前，首先得满足吃、喝、住、穿的需求。

最后，在他们的著作中，历史唯物主义成为历史的必然，成为马克思主义者分析的一个显著特征，即一个社会成员在历史上是如何生产和社会组织他们赖以生存的产品的。同时还被认为提供了一个伟大的社会理论，以阐释社会组织形态、制度的形成，甚至人类的意识作为物质生产力的结果。当然，马克思和恩格斯没有完全抛弃黑格尔哲学。他们认为历史是进步的，设想人类社会最终会免于剥削和异化。但是，理想世界的实现须通过生活的物质条件的革命性变革而产生，而不是人类理性的增长。

资本主义

在马克思和恩格斯生活的时代，英国政治经济学家亚当·斯密（Adam Smith）（1723—1890）和大卫·李嘉图（David Rictardo）（1772—1823）的经济理论占主导地位。这些经济学家挑战保护主义者和重商主义注重管制的观点，提出了更加激进的思想，认为自由竞争（市场"无形的手"）将为社会增加财富，而且只要市场不受政府干预，个体对自我利益的追求将使社会和谐（Hughes 等，1995：35）。恩格斯和马克思采纳了他们的部分观点，同时也强烈反对另一些观点，特别是批评政治经济学家未能看到经济体系的历史本质。相反，马克思和恩格斯认为，私有财产是一种历史的人为产物，只存在某些社会形态当中，只有通过国家保护才得以存在（Hughes 等，1995：36）。恩格斯认为私有制是一种"许可的诈骗"[（1844）1959：166]。马克思和恩格斯对经济制度还持有异乎寻常的道德观，因为他们认为私有制是破坏社会关系的根源，认为从人类劳动中获得利益不仅仅是创造利润，而是一种剥削 [Engels（1844）1959：161-8；Marx（1844）1959]。他们坚称，一个社会体系的运作是为了满足人类的需求，而不仅仅是为了产生利润。

对于马克思和恩格斯而言，资本主义社会是历史上的一种形态，是社会建构的，这一经济体制为社会精英阶层带来财富，却使工人阶级日益贫困 [Marx and Engles（1848）1960]。资本主义社会的核心——无法脱离其运行——将其划分为两大对立阶级：财产所有者和贫困的劳动者。而另一些更加正统的经济体系理论认为资本主义是一种工业资本或金融资本体制，为逐利、竞争和资本积累所界定；只有受马克思和恩格斯启发的理论，才会充分利用资本主义的概念来蕴涵阶级资本制度。因此，在马克思和恩格斯看来，资本主义是一种相互冲突的社会关系体制，它建立在少数拥有资本的与大多数只有劳动力可供出售的人之间的根本对立之上。正是这种关系产生了资本主义形式的社会组织，包括资本主义体制、资本主义的劳动分工，特别是资本主义观念和意识形态。

马克思和恩格斯关于资本主义剥削的核心观点是，资本主义制度能够摧毁原有的生活方式，并且不可阻挡地扩张：

> 资产阶级在一切地方占了上风，终结了一切封建的、宗法的、田园牧歌式的关系。它无情地把人与"天生的地位"联系在一起的形形色色的封建关系撕成碎片，除了赤裸裸的私利，除了无情的"金钱交易"，人与人之间再也没有其他联系了……资产阶级的存在，离不开生产工具的不断革命，离不开生产关系的不断革命，而与社会的整个关系联系在一起……固化的、速冻的关系，连同古代的、脆弱的偏见和意见，都扫荡一空，一切新形成的关系在固化之前就已经过时了。所有固体的融化为空气，所有圣洁的都将变得庸俗，人类终将清醒地认识到被迫面对现实的生活条件，以及这种关系 [Marx and Engels（1848）1960：223]。

因此，资本主义代替了其他形式的交换，代替了其他形式的社会——无论是封建的、传统的还是社会主义的——资产阶级持续开拓国内和国际市场，以获取原材料、廉价劳动力和金融资本的投资。

然而，许多矛盾当中，资本主义具有二重属性。马克思和恩格斯没有对资本主义提出一种完全决定论和否定的观点，而是将其过程理论化，认为它既是对传统社会生活形式的破坏，也是对一种新的社会秩序的潜在创造。资本主义把人类历史看成是进步的、辩证的，是克服过去问题的一系列相互矛盾的"阶段"，是历史的一个阶段，未来还会发生更多的变化。在《共产党宣言》[Marx and Engels（1848）1960] 中，我们被告知，资本主义在其内部埋下了自己毁灭的种子，埋下了自己的"掘墓人"。虽然从根本上说，它是一种剥削制度，它破坏了现有的社会关系，它有能力为一个空前规模的社会创造财富，但同时也助长了新形式的抵抗："……随着工业的发展，无产阶级不仅在数量上增加；它变得更集中成为一个更大的群体，力量在不断增长，并能感受这种增长。""现代工业"带来了新的交流方式，新的和更快的运输方式，确保无产阶级不仅意识到他们的剥削，而且能够团结起来，形成集体，组织起来反抗资本主义秩序。资本主义政治斗争的升级和统治阶级内部分裂倾向的加剧，为改善社会状况带来了立法改革。正是由于马克思和恩格斯详细地描绘了资本主义的这一矛盾，我们才能理解公共卫生措施和国家保健体制的形成和进步，这也是本章后面的部分将要讨论的内容。

商品、生产、消费和异化

19 世纪关于商品生产的正统观点与今天大体相似——认为市场生产商品是为了满足人类的需求。恩格斯与马克思对此提出异议，认为在资本主义制度下，商品生产是为了资本的利益，而不是为了人类的福祉。这一观点建立在两人对人性和人类需求的理解之上。第一，他们反对将人性或人的"本质"表现为"在每个个体中继承的固定不变的抽象"（Colletti，1975a：43）。第二，他们不认为社会观念是自然的反应。第三，认为人类需求仅仅是"生命的自然、理性地表达。"（Marx and Engels，1976：502，507；及 Marx，1976：391）。此外，他们坚持认为，商品是人类劳动的成果，满足人类需求的过程，甚至人类需求的形成过程都是社会的、历史的过程。因此，他们假设个体是一种"社会存在"，"本质上是社会关系的集合"（Colletti，1975：430），假设人类需求、爱好与欲望是由历史决定的，随着人类生产他们生存所需的东西的过程而不断变化：

> ……人类的"内在天性"，以及他们对此的"意识"，即他们的"理性"在任何时候都是历史的产物（Marx and Engels，1970：507）。

在恩格斯和马克思的理论框架中，存在物质主体与社会主体之间动态的相互塑造。当人类在独特的、历史的、社会的资本主义条件下生活时，环境、人的意识、人的身体、人的本性以及人类需求本身都发生了变化（Marx and Engels，1976：37，46，493，541，561）。这意味着，在资本主义制度下，人类开始具有特殊的资本主义形式的社会性，以及超越"衣食住行"的基本需要的资本主义形式的需要（Marx and Engels，1976：44）。此外，随着人们在劳动力市场中各得其所，资本主义还确保了所有人之间开始形成资本主义的剥削关系：

> 因此，生产的资本主义过程看上去是一个完整的、相互联系的过程。再生产的过程，不仅生产商品，而且还生产剩余价值，也生产、再生产资本主义关系本身；一方面是资本家，另一方面是工人（Marx and Engels，1976：724）。

结果是，人类被迫成为资本主义商品的消费者和生产者。这些都与资本主义下不同的社会关系有关。

首先，作为资本主义市场的商品生产者，工人的劳动力成为市场上可以买卖的商品，与此同时，工人也遭受剥削，获得低于劳动价值的工资。这一交易之所以成为可能，是因为在资本主义内部，劳动力产生的价值远远大于其生产和维持成本（即劳动者所需要的衣食住行成本）。在这一过程中，工人被"异化"。马克思和恩格斯用这个概念来描述资本主义作为一种历史性的生产形式是如何剥夺人类的人性和自我实现的潜力的。资本主义在将个人与其生产对象分离的过程中，使他们的"物种存在"异化———使个体成为独特的人——最终成为"个体存在的一种方式"[Marx（1844）1975：329]。资本主义改变了工作，从工人与自然之间的和谐关系——工人能够自我充分实现他们的根本需求和他们的"物种存在"——改变为一种疏远的关系，工作成为一个苦差事，工人与他们所生产的客体及工友相分离。因此，异化描述了一个过程，在这个过程中，我们自己的劳动及其产品，被视为外部的东西，而不再是我们自身的一部分。

其次，人们作为消费者，被迫购买资本主义商品。这一过程确保了他们的异化。资本主义商品可以是物质产品，也可以是精神产品，正如马克思在《资本论》中所写的那样："以具有自身生命的自主形象出现，"具有"谜一般的""神秘的"特质（Marx，1976：163）。这是因为商品是人类劳动的产物，具有社会性，但其起源至今模糊不清，因为异化"将劳动的每一种产品都转化为一种社会象形文字。后来，人们试图解读象形文字，以理解他们自己的社会产品的秘密"（Marx，1976：165，167）。马克思和恩格斯以教会和国家作为这种产品的例证（马克思、恩格斯被认为是激进的，这并不让人意外。见 Hughes 等 . 1995：32），认为人类创造了上帝与国家的概念，现在认为这两个概念是"给定的"，都屈从于自己的权威。然而，其他产品也具有这种异化形式，因此人类无法质疑他们对这些产品的需求及其在市场上的存在，也无法看到是"市场"决定了何时会有什么产品。相反，面对过剩的"选择"，书中没有提到这些"选择"是如何产生的，也没有提到这些"选择"背后隐藏的利益：

> 因此，在想象中，个体在资产阶级的统治下，仿佛比以前更加自由了。因为他们的生活环境仿佛是偶然的；但实际上更不自由了，在更大程度上被物质力量所统治（Marx and Engels，1970：87）。

在"选择"与"自由"之间，现实是消费者被迫消费越来越多的产品。在资本主义之前，人类社会不存在"需求"。在新的背景下，"需求"变得显而易见（换言之，是社会建构的）。为满足需求而生产的商品源源不断地为市场创造出来。对马克思和恩格斯而言，资本主义冷酷无情地扩张，在短期内是看不到尽头的：

在私有产权制度下（如资本主义）……每个人都在思考如何在对方身上创造一种新的需求，目的是强迫他做出新的牺牲，让他处于一种新的依赖状态，诱使他获得一种新的享受，从而导致经济崩溃。双方都试图在对方之上建立一种外来的力量，冀以取得自我需求的自私的满足。随着大量物品的出现，异化权力的王国势力范围也不断拓展，每一个新的产品是一种新的相互欺骗、相互掠夺的潜在可能。人作为人变得更加贫困，需要更多的金钱，如果他想取得与之对立的存在的主宰……生产与需求的扩张变得具有创新性，曾经对非人性的深谋远虑的奴役变得文雅了，对私有财产的反常的、想象的欲望不知道如何将原始的需求转变为人类的需求（Marx，1976：358-359）。

马克思、恩格斯论病痛与疾病

马克思和恩格斯对病痛与疾病做了大量的阐述。如果联想到当时工人阶级糟糕的生活环境，这并不令人惊奇。纳尔逊（Nelson，1999a）认为这或许是马克思自我遭遇的一个结果，因为他自己终身患有多种慢性疾病，病情因缺乏锻炼、不良的饮食以及不加控制地抽雪茄而加重。马洪（Mahon）说，马克思"在欧洲和北非的受到死亡威胁的游历过程中，记录了许多医学专业人员和德国水疗中心的治疗实践"（Mahon，1990）。马克思也写过自杀及其与阶级的关系。恩格斯虽然健壮得多，但却撰写了一部关于英国工人阶级疾病、苦难和贫困的全集［(1845) 1969］。在他们的著作中，他们挑战了关于健康不良、贫困和疾病的流行观点，提出了最早可以视为关于健康和医学的社会理论。

与其他社会理论一样，这一理论也是从对他人著作的批评中发展而来的。最初，19世纪中期存在许多关于疾病的医学理论，没有一个理论占据统治地位。这一时期恰好位于20世纪生物医学取得统治地位之前，至20世纪30年代，在许多西方发达国家，疾病被视为生理 - 生物学现象的观点逐渐取得统治地位。19世纪流行的理论包括盖伦学说（galenism）和天文学（astronomy），以及瘴气学说（miasma），"肮脏"（filth）和接触传染说（contagionism）（虽然重点提及这些称谓是医学史家的现代建构，但当时并不为人知）。这些理论对世界的认识与恩格斯和马克思的哲学导向对比鲜明，正如前面所提到的，因为他们认为自然与人性本质上都不是一成不变的，认为人体是"自然的"，仅对既定的自然环境做被动的响应［Marx and Engels (1844—1846) 1976：502］。马克思和恩格斯认为"一潭死水"和"腐烂的动植物物质"会"散发出对健康有害的气体……毒化大城市工人生活的街区的环境"［Engels (1845) 1969］。然而，在马克思和恩格斯眼中，排水系统、垃圾回收的缺失及房屋的拙劣设计，虽与疾病和健康不良有关，但并非是疾病最终或根本原因。他们也没有全面批判医疗保健的缺乏或有毒、有害药品的大规模使用，虽然这些因素都对工人阶级的不良健康具有一定的影响 [Engels（1845）1969：134-135]。与同时代的弗洛伦斯·南丁格尔一样（1860；及 Rosenberg 1992：95，102），马克思与恩格斯对个人主义和还原论提出了挑战，认为这些理论掩盖了问题的真实本质，为缺乏预防疾病的政治行动提供辩护。相反，马克思和恩格斯认为在特定社会的工作和生活中，健康不良和疾病是人类在特定社会中工作和生活的组织和行为方式的产物。

马克思和恩格斯也回应了当时关于疾病与贫困之间的关系辩论。在 18 世纪，贫困是疾病与病痛的根源的观点非常流行（Lawrence，1994：46），这个理论在 19 世纪继续由社会改革家如威廉·法尔（William Farr）提出（Hamlin，1998：144）。当时，最为流行的观点是，特别是精英阶层中，贫困是穷人自身弱点和无能的产物。马克思与恩格斯对这种自由主义疾病观提出了特别的问题 [Marx and Engels（1844—1846）1976：490]，挑战那些对消费品、过度劳动及饥饿视而不见的观点（Marx and Engels，1976：47）。他们还因为马尔萨斯（Malthus）"公开向无产阶级宣战"而将其视为资产阶级的代表，因为马尔萨斯表达了社会达尔文主义的意识形态，提出工人阶级的贫困和饥饿是自然规律的必然结果 [Engels（1845）1946：309]。与自由主义不同，马克思和恩格斯提出贫困和疾病之间的联系是一种社会现象，而不是个人现象。工人阶级的极度贫困和疾病，恩格斯称为"社会谋杀" [（1845）1969：59]，因为不是每个人都生活在这样的条件下。一些人——穷人——比其他群体遭受更多的健康不良和疾病。1844 年，他把这种苦难归咎于资产阶级 [Engels（1845）1969：139-140]。因此，马克思和恩格斯主张一种新的疾病理论，这种理论与当时流行的理论截然不同：自由主义理论，即疾病源于穷人"天生虚弱"的身体；医学理论认为疾病源于特定的自然实体或病菌；由某种固定的、自然的实体或病原体引起的疾病；以及社会达尔文主义的进化论，疾病是自然的和不可避免的，最终消灭了较弱的种族，"改善"了人类物种。此后的 20 年，马克思和恩格斯进一步发展了资本主义理论——一种具有特殊形式的产权、阶级关系和政治代表的社会经济体系——作为导致工人阶级道德和身体退化的因果力量。在这样的社会中，工人的身体本身就是资产阶级的财产（Marx，1964：114）。

健康与保健体系

马恩的著作启发了数代医学社会学家，他们大大拓展了最初分析，将资本主义作为一种社会形态，以一种特殊的生产形式呈现出来，这种生产形式继续在不同人群中造成不平等的健康结果（Chossudovsky，1983；Nguyen and Peschard，2003）。但也产生了历史上独特类型的医疗系统，新商品，管理、控制和改变我们的思想和身体的新方法，以及我们与自然之间的新关系。在这一节中，我们将探讨马克思与恩格斯所使用的主要概念——历史唯物主义、异化及商品化——分析健康与保健体系。

历史唯物主义、资本主义和保健产业

马克思与恩格斯在历史唯物主义上的贡献，为我们理解当代健康、医疗保健和保健制度提供了重要途径。和其他分析方法不同，他们坚持认为现行健康体制的历史本质是通过斗争与冲突产生的，而且随着新的生产方式或交流形式的发展、新技术的出现、市场的开放与封闭及世界贸易模式的转型而持续改变。当其他医学社会学家认为临床治疗和医患关系是现代保健体系的核心问题时，马克思主义者启发了医学社会学家，使之关注因资产阶级保健产业的形成而产生"健康"。他们试图证明，保健体系是一个商业交易场所——一个市场——一个生产和消费资产主义商品的场所。因此，医疗保健的范围远远超越了临床治疗，因为保健体系不仅包括医院和医疗中心，而且还包括研究中心和诊断实验室、制药公司、医疗设备生产商、医疗保险公司等。因此，资本主义的保健体系包括许多部分，由资本主义生产方式和交换方式交织在一起。

20世纪六七十年代，马克思主义关于健康和医疗的社会学研究对当时流行的功能主义分析提出了挑战（如，Carr-Saunders and Wilson，1933；Parsons，1951），讨论了医学职业的权力基础及其与其他职业和民族国家关系的变化 [见《关于职业化和无产阶级化的争论》(debates over professionalization and proletarianisation，Haug 1988；Coburn 2006]。20世纪70年代之后，从阶级结构的角度，马克思主义者一个更为鲜明的主张是，医疗职业缺乏从阶级结构中独立出来的独立性，以及它与占统治地位的阶级协同运作的方式，以维持医疗体系并帮助资本主义经济（如，Johnson，1972；Navarros，1976；Waitzkin，1983；Willis，1994）。在这一框架内，职业成为资本主义的核心，它们利用不健康的状况，并通过对人口的监督来协助民族国家，维持社会秩序和从事各种形式的社会控制。在发展、应用和认证制药等工业部门的创新方面，专业人员还协助创造和追求企业利润，维持社会的等级结构和保健的不平等，并使有利于精英的保健制度永久化。此外，在资本主义制度下，精英和中产阶级从健康服务中获益最大：资本家通过证券交易所或企业的所有权（包括医疗实践与医院）赚钱，管理人员、医生、社会工作者、政治家及教师等各种职业通过出售他们的"专业"服务维持各自的生计。从这一角度来看，资本主义医学的中心目标是利润，而不是创造健康（Mathews，1992）。如果结果是更好的健康状况，这仅仅是冲突利益产生的一种巧合。

当代马克思主义的分析还关注各种保健服务与组织在国际和国内市场（包括各医院、诊所、诊断实验室）的交易。20世纪80年代后，这些做法得到强化，特别是在美国，传统上国家在提供医疗服务方面只发挥很小的作用。最早注意到这一现象的是雷尔曼（1980），他将企业医疗权力的不断膨胀描述为"医疗产业复合体"。受马克思主义关于资本主义理论的启发，美国对新兴产业的其他研究也迅速跟进（如，Navarro，1986；Lindorff，1992；Hafferty and Light，1995；Light，2004）。研究者一直持续追踪私人的、营利的、企业医学的增长，以及意大利（France and Taroni，2005）、南非（Van den Heever，2011）、澳大利亚（White and Collyer，1998；Collyer等，2014）、英国（Pollock et al，2001）、马来西亚（Phua and Barraclough，2011）、智利（Waitzkin等，2007）等国家内对公共保健体系的威胁。

马克思、恩格斯的著作写于19世纪中期，从那时起，广泛的公共卫生措施和国家医疗体系的建立给人们带来了实实在在的好处。每一次这样的收获都是激烈而持久的政治斗争的结果。例如，在维多利亚时期的英国，新的卫生措施与体系因医学团体、地方与国家政府及经济精英之间的冲突而产生（Hamlin，1998）。同样，澳大利亚1975年以国家税收制度建立了普遍性的国民健康保险制度［起初称为医保银行（Medibank），现在叫医保（Medicare）］，遭到医学界、其他政治与经济精英的激烈反对，政府的每一次变革都对卫生体系的维持带来了新的威胁（de Voe and Short，2003）。然而，尽管随着资本主义保健体系的扩张，全民健康状况普遍改善，新兴市场巨头崛起——其中许多是跨国企业——正在从根本上改变这些来之不易的国民保健体系的基础。最近的研究表明，政府与公立保健体系在促进健康、消除市场驱动的卫生保健体系的消极因素方面发挥着重要作用（Esping-Andersen，1990；Coburn，2004）。其中一些可以归结为现代政府与市场之间"逻辑"的根本区别。民主国家的政府有责任为公民提供保健服务，企业对其投资者承担法律义务，这些义务优先于对患者和顾客的社会义务（Pollock等，2001）。因此，在公平可及、问责制、物美价廉的服务基础上，以营利为目的的私有企业在健康服务领域对公共支持或财政资助的国家健康治理提出严峻的挑战。此外，随着数十年的数据用于分析，学者们已经能够证明很多是由私有医疗引起的，包括不断上升的成本、缺乏问责、过度服务、劣质的服务产出，与公共资助或控制的健康体系一直显示更廉价的医疗成本、更可及的服务和更好的服务产出形成了鲜明的对比（如，Shi，1994；Elola等，1995；Pollock等，2001；Giarelli，2004；France and Taroni，2005；Himmelstein and Woolhandler，2008）。

尽管存在医疗企业化的问题，无论是在发展中国家还是在发达国家，目前都对建设或维持保健服务采取支持态度：在前一种情况下，政府寻求企业投资，创建保健体系；而在后者，则寻求减少政府现行在公共服务方面的责任，或提高成本收益比（Collyer and White，2001：4；Nguyen and Peschard，2003：466；Collyer等，2014）。广泛流行的新自由主义——新纪元的"统治观念"（Marx and Engels，1976：67）——与异化过程一起发挥作用，有助于解释研究者是如何发现反击私营部门"更有效率"这一论断的困难，使其他人相信企业医疗的社会和物质结果。马克思主义者并没有使用不断变动的人口统计资料或寻求高昂医疗技术的高端医疗，来解释日益上涨的保健成本，而是指出国家保健预算包含新的项目，即不仅为服务付费，而且对企业利润的成本做出了实质性的贡献。

作为商品的健康与疾病

过去的 40 年中，受马克思主义者的启发，医学社会学家一直探索资本主义社会下发展起来的医学形式。普遍共识是，资本主义医疗注重治疗，而不是预防疾病，是一种"对象化"（objectified）医学，即专注于身体的特定部位——器官、肢体、淋巴系统——因此将"社会个体"与躯体相分离，常常导致患者抱怨丧失了身份，变成了"癌症"或"心脏病"，模糊了疾病与健康的社会维度。此外，随着商品化，"健康"本身成为一种可以买卖的商品，医学专业人士与患者之间的关系在市场上被交易，新的"需求"在追求利润过程中不断被制造。资本主义之下医学的特征是，为解决疾病与健康问题提供"技术化"的技艺，形成一个利润丰厚的产业（Bates and Lapsley，1985），而消费者无法看到这些需求的"人为因素"，被迫购买现有的商品。在一些学者看来，商品化连同另一个概念——医学化，描述了越来越多的新的医学类型构建方式，解释了其中的原因，并提供了人类问题的解决方案：这些问题原先被认为披着宗教、法律、教育，甚至巫术的外衣。因此，医学化越来越多地使用医学理论、概念和框架解释社会现象、社会差异和行为，或如菲尔克（2004）所指出的，是关于疾病的去社会化。康拉德和施耐德（1981）提出，经威廉姆斯和加布进一步探索（本卷，第 39 章）；关于医学化背后的驱动力有多种解释，这一概念并非必须依赖于特定的社会理论或视角。因此，马克思主义者的解释形成一个特定子群，将医学化与意识形态、阶级、商品化与客体化等概念融为一体，以展示资本主义社会内保健的不平等与剥削，以及医学解决这些"新出现的问题"并建立新的市场和从人类苦难中创造利润的能力。医学化的例子包括分娩（在 20 世纪和 21 世纪成为一个医学"问题"，并用医学方法解决）；母乳喂养的过程和创设新的专业——哺乳顾问——以教育妇女喂养其婴儿；甚至治疗阳痿和儿童行为"障碍"的新药。麦金利（1977）认为，以前解决问题的方法越来越多地被新产品或新技术的消费所取代，并不一定是因为它们在技术上更安全或更有效，而仅仅是资本主义商品化过程的结果。

近几十年来，商品化进程已从药物和机器等基本商品的生产，扩大到身体零件甚至身体本身的商品化。在这个过程中，人与身体"从一个人的范畴转变为经济欲望的对象"（Scheper-Hughes，2001：293）。例如，人体器官构成了可移植人体器官全球交易的基础，在这种交易中，商品化产生了两类人：器官购买者和器官销售者（Scheper-Hughes，2001）。研究表明，人体器官的交易，以及人体本身（在临床试验或研究实验中使用活人的地方）都遵循阶级界限。它在很大程度上依赖于利用贫穷和被边缘化的人口作为研究对象和捐助者，而贸易的利润和利益则被转移到富裕国家和人口群体中（见 Marshall and

Daar，2000；Nguyen and Peschard，2003）。在这一过程中，身体沦为"可销售产品的原料来源"（Andrews and Nelkin，1998：53），然而器官交换和商品化过程的残酷和不平等却被以"礼物交换"等花言巧语模糊与掩盖（Sharp，1994；Scheper-Hughes，2001：304）。

尽管马克思和恩格斯都没有对女性的经历进行过有益的分析，但很多关于身体商品化的分析都是学者们将这一概念与女性主义理论结合起来进行的。商品化过程对女性身体的影响一个例证可以从埃米莉·马丁（1987）的作品中找到。在机器般的资本主义经济过程中，生育和分娩被物化和非人性化。其他学者谴责女性身体被用作医学科学的"实验室"（Rowland，1992），或成为整形美容行业的对象。在这一行业中，患者"遭受美丽的完美标准的压迫，外观成为自我和社会价值定义的动力"，存在性别歧视、种族歧视和年龄歧视的"暴力"（Scheper-Hughes，2001：307-308）。有的还考察了变性人和双性人群体的生殖器官手术，这种手术虽带来了性别解放的希望，但可能导致性别二元论的盲目崇拜，结果是多性别的潜在可能性和性别化的身体仅仅被还原为男性和女性（Scheper-Hughes，2001：308）。这些手术实践涉及多个国家和一个被称为医疗旅游的行业（如，Jeffreys，2009）。马克思主义与女权主义相结合的分析清楚地表明，在资本主义制度下，人类身体变成了一个需要塑造、改造和生产的工程——我们被商品化了——也被异化了。当富人们在努力追求完美的身材时，似乎有选择的自由，但逃避资本主义社会需求的可能性微乎其微。

商品化进程囊括了所有人，与此同时还重点关注了人类生命的微观部分——DNA——甚至知识本身的商品化。马克思主义者的分析关注占优势地位的强势人群对健康和医疗知识的应用，以及这种知识在资本主义内部如何被商品化，结果导致医学类别，如"疾病"名称，似乎并没有体现社会关系，而呈现为自然界的一部分（Figlio，1978）。卡尔·费格里奥（1978）关于萎黄病——19 世纪英国年轻女孩的一种疾病——的案例研究，证明了医学知识隐藏社会关系的能力，这种社会关系引发和巩固了健康不良。在这一例子中，萎黄病将注意力从资本主义劳动力市场上青少年劳动力日益增长的重要性与工厂内恶劣的工作条件转移开来，而将其归咎于"天生虚弱"的个体、女性和身体。

马克思主义的分析也激励学者们将知识"产业"本身理论化，因为在这个新的历史时期，知识不仅仅是获取权力和市场优势的手段，而且成为事实上"现代全球市场的利润来源"（Drahos and Braithwaite，2002：39，52）。在这一背景下，市场自身被重新配置为民族国家结构的市场，不仅通过国家立法，还通过签订有关知识产权的国际贸易协定。在规制体系和保护知识作为"私有财产"的同时，民族国家确保利润的最大获益者不是知识发明人，而在于有能力围绕这些知识产品设置障碍（如许可安排），以保护法律和政治权利的企业主。因此，那些拥有发达知识产权体系的国家是最大的受益者，而发展中国家成为知识的净进口者。即使拥有发达国家地位和强大知识生产能力的澳大利亚，也需要支付巨额的许可费和专利费（Drahos and Braithwaite，2002：11）。

随着跨国公司越来越多地声称对不断扩展的生物学和医学知识拥有所有权，商品化逐渐强化，公共卫生受到连累，健康不平等状况日益加剧（Negri and Hardt，2001；Nguyen and Peschard，2003：466）。这成为发展中国家的一个显著问题。例如，有些国家亟需治疗 HIV/AIDS 的药物，却遭受药物价格高和供应不足的困扰，因为世界范围内的知识产权关系对他们的制药部门是不利的，阻碍了他们成为这一贸易的主要政治联盟的一部分（Shadlen，2007）。马克思主义者的研究由此证明了资本主义生产对全世界人民的健康和福祉的广泛影响。

结　论

19 世纪，马克思与恩格斯对当时流行的医学观点和自由主义意识形态提出了批判。他们发现，医学理论的还原论与本质论认为疾病是"抽象"性质的产物；自由主义意识形态认为穷人应对自身的健康状况负责，据说这种意识形态掩盖了疾病的社会根源。马克思和恩格斯用物质身体与社会身体之间动态的、相互塑造的理论，回答了自然界为人类生产所改造，以及资本主义、无产阶级的生活环境与身体虚弱之间的因果关系。

尽管 19 世纪以来，健康、保健和保健体系发生了重大变化，马克思和恩格斯的理论仍具有现实意义。当代社会学家将此拓展，展示了健康和保健的历史本质，以及资本主义条件下独特的医学建制。虽然资本主义为大多数经济体创造了财富，使富裕的民族国家在 20 世纪有可能建立公共保健体系，并为国际机构（如世界卫生组织）提供资金，以改善人们健康状况；但 20 世纪 80 年代之后，资本主义的新自由主义意识形态导致这些制度的普遍解体，取而代之的是支持私有保健体系，这些体系加强了资本积累和世界贸易，并进一步加剧了阶级制度的不平等。有些人民的健康状况仍然指的是每天有足够的食物、住所和免受传染病侵扰；在富裕阶层内部，"健康"已开始意味着寿命的延长，甚至意味着一种新型人体的可能性，这种新型人体比旧的人体有了很大的"改进"，具有可替换的部件和各种设计特征。这是一种不同于以往任何时代的状态。正如本章所述，马克思和恩格斯提供的历史唯物主义的方法论，有效地指导了我们对医疗体系的分析。这些观点已被许多学者用来超越资本主义的那些花言巧语和意识形态，以认识到过去的医疗保健迥异于当下，未来也有可能变得更好。

参考文献

Andrews, L. and Nelkin, D. (1998) 'Whose Body Is It Anyway? Disputes Over Body Tissue in a Biotechnology Age' *Lancet* 351:53–57.

Bates, E. and Lapsley, H. (1985) *The Health Machine: The Impact of Medical Technology.* Penguin Books: Ringwood, Victoria.

Bussard, R.L. (1987) 'The "Dangerous Class" of Marx and Engels: The Rise of the Idea of the Lumpenproletariat' *History of European Ideas* 8(6):675–692.

Carr-Saunders, A. and Wilson, P. (1933) *The Professions*. Clarendon Press: Oxford.

Carver, T. (2001) 'Marx, Karl (1818–83)' *International Encyclopedia of the Social and Behavioral Sciences*. Editors-in-Chief N.J. Smelser and P.B. Baltes. Elsevier.

Chossudovsky, M. (1983) 'Underdevelopment and the Political Economy of Malnutrition and Ill Health' *International Journal of Health Services* 13(1):69–87.

Coburn, D. (2004) 'Beyond the Income Inequality Hypothesis: Class, Neo-Liberalism, and Health Inequalities' *Social Science and Medicine* 58:41–56.

Coburn, D. (2006) 'Medical Dominance Then and Now: Critical Reflections' *Health Sociology Review* 15(5):432–443.

Cockerham, W. (2005) 'Medical Sociology and Sociological Theory' in Cockerham, W. (ed.) *The Blackwell Companion to Medical Sociology*. Blackwell: Victoria. pp. 3–22.

Colletti, L. (1975a) 'Introduction' in *Karl Marx: Early Writings* (introduced by L. Colletti and translated by R. Livingstone and G. Benton). Penguin: London. pp. 7–56.

Colletti, L. (1975b) 'Glossary' in *Karl Marx: Early Writings* (introduced by L. Colletti and translated by R. Livingstone and G. Benton). Penguin: London. pp. 429–432.

Collins, R. (1985) *Three Sociological Traditions*. Oxford: New York.

Collyer, F.M. (2010) 'Origins and Canons: Medicine and the History of Sociology' *History of the Human Sciences* 23(2) April:86–108.

Collyer, F.M. (2012) *Mapping the Sociology of Health and Medicine: America, Britain and Australia Compared*. Palgrave Macmillan: Houndmills, Basingstoke.

Collyer, F.M. and White, K.N. (2001) *Corporate Control of Healthcare in Australia* Discussion Paper No. 42, Australia Institute, Australian National University: Canberra.

Collyer, F.M.; Harley, K.; Willis, K. and Short, S.D. (2014) 'Money and Markets in Australia's Healthcare System' in Meagher, G. and Goodwin, S. (eds.) *Markets, Rights and Power in Australian Social Policy*. Sydney University Press: Sydney.

Connell, R. (1997) 'Why Is Classical Theory Classical?' *American Journal of Sociology* 102(6):1511–1557.

Conrad, P. and Schneider, J.W. (1981) *Deviance and Medicalization: From Badness to Sickness*. C.V. Mosby: St Louis.

de Voe, J.E. and Short, S.D. (2003) 'A Shift in the Historical Trajectory of Medical Dominance: The Case of Medibank and the Australian Doctors' Lobby' *Social Science and Medicine* 57:343–353.

Drahos, P. and Braithwaite, J. (2002) *Information Feudalism*. The New Press: New York.

Elola, J.; Daponte, A. and Navarro, V. (1995) 'Health Indicators and the Organisation of Healthcare Systems in Western Europe' *American Journal of Public Health* 85:1397–1401.

Engels, F. (1839) *Letters from Wupperthal Telegraph für Deutschland* Nos. 49, 50, 51 and 52 for March and Nos. 57 and 59 for April, 1839.

Engels, F. ([1844] 1959) 'Outlines of a Critique of Political Economy' in Marx, K. (ed.) *Economic and Philosophical Manuscripts of 1844*. Progress Publishers: Moscow.

Engels, F. ([1845] 1969) *The Condition of the Working Class in England* (introduction by Eric Hobsbawm). Panther Books: St Albans.

Engels, F. (1970) 'Speech at the Graveside of Karl Marx' in Karl Marx and Frederich Engels (eds.) *Selected Works* (volume three). Progress Publishers: Moscow. pp. 162–163.

Engels, F. ([1845] 1975) 'Theses on Feuerbach' in Colletti, L., (introduction) Livingstone, R. and Benton, G. (translations) *Karl Marx: Early Writings*. Penguin: New York.

Esping-Andersen, G. (1990) *The Three Worlds of Welfare Capitalism*. Princeton University Press: Princeton, NJ.

Figlio, K. (1978) 'Chlorosis and Chronic Disease in 19th-Century Britain – Social Constitution of Somatic Illness in a Capitalist Society' *International Journal of Health Services* 8(4):589–617.

Filc, D. (2004) 'The Medical Text: Between Biomedicine and Hegemony' *Social Science and Medicine* 59(6):1275–1285.

France, G. and Taroni, F. (2005) 'The Evolution of Health-Policy Making in Italy' *Journal of Health Politics, Policy and Law* 30(1–2):169–187.

Gerhardt, U. (1989) *Ideas About Illness*. Macmillan: London.

Giarelli, G. (2004) 'Convergence or Divergence? A Multi-Dimensional Approach to Health Care Reforms' *International Review of Sociology* 14:171–203.

Hafferty, F. and Light, D. (1995) 'Professional Dynamics and the Changing Nature of Medical Work' *Journal of Health and Social Behaviour* (extra issue):132–153.

Hamlin, C. (1998) *Public Health and Social Justice in the Age of Chadwick*. Cambridge University Press: Cambridge.

Haug, M. (1988) 'A Re-examination of the Hypothesis of Physician Deprofessionalisation' *Milbank Quarterly* 66:48–56.

Himmelstein, D. and Woolhandler, S. (2008) 'Privatization in a Publicly Funded Health Care System: The U.S. Experience' *International Journal of Health Services* 38(3): 407–419.

Hughes, J.; Martin, P. and Sharrock, W. (1995) *Understanding Classical Sociology*. Sage: London.

Jefferys, M. (2001) 'The Development of Medical Sociology in Theory and Practice in Western Europe 1950–1990' in Matcha, D. (ed.) *Readings in Medical Sociology*. Allyn and Bacon: Boston, MA. pp. 14–19.

Jeffreys, S. (2009) *The Industrial Vagina: The Political Economy of the Sex Trade*. Routledge: London.

Johnson, T. (1972) *Professions and Power*. Macmillan: London.

Lawrence, C. (1994) *Medicine in the Making of Modern Britain, 1700–1920*. Routledge: New York.

Light, D.W. (2004) 'Introduction: Ironies of Success: A New History of the American Health Care "System"' *Journal of Health and Social Behavior* 45 (extra issue):1–24.

Lindorff, D. (1992) *Marketplace Medicine*. Bantam Books: New York City.

Mah, H.E. (1986) 'Karl Marx in Love: The Enlightenment, Romanticism and Hegelian Theory in the Young Marx' *History of European Ideas* 7(5):489–507.

Mahon, J. (1990) 'Marx as a Social Historian' *History of European Ideas* 12(6):749–766.

Marshall, P.A. and Daar, A. (2000) 'Ethical Issues in the International Development of Human Organ Replacement Technologies: India and the Commercialisation of Kidney Transplantation' in Whiteford, L. and Manderson, L. (eds.) *Global Health Policy, Local Realities: The Fallacy of the Level Playing Field*. Lynne Rienner: Boulder. pp. 205–232.

Martin, E. (1987) *The Woman in the Body: A Cultural Analysis of Reproduction*. Beacon Press: Boston.

Marx, K. ([1844] 1959) *Economic and Philosophical Manuscripts of 1844*. Progress Publishers: Moscow.

Marx, K. (1964) *Pre-Capitalist Economic Foundations*. International Publishers: New York.

Marx, K. ([1844] 1975) 'Economic and Philosophical Manuscripts of 1844' in *Karl Marx: Early Writings* (introduced by L. Colletti and translated by R. Livingstone and G. Benton) Penguin: London. pp. 429–432.

Marx, K. (1976) *Capital*. Vol.1. Penguin: Harmondsworth.

Marx, K. and Engels, F. ([1848] 1960) *Manifesto of the Communist Party*. International

Publishers: New York.

Marx, K. and Engels, F. ([written 1844–6, first published whole in 1932] 1976) *The German Ideology*. Progress Publishers: Moscow.

Mathews, M. (1992) 'Medicine In Daily Life – The Wellbeing Crisis' in Jagtenberg, T. and D'Alton, P. (eds.) *Four Dimensional Social Space*. Harper Educational Publishers: Artarmon, NSW. pp. 400–407.

Mazlish, B. (1990) 'Marx's Historical Understanding of the Proletariat and Class in 19th-Century England' *History of European Ideas* 12(6):731–747.

McKinlay, J.B. (1977) 'The Business of Good Doctoring or Doctoring as Good Business: Reflections on Freidson's View of the Medical Game' *International Journal of Health Services* 7(3):458–483.

Navarro, V. (1976) *Medicine and Capitalism*. Prodist-Croom Helme: London.

Navarro, V. (1986) *Crisis, Health, and Medicine*. Tavistock: New York and London.

Negri, A. and Hardt, M. (2001) *Empire*. Harvard University Press: Cambridge, MA.

Nelson, A. (1999a) 'Marx and Medicine. Part 1: Before the Publication of Das Kapital' *Journal of Medical Biography* 7:50–57.

Nelson, A. (1999b) 'Marx and Medicine. Part 2: After the Publication of Das Kapital' *Journal of Medical Biography* 7:50–57.

Nguyen, V-K. and Peschard, K. (2003) 'Anthropology, Inequality and Disease: A Review' *Annual Review of Anthropology* 32:447–474.

Parsons, T. (1951) *The Social System*. Routledge and Kegan Paul: London.

Phua, K-L. and Barraclough, S. (2011) 'A Strange Thing Happened on the Way to the Market: Privatisation in Malaysia and Its Effects on the Health-Care System' *Research in the Sociology of Health Care* 29:229–242.

Pinkard, T. (2001) 'Hegel and the Social Sciences' *International Encyclopedia of the Social and Behavioral Sciences*. Smelser, N.J. and Baltes, P.B. (Editors in Chief). Elsevier.

Pollock, A.; Shaoul, J.; Rowland, D. and Player, S. (2001) *Why It Matters Whether the Public Sector or the For-Profit Private Sector Delivers Key Public Services* Briefing note 4: Response to the Report of the IPPR Commission on Public Private Partnerships. Health Policy and Health Services Research Unit, School of Public Policy, University College London.

Relman, A. (1980) 'The New Medical-Industrial Complex' *New England Journal of Medicine* 303:963–970.

Rosenberg, C. (1992) *Explaining Epidemics and Other Studies in the History of Medicine*. Cambridge University Press: Cambridge.

Rowland, R. (1992) *Living Laboratories: Women and Reproductive Technologies*. Indiana University Press: Bloomington, IN.

Scheper-Hughes, N. (2001) 'Commodity Fetishism in Organs Trafficking' *Body and Society* 7(2–3):31–62.

Seed, J. (2010) *Marx: A Guide for the Perplexed,* Continuum Books: London.

Shadlen, K. (2007) 'The Political Economy of AIDS Treatment' *International Studies Quarterly* 51(3):559–581.

Sharp, L.A. (1994) 'Organ Transplantation as a Transformative Experience' *Medical Anthropology Quarterly* 9:357–389.

Shi, L. (1994) 'Primary Care, Specialty Care and Life Chances' *International Journal of Health Services* 24:431–458.

van den Heever, A. (2012) 'The Role of Insurance in the Achievement of Universal Coverage within a Developing Country Context: South Africa as a Case Study' *BMC Public Health* 12(Suppl 1):S5.

Waitzkin H. (1983) *The Second Sickness: Contradictions of Capitalist Health Care.* Free Press/Macmillan: New York.

Waitzkin, H.; Jasso-Aguilar, R. and Iriart, C. (2007) 'Privatisation of Health Services in Less Developed Countries: An Empirical Response to the Proposals of the World Bank and Wharton School' *International Journal of Health Services* 37(2):205–227.

White, K.N. and Collyer, F.M. (1998) 'Health Care Markets in Australia: Ownership of the Private Hospital Sector' *International Journal of Health Services* 28(3):487–510.

Willis, E. (1994) *Illness and Social Relations.* Allen and Unwin: Sydney.

第四章

南丁格尔：以健康、医疗保健和医院安全为基础的研究

林恩·麦克唐纳（Lynn McDonald）

甄 橙 程陶朱 译

弗洛伦斯·南丁格尔（Florence Nightingale）（1820—1910）的名字因她在克里米亚战争（1854—1856）中的工作，以及在克里米亚战争后建立护理专业及医疗统计方面的创举而被人们所熟知。然而她以健康、保健和医院安全为基础的社会研究，以及她对于社会学理论更普遍的贡献却鲜为人知。

本章结合南丁格尔创造的实证研究，一一罗列南丁格尔的研究方法。这使她成为循证保健早期的一个贡献者。她关于健康的整体 - 环境论和关于医疗保健的优先性将在本章中被阐明。本章将接着介绍她对整个贫困法律制度体系和那一时期的社会福利的改革，但改革只进行了一部分。虽然在这里护理不是主要的改革对象议题，但应该注意的是，她在进行这些改革工作的同时也促进了护理专业的早期发展。

南丁格尔作为一名社会和医疗改革者开始工作的时刻，正是 1856 年 8 月她从克里米亚战争返回的时候，并且没有得到任何一个医疗或医院保健体系的公共资助。医院是很危险的地方，即使在伦敦的顶级教学医院，死亡率也为就诊率的 10%。本章将概述她的丰硕成果，并呈现那个时期的种种困难。

人物简介

弗洛伦斯·南丁格尔在她父母去佛罗伦萨的长途蜜月旅行中出生，父母因此为她取名弗洛伦斯。她在一个家境殷实的家庭里长大，曾在两个地方长期居住，一个家在德比郡，另一个较大的家在伦敦汉普郡，由于南丁格尔家族经营铅矿和采石业，所以会定期在伦敦居住。她的外祖父威廉姆·史密斯，是一位激进的国会议员，也是一个废除奴隶制的坚定拥护者。南丁格尔家族是一个以信仰一神教为主的家庭（祖母及外祖父母都是一神教信徒），然而南丁格尔的祖父却是福音派英国教会的忠实信徒。从英国教会的教义上来说，一神教反对关于基督是一个完全的神的观点，福音派信徒认为基督既是人又是神，他们倡导通过皈依或"重生"来实现个人承诺。作为修女，南丁格尔尊重罗马天主教，因为它有一套针对修女的严格教训，但是她也尊重英国教会，纵然她总在英国教会神学和政治保守主义的矛盾中徘徊。

南丁格尔 16 岁时参与了她认为是上帝赐予她的"召唤服务"，她将这种行为解释为服务，人们后来将其解释为救护，尤其是对贫弱者的救护。然而，她的家庭不允许她做护士，那时护士被认为是地位低下、不被尊敬的职业。在家做阔小姐，尤其是像南丁格尔这样的女性，根本不会外出工作。她在家里接受父亲的传统教育。1836—1838 年，也就是她16 ~ 18 岁时，她进行过一次漫长的环游欧洲的家庭旅行，从中受益良多。1849—1850 年，她和她的家族朋友在尼罗河周边旅行并且再次环游欧洲。在 1838 年和 1848 年，她还参加了巴黎大革命和罗马大革命。她 33 岁时，获准成为在伦敦哈利街建立的为生病期间的上流社会的妇女给予照护的服务组织的女主管，这个职位并没有收入。一年半以后，即 1854年 10 月，她放弃此职位参与到克里米亚战争中，领导了历史上第一支被派往战争中的英军女护士队。

克里米亚战争是法国、英国和土耳其（奥斯曼帝国）对抗沙皇俄国的战争。当时奥斯曼帝国的强劲力量正陷于衰落，俄国却正在崛起。俄国侵占了处于奥斯曼帝国的多瑙河以南领土。虽然俄国撤退了，但是"盟军"侵占了俄国在黑海的港口塞瓦斯托波尔（Sebastopol）。他们的目标是 1854 年 9 月侵入。这场野蛮的战争死亡率非常高，对于英国军队来说，死亡率约达到 22%。

南丁格尔在克里米亚战争后赢得了很高的声望。她像个女英雄一样凯旋，她被邀请到巴尔默洛尔堡（Balmoral Castle），受到女王和领导这场战争的大臣的接见，并且承担了分析"使战争状况恶化——导致医院中的高死亡率的因素"的报告的撰写工作；最后形成一篇长达 853 页的论文，题目是《关于英国军队健康、效率及医院管理的影响因素》（*Matters Affecting the Health*，*Efficiency and Hospital Administration of the British Armg*）

（Nightingale，1858，摘录于 McDonald，2010a）。基于这篇报告，她使用了最先进的英国医学统计学方法，在登记总局注册的统计学发明者威廉·法尔（William Farr）博士提名南丁格尔加入皇家统计学会——1858 年南丁格尔成为该学会的第一位女会员。与此同时，南丁格尔也成为美国统计学会的荣誉会员。

由克里米亚战争时期的高死亡率而引发的医院安全问题成为南丁格尔一生都在思考的问题。显而易见的是，早在 1858 年她就开始发表有关医院的论文，比她的名作《护理札记：什么是护理，什么不是护理？》（Notes on Nursing：What It Is and What It Is Not）早了两年（Nightingale 1860；the second edition is in McDonald 2009；a cheaper edition, with simpler language，Notes on Nursing for the Labouring Classes，1861，is in McDonald 2004）。南丁格尔拓展了 1858 年写下的有关医院的论文，将其丰富为完整的著作，即 1863 年出版的《医院札记》（Notes on Hospitals）。

1860 年，南丁格尔护士学校在伦敦圣托马斯医院建立，这是世界上第一所民间的护士培训学校，在战争时期学校依靠她的荣誉募集资金来支付开销。此外，资金也用来支付一所助产士学校，但实践证明后者并不成功。这所学校的问题使她开始了另一个开创性研究，即现在所谓的孕产妇死亡率研究（Nightingale，1871，McDonald，2005）。

南丁格尔学校将通过了职业新标准训练的护士成队地送到英国、澳大利亚和加拿大等国家。来自欧洲和美国的护士长专门为了接受南丁格尔的先进培训和指导远道而来。战后南丁格尔没有担任任何护理职务，而是通过她的著说增强了她的影响力，并成为南丁格尔资金的管理者。

在克里米亚战争之后，南丁格尔将她的注意力转向了印度，尽管她从来没有到访过印度，但却将她生命中的 40 年贡献给印度的卫生保健事业。由于对印度卫生保健的关注，她致力于饥荒的预防和救济、科学耕作、信贷和土地使用权的研究（Nightingale，1864；Vallée，2006：183-194；Nightingale，1873，Vallée，2006：710-745；Nightingale，1889，Vallée，2007：353-357），以及女性的医疗保健，反对童婚和虐待寡妇等。在晚年时期，她在家中创作了许多关于农村保健和健康促进的论文和手册，这些都被应用于英国和印度的医疗领域中。

南丁格尔大量的（包括出版的和未出版的）作品现在都收集在 16 卷的《南丁格尔论文集》（Collected Works of Florence Nightingale）中（McDonald，2001-2012；a short book with highlights from it is McDonald，2010b）。至今她依然因对统计工作（Cohen，1984；Stone，1997）和医院建筑（如 Faylor，1991；Verderber，2010）做出的贡献而受到尊重，尤其被西方国家的护士尊敬。南丁格尔也被日本和印度人民知晓和尊敬。但是在她的祖国仍有许多人攻击她（见 Nightingale website）。维多利亚时期并不流行英雄主义，实际上作为重要的卫生保健的改革者、系统分析员和政治活动家，她真正的所作所为几乎不为人知。

在许多关于南丁格尔的传记中，最全面的是两卷本的官方传记（Cook，1913）。有对她直到克里米亚战争结束前的生活的高度概括（O'Malley，1931）和一个可靠的文献来源（Bishop，Goldie，1962）。新传记中最好的作品并不是依赖于早期的研究工作，而是指向南丁格尔和其他女性，而非直呼其名的男性的恼人的实践（Bostridge，2008）。她的信件中有很多宝贵的记录（Goldie，1987；Vicinus，Nergaard，1990）。

南丁格尔总是遭到很多人的诋毁，最著名的是批评家异想天开的著作《维多利亚女王时代名人传》（*Eminent Victorians*）[Strachey（1918）1967] 的作者利顿·斯特雷奇（Lytton Strachey）。最先开始对南丁格尔展开学术攻击的是澳大利亚医史学家（Smith，1982）。紧随其后的是一个令人费解的攻击，指责她的医院在克里米亚战争中的高死亡率，并断言她的医院死亡率最高（Small，1998）。史密斯和斯莫尔声称找到了证据，主要来源于一手资料和综合统计数据，这里不再赘述 [McDonald，2000，2010c，2014；《文集》（*Colleted Work*），McDonald，2001：843-847，2005：1039-1053，2009b：9-11，2010a：32-40]。

南丁格尔的方法论

南丁格尔时代的社会科学研究还处于初级水平。在 17 世纪，英国出现了经验主义，并且在 18 世纪的启蒙运动中被普遍接纳（McDonald，1993），人们普遍认识到需要用经验数据来支撑或反驳一种理论。人口普查已经逐渐完善，中央政府收集了出生、死亡、婚姻的统计数据和其他机构大量的不同数据，比如医院的死亡率。在南丁格尔时代，尽管法国开创了医学和犯罪统计学，但英国的医疗一直是最先进的（Guerry，1833；Scrive，1857）。但英国研究人员进行了大量贫困问题的调查（Mayhew，1851—1852），虽然是没有统计学意义的测试，但这些研究给出了基于各数据的表格和图表。Pearson 相关系数在数十年之后才出现。死亡率和发病率的定量分析与此同时也在开展。

约翰·斯图尔特·穆勒（John Stuart Mill）的《逻辑体系》（*A System of Logic*）（Mill 1843）奠定了南丁格尔的哲学基础，凯特勒（L.A.J. Quetelet）的《社会物理学》（*Physique Sociale*）为她提供了研究方法。南丁格尔为大量后来的工作做了注释，并在凯特勒死后为他写了颂词（McDonald，2003：40-64）。这些都来源于她的基督教信仰：上帝创造世界，并通过自然法则运行。这些法则可以通过细致的实证研究，尤其是定量研究来揭示。基于对这些法则的了解，通过改变现在被称为"健康的社会决定因素"，人们可以更好地改善健康状况，降低死亡率。在实践中，意味着清洁的空气和水，安全分娩、学校教育、体面的住房和安全的工作环境。

南丁格尔对《社会物理学》的注释体现出她吸收了他人的很多观点。例如：

- 医学证明避免错误需要统计数据，统计数据不能来源于先入为主的想法（McDonald，2003：30）。
- 她调查"如果患者独处会怎么样？"医学统计表明：生病的人最好的结局是顺其自然，不同的治疗方法只对死亡率有一些很小的影响（30）。另一个注释暗示：对疗效的判断，必须找出疾病的自然规律。
- 医院也适用同样的原理，她观察到，相比医院的治疗，患者的死亡率更多地取决于患者自身的生活方式。不是医学科学，而是自我管理挽救了更多住院患者的生命。（McDonald，2003：31）。

虽然南丁格尔从未发表过任何关于科学研究方法的论著，但是她自身的实践是显而易见的，对于那些处于研究初级阶段的人仍然是具有指导意义的指南。依据官方资料，人们辅以采访或官方的简报来对内容进行补充和更新，获得那些值得尊敬的记录。南丁格尔关于印度的报道完全是她在伦敦时独立完成的，因为其研究太真实以至于很多人都认为她曾经去过印度。南丁格尔的统计学导师是威廉·法尔（William Farr），在克里米亚战争中两人共同制作了可预防死亡人数的极区图，此图成为代表性的图表。她听取了凯塞维斯（Kaiserswerth）女执事社团牧师西奥多·弗里德纳（Theodor Fliedner）的建议在报告中添加个人故事。这也被视为对合理的定量和定性数据的谨慎使用：

1. 获得现有的最佳信息，特别是官方的统计和报告。
2. 采访专家以了解更多信息。
3. 如果可用的信息不够，则自己收集信息。
4. 草拟调查表，与使用相关信息的人磋商。
5. 在有限的基础上测试问卷。
6. 修订问卷后，广泛地发出问卷。
7. 使用表格细致地体现基础研究的结果。
8. 使用图表生动地传达关键的研究结果。
9. 使用实例，尤其是个人故事，阐明主要的结果。
10. 根据结论提出变革现状的建议。
11. 在出版前，将报告发送给专家（非正式的同行评审）征求批评意见，并进行相应的修订。

尽管南丁格尔进行研究的目的总是很现实的——去解决某个问题或改进某个系统——她痛苦地意识到任何用来替换的新方法都不一定比原来的方法更好，也不一定比什么都不做会更好。通过在克里米亚半岛的研究，她深入地体会到不确定性的后果，她的这一观点在凯特勒的著作《社会物理学》中通过引证使其更加具有说服力。带着这种谨慎的看法，她建议对任何主题的新项目都要实施持续的监测，无论这些项目是关于卫生保健、教育还是关于医院的。

在南丁格尔时代，英国政府收集了大量的数据，较早地收集了出生、婚姻和死亡的数据，还进行了一次受到高度关注的人口普查。然而南丁格尔的顾虑是这些收集到的数据不能得到很充分的利用。内阁部长和高级公务员可以在这段时间内使用这些可供他们处置的大量数据。但是，尽管他们中大多数人接受过大学教育，但他们没有从这些可用数据中得到任何益处，因此这些数据被看做是"几乎完全没用的"。原因是他们没有接受过立法和管理在实行过程中的基础教育。"我们不需要完善的算法，我们只想知道在必须用结果来检验的事情中，我们需要做什么"（Nightingale letter，1891，见 McDonald，2003：110）。

南丁格尔试图在英国牛津大学得到一个教席或领导职位，通过讲授凯特勒的"社会物理学"（social physics）（McDonald，2003：105-128）来教育那些政策制定者。但是她没有成功，著名的统计学家卡尔·皮尔逊（Karl Pearson）（1924：424）对此倍感惋惜。

完成研究工作并得到结果只是南丁格尔所有实践的第一步。报道是不会自我实现的，必须小心地阐述建议，并通过开展媒体宣传来赢得支持。而真正困难的事情，如印度的健康问题，则意味着需要数十年来解决。在某些情况下，南丁格尔看不到任何地方在实施可行性的建议，她也无法在殖民地的本土学校和医院进行关于死亡率和发病率的研究（McDonald，2004：163-183）。她想办法让殖民地办公室帮助她发出调查问卷。殖民部长——纽卡斯尔爵士——是克里米亚半岛的掌管者。然而，从世界各地众多殖民地反馈的数据几乎都是虚假的。她使用其中较可靠的数据，推断出殖民地的儿童死亡率大约是英国同龄孩子的两倍（McDonald，2004：170）。不仅如此，她发现大部分的死亡事件都是由可以预防的疾病导致的。她认为殖民地办公室应该在例行监控之下效仿她的工作。然而，她的建议并未产生效果，南丁格尔放弃了这个项目。她的印度研究取得进展，因为印度是英国最大的殖民地，她也为了推进印度的改革付出了大量的时间和精力。

南丁格尔与健康和医疗保健

大约在 19 世纪中期，当南丁格尔开始工作时，医学科学还很不完善。麻醉药是当时处于实验期的新发明（南丁格尔推进麻醉药使用的做法都遭到克里米亚战争中重要的医学官员的反对）。外科防腐技术是另一个 10 年之后的发明了（1867 年约瑟夫·李斯特发表了他的成功试验）。生理学和解剖学在 18 世纪和 19 世纪早期已经取得了很大的进展，却很少有效的药物和治疗方法。放血、发疱和灌肠被频繁使用（年轻的南丁格尔也因为疾病被放血治疗）。由于无法阻止导致很多人死亡的严重热病，医生开始用致命物质进行实验，如金属、铅和汞，这些在被称为"峻猛疗法"（Singh and Ernst，2008）的时期被广泛采用。英国、法国和美国的医学在这些方面都是相似的，通过检索它们的医学期刊、医学教科书和"草药"书均可看到。

南丁格尔意识到由最好的医生开展实践的医学并没有发挥太大的作用。毫无疑问，这促使她断言，药物不是"治疗过程"，手术也不是治愈的方法："除了移除障碍物，任何事情都不必做；任何方法都无法治愈疾病；只有自然疗法可以治愈疾病。手术移除肢体中的子弹，只是移除愈合过程中的一个障碍物，只有自然疗法才可治愈伤口"（Nightingale，1860，见 McDonald，2009b：683）。因此，南丁格尔支持那些在治疗选择上十分谨慎的医生。

南丁格尔在奎因医学词典里和医学护士入门培训中对健康的定义很简短："健康不仅是身体好，更重要的是我们需要利用好身体的每一份能量"（Nightingale，1894，见 McDonald，2009b：735-736）。这个积极的定义被广泛接受，虽然之后护理学教授制订了更长的对健康的定义，但不一定意味着更好。世界卫生组织在1948年对健康的定义与南丁格尔的定义很相似："健康是指身体上、心理上和社会上的完好状态，而不仅仅是没有疾病。"

疾病是一个修复过程，是大自然努力补救中毒或腐败的过程。痛苦和疼痛仅仅是症状，而不是疾病，但如果缺乏新鲜空气、阳光、温暖、安静、整洁、守时或饮食，会阻碍自然的恢复过程。她继续指出："人们经常认为使用药物是治疗过程，事实却并非如此，手术也不是治疗。两者只是移除障碍物。护士的作用是无论哪种情况下，要让患者调整到最佳状态，让自然作用于患者。"（见 McDonald，2009a：683）

人们仍然可以接受南丁格尔的观点，即认为护士的角色是"帮助患者以最佳状态"来治疗，但她认为无论是药物或手术治疗都是过时的观点却无法让人接受。这两个行业都发生了根本性的变化，虽然医源性疾病和院内疾病仍然存在，新病原体不断变异。由于缺乏有效的治疗方法，导致手术死亡率高（来自疾病，手术成功之后），她的观点——在她的时代——是正确的。

南丁格尔对于疾病原因的"环境因素"的理解，可以看出，她重视收集现在被称为"健康的社会决定因素"的数据。此外，住房是关键，南丁格尔为之争论的另外一个问题是1861年所做的十年一次的人口普查（McDonald，2003：95-103）。"人口的健康与住宅之间的关系是现存问题中最重要的问题之一"（McDonald，2003：98）。她写道，不管人们住在茅舍、马厩、村舍、公寓、地窖，或是豪宅，"这都是社会统计学上的很基础的问题"，并且可能被普查解决（McDonald，2003：99）。一年前，给在英国伦敦召开的国际统计学大会主席凯特勒的一封信中，南丁格尔指出，统计显示可以通过改善居住环境来实现（McDonald，2003：84），死亡率从24‰～25‰下降到14‰。但是她没有成功地将住房纳入人口普查内容，尽管现在住所普查已经是任何一地的人口普查必须进行的普查项目。

南丁格尔还提出应把健康状况列入人口普查的常规项目，以保证对整个人口的持续监测。她认为，应该收集统计死亡率的相关数据，不仅仅只收集一些简单的死亡指标。

> 我们应该有一个对于整个春季的英国人患病和疾病的统计，这将提供一个较准确的覆盖各个年龄段的全民卫生的平均水平数据（南丁格尔写给法尔的信，见 McDonald，2003：96）。

南丁格尔的健康和医疗保健方法可能被看作是保守的，甚至是最低限度的。最低水平的干预总是她的首选。那些从不安全的医院得到的经验导致她总是把这些方法视为医疗保健的最终措施。随函附上她的计划书，此前从来没有，却清楚地写着：

> 1．健康促进可以通过提供洁净的空气、水、体面的住房、丰富的营养、安全分娩和子弟学校来实现（在那时现实与计划差距很大，Nightingale，1860，1863；McDonald，2004）。
>
> 2．疾病发生时，医生和护士上门访视应该是医疗干预的首选（Nightingale，1860，1863）。
>
> 3．医院只有在绝对必要时才能进行治疗或手术，特别是对儿童（Nightingale，1863，1893）。
>
> 4．医院应该有与它相关的康复医院，最好在海边（那里有最好的空气），尽可能将患者尽早送到康复医院（见 McDonald，2012：169-170）。
>
> 5．治疗，特别是住院期间，根据常见的定义和细致的统计方法，应及时监测患者的治疗效果（见 McDonald，2003：83-85）。

1863 年，当南丁格尔出版了她最终的扩展版《医院札记》时，她用 5 年的时间回顾之前的成就，自最初的克里米亚战后关于医院的论文，最早的文章是 1858 年的会议论文（Nightingale，1859，见 McDonald，2012：43-72）。她发现没有理由认为医院会变得更好，尽管她与持同样观点的著名建筑师和工程师进行了合作。她也因此增加了一个前言，以她著名的呼吁为开头，"希波克拉底誓言"对于医院的要求类似于对医生的要求，"不要伤害患者"：

> 这是对医院最基本的要求，虽然它的表述看起来好像很奇怪，但本意就是不伤害患者。（Nightingale，1863，见 McDonald，2012：82）。

南丁格尔看出对于"健康法则"的高度关注可使人类健康状况明显得到改善。与死亡率 11% 的法国相比，克里米亚战争中第一个冬季英国军队的死亡率达到了可怕的 23%。然而，在第二个冬天，英国的死亡率大幅度降到 2.5%，这得益于卫生和供应委员会的有效工作，而法国的死亡率升至 20%（Chenu，1870：131），虽然他们经历了相同的天气和营地状况。由于法国没有派出任何委员会，因此法国的营地和医院没有任何的改变。通过比较发现，美国军队在越南战争中的死亡率为 2.3%。

死亡率是如何显著下降的？卫生和供应委员会（Sanitary and Supple Commissions）是由高级专家领导的，由英国政府派出到战区，并且制订了完善的规划。其成员需要在工作中最大化地应用可行可用的知识。在这个过程中，南丁格尔学会了理论和实践相结合的研究方法，并将其应用于她之后的工作中。难怪她对于改革工作很有信心，并且把目标定得很高。

在当今时代，由于院内感染和处方错误引起致死的丑闻频繁发生，南丁格尔的建议似乎比以往任何时候都更具有时代性。她从凯特勒和她自己的战地护理经验中懂得了要谨慎行事，从不松懈并制订高标准，通过收集数据来判断工作是好还是坏。她不仅是频繁洗手的最初倡导者，更是在具体什么浓度下使用最好的消毒剂的倡导者。虽然这不足以完全防止手指引起的感染或败血症的发生，但这些措施适用于那些想使用它们的人——护士和外科医生可能需要不同的指导（McDonald，2009a：344）。今天医院要严格执行基本的清洁卫生原则仍然是一个挑战（Gawande，2004；Maxworthy，2008）。

济贫院改革

在济贫院的改革中，南丁格尔最伟大的成就大概在于引入优质的护理服务（而不是用那些常酗酒的靠救济金度日的护士）。在英国，这是广大贫穷者唯一的救生锁。许多平民医院是需要支付费用的，虽然有象征性的"慈善病房"。正规平民医院里的患者，都要向平民医院付费 5 英磅（Abel-Smith，1964：46）。这些济贫院能够提供基本的医疗服务，但是没有资金来购买药品或培训护士。共用一个病床是很普遍的现象。许多慈善家和妇女正在对普通医院的护理工作做出改进，但是却没有人关注济贫院。因此南丁格尔将其当作自己的使命，并且亲眼看到了它的进步，尽管她试图为老人、患者、体弱者和儿童建立的综合系统机构还不够完善。

首个介绍专业护理培训的机会应归功于利物浦的慈善家威廉·拉斯伯恩（William Rathbone）所提供的善款。这位慈善家成为南丁格尔护理培训和访视护士的支持者。1865年，他为实验提供资金，事实很快证明这是非常值得的。接下来，南丁格尔利用媒体对此的关注，对英国伦敦济贫院由于缺少护理而造成死亡的可耻状况进行彻底追查——不只针对这种情况——还包括贫济院所提供的普遍一般护理服务（McDonald，2004：329-342）。改变伦敦的现行秩序需要议会的法案，这个法案于 1867 年被采用。然而，这是唯一的许可性立法，此法案的推行得益于开明的理事和高度配合的董事会，使得济贫院的状况得到改善，而不用命令他们去做。这之后的改革必定是零碎且数目繁多的。从这些事后产生的利益中我们可以看出这些改进是整个公共系统前进的第一步。

南丁格尔对于卫生改革的愿景已经远远超出这一大胆的举措，是对于惩罚性的贫济法体系的彻底摧毁。那个时候，几乎所有的公共援助的受助者都不得不接受济贫院的援助，这被称为"院内救济"。这种情况被认为是苛刻的，它打消了人们接管公共援助的想法——以至于人们认为最差的工作也比进入贫济院更好。南丁格尔明白当工人在经济低迷期失业时，同样条件下政府提供的工作是工人最乐意接受的。1868 年一封信函质疑"国家是否能最低限度地减少特殊时期的痛苦，并且提供合理薪酬的工作"（McDonald，2003：403）。这个简短的暗示比凯恩斯（John Maynard Keynes）关于"反周期"支出和在大萧条时期提供就业机会的综合性研究早了几十年（Keynes，1936）。南丁格尔还建议国家帮助失业者寻找新工作。因此劳动市场和雇佣中心在许多国家及时确立，一些机构还对新岗位上的工人进行培训。

南丁格尔认为，问题不在于工人不愿意去工作，而是他们不知道被解雇后可以去做什么工作。她对杂志上的一篇文章"贫困笔记"评论道"饥饿不会教人如何吃饱肚子"（Nightingale，1869，见 McDonald，2003：137）。她也注意到贫济法本身不鼓励人们进取。

南丁格尔承认在济贫院里的大部分人别无选择。衰老、身体上或精神上的缺陷、生病，或者是工伤事故都是难以避免的。"他们是受苦受难的兄弟姐妹"，她的同情给予病弱者以信念。她对于"上帝的法则"的知识，也就是对于自然和社会科学之则的理解，给予她足够的自信去相信，只要有足够的知识，这种深刻的制度变革是可行的。为了达到这个目的，1865 年她制订了贫济院改革的方案。

A．坚持将患者、精神病患者、体弱者和儿童与普通都市贫民分离的重要原则。

B．为了达到这个目的和中心行政管辖，提倡提高普通的大都市（税）率。

C．截至目前，留下穷人和临时人口，并且在监护局之下按照等级征税……把现在所有的卫生权力集中交由监护人执行……提出建设郊区医院和收容所的计划：

1．为了患者。
2．为了体弱者，年老者和残疾人。

3．为了精神患者和低能者。

4．为了孩子所建造的工业学校（Nightingale note in McDonald，2004：337-338）。

南丁格尔声明如果她可以做到以上诸项，她宁可废除"不治之症"这个词汇，因为年复一年"好的治疗和好的护理"正在逐年消灭这一类别的词汇（McDonald，2004：365）。

分类原则：(A) 关键在于区别被收容者和故意失业者，对广大的被收容者制订出适当的对待措施。(B) 对于规模经济，"中央行政机构"是必不可少的。它也可以使伦敦的富人区给贫民区一些交叉补贴。(C) 议会的监督资格使新体制浮现出水面，以此区别于那些以旧式的、带有污点的教区为基础的贫济院。事实上，当体制逐渐发展，旧贫济院和先前的普通医院和新命名的医院便建立了紧密的联系。

艾德温·查德威克（Edwin Chadwick）认为施行济贫法的必要条件是要有严格的"非院外救济"，1866年在南丁格尔给艾德温·查德威克的一封信中，南丁格尔的主张则完全不同，她认为济贫法的施行应与济贫院改革的基本原则一致：

> 与可以消除的贫穷不同，疾病、疯癫、愚蠢和永久的衰弱是多数人的痛苦，影响着整个社会群体（主要也是由我们的街道的恶劣卫生状况造成的），而且会永久存在。当遭受这些痛苦时，那些或病态或衰弱或疯狂的穷人就不单单是一个穷人了。
>
> 因此人们需要两种不同的管理方式：一种是对待所有类别的患者、长期的残疾人和儿童，另一种对待普通的"贫民"（见McDonald，2004：347）。

需要注意的是，南丁格尔的初期设想在19世纪60年代基本完成（这也有许多版本）。直到1909年济贫委员会的少数派报告出台，才进入下一个有助于建设综合系统的重要阶段。

南丁格尔与经典社会学理论

南丁格尔的职业生涯与卡尔·马克思、弗里德里希·恩格斯有些重叠，通过比较的方式便会发现其中许多有趣的地方。她从未评论过任何人的工作，这也让她在晚年时才被人们熟知（涂尔干和韦伯的工作对她来说太晚了，以至于不太熟悉）。当恩格斯发表《英国工人阶级状况》（*The Condition of the Working Class in England*）（1845）时，南丁格尔正在访问济贫院，并且形成了彻底改革的目标（见 McDonald，2004：223-230）。在马克思发表《政治经济学批判》（*A Contribution to a Critique of Political Economy*）的同一年〔（1859）1904〕，南丁格尔出版了《英国军队卫生史的贡献》（*A Contribution to the Sanitary History of the British Army* 1859a），这是对当时政策简短而有力的控诉，并且阐明这些政策如何导致了医院的高死亡率。1867 年，马克思（在德国）出版了他的名著《资本论》的第一卷〔*Capital*，Marx，1977（1867）〕。同年，议会委员会研究济贫院医务室发表的报告，包括了南丁格尔简要而充分的主张，建立济贫院培训和护理组织，这是一项重大改革（Nightingale，1867，见 McDonald，2004：367-390）。

马克思、恩格斯和南丁格尔是那个时代工业资本主义导致的贫困和不公平的批判者，也是禁止干预的"自由放任的"和"政治经济学派"的批判者，因为他们担心会造成更大的伤害。然而马克思和恩格斯，坚持资本主义不会被改变，但一定（或可能）被颠覆和取代。南丁格尔则相信基础的改革是可行的，尽管改革者们应该从小处入手，从而保证他们的工作奏效。马克思坚信的无阶级社会是有预见性的，南丁格尔的未来是光明的。马克思和恩格斯详述了无产阶级专政，作为新社会一个必要阶段的出现；南丁格尔的观点令所有人向往——没有哪个阶级要做出牺牲，所有人都应该奉献，这是她的《思想建议》（Suggestions for Thought）的恒久主题。

南丁格尔与主流社会科学家一致，都相信在综合研究和充分理论的基础上开展应用工作的可能性。她发现自己在一生中已经发生了深刻的变化。当 1845 年恩格斯出版《英格兰工人阶级状况》（*Condition of the Working Class in England*）一书时，现实是富人越来越富有而穷人越来越贫穷。然而，巨大的差距很快开始缩小，并持续了很长一段时间（现在很多国家的贫富差距又重新加剧）。

19 世纪后半叶英国人的预期寿命逐渐上升，20 世纪仍处于持续上升中，现有条件显示改革带来了可测量的结果。1800 年英格兰人的预期寿命是 36 岁，在 1850 年是 40 岁，在 1900 年是 48 岁，在 1950 年是 69 岁。死亡率与同期相比下降，最主要的原因是营养改善和卫生设备的提高，许多影响因素与南丁格尔改善卫生设备的主张相一致（McKeown and Record，1962：97-98）。不仅是社会收入差距缩小的原因，大部分人通过努力获得更好的生活条件也让他们的寿命更长。

一个很有趣的关键点：马克思和南丁格尔都对凯特勒的经验主义方法论有很高的评价，都反对奥古斯特·孔德（Auguste Comte）宏大的实证主义哲学，尽管实证主义与经验主义是类似的方法。然而，南丁格尔不同于马克思和恩格斯，也不同于其他强调人的能动作用的主流社会学家，亦不同于强调"工资铁律"的政治经济学家。对于马克思和马克思主义者来说，只有正确处理生产力与生产关系的矛盾，新的共产主义社会才会诞生。主流理论家强调人的能动性：人类可以改变社会制度，甚至是颠覆性的。南丁格尔不仅比马克思和恩格斯赋予人类能动性更大的活动范围，她还因为推进生物物理学影响社会的能力而广受尊重。在这里，南丁格尔从那些我们想知道而主流理论家并不太关注的因素出发，去了解环境退化的程度和全球持续变暖的威胁。从结果看来，南丁格尔的核心原则和观点越来越值得推崇。

南丁格尔应该同其他经典社会学家和政治理论家一样值得被学习。赫伯特·斯宾塞（Herert Spencer）、大卫·李嘉图（David Ricardo）和"政治经济学派"极右；南丁格尔与凯特勒和大量主流的、主张自由主义、改革的社会学家（包括涂尔干和韦伯），立场居中。今天大多数社会学家实际上做的工作类似于南丁格尔的原则和方法，而不是极左或极右中的任何一方。

参考文献

Abel-Smith, B. (1964) *The Hospitals 1800–1948: A Study in Social Administration in England and Wales.* Heinemann: London.

Bishop, W.J. and Goldie, S. (comps.) (1962) *A Bio-Bibliography of Florence Nightingale.* Dawson: London.

Bostridge, M. (2008) *Florence Nightingale: The Making of a Legend.* Farrer, Straus, Giroux: London.

Chenu, J.C. (1870) *De la mortalité dans l'armée et des moyens d'économiser la vie humaine.* Hachette: Paris.

Cohen, I.B. (March 1984) 'Florence Nightingale'. *Scientific American* 246(28–33): 136–137.

Cook, E.T. (1913) *The Life of Florence Nightingale*, 2 vols. Macmillan: London.

Engels, F. (1845) *The Condition of the Working Class in England* (trans) W.O. Henderson and W.H. Chaloner. Blackwell: Oxford 1971.

Gawande, A. (2004) 'Notes of a Surgeon: On Washing Hands' *New England Journal of Medicine* 350:128386.

Goldie, S.M. (ed.) (1987) *'I Have Done My Duty': Florence Nightingale in the Crimean War 1854–1856.* Manchester University Press: Manchester.

Guerry, A.M. (1833) *Essai sur la statistique morale de la France.* Crochard: Paris.

Keynes, J.M. (1936) *The General Theory of Employment, Interest and Money.* Macmillan: London.

Mayhew, H. (1851–1852) *London Labour and the London Poor: A Cyclopaedia of the Condition and Earnings of Those That Will Work, Those That Cannot Work and Those That Will Not Work.* Strand: London.

Marx, K. ([1859] 1904) *A Contribution to a Critique of Political Economy* (trans) N.I. Stone. Kerr: Chicago.

Marx, K. ([1867] 1977) *Capital* (trans) B. Fowkes. Penguin: Harmondsworth.

Maxworthy, J.C. (27 May 2008) 'The Dirty Hands of Health Care: What Would Florence Think?' *Reflections on Nursing Leadership* 34:2.

McDonald, L. (1993) *The Early Origins of the Social Sciences.* McGill-Queen's University Press: Montreal.

McDonald, L. (6 December 2000) 'Florence Nightingale Revealed in Her Own Writings' *Times Literary Supplement* :14–15.

McDonald, L. (ed.) (2001) *Florence Nightingale: An Introduction to Her Life and Family.* Wilfrid Laurier University Press: Waterloo, ON. pp. 843–847.

McDonald, L. (ed.) (2001–2012) *The Collected Works of Florence Nightingale* 16 vols. Wilfrid Laurier University Press: Waterloo, ON.

McDonald, L. (ed.) (2003) *Florence Nightingale on Society and Politics.* Philosophy, Science, Education and Literature Wilfrid Laurier University Press: Waterloo, ON.

McDonald, L. (ed.) (2004) *Florence Nightingale on Public Health Care.* Wilfrid Laurier University Press: Waterloo, ON.

McDonald, L. (ed.) (2005) *Florence Nightingale on Women: Medicine, Midwifery, and Prostitution.* Wilfrid Laurier University Press: Waterloo, ON.

McDonald, L. (ed.) (2009a) *Florence Nightingale: The Nightingale School.* Wilfrid Laurier University Press: Waterloo, ON.

McDonald, L. (ed.) (2009b) *Florence Nightingale and the Nightingale School.* Wilfrid Laurier University Press: Waterloo, ON.

McDonald, L. (ed.) (2010a) *Florence Nightingale and the Crimean War.* Wilfrid Laurier University Press: Waterloo, ON.

McDonald, L. (2010b) *Florence Nightingale at First Hand.* Continuum: London.

McDonald, L. (2010c) 'Mythologizing and Demythologizing' in Sioban Nelson and Anne Marie Rafferty (eds.) *Notes on Nightingale: The Influence of a Nursing Icon.* Cornell University Press: Ithaca, NY. pp. 91–114.

McDonald, L. (ed.) (2012) *Florence Nightingale and Hospital Reform.* Wilfrid Laurier University Press: Waterloo, ON.

McDonald (2014) 'Florence Nightingale, Statistics and the Crimean War' *Journal of the Royal Statistical Society* Series A 177(Part 3):1–18.

McKeown, T. and Record, R.G. (November 1962) 'Reasons for the Decline of Mortality in England and Wales in the Nineteenth Century' *Population Studies* 16(2): 94–122.

Mill, J.S. (1843) *A System of Logic, Ratiocinative and Inductive.* Parker: London.

Nightingale Website see http://www.uoguelph.ca/~cwfn/reputation and www.nightingalesociety.com/

Nightingale, F. (1858) *Notes on Matters Affecting the Health, Efficiency and Hospital Administration of the British Army.* Harrison: London.

Nightingale, F. (1859a) *A Contribution to the Sanitary History of the British Army.* Harrison: London.

Nightingale, F. (1859b) *Notes on Hospitals, Being Two Papers Read before the National Association for the Promotion of Social Science, at Liverpool, in October 1858.* Parker: London.

Nightingale, F. (1860) *Notes on Nursing: What It Is, and What It Is Not.* New ed. Revised. Harrison: London.

Nightingale, F. (1863) *Notes on Hospitals.* Third edition. Longman, Green: London.

Nightingale, F. (1864) 'How People May Live and Not Die in India'. *Transactions of the National Association for the Promotion of Social Science.* Longmans: London. pp. 501–510.

Nightingale, F. (1867) *Suggestions on the Subject of Providing Training and Organising Nurses for the Sick Poor in Workhouse Infirmaries.* HMSO: London. pp. 64–76.

Nightingale, F. (1871) *Introductory Notes on Lying-in Institutions.* Longmans, Green: London.

Nightingale, F. (1873) *'Life or Death in India'* with an Appendix, *'Life or Death by Irrigation'.* Harrison and Sons: London.

Nightingale, F. (1889) *'Village Sanitation in India'*. 8th International Congress of Hygiene and Demography.

Nightingale, F. (1893) 'Sick-Nursing and Health-Nursing' in Burdett Coutts, A. And Sampson, Low (eds.) Marston. London. pp. 184–205.

O'Malley, I.B. (1931) *Florence Nightingale 1820–56: A Study of Her Life Down to the End of the Crimean War*. Butterworth: London.

Pearson, K. (ed.) (1924) *Life, Letters and Labours of Francis Galton*, 3 vols. Cambridge University Press: Cambridge.

Quetelet, L.A.J. (1869) *Physique sociale, ou essai sur le développement des facultés de l'homme*, 2 vols. Muquardt: Brussels.

Scrive, G.M. (1857) *Relation médico-chirurgicale de la Campagne d'Orient du 31 mars 1854, occupation de Gallipoli, au 6 juillet 1856, évacuation de la Crimée*. Victor Masson: Paris.

Singh, S. and Ernst, E. (2008) *Trick or Treatment: Alternative Medicine on Trial*. Bantam: London.

Small, H. (1998) *Florence Nightingale: Avenging Angel*. Constable: London.

Smith, F.B. (1982) *Florence Nightingale: Reputation and Power*. Croom Helm: London.

Stone, R. (1997) 'Florence Nightingale and Hospital Reform' in *Some British Empiricists in the Social Sciences 1650–1900*. Cambridge University Press: Cambridge. pp. 303–337.

Strachey, L. ([1918] 1967) *Eminent Victorians*. Folio Society. London.

Taylor, Jeremy (1991) *Hospital and Asylum Architecture in England 1840–1914: Building for Health Care*. Mansell: London.

Vallée, G. (ed.) (2006) *Florence Nightingale on Health in India*. Wilfrid Laurier University Press: Waterloo, ON.

Vallée, G. (ed.) (2007) *Florence Nightingale on Social Change in India*. Wilfrid Laurier University Press: Waterloo, ON.

Verderber, Stephen (2010) *Innovations in Hospital Architecture*. Routledge: New York.

Vicinus, M. and Nergaard, B. (eds.) (1990) *Ever Yours, Florence Nightingale: Selected Letters*. Harvard University Press: Cambridge, MA.

第五章

埃米尔·涂尔干：社会秩序与公共健康

凯文·迪尤（Kevin Dew）

苏静静 译

在本章中，笔者将埃米尔·涂尔干（Émile Durkheim，又译迪尔凯姆、杜尔凯姆）提出的概念应用于公共健康，以探讨公共健康在当代社会的作用。第一部分将简述涂尔干的生平，第二部分将解释相关的概念，重点关注涂尔干对社会团结的关注；人性二重性（homo duplex）为基础的涂尔干本体论；以及失范（anomie）、利己主义（egoism）、利他主义（altruism）和宿命论（fatalism）作为基本社会秩序的道德力量。笔者将讨论他提出的，当代社会遭受过度失范和利己主义之苦，社会机构需要发展以缓和这些力量的观点。

本章的第三部分将讨论涂尔干在其著作《自杀论》（*Suicide*）中如何将这些理论应用于社会秩序的研究。笔者回顾了应用这种分析的论著，尤其是邻里（neighborhood）在各种整合和监管的角色中是如何保护人们免遭社会失范的影响。

本章的第四部分将考虑公共健康是如何作为一种社会建制来调控失范的社会力量并维护社会秩序的。笔者将以历史和跨国比较的视角，来描述公共健康的功能是如何随时间而变化的。在现代公共健康的早期，公共健康措施有效地促进了民族强盛和生产力的提高。在后期，面对新自由主义的浪潮和商业公司对危及健康产品的营销，公共健康还起着促进社会正义的作用。本章最后讨论了涂尔干思想应用于健康研究中的有效性和局限性。

涂尔干提出了一系列影响整个社会学的概念和方法。他的方法学进路可见于《自杀论》中所开展的研究，为定量研究"社会事实"（social facts）奠定了基础。他对诸如失范、分工和人类崇拜（the cult of humanity）等概念的使用被之后的学者借鉴，被应用于一系列当代社会问题的分析中。

人物简介

埃米尔·涂尔干，1858 年出生于法国埃皮纳尔（Épinal），卒于 1917 年。父亲莫伊斯（Moïse）是一位拉比 *，埃米尔的犹太名字是大卫（David），母亲梅兰妮（Mélanie）出身于马匹买卖世家（Fournier, 2013）。涂尔干一家一直勤俭节约，严守犹太人的族规和教义。犹太人作为历史上受迫害的宗教少数派，涂尔干对犹太人内部的高度团结深有感触。成长过程中的经历对涂尔干及其研究产生了深远的影响。在 1870 年普法战争中，法国出人意料地溃败，当时涂尔干 12 岁，法国弥漫着一股对复兴的渴望。在涂尔干看来，国家治理"迫切地需要一门有关社会的科学"，以便可以"真正地扎根于事物的本质"[Durkheim (1900) 1973：164]。涂尔干致力于实现"第三共和国"的理想，第三共和国建立于 1871 年法国向普鲁士投降之后。民主、世俗和科学的理想与涂尔干的学术理想高度一致（Fournier, 2013）。此外，法国的犹太人社区支持法兰西共和国，认为自由主义观点对法兰西共和国的生存和发展至关重要。面对动荡、不稳定及来自外部和内部的威胁，维持社会秩序成为人们首要关注的问题，这也成为了涂尔干走向社会学研究方法的驱动力。

尽管"社会学"一词并非涂尔干所提出的，而是奥古斯特·孔德（Auguste Comte）的贡献，但通常认为涂尔干是"社会学的奠基人"，并且是第一位社会学教授。福涅尔在最近出版的涂尔干传记中，认为涂尔干在人类科学领域掀起了一场革命，并使社会学成为了一门科学（Fournier, 2013）。

相关概念

笔者将讨论涂尔干与当时知识思潮的关系。涂尔干理论研究的基础是广泛吸收和批判包括英美人类学、德国实验主义和实证主义哲学，以及法国理性主义哲学在内的大量著作。

涂尔干专注于将社会学发展为一门严肃的科学和学科并拥有自己的方法学。在涂尔干看来，社会学这一年轻的学科受到了一些冒牌货和一知半解之人的威胁，他们总是在没有坚实基础的情况下诉诸流于想象力的思辨活动，涂尔干将自己定位为理性的经验主义者，以证据为基础进行逻辑论证。例如，涂尔干关注自杀的社会趋势和不同社会群体自杀率

---

* 译注：Rabbi，拉比是老师的意思，是智者的象征，是"可以去请教的人"，是犹太人的特别阶层。拉比的社会功能广泛、社会地位尊崇，尤其在宗教担当重要角色，为许多犹太教仪式的主持。

的差异，以此证明自杀现象是一种社会事实，而不同于个人动机。社会事实是"行动、思考和感觉的方式……存在于个人意识之外"，并且"被赋予了强制力"（Durkheim，1938：6）。社会事实包括风俗、习俗、存在方式及外在于个人并约束个人的社会思潮。涂尔干在《自杀论》一书中指出，"如若社会不存在，也便不存在社会学；如果只有个人，那么社会将不复存在"[Durkheim，（1897）1952：38]。这样做时，涂尔干继承了导师——法国哲学家埃米尔·布特鲁（Émile Boutroux）的信条，认为社会学分析和解释为心理学分析和解释提供了不同的视角。布特鲁认为，每门科学都必须有自己的解释纲领，因此对于社会学来说，其解释必须基于社会纲领（Jones，1997）。通过利用统计数据，对不同时间和群体之间进行比较，以证明主流的社会思潮，并为自杀率的变化给出解释（特别是，见Fournier，2013：228-252）。聚焦实证主义的社会学与聚焦理性主义的哲学是不同的。在涂尔干对归纳法和实在的强调这一点上，我们可以看到孟德斯鸠著作中实证主义的瞬间与德国实证主义对涂尔干的影响（Jones，1997）。

涂尔干受到英美人类学家早期民族志研究的影响，特别是他引用了罗伯逊·史密斯（Robertson Smith）的著作，后者通过研究闪米特人（Semites）的宗教得出结论，宗教信赖是社会秩序的基础（Fournier，2013）。这为涂尔干后来有关宗教的研究提供了依据，其巅峰之作《宗教生活的基本形式》（*The Elementary Forms of the Religious Life*）提供了他社会学解释的另一种表现。宗教在当时被认为是"超社会学"的议题，而这本书则探讨了宗教的社会起源、社会实践和社会功能（Fournier，2013）。涂尔干宗教研究中阐明了许多有价值的概念，可以用来理解当下的健康问题，如公共健康的地位和作用（Dew，2012）。

涂尔干曾被描述为寻求解释系统之间关系的功能主义者，但泰勒（Taylor）和阿什沃思（Ashworth）将他定位为现实主义者，致力于透过可观察的事物探讨背后的结构（Taylor and Ashworth，1987）。在《社会分工论》（*The Division of Labour*）、《自杀论》和《宗教生活的基本形式》等著作中，涂尔干所关注的社会事实正是社会道德权威的来源。涂尔干对社会道德力量进行科学研究的努力受到了法国理性主义哲学家查尔斯·雷诺维叶（Charles Renouvier）的影响，后者呼吁开展这种科学研究（Fournier，2013）。在雷诺维叶看来，因为我们是社会存在，所以我们具有道德情感；道德不是本能。涂尔干探索了道德力量作为社会团结的来源，如劳动分工和宗教代表。

涂尔干用有机团结（organic solidarity）的概念来描述日益多元化的当代社会，这种团结有别于机械团结（mechanical solidarity），后者是更无差别地适用于更加同质的社会。涂尔干对这种社会转型的理解受到了德国社会学家斐迪南·滕尼斯（Ferdinand Tönnies）和赫伯特·斯宾塞（Herbert Spencer）的影响，前者在社区（gemeinschaft）和社会（gesellschaft）的基础上讨论了社会生活，后者则用进化论的观点将社会比喻为有机体，社会随劳动分工的细化而变得愈加复杂和异质化（Fournier，2013）。涂尔干比较了发生于两个社会的工作和互动，前者是由小村庄组成的社会，以机械团结为主；后者是由较大的城市和工业区组成，以有机团结为主。在这些截然不同的社会中，表现出截然不同的社会凝聚力和融合形式。为了佐证这一论点，涂尔干引用了对古代凯尔特人和古罗马人、希伯来人和北美本土社会等社会形态的历史记载和当代描述。

涂尔干注意到社会中存在四种道德力量：利他主义（对自我之外的更高阶的承诺）、利己主义（个体和自由思考）、宿命论（人类行为不可避免的局限性）和失范（无法满足的渴望）。现代社会的特征是具有高度的利己主义和失范（Taylor and Ashworth，1987）。过度的利己主义与缺乏融入社会有关，而过度的失范则与缺乏监管和克制有关 [Durkheim（1897）1952]。该描述适用于任何劳动分工复杂化、专业化的社会。琼斯注意到，让·雅克·卢梭（Jean-Jacques Rousseau）的研究对于涂尔干道德力量的理论有重要的影响，特别是不受管制的欲望会导致失范状态的观点（Jones，1997）。

涂尔干认为社会具有自己的存在，而不仅仅是社会中所有个体的加和。涂尔干借鉴卢梭在《社会契约论》（*Social Contract*）中的理论，用"人性二重性"（homo duplex）的概念解释了人的本质。他用这一概念来说明人性在社会制度中处于失范的欲望（由个人意愿代表）与集体代表的凝聚力和约束之间的紧张状态。这种双重性是不可避免的。我们受个人意愿的驱使，但受到社会的束缚（Ramp，2003）。我们的意愿是非理性的，是基于生物需求，与社会相抵触（Mestrovic，1988），生物需求受到束缚才能使社会秩序存在。尽管涂尔干所描述的社会是外在于我们的，并约束着我们，但它也激励和解放了我们，使我们超越自己，并将我们从生物存在中解放了出来（Jones，1997）。

若是没有限制利己主义和失范的社会机制，那么诸如自杀之类的病理后果将随之而来。涂尔干审视了多种限制利己主义和失范的机制，如职业团体和宗教。而在现代社会中，宗教基于科学并受制于科学的关键要素（Durkheim，1915）。

涂尔干认为，随着现代社会的发展，科学将在每个人的生活中发挥越来越重要的作用，并将蚕食先前由宗教所控制的领域。但是宗教仍然很重要。涂尔干认为：

> 在未来很长的一段时间内，任何社会都会有两种倾向：一种倾向于客观的科学真理，一种倾向于主观感知的真理，即神话式的真理 [Durkheim，（1955）1983：91]。

这些神话式的表征或真理可能不会被视为宗教，但具有"教条的特征，并且不受质疑" [Durkheim，（1955）1983：91]。根据涂尔干的理论，民主和进步是神话表现的例证。

对于涂尔干而言，科学思想与宗教思想之间的关系并不简单地意味着科学等同于真理、宗教等同于谬误。宗教的经验并不逊于科学实验（Durkheim，1915）。最根本的事实是，涂尔干认为所有类型的思想都有其宗教的根源，其中包括科学思想。例如，公共活动或公共生活及其相关的仪式产生了抽象的时间类别（Durkheim，1915）。个人不会自己形成这种时间观念，只有与他人相处时才会形成。涂尔干认为宗教思想和科学思想都是为了将自然、人类和社会的现实翻译成可理解的语言。它们的不同之处在于，科学带来了批判精神，并试图抛弃激情和主观性，而宗教将继续履行科学所没有的思辨功能（Durkheim，1915）。宗教的社会实践也将超越科学，因为科学始终是不完整的，科学的社会实践无法以集体的方式团结社会。

涂尔干是一位理性主义者和科学的信徒，但他清楚科学的问题，以及科学被社会所建构的向度。宗教和科学都是客观真理的集体表现（Hamnett，1984），但是在认识论上，涂尔干并不认为科学比其他思想类型具有更为优越的地位，其中包括宗教思想。

国家也是一种道德约束的手段，但这并不是简单和毫无问题的。涂尔干认为，历史上，国家的发展是造成个人崇拜上升的原因，而且"国家越强大，个人受到尊重的程度就越高"（摘自 Lecons de Sociologie：Physique Des Moeurs et du Droit，引自 Lukes，1973：240）。国家是社会的特殊机构，服务于集体并具有较高反思性的集体表现形式 [Durkheim（1894）1957]。它在社会中具有重要的道德作用，保护个人并确保商品和服务的公平交换 [Durkheim，（1894）1957]。

因此，举例来说，在工作场所，问题的出现可能是由于缺乏监管（即失范），或者由于强制监管（强迫分工）所致。在失范的劳动分工中，缺乏监管会导致竞争和阶级冲突的增加。缺乏监管可能涉及无限制的竞争或对价格和收入的监管缺乏共识。强制分工是一种病态形式，是没有任何道德基础的情况下施加约束 [Durkheim，（1893）1984]。例如，当某一社会群体的机会不均等时，分工的规则是不公正的（Thompson，1982）。为了克服失范的工作场所和强制分工，国家需要发挥保障作用，创造和确保个人能够发挥潜力的条件。

另一方面，涂尔干非常担心国家膨胀的可能性（Ramp，2003）。他认为，"一个由大量无组织的个体组成的社会，为了限制和约束他们，一个过于庞大的国家机器将成为一个名副其实的社会学怪胎"[Durkheim，（1893）1984：liv]。因此，涂尔干认为应当有必要的社会机制来节制国家机器的扩张。

从上述对涂尔干重要理论的简要介绍，足见他主要的研究兴趣。总而言之，社会中存在着各种道德力量，彼此需要平衡，以使社会能够以健康的方式运作，并且特定的社会制度具有平衡这些道德力量的作用。涂尔干在著名的《自杀论》中阐述了他对社会力量的考察。

自　杀

自杀是涂尔干的研究兴趣之一，自杀在有关健康的社会研究中非常有影响力，是衡量社会幸福感"额度"的一种手段。社会的健康和疾病水平会表现为不正常的行为——自杀就是其中之一（Fournier，2013）。幸福并不等于欲望的满足，而是适度、和谐与平衡的结果（Fournier，2013）。根据涂尔干的说法，幸福等于健康的状态，而健康：

> ……意味着所有功能的协调发展，除非它们相互协调，换言之，在一定范围内相互包含，将不会有健康，一旦超出了范围，就将发生疾病，快乐也就减少了 [Durkheim，（1893）1984：183]。

社会学在实现这种协调的过程中具有特殊的作用，因为它可以甄别社会中的病理状态和疾病。社会学家就像诊断学家，类似医生（Fournier，2013）。而且，诊断社会疾病的社会学家可以拟定治疗计划。

在 1897 年出版的《自杀论》一书中，涂尔干提出了一个问题："文明社会目前的自杀率应该被认为是正常的，还是异常的？"[Durkheim，（1897）1952：361]。这个问题表明，某个特定水平的自杀率是正常的，意味着社会是健康的。社会的某些病态或偏差是不可避免的，甚至会产生积极的作用。同样，涂尔干著名的观点，犯罪是正常的，是"一个公共健康因素，是所有健康社会不可分割的一部分"（Durkheim，1938：61）。犯罪具有多种功能，例如，使我们能够确定对与错之间的界限，甚至可以成为创新和变革的力量。关于自杀，涂尔干得出结论，当时过高的自杀率是病态的，而治疗计划是发展"同工种"的职业团体或社团，以更好地规范和整合个人 [Durkheim，（1897）1952：378]。

《自杀论》的副标题是"一项社会学研究"。涂尔干试图揭示社会学解释的独到之处。自杀在过去被视为最"个人和关涉隐私的行为"（Fournier，2013：229），而影响个人自杀的决定来自于更广泛的社会影响。因此，这个决定毕竟不是那么个人，但在涂尔干看来，这是利己主义和失范之于社区的影响。不同年龄和社区的自杀率存在很大的差异，这与年龄、婚姻状况、宗教信仰、经济动荡及战争等方面密切相关。《自杀论》中的观点论证是基于对大量统计数据的辛勤积累和分析，并借鉴了对不同文化的民族志研究以及不同历史时期和不同宗教信仰的研究成果。这项有关社会潮流影响自杀率的"理性"论证是建立在"实证基础"之上的。涂尔干通过他的"比较"研究，拒绝对自杀的性质做出某种解释，如遗传或疯狂，而是支持社会学的解释。

涂尔干借鉴健康研究，特别是公共健康领域的研究，在《自杀论》中提出了一种研究进路。从涂尔干主义的角度来看，公共卫生的流行病学研究方法是一种确定病理和正常状态的工具。它通过比较沿阶级、性别和种族等维度的死亡率和发病率，并比较卫生服务利用、诊断阶段等来做到这一点。不同群体之间的比较使我们可以考察不同的健康结果是否合适。因此，公共健康明确地将涂尔干对公平的关注与他对正常和病理的概念联系起来。

社区、整合与监管

除了方法，涂尔干的概念还影响了医学社会学和社会流行病学的定量方法。失范概念已经被研究人员广泛采用，涂尔干对整合的担忧亦影响了研究人员利用社会资本概念的方式（Razzell and Spence，2005；Whitley and McKenzie，2005）。在这一部分，笔者将阐述涂尔干的理论在当下的研究中的应用情况。

涂尔干的社会事实概念已翻译为在社会流行病学分析中的生态（或结构）变量。这些变量指的是群体的特征，而不是构成这些群体的个人的某些特征。人口密度便是一个清晰的例子（Ward，2007）。如上所述，涂尔干十分重视人口密度对社会互动和社会类型的影响，高人口密度会促进复杂的分工（并因此而形成有机团结）。研究人员还研究了不同监管制度对自杀率的影响。一项澳大利亚的研究发现，在保守党政府治理的新南威尔士州，自杀率高于工党政府（Page 等，2002）。作者认为，这反映出保守党政府时期相对于工党政府时期，失范水平更高，后者在劳工市场以及教育和卫生领域加强了监管制度。苏联解体后，涂尔干的社会融合和监管概念也被用来解释东欧国家自杀率的变化（Kõlves 等，2013）。

社会或社区分裂的概念也可以看作社会事实。它不是个人属性，而是集体属性。涂尔干启发了有关健康结局与社区特征关系的分析，这些分析已被用来阐明社会网络与健康之间的因果关系（Ivory 等，2011）。20 世纪 90 年代，基于社区的私人租金、单人家庭、流动性和婚姻状况，被用以量化社区分裂的社会措施，便是康登指数（Congdon Index，又称社会分裂指数）。社会分裂的加剧与自杀率的上升有关，这与涂尔干主义的世界观是一致的。这一指数的提出是由于一项观察研究，在 20 世纪 80 年代的伦敦，富人地区的自杀率最高（Congdon，2004）。这样一来，认为自杀是缘于社会剥夺感的唯物主义解释就站不住脚了。但根据涂尔干的解释却行得通，即因为缺乏促进失范的法规所致。

艾沃里等借鉴了涂尔干的整合和监管概念，以探讨其在社区层面对心理健康的影响（Ivory 等，2011）。他们的研究发现，社会剥夺（物质资源）和社会分裂（整合和监管）都与心理健康结果相关，但是社区分裂对女性，尤其是无业或失业女性的负面影响更大。物质剥夺感与非心理健康问题（如身体疼痛）的相关性更高。显然，涂尔干的方法学框架往往可以得到一些证据，对涂尔干某些更具争议性观点的提出质疑。

以性别为例，涂尔干通过研究表明，"世界上所有国家的女性自杀率都比男性低得多"。他指出，女性受教育的程度较低，认为"她们以固定的信念支配她们的行为，精神追求比较少"[Durkheim，（1897）1952：166]。在这里，我们有一个可能的社会解释，即较低的教育水平可以解释女性的社会地位较差，并且自杀率较低。如果教育能够带来"自由思考"，则可能导致更高的利己主义，进而提高自杀率。但是，涂尔干进一步提出，男人是一种比女人更复杂的社会存在，因此，如果他们是鳏夫，那么他们不会经由"某些奉献行为和照看动物"而轻易得到满足，因此自杀率更高 [Durkheim，（1897）1952：215-16]。此外，他认为女性的性欲比男性更受到抑制，因此婚姻制度对男性的保护更高，而对女性没有同样的保护作用 [Durkheim，（1897）1952]。这可以解释为男人和女人在生物学上是不同的。也就是说，在不同性别对待自杀的差别上，涂尔干似乎没有采取社会学的解释，而是从生物学本质上解读了对自杀反应的性别差异。如果我们更宽容地看待涂尔干，我们可以将这些性别差异理解为 19 世纪法国赋予男性和女性固有的社会角色不同，男性如涂尔干，是一家之主，而女性则是只管着家里的大小事宜。

如果我们认为涂尔干对性别差异的解释只是停留在生物学水平上，那么这与他关于社会事实只能由其他社会事实来解释，而不能还原为心理学的解释，或者"有组织的物质"的结果，抑或是生物学的解释（Durkheim，1938：145）形成鲜明对比。然而，艾芙瑞等的研究表明，妇女就职工作并不能生活得更幸福，涂尔干关于性别分工的立场就表明了这一点。在某些存在社区分裂的地区，工作对于女性来说，可以起到缓冲作用。该研究也提出了一些耐人寻味的问题，例如为什么社区分裂对失业妇女的负面影响要大于失业男性。

关于社区研究和社会整合的研究（Kushner and Sterk，2005；Thorlindsson and Bernburg，2009）表明，当代医学社会学和社会流行病学可以借鉴涂尔干的理念来研究一些社会现象，例如不同性别的社会结果，可以得出与涂尔干的解释相抗衡的结论。

公共健康作为一种道德力量

显然，涂尔干在《自杀论》中研究社会世界的方法对医学社会学产生了影响，但是他在《宗教生活的基本形式》中的观念并没有受到学界的普遍接受。但是，他在这一阶段的研究为理解卫生机构在当代社会中的作用提供了新的视角。

涂尔干认为，在现代社会中，人类崇拜所发挥的作用和功能正是传统宗教在前现代社会中所扮演的角色和功能。对于涂尔干而言，崇拜是一种社会机制，他通常将宗教称为宗教崇拜。在现代社会中，劳动分工和社会分化的日趋增长，需要一种不同形式的宗教，其核心是我们所有人共同拥有的人性。这种崇拜基于理性和科学，但具有仅凭科学无法执行的功能——充当道德调节的力量来约束非期望。这种新的宗教将强调社会正义和对人类苦难的同情。在这一部分，笔者将考虑将公共健康视为一种人类崇拜的想法。

作为一个社会建制，公共健康随时间和社会的不同而变化。19 世纪，欧洲国家的公共卫生运动特别关注传染病，关注水质、污水处理、食品质量和疫苗接种的问题（Hardy，

2001；Smith，2007）。在 20 世纪中叶，在英国流行病学家的带领下，风险因素流行病学得到了发展，主要针对慢性疾病，如呼吸系统和心脏病病，并关注饮食和运动等生活方式（Susser，1998）。在 20 世纪后半叶，人们更加关注疾病的社会决定因素，尤其是 1978 年在哈萨克斯坦阿拉木图举行的国际初级卫生保健大会（World Health Organization Regional Office for Europe，1985）。社会决定因素的视域更集中关注住房、就业和社会组织等一般性的问题，将其作为改善人群健康结果的可能干预场所（Gross Solomon 等，2008）。

18 世纪，在欧洲国家及其殖民地，德国"医务警察"（medical police）的早期发展可以看出公共健康在促进更强大的民族国家方面发挥了重要的作用（Rosen，1993）。医务警察是国家官僚机器，其目标是规范生活的各个方面以促进国家健康。详细规定了何为适宜的饮食、衣着、卫生和休闲活动，从而通过个体健康实现群体的健康。国家关注人口健康以增强国力是公共健康中反复出现的议题。当英国在面对人口退化无法服兵役的问题时，这一议题被再次提到。在 19 世纪后期，军队体检显示许多人不符合当兵的条件。19 世纪末，布尔战争中，招募新兵的剔除率很高，这显然意味着英国人民身体退化的危机（Hardy，2001）。为了消除这种担忧，人们更加重视支持妇女和儿童，以使将来的募兵更加成功（Hardy，2001）。在涂尔干的祖国，对邻国的军事能力的担忧加剧了人们对国家健康的不安。涂尔干希望发展社会科学以改善整个法国，与此同时，人们也试图通过改善人口的身体健康状况来壮大自己的国家。像巴黎这样的城市，通过修建了排水沟、喷泉和公园，改善住房，包括用污水处理系统代替了污水池，从而实现了市容市貌的改变（Latour，1994）。

医务警察的概念并不避讳公共健康的社会控制。为了实现社区公共健康的改变，个人自由可能会受到限制，不能遵纪守法的人可能需要受到惩罚，这可能会使人们对国家原本的善意以及个人的权利和自由产生担忧（Feingold，1998）。我们在这里可以清楚地看到，涂尔干对平衡各种制度力量的需求感到担忧，一方面，通过一定程度的监管，对个人施加约束，但又会以国家机器的过于庞大为代价。

公共健康措施还被用来解决社会公平和原住民的发展问题。关注社会发展、教育和土地改革的公共健康措施最早始于欧洲和北美洲的农村地区，随之在印度和其他"第三世界"国家也采取了这种的公共健康措施，以支持建立民族自强和政治独立的目标（Murard，2008）。在非欧洲国家，公共健康的组织和公共健康措施的提供可能有很大的不同。例如，在中国农村，1958 年引入了"赤脚医生"制度，以培训乡村医辅人员，提供医疗保健和公共健康服务。这些医生的培训时间只有十天，经由在职学习加以补充（Murard，2008）。中国的例子提醒我们注意，国家、专业和公共健康问题会如何协调配置。依照涂尔干理论对赤脚医生进行分析，可能会关注这种公共健康服务系统具有整合和监管职能。

公共健康运动还旨在减轻民族国家对人群的负面影响。我们可以从世界卫生组织（WHO）对健康非常宽泛的定义看到这一点，健康被定义为身体、精神和社会的完好状态，而不仅仅是没有疾病和残疾（World Health Organization Regional Office for Europe，

1985）。主张健康促进的活动家纷纷在国际论坛上倡导健康促进的纲领，比如阿拉木图会议，强调公平和健康的社会决定因素，包括教育、住房和食物供应。这些目标已被纳入世界卫生组织宣言，最近的一个例子是 2011 年颁布的《关于健康的社会决定因素的里约政治宣言》（*Rio Political Declaration on the Social Determinants of Health*）。这种国际主义的公共健康形式旨在利用健康促进作为"减少政治范围的手段"（Gross Solomon 等，2008：2）。换句话说，在国际层面运作的公共健康机制可以起到帮助民族国家缓冲国家政治动荡的作用。来自世界各地的公共健康倡导者，尤其是来自欧洲和北美的学者，也对全球问题予以关注，并对全球市场的扩张导致社会和健康不平等状况恶化的状况提出了批评（Labonté and Schrecker，2009）。销售危害健康产品的跨国公司就是一个例子，比如烟草。公共健康研究人员呼吁采取收入分配政策，从而消除贫困和健康的不公平（Evans，2007）。由于担心国家和国际社会政治对健康状况的影响，公共健康倡导者跨入了政策领域，游说活动成为公共健康工作的一个重要特点（Evans，2007）。世界卫生组织健康问题社会决定因素委员会（WHO Committee on the Social Determinants of Health）在其"社会不公正正在大规模杀死人"（CSDH，2008）的主张中就强烈地表达了这一观点。应对健康的社会决定因素的行动十分广泛，包括为经济发展的融资公平、两性平等和政治赋权。涂尔干对亟须驯化的国家绝对主义表示担忧，在这里，我们可以看到公共健康在发挥这种调控作用。

因此，公共健康是一层潜在的缓冲带，抵御无调控的资本主义负面影响，因为它认为，国家和国际机构需要采取行动，保护社区免受资本主义对健康的负面影响。因此，公共健康与涂尔干的"人性"崇拜是一致的，因为人类崇拜的核心是社会正义。公共健康可能在特定时间和地方与国家保持一致，并赋予国家权力。公共健康本身也可以被看作是一个社会机制，如果不受管制，将会与其他机制一样，遭受失范带来的后果，并有可能成为另一个社会学的怪物。因此，公共健康可以调控和温和其他机制的影响，但从涂尔干的观点来看，它也需要有制衡和牵制。

透过涂尔干的角度考虑公共健康及其发展，可以深入理解公共健康与国家和个人的关系。公共健康会增强某些约束，特别是在饮食和运动等基本人类活动方面，因此，在传统的权威形式失去约束力的现代社会，公共健康是一个重要的行为体。此外，公共健康与自由经济之间是有冲突的，它对于自由市场具有缰绳的作用，主张对那些可能有害公众健康的产品和服务加强监管。

结 论

许多健康社会学家在研究和理论中都借鉴了涂尔干的概念。仅在其他一些方面表明，社会分工的异常已用于分析美国医学行业的变迁（Fryer，1991），失范概念被用于解释危及生命的疾病的死亡率差别（Wen and Christakis，2006），社会或集体表象的概念已被用于解释社会因流感大流行的应对（Abeysinghe and White，2010）。因此，涂尔干的工作依然在为当代研究人员提供富有成果的解释和理论视角。另一方面，涂尔干的某些理论或者理论的某些方面尚未得到重视。由于分工不同而导致的性别差异已被社会变革所超越。

我们也许可以辨别出一些截然不同于涂尔干的观点。社会建构主义者认为，我们所使用的概念和用以约束或提升我们的道德力量是通过社会实践产生的。理性实证主义试图找到可以循证进行检验和审核的社会法律。为了确定这些社会规律，诸如幸福之类的概念必须经由类似自杀率等统计数据才能变得具有可操作性。正如在社会学文献中反复上演的那样，自杀统计数据的汇编是一种与语境密切相连并且具有偶然性的社会实践。杰克·道格拉斯（Jack Douglas）明确阐述了这一立场：

> 一旦我们追溯"这些冷冰冰的数字"的来源，探问它们走到这里的历程，就会发现它们实际上代表了什么，它们是基于最主观的活动形式。自杀率的统计数据尤其如此，这其实是验尸官对行为者的"意图"进行评估的结果（Douglas，1970：6-7）。

涂尔干研究的一个杰出的特征在于，它激发了流行病学和常人方法学的灵感。至于后者，哈罗德·加芬克尔（Harold Garfinkel）所著的《常人方法学纲要》（*Ethnomethodology's Program*）一书副标题是"践行涂尔干的格言"（Working out Durkheim's Aphorism）（Garfinkel，2002）。泰勒和阿什沃思认为，涂尔干研究中之所以存在相悖矛盾之处，原因是他"拒绝走好走的路"（Taylor and Ashworth，1987：55）。而琼斯（Jones，1977）则认为，"与其说涂尔干是一位执迷于社会学形而上学的思想家，还不如说是一位务实投机、有什么用什么的人（用现成材料进行构筑或创作的人），四处寻找可用的工具来解决实际社会和政治问题"。

琼斯认为涂尔干希望改革法国的思想，使其脱离专注于抽象和逻辑关系的理性主义，转向基于仔细观察和实验的实证主义（Jones，1997）。涂尔干将自己描述为理性的实证主义者，因为仅对事实进行关注是不够的，需要对事实进行解释（Fournier，2013）。涂尔干的著名教义——将社会事实视为事物，可以从这个角度看出。换言之，社会学家并不仅限于观念世界，还有实质性的事务（Jones，1997）。对实在和现实世界的集中关注使涂尔干的方法和概念适用于医学社会学家。卢克斯（Lukes）在涂尔干的传记中问道，涂尔干的研究应被视为"一种解释体系，还是具有解释可能性的观念体系"（Lukes，1973：34）。鉴于涂尔干在社会学尤其是医学社会学的许多不同领域具有广泛的影响力，可以肯定地说，涂尔干的工作具有丰富的解释可能性。

参考文献

Abeysinghe, S. and White, K. (2010) 'Framing Disease: The Avian Influenza Pandemic in Australia' *Health Sociology Review* 19:369–381.

Congdon, P. (2004) 'Commentary: Contextual Effects: Index Construction and Technique' *International Journal of Epidemiology* 33:741–742.

CSDH (2008) *Closing the Gap in a Generation: Health Equity Through Action on the Social Determinants of Health. Final Report of the Commission on Social Determinants of Health.* World Health Organization: Geneva.

Dew, K. (2012) *The Cult and Science of Public Health: A Sociological Investigation.* Berghahn: London and New York.

Douglas, J.D. (1970) 'Understanding Everyday Life' in Douglas, J.D. (ed.) *Understanding Everyday Life: Toward the Reconstruction of Sociological Knowledge.* Aldine: Chicago.

Durkheim, É. (1915) *The Elementary Forms of the Religious Life: A Study in Religious Sociology.* George Allen and Unwin: London.

Durkheim, É. (1938) *The Rules of Sociological Method.* Eighth edition. Free Press: New York.

Durkheim, É. ([1897] 1952) *Suicide: A Study in Sociology.* Routledge and Kegan Paul: London.

Durkheim, É. ([1894] 1957) *Professional Ethics and Civic Morals.* Routledge: London.

Durkheim, É. ([1900] 1973) 'Sociology in France in the Nineteenth Century' in Bellah, R. (ed.) *Emile Durkheim on Morality and Society: Selected Writings.* The University of Chicago Press: Chicago.

Durkheim, É. ([1955] 1983) *Pragmatism and Sociology.* Cambridge University Press: Cambridge.

Durkheim, É. ([1893] 1984) *The Division of Labour in Society* (introduction by Lewis Coser, translated by W.D. Halls). Macmillan: Houndmills.

Evans, D. (2007) 'New Directions in Tackling Inequalities in Health' in Orme, J., Powell, J., Taylor, P. and Grey, M. (eds.) *Public Health for the 21st Century: New Perspectives on Policy, Participation and Practice.* Open University Press: Maidenhead.

Feingold, E. (1998) 'Public Health Versus Civil Liberties' *Public Health Reports* 113:334–335.

Fournier, M. (2013) *Émile Durkheim: A Biography.* Polity: Cambridge.

Fryer, G.E. (1991) 'The United States Medical Profession – An Abnormal Form of the Division of Labour' *Sociology of Health and Illness* 13:213–230.

Garfinkel, H. (2002) *Ethnomethodology's Program: Working Out Durkheim's Aphorism.* Rowan and Littlefield: Lanham.

Gross Solomon, S.; Murard, L. and Zylberman, P. (2008) 'Introduction' in Gross Solomon, S., Murard, L. and Zylberman, P. (eds.) *Shifting Boundaries of Public Health: Europe in the Twentieth Century.* University of Rochester Press: Rochester.

Hamnett, I. (1984) 'Durkheim and the Study of Religion' in Fenton, S. (ed.) *Durkheim and Modern Sociology.* Cambridge University Press: Cambridge.

Hardy, A. (2001) *Health and Medicine in Britain Since 1860.* Palgrave: Houndmills.

Ivory, V.C; Collings, S.C.; Blakely, T. and Dew, K. (2011) 'When Does Neighbourhood Matter? Multilevel Relationships Between Neighbourhood Social Fragmentation and Mental Health' *Social Science and Medicine* 72:1993–2002.

Jones, R.A. (1997) 'The *Other* Durkheim: History and Theory in the Treatment of Sociological Thought' in Camic, C. (ed.) *Reclaiming the Sociological Classics: The State of Scholarship.* Blackwell: Oxford.

Kõlves, K.; Milner, A. and Värnik, P. (2013) 'Suicide Rates and Socioeconomic Factors in Eastern European Countries after the Collapse of the Soviet Union: Trends Between 1990 and 2008' *Sociology of Health and Illness* 35(6):956–970.

Kushner, H.I. and Sterk, C.E. (2005) 'The Limits of Social Capital: Durkheim, Suicide, and Social Cohesion' *American Journal of Public Health* 95:1139–1143.

Labonté, R. and Schrecker, T. (2009) 'Rights, Redistribution and Regulation' in Labonté, R., Schrecker, T., Packer, C. and Runnels, V. (eds.) *Globalization and Health: Pathways, Evidence and Policy.* Routledge: New York and London.

Latour, B. (1994) *The Pasteurization of France.* Harvard University Press: London.

Lukes, S. (1973) *Emile Durkheim: His Life and Work.* Penguin: Harmondsworth.

Mestrovic, S. (1988) *Emile Durkheim and the Reformation of Sociology.* Rowman and Littlefield: Totowa, NJ.

Murard, L. (2008) 'Designs Within Disorder: International Conferences on Rural Health Care and the Art of the Local, 1931–39' in Gross Solomon, S., Murard, L. and Zylberman, P. (eds.) *Shifting Boundaries of Public Health: Europe in the Twentieth Century.* University of Rochester Press: Rochester.

Page, A.; Morrell, S. and Taylor, R. (2002) 'Suicide and Political Regime in New South Wales and Australia During the 20th Century' *Journal of Epidemiology and Community Health* 56:766–772.

Ramp, W. (2003) 'Religion and the Dualism of the Social Condition in Durkheim and Bataille' *Economy and Society* 32:119–140.

Razzell, C. and Spence, P. (2005) 'Social Capital and the History of Mortality in Britain' *International Journal of Epidemiology* 34:477–478.

Rosen, G. (1993) *A History of Public Health.* Expanded edition. John Hopkins University Press: Baltimore, MD.

Smith, V. (2007) *Clean: A History of Personal Hygiene and Purity.* Oxford University Press: Oxford.

Susser, M. (1998) 'Does Risk Factor Epidemiology Put Epidemiology at Risk? Peering into the Future' *Journal of Epidemiology and Community Health* 52:608–611.

Taylor, S. and Ashworth, C. (1987) 'Durkheim and Social Realism: An Approach to Health and Illness' in Scambler, G. (ed.) *Sociological Theory and Medical Sociology.* Tavistock: London.

Thompson, K. (1982) *Emile Durkheim.* Tavistock: London.

Thorlindsson, T. and Bernburg, J.G. (2009) 'Community Structural Instability, Anomie, Imitation and Adolescent Suicidal Behavior' *Journal of Adolescence* 32:233–245.

Ward, A. (2007) 'The Social Epidemiologic Concept of Fundamental Cause' *Theoretical Medicine and Bioethics* 28: 465–485.

Wen, M. and Christakis, N.A. (2006) 'Prospective Effect of Community Distress and Subcultural Orientation on Mortality Following Life-Threatening Diseases in Later Life' *Sociology of Health and Illness* 28:558–582.

Whitley, R. and McKenzie, K. (2005) 'Social Capital and Psychiatry: Review of the Literature' *Harvard Review of Psychiatry* 13:71–84.

World Health Organization Regional Office for Europe (1985) *Targets for Health for All.* World Health Organization: Copenhagen.

第六章

埃米尔·涂尔干和托马斯·卢克曼：宗教、后基督教精神性以及心理健康

罗斯玛丽·L·艾尔德（Rosemary L. Aird）

孟　宏译

宗教和精神性既影响着人们对自我、他人和他们周围的世界的感知方法，也影响着他们的行为方式。越来越多的心理健康方面的专家被问到，他们在制订治疗计划时是否考虑客户的宗教信仰或精神信念。这些因素共同促使宗教和精神性成为研究心理健康的重要学习领域。但是现在的宗教/精神性与心理健康关系的知识体系主要基于宗教的制度化形式。因此对于宗教表达的非制度化形式，很少能够洞悉其关系的本质所在。"精神性"一般指的是社会学中的后基督教或新纪元精神性，在过去几十年越来越广泛地深入到有基督教传统的国家。这代表着一个重大的社会转型：现代社会宗教形式由制度化向私有化转变，这一转变引起了相当大的社会关注，但有关这一改变对心理健康的潜在影响仍需进一步思考。

本章集中讨论埃米尔·涂尔干（Émile Durkheim）和托马斯·卢克曼（Thomas Luckmann）这两位社会学家的作品。19世纪末，涂尔干是第一位论证在人群层面上宗教和心理健康的关系的学者；在社会学正式被建立为独立学科的过程中，他也发挥着主导作用。他关于宗教、自杀的社会原因方面的经典理论揭示了制度化和私有化宗教的主要特征，这些特征潜在地以不同方式影响着人们的心理和情感健康。托马斯·卢克曼是20世纪的社会学家，更全面地阐述了第二次世界大战后有基督教传统的工业化国家的宗教变革。他的宗教理论还包括新纪元商业企业在当代社会对于个人世界观形成过程中所扮演角色的特别关注。尽管涂尔干的观点是基于统一的结构功能论的方法，而卢克曼的理论则是以结

构功能论和现象学为基础的。

　　涂尔干和卢克曼的作品共同提供了一个理想的平台，在这个平台上，可以研究宗教、新纪元精神性及二者各自与心理健康之间的关系。这样的分析展示了经典社会学理论与当代社会学理论在面对当前社会各种问题时的关联性。

人物简介

　　埃米尔·涂尔干和托马斯·卢克曼他们一生所处的社会环境和个人经历是理解他们对宗教看法的关键所在。战争对于他们的生活都有很深的影响。

　　埃米尔·涂尔干（1858—1917）出生在法国东北部洛林地区的埃皮纳尔，在一个信奉正统犹太教的传统家庭长大。他的父亲、祖父及曾祖父都是犹太教教士，因此涂尔干被期望继承家族传统（Lukes，1985：41）。尽管他的早期教育是朝着这个目标行进的，但涂尔干在还是学生的时候就决定追求不一样的未来（Lukes，1985：39）。据说，他在校期间一位罗马天主教女老师曾培养了他对神秘主义的短暂兴趣（Lukes，1985：41），但是直到他成长为青年时他才公开宣称他是不可知论者（Pals，1996：90）。

　　他 12 岁时，普法战争期间德国人占领了他的家乡。涂尔干在人生晚期写到这段时期时，他说自己亲眼目睹了反犹太主义，并回忆说犹太人因法国战败而备受指责（Lukes，1985）。尽管涂尔干在上学早期是优秀的学生，但随后学习上也遇到了巨大困难。在父亲生病之后，强加到他身上的家庭责任和经济困难的重压下，涂尔干连续两年参加他喜欢的教育机构（巴黎高等师范学院）入学考试都失败了。但是他的第三次尝试终于成功了，他获准进入了巴黎高等师范学院（Lukes，1985：42）。随后他赴德国学习，这段时间的作品给他带来了公众认可，反过来，也使得他获得了波尔多大学的教师职位（1887—1902）。在此，涂尔干教授波尔多大学的第一门社会学课程，随后在巴黎大学获得职位（1902—1917），1906 年成为全职教授，1913 年成为教育与社会学部主席（Calhoun 等，2012：197）。

　　涂尔干关于社会的观点深受早期法国的一些思想家的影响，其中包括 18 世纪哲学家孟德斯鸠、社会主义思想家圣西门（Comte de Saint-Simon）以及 19 世纪法国著名思想家孔德（August Comte）（Pals，1996）。赫伯特·斯宾塞（Herbert Spencer）和德国杰出思想家的著作影响了他有关有机体论的内容，这也加强了其社会学理论的基础。同时其他德国思想家也影响着他有关伦理学的想法，其中特别是瓦格纳（Wagner）、施穆勒（Schmoller）和威廉·冯特（Wilhelm Wundt）（Calhoun 等，2012：197）。在巴黎高等师范学院形成的友谊也塑造了他的观点，一位亲密朋友的自杀行为为他的自杀理论提供了相关资料（Lukes，1985）。涂尔干完成了四部重要的著作，至今仍有影响，在众多学科中仍有学者运用。他最初的两部书是《社会分工论》（*The Division of Labour in Society*）［(1893) 1933］和《社会学方法的准则》（*The Rules of Sociological Method*）［(1897) 1982］，但是这一章中引用的正是他写的最后两本书。他的具有开创性的作品《自杀论》（*Le Suicide*）发表于 1897 年，不仅仅是第一部论证宗教和心理健康之间关系的科学研究，而且是第一批运用相容的系统的统计学方法来调查社会影响的作品之一。社会科学当中的这些方法仍然沿用到现在。他在最后一部发表于 1915 年重要的作品《宗教生活的基本形式》（*The Elementary Forms of the Religious Life*）中概括了他的宗教理论。在接下来的一年（1916 年早期），涂尔干得知他唯一的儿子在一战中死于塞尔维亚军事行动中，悲痛不已，很难工作或创作，随后得了卒中，身体变得虚弱不堪，几个月后于 1917 年过世，享年 59 岁（Pals，1996：91）。

托马斯·卢克曼于 1927 年生于斯洛文尼亚。第一次世界大战影响了他父母的生活。卢克曼（为避免被迫加入第三帝国步兵团）自愿加入德国空军后在第二次世界大战中受了轻伤。由于受伤导致他被送入军事医院，之后美国解放德国，他被拘留在美国战俘集中营中，六个月后被释放（Estruch，2008：534）。那时卢克曼仅仅 18 岁，卢克曼拒绝返回斯洛文尼亚，当时斯洛文尼亚已经成了南斯拉夫社会主义联邦共和国的一部分，他也成为了无国籍人士，直到后来他才获得了美国国籍，并一直保持到现在。在获得纽约社会研究新学院的奖学金资助其研究之前，他当过私人司机、公寓楼的管理员和华尔街的秘书（Estruch，2008：534）。在此，卢克曼未来知识分子的生涯轨迹被启动。他接触到了欧洲社会学的经典作家（尤其是涂尔干和韦伯），新学院的阿尔弗雷德·舒茨（Alfred Schutz）给他介绍了现象学。他的一位教授卡尔·梅耶尔（Carl Mayer）对于鼓舞卢克曼开始关注宗教方面是有帮助的（Estruch，2008：535）。和涂尔干不同，卢克曼起初对这个话题没兴趣，但是机缘巧合，作为梅耶尔调查战后德国教会情况的一部分，他进行了实地考察。这次研究项目为卢克曼 1956 年取得博士学位提供了资料，也使他洞悉了欧洲宗教的社会学状态。这种洞察力与他在美国的经历，为他 1967 年发表的《无形的宗教》（*The Invisible Religion*）一书奠定了基础。就在一年前，卢克曼和他的老朋友彼得·伯格（Peter Berger）合作发表了《现实的社会建构：知识社会学论纲》（*The Social Construction of Reality：A Treatise in the Sociology of Knowledge*）（Berger and Luckmann，1966）。卢克曼和伯格曾经都是卡尔·梅耶尔的研究助手（Estruch，2008），两个人都成为了 20 世纪 60 年代和 70 年代宗教社会学的著名人物（Furseth and Repstad，2006：57）。

观　点

卢克曼（1967）的著作《无形的宗教》和之后的出版物（1999，2003）为他自己以及涂尔干有关宗教的观点提供了背景，还阐释了社会学为何很少关注后基督教精神性以及它与心理健康的联系。

《无形的宗教》

这部著作是在涂尔干宗教理论出版大约 50 年之后才被准予发表，其中包含自涂尔干和韦伯提出各自理论后对于宗教社会学的公然批判，因为宗教社会学缺乏理论的先进性。卢克曼（1967：18）争辩道，宗教社会学在关注（在教派占优势地位的）宗教制度化形式上的限制已经放弃了其传统的位置，变得偏狭而微不足道。他还建议说社会学对当代社会的意义在于社会学对现代社会结构中个人命运的理解；宗教之于社会学理论的关键性意义已经丧失；社会宗教学中的理论状态是"倒退的"（Luckmann，1967：12，18）。这部著作发现了宗教私有化形式的"无形性"，这一概念在他 20 世纪 90 年代末和 21 世纪初的理论化努力中仍然很重要。

卢克曼（2003）提出涂尔干和韦伯之后社会学家对宗教失去兴趣的原因就在于他们认为宗教和现代社会是不相容的，它仅仅是人类进化史上一个短暂的阶段。许多人越来越信奉世俗化的理论，这些理论认为随着其他过程的现代化（包括越来越多的工业化、城市化、理性化），政教分离，现代社会会越来越世俗化，人类将逐渐淘汰宗教（Stark，1999）。18 世纪和 19 世纪整个欧洲都出现了进教会做礼拜人数减少的情况，这也意味着宗教本身确实处于衰退阶段，这也为这些理论的可信性提供了支撑（Luckmann，2003：276）。但是对于卢克曼来说，在这个时期历史上发生的社会变革代表了宗教的变形，并非是衰退。他不认为宗教是"短暂的一个阶段"，相反，他认为"宗教是人类生活的组成部分"（Luckmann，2003：276）。

在 20 世纪后半叶，世俗化理论在社会学中处于主导地位，阻碍了社会学理论和实证研究方面的进展。直到 20 世纪 90 年代"精神性"及其在新纪元运动中发挥的作用在更广泛的文化中慢慢流行起来，才开始引起社会学的关注（如 Heelas，1993；Roof，1993；Woodhead，1993；King，1996）。尽管所有的社会科学学科在定义和衡量宗教和精神性以及区分二者的方法上都面临着巨大的挑战，但是社会学在精神性方面仍然落后于其他社会科学学科（Holmes，2011：34）。

涂尔干和卢克曼：宗教的定义

涂尔干和卢克曼对宗教的定义共同确定了制度化和私有化宗教形式的基本区别。涂尔干认为所有宗教（过去的和现在的）都有一个共同特征："它们将人们思考的事物（无论是现实的还是观念中的）预先划分为两类或对立的两种，即神圣的（the sacred）和世俗的（the profane）。"他把宗教定义为：

> ……一种与既与众不同、又不可冒犯的神圣事物有关的信仰与仪轨所组成的统一体系，这些信仰与仪轨将所有信奉它们的人结合在一个被称之为"教会"的道德共同体之内 [Durkheim，（1915）1964：47]。

涂尔干建立了宗教信仰和仪式统一的系统理论，促使了"集体意识"的发展，这种"集体意识"在维持社会秩序方面发挥着基本作用。在涂尔干看来，对一个神或者多个神的集体崇拜强调集体利益高于个人利益，这有助于维持作为功能实体的社会运转。但宗教的私有化形式对涂尔干来说完全是另一回事。他将个人和集体的信仰及宗教仪式区分开来，把个人的信仰和宗教仪式叫作"巫术"。他认为"巫术"和信徒之间没有持久的盟约，信徒与信徒之间也没有这样的盟约——就像医生和生病的客户之间的关系一样 [Durkheim，（1915）1964：44]。在涂尔干看来，把巫术和宗教区分开来的主要因素是"巫术"的信徒，并不是过着共同生活的集体成员。

与涂尔干的观点一致，卢克曼也认为制度化的宗教是发展共享道德框架的工具，他称为"统一的道德秩序"。但是卢克曼（2003）并没有从信仰和宗教仪式的角度对宗教概念化，而是将宗教看作"集体宗教表征"（collective religious representations）的意义体系。在他看来，宗教的制度化和私有化形式都是宗教的表现形式。

经典理论对理解宗教 - 心理健康关系的贡献

涂尔干将社会整合和道德规范看作制度化宗教成员所享有的两个重要的受益点，私有化宗教的追随者是获得不了的。这两个概念也是他关于自杀理论的基础，是提升个人幸福的因素。涂尔干 [（1897）1952] 对于 19 世纪末期全欧洲数据的分析表明，很多社会因素（包括宗教、婚姻状况、年龄、性别、有孩子、战争和政治剧变）都和自杀率的变化有关。涂尔干因而得出结论，个人的精神状态不能解释这些模式，因此自杀率一定和社会因素相关，比如团体规范、经历和宗教意识形态，而不是个人特质和个人生活环境。他基于个人融入社会及其受社会道德规范影响的程度将自杀分为四类——利己主义自杀、失范性自杀、利他主义自杀和宿命性自杀。若要考虑制度化、私有化宗教对现代社会心理健康的影响，这四种类型中，利己主义和失范这两个概念是最相关的。

涂尔干认为社会整合的缺乏会导致利己主义，而道德规范的不足会导致失范（没有规范）。涂尔干 [（1897）1952：213-214] 认为，当和社会没有牢固的关系，利己主义的人就"失去了存在的理由"，有抑郁的倾向。另一方面，失范会让人根据自己的意愿自由行事。涂尔干认为，私有化的宗教（或者"巫术"）既不能提升信徒的社会融入感，也不能提高他们的道德规范，但是为审视制度化、私有化宗教以及二者与心理健康的关系提供了理论基础。接下来的部分讨论卢克曼对宗教随时间演变的分析，对于他来说，这代表着个人和社会关系发生变化的一个历史阶段。（Woodhead，2013：34）。

宗教在"新纪元"到来之前的演变

和涂尔干一样，卢克曼在考虑到宗教演变四个阶段中的前三个时，运用了结构-功能主义方法。第一个阶段，卢克曼（2003：277）认为古代社会是以简单的劳动分工为特征的，神圣存在的观念是基于这样的社会结构的。因此，除了祖先崇拜、图腾崇拜和萨满教能够发挥特殊的作用，其他宗教在功能性上没有什么区别。他将第二阶段确定为4000～6000年以前，这个阶段以社会机构的功能逐渐分化为标志，社会分工、政治组织和社会阶层的形成越来越复杂。正是这段时期，卢克曼认为宗教获得了"社会秩序中独特的制度化定位"（Luckmann，2003：278-279）。宗教在第三阶段在"一系列特殊的社会制度中获得了一个明显不同的定位"，基督教教会的发展可以作为例证（Luckmann，2003：279）。卢克曼在考虑宗教进化的第四个阶段（当前阶段）时采用了现象学方法。他认为专门的机构不再垄断世界观的生产和传播，而是形成了一个开放"市场"。集体宗教的表征由教会、教派、新的宗教组织、新纪元的商业企业和大众媒体生产和传播。卢克曼认为这个阶段是"宗教的私有化和社会形式"，涉及全新的安排，"统一的道德秩序不再存在"（Luckmann，2003：83）。

卢克曼（1999：256）也认为具有竞争性的新市场其实仅仅给个人提供三个主要的选择：与新纪元相关的宗教形式；与原教旨主义相关的宗教形式；与生态运动相关的宗教形式，第3种形式"结合了原教旨主义的道德特征和新纪元的整体要素"。尽管新纪元现象广泛被看作一种"运动"，卢克曼（1999：255）说由于新纪元现象的普遍性，它"绝不是大众接受意义上的社会运动的一种"。然而，他认为属于新纪元标签下的信仰和宗教仪式是当代社会无形的私有化宗教最好的例证，他们涉及：

……"新神秘主义"和有助于个人"精神发展"的多种多样的项目。他们都是高度融合。他们将不同的心理学的、治疗学的、巫术的和处于边缘区的科学的，还有更古老的"秘教"资料收集在一起，重新包装，把他们提供给个人消费（Luckmann，1999：255）。

但是一些社会学家完全不赞同卢克曼将新纪元信仰和宗教仪式的概念当作宗教的代表性表现形式。比如 Bruce（2006），坚决支持世俗化将导致宗教死亡的观点，他认为新纪元信仰和宗教形式缺乏被称为"宗教的"必需特性。更确切地说，他认为这些是社会越来越世俗化的证据，声称道：

……我们不应该将新纪元看作基督教衰退的补偿，我们应该将它看成是外科手术、诊所、健身房或者美容院的延伸，它主要是与生理和心理健康相关的（Bruce，2006：42）。

其他学者，比如 Wood（2007：9），批判对"新纪元"（new age）这一术语的学术运用，因为"没有令人信服的案例表明存在一个可以称为新纪元的宗教信仰或实践"。但是，许多学者的研究都支持卢克曼关于新纪元及其特征的观点。

Aldred（2002）注意到新纪元精神性早在 20 世纪 80 年代的美国就已经流行起来了，当时新纪元的商业企业正在营销"精神性"，宣传"人类具有无限潜力"的企业家许诺"释放内在的潜力"，并进入企业、政府和大学部门；在这个阶段，新纪元产业已经产生了数十亿美元的销售额。Houtman 和 Aupers（2007）的研究表明，新纪元精神性（由"精神上或者生命力上的信仰"和其他四个指标来衡量）于 1981 年和 2000 年之间在荷兰、比利时、爱尔兰和美国得到了最快的扩展，但是和新纪元精神性亲和度最高的是法国、英国、荷兰和瑞典。尽管澳大利亚不属于这项特殊研究的国家之一，但 1998 年的调查结果显示相信非传统的"心灵的或者生命力的更高能力"（39%）的澳大利亚人要比相信"上帝"的传统基督教信仰的人数（37%）稍微多一些，超过 1/4（27%）的澳大利亚的调查对象相信轮回转世，约 1/5（18%）的调查对象经常或偶尔会从占星术中寻求指导，仅仅只有不到 1/10（9%）的人践行东方的冥想，7% 的人使用通灵法或者晶体治疗法（全国教会生活调查，2004）。

在过去 20 年进行的其他研究确认了精神性（spiritual）在新纪元世界观中的中心地位，和新纪元思想代表的个人 - 社会关系的基本转变。所有的生命本质上都是精神性的，人类正处于个人和大众意识都经历根本性变化的阶段，这些观念都加强了新纪元哲学的基础（William Bloom 引用 Heelas，1993：104）。这个"大众意识"和涂尔干"集体意识"的概念完全不同。"大众意识"并不是一个指导共同生活的团体所共享的统一的道德框架，在新纪元世界观中，"大众意识"落在每一个个人身上，他们要提高自己的个人意识，将其贡献到更广泛的大众意识的改变中去。相信"所有的生命……都是精神性/灵性的表现形式"（William Bloom 引用 Heelas，1993：104），这一想法足以将属于"新纪元"标签下的许多信仰和宗教仪式合法化。因为因果关系的存在属于精神境界，"精神导师"在物质世界和精神世界都可以找到（William Bloom 引用 Heelas，1993：104），所有精神"领袖"、新纪元的企业家、通灵者、预言家等的方式很容易被人接受，要不是作为精神境界（真正的现实）的渠道，就是作为个人接近自己内在的精神智慧方法上的指引者。宗教信仰和科学理性作为真理的载体都会被排斥，因为信念是存在于个人的"内心声音"和"直觉"中的（Houtman and Aupers，2007：307）。新纪元世界观也强调个人的独特性。Possamai（2000：306）发现他采访的新纪元人最通常的宣言就是"我们都是不一样的，我们都处在不同的阶段，我们在寻找着不同的东西"。Heelas（1996：26）注意到新纪元精神性强调自我责任（不是社会责任），它的"基本"价值是从"过去传统的内化的惯例"中获得自由。从传统的权威形式中获得自由的这种欲望是基于"我们出现问题是因为我们已经被灌输了……主流社会和文化"这种观点（Heelas，1996：18）。

　　从涂尔干的视角看，新纪元精神性的几个特征通过以下两种方式有逐渐损坏个人心理健康的可能性：①发扬道德的个人主义，抛弃主流规章制度，成为了人们问题产生的原因（缺乏道德规范）；②未能提高社会整合（强调自我责任，而不是社会责任）。接下来的部分将考虑最新证据，这些证据证明涂尔干19世纪关于宗教-心理健康关系的观点至今仍是恰当的。

与宗教、后基督教精神性和心理健康相关的证据

　　大量的病原学研究都涉及对个人信仰或者宗教实践和他们心理健康的衡量，这给当前探索宗教、精神性和心理健康之间的关系提供了最佳机会。这些类型的研究属于社会学家在心理健康领域进行的最具主导性的工作传统（参见 Horwitz，2012）。只有少数研究是将宗教和精神性作为单独实体调查的，并且是在加拿大、英国和澳大利亚进行的（细节请参见表6.1）。

　　尽管这些研究以不同的方式来衡量宗教和精神性，但他们的研究成果却非常统一，并洞悉了传统宗教和后基督教精神性的世界观方面的差异。如果个人具有的信仰、价值观或者对生活的理解反映的是"精神上的"世界观，那么他们患有心理健康问题的比例就会更高些（Baetz 等，2006；King 等，2006；Aird，2007；King 等，2013）。最有意思的是具有宗教世界观的个人和世界观既不是宗教也不是精神性的群体之间似乎没有什么差别，除

了前者较之后者，更小可能吸过毒或者危险性饮酒外（King 等，2013）。但是，以定期去教会做礼拜的形式参与宗教，似乎与较低水平的抑郁、焦虑以及成瘾性失调相关（Baetz 等，2006）。对于处于青年成年期的澳大利亚男性来说，每周去教会做礼拜似乎降低了他们出现反社会行为的风险（Aird，2007）。

由艾尔德与其同事（2010）进行的其他研究表明，由于个人对神圣的概念本质上是传统还是非传统的理解不同，他们的思想和感情也会有很大的不同（传统的神圣指的是上帝，而非传统的神圣指的是精神性的或是更伟大的力量而并非上帝）。研究表明，信仰精神性的或是更伟大的力量而并非上帝的人有将近 6 倍的可能性相信巫术、伏都教或者神秘学，将有 4 倍多的可能性相信心灵感应。正如卢克曼（1999）所辨别的，这些特殊的信仰都归入新纪元的标签下。最值得注意的是，这群人大约有 2 倍的可能性相信他们是特别的或是不同寻常的，注定是重要的，这也意味着信仰非传统的神圣概念的年轻人更有可能认为自己优越于其他人或是不同于其他人（Aird 等，2010）。对于上帝的信徒和精神性或更伟大的力量的信仰者的研究表明，在以下方面他们是相似的，他们都更可能会认为世界将走向尽头，他们感觉到自己的思想与他们产生了共鸣，感受到杂志上和电视上的东西都是专门写给他们的；毫无疑问，后两个经历反映了一种趋势，这两个团体都相信精神会与他们之间交流（Aird 等，2010）。只有相信上帝的人才有可能认为他们比普通人犯下更多的罪行（考虑到"原罪"是基督教教义的一部分时就不会惊讶了）。这些结果中最引人注目的是持有非传统的神圣概念的年轻人比起那些拒绝此信仰的人来说，更有可能赞同反映"被扰乱的"思想七个项目中的六个，捕获"疑心"六个项目中的四个，还有捕捉"浮夸"思想的两个项目（也被认为是反映自恋）（Aird 等，2010）。其他基于小样本的研究也发现具有精神性取向的个人更倾向于相信巫术和可疑的信仰（Saucier and Skrzypinska，2006），具有神秘的体验以及高度自恋（Stifler 等，2005）。

优势与不足

尽管后基督教精神性归类为"私有化"宗教的范畴在社会学家当中是一个具有争议的主题（参见 Woodhead，2013），但宗教的制度化 / 私有化的二元分类——在涂尔干和卢克曼的著作中这种分类都很常见——为根据个人是信仰传统宗教还是信仰新纪元精神性来比较心理健康问题概率提供了理论基础。涂尔干和卢克曼因他们在各自的宗教理论中运用结构功能主义方法而受到批判（Lukes，1985；Furseth 和 Repstad，2006）。但是，从心理健康的视角来看，宗教的功能对于理解其对个人心理和情感健康是很必要的（参见 Schieman 等，2012）。本章引用的证据显示涂尔干有关社会整合和道德规范的概念当今仍是恰当的，

表 6.1　宗教、精神性和心理健康（数据来源于拥有基督教传统的三个西方国家）

国家	作者	设计与样本	宗教	精神性/灵性
1. 加拿大	Baetz 等. (2006)	横向的 N=37 000，年龄在 15 岁及以上	去教会做礼拜的频率更高——患有精神疾病的风险更低	精神价值更高——患有抑郁、焦虑和成瘾症状的风险更高
2. 英国	King 等. (2006)	横向的 N=4 281，来自 6 个种族的，年龄 16～74 岁	具有宗教信仰和既无宗教信仰又无灵性观的人之间患有常见精神疾患无差异	那些没有宗教信仰的人患有常见精神疾患的可能性是那些有宗教信仰的两倍
3. 英国	King 等. (2013)	横向的 N=7 403，年龄 16～97 岁	有宗教信仰的团体曾经吸毒或者是危险酗酒者的可能性更小，除此之外，有宗教信仰和那些既无宗教信仰又无灵性观之间无差异	那些无宗教信仰但信仰精神性/灵性的人更有可能吸过毒（曾经吸过去 12 个月中吸过毒），依赖毒品、饮食态度反常，患有广泛焦虑症、恐惧症、神经焦虑障碍，将接受精神治疗
4. 澳大利亚	Aird (2007)	横向和纵向的 N=3 705，年龄 18～24 岁	每周去教会做礼拜的男性反社会行为的概率更低。不确定信仰上帝的女性反社会行为的概率更高。母亲这一方的宗教背景（信仰上帝、去教会做礼拜以及宗教信仰）对年轻成年人的焦虑症/抑郁症或反社会行为有没有任何影响	无论男性女性，相信精神性或者更伟大的力量而非上帝的反社会行为/抑郁和焦虑行为的概率会提高
5. 澳大利亚	Aird 等. (2010)	横向的 N=3 735，年龄 18～24 岁	信仰上帝的人更有可能有类似妄想的四种经历	信仰精神性或更伟大的力量而非上帝的人更有可能有类似妄想症的 16 种经历。对精神性或更伟大的力量而非上帝不确定的人更可能有类似妄想症的 9 次经历

尤其是对于卢克曼所指的最无形的私有化宗教的形式——属于新纪元标签下的世界观。有些人信奉与卢克曼和其他社会学家所指出的特征相一致的世界观，这些人的思想、看法和心理健康与那些信奉传统宗教或者非宗教／非精神性世界观的人截然不同。调查结果的一致性表明新纪元精神性与一系列心理失常有关，包括抑郁症、焦虑症（反映利己主义），反社会行为和物质使用障碍（反映失范性），还有受迫害的、浮夸的以及多疑的思维方式（也反映利己主义），因此这也支持了涂尔干的理论。

与宗教参与相关的证据为涂尔干的观点提供了部分支持，研究发现信仰宗教能阻止人们吸毒和过量饮酒，宗教提供了道德规范（King 等，2013），频繁去教会做礼拜和低水平的成瘾性（Baetz 等，2006）以及年轻的成年男性低水平的反社会行为都相关（Aird，2007）。涂尔干认为宗教的团体性促进了社会整合，这一点从较高的教会活动参与率与低水平焦虑症及抑郁症的相关性也可以看出（Baetz 等，2006）。在英国，除了在成瘾性障碍方面存在差异，宗教团体和非宗教团体在其他心理障碍的方面上没有什么差异（King 等，2013），这意味着除了厌恶毒品和过度饮酒外，信仰宗教（制度化宗教）较之信仰非宗教／非精神性（无宗教）的人并没有什么优势可言。但是，基督教价值观已经编纂进具有基督教传统的西方国家的法律当中了，这两个群体之间结果的相似性表明在社会层面上，二者共享一个共同的道德框架，这也是基督教宗教传统遗留下来的。如果是这样的，那么涂尔干的理论在当今的世界仍然与宗教价值观的功能方面具有一定的意义。

把新纪元的商业企业的产生看作宗教世界观传播中反垄断进程中的一部分，卢克曼的理论为此奠定了基础。将精神性、个人成长和人类潜力的开发作为商品来营销（形式包括书集、光盘、研讨会、收容所等），这代表着具有明显资本主义性质的一条供应链。考虑到那些持新纪元世界观的人，倾向于拒绝主流传统、价值观和规范，这也可能是新纪元现象中最有趣的方面之一。自相矛盾的是，宗教世界观有关经济效益的规定似乎代表着全心全意地认同西方所有既定主流价值观中最具主导性的——资本主义。这点上新纪元精神性恰恰是最适合现代社会的。

涂尔干和卢克曼观点中一个明显的不足是他们忽略了传统宗教的某些方面，这些方面导致在西方国家已经有一大批人脱离了宗教组织。还有就是二者运用的结构功能主义方法也是一个不足。宗教权威和个体之间的权力和冲突问题，以及宗教教义和信条的问题，如基于宗教的盲从和偏见所引起的分歧，引发了对制度性宗教的普遍失望，这些都被忽视了。

结　论

将宗教性和精神性作为单独实体的有关宗教 - 心理健康关系的研究还处于初期阶段，

因此得出新纪元精神性是心理失常的原因这样的结论还为时过早。迄今为止的证据仅仅反映出在西方资本主义社会，具有心理健康问题的人更倾向于关注新纪元信仰和宗教仪式。在找出因果关系之前还需要进行追踪研究。接受新纪元世界观的个体是在现代社会末期与生活抗争最多的人，因为他们对涂尔干称之为有助于维护社会履行功能的结构不抱幻想。如果是这样的话，那么新纪元运动是否无心创造了另一种"真理的工具"就值得一问了——基于无数自封的有关生命"真正"意义的"权威"观点——拥有使他们追随者疏远或者失去影响力的潜力，同样具有使他们拒绝长期建立的传统的潜力。

最后一点，宗教和新纪元精神性被现在的一些社会学家看作无论对个人还是对当今世界的社会都没有一点影响。涂尔干和卢克曼的理论贡献及这章中出现的证据表明这一观点是错误的。这应该引起那些对新纪元现象不予考虑的人的反思，这些人把新纪元的影响看成是良性的、不存在的或者认为它表明了宗教仅仅是人类进化中的"一个短暂的阶段"。

参考文献

Aird, R.L. (2007) 'Religion, Spirituality, and Mental Health and Social Behaviour in Young Adulthood: A Longitudinal Study'. Doctoral thesis, School of Population Health, University of Queensland: Brisbane, QLD. Available at: http://espace.library.uq.edu.au/view/UQ:158712.

Aird, R.L.; Scott, J.; McGrath, J.; Najman, J.M. and Mamun, A.A. (2010) 'Is the New Age Phenomenon Connected to Delusion-Like Experiences? Analysis of Survey Data from Australia' *Mental Health, Religion and Culture* 13(1):37–53.

Aldred, L. (2002) ' "Money is Just Spiritual Energy": Incorporating the New Age' *Journal of Popular Culture* 35(4):61–74.

Baetz, M.; Bowen, R.; Jones, G. and Koru-Sengul, T. (2006) 'How Spiritual Values and Worship Relate to Psychiatric Disorders in the Canadian Population' *Canadian Journal of Psychiatry* 51(10):654–661.

Berger, P.L. and Luckmann, T. (1966) *The Social Construction of Reality: A Treatise in the Sociology of Knowledge.* Doubleday: Garden City, NY.

Bruce, S. (2006) 'Secularization and the Impotence of Individualized Religion' *The Hedgehog Review Spring and Summer* 6(36):35–45.

Calhoun, C.J.; Gerteis, J.; Moody, J.; Pfaff, S. and Virk, I. (2012) 'Introduction to Part IV' in Calhoun, C.J., Gerteis, J., Moody, J., Pfaff, S. and Virk, I. (eds.) *Classical Sociological Theory.* John Wiley and Sons: Chichester, West Sussex. pp. 195–200.

Durkheim, É. ([1893] 1933) *The Division of Labour in Society.* Free Press: New York.

Durkheim, É. ([1897] 1952) *Suicide: A Study in Sociology.* Routledge and Kegan Paul: London.

Durkheim, É. ([1915] 1964) *The Elementary Forms of the Religious Life.* George Allen and Unwin: London.

Durkheim, É. ([1897] 1982) *The Rules of Sociological Method and Selected Text on Sociology and Its Method.* Macmillan Press: London.

Estruch, J. (2008) 'A Conversation with Thomas Luckmann' *Social Compass* 55(4):532–540.

Furseth, I. and Repstad, P. (2006) *An Introduction to the Sociology of Religion: Classical and Contemporary Perspectives*. Ashgate Publishing: Aldershot, UK.

Heelas, P. (1993) 'The New Age in Cultural Context: The Premodern, the Modern and the Postmodern' *Religion* 23:103–116.

Heelas, P. (1996) *The New Age Movement: The Celebration of the Self and the Sacralization of Modernity*. Blackwell Publishers: Massachussetts.

Holmes, P.R. (2011) 'Spirituality: Some Disciplinary Perspectives' in Flanagan, K. and Jupp, P.C. (eds.) *A Sociology of Spirituality*. Ashgate: Hampshire, England. pp. 23–42.

Horwitz, A.V. (2012) 'The Sociological Study of Mental Illness: A Critique and Synthesis of Four Perspectives' in Aneshensel, C.S., Phelan, J.C. and Bierman, A. (eds.) *Handbook of the Sociology of Mental Health*. Springer: Dortrecht. pp. 95–114.

Houtman, D. and Aupers, S. (2007) 'The Spiritual Turn and the Decline of Tradition: The Spread of Post-Christian Spirituality in 14 Western Countries, 1981–2000' *Journal for the Scientific Study of Religion* 46(3):305–320.

King, A.S. (1996) 'Spirituality: Transformation and Metamorphosis' *Religion* 26:343–351.

King, M.; Marston, L.; McManus, S.; Brugha, T.; Meltzer, H. and Bebbington, P. (2013) 'Religion, Spirituality and Mental Health: Results from a National Study of English Households' *British Journal of Psychiatry* 202(1):68–73.

King, M.; Weich, S.; Nazroo, J. and Blizard, B. (2006) 'Religion, Mental Health and Ethnicity. EMPIRIC-A National Survey of England' *Journal of Mental Health* 15(2):153–162.

Luckmann, T. (1967) *The Invisible Religion: The Problem of Religion in Modern Society*. Macmillan: London.

Luckmann, T. (1999) 'The Religious Situation in Europe: The Background to Contemporary Conversions' *Social Compass* 46(3):251–258.

Luckmann, T. (2003) 'Transformations of Religion and Morality in Modern Europe' *Social Compass* 50(3):275–285.

Lukes, S. (1985) *Emile Durkheim, His Life and Work: A Historical and Critical Study*. Stanford University Press: Stanford, CA.

National Church Life Survey (2004) 'NCLS Research'. NCLS: Sydney South, NSW.

Pals, D.L. (1996) *Seven Theories of Religion*. Oxford University Press: Oxford.

Possamai, A. (2000) 'A Profile of New Agers: Social and Spiritual Aspects' *Journal of Sociology* 36(3): 364–377.

Roof, W.C. (1993) *A Generation of Seekers: The Spiritual Journeys of the Baby-boomer Generation*. Harper Collins: San Francisco.

Saucier, G. and Skrzypinska, K. (2006) 'Spiritual but Not Religious? Evidence for Two Dispositions' *Journal of Personality* 74(5):1257–1292.

Schieman, S.; Bierman, A. and Ellison, C.G. (2012) 'Religion and Mental Health' *Handbook of the Sociology of Mental Health*. Springer: Dordrecht. pp. 457–478.

Simpson, G. (1952) 'Editor's preface' in Simpson, G. (ed.) *Suicide: A Study in Sociology Routledge and Kegan*. Paul: London. pp. 9–12.

Stark, R. (1999) 'Secularization, R.I.P. (Rest in Peace)' *Sociology of Religion* 60(3):249–263.

Stifler, K.; Greer, J.; Sneck, W. and Dovenmuehle, R. (2005) 'An Empirical Investigation of the Discriminability of Reported Mystical Experiences Among Religious Contemplatives, Psychotic Inpatients, and Normal Adults' *Journal for the Scientific Study of Religion* 32(4):366–372.

Wood, M. (2007) *Possession, Power and the New Age: Ambiguities of Authority in Neoliberal Societies*. Ashgate: Aldershot.

Woodhead, L. (1993) 'Post-Christian Spiritualities' *Religion* 23:167–181.

Woodhead, L. (2013) 'New Forms of Public Religion: Spirituality in Global Civil Society' in Hofstee, W. and van der Kooij, A. (eds.) *Religion Beyond Its Private Role in Modern Society*. Koninklijke Brill NV: Leiden, The Netherlands. pp. 29–54.

第七章

乔治·赫伯特·米德：疾病的意义和自我

琳达·丽斯卡·贝尔格雷夫，凯西·卡麦兹（Linda Liska Belgrave，Kathy Charmaz）

赵忻怡 译

乔治·赫伯特·米德（George Herbert Mead）被公认为符号互动论之父。符号互动论为多个研究领域提供了新的理论方向。符号互动论是关于行为的动态理论，它以意义、能动性和过程为基础，向主张不变和稳定的社会结构理论提出了挑战，并广泛应用于慢性病的研究，本章关注的重点也在于此。

米德的理论已被广泛应用于各个方面，从社会心理学的结构形式到形而上学（Joas，1985）。我们将主要从经典的和现代的诠释出发来解释米德的理论，重点关注对疾病研究尤为有价值的三个相互关联的关键部分：意义和行动、自我的持续发展、时间。我们沿着生命进程的破坏和自我的丧失这两条路径，探索日益增长的关于慢性病的文献，来阐释符号互动论的价值。基于米德的理论，我们能通过研究慢性病患者如何理解和体验健康、疾病、照护以及与行动之间的关系，来处理能动性和结构之间的紧张关系。

人物简介

乔治·赫伯特·米德于 1863 年出生在马萨诸塞州，父亲是清教徒牧师，母亲任教于一家著名的预备学校（Mead and Mead，1938；Athens，2007）。米德 7 岁时，他的父亲成为奥伯林学院（后为奥伯林神学院）的教师。当米德还是一个小男孩时，他最大的兴趣是阅读和研究社会问题和社会关系（Mead and Mead，1938）。1883 年，米德从奥伯林学院毕业。尽管当时奥伯林学院提供的课程不多，但是米德在古典文学方面打下了坚实的基础，影响了他的整个职业生涯和培养了他的社会责任感，这些可以从他一生致力于社会改革反映出来（Joas，1985）。在奥伯林学院，米德和他的密友海伦·卡尔斯（Helen Castle）和亨利·卡尔斯（Henry Castle）[1] 之间产生了思想碰撞，这些思想碰撞是课程上所没有的。在米德的第一任妻子弗里达·斯坦纳（Frieda Steckner）因意外去世后，海伦成为了米德的第二任妻子。

奥伯林学院毕业后，米德在一所学校教书，但是不太愉快地结束了这份工作[2]。接着他开始做铁路勘探工和家庭教师，期间一直坚持大量阅读（Mead and Mead，1938）。1887 年米德进入哈佛大学，在那里他结识了威廉·詹姆斯（William James）[3]，1888 年他获得了哲学硕士学位。接下来，米德前往欧洲进一步研究哲学和心理学，在那里他继续着他和海伦·卡尔斯和亨利·卡尔斯的友谊（Mead and Mead，1938），师从著名的冯特（Wundt）（Athens，2007）和狄尔泰（Dilthey）（Joas，1985），也开始变得越来越关注政治。

虽然米德从未获得博士学位，但是 1891 年他进入密歇根大学任教。在那里，他和约翰·杜威的友谊对他产生了很大的影响（Athens，2007），尽管杜威对他的影响至今仍不明确（Joas，1997）。1894 年，杜威去了芝加哥大学，他也说服米德过去。接下来，米德在芝加哥大学一直待到 1931 年他去世。芝加哥大学和芝加哥这座城市对米德工作的重要性不可低估。芝加哥大学鼓励用科学来解决实际问题。比如，作为一个快速发展的工业城市，芝加哥聚集着大量没有技能的外来务工者（Joas，1985）。米德进入赫尔馆（Hull House）[4]，参与为妇女争取权益的斗争以及实用主义知识分子项目，这些都对他的理论和政纲产生了影响。

米德发表了很多文章，但从未将他的社会心理学理论呈现为一个凝练、单一的文本，在修改自己哲学理论的过程中，米德去世了（Morris，1938）。所以他的符号互动理论缺乏一个综合全面的理论陈述（Joas，1985）。被公认为米德最重要著作的书籍包括了未发表或未完成作品的汇编、一位参加他讲座的速记员的笔记以及其他材料，它们通常署名为米德，但是这种做法影响着这些书籍的阅读方式（Silva and Vieira，2011）。其中，《心灵、自我和社会》（*Mind，Self，and Society*）（1934）一书反映了米德社会心理学的主要体系。

实用主义哲学以及米德的思想有着广泛而深厚的根基，包括从古典希腊和希腊化时期的思想（Prus，2003）到达尔文的进化论中的原理（Reynolds，2003a）。早期的希腊

---

[1] 译者注释：海伦·卡尔斯和亨利·卡尔斯是兄妹。

[2] 译者注释：任期仅 4 个月，因为他将课堂上扰乱纪律的学生开除。

[3] 译者注释：威廉·詹姆斯，美国著名哲学家和心理学家。

[4] 赫尔馆：芝加哥的社会福利机构。

知识分子的关键概念，例如反射和过程的重要性，都出现在米德的理论中。他所接受的古典教育体现在他频繁引用亚里士多德［例如，1938 年的《行动的哲学》（*Philosophy of the Act*）］，普鲁斯（2003）通过符号互动论来阐释疾病研究的深刻性："人类所有的幸福或痛苦都表现为行为的形式"（Aristotle's Poetics 6）。受达尔文的行为是对环境的适应的观点的深刻影响，加上米德视人生为"过程和自然产生"的观念，催生了符号互动论（Reynolds，2003a：41）。通过苏格兰道德主义（Scottish Moralism），米德将对社会生活的理解作为自己的基本思想（Reynolds，2003a）。同样，德国唯心主义影响了实用主义者和符号互动论者的理解，即人们不是对某种"客观"现实做出反应，而是对他们自己创造和定义的世界做出反应（详情请参阅 Joas，1985）。

来自不同学科的实用主义者跨越了分析的不同层面，认为人具有内在社会性，同时也承认人的生物性和进化性（Meltzer 等，1975）。这种综合的方法预示着当代对具身化的兴趣、对遗传学的关注以及对联系不同层次人类经验的中观分析的关注。这种影响贯穿于米德的著作。虽然米德是符号互动论的主要理论家，但是将这一观点仅仅看作他一个人的成就是不正确的，也是对他个人成就的蔑视。因此，下面列出了其他人对符号互动论的贡献。

米德、意义和社会互动

米德提供了一个彻底的以社会和过程为导向的方法来分析个人和社会的基本统一性。他理解的个人是从社会中抽象出来的："必须有一个社会过程，才可能有个人（Mead，1934：189）"，"个人的行为只有通过他作为社会成员在社会中的行为来理解……"（Mead，1934：6）虽然米德将个人坚定地与社会相连，但是他也考虑到了人类是生物有机体，尤其是人类进化的能力（详见 Mead，1934）。

乔斯（1985：33）把米德的思想归纳为三个主题：

对科学理性无限前景的信心；将"思想"和"精神"扎根于生物体的努力；阐述一个将自我视为社会起源的主体间性理论。

他将自己对米德思想的解读提炼为"实用性的互为主体性"（practical intersubjectivity）这一概念，阐释米德发现了（微观的）行为理论和（宏观的）结构理论之间的明显矛盾，是忽略了人类能动性。

意义和行为

意义和社会互动是米德的理论中不可分割的一部分。意义是实际的，与产生行为的具体情况和定位相连。意义既不是固有的现象，也不是某种形而上的东西，但它存在于互动中。

意义是……社会行为的某些阶段之间的关系；它不是行为之外的物理性的附加，也不是传统认为的"想法"……物体由意义的形式构成，意义产生于社会过程中的经验和通过对另一个（行动者）的反应和行为的相互适应的行为中（Mead，1934：76-77）。

因此，意义是自然而然产生的，存在于经验之中。它从社会行为发展出来，同时又体现在社会行为之中。意义塑造我们的行为。我们的经验赋予作为自我的世界意义，同时又与自我的世界互动。

自　我

米德关于自我的概念可能比他著作中的其他部分被引用得更多（Athens，2005），通常用于关于疾病的研究中。自我，作为人类能动性的载体，本质上是社会性的。自我不是天生的，而是产生于社会互动（Mead，1934：140）。自我是一个反射性的社会结构，既是主体又是客体。主体代表了人的自发的、冲动的倾向，也是行动者能量的无意识的火花（Reynolds，2003a：75）；它有生物学基础，同时"具有自由感和主动性"（Mead，1934：177）。客体方面由他人的观点、定义和期待组成，或单一或集体，根据情况而定（Reynolds，2003a：75）。这是指"（这个人的）自我被意识到"（Mead，1934：175）。人们从他人的观点间接地体验他们自己（特定地或笼统地）（Mead，1934：138）。自我也是一个过程，在主体和客体之间持续的对话。这种反射性自我过程是主动的，是人类能动性的来源，让其有能力去指挥他们的行动、做出决策以及在所处环境中扮演自己的角色（Weigert and Gecas，2003：280）。"主体间性是个人和群体的相互依赖，在互动过程中个体并不是这个群体的一个复制品，而是在行为中形成自我"（Dodds 等，1997：498）。自我包涵了关于我们是谁、我们怎样适应社会等的意识。

时　间

除了这些贡献，米德（1932）关于时间的观点否认了传统关于时间和历史的观点。在米德看来，现实存在于当下，因此是与众不同的。我们通过现在的眼睛去回顾过去和展望未来。米德认为，过去和未来都取决于现在，现在给予一个框架去定义和理解过去和未来。如果用现在的观点重建过去，过去总是存在被重新解释的可能性（Maines 等，1983）。同样，预期的未来也是来源于人们对现在的理解。当我们体验当下的自我时，我们同时有一种对过去和未来的自己的意识，这也是慢性疾病患者生活中经常出现的一个问题。这些观点补充了米德对于意义和自我建设的过程性的解释。

符号互动论

我们所知道的许多有关符号互动论的东西都是来源于米德去世后出版的编辑作品《心灵、自我和社会》（1934），以及他的学生赫伯特·布鲁默（Herbert Blumer）（也是符号互动论的主要倡导者和定名者）的著作，尤其是《符号互动论：观点和方法》（*Symbolic Interactionism：Perspective and Method*）（1969）。虽然它们可以被重新解释和批判（如 Athens，2005；Puddephatt，2009；Huebner，2012），但是它们提供了关于符号互动论的核心理解。我们关注这一核心理解，特别是这一概念在健康和疾病研究中的应用。我们的回顾既不全面也不是最权威的，但米德的理论为我们提供了一个视角，结合针对当代的一些讨论，可以为理论深化和新研究带来灵感。

为了论证米德所处的实用主义环境，我们注意到一些由其他学者提出的符号互动论的思想，但是早期对这些核心观点的描述中，这些人的贡献并未被提及。米德的作品清晰地反映了这些思想的一部分，而其余部分在后来也被整合。例如，杜威认为"现实"不是内生的，而是由人、他们所处的环境以及思维方式构成的整体，他指出有意义的存在是基于人的语言（Meltzer 等，1975）。米德认为，语言是第一个、也是最重要的社会制度（Athens，2007）。詹姆斯认为，社会为在符号互动中表达人类创造力提供了手段（Meltzer 等，1975）。W.I. 托马斯（W.I. Thomas）和多萝西·斯维恩·托马斯（Dorothy Swayne Thomas）提出，"（如果）（人们）将情境定义为真实的，他们的结果是真实的"（1928：571-572）。查尔斯·霍顿·库利（Charles Horton Cooley）对符号互动论的贡献是"镜中我"——我们通过反思他人对自己的看法和评价来认识自己。当代符号互动论吸收了库利将个人和社会视为"同一硬币的两面"的观点（Reynolds，2003b：61）。

米德的著作被认为与不同学科和视角的社会理论家的观点具有兼容性，包括阿尔弗雷德·舒茨（Alfred Schutz）、安东尼·吉登斯（Anthony Giddens）、尤尔根·哈贝马斯（Jürgen Habermas）和兰德尔·柯林斯（Randall Collins）。一些观点兼容的，甚至类似的学者引用了米德，但是其他人则忽略了他的作品（见 Joe，1997）。尽管如此，符号互动论主要是建立在米德的工作基础上的理论观点，也是将他的思想用于健康和疾病理论和研究的主要手段。

意义的社会性的、交互性的和过程性的属性塑造了这个观点。布鲁默（1969：2）在其经常被引用的关于符号互动论的著作中将之清晰阐释为：

1．人类对一些事情采取行动，是基于这些事情对他们的意义。

2．这些事情的意义来源于、或者起于个人和他同伴的社会互动。

3．这些意义在一个解释的过程中被操纵或改良，人们通过这个过程处理他们遇到的事情。

Puddephatt（2009）反对布鲁默的观点，他认为布鲁默的解释太社会性了，没有重视米德将机体-环境之间的交互作用作为意义的一个来源这一观点。Charmaz（1980）和Snow（2002）均指出，每个人以想当然的方式行动，直到他们的行为被中断或出现问题。然后他们才参与到一个明确的解释过程中。

布鲁默在他的基本预述的基础上，他通过提出"根图像（root images）"（1969）这一术语，呈现了符号互动论的核心。首先，布鲁默指出社会"存在于行动中，也必须以行动的方式被看见"（1969：6）。因此，研究社会的其他方式，如研究文化规范、价值观等等，或社会结构作为位置、角色等，只检查了行为的结果而忽略了行为本身。因为"社会由个人的互动组成"（Blumer，1969：7），个人将他们的行为与他人的行为相适应的过程中，互动是问题的核心。为了确保有效性和可解释性，每个行动者（演员）都必须考虑对方的观点（Blumer，1969：9）。解释行为（自己的以及其他人的）需要依赖符号作为这个过程的固有部分。虽然非符号的交互作用（例如，在公交车上移动以免撞到别人）也会发生，但是大多数社会互动是符号性的。这是布鲁默的主要兴趣，尽管其他人更多地关注不显著的和（或）常规的交互作用（如，Puddephatt，2009；Daanen and Sammut，2012）。

人们生活在一个由物理的、社会的和抽象的物体组成的世界，这些物体都是由人创造的。这些物体的本质，无论多么具体或抽象，都在于他们的意义，这些意义来自行动者和与他们互动的人的定义。这些意义告诉行动者如何看待和对待这些物体（Blumer，1969：10-12）。即使是常规的、想当然的意义，都是社会性的产物，由参与者的预期行为定义（Daanen and Sammut，2012）。

这些"根图像"在行动中聚集在一起。为了在这个世界上行动和指导自己的行为，人必须理解这个世界（Blumer，1969：15-16）。因此，为了理解人类的行为，我们必须研究定义的过程。最好的方式是将行为作为联合的或集体的行为进行检查，而不能简化为个体行动的叠加。联合的或集体的行为与个人行为是截然不同的，因为多个行动者的行动通过社会互动而连接（Blumer，1969：16-20）。甚至连反复发生的、重复的、相对可预测的社会行动的模式，都需要行动者来解释行动，并且有被强化的可能性（如果这些常规模式被延续）或改变（如果没被延续）。当我们将这个过程延伸到大型的、复杂的惯例化互动的社会网络，我们可能会将它们误解为一定程度上独立存在于行动者（演员）和行动的自我运营的体制。然而，布鲁默提醒我们，这个体制起作用，是因为"人们以不同的出发点做事，他们所做的事是他们如何定义他们行动的情境的一个结果"（Blumer，1969：19）。

米德对社会机制的关注有点被遗忘了，因为当代理论家们致力于将微观层面的互动连接到宏观层面的社会。Athens（2005）提醒我们，米德将机制看作交互作用的一种特殊形式，提出了机制的层级，最底部是语言，顶部是科学。这些机制尽可能地以结构的形式表现，他们是过程，且不独立存在于由行动构成的自我之外。例如，和制度化的社会行为相抵触的冲突可以促使行动者修改机制，随之进而改变自我和社区（Athens，2005）。Katovich 和 Maines（2003）建议关注相互作用的互动模式，这些模式将社会作为框架，从不同层面分析有组织的、不确定的、解释性行为。Martin（2005）提出这个完整的循环提醒学者们，米德谈到国家以及自我的反思，使这一问题得到圆满解决。我们认为，重新结合米德的这一理论可以丰富当前关于健康、疾病和药物的社会学研究。

慢性疾病作为社会和医学问题的发展

如果要了解米德的观点如何影响慢性疾病的研究，我们需要了解它出现的背景。这个领域产生于 20 世纪 60 年代和 20 世纪 70 年代，当医学社会学成为社会学中的一个专门的研究领域。根据弗兰·科利耶（Fran Collyer）（2012）的观察，医学社会学的发展与社会学作为一门学科的产生和制度化是交织在一起的。在英国和澳大利亚，医学社会学这一学科主要出现于第二次世界大战后，而它早在 20 世纪初就在美国出现，但是发展得比较缓慢。科利耶（Collyer）（2012）指出，在 20 世纪 60 年代：①结构 - 功能主义的主导地位在美国减弱；②医学中的社会学和医学的社会学之间的区别在美国和英国凸显；③对"医学模式"的批判开始出现。从患者的角度而不是从医生的角度研究慢性疾病随着上述变化产生，并在美国和英国扎根。

医学社会学家将流行病人口学归功于历史学家阿卜杜勒·R·奥姆兰（Abdel R. Omran）（1971），他将发达国家从急性疾病到慢性疾病的"流行病学转变"理论化（同样可见于 Omran，2005），尽管他更多的研究兴趣是探索生育率下降的问题（Weisz and Olszynko-Gryn，2010）。奥姆兰（Omran）的流行病学转变理论在 20 世纪 90 年代风靡。这种转变表现为预期寿命增加，婴幼儿和孕产妇死亡率降低，女性的预期寿命比男性要长。同时，死于急性疾病的人数减少，因此在西方社会，随着人口老龄化，慢性病的发病率逐渐增长。修正主义者将奥姆兰的理论应用在非西方社会，引起了一些批评和改进，同时也得到了赞扬（即对慢性疾病出现的有用的解释）。慢性疾病是全世界面临的一个问题，但是流行病学家从更广泛的视角看待它的重要性，而不仅仅是从寿命的视角。研究非西方社会的流行病学家将生活方式视为导致慢性疾病的原因，同时一些人对贫困及其导致的健康不平等问题表示担忧（参见，如 Ramahi 等，2010）。流行病学家开始以医学里的定义为立足点来研究慢性疾病，因此，他们是从"外部"来进行研究的。质性研究者持续地研究患病对人们意味着什么以及人们患病的体验。因此，他们从"局内人的观点"研究病患。这些社会学家将"慢性病痛（chronic illness）"和"慢性疾病（chronic diseases）"区分开来。"慢性病痛"一词是指人关于患病的主观的和社会的体验，不管是否被医学诊断确认。相比之下，"慢性疾病"意味着具有基于病理情况的公认的医学指征。因此，有人可能在未经疾病诊断的情况下经历疾痛，相反，有人可能患有疾病，但没有体验到病痛。

流行病学家早就意识到，弱势群体的慢性健康问题通常具有更为年轻化、人数更多、结果更可怕的特点。最近几十年来，这种卫生不公平现象引起了越来越多的关注，有多种原因可以解释，包括可及资源、社会资本、文化等（例如，Kawachi，2010；Lahelma，2010），文化通常是"不确定差异"的委婉说法（Bradby and Nazroo，2010）。Link and Phelan（2010：5）将社会背景作为根本的原因，因为当人们面临健康威胁，一些人可以"调配广泛的资源……它可以在不同的时间和地点被个别地或集体地使用，用以避免疾病和死亡"。这样的工作主要通过从"外部"接近慢性（或其他）症状来进行。现在是时候由符号互动论者呈现如何从"内部"促进这一调查。

米德和慢性病的研究

米德的社会心理学在美国早期致力于将慢性病、残疾和临终的社会建构和体验理论化，形成了一个无声的却又明显的背景（如，Davis，1963；Glaser and Strauss，1965，1968）。他的社会心理学成为芝加哥学派的基础，它影响着互动论医学社会学家如何观察自我、意义和交互作用。这些传统促使了第二代芝加哥学派的发展，其中一些人是前沿的医学社会学家。米德的重要性在于他的工作产生的知识传承和对其的直接依赖。新生代的医学社会学家采用了米德的研究视角、方法和重点，但是他们通常引用第二代芝加哥学派和他们学生的观点，而不是米德。此外，20世纪60年代的引用习惯也导致了对米德观点的极少引用，这掩盖了米德对许多第二代芝加哥学派社会学家以及受他们启发的社会学家的重大影响。

尽管如此，米德影响了早期研究医学社会学的美国民族志学者，这些学者认为塔尔科特·帕森斯（Talcott Parsons）（1951）的患者角色理论具有局限性。这个概念将一个抽象的医患关系理论化地放到一个急性疾病的模型中，因此不适用于慢性疾病和残疾的情况（参见，如 Davis，1963；Roth，1963；Freidson，1970）。患者角色假设患者做出理性决策和遵从医嘱而痊愈，同时患者在康复期间被合法地免除正常人的角色。这些学者的文章很明显地反对帕森斯的观点，但是也没有明显地表示出对米德的赞同。

相反，米德的影响在早期医学社会学家的研究方法、概念化和论证中显而易见。他们研究社会行为者以及意义和行为之间的动态关系。帕森斯认为，民族志和质性研究与对制度关系的结构性分析有着不同的起点和立场。民族志学者研究了自然环境中的生活，观察到对于患病、治疗、不确定性和康复的不同定义在健康服务专业人士和患者之间的社会互动中产生，这些定义可能存在争议。芝加哥学派对《死亡意识》（*Awareness of Dying*）（Glaser and Strauss，1965）、《白衣男孩》（*Boys in White*）（Becker 等，1961）和《医生职业》（*The Profession of Medicine*）（Freidson，1970）等著作进行了探究。

米德的一个观点成为研究慢性病患者的日常生活以及他们的意义和行为的基础。这种关注始于 20 世纪 60 年代的一些作品，例如《穿越危机：脊髓炎患者及其家人》（*Passage through Crisis：Polio Victims and Their Families*）（Davis，1963）、《时间表：构建医院治疗和其他职业中的时间》（*Timetables：Structuring the Passage of Time in Hospital Treatment、Other Careers*）（Roth，1963），通过《慢性病与生活质量》（*Chronic Illness and the Quality of Life*）（Strauss and Glaser，1975）迅速发展。之后，归纳性的质性研究，例如《患癫痫：疾病的体验与控制》（*Having Epilepsy：The Experience and Control of Illness*）（Schneider and Conrad，1983）和《作为生命进程破坏的慢性病》（*Chronic Illness as Biographical Disruption*）（Bury，1982）的假设和米德的观点一致。通过研究慢性病，社会学家证实慢性病的治疗采取与急性疾病不同的形式。人们一生中只有一小部分时间是患者（Conrad，1987）。带着慢性病生活成为了患者的目标，而不是努力治疗和对抗疾病。自 20 世纪 60 年代到 80 年代，管理日常生活、控制症状、避免病耻感在人们的生活和慢性病的质性研究中占据优先地位（Fagerhaugh，1975；Reif，1975；Strauss and Glaser，1975；Schneider and Conrad，1980，1983）。Schneider 和 Conrad（1980：92）的一个受访者表示，她的父母坚持认为她的癫痫诊断应该保密："不能告诉任何一个人。我也不能告诉住在隔壁的祖父母。我不能告诉我的表亲、我最好的女友。"

从管理日常生活到慢性疾病对自我、身份和生命进程的意义的转变，这种转变将米德的社会心理学或和他具有一致观点的社会心理学更明确地带入研究范围。伯里的研究（1982；同样参见 Locock and Ziebland，本书第 37 章）反映了后者，而卡麦兹（1983，1991，1995，2011）、科尔宾（Corbin）和斯特劳斯（Straus）（1987、1988）的观点则是建立在米德的研究基础上的。

米德认为，自我的发展、维护和改变是一个社会过程。自我随着人的行为变化而发展，并解释人们的生活和世界。慢性病令中产阶级的生活受挫，也促使他们重新评价他们的自我、身份和生命进程。卡麦兹（1991：243-244）采访的一位男士说，"就我过去常做的事、工作而言……我现在可能再也做不到了"，但他试图看到积极的一面："这是一个难得的机会，你不得不坐下来，以平和的状态看待事物，而不是以前那种我们为自己创造的激烈竞争的人生状态。"

对穷人而言，慢性疾病可能是一系列的不幸中的另一种，而且如果是这样的话，这种不幸一定程度上与早年生活的不幸相延续，这也不会引起穷人们太多的惊讶（Cornwall，1984；Abraham 1993）。贫困、家庭危机和法律问题都可能超越慢性疾病引发的问题（Charmaz，1991），即使这种疾病可能危及生命（Ciambrone，2001）。然而早期的文献，将休克诊断和（或）经历毁坏性的症状作为分析的起点。研究人员分析这些事件对经历它们的人意味着什么 [和布鲁默（1969）关于意义的前提的观点是一致的]。

经历严重的慢性病可能对某些人来说会有所收获——比如洞察力、个人品质、更强的关系、新获得的感激之情，也可能对那些原本健康状况良好的人来说是巨大的损失。这样的收获和损失会影响患者关于自我和身份的认识。不论发生突然、或持续多年，慢性病患者丧失一些重要的东西——比如身体功能、角色和关系、活动，以及失去时间。身份是建立在行动和定义上的。当自我的主观意识和对个体的社会分类存在差异时，意义的问题就被凸显了出来。米德对行动和意义的关注，催生了这些意义的发展和后果的追踪研究。具体地研究慢性病如何入侵一个人的生活，将重新定义自我。进行自我照顾的常规流程通常比生病之前需要更多的时间、力气和帮助。一位患有多发性硬化症的女性说：

> 病情加重的时候，我通常需要躺下，每天休息 2 小时。这个时候，我也需要更多的睡眠，我每晚需要睡 12 小时。也正因为这些事情，我白天的时间也缩短了……。此外，因为我做事情需要花更长的时间，白天的时间又缩短了。这样的情况下，我的时间基本完全受到症状恶化的影响（Charmaz，1991：54）。

慢性疼痛所带来的不仅仅是功能性的损伤。一位老年移民因关节炎而几乎无法行走，他虽然找到了在日常生活中如何自理的方法，但是仍然无法摆脱痛苦：

> 有时我会哭。但是也不是所有的时间，但有时还是会痛。医生说，疼痛不会消失。我为买阿司匹林花钱，它有一些作用（Belgrave，1990：488）。

因此，当慢性病患者意识到他们身体的功能、速度、耐力和效率都被削弱后，这不仅意味着他们的身体发生了改变，而且他们关于自我的认识也会发生变化。

米德认为身体和自我是分开的。然而，与他的思想一致的观念是：对一个人的身体进行社会性的和主观性的解释会带来不同的结果。与生命进程的破坏和自我的丧失相关的研究文献，无论作者是否承认米德，都把自我作为一个过程和一种结构。相对而言，较少作者对慢性病的分析是明确地建立在米德的基础上（但是参见 Charmaz，1991，1995；

Adams 等，1997；Lombardo，2004；Hubbard 等，2010）。相反，许多作者依赖于迈克·伯里（Michael Bury）（1982）的经典文章"作为人生进程破坏的慢性病"，和（或）凯西·卡麦兹（Kathy Charmaz）（1983）的"自我的丧失：慢性病患者的痛苦的基本形式"。因此，我们将探讨这两篇文章为慢性病研究的意义。

伯里和卡麦兹关于疾痛的社会心理学研究

伯里（Bury）认为，他所提的生命进程的破坏概念是基于患者过去和现在生活之间的断裂，而且旨在超越当代学者关于疾痛的管理的描述。伯里引用了传统的符号互动论，但他旨在提出关于疾痛经验的理论。为此，他明确地对吉登斯（1979）的彻底破坏性危急情境的概念进行延伸，而不是依赖于米德的研究。从那时起，学者们将他的作品视为符号互动论的一部分（Hubbard 等，2010）或是对其的补充（Lawton，2003；Pierret，2003）。

伯里论证的逻辑建立在破坏无处不在的观点之上。他认为慢性疾病破坏了人们的生活，破坏了人们对生活和所处的世界的设想。以前那些确定性的东西变得不确定了。当面对死亡的时候，先前对于未来生活的信念开始消减。失去和痛苦成为最直接的现实。先前没什么问题的身体现在不得不面对许多新的、不受欢迎的问题。健康衰退可能会破坏独立性和损坏之前的互惠关系。因此未预料到的生命进程任务出现了，因为损失和不确定性触发了人们反思他们的未来、重新审视他们对自己和生活的设想。后来的许多研究，包括卡麦兹（1991、1995），都向伯里的假设提出疑问，慢性疾病何时、如何、为谁以及多大程度上是一种生命进程的中断（如 Carricaburu and Pierret，1995；Williams，2000；Ciambrone，2001；Pierret，2007；Gisquet，2008；Hinojosa 等，2008；Locock 等，2009）。

生命进程的破坏概念突出强调了慢性病的时间、不确定性和连锁效应如何影响个人和家庭生活。这个概念符合米德的观点：作为人类，我们拥有语言，因此我们可以与自己互动，也因此可以评价我们的行为并评估自己。在伯里的文章出现后不久，斯特劳斯等（1984），以及后来的科尔宾（Corbin）和斯特劳斯（Strauss）（1988）将生命进程问题作为慢性疾病的重要附带问题。他们的研究展示了米德的影响力，并将生命进程与自我的重建联系起来。Corbin 和 Strauss（1987：257-259）将回顾、重新评估和重新聚焦生活视为重建关于自我和身份的生命进程的方式，也是接受"衰退的身体"的方式。他们认为人们是通过身体经验形成自我概念的。

这些主题也出现在卡麦兹（Charmaz）的作品中，尽管她讨论了身体和自我之间不断变化的关系（1995），并认为破坏是人们经历疾病的几种方式之一（1991）。像伯里一样，她开始从理论上探讨慢性病患者的自我丧失和疾病所带来的不确定性的后果，而不再关注疾病管理问题（如，Charmaz，1983，1987，1991，1995，2011）。在1983年的一篇文章中，她将自我的丧失直接与痛苦联系起来，并展示了丧失之前的自我形象、身份和存在方式如何造成痛苦。分析自我的丧失和痛苦，不仅讨论了不确定性和生命进程的不连续性，而且使脆弱性、风险、耻辱（Pescosolido，本书第18章）、具体化（Albrecht；Rudge；本书第38章和32章）和情感成为研究的焦点。慢性疾病导致身体、自我和身份之间出现紧张关系，而且这种紧张关系伴随着每一段破坏性事件或社会状况的恶化都会重新出现（Charmaz，1995：659）。在这些时候，患有慢性疾病的人将会失去他们之前所定义或假设的身体和自我之间的任何程度的统一性。一位女士说：

> 我觉得，即使是一点点的紧张——我都需要逼迫自己。过去很容易、没有任何压力就能完成的事情，现在对我来说都是一个挑战了。现在我真正意识到了这一点（Charmaz，1995：662）。

当疾病继续发展但是病情长期稳定时，这种变化的标志常常在记忆中消失。然而，这种时刻可能会成为直接的转折点，标志着人们试图卷土重来，并以某种方式重新获得有价值的自我（Charmaz，1987，2011）。

结　论

符号互动论和相关观点已被广泛用于分析慢性病患病经历的不同方面。然而，符号互动论的潜力还没有被充分挖掘出来。米德理论明显的局限性或许在于，如何应用他的理论、如何发展实证研究的调查路线。正如彼得·康拉德（Peter Conrad）（1987：12）指出的那样，我们必须区分生命进程问题与身份问题，这样可以恢复日常的行为互动，以保护公众身份，避免对自我造成伤害。问题变成了：在什么时候做周期性的努力使得成功的身份工作成为生命进程重建的一部分？在什么时候，它成为共同关心的问题并导致改变？当医学社会学在全球范围内兴起，这些问题必须置于他们的社会、经济、文化和世俗性背景中考虑。研究者利用米德的社会心理学研究慢性病患者的能动性和行为，将他们的研究贴上发达国家的印记。然而，全世界的研究者也可以运用米德的行动、意义和时间理论逻辑，研究多样化的本土群体和更大规模的人群，从而在各地丰富和发展我们的理论。

展望未来的社会心理学，我们提出，符号互动论可以作为检视尚未解决的卫生不平等问题的概念性工具。符号互动论将结构性不平等放入社会过程中进行分析。迈克尔·施瓦贝尔（Michael Schwalbe）等学者（2000）用互动理论分析生育不平等问题，为类似的分析提供了参考。具体来说，"例如，我们不是问：'种族对（健康）有什么影响？'——好像我们已经知道什么是'种族'而且它在世界各地都是一样的——而是问，'人们是如何思考、感受和行动的，以至于产生了（疾病）不平等的问题，无论是有意还是无意的。'"（Schwalbe 等，2000：441）。为了推进社会公正研究，卡麦兹（Charmaz）（2005：522）建议关注意义、过程和行为，以揭示个人的经验和社会结构是如何结为一体的。谁还能比符号互动论者更好地探究过程不平等和疾病的问题？

参考文献

Abraham, L.K. (1993) *Mama Might Be Better Off Dead: The Failure of Health Care in Urban America.* University of Chicago Press: Chicago.

Adams, S.; Pill, R. and Jones, A. (1997) 'Medication, Chronic Illness, and Identity: The Perspective of People with Asthma' *Social Science and Medicine* 45(2):189–201.

Aristotle, *Poetics*, 6. 1450a. 15–17.

Athens, L. (2005) 'Mead's Lost Conception of Society' *Symbolic Interaction* 28(3): 305–325.

Athens, L. (2007) 'Mead, George Herbert (1863–1931)' in Ritzer, G. (ed.) *Blackwell Encyclopaedia of Sociology.* Blackwell Publishing. Blackwell Reference Online. 22 May 2013 http://www.blackwellreference.com/subscriber/tocnode.html?id-g97814 05124331_ss1-56.

Becker, H.; Greer, B.; Hughes, E.C. and Strauss, A. (1961) *Boys in White*: *Student Culture in Medical School.* University of Chicago Press: Chicago.

Belgrave, L.L. (1990) 'The Relevance of Chronic Illness in the Everyday Lives of Elderly Women' *Journal of Aging and Health* 2(4):475–500.

Blumer, H. (1969) *Symbolic Interactionism: Perspective and Method.* University of California Press: Berkeley, CA.

Bradby, H. and Nazroo, J.Y. (2010) 'Health, Ethnicity, and Race' in Cockerham, W.C. (ed.) *The New Blackwell Companion to Medical Sociology.* Blackwell: West Sussex, UK. pp. 113–129.

Bury, M. (1982) 'Chronic Illness as Biographical Disruption' *Sociology of Health and Illness* 4(2):167–182.

Carricaburu, D. and Pierret, J. (1995) 'From Biographical Disruption to Biographical Reinforcement: The Case of HIV-Positive Men' *Sociology of Health and Illness* 17(1): 65–88.

Charmaz, K. (1980) *The Social Reality of Death.* Addison-Wesley: Reading, MA.

Charmaz, K. (1983) 'Loss of Self: A Fundamental Form of Suffering in the Chronically Ill' *Sociology of Health and Illness* 5(2):168–195.

Charmaz, K. (1987) 'Struggling for a Self: Identity Levels of the Chronically Ill' in Conrad, P. and Roth, J. (eds.) *Research in the Sociology of Health Care, The Experience of Chronic Illness* 6. JAI Press: Greenwich, CT. pp. 283–321.

Charmaz, K. (1991) *Good Days, Bad Days: The Self in Chronic Illness and Time.* Rutgers University Press: New Brunswick, NJ.

Charmaz, K. (1995) 'The Body, Identity and Self' *The Sociological Quarterly* 36: 657–680.

Charmaz, K. (2005) 'Grounded Theory in the 21st Century: Applications for Advancing Social Justice Studies' in Denzin, N.K. and Lincoln, Y.E. (eds.) *Handbook of Qualitative Research*. Third edition. Sage: Thousand Oaks, CA. pp. 507–535.

Charmaz, K. (2011) 'A Constructivist Grounded Theory Analysis of Losing and Regaining a Valued Self' in Wertz, F.J.; Charmaz, K.; McMullen, L.J.; Josselson, R.; Anderson, R. and McSpadden, E. (eds.) *Five Ways of Doing Qualitative Analysis: Phenomenological Psychology, Grounded Theory, Discourse Analysis, Narrative Research, and Intuitive Inquiry*. Guilford: New York. pp. 165–204.

Ciambrone, D. (2001) 'Illness and Other Assaults on Self: The Relative Impact of HIV/AIDS on Women's Lives' *Sociology of Health and Illness* 23(4):517–540.

Collyer, F.M. (2012) *Mapping the Sociology of Health and Medicine: America, Britain and Australia Compared*. Palgrave Macmillan: Houndmills, Basingstoke.

Conrad, P. (1987) 'The Experience of Illness: Recent and New Directions' in Roth, J.A and Conrad, P. (eds.) *Research in the Sociology of Health Care: The Experience and Management of Chronic Illness* 6. JAI: Greenwich, CT. pp. 1–31.

Corbin, J.M. and Strauss, A. (1987) 'Accompaniments of Chronic Illness: Changes in Body, Self, Biography and Biographical Time' in Roth, J. and Conrad, P. (eds.) *Research in the Sociology of Health Care 6: The Experience of Chronic Illness*. JAI Press: Greenwich, CT. pp. 249–281.

Corbin, J.M. and Strauss, A. (1988) *Unending Work and Care: Managing Chronic Illness at Home*. Jossey-Bass: San Francisco, CA.

Cornwall, J. (1984) *Hard-Earned Lives: Accounts of Health and Illness from East London*. Tavistock: London.

Daanen, P. and Sammut, G. (2012) 'G.H. Mead and Knowing How to Act: Practical Meaning, Routine Interaction, and the Theory of Interobjectivity' *Theory and Psychology* 22(5):556–571.

Davis, F. (1963) *Passage through Crisis: Polio Victims and Their Families*. Bobbs-Merrill: Indianapolis, IN.

Dodds, A.E.; Lawrence, J.A. and Valsiner, J. (1997) 'The Personal and the Social' *Theory and Psychology* 7(4):483–503.

Fagerhaugh, S. (1975) 'Getting around with Emphysema' in Strauss, A.L. (ed.) *Chronic Illness and the Quality of Life*. Mosby: St Louis, MO. pp. 99–107.

Freidson, E. (1970) *Profession of Medicine: A Study of the Sociology of Applied Knowledge*. Harper and Row: New York.

Giddens, A. (1979) *Central Problems in Social Theory*. Macmillan: London.

Gisquet, E. (2008) 'Cerebral Implants and Parkinson's Disease: A Unique Form of Biographical Disruption' *Social Science and Medicine* 67(11):1847–1851.

Glaser, B.G. and Strauss, A.L. (1965) *Awareness of Dying*. Aldine: Chicago.

Glaser, B.G. and Strauss, A.L. (1968) *Time for Dying*. Aldine: Chicago.

Hinojosa, R.; Boylstein, C.; Rittman, M.; Hinojosa, M.S. and Faircloth, C.A. (2008) 'Constructions of Continuity after a Stroke' *Symbolic Interaction* 31(2):205–224.

Hubbard, G.; Kidd, L. and Kearney, N. (2010) 'Disrupted Lives and Threats to Identity: The Experiences of People with Colorectal Cancer within the First Year Following Diagnosis' *Health* 14(2):131–146.

Huebner, D.R. (2012) 'The Construction of *Mind, Self, and Society*: The Social Process Behind G.H. Mead's Social Psychology' *J of the History of the Behavioral Sciences* 48(2):134–153.

Joas, H. (1985) *G.H. Mead: A Contemporary Re-Examination of His Thought*. MIT Press: Cambridge, MA.

Joas, H. (1997) 'George Herbert Mead and the Renaissance of American Pragmatism in Social Theory' in Camic, S. (ed.) *Reclaiming the Sociological Classics: The State of the Scholarship*. Blackwell: Malden, MA. pp. 262–281.

Katovich, M.A. and Maines, D.R. (2003) 'Society' in Reynolds, L.T. and Herman-Kinney (eds.) *Handbook of Symbolic Interactionism*. AltaMira: Walnut Creek, CA. pp. 289–306.

Kawachi, I. (2010) 'Social Capital and Health' in Bird, C.E.; Conrad, P.; Fremont, A.M. and Timmermans, S. (eds.) *Handbook of Medical Sociology*. Sixth edition. Vanderbilt University: Nashville, TN. pp. 18–32.

Lahelma, E. (2010) 'Health and Social Stratification' in Cockerham, W.C. (ed.) *The New Blackwell Companion to Medical Sociology*. Blackwell: West Sussex, UK. pp. 71–96.

Lawton, J. (2003) 'Lay Experiences of Health and Illness: Past Research and Future Agendas' *Sociology of Health and Illness* 25(3):23–40.

Link, B. and Phelan, J. (2010) 'Social Conditions as Fundamental Causes of Health Inequalities' in Bird, C.E.; Conrad, P.; Fremont, A.M. and Timmermans, S. (eds.) *Handbook of Medical Sociology*. Sixth edition. Vanderbilt University: Nashville, TN. pp. 3–17.

Locock, L.; Ziebland, S. and Dumelow, C. (2009) 'Biographical Disruption, Abruption and Repair in the Context of Motor Neurone Disease' *Sociology of Health and Illness* 31(7):1043–1058.

Lombardo, A.P. (2004) 'Anatomy of Fear: Mead's Theory of the Past and the Experience of the HIV/AIDS "Worried Well" ' *Symbolic Interaction* 27(4):531–548.

Maines, D.R.; Sugrue, N. and Katovich, M. (1983) 'The Sociological Import of G. H. Mead's Theory of The Past' *American Sociological Review* 48(2):161–173.

Martin, J. (2005) 'Perspectival Selves in Interaction with Others: Re-Reading G.H. Mead's Social Psychology' *Journal for the Theory of Social Behavior* 35(3):232–253.

Mead, G.H. (1932) *The Philosophy of the Present*. A.E. Murphy, ed. University of Chicago Press: Chicago.

Mead, G.H. (1934) *Mind, Self, and Society from the Standpoint of a Social Behaviorist*. C.W. Morris, ed. University of Chicago Press: Chicago.

Mead, G.H. (1938) *The Philosophy of the Act*. C.W. Morris, (ed.) University of Chicago Press: Chicago.

Mead, H.C.A. and Mead, I.T. (1938) 'Biographical Notes' in G.H. Mead (ed.) *The Philosophy of the Act*. University of Chicago Press: Chicago. pp. xxv–xxix.

Meltzer, B.N.; Petras, J.W. and Reynolds, L.T. (1975) *Symbolic Interactionism: Genesis, Varieties and Criticism*. Routledge and Kegan Paul: London.

Morris, C.W. (1938) 'Preface' in Mead, G.H. *Mind, Self, and Society from the Standpoint of a Social Behaviorist*. University of Chicago Press: Chicago. pp. v–vii.

Omran, A.R. (1971) 'The Epidemiologic Transition: A Theory of the Epidemiology of Population Change' *Milbank Memorial Fund Quarterly* 49(4):509–538.

Omran, A.R. (2005) 'The Epidemiologic Transition: A Theory of the Epidemiology of Population Change' *Milbank Quarterly* 83(4):731–757.

Parsons, Talcott (1951) *The Social System*. Free Press: Glencoe, IL.

Pierret, J. (2003) 'The Illness Experience: State of Knowledge and Perspectives for Research' *Sociology of Health and Illness* 25(3):4–22.

Pierret, J. (2007) 'An Analysis over Time (1990–2000) of the Experiences of Living with HIV' *Social Science and Medicine* 65(8):1595–1605.

Puddephatt, A. (2009) 'The Search for Meaning: Revisiting Herbert Blumer's Interpretation of G.H. Mead' *American Sociologist* 40:89–105.

Prus, R. (2003) 'Ancient Forerunners' in Reynolds, L.T. and Herman-Kinney (eds.) *Handbook of Symbolic Interactionism*. AltaMira: Walnut Creek, CA. pp. 19–38.

Ramahi, T.; Khawaja, M.; Abu-Rmeileh, N. and Abdulrahim, S. (2010) 'Socio-economic Disparities in Heart Disease in the Republic of Lebanon: Findings from a Population-Based Study' *Heart Asia* 2(1):67–72.

Reif, L. (1975) 'Ulcerative Colitis: Strategies for Managing Life' in Strauss, A.L. and Glaser, B. (eds.) *Chronic Illness and the Quality of Life*. Mosby: St. Louis. pp. 81–88.

Reynolds, L.T. (2003a) 'Intellectual Precursors' in Reynolds, L.T. and Herman-Kinney (eds.) *Handbook of Symbolic Interactionism*. AltaMira: Walnut Creek, CA. pp. 39–58.

Reynolds, L.T. (2003b) 'Early Representatives' in Reynolds, L.T. and Herman-Kinney (eds.) *Handbook of Symbolic Interactionism*. AltaMira: Walnut Creek, CA. pp. 59–81.

Roth, J.A. (1963) *Timetables: Structuring the Passage of Time in Hospital Treatment and Other Careers*. Bobbs-Merrill: Indianapolis, IN.

Schneider, J.W. and Conrad, P. (1980) 'In the Closet with Illness: Epilepsy, Stigma Potential Information Control' *Social Problems* 28(1):32–44.

Schneider, J. W. and Conrad, P. (1983) *Having Epilepsy: The Experience and Control of Illness*. Temple University Press: Philadelphia, PA.

Schwalbe, M.; Godwin, S.; Holden, D.; Schrock, D.; Thompson, S. and Wolkomir, M. (2000) 'Generic Processes in the Reproduction of Inequality: An Interactionist Analysis' *Social Forces* 79(2):419–452.

Silva, F.C. and Vieira, M.B. (2011) 'Books and Canon Building in Sociology: The Case of Mind, Self, and Society' *Journal of Classical Sociology* 11(4):356–377.

Snow, D.A. (2002) 'Extending and Broadening Blumer's Conceptualization of Symbolic Interactionism' *Symbolic Interaction* 25(4):571–575.

Strauss, A.L. and Glaser, B. (1975) *Chronic Illness and the Quality of Life*. Mosby: St Louis, MO.

Strauss, A.L.; Corbin, J.M.; Fagerhaugh, S.; Glaser, B.G.; Maines, D.; Suczek, B. and Wiener, C.L. (1984) *Chronic Illness and the Quality of Life*. Second edition. Mosby: St Louis, CA.

Thomas, W.I. and Thomas, D.S. (1928) *The Child in America: Behavior Problems and Programs*. Knopf: New York.

Weigert, A.J. and Gecas, V. (2003) 'Self' in Reynolds, L.T. and Herman-Kinney (eds.) *Handbook of Symbolic Interactionism*. AltaMira: Walnut Creek, CA. pp. 267–288.

Weisz, G. and Olszynko-gryn, J. (2010) 'The Theory of Epidemiologic Transition: The Origins of a Citation Classic' *Journal of the History of Medicine and Allied Sciences* 65(3):287–326.

Williams, S. (2000) 'Chronic Illness as Biographical Disruption or Biographical Disruption as Chronic Illness? Reflections on a Core Concept' *Sociology of Health and Illness* 22(1):40–67.

第八章

马克斯·韦伯：官僚主义、形式理性与现代医院

威廉·C.科克汉姆（William C. Cockerham）

靳亚男 译

本章将马克斯·韦伯（Max Weber）的形式理性概念应用于现代医院。韦伯［（1922）1978：85］将形式理性定义为有目的地计算实现目标的最有效的手段和程序。形式理性是人们用来确定在特定情况下什么是最重要的，以及为了达到预期目标应使用的最有效的方法的一种思维和逻辑演绎。传统、感性、过时的习俗、虔诚和其他各种可能不那么有效的做事方式都被抛弃，取而代之的是达到最终结果的最有效的行动，也就是一些人所说的"底线"（bottom line）。

韦伯［1923，（1905）1958］认为，形式理性在西方社会占主导地位，是资本主义传播的基础，并通过官僚的组织形式与现代社会结构相联系。他接着说，在管理复杂的人类活动方面，最合理有效的组织形式是官僚机构，因其具有专门任务，有固定沟通渠道的正式行政部门的等级制度，强调书面和有案可查的命令等。尽管官僚主义是理性主义的产物，韦伯观察到官僚主义也包含着非人化的内在倾向，因为其办事流程和决策是基于组织非人格化的规则、实践和政策。实际上，韦伯警告过官僚机构有可能成为一个铁笼，身处其中的人会感到其个人行动自由受到限制，活动受到严格程序的过度管制。

医院并不能完美地匹配韦伯官僚制的概念，因为医院具有行政管理和临床双重权限体系，在完成临床任务时需要权利的高度下放。然而，在先进社会的医院，特别是那些具有某种形式的官僚管理式医疗的医院，临床权威的水平可能正在向着工作组织更加符合韦伯

的概念的程度下降。这种情况将在本章的其余部分进行回顾。

人物简介

马克斯·韦伯（1864—1920）是有史以来最重要的社会学家之一。他在经济学、法律、历史和哲学方面受过广泛训练，在他帮助建立的新兴社会学领域做出了学术贡献。他所提出的见解使他可以与埃米尔·涂尔干（Émile Durkheim）相提并论，成为社会学古典时期最伟大的两个人物之一。虽然他生活在 20 世纪初，但他的影响持续至今，因为他的许多思想仍然与当代社会状况有关。正如他的最新传记作者（Radkau，2009：3）所指出的那样："韦伯是当今思想家之一，通过他，社会科学获得了一种独特的面貌；通过与他争论，人们常常可以使自己的思维变得敏捷犀利；随着你不断阅读他的作品，他似乎在不断成长。"尽管他没有写过关于健康的话题，然而他的作品对当今医学社会学的影响毫不逊色于对社会学的影响。

1864 年，韦伯出生于德国的埃尔福特，家里有八个孩子，韦伯排行老大。他的父亲老马克斯·韦伯举家迁至柏林，在柏林，老韦伯受雇于市政府，并当选普鲁士议会议员，后来又进入德国国会。他的母亲海琳（Helene）是帮助穷人的慈善机构的志愿工作者。受家庭的影响，韦伯在成长过程中接触到了一种知识分子的氛围，许多著名的学者和政客定期在他家里聚会，讨论时事（Radkau，2009：5）。韦伯先后进入海德堡大学和柏林大学，随后在阿尔萨斯作为预备役军官服了一年的义务兵役。1889 年，他回到柏林，获得了法学和经济学的博士学位，随后，与他的远房表妹玛丽安（Marianne）结婚，并在弗赖堡和海德堡大学担任教授。正是在弗赖堡，韦伯提出了他著名的论点：社会学应该是价值无涉的；也就是说，社会学家不应该用他们的个人价值观和偏见来决定他们研究社会的结论。相反，社会学家必须客观地报告他们的发现，以便尽可能准确地描述社会状况，而不管其政治和社会哲学立场如何。这一立场与卡尔·马克思（Karl Marx）及其支持者 [Marx and Engels，（1888）1976：620] 的立场形成鲜明对比，后者主张，哲学应该被用来积极地改变社会，以实现社会和政治目标。

1898 年，韦伯患上了一种神经疾病，并于 1903 年辞去了教职，韦伯的职业生涯因此中断。1897 年，韦伯与父亲发生了激烈的争吵，两个月后，父亲去世了，而争吵始终没有得到解决，韦伯也因此深受父亲去世的影响（Radkau，2009：65）。在韦伯无法工作时，韦伯的妻子从家里继承的一大笔遗产为这对夫妇提供了经济上的支持。与此同时，他定期发表公开演讲，担任一家重要学术期刊的编辑，帮助建立了德国社会学学会（German Sociological Society），并于 1904—1905 年出版了他最重要的著作之一：《新教伦理与资本主义精神》(*The Protestant Ethic and the Spirit of Capitalism*)。在这本著作中，他详细描述了早期加尔文主义者的遵循新教伦理的企业家精神、投资、节俭和努力工作的生活方式如何刺激了现代资本主义的兴起。

第一次世界大战期间，韦伯从1914年开始在海德堡服了14个月的兵役，服兵役期间，他帮助组建了军事医院，并负责监察纪律。1915年，由于健康原因，韦伯从军队退伍。尽管他的疾病偶有复发，但他的学术成就卓越斐然，他在法律、宗教、艺术、政治、组织和机构以及经济学方面都有著述。他完全康复的过程很慢，直到1918年，他才恢复了正常状态，先是在维也纳大学获得了临时的职位，次年受聘于慕尼黑大学，重新开始了正常的大学教学工作。韦伯于1920年死于肺部感染，享年56岁，他最全面的著作《经济与社会》(*Economy and Society*)在他去世两年后的1922年出版。

他的朋友兼同事，哲学家卡尔·雅斯贝尔斯(Karl Jaspers，1989)称韦伯是当时最伟大的德国人。雅斯贝尔斯(1989：113)说："马克斯·韦伯似乎站在消失和崛起的时代之间。"消失的时代是带有封建主义残余的传统欧洲社会，崛起的时代是现代社会。1890年，韦伯在他对德国易北河以东农业区因城市化和工业化而发生的社会变化的第一次研究中就注意到了这种转变。他没有继续阐述社会的一般理论，但他确实为社会学提供了广泛的历久弥新的概念、公理、假设、论断和建议(Käsler，1988：213-214)。他的社会学研究的一个主要优势是，他的问题都是在历史的背景下提出的(Mommsen，1989)。

对韦伯著作的个人考察证实了健康问题确实不是他的著作的一部分。例如，《新教伦理与资本主义精神》[(1920)1958]中只有两句涉及健康：韦伯在其中一句[(1920)1958：158]中指出，加尔文主义者认为懒惰是一种罪过，甚至睡眠时间超过了维持健康所必需的时间(6~8小时，最多8个小时)就被认为应受到道德的谴责，他在另外一句[Weber，(1920)1958：163]中指出："通常认为，希望变得贫穷就是希望变得不健康的。"第一句的重点是关于浪费时间，第二句适用于将追求财富当作一种使命；健康本身是次要的。他其他的作品显然对健康问题也不感兴趣。尽管他于1914—1915年在医疗队担任了军事医院的纪律监察员，并为伤员开设了教育课程，但他并没有将其社会学的研究重点转向医疗保健方面。然而，最终，他在社会学上的影响太过广泛，并扩展到医学领域。

形式理性

如上所述，韦伯[(1922)1978：85]认为形式理性在西方思想中占主导地位，对资本主义和新教伦理的兴起至关重要。通过对东方社会的研究，他发现亚洲国家传统的推理或理性模式与西方不同。西方社会最具特征的形式理性在亚洲文明中绝不是不存在或无关紧要的（事实上，今天它在中国、日本、新加坡和韩国尤为盛行），"但在过去它是在完全不同的前提下运作的，因此对社会结构产生了完全不同的影响"（Mommsen，1989：161）。传统亚洲社会中盛行的理性受到儒家思想的强烈影响，强调抽象和理想，同时提倡一种以和谐的社会关系和避免尴尬或丢脸为导向的生活方式，强调从众、服从上级以及遵守传统规则和习俗。相比之下，西方主流的理性形式更注重实际，而非抽象，如果严格的行为准则、教条和传统阻碍了进步、创造力或实际目标的实现，它们就会被忽视。

因此，韦伯区分了两种主要类型的理性：形式理性和实质理性。正如前面所定义的那样，形式理性是有目的地计算实现目标的最有效手段和程序，而传统亚洲社会中常见的实质性理性是基于习俗、孝顺或个人奉献的价值观和理想的实现。韦伯将西方社会中形式理性凌驾于实质理性之上的原因描述为：人们试图通过使用最有效的手段来实现特定的目的，并且在这个过程中，易于忽视实质理性，因为实质理性往往烦琐、费时、效率低下，且因取得功绩而阻碍了进步。这种实际的或形式的理性导致了西方的崛起和资本主义的传播。

韦伯并不认为形式理性是西方社会的整体特征，但形式理性确实是作为一种比实质理性更受欢迎的思维方式出现的。事实上，正是对实质性目的和价值观的排斥，以及对计算效率的青睐，才使得西方变得独特。这种理性形式以自由探究、实验和争论为特征，同时还强调了对现实而非抽象的关注，并相信不受文化、意识形态和政治正统观念阻碍的持续改善的可能性。

韦伯分析的下一步是展示形式理性是如何通过促进资本主义崛起的新教伦理的传播得以实施的。资本主义存在于古代和中世纪，也存在于非西方社会，但当它首先在西欧和北美达到其最充分的发展状态时，就呈现出一种独特的西方形式。韦伯［（1905）1958］发现，起源于加尔文主义者，尤其是清教徒的新教伦理是导致这一结果的主要因素，因为新教伦理鼓励努力工作、节俭、自律和企业家精神。清教主义和其他形式的加尔文主义强调：①对上帝的赞美；②预定论［相信一个人在出生时，他或她的最终命运（天堂或地狱）已经根据神的计划决定了］；③工作是上帝的召唤的概念。韦伯并没有声称这一学说导致了资本主义，但他认为早期的新教通过追求世俗的事业成功而获得救赎的观念与现代资本主义发展所必需的生活方式之间存在着密切的联系。

在《新教伦理与资本主义精神》［（1905）1958：121］中，韦伯解释说，对早期新教徒来说，履行个人在世俗（经济）事务中的义务是道德活动的最高形式。由于他们的命运是预先决定的，面对着对个人救赎的不确定性，他们将经济上的成功解释为他们确实受到祝福和得以上天堂的标志，从而对这种信念所带来的心理压力做出了反应。在这种情况下，个人因此被要求工作并取得成功。因此，理性组织的工作被认为是一种道德上的善，而懒惰，如前所述，是一种罪过；在韦伯看来，所有这些都演变成了一种特殊的生活方式，在这种一种责任导致了另一种责任的生活方式中，人们接受了为自己的物质和精神福祉承担责任。实际上，他们是受宗教信仰的驱使才取得成功的。

　　韦伯对清教徒的好奇是在 1901 年由他的一名学生在德国巴登进行的一项研究引起的。这项研究发现，当地的新教徒比一般的天主教徒或犹太人拥有更多的资本，更有可能成为企业家，并占据了高素质技术和销售人员的最大比例（Käsler，1988：73）。韦伯想知道为什么会这样。利用历史研究，他将新教企业家精神的起源追溯到 16 世纪德国北部和邻近国家不同城市的加尔文主义商人。这些商人组成了汉萨同盟（Hanseatic League），这是一个为了波罗的海地区经济发展和保护而联系在一起的商人协会。汉萨同盟是当时北欧主导的经济力量。然而，加尔文主义者不认为获得财富是为了过上奢侈的生活。相反，他们强调理性、持续的努力工作，以及储蓄和投资自己的收入。商业上的成功对他们意味着有一个上天堂的位置，这反过来又加强了他们获得成功的动力。

　　因此，根据韦伯的观点，新教的职业伦理以个人主义、个人成就、有目的的计算、投资和高价值的创收活动为导向，培育了一种企业家精神，这种精神刺激了早期资本主义的发展。新教伦理将工作作为个人和团体的价值取向，同时强调努力、自律和为达到目标而进行的创新，资本主义企业家精神大体上与新教伦理一致，先于在其他地方，已在西方成为规范。然而，在韦伯看来，西方形式理性不仅支持了资本主义的传播，而且通过官僚组织形式的发展与现代制度结构联系在一起。正如韦伯 [（1905）1958：25] 所指出的："现代理性资本主义不仅需要技术生产资料，而且需要可计算的法律体系和形式规则方面的行政管理。"

科层制

　　在讨论韦伯的科层制概念之前，有必要简要回顾一下他对权威的见解。韦伯 [（1922）1978：215] 确定了三种不同类型的权威：①传统型权威；②魅力型权威；③法理型权威，后者为官僚决策提供了框架。传统型权威是君主的权威，建立在过去传统的神圣不可侵犯的基础之上，代代相传。人们服从君主，因为他们相信他或她有统治的权利。这项权利不是基于理性，而是基于传统。魅力型权威建立在对一个杰出的个人的忠诚之上，被统治者服从他是因为他的英雄品质、个性、性格，或是智慧。这种权威常常被戏剧性地表达出来，并与激进的变革联系在一起。然而，正如韦伯所指出的，魅力型权威就其本质而言并不是稳定或持久的权威。魅力只能维持这么长时间，一旦变成惯例，对人们的影响就开始减弱。因此，韦伯解释说，一旦随着时间的推移，魅力型权威逐渐成为日常惯例，它最终将转变为传统型或法理型权威，这就是魅力型领导者的命运。也就是说，如果魅力型领导者继续掌权，他或她最终会采取传统型或法理型领导方式。

　　相比之下，法理型权威则建立在对已颁布规则的合法性以及在这些规则下占据权威地位的人发布命令的权利的信念之上。因此，对法律命令的服从是必需的，并延伸到那些职务赋予他们发布这些命令的权力的人。人们之所以服从权威机构下达的命令，是因为他们所属的组织或社会认可权威机构下达命令的权利。在这种情况下，人们遵守的是非个人的规则，而不是一个君主或有魅力的个人的命令。法理型权威是官僚机构运作的基础，其目的是适用于它具有法律管辖权的所有人。法理型权威遵循有序的程序进行任免、上诉、决策、责任领域的分配及类似事项。权力是附属于职务的，而不是附属于任职者。当这个人不再是任职人员时，他或她就不再拥有相应的权力。法理型权威是当今世界占主导地位的权威体系。

韦伯 [（1922）1978：809] 宏观层面上的形式理性的概念和他 [（1922）1978：24] 微观层面上目的理性（zweckrztionalität）（个人目标明确的行动的计算）的概念，以及上面所提到的他对法理型权威替代传统型和魅力型权威的论述，都是建立在效率和计算原则上的理性化过程的一部分。这一过程包括作为管理复杂人类事务的最有效的法理组织形式的科层制的崛起。在《经济与社会》[（1922）1978：956-958] 中，韦伯将官僚主义描述为一种理性客观的劳动分工，其特征是办公室等级和分级权力的原则（下级办公室受上级办公室监督），以及由法律或行政法规管辖的固定和官方的管辖区域。在官僚主义中，任务是专门的；具有指定沟通渠道和权限的各级办公室之间的沟通基于书面和记录的命令；在工作管理中，官方身份与个人身份明显分离；规则和条例在其应用中是客观和合乎逻辑的。

韦伯的科层制理论与众不同之处在于，它将商业、政府、宗教、教育和其他领域（包括医学）的科层制视为形式理性化过程的结果。韦伯指出，尽管官僚机构是理性主义的产物，但它们也包含着非人性化的内在倾向，因为它们的活动和决策通常是不受个人感情影响的。韦伯 [（1922）1978：988] 分析了现代官僚机构以提升效率的名义将僵化的规则和规定强加于人的方式，并警告说，官僚机构可能会变得僵化、呆板，身处其中的人们会发现自己被困住了，生活受到了过度的监管，他们就像一个不断移动的机械装置中的一个小齿轮，沿着固定的行进路线行进。韦斯（Weiss, 1987）认为这个过程是不可逆转的（因为人们选择了它），并且不可避免地导致个人对现代世界的祛魅。例如，韦斯（1987：159）指出，毫无疑问，韦伯"确信渐进式的理性化的过程将越来越多地导致对行动自由的限制，并具有独立于个人意志的强制性特征"。

然而，韦伯的预测也可以更多地被视为是一种警告而非肯定，因为他的著作中包含了他也将理性视为一种增强人类自由的力量的证据。这一观点的一个很好的例子是韦伯（1946：124-125）的陈述：

　　我们将最强烈的经验上的"自由感"精确地与那些我们知道自己已经理性地完成的行动联系起来，也就是说，在没有身体或精神上的"强迫"的情况下；我们通过我们所知的最适当的手段来"追求"一个明确的、有意识的"目的"的行动。

因此，尽管韦伯将形式理性主义的科层制的方面视为现代社会中人们不得不忍受的一种不可避免的现象，但他似乎还是把形式理性看作通过运用逻辑来实现创造性目标的手段（Roth，1987；Mommsen，1989）。理性为个人提供了自我负责的基础，并允许他们通过控制自己所处的环境，以及参与创造和自我表达的机会来规划自己的目标和愿望。韦伯的重点在于确定在历史进程中促进责任和创造力的政治和社会条件，尽管官僚制度等制度的力量往往会扼杀个人的主动性（Mommsen，1989：196）。虽然官僚程序可能是死板而烦琐的，但官僚机构仍然是迄今为止所设计出的管理复杂工作的组织类型中最有效的。

现代医院作为一种官僚机构

发生在医院的理性的、以目标导向的行动，与韦伯的科层制概念中描述的相对僵化的组织有所不同。这是因为患者的照护需要灵活、非官僚的反应，特别是在危急或紧急情况下。因此，韦伯在第一次世界大战早期担任军事医院纪律监察官和行政官后，提出了他的官僚主义概念，这可能显得有些奇怪。然而，希利尔（Hillier，1987：194）认为这段经历是影响他研究官僚组织的性质和结构的催化剂。韦伯缺乏作为官僚的训练，他的管理也被描述为松散的；因此，他在离职的最后报告中，强调了在医院建立专业官僚机构的必要性（Hillier，1987：194）。

韦伯关于科层制的观点可以应用于医院工作的一般组织中，因为它可以对组织目标的影响，以及权力和控制分级行使的方式做出解释。医院作为一个机构，提高其效率和效能的关键在于协调各部门和个人围绕实现患者照护的总体目标开展的工作。医院工作代表着一种复杂而高度专业化的劳动分工，其要素既相互联系又相互依赖。为了完成医院的任务，协调医院的各项活动，医院的权力等级是明确界定的。在医院范围内，医院同时发挥多重功能，包括临床实践、护理、化验和其他测试、培训、研究以及教学。此外，患者必须得到治疗、安置、喂养和护理。医院被准确地描述为酒店、学校、实验室和治疗场所（Wilson，1963）。然而，医院的主要目标是在与医院现有资源相关的现代医学知识和技术的范围内为患者提供医疗服务。

对综合医院和专科医院的全面监督是在其管理机构，如董事会、企业集团或政府机构的支持下进行。虽然医务主任和医院管理人员都直接对管理机构负责，但他们通常只对彼此间接负责。因此，医院的权力体系在临床和行政两个层面运作。这种制度是医院在科层制和专业主义之间的组织分工的结果。官僚和专业人员（这里指医生）之间分工的基础包括专业人员坚持对患者照护进行自主判断，而官僚（这里指医院管理者）试图遵循一种基于理性的管理方法，该方法通过适用于所有情况下，包括医生在内的所有人的正式规则和客观规定，以利于医院活动的有效协调。

由于医师的职业规范可以对医院管理者的权力进行具体的限定，反之，医院管理者的权力也可以对医师的权力进行具体的限定，结果就形成了双重权力制度。医院中受双重权力制度影响最大的职业群体是护士和辅助护理人员，他们按照医生的命令执行医疗任务。护士要对医生负责，执行他们的命令，但他们也要对医院的管理部门负责，遵循他们制订的标准化的程序。尽管病房人员倾向于表达和拥护沿着或朝向行政指挥的职业路线，但医学权威能够且确实跨越了这些路线。虽然这个体系有时会导致责任重叠，但它仍然发挥作用，因为所有参与者都有一个共同的目标，即提供高质量的患者照护（Strauss 等，1963）。

几十年前，施特劳斯和他的同事们（1963）对一家精神病院进行了一项研究，该研究显示了这一体系是如何运行的，他们发现，医院对在医院工作的临床专业人员的行为进行管理的规定并不严格。这些研究人员发现，医院的一些程序是行政部门、医务人员和医院其他雇员之间协商的结果。参与的个体有不同程度的威望和权力，处于不同的职业阶段，有自己特定的目标、参照群体和职业意识形态。就医院管理而言，它倾向于对制度规则采取宽容的立场，相信良好的患者照护需要最小限度的"硬性"规定，以及必要时最大限度地"创新和应变"。因此，医疗规则不断地在谈判：这些规则是什么，它们是否只适用于特定情况，而不是适用于所有情况。让医院的工作人员团结在一起的是他们的一个共同的目标，那就是让他们的患者以比他们入院时更好的状态回到外面的世界。

虽然医院的服务是以患者的福利为导向的，但医院规章制度却是为医院工作人员的利益而设计的，因此治疗大量患者的工作可以更有效、更容易地执行。所以，伤病者被分为不同的患者类别（如产科、骨科、外科、儿科、精神科等），这反映了医务人员对患者问题的诊断，然后接受标准化的、经医务人员批准的医疗和行政程序。虽然可以说标准化的患者照护提高了组织效率——最终符合患者的最佳利益，但显然，医院官僚组织是为了加快工作人员的工作，并包括对患者活动的官僚控制和对他们的行动的限制。

因此，为了使医院能够有效地运作，有必要围绕为患者服务这个普遍接受的目标，建立一个权力分散的系统。虽然管理人员指导和监督医院政策，但医务人员习惯上保留对医疗决策的控制权。然而，医院对院内发生的事情负法律责任。这意味着医院对患者的责任不同于医生的责任。对患者照护的责任导致医院对医生施加了更多的规章制度，提高医务人员获得特权所需的资格标准，并普遍减少按惯例允许医生行使的专业自由裁量权和自主权。企业所有的营利性医院尤其如此，但这也延伸到非营利性的和政府所有的医院。因此，医院管理者的控制不仅会影响专业判断，而且还会影响专业效力，因为医院内的执业医师可以得到更好的服务协调和人员支持。通过现代计算机技术提供的信息系统，医院管理人员已经可以加强他们的服务协调和控制。非营利性医院、营利性医院和政府医院的管理部门很可能通过将信息计算机化作为决策的基础，加强了对员工的控制。

对医院官僚制的研究通常从韦伯的概念开始，尽管很明显，他的模型并不完全符合医院权力的规范。尽管如此，现在的研究趋势是更倾向使用他的模式，而不是背离它。官僚和专业人员（如医生）之间的冲突的本质在于专业人员坚持行使个人判断的自主权，而官僚（这里指医院管理者）试图遵循理性主义的管理方法，该方法通过适用于所有情况下，所有人的正式规则和客观规定，以利于医院活动的有效协调。但在当代，法律责任、计算机化、政府监管、私人和政府的保险收费计划，以及像管理式医疗这样的组织变革，已经削弱了医生在独立决策方面的专业地位和自主权，相应地，医院的官僚管理者已经取得了更大的控制权。因此，韦伯的官僚主义概念比以往任何时候都更适用于今天的医院。

管理式医疗

管理式医疗计划出现在20世纪90年代初期至中期，当时美国的私人医疗保健经历了一次重大重组。从一个主要基于办公室的、收费服务体系转变为一个越来越以团体或组织为基础的管理式医疗体系，美国医疗实践呈现出一种截然不同的新结构，这更符合韦伯的官僚主义概念。其中一些重组是为了应对克林顿政府预期的医疗改革，但因在国会遭到政治反对，特别是小企业主议员们因他们需要为该措施承担更高的成本而产生的不支持，改革最终未能施行。另一个重要的因素是商业公司和保险公司试图通过控制医疗工作来控制医疗成本，从而引发了买家的反抗（Pescosolido and Boyer，2010；Stevens，2010）。医疗市场承受着控制成本的巨大压力，而管理医疗被认为是实现这一目标的最有效手段。2011年，在拥有某种类型医疗保险的所有美国人中，约91%参加了某种形式的管理式医疗。而在1988年，只有大约29%的被保险人参加了管理式医疗。管理医疗是指卫生组织，如健康维护组织、首选提供商组织、高免赔额健康计划、自选医疗服务机构计划和为购买医疗补助（穷人的公共健康保险）的穷人提供服务的管理式医疗组织。这些组织通过监控医生和医院的工作，限制患者到特定管理医疗网络内的专家和该网络之外的所有医生处就诊，并要求事先批准住院，来"管理"医疗成本。

管理式医疗通过在决策过程中增加病例管理人员来改变医患关系。病例管理人员代表账单支付者、保险供应商，他们证明所提供的治疗是有效的和最便宜的选择，并批准住院治疗。管理式医疗的另一个特点是依赖按人头付费融资。按人头付费融资是由患者及其雇主每月支付的固定金额，或是属于医疗补助计划内的患者由国家支付，这保证了患者及其直系亲属不需要或需要很少的额外费用就可以享受医疗。反过来，医疗保健提供者必须提供必要的治疗，并且不为任何额外的服务付费。这一措施不鼓励低效和不必要的治疗。患者也只有在接受了定期为他们提供治疗的初级医疗医生的检查后才可以去看专家。由于专家的治疗通常是更昂贵的，初级医疗医生在患者看专家这件事上充当了守门人的角色，他们通常是通过将转诊保持在最低限度来获得奖励。最后，患者需要使用管理式医疗网络内的医生，除非在计划的地理区域之外出现了医疗紧急情况。

管理式医疗组织的发展，是因为医疗保健的企业和政府购买者面临着由医生主导的体系所带来的过度支出的问题，需要一种新的方法来控制成本。莱特（Light，2004）发现，一个新的大型第二产业的兴起，可以用来支持管理式医疗组织。这些新的业务设计了利益，选择了提供者，管理了服务，定义了结果，以及建立了质量和性能测量系统。随着管理式医疗模式成为大企业的产物，医生对管理式医疗的控制权被剥夺了。对商业公司来说，此举的吸引力在于通过提高效率和官僚化来降低成本，但这仍将为企业提供一条进入利润潜力巨大的医疗保健市场的渠道。管理式医疗不再像以前一样是一种替代性的医疗保健服务模式，而是成为了美国的主导模式。

佩斯科索利多（Pescosolido）和波伊尔（Boyer）（2010：396）认为，这种情况也极大地改变了医生的专业地位，使他们更容易受到政府、保险公司和购买管理式医疗保险的雇主的限制。这导致他们在美国医疗市场的影响力急剧下降（Light，2004）。近年来，管理式医疗的方法在成本控制方面失去了一些优势，但通过设计新的条款和对实践安排进行了调整，因此它仍然是美国的主导模式。

在其他发达国家，我们也看到了类似的趋势。例如，在英国国民医疗服务制度（National Health Service，NHS）中，官僚控制的增加同样与医疗行业在保持对医疗服务提供的独家控制权方面的影响力和权力的长期下降有关。正如迈克·伯里（Michael Bury，2010：412）解释的那样，英国 NHS 及其社会化的医疗服务体系——向所有公民提供由税收支付的医疗服务——在过去几年经历了重大变化。这些变化中有许多涉及各种筹资计划的引入，例如允许公立医院提供以营利为目的的医疗服务、建立医院医疗信托基金、可以向商业公司和其他医疗购买者发放服务合同，及各种提高效率的官僚措施。

与韦伯的科层制概念相关的一个特别值得注意的修改是伯里（2010：413）所称的管理主义的兴起，其特征是一系列政府举措增强了管理者的权力，并降低了医疗行业在决策和资金方面的影响力。NHS 由政府主导和运营，包括大多数医生在内的医疗工作人员都是政府雇员，这使得这一过程变得更加容易。只有少数医疗保健提供者是私人执业的，这一部分的数量在不断增加。作为对政治决策和政府以现代化的名义对医疗保健实施的自上而下的政策的响应，管理系统在不断增加。因此，政府的政策可能会绕过来自医疗行业的阻力，直接由 NHS 管理人员实施（Bury，2010：414）。在预算事项和成本控制方面尤其如此。

去专业化

韦伯的形式理性的概念也被应用到"去专业化"的概念中。去专业化本质上意味着一个职业的自主权和对客户的控制权的下降。这并不意味着一个职业变得不那么专业了，而是这个职业正在经历权力的丢失。弗雷德森（Freidson，1970a，1970b）在20世纪70年代关于医疗行业开创性的著作中，描述了美国医学对患者的专业支配地位及其与包括联邦政府在内的外部组织的关系。医学是专业主义的典范，医生对自己的工作拥有绝对的权威，在社会学家看来，医生的职业地位处于或接近社会顶端。然而，瑞泽尔和沃尔查克（Ritzer & Walczak，1988）观察到，在20世纪后期，随着患者、医疗机构、保险公司和政府机构对美国医生的治疗决策进行越来越严格的审查，他们失去了绝对权威。

瑞泽尔和沃尔查克（Ritzer and Walczak）发现，强调对医疗成本进行控制的政府政策，以及医疗行业利润动机的上升，表明了医疗实践从实质理性（强调为患者服务等理想）转向更好的形式理性（强调规章制度和效率）的趋势。政府和保险公司在审查和批准患者治疗决策方面的监督，私营医疗保健公司开始雇用专业人员作为雇员并控制他们工作，再加上患者所具有的更高水平的消费主义，所有这些都导致了医生自主权和专业权力的下降。因此，医疗权力和威望的黄金时代结束了，因为医疗行业努力避免外部控制在美国形成了一个不受监管的医疗市场，市场利润和公众对政府（官僚）控制成本的需求导致公司进入这一医疗市场。再一次，我们看到了形式理性及其产物——科层制，影响着医疗行业。

结 论

韦伯注意到，在西方形式理性比实质理性更早占据支配地位，它在资本主义传播方面发挥了作用，并且促进了管理复杂人类活动的官僚主义的兴起。虽然并不完全适合医院，但这些机构还是采用了科层制程序作为其管理结构的基础。随着我们走向未来，医院的官僚模式似乎离韦伯的概念越来越近，而不是越来越远。因此，谈到医院官僚机构和医学社会学的其他领域时，韦伯的著作仍使我们了解到与现代性的开端有关的社会条件的影响。

参考文献

Bury, M. (2010) 'The British Health Care System' in Cockerham, W. (ed.) *The New Blackwell Companion to Medical Sociology*. Wiley-Blackwell: Oxford, UK. pp. 412–433.

Freidson, E. (1970a) *Profession of Medicine*. Dodd, Mead: New York.

Freidson, E. (1970b) *Professional Dominance*. Aldine: Chicago.

Hillier, S. (1987) 'Rationalism, Bureaucracy, and the Organization of the Health Services: Max Weber's Contribution to Understanding Modern Health Care Systems' in Scambler, G. (ed.) *Sociological Theory and Medical Sociology*. Tavistock: London. pp. 194–220.

Jaspers, K. (1989) *On Max Weber*. Paragon House: New York.

Käsler, D. (1988) *Max Weber: An Introduction to His Life and Work*. Polity: Cambridge, UK.

Light, D. (2004) 'Introduction: Ironies of Success – A New History of the American Health Care System' *Journal of Health and Social Behavior* 45(extra Issue):1–24.

Marx, K. and Engels, F. ([1888] 1976) *The German Ideology*. Progress Publishers: Moscow.

Mommsen, W. (1989) *The Political and Social Theory of Max Weber*. Polity: Cambridge, UK.

Pescosolido, B. and Boyer, C. (2010) 'The American Health Care System: Beginning the Twenty-First Century with High Risk, Major Challenges, and Great Opportunities' in Cockerham, W. (ed.) *The New Blackwell Companion to Medical Sociology*. Wiley-Blackwell: Oxford, UK. pp. 391–411.

Radkau, J. (2009) *Max Weber: A Biography*. Polity, Cambridge: UK.

Ritzer, G. and Walczak D. (1988) 'Rationalization and the Deprofessionalization of Physicians' *Social Forces* 67(1):1–22.

Roth, G. (1987) 'Rationalization in Weber's Developmental History' in Whimnster, S. and Lash, S. (eds.) *Max Weber, Rationality, and Modernity*. Allen and Unwin: London. pp. 75–91.

Stevens, F. (2010) 'The Convergence and Divergence of Modern Health Care Systems' in Cockerham, W. (ed.) *The New Blackwell Companion to Medical Sociology*. Wiley-Blackwell: Oxford, UK. pp. 454–454.

Strauss, A.; Schatzman, L.; Ehrlich, D.; Bucher, R. and Sabshin, M. (1963) 'The Hospital and Its Negotiated Order' in Freidson, E. (ed.) *The Hospital in Modern Society*. Free Press: New York. pp. 147–169.

Weber, M. (1923) *Gesammelte Aufsätze zur Religionssoziologie*. Second edition. Mohr: Tübingen.

Weber, M. (1946) *From Max Weber: Essays in Sociology* (translated and edited by Gerth, H. and Mills, C.). Oxford University Press: New York.

Weber, M. ([1905] 1958) *The Protestant Ethic and the Spirit of Capitalism* (translated by Parsons, T.). Scribner: New York.

Weber, M. ([1922] 1978) *Economy and Society*, 2 vols. (translated and edited by Roth, G. and Wittich, C.). University of California Press: Berkeley, CA.

Weiss, J. (1987) 'On the Irreversibility of Western Rationalization and Max Weber's Alleged Fatalism' in Whimster, S. and Lash, S. (eds.) *Max Weber, Rationality, and Modernity*. Allen and Unwin: London. pp. 154–163.

Wilson, R. (1963) *The Sociology of Health*. Random House: New York.

第二部分

20 世纪早期的理论家

第九章

路德维克·弗莱克：医学知识社会学

凯文·怀特（Kevin White）

苏静静 译

路德维克·弗莱克（Ludwik Fleck）是最早的医学知识社会学家，也是最重要的医学知识社会学家之一，但直到 20 世纪 70 年代机缘巧合之下，蒙尘璞玉如他方被再次"发掘"。在动笔之时，我们依然首先要梳理他对后世的影响。路德维克·弗莱克大部分的职业生涯都在医学领域，特别是血液病学。他获得了很高的专业认可，但战前的反犹太主义和随后的战争给很多犹太学者带来了长远的影响。

人物简介

路德维克·弗莱克在 1896 年生于波兰的利沃夫（今属乌克兰）。1922 年，26 岁的他从医学院毕业，之后很快转到细菌学和传染病的专业研究，后来成为利沃夫公立医院（State Hospital of Lvov）细菌学和化学实验室的负责人。1935 年，随着反犹太主义的高涨，他被免去了社会疾病基金会（Social Sick Fund）主席的职位。1943—1945 年，他被监禁在奥许维次（Auschwitzz）和布痕瓦尔德（Buchenwald）集中营，之所以能留下一条命，是因为要给德国军队研发一种伤寒疫苗。他的两个姐姐都被杀害了。战后，弗莱克重新投入到了细菌学和微生物学的研究中。科学研究为他带来了很多荣誉：由于对流行病伤寒热的研究获得国家科学奖；1954 年当选为波兰科学院院士；1955 年获得波兰最高的科学学位——医学科学博士学位。1957 年，弗莱克被聘为卢布林大学医学教授，1957 年偕妻子迁到以色列，在那里与唯一的儿子重新团聚。1961 年，弗莱克逝世。

弗莱克也涉足了科学知识社会学领域的研究，他在 20 世纪 30 年代发表了一系列的文章，后被结集出版，名为《一个科学事实的起源与发展》[*Genesis and Development of a Scientific Fact* 译注：下文简称"产生与发展"，（1935a）1979]。相对于同时期的其他科学知识社会学家，这一研究延伸了知识社会学最激进的纲领，对自然科学，特别是医学科学，予以了批判性的研判。本章将侧写弗莱克思想的发展历程，概述他的医学知识社会学，最后将梳理应用弗莱克理论的主要研究，即采用"思想集体"（thought collective）和"思想风格"（thought style）概念的研究。

侧写：弗莱克的思想集体

尽管学界对路德维克·弗莱克的兴趣已经复苏，但他在知识社会学史上的地位依然未得到中肯的评价。由于库恩在《科学革命的结构》[*Structure of Scientific Revolutions*，（1962）1970] 第 2 版中引用了弗莱克的文章，因而吸引了学界的关注。事实上，正如库恩在序言中指出的，他在 1949 年低估了弗莱克给自己带来的影响（Kuhn，1970：vii）。甚至，假使弗莱克的著作被列在了库恩的参考书目中，医学的社会建构论研究都可能会因此而大大加快。库恩在德国读博时就阅读了弗莱克的著作，他在前言特别致谢了《起源与发展》的英文版，他从中获得了灵感，而提出了所谓的科学思想的社会学本质。一般认为，库恩的著作受到弗莱克著作的深刻影响，一些评论者认为库恩和弗莱克的理论是一脉相承的，而弗莱克的"思想风格"和"思想集体"就对应于库恩的"范式"和"科学共同体"。弗莱克思想风格的概念，指的是不同学科的科学家，甚至是同一学科不同领域的科学家，都是以他们自己的方式来看待世界，也就是说，是什么构成科学谜题，如何来研究它以及什么可以作为它的证据。所谓思想集体是所有拥有相同思想风格的科学家团体（下文将予以详述）。不过，正如康吉莱姆所言，在科学史上，谁是思想的缔造者这样的问题既让人头疼又显得没有意义。因为前人的理论反映的是思想史的建构。经由某种观念的发展史，可以看到个人所处的文化，"他的所见所想结合自己的过去而产生的意义"：弗莱克可能会完全同意这一点（Canguilhem，2000：62）。

有学者曾提出，弗莱克是在一个学术真空中提出了自己的理论，即科学研究的社会属性，任何科学努力都无法独立于社会科学的学科内社会化过程之外。赫德福什（2006，2008）提出，弗莱克的医学生涯是边缘化的，而他没有经过任何社会学和哲学研究的训练。

正如前文所述，弗莱克的医学研究为他带来很高的声望，然而浏览弗莱克的生平，我们会很轻易地断言他与社会学毫无瓜葛。我们惊讶于他的知识构成，他的阅读书目，以及他对知识社会学的浅尝辄止（如 Baldamus，1977）。巴尔达穆斯曾指出，弗莱克仅仅参考了19世纪的社会学家，比如耶路撒冷（Jerusalem）、勒邦（Lebon）、涂尔干和列维·布留尔（Levy Bruhl），并没有援引同时代的知识社会学家，比如卢卡奇（Lukacs）和曼海姆（Mannheim），或者美国的莱特·密尔斯（C. Wright Mills）。

但是，我想说弗莱克是20世纪30年代思想集体的一部分，这一时期见证了知识社会学在波兰、德国和美国的兴盛。正如弗莱克自己指出的："集体中的个人从来不会，或者说几乎不会意识到已蔚然的思想风格，这种风格会对他的思维造成绝对的强制性影响，任何人都无法有所忤逆。"[Fleck，（1935a）1979：41] 正是由于这种思想风格的存在，我们要感谢弗莱克的工作，要重新定位它。尽管曾受过自然科学的训练，和同时期同属波兰的马林诺夫斯基（Malinowski，1884—1942）一样，弗莱克对科学的逻辑结构十分感兴趣。马林诺夫斯基 [Malinowski，（1925）1948] 认为非西方的认知形式并不只限于巫术和迷信；弗莱克认为西方科学中有巫术和宗教渗透的影子。因此，在他们的理论和实证研究中，两人都试图改变人们对自然和科学家理所当然的看法，对于马林诺夫斯基来说，"自然"不应是迷信的，而之于弗莱克来说，"科学家"并不总是或者固然理性的。

形塑智识训练

弗莱克在利沃夫市约翰·卡西米尔大学（John Casimir University）所接受的训练使他具备了认识论的视角。卡西米尔大学是20世纪20年代和30年代传统主义科学和逻辑学的重镇，其中以物理学家和相对论的先驱亨利·庞加莱（Henri Poincarre，1904）和皮埃尔·迪昂（Pierre Duhem）最具影响力。传统主义的观点认为，各种现象可以用一系列不同的理论予以同样合理的解释，而科学家之所以会选择某种解释，是因为科学家共同体达成共识用这种方式来描述世界。因此，科学知识永远是相对的，永远有待修订，所揭示的并非真实。正如冈萨雷斯等（Gonzalez等，1995）指出的，三位因循这一传统的教授对于弗莱克有很深的影响，之后也很好地接受了他的医学建构理论。弗莱克与哲学系主任卡济梅尔兹·塔多斯基（Kazimierz Twardowski，1866—1938）一直维持着很好的关系，他是一个激进的传统主义者，曾指导了卡齐米尔兹·埃杜凯维奇（Kazimierz Ajdukiewicz，1890—1963）的博士论文，弗莱克与莱昂·奇维斯特克（Leon Chwistek，1884—1944）也有密切的联系，后者是一位建构主义逻辑学家和科学哲学家，他反对所谓的逻辑数学是理解真实的关键，因为真实不止一种。因此，弗莱克对于这一时期反逻辑实证主义的理论十分了解，势必受他们的影响颇深（Gonzalez 等，1995）。与此同时，波兰医学哲学迈进了第三代专业学术生命，弗莱克在《医学史与医学哲学档案》（*The Archive of the History and Philosophy of Medicine*）（Giedymin，1985）杂志上发表了早期关于医学知识社会学的文章。

与此同时，在加斯东·巴什拉（Gaston Bachelard，1884—1962）和康吉莱姆（Georges Canguilhem，1904—1995）的努力之下，法国的医学和生物学知识社会学正在蓬勃发展。巴什拉是一位建构主义科学哲学家，研究方向为科学的心理学以及科学思想的形成 [（1940）1968]。巴什拉认为用固着的方式看世界会导致认识论的障碍，换言之，思想风格会导致科学知识的障碍。这种认识论的障碍会让步于认识论断裂的影响，这并不会改变科学家思想风格的改变，而是会使他们具有新的看待和改变世界的方式。因此科学并不是进步的，而是不连续的，科学的变化取决于科学家的心理学。对于巴什拉来说，这些认识论的破裂、科学的不连续，正如弗莱克在对梅毒的分析中发现的，新的理论总有内嵌其中的旧概念，在旧概念整合到新概念的过程中，旧概念被改变了。

巴什拉也试图揭示，科学概念与日常概念的形成是一样的，其中涉及实践和理论层面，嵌合成人工制品，巴什拉称为"抽象－具体知识"（abstract-concrete knowledge）。显然，这与弗莱克对梅毒补体结合反应（瓦氏反应，Wassermann reaction）理论和实践的解释是非常一致的。

康吉莱姆是一位科学与生物的认识论者，是巴什拉在巴黎索邦大学的接班人。康吉莱姆的核心要点是"每门科学都或多或少地给自己提供了自己的条件"（every science more or less gives itself its own given），科学是在文化框架中进行的。他最重要的著作是《正常与病态》[*The Normal and the Pathological*，（1943）1991] 以及《生命科学史上的意识形态与理性》（*Ideology and Rationality in the History of the Life Sciences*，1988）。与弗莱克一样，康吉莱姆也受过医学训练并在第二次世界大战期间行医。康吉莱姆在索邦大学教授生命科学史和生命科学哲学，并在这里指导了福柯的博士论文，后来以《疯癫与文明》（*Madness and Civilization*）之名发表。他认为健康或疾病状态并非所谓的生物学事实，而是在定义医学的过程伴生的产物。

德国与美国语境

在同一时期，知识社会学在德国和美国也在蓬勃发展，不过其应用并没有辐射到医学和生物学领域。在德国，曼海姆（Mannheim）的《意识形态与乌托邦》（*Ideology and Utopia*）于 1929 年在德国出版，也标志着知识社会学思想集体的影响。曼海姆认为每个人都在说着其所属集体的语言，也在按照他们的思考方式思考。根据曼海姆的研究，我们认识事物的方式"预设知识共同体主要是来自经验共同体，是从潜意识出发的"（Mannheim，1972：28）。知识不是个人的成就，而是他们所处的社会群体的成就，正是这个群体提供了世界观，而这个世界观决定了现实，指导了我们对它的解释，并提供了交流它的资源。在曼海姆看来，科学观念的有效性是社会的产物：

> ……因此，我们可以看到，不仅一般知识论取决于主导性的知识形式和由此表达的认知理想方式，关于真理的观念也依赖现有的知识类型（Mannheim，1972：262）。

简而言之，不存在独立的"真理领域"。曼海姆驳斥了哲学相对论，并认为他的方法是关系性的，是从问题中发展出来的，针对的是所有的知识："与它们来自什么样的社会结构有关，它们是否有效？"（Mannheim，1972：254）。但是，就像早期的社会学家弗莱克追求"对科学的虔诚"一样，曼海姆阻止了科学事实以及本文所涉及的医学知识之间的关系式产生。曼海姆提出，自然科学"在很大程度上与研究者的历史社会视角是分离的"。正如我们将进一步探讨的，弗莱克不会接受这一立场。不过，重要的是，曼海姆代表的20世纪初德国社会学已经构成了弗莱克秉承的世界观的一部分。

在美国，知识社会学的故事非常复杂，特别是考虑到罗伯特·默顿拒绝了曼海姆的马克思主义影响论。正如库尔特·沃尔夫（Kurt Wolff，1970）所提出的那样，即便美国经历了美国社会学的专业化，其对客观科学知识的主张，以及在哥伦比亚大学的保罗·拉扎斯菲尔德（Paul Lazarsfeld）领导下，实证主义研究逐渐赢得主导地位，但都无助于转化为任何有关知识社会决定论的相对论主张。尽管如此，受马克思主义影响的赖特·米尔斯（C. Wright Mills）则提出了这一主张。米尔斯在1939年发表的论文《知识社会学的方法论后果》（*Methodological Consequences of the Sociology of Knowledge*，1963年再版）中指出，

> 在获得技术词汇及其术语和分类的过程中，思想家也戴上了一副有色眼镜。他看到了技术染色和模式化的客体世界。专业化的语言构成了真正的认识和认知的先验形式，这肯定与研究的结果有关……不同的技术精英拥有不同的认知类别（Mills，1963：459-460）。

本文概述旨在表明，建构主义对科学的论述是一种思想集体，弗莱克并未意识到自己是其中的一部分。引用弗莱克本人的话，讨论这种可能性：

尽管思想集体是由个人思想组成的，但不仅仅是它们的总和。集体中的个人从来没有或几乎没有意识到普遍的思想风格，这种思想风格几乎总是对个人的思维施加绝对的强迫力，不可能与之有所差别［Fleck，（1935a）1979：41］。

在这一部分中，我一直试图概述弗莱克所参与的思想集体：科学知识和生物学知识社会学的早期发展。因此，弗莱克的工作并非孤立存在的。它脱胎于波兰哲学的语境，受量子物理学的当代发展影响，彼时迪昂和奎因（Quine）的著作在里沃夫（乌克兰）已产生了重要的影响。而同一时期的波兰人类学家马林诺夫斯基在这时也提出，西方科学不是独特的，而是充满了魔术和宗教假设，而法国生物哲学家、医学哲学家和历史学家康吉莱姆和巴切拉德则准确地证明文化是如何与表面客观的生物学知识结合的。同时，更为局限的知识社会学（指的是不适用于物理科学的知识社会学）在德国蓬勃发展，尤其是在德国曼海姆和美国米尔斯的研究中。因此，在第二次世界大战之前，欧洲医学哲学、医学社会学和医学史的思想集体是建构主义和相对主义的，弗莱克思想在医学中的应用为此提供了一个尤其有力的例证。

医学知识社会学

罗伯特·默顿是最有影响力的科学社会学家之一，尽管他早期曾作为一名建构主义科学社会学家，但他后来认为科学方法代表了成果的共同分享、对普遍真理的追求、无私的客观性、坚定不移的原创性和怀疑主义（Merton，1973）。确实，这是西方社会理所当然所认定的科学形象。塔尔科特·帕森斯（Talcott Parsons，1951）的研究明确了医疗专业人员和患者的社会角色。此外，他提出了重要的观点，即医学应该被概念化为一个社会组织，而不是自然科学的成果。但是，在该学科范围内，他的研究强调医疗行业和患者角色的功能性，是作为积极动机的社会控制机制的方式。简而言之，医学社会学的发展使得医学的知识基础没有受到审查。

对医学知识的社会生产缺乏关注是健康社会学和医学史的特征（Wright and Treacher，1982）。由于医学和医学知识被视为自然科学，医学社会学家认为它们对社会影响具有免疫性。其研究承袭了"医学中的社会学"（sociology in medicine）这一传统，集中关注医学成就，机构研究和对社会变革提出个人主义的解释：简而言之，伟大的成就，伟大的人物和伟大的思想。在医生和社会学家之间的互动水平上，社会学家的作用是增强患者的依从性，并为医学行业兴起讲述合法化的论述。这种"医学中的社会学"已经变迁为"医学的社会学"（sociology of medicine）（Twaddle，1982）。这种转变的标志是一系列著作的发表，包括艾略特·弗雷德森（Eliot Freidson）的《医学专业：应用知识社会学研究》（*Profession of Medicine：A Study of the Sociology of Applied Knowledge*，1970），玛丽·道格拉斯（Mary Douglas）的《自然符号》（*Natural Symbols*，1973），福柯的《临床医学的诞生》（*Birth of the Clinic*，1973），以及特雷（Treacher）和赖特（Wright）合著的《医学知识问题》（*The Problem of Medical Knowledge*，1982）。自弗莱克、康吉莱姆、巴切拉德、曼海姆和米尔斯以来，已被遗弃的思想集体又再次焕发了生机：医疗实践和医学知识是一种社会、文化和政治成就，容易受到偏见等的影响，而不是与社会相分离的特权认识论领域。

本章在该思想集体的语境中展示了路德维克·弗莱克的工作，并详细介绍了他对此所做的贡献。对于弗莱克来说，医学知识是一种社会产物 [见 Fleck，（1935a）1979；Cohen and Schnelle，1985]。他深受物理学相对论转向的影响，并于1928年读过尼尔斯·玻尔（Niels Bohr）关于物理学本质的文章。玻尔得出结论："通常意义上的独立物理现实既不能归因于现象，也不能归因于观察的媒介" [Fleck，（1935b）1981：240]。换言之，观察对象与观察者之间是相互关联的。被研究的客体与开展研究的主体之间并没有区别；此外，物理学所谓的自然是物理学家实验室的产物。弗莱克认为，医学知识亦是类似的情况。弗莱克认为，单个科学家或医学研究人员所拥有的世界观取决于他们一同接受培训的群体以及他们参加的学会。正如前文在学术背景中提到的那样，弗莱克成长起来的学术传统是由庞加雷和迪昂传统主义（conventionalism）占主导的；他们与玻尔和奎因一起，都是爱因斯坦相对论非常有影响力的先驱，并且从我们的角度来看，正是他们相对化了在他们之前所谓的"自然"知识，进而形塑了知识社会学的思想集体，也形塑了弗莱克的社会学。

弗莱克与表征

弗莱克从量子物理学 [他读过物理学家恩斯特·马赫（Ernst Mach）的论著，马赫的工作影响了爱因斯坦相对论的发展]，以及尼尔斯·玻尔（Neils Bohr）和薛定谔（Schnelle，1986：11）中吸取的教训就是我们不能再武断地认为客观现实（objective reality）是科学知识的基础。相反，我们所拥有的是关于现实的知识的表象。涂尔干在他的著作《社会学方法的准则》（*The Rules of Sociological Method*）中，曾试图使社会学成为对道德事实、对观念的研究，而弗莱克将这一分析扩展到对科学思想的研究。

正如梅斯特罗维奇（Mestrovic，1988）所论证的那样，世纪之交代表了表征（representation）（又被译为表象，再现）在欧洲社会思想中的制高点。它充实丰富了格式塔心理学[1]和弗洛伊德的著作以及涂尔干社会学派。引用涂尔干的原文可以很好地说明这一点。在《道德教育》一书中，涂尔干指出："社会是观念和情感的复合体，是一种观察和感觉的方式，是整个群体所特有的某种智识和道德框架"[Durkheim，（1925）1961：128，引自 Mestrovic，1988：41]。涂尔干旨在克服古典经验主义和先验主义的二元论，而表征的概念使他能够做到这一点。表征既是社会探究的主体又是对象。涂尔干并未假设现实是供人类主体调查研究的对象，而是认为两者是相互构成的。正如弗莱克所提出的：

> 没有固定的东西就不可能完全管理吗？如果仅仅是因为思想的改变会变现为事实的改变中，思想和事实都是可以改变的。相反，从根本上讲，只有通过新的思想才能发现全新的事实 [（1935a）1979：50]。

弗莱克工作的重要性在于为这种认识论立场提供了实证的案例研究。此外，他通过扩展涂尔干的表述做到了这一点。正如弗莱克谨慎地指出的那样，在讨论原始民族的表现形式时，涂尔干的论述是有效的，但是用同样的视角来分析西方科学思想时，便显得心有余而力不足：

> 但是，所有这些曾受过社会学和古典学训练的思想家，无论他们的思想多么富有成效，都犯下了一个典型的错误。他们对科学事实表现出了过度的尊重，乃至濒于虔诚的崇敬 [Fleck，（1935a）1979：47]。

弗莱克试图表明，自然医学知识也是一种表征，是社会的产物。

对于弗莱克来说，关于世界的知识是思想风格的产物。他的意思是，所有知识只有基于共同假设的传统才有可能，它的存在不应该受到科学研究的挑战，而是受到它们的支持，这一观点与波普尔是一致的（Popper，1957）。因此，对于弗莱克而言，理论既能够产生我们可以提出的问题，又倾向于给出我们可以给出的答案。在这种情况下，它们充当了格式塔（gestalt），框限了我们可以认知的现实。思想风格不承认阿基米德支点[2]的可比性，而是不可通约的，科学进步不是由于逐渐变化的结果，而是从一种方式向另一种方式的跃迁。因此，思想风格是关于进入从业者社团的社会化过程，而不是通过学习书籍知识（Harwood，1986），或通过观察外部的"客观"现实而习得。弗莱克认为，我们经由社会化进入某种思想风格，而所谓的事实是这种思想风格的产物。

---

[1] 译注：格式塔学派是心理学重要流派之一，兴起于 20 世纪初的德国，又称为完形心理学。由马科斯·韦特墨、沃尔夫冈·苛勒和科特·考夫卡三位德国心理学家在研究似动现象的基础上创立。格式塔是德文 Gestalt 的译音，意即"模式、形状、形式"等，意思是指"动态的整体"。格式塔学派主张人脑的运作原理是整体的，"整体不同于其部件的总和"。

[2] 译注："阿基米德支点（Archimedean point）"指一个能够把事实与理论统筹起来的关键点。

在 21 世纪，对于我们中的许多人来说，这一切听起来都是耳熟能详和非常合理的，这是因为它已经经由库恩 [Kuhn，（1962）1970] 提出的"范式"一词获得了认可。正如库恩在讨论智识史时所指出的，弗莱克的作品"预见了我的许多想法"[Kuhn，（1962）1970：vii；另见 Baldamus，1977]。事实上，早在 1950 年前后，库恩已经阅读了德语版的著作，如果库恩能够坦承弗莱克对他的深刻影响，他至少可以使弗莱克免于默默无闻，并且有可能带来医学社会学和医学社会史的革命。弗莱克对医学知识产生的社会学叙述在过去 30 年已被学界参考利用，而不是在最近 10 年才为学界了解。

弗莱克的医学知识社会学

通过思想风格的概念，弗莱克发展了科学的哲学分析：科学事实的发现不取决于对已经存在的自然发现，而是我们关于自然的理论（McCullough，1981；Sadegh-Zadeh，1981）。他还发展了科学的社会学分析，证明科学事实的发现取决于非科学因素，例如宗教、政治或经济因素。对于弗莱克来说，科学知识是集体知识，它在历史上是定位的，是竞争组与现实的替代定义之间相互作用的产物（Lowy，1988）。他的思想风格及其运作方式的概念通过参考两个显然无关的医学知识领域来阐明：梅毒和解剖图。

梅 毒

弗莱克在对梅毒的研究中发现，历史上，我们对疾病的理解能够反映社会的政治、经济和文化组织 [Fleck，（1935a）1979：1-20]。从根本上讲，弗莱克并没有从进步主义的角度追溯梅毒的黑历史，弗莱克认为，第一，即便是当下对梅毒的理解也是建立在文化因素之上的。他提出了所谓的"疾病知识的历史分类学"，他认为所有这些都是相互关联的。弗莱克提出，历史上第一个关于梅毒的认识是，梅毒与通奸和星象有关，他称为神秘 - 伦理观念（mystical-ethical idea）。第二，与其他性病类似：梅毒与它对重金属药物的反应，比如汞剂。他认为这是一种经验治疗概念（empirical-therapeutic notion）。第三，病原学（pathogenic concept）的概念，梅毒与变态血液有关。第四，梅毒的特异性病因的概念，这是一种病因学观念（aetiological notion）。

被用于梅毒检测的瓦塞曼反应（Wasserman reaction）是在 1906 年"被发现"的，为弗莱克提供了一个实证案例研究。以此提出，医学进步是一种社会和政治事件，取决于思想集体，而不是对科学"事实"的理性解释和应用。正如弗莱克所指出的那样，瓦塞曼反应是这四种思想风格的和解，后瓦塞曼反应的梅毒理解反映了每种思想风格的某些方面。

弗莱克认为，推动梅毒研究的动力一方面来自欧洲社会对性滥交和梅毒传播的道德愤慨，另一方面来自法国和德国之间民族主义国家竞争的政治议程，两国都试图在生物医学研究领域占据主导地位。因此，社会、政治和道德因素将科学工作者捆绑在同一个思想集体中，进而共同形成了研究课题，并引导了他们的研究结果。

弗莱克证明，医学及其从业人员的疾病观取决于其学科文化以及他们所处的社会文化背景。实际上，他想表明细菌学本身是一种社会产品。他提醒我们从两个方面思考疾病和梅毒。首先，我们对疾病的思考源于19世纪的帝国主义扩张。因此，它充满了军事上的隐喻，入侵的微生物对身体进行了"战斗"[Fleck，（1935a）1979：59-60]。医学的这一基本主题直接反映了其历史和文化渊源。其次是基督教思想在疾病概念中的作用。疾病被视为能够感染人的恶魔。正如弗莱克所说，"疾病之魔始终是现代医学感染理论的梦魇，并且不论理性考虑如何，迫使研究人员不顾任何理性地思考"[Fleck，（1935a）1979：60]。这意味着疾病始终是道德范畴，并且始终具有社会意义（见Sontag，1978）。他们在道德上不是中立的。的确，我们可以说疾病是对善的规范判断，只是被粉墨为事实（Margolis，1976）。因此，弗莱克所指的是，所有科学研究都依赖于非科学元素。这些因素是组群体身份的产物，而只是参与者可能并没有认识到而已。

解剖图谱

弗莱克提供了医学知识中思想风格运作的另一个例子。在分析解剖图谱的发展史后，他提出这些图谱本来就具有原始和象征性的特征。在中世纪维萨留斯的解剖图中，它们弥漫着情感的内容。例如，图谱中呈现了骨骼，但同时也是死神的象征。弗莱克[（1935a）1979：137]认为中世纪的解剖图表现了那个时期的世界观——它们是关于宗教、死亡、上帝对自然的组织和人类在宇宙中的位置。解剖图最常表达的是死神，被用来提醒人们生命易逝。在现代，我们预设它们呈现了自然，但弗莱克认为，它们事实上反映了现代文化的倾向。它们有两个直观的特点。首先，身体的表象是机械的。现代医学的发展与笛卡尔用钟表的工作原理来类比人体是同时发生的。人们不再被认为是完整的有机体（活力论）。这种形象被替代为一种弥补工业革命的机械形象（机械论）。弗莱克认为，这就解释了解剖图谱的高度技术性。弗莱克得出结论："我们在解剖图中发现，我们所面对的是与当下思想相对应的表意文字（ideogram），而不是符合我们所解释的自然"（弗莱克）[（1935b：246）1981：246]。我们并非更好或更清楚地看待变化，而只是以我们自己的方式来看待。因此，解剖观察的内容随着思想风格的变化已然发生变化。今天，膝关节（knee joint）是一个机械设备，与古代解剖学家所谓的膝（genu）没有任何相同之处，古代解剖学家将膝盖概念化为仁慈的所在。

因此，解剖图的内容取决于我们所属的思想风格。正如弗莱克所说：

> ……归根到底，观察到什么，如何观察都取决于我们的整体文化及其发展。必须假设，观察到特别的对象唯有基于已有的观念。空洞的头脑根本无法看到。除非是相对文化真实的观察，否则并没有相对自然真实的观察 [Fleck，（1935a）1979：247]。

后弗莱克的思想风格

作为分析科学和医学知识生产以及科学争议的一种方式，思想风格依然具有影响力。在接下来的简短例子中，我无意于探讨这些研究中的张力和问题，而只是为思想风格这一概念的启发价值提供证据。

哲学家伊恩·哈金（Ian Hacking）在思想风格方面做了广泛的研究。对于哈金来说（1992a：4），他们所定义的"所谓的客观（某些真相不过是我们按照某些标准进行某些调查而获得的）"是为了某个科学团体或研究领域所定义。也就是说，它们既具有本体论功能（定义要研究的现实），又具有认识论功能（如何研究和报告对现实的定义）。这样，科学的思想风格"不再是客观真理的揭露者，而是客观性的标准"（Hacking，1992a：19）。真理和客观性是某种特殊的思想风格的结果，因此，根据思想风格不同，真理和客观性是不同的。哈金认为，随着时间的推移，一种风格会变得越来越安全，（而社会因素）与其地位会越来越不相关：

> 这种风格最终成为一种自主的方式，客观看待各种事实，拥有自己的权威，作为中立的工具，可以为任何试图征用它的项目或思想使用（Hacking，1992b：133，补充强调）。

很明显，哈金的观点有很多值得讨论的地方，例如，某种思想风格是如何达到这种支配地位的，而一旦占据主导地位，它又是如何摆脱社会决定因素的？历史学家们也发现思想风格这一概念很有用武之地。克龙比（Crombie，1994）在关于西方科学的三卷本权威著作中，就用思想风格的理论来整理他的数据。思想风格的基础是自然观、科学观和科学研究如何组织这三个方面，克龙比称为承诺。这些承诺"规范了所看到的问题、向自然提出的问题以及问题和答案的可接受性"（Crombie，1988：4）。

生物学史学家梅恩斯琴（Maienschein，1988）记录了美国的各大生物学派，以及德国和美国之间的胚胎学发展（Maienschein，1991a）。梅恩斯琴在不同的认识论思想风格下，定义了"一种生物学风格，其特征是一系列共性的问题、有用的技术、有效率的进路"（Maienschein，1988：173），从而使她对 1900 年左右生物学的"芝加哥风格"进行了分析。在《美国生物学传统的转变》（*Transforming Traditions in American Biology*，1880—1915）中，梅恩斯琴（1991b）论证了生物学思想风格的转变，从关注发育（development）转到关注遗传（heredity），从有机体的外部因素转到内部因素。这种新关注点导致了认识论上的转变，即提出问题的方式，如何回答问题，评判答案的基础：简而言之，一种新的思想集体。梅恩斯琴比较了 1880—1915 年美国和德国胚胎学发展，认为美国的思想风格是一种务实的、聚焦式的进路，而德国人则保留了历史的、进化论的观点。德国人"试图以强有力的理论为指导，对尽可能多的现象做出因果机制的解释，当这些理论与尽可能多的已有数据吻合，它们就得到了证实"，而在美国，则是寻找"尽可能多的确凿的事实，它们可能是非常具体的，或者狭义的"（Maienschein，1991a：407）。两种认识论风格"强调不同的目标，调查过程和证据标准"（Maienschein，1991a：407）。正如她在另一本关于"认识论风格"的著作中所说的那样："一种生物学风格的特征是，共有的问题被认为是适当的，技术被认为是有用的，方法被认为是有生产力的"（Maienschein，1988：173）。简而言之，它们是作为弗莱克的思想集体，为知识生产创造条件，明确事实的方法，确定何为充分的知识的方法。梅恩斯琴的思想风格和传统之间的区别在于，后者与历史密切相关，而思想风格与其所处的历史时期无关，比如弗莱克在对梅毒的案例研究中，各种思想风格随着时间的推进是相互交织的。

同样，哈伍德（Harwood，1993）明晰了 1900—1930 年德国和美国遗传学在思想风格上的差异。哈伍德认为，德国遗传学发展出两种不同的思想风格，每种思想风格都具有不同的遗传学方法、进路和理解。此外，这些不同的思想风格是由不同的社会群体实践的。曼海姆在对知识社会学的最初表述中，认为某些特定社会群体（如阶级或世代）的成员带来了共同的世界观，基于该社会群体中的成员构成，形成某种看待、行为和理解的方式。简而言之，该小组界定了"如何进行富有成效的思考"（Mannheim，1972：276）。因此，科学不是基于"事物的本质"或"单纯的逻辑可能性"（Mannheim，1972：267），而是基于群体共同的世界观。同样，哈伍德提出，他的书"不仅对遗传学史做出了贡献，而且对广义的科学编史学也做出了更广泛的贡献。我希望说服其他人，'思想风格'对于科学史来说是一个十分好用的分析理论（不仅仅是一个描述性的概念）"（Harwood，1993：xvii）。因此，哈伍德认为，中上阶层拥有一种共同的思想风格（他称之为综合性的思想风格），该社会群体视自己为德国高级文化的载体，反对和抵制社会的工业和现代化。相反，务实的思想风格则来自社会阶级较低的社会群体。这些人较少关心传统，对科学在德国文化转型中的作用和地位拥有迥然不同的思想风格。哈伍德记录了催生两种相互冲突的观点的社会基础时，证明"当特定的本体论和（或）认识论假设在各种科学领域中重现，并且不同群体的假设互不相同时"，存在某种思想风格（1993：10，原文中强调）。

弗莱克的研究还被用于医学实践的微观社会学研究中。例如，阿尔斯基（Arskey，2008）用它来探讨重复性劳损障碍（repetitive strain disorder）争议性的定义。德·卡纳尔戈（De Carnargo，2002）针对医生的终生学习发展了这一理论。佩纳（Pena，2011）证明了肾同种异体移植病理学思想风格的改变；而阿罗诺维兹（Aronowitz，1998）研究了思想集体对疾病分类和诊断的影响，包括莱姆病、溃疡性结肠炎、慢性疲劳综合征和冠心病。弗莱克的想法也被用于脑成像实验室的人类学研究中（Roepstorff，2002）。因此，我们看到当代研究工作反映了弗莱克最初的研究兴趣，即思想集体随着时间变迁的改变，以及疾病分类和定义的变化。

路德维克·弗莱克是医学知识社会学的奠基人之一。他在战后淡出，后在 20 世纪 70 年代被"重新发现"。弗莱克对医学社会学和医学哲学的发展做出了重要的贡献，在他对梅毒检测瓦瑟曼反应进行分析时，进行了最早的医学实验室人类学研究。他还为我们理解思想风格的不可通约性以及思想集体随时间的变迁做出了贡献，并且继续为当代医史学家、医学社会学家以及健康与疾病社会学家提供丰富的灵感。谁能想到，如果他的思想未能走失，他的思想对过去 90 年的医学史、医学社会学和医学哲学的思想集体会产生何等的影响呢！

参考文献

Aronowitz, R. (1998) *Making Sense of Illness: Science, Society and Disease.* Cambridge University Press: Cambridge.

Arskey, H. (2008) 'Expert and Lay Participation in the Construction of Medical Knowledge' *Sociology of Health and Illness* 16(4):448–468.

Bachelard, G. ([1940] 1968) *The Philosophy of No: A Philosophy of the New Scientific Mind*, trans. G. Waterson, Orion Press: New York.

Bachelard, G. ([1938] 2002) *The Formation of the Scientific Mind*, trans M. McAllester. Clinamen Press: Bolton.

Baldamus, W. (1977) 'Ludwik Fleck and the Development of the Sociology of Science' in Gleichmann, P. (ed.) *Human Figurations*. Tijdschrift: Amsterdam. pp. 135–156.

Bloor, D. (1986) 'Some Determinants of Thought Style in Science' in Cohen, R. and Schnelle, T. (eds.) *Cognition and Fact – Materials on Ludwik Fleck.* D. Riedel: Holland. pp. 387–397.

Brorson, S. (2006) 'The Seeds and Worms: Ludwik Fleck and the Early History of Germ Theories' *Perspectives in Biology and Medicine* 49(1):64–76.

Canguilhem, G. ([1977] 1988) *Ideology and Rationality in the History of the Life Sciences*, trans. A. Goldhammer. MIT Press: Cambridge, MA.

Canguilhem, G. ([1943] 1991) *The Normal and the Pathological*, trans. C. Fawcett and R. Cohen. Zone Books: New York.

Canguilhem, G. (2000) *A Vital Rationalist: Selected Writings*. Trans A. Goldhammer. Zone Books: New York.

Cohen, R. and Schnelle, T. (eds.) (1985) *Cognition and Fact – Materials on Ludwik Fleck*. D. Riedel: Dordrecht, the Netherland.

Crombie, A. (1988) 'Designed in the Mind; Western Visions of Science, Nature and Humankind' *History of Science* 26:1–12.

Crombie, A. (1994) *Styles of Scientific Thinking in the European Tradition*, 3 vols. Duckworth: London.

De Carnargo, K. (2002) 'The Thought Style of Physicians: Strategies for Keeping up with Medical Knowledge' *Social Studies of Science* 23(5–6):827–855.

Douglas, M. (1973) *Natural Symbols*. Penguin: Harmondsworth.

Durkheim, É. ([1925] 1961) *Moral Education*, trans. E.K. Wilson and H. Schnurer. Free Press: Glencoe.

Durkheim, É. ([1912] 1965) *The Elementary Forms of Religious Life*. Free Press: New York.

Durkheim, É. and Mauss, M. ([1903] 1963) *Primitive Classification*. Chicago University Press: Chicago.

Fleck. L. ([1935a] 1979) *Genesis and Development of a Scientific Fact*. University of Chicago Press: Chicago.

Fleck, L. ([1935b] 1981) 'Zur Frage Der Grundlagen Medizinischen Erkentnnis' ('on The Question of The Foundations of Medical Knowledge', Trans. T. Trenn), *Journal of Medicine and Philosophy* 6:237–256.

Foucault, M. (2003) *The Birth of the Clinic*. Routledge: London.

Freidson, E. (1970) *Profession of Medicine: A Study of the Sociology of Applied Knowledge*. Dodd and Mead: New York.

Giedymin, J. (1985) 'Polish Philosophy in the Interwar Period' in Cohen, R. and Schnelle, T. (eds.) *Cognition and Fact – Materials on Ludwik Fleck*. D. Riedel: Dordrecht, the Netherland.

Gonzalez, R.; Nader, L. and Ou, C. (1995) 'Between Two Poles: Bronislaw Malinowski, Ludwik Fleck and the Anthropology of Science' *Current Anthropology* 36(5):866–869.

Hacking, I. (1992a) ' "Style"for Historians and Philosophers' *Studies in the History and Philosophy of Science* 23:1–20.

Hacking, I. (1992b) 'Statistical Language, Statistical Truth, and Statistical Reason: The Self Authentication of a Style of Scientific Reasoning' in McMullin, E. (ed.) *The Social Dimensions of Science*. University of Notre Dam press: Notre Dam, IN.

Harwood, J. (1986) 'Ludwik Fleck and the Sociology of Knowledge' *Social Studies of Science* 16:173–187.

Harwood, J. (1993) *Styles of Scientific Thought; The German Genetics Community 1900–1933*. University of Chicago Press: Chicago.

Hedfors, E. (2006) 'Reading Ludwik Fleck: Questions of Sources and Impetus' *Social Epistemology* 20(2):131–161.

Hedfors, E. (2008) 'Medical Science in the Light of the Holocaust: Departing from a Postwar Paper by Ludwik Fleck' *Social Studies of Science* 38(2):259–283.

Kimsma, G. (1990) 'Frames of Reference and the Growth of Medical Knowledge' in ten Have, H. (ed.) *The Growth of Medical Knowledge*. Kluwer: Dordrecht.

Knorr-Cetina, K. and Mulkay, M. (eds.) (1983) *Science Observed*. Sage: London.

Kuhn, T. ([1962] 1970) *The Structure of Scientific Revolutions*. Second edition. University of Chicago Press: Chicago.

Lowy, I. (1988) 'Ludwik Fleck on the Social Construction of Medical Knowledge' *Sociology of Health and Illness* 10(2):132–155.

Maienschein, J. (1988) 'Whitman at Chicago: Establishing a Chicago Style of Biology?' in Rainger, R.; Benson, K. and Maienschein, J. (eds.) *The American Development of Biology*. University of Pennsylvania Press: Philadelphia, PA. pp. 151–182.

Maienschein, J. (1991a) 'Epistemic Styles in German and American Embryology' *Science in Context* 4:407–427.

Maienschein, J. (1991b) *Transforming Traditions in American Biology, 1880–1915*. Johns Hopkins University Press: Baltimore, MD.

Malinowski, B. ([1925] 1948) *Magic, Science and Religion and Other Essays*. Doubleday Anchor Books: Garden City.

Mannheim, K. (1972) *Ideology and Utopia*. Routledge and Kegan Paul: London.

Margolis, J. (1976) 'The Concept of Disease' *Journal Medicine and Philosophy* 1(3):238–255.

McCullough, L. (1981) 'Thought Styles, Diagnosis, and Concepts of Disease: Commentary on Ludwik Fleck' *Journal of Medicine and Philosophy* 6:257–261.

Merton, R.K. (1973) *The Sociology of Science: Theoretical and Empirical Investigations*. University of Chicago Press: Chicago.

Mestrovic, S. (1988) *Emile Durkheim and the Reformation of Sociology*. Rowman and Littlefield: Totowa, NJ.

Mills, C. Wright ([1939] 1963) 'Methodological Consequences of the Sociology of Knowledge' in W. Horowitz. (ed.) *American Journal of Sociology, XVI*. Reprinted in *Power, Politics and People*. Ballantine Books: New York. pp. 316–330.

Parsons, T. (1951) *The Social System*. Free Press: New York.

Pena, G. (2011) 'The Epistemology of Ludwik Fleck and the Thought Community of Banff: Reflections on the Classification of Renal Allograft Pathology' *American Journal of Transplantation* 11:907–910.

Phillips, D. (1974) 'Epistemology and the Sociology of Knowledge: The Contribution of Mannheim, Mills, and Merton' *Theory and Society* 1:59–88.

Pickering, A. (1982) 'Knowledge, Science and History' *Contemporary Sociology* 11(3):321–322.

Poincarre, H. (1904) *Science and Hypotheses*. Walter Scott: London.

Popper, K. (1957) *The Poverty of Historicism*. Routledge: London.

Roepstorff, A. (2002) 'Transforming Subjectivity into Objectivity: An Ethnography of Knowledge in a Brain Imaging Laboratory' *Folk: Journal of the Danish Ethnographic Society* 44:145–169.

Sadegh-Zadeh, K. (1981) 'Worlds and Medical Knowledge' *Journal of Medicine and Philosophy* 6:263–270.

Schnelle, T. (1986) 'Microbiology and Philosophy of Science, Lwow and the German Holocaust: Stations of a Life – Ludwik Fleck 1896–1961' in Cohen, R.S. and Schnelle, T. (eds.) (1985) *Cognition and Fact: Materials on Ludwik Fleck*. D. Reidel: Dordrecht, the Netherlands.

Shapin, S. (1980) 'A View of Scientific Thought' *Science* 207(4435):1065–1066.

Sontag, S. (1978) *Illness as Metaphor*. Penguin: London.

Taylor, S. and Ashworth, C. (1987) 'Durkheim and Social Realism: An Approach to Health and Illness' in Scambler, G. (ed.) *Sociological Theory and Medical Sociology*. Tavistock: London.

Twaddle, A. (1982) 'From Medical Sociology to the Sociology of Health; Some Changing Concerns in the Sociological Study of Sickness and Treatment' in Bottomore, T. et al. (eds.) *Sociology: The State of the Art*. Sage: London.

Vicedo, M. (1995) 'Scientific Styles: Toward Some Common Ground in the History, Philosophy, and Sociology of Science' *Perspectives on Science* 3(2):231–254.

Wolff, K. (1970) 'The Sociology of Knowledge and Sociological Theory' in Reynolds, L. and Reynolds, J. (eds.) *The Sociology of Sociology.* David McKay: New York.

Wright, P. and Treacher, A. (1982) (eds.) *The Problem of Medical Knowledge: Examining the Social Construction of Medicine.* Edinburgh University Press: Edinburgh.

第十章

诺贝特·埃利亚斯和欧文·戈夫曼：文明－拟剧身体、社会地位与健康不平等

彼得·费罗因德（Peter Freund）

苏静静 译

本章探讨了诺贝特·埃利亚斯（Norbert Elias）和欧文·戈夫曼（Erving Goffman）的作品对于理解"心身"（mindbodies）、社会、健康与幸福之间某些联系所具有的意义。在对埃利亚斯和戈夫曼的生平进行简短地侧写之后，笔者将结合"心身"（psychosomatics）的概念，讨论埃利亚斯对文明过程的研究，其中他提出了"思想者"与社会之间的神经激素途径。日益内化的社会控制形式是文明社会的特征，化身为埃利亚斯所谓的"惯习"（habitus）。

接下来，将考虑埃利亚斯（当然还有弗洛伊德，译注：弗洛伊德著有《文明与不满》）提出的关于文明与缺憾（discontent）的旧问题。可以说，这些不满实际上是文明压力或压力源的结果，包括情感的、时间的，最重要的是拟剧（dramaturgical）压力。戈夫曼的研究在这一方面具有重要的意义。在回顾了埃利亚斯和戈夫曼之间的某些相似性之后，简要概述了戈夫曼的戏剧视角。有学者认为，戈夫曼的微观社会框架对于理解拟剧压力形式的文明缺憾最为有用。然后讨论了文明压力源与社会经济不平等之间的关系。这些缺憾的质量和强度是由演员的位置或状态来调节的，埃利亚斯称为"具象"（figurations）中。社会不公平表现为健康不公平。结论是，埃利亚斯和戈夫曼的作品对于理解现代性与缺憾之间

的关系是一种重要的补充。

人物简介

诺贝特·埃利亚斯

心理学家史蒂文·平克（Steven Pinker）在他关于现代社会暴力下降的书中，认为埃利亚斯是"默默无闻但最重要的思想家"（2011：590）。1897 年，埃利亚斯出生于德国布雷斯劳一个犹太人家庭，他在布雷斯劳大学（University of Breslau）攻读哲学和医学专业。这一背景体现在他对生物学和社会之间关系的关注上（Hughes，1978）。埃利亚斯于 1933 年出版了《宫廷社会》（*The Court Society*）。在书中，他描述了始于专制君主制的宫廷内开始的文明进程。他最著名的著作《文明的进程》（*The Civilizing Process*）于 1939 年用德语出版。他最终从纳粹德国逃到英国的莱斯特大学。退休后，他在加纳大学（University of Ghana，是加纳共和国的最高学府）待了两年。然后，他在阿姆斯特丹大学任教，并在那里培养了一位追随者。1990 年，在阿姆斯特丹去世（van Krieken，2001）。

埃利亚斯的研究在晚年获得认可。直到 20 世纪 60 年代，其作品的重要性在荷兰、德国，最后是法国得到认可。在 20 世纪 70 年代末和 80 年代，他的大部分作品被译为英语。现在，他的研究获得了社会学内外的认可（有关埃利亚斯的信息，请参见 www.norberteliasfoundation.nl）。

欧文·戈夫曼

欧文·戈夫曼（Erving Goffman，1922—1982）生于加拿大，在芝加哥大学获得硕士学位和博士学位。1958—1962 年，他在加利福尼亚州立大学伯克利分校任教，从 1962 年直到去世，他一直在宾夕法尼亚大学任教（Lemert and Branamon，1997）。

戈夫曼的研究主要关注微观社会学，包括性别文化图像的分析（《性别广告》*Gender Advertisements*，1979）、话语分析（《谈话的形式》*Forms of Talk*，1981）、机构整体（《精神病院》*Asylums*，1961）、行为体如何理解世界（《框架分析》*Frame analysis*，1974），污名作为社会标签（《污名》*Stigma*，1963）和生活作为剧院（《日常生活中的自我呈现》，*The Presentation of Self in Everyday Life*，1959）。

戈夫曼是一位敏锐的日常生活民族志研究者，他躲在社会舞台的幕后，捕捉台上的变化，但又热衷于保护自己的隐私（Shalin，2008）。他巧妙地将理论化民族志与描述性民族志结合在一起（Lofland，2000：176）。戈夫曼的著作不仅对社会学，而且对人类学和心理学都产生了持久的影响。戈夫曼是一位杰出的社会学社会心理学家（sociological social psychologist，有关戈夫曼的更多信息，详见 Lemert and Branamon，1997）。

文明进程

埃利亚斯的主要著作《文明的进程》（*The Civilizing Process*）最初用德语出版，分为两卷，即《风俗史》（*The History of Manners*，1978）和《权力与文明》（*Power and Civility*，1982）。埃利亚斯在这两卷的著作中，利用礼节书籍和其他历史资料中有关宫廷生活的描述，揭示了过去的 500 年中人们的行为、敏感性和情感构成（emotional makeup），及其对他们个性的影响。他认为，这些变化发生的背景是社会结构和社会关系的不断变化，埃利亚斯称其为"人物塑造（figurations）"（1982：231）。

在 15 世纪，城镇、村庄、家庭和个人之间的矛盾无处不在，不仅在骑士和战士之间，在平民之间也是如此（Elias，1978：200）。随着政治统治的不断集中，小团体和个人迫于维持彼此之间和睦相处的压力日益攀升，导致越来越多的人口被绥靖和驯化（Elias，1978：201）。正如埃利亚斯（Elias，1978：201）所主张的，各种社会结构和关系都需要并产生"情绪控制的特定标准"。埃利亚斯因此提出了理论，认为过去 500 年被文明化的"心身"出现。文明的进程始于专制君主制的朝廷社会，随着时间的流逝，它被"下放"到资产阶级，最后是整个社会。

埃利亚斯认为随着文明的发展，社会控制从最初由外部施加已转变为内部施加，即自我施加，这与弗洛伊德（Freud，1961）有很多的相似之处。这种自我施加的控制是使我们的"情感结构"（情绪构成）趋于扁平化和情感表达趋于稳定化，其特征是越来越少的波动和反差。情感表达变得更柔和、更不直接、更温和，并且社会控制在个人身上有更深的沉淀（Elias，1978：200）。这种文明过程伴随着儿童社会化过程中羞耻感和厌恶感阈值的变化，社会化的过程在现代社会中是被压缩的，"孩子们需要在几年的时间达到数百年来发展起来的高度耻辱感和厌恶感"（Elias，1978：140），这种压缩的社会化几乎总是会留下"瘢痕"（Shilling，2012：172），若是一个孩子没有达到适当的情绪控制水平，他可能会被贴上异常的标签。因此，埃利亚斯提出，所谓被标签化的"异常"，例如"精神病"，其实是随时间变化的。

文明进程的另一个方面是我们感官的次第变化。我们嗅觉的使用被贬低：在餐桌上嗅食物成为禁忌。孩子被教育可以看但不可以摸（Elias，1978：203）。嗅觉、触觉和味觉变得不那么重要，而视觉和听觉（更疏远的感觉）变得更加主导（Burkitt，1999：51）。正如埃利亚斯（Elias，1998：289）所观察到的那样，尽管眼和耳的愉悦感变得更加丰富、强烈和微妙，人们"感受得多，而触动得少"，而现代人类是一尊尊的"思考者雕像"。埃利亚斯的隐喻勾画了人们固定在某个地方盯着计算机和电视屏幕的图像。这样的日常生活被埃利亚斯贴上"双重人"的标签，这对现代社会的身体和心理健康的话语产生了影响。

随着社会分工和联系链条的日益复杂化，需要时间合理化（Elias，1998：265）。这个时间网格要求对社会、生物和物理过程进行管制。例如，管制体现在官员或商人身上，是他们复杂的日程表；或者是体现在工人身上，则是活动时间和时长受到管制（Elias，1982：248）。因此，在现代社会中，个人必须养成高度复杂的时间观念，使其成为"第二天性"，才能在日常生活中正常运作（Tabboni，2001：9）。

埃利亚斯谈论到可塑的驱动力、情绪构成和情感结构。它们能够在社会形象的背景下发生改变，从而避免了生物还原主义的问题（Buck-Morss，1978）。习惯的概念在"心身"和社会文化之间搭起了桥梁。根据门内尔（Mennel）和古德布洛姆（Goudsblom）的总结，埃利亚斯所说的惯习（habitus），指的是：

> ……我们的个性构成并不是固有的或与生俱来的，而是通过从出生开始的社会经验中习得的，是如此深的根植于惯习，事实上，我们会感觉它们是"自然的"或者天生固有的（Mennel and Goudsblom，1998：15）。

尽管埃利亚斯对这一概念的使用先于皮埃尔·布迪厄（Pierre Bourdieu）（1977，2000），但有学者认为它们非常相似（Shilling，2012：184），在概念上有着深厚的相似性。例如，两者都强调过程，并利用类似的三重概念作为其分析框架：惯习、场域／构型和权力。三重组合有助于理解埃利亚斯所说的内部控制形式以及各种文明的缺憾。"彼此基本不认识，主要是一种晦暗的方式，埃利亚斯和布迪厄相互补充，为社会学研究指向了相似的方法"（Bowen 等，2012：87）。

文明的心身和缺憾

在《文明与缺憾》中，弗洛伊德评论了这些缺憾的根源：

> 人已经成为戴义肢的神。当他戴上所有义肢时，他真的光芒万丈，无所不能，但这些器官并没有长到他身上，有时仍然给他带来麻烦（1961：38-39）。

这种麻烦源于心身与文明社会文化需求之间的张力（请注意，我将心身"mind-bodies"作为一个词，以避免人们对心灵和身体进行二分思考）。人们或许将埃利亚斯关于文明进程的研究视为弗洛伊德工作的社会学版本。的确，埃利亚斯（1978）承认弗洛伊德对自己的影响。埃利亚斯研究了文明存在所要求的控制被内化和体现的方式。像弗洛伊德一样，埃利亚斯认为，在文明社会中，社会化是被压缩的，并常常留下情感上的伤痕，这会扰乱成人思想和社会关系（Elias，1982：245）。

与弗洛伊德不同，埃利亚斯专注于表现为惯习的文明控制如何被具身体现的过程。最重要的是，埃利亚斯通过将历史上不断变化的社会形象和结构置于社会控制的情境中，将弗洛伊德的工作进行了历史化（Buck-Morss，1978）。与弗洛伊德一样，埃利亚斯并不假定天性（instinct）具有固定的生物学基础，而是假定生物学基础是不断变化的。对埃利亚斯而言，"本性"（埃利亚斯称之为驱动力）与社会条件之间的界限是模糊的。因此，嵌入社会历史背景中的心身更多受到社会经验的影响并向世界开放（Buck-Morss，1978）。例如，埃利亚斯认为，人类的"战斗或逃避反应"（埃利亚斯了解沃尔特·坎农的工作）比刻板印象的恐惧或愤怒具有更大程度的多样化和精细化（Elias，1991：117-118）。

心身的盔甲

对情绪的习惯性抑制作为文明存在的特征，已经变得根深蒂固，以至于个人无法"不受抑制"地表达情绪，对"某些特殊的驱动力也会变得麻木，正如孩子在某种社会框架的特殊结构下成长后会对其感到麻木"（Elias，1978：243）。随着时间的流逝，这种抑制被以"第二天性"的形式沉淀下来。这种对情绪表达的抑制和限制可能会导致一种与自己的身体以及他人的身体疏远的感觉。正如埃利亚斯所观察到的：

> 对这种文明转变的影响具有更牢固、更全面和更统一的约束，加上内在强迫的增加，更加无情地抑制了所有付诸行动的自发冲动，而无须施加控制机制——这种经验就好比胶囊，是无形的墙，将个人的"内在世界"与"外部世界"分开……封在胶囊里的是被限制的本能和情感冲动，阻止它们直接进入行动（1978：258）。

有学者认为，埃利亚斯关注身体的盔甲（armouring of the body），是受弗洛伊德的影响（Falk，1994）。埃利亚斯所说的"无形的情感墙"可能在身体上表现出来，因此"对情感的储备和束缚的屏障变成了身体的盔甲，冻结在人们的动作、手势、姿势和肌肉组织中"（Burkitt，1999：52）。这种盔甲的概念使人联想到威廉·赖希（Wilhelm Reich，1976）所提出的性格和身体盔甲概念：一种将自己的身体与他人的身体产生异化的原因。埃利亚斯所谓文明的心身是高度个体化的，严格区分个人与社会环境和自然环境。为了内化"精细调节"的社会规则，高度的情绪控制和自我监控是必要的（Shilling，2012：201）。

文明进程也可能造成社交节奏和身体节奏之间的张力。埃利亚斯认为，在现代社会中，"动物周期"（如饮食，睡眠和性活动）是被"调控的"，其模式是依照差异化的社会组织形成的，用一种社会钟来规训自己的生物钟（Elias，1998：261）。例如，工作节奏可能会与生物钟有冲突，社交时间与工人的心身不同步，进而导致应激相关的健康问题（Shilling，2012：130）。

与弗洛伊德一样，埃利亚斯认为现代社会特征性的社会控制可能导致心身疾病。例如，"在大多数议会制国家，对身体暴力的垄断通知的高效率与心身疾病高发之间可能存在相关性"（Elias，2005：99）。埃利亚斯避免了以下观点：激进的行为满足了一些普遍的需求，例如需要喝水来满足口渴。不过，在埃利亚斯看来，这种行为是自动的"战或逃"应对。在现代人类中，如果他们无法按照自己心身配备的自主神经系统为自己的思想准备的方式做出机械反应，可能会引起这种反应。这种冲突可能会导致心身紊乱（Elias，2005：98），因此埃利亚斯（1980：175）认为"机体的兴奋结构与激发它们的社会事件结构之间存在关系"。

休闲与快乐的平衡

随着日常生活变得更加安全，生活也将变得不那么令人兴奋。自发的快乐被精心规划所取代，外部冲突被内部化（Shilling，2012：176）。社会对埃利亚斯所说的"快乐平衡"（pleasure balance）有需求，对某种程度上满足"本性"的机会和场所有需求，对自发性亦有需求（Tabboni，2001：17）。大多数社会都存在各种休闲形式（Elias and Dunning，1980），或者麦克·安德鲁（Mac Andrew）和艾格顿（Edgerton）（1969）所谓的"暂停"（time out）。

正向的"愉悦平衡"（Elias，1982：246）通过有机会体验放松的感官和情感上的愉悦，减轻文明压力。"活雕像"借此可以活动手脚，而且还可以卸下心身的"铠甲"（Elias and Dunning，1980：40-41）。对于应激相关的问题，最重要的心理生物学来源"可能是正常的休息期或恢复期与活跃期无法正常交替"（Eriksen and Holger，2002：34）。休闲的时间和地点（广义上来说）为这样的休息和放松提供了机会（Freund，2011：61）。

汽车杀手与文明

车祸，或更准确地说是撞车事故，是全球性的公共卫生问题（Freund 等，2003）。埃利亚斯（1995）在其关于技术和文明的论文中研究了交通事故，提出机动化的交通运输等技术进步提高了机动性，但也是一把双刃剑，它们一方面提高了驾驶员的动力和机动性，另一方面：

> ……它们在朝另一个方向飞奔而去，朝着去文明化的方向。从文明的理论概念来看，机动车有两个面孔（Elias，1995：15）。

埃利亚斯（Elias，1995：117）认为，福特们使大规模使用汽车和大规模谋杀成为可能。汽车"假肢"为用户提供了"非合金乐趣，但有时也带来了麻烦"（Elias，1995：21）。埃利亚斯认为，这种麻烦是"去文明化暴发"导致汽车杀手（car-nage）的结果。因此，车祸问题是一个"文明"问题。

为了说明文明过程的社会心理层面，其中涉及情绪控制和自我控制的增加，埃利亚斯（1978：233-234）将不同的道路系统进行了类比。一方面，在乡村道路上，交通很少，主要的危险来自突然冒出来的觅食者。在这样的道路系统中，适当的惯习包括主观和身体上做好战或逃的准备：自由发泄自己的情绪。另一方面，在现代社会的大城市，主要道路上的交通需要完全不同的"心理"配备，因此需要不同的惯习。有许多规则、信号灯、行人、非机动车和汽车，交通流量不断且复杂。自我控制和保持警惕状态至关重要。稍不留神的注意力分散都是致命的：

> 对于个人来说，始终对自己的行为高度差异化的调节是在车流中穿梭所需要的。如果对日常生活不断自我控制的压力对个人来说已经无力承受，那可能会使自己陷入万劫不复之中（Elias，1982：234）。

该番阐述指出了埃利亚斯提出的一个重要问题：现代社会中日常生活的"技术化"（Shilling，2012：125）。现代社会的生活涉及与复杂且潜在危险的技术交互作用。这种互动需要持续的专注和清醒（从最广泛的意义上来说）。

对于埃利亚斯而言，重点在于缺乏个人"自我操控"的能力，而不是车辆或路况不安全。埃利亚斯倾向于将交通事故的问题还原为情境和惯习之间的不匹配（埃利亚斯，1995：30），从而会将问题过度个体化，并低估了社会物质和时空背景的作用。根据埃利亚斯的说法，鉴于汽车技术的双刃性质，即使在文明社会中，去文明也会"暴发"，从而限制了事故减少的可能性：

> 在任何一个国家中，要想将致命事故的数量减少到某个数量以下都是不可能的。从绝对意义上讲，机动车交通事故中的死亡人数仍然相当可观。在这些国家，它肯定比被恐怖分子杀害的人数多得多（1995：26）。

埃利亚斯的研究为解释交通事故的来源提供了一些有趣的见解，但他似乎低估了基础设施和交通系统品质在事故中所起的作用。另外，组织出入口和出行的方式也对交通带来了压力。因此，在以汽车为中心的交通系统中，汽车占据主要的空间，对汽车的出入和出行的依赖性高，系统产生的压力要求人们不断保持警惕和自我控制，这种主观性会产生巨大的压力，而且不是"自然"的（Freund，2004：280），并可能导致心理—社会负担过重（Shilling，2012：121）。有学者认为，"清醒暴政"是这类系统的特征（Freund，2004），并且导致无法始终保持适当的惯习。

日常生活的技术化和合理化是现代社会的特征，是社会心理压力的来源，部分原因是需要保持适当的时间和技术惯习。这与其他文明压力源一起，可能导致心理—社会负担过重，"可能对健康和福祉产生不利影响"（Shilling，2012：179）。在文明社会中，压力的另一个重要来源在本质上是拟剧性的。

埃利亚斯和戈夫曼

在讨论吃肉的问题时，埃利亚斯提出，现代社会的特征是拟剧性的封闭：

> 切肉不会消失，因为吃的时候必须将其割断。但是，不合口味的部分却被社会生活所掩盖。专人在商店或厨房里处理它。一次又一次地看到，我们称为文明的整个过程的特点是这种种族隔离运动，将不合口味的部分隐藏到"幕后"（1978：121）。

恶心、厌恶和其他情绪更容易被激发起来，不过"不合口味"的感觉很容易被掩盖。在"不合口味"的部分中，兽性活动往往被隔离，包括处决、酷刑、死亡、身体功能（如睡觉、分娩、性活动、大小便）（Lofland，1975）。因此，"性生活"也越来越多地被移除到社交生活的幕后，封闭在一个特殊的飞地——核心家庭中。同样，两性之间的关系是孤立的，置于意识之墙的后面"（Elias，1978：180）。当代社会的家庭也可能被视为飞地或戈夫曼所说的后台地区，人们可以在那里逃避有薪工作的某些心理社会要求（Shilling，2012：182）。

如前所述，文明进程增加羞耻感和厌恶感的阈值。实际上，根据埃利亚斯的观点，早期关于礼仪的书籍提高了人们对被羞耻和尴尬的敏感性（Elias，1978：292）。在文明进程的催化下，行为者扮演他人角色的能力增强，这种敏感性会得到增强（Shilling，2012：171）。雪夫（Scheff，2006：64）观察到，"羞耻和厌恶二者都是社会控制的主要来源，由此可见，戈夫曼与早期的弗洛伊德和埃利亚斯之间存在联系"。根据库兹米克（Kuzmics，1991：10）的说法，文明的进程"相当于在幕后发生的身体机能、自发性和情感表达（请在此处考虑戈夫曼所谓台前和后台之间的区别）"。文明进程的这些特征表明，拟剧作品在"文明"社会中发挥着非常重要的作用，是潜在的压力来源。在简要考察了戈夫曼的拟剧视角之后，接下来我将转向审视表演的压力：拟剧压力（Freund，1998）。

拟剧视角：作为戏剧的社会生活

在《日常生活中的自我呈现》一书中，戈夫曼使用剧院的隐喻来阐述日常生活中社交互动的运行方式。每位演员或团体使用手脚面部表情并用的拟剧方法，以管理观众对台前一个或一众演员的印象，戈夫曼（Goffman，1959）将其称为表演团队。戈夫曼（Goffman，1959：xi）打算提供一种"可应用于任何具体机构的分析框架，无论它是家庭的、工业的还是商业的"。

自我表现的拟剧活动所发生的社会空间，可以分为台前和幕后两个区域（演员在这个区域放松、排练、出戏、八卦）。考虑到日常生活的特殊性，角色差异势必会出现。这种差异可以通过隔离表演来管理，在空间和时间安排上加以区隔。管理个人陈述的这种能力可能会因结构条件而被削弱。正如戈夫曼在《精神病院》中所显示的那样，住院的疯人或患者的隐私全无，可能会破坏他们"想要"表现的方式的能力。这意味着一个人的社会地位会影响一个人管理信息的能力。拟剧策略是指经由以下方式实现的手段：

> ……个体行为者、小团体、机构甚至社会，由他们来管理信息呈现和表达的方式，通过信息保护区界线的信息流动。例如，演员试图探究个人、团体或机构的秘密，同时保护个人和团队的秘密（Freund，1998：269）。

戈夫曼的研究有一个重要的特征，他专注于社交互动的身体本质，以及自我表现中的面容和身体。这种表现是经由面部和身体运作来实现的（Goffman，1963）。在进行表情印象活动时，演员通过姿势和肌肉来表现这些活动，或者在空间上嵌入社交领域（Freund，2011：62）。戈夫曼主要的微观社会观点与理解文明进程的拟剧化方面有关。其中一个方面便是拟剧性的压力。

拟剧性的压力

埃利亚斯为戈夫曼对尴尬和羞耻以及拟剧性压力的其他来源的许多见解提供了一个历史宏观社会框架（Shilling，2012）。拟剧性压力可以被概念化为在社交中呈现自己并准确地"阅读"观众的压力：角色扮演的压力。现代社会中的自我呈现活动需要高水平的情绪调节，其中包括霍赫希尔德（Hochschild，1983）所说的"情绪工作和劳动"。在资本主义的背景下，她认为情感已成为一种商品。

隐藏或重新定义令人不快的感觉需要拟剧作品，但在作品中产生了新的张力，这些张力也必须对观众隐藏。当面具破碎或濒临破碎时，都会威胁到本体论的安全性。本体性不安全的人可能会认为"内在的"自我一直能被其他人看到，因此会感到脆弱（Freund，1998：283）。当面具在皮肤之下并融合了各种感觉时，人与真实情感接触能力的短路可能会形成莱恩（1965）所谓的"假"自我（false self）。埃利亚斯（Elias，1978）认为文明过程扩大了主体性的心理-躯体之间的"空间"，从而为想象力创造了一个高度反身性、发达和庞大的"内部剧院"，用于对社会遭遇及其他社会经验的排练、重温和沉思。这样的"空间"成为了肥沃的土壤，助长了长期低水平的压力，这是文明社会日常生活的特征。

在对埃利亚斯的批评中有学者提出，16世纪宫廷社会的行为并不能描述当代资本主义下的日常生活（Kuzmics，1991）。然而，正如希林（Shilling，2012：182）所指出的那样，埃利亚斯很清楚当代资本主义中的日常存在涉及情绪和心身管理以及拟剧技巧的类似形式。例如，高度官僚化的资本主义形式最有利于尴尬的处境，并涉及复杂的仪式（Kuzmics，1991），而且对于许多人来说，日常存在是表象性的，换言之，是拟剧性的（Turner，1984）。

拟剧性的压力也是生活在当代资本主义消费文化中的后果。例如，在美国的消费者文化中，商品化的"理想"身体与真实的、现有的身体之间存在性别差异。我们可以看到当下饮食失调的模式受到了拟剧性压力的影响（Shilling，2012：218）。戴维森（Davidson，2003：71）指出，其他涉及恐惧和回避行为的心理问题，例如广场恐惧症，可以概念化为使用拟剧技巧和其他应对方式的能力下降。她认为，这不是对开放空间的恐惧，而是对公共社会空间的恐惧（Davidson，2003：9）。实际上，她认为患有广场恐惧症的人是一种"怯场"（stage fright）（Davidson，2003：82）。女性在文化上被定义为物体、装饰性物体，可能会对他者的凝视产生高度的敏感性，因此承受更大的戏剧性压力。戴维森的研究表明，诸如戏剧性压力之类的文明压力并非平均地落在所有人身上，而是呈社会文化分布的，应对这种压力的手段也是如此。此类压力的程度和质量及其对健康的影响，会因个人在社会具象或社会网络和结构中的地位或位置而有很大不同。

文明不满，社会和健康不平等

健康不平等（表现为预期寿命或婴儿死亡率的差异）与社会阶层和地位密切相关。科克汉姆（Cockerham，2007）对这种联系的理论基础和经验证据予以了批判性的全面审视。尽管有重要的差异，在心理社会方法中，大多数倾向于基于压力话语的版本。心理社会方法假设状态与健康之间存在神经激素连接。从理论上讲，实际上发生的结果是，在某些情况下，反复的、长期的和强烈的压力会使人体出现神经失调（Freund，2011）。例如，梅西（Massey，2004）认为，种族隔离和贫困的高水平产生了高度的长期压力。一些研究发现，社会地位与经历的压力水平以及应对资源的可获得性之间成反比关系（Freund 等，2003；Cockerham，2007）。

有学者批评埃利亚斯对社会具象和结构的概念掩盖了不公平的存在。因此，将文明的压力简单化地理解为来自"相互联系的复杂链"中的相互作用，其实是掩盖了嵌入在这种链中的社会和经济不平等。例如，巴克 - 莫尔斯认为：

> 组装线的时间精度经由"互连压力的增加"来解释，解释力是不强的。这是对提高生产率的目标的有计划的科学回应，也是对资本家作为企业利润（corporate profit）和工人作为身体劳力（corporeal fatigue）而经历剩余价值增加的回应（1978：193-194）。

与处于较高地位的人相比，心身的社会控制会给从属地位的人带来更大的压力。与先前流行的假设相反，最新研究发现，"非管理层的压力"大于管理层承受的压力。职场的高要求加上很少的控制，可能会导致与压力有关的健康问题（Freund et al，2003）。埃利亚斯（Elias，1982：329）认为，生活在"文明社会"给个人带来了越来越大的职场和时间压力，并造成了长期的不安全感。这些压力和长期的不安全感是社会分布的。

戈夫曼意识到某些微观社会不平等及其制度特征，并考虑了一系列的问题，这些问题"是由于权威、等级制度和民主规范的平等并存，或反映它们的组织形式"而产生的

（Kuzmics，1991：4）。例如，他对社会阶层几乎无话可说。戈夫曼所缺少的是宏观社会经济框架，而埃利亚斯至少提供了这一框架（Kuzmics，1991：16）。

威廉姆斯（Williams，2001：66）认为，《污名》（*Stigma*，1963）是一部"身体论著"，它论述了"身体和关于其表现的规范在个体的社会和自我认同之间进行调解的各种方式"。正如戈夫曼（1963）指出的那样，污名是标签，被污名化或不被污名化是一个文化、社会和历史变量。他提出，共有三种类型的污名：身体（如瘢痕），道德（如性"越轨"）和"部落"[如整个种族和（或）"种族"群体已被污名化]。根据戈夫曼的"污名理论"（stigma theory），在现代社会将个人或团体污名化合理化通常是以"科学"话语（如纳粹种族"科学"）为基础，而不是宗教性话语。

污名化和贴标签的能力涉及一个人群对另一个人群的权力实施（Link and Phelan，2006：528）。梅内尔（1982：122）认为，在权力严重失衡的情况下，那些被统治和被剥削的人无法摆脱自己的位置。在那里，污名化的过程非常普遍。尽管污名化过程的性质和强度各不相同，但内容保持不变：

> 局外人总是肮脏，道德上不可靠且懒惰的。就是在 19 世纪，人们经常看到产业工人：他们经常被称为"下里巴人"（great unwashed，指下层民众）。那曾经是，现在也是白种人通常是如何看待黑种人的（Mennel，1982：122）。

一旦被污名化，经由住房和就业方面的歧视，会给被污名的人造成压力和紧张，以及自尊感降低，个人或群体的生活机会降低（Goffman，1963）（Link and Phelan，2006：52）。

在现代社会中，"种族化"和殖民化形式的"未文明化"心身受到了污名化。在殖民主义统治下，将文明带入殖民地是"白种人的负担"。当然，最重的负担通常落在殖民者身上。在当今世界，这样的意识形态仍在继续作为污名化理论，以掩盖那些被污名化的人们的成本。例如，阿尔及利亚的精神病医生弗朗兹·范农（Franz Fanon，1963：293）讨论了"文明的"社会统治与殖民主体的心理健康状况之间的关系，殖民医生认为这些问题源于"原住民"的生物学组成。殖民者的神经肌肉问题"事实上是当地人沉默寡言伴生的姿态，以及僵硬死板和拒绝殖民权威的肌肉形式表达"。问题不是起源于本地人的心身，而是源于本地人所处的社会具象和不平等的社会结构。在这个例子中，个人无法离开发生种族主义冲突的社会空间，因此他或她在躯体上表达了无法显示的抵抗。肌肉强直的这种形式和分布代表了一种方式，可以使人的身心抵御集体权威，从而在他人的心理空间之外控制他人及其主张。

外国"未文明化"的身体可能会因其穿着、身体举止和气味而受到污名化。在对加拿大的巴基斯坦移民妇女的一项研究中，阿米里亚尔（2012）发现，虽然在日常生活中的话语、食物和艺术节上都在庆祝多元文化，但巴基斯坦妇女被迫养成一种卫生化、文明化的习俗，以便获得劳动机会和公民身份。这种惯习要求放弃或至少掩盖"本土"的服装、举止以及最重要气味。

正如埃利亚斯所说，文明进程影响着并在某种意义上构造了感官。体味，特别是强烈和"奇怪"的气味都被认为是"不合口味的"。文明化的身体是没有气味的，"加拿大人的"身体"闻起来是所有气味都消失的"（Ameeriar，2012：516）。假冒的"臭气熏天"的身体受到了污名化，要消除污名，必须通过身体和面部工作以及其他戏剧性的策略对它们进行"消毒"。

总而言之，我们的社会心理压力来自时间、经济、情感还有戏剧性等文明化的日常存在，这些压力以及应对这些压力所需要的资源，都是通过社会结构和具象中的社会地位和社会关系来分配的。这些社会不平等与现代社会特有的健康不平等有关。

结论：文明的和戏剧性的心态及其不满

埃利亚斯的心身观认为文明压力是经由神经激素途径，会造成与压力相关的问题。这些途径可以看作连接心身、社会结构和具象的桥梁。许多分歧是不同类型的社会心理压力源，如时间、情感和戏剧。这些都可能引发与压力有关的疾病。

压力相关的疾病的社会文化背景可以在社会形象和权力转移中找到。例如，政治权威的集中化和暴力的垄断伴随着越来越多的人口的安抚和"驯化"（以及随之而来的不满）。

身份认同中蕴含着地位差异的复合体，即社会不平等。这类人物的社会位置或位置可能会因性别、社会经济状况、种族、民族和文化地位而异。社会形象和结构中的社会文化不平等与健康不平等有关（Freund 等，2003）。

健康不平等表现为预期寿命、死亡率和发病率的差异以及各种生物标志物的差异（Freund，2011）。科克汉姆（Cockerham，2007）从理论和经验两个方面对社会和健康不平等关系的研究进行了全面回顾。此类研究还显示了状态与血液中皮质醇水平（一种压力激素）之间的关系，较低的状态与较高的皮质醇水平相关。当代压力话语中，对这些关系已进行了解释，该话语实质上认为现代社会中物质压力源（如饥饿和其他形式的物质剥夺）已经减少，并被许多社会心理压力源所取代。在许多情况下，"文明"生存的心理社会压力源于情感、时间和拟剧性，它们对心身的影响随着人在不断变化的网络和权力结构中的位置而异。

戈夫曼的拟剧观点是理解拟剧压力及其背景的一种资源，因此，与埃利亚斯的理论一起，常常构成研究现代性社会心理压力的补充资源。此外，他们的理论有可能进一步阐明社会和健康不平等之间的关系。

参考文献

Ameeriar, L. (2012) 'The Sanitized Sensorium' *American Anthropologist* 114(3): 509–520.

Buck-Morss, S. (1978) 'Norbert Elias, The Civilising Process' *Telos* 37:181–191.

Bourdieu, P. (1977) *Outlines of a Theory of Practise*. Cambridge University Press: Cambridge.

Bourdieu, P. (2000) *Pascalian Meditations*. Polity Press: Oxford.

Bowen, P., van Heerikhuizen, B. and Emirbayer, M. (2012) 'Elias and Bourdieu' *Journal of Classical Sociology* 12(1):69–93.

Burkitt, I. (1999) *Bodies of Thought: Embodiment and Modernity*. Sage: London.

Cockerham, W. (2007) *Social Causes of Health and Disease*. Polity Press: London.

Davidson, J. (2003) 'Putting on a Face: Sartre, Goffman and Agoraphobic Anxiety in Social Space' in Davidson, J. (ed.) *Phobic Geographies*. Ashgate Press: Aldershot. pp. 69–87.

Elias, N. (1978) *The Civilising Process: The History of Manners*. Urizen Books: New York.

Elias, N. (1982) *Power and Civility*. Blackwell: Oxford.

Elias, N. (1991) 'On Human Beings and their Emotions: A Process-Sociological Essay' in M.Featherstone, M. Hepworth and B. Turner, (eds.) *The Body: Social Process and Cultural Theory*. Sage: London.

Elias, N. (1995) 'Technisation and Civilisation' *Theory, Culture and Society* 12(3):7–42.

Elias, N. (1998) *On Civilisation, Power and Knowledge*. S. Mennel and J. Goudsblom (ed.) University of Chicago: Chicago.

Elias, N. (2005) 'Civilisation and Psychosomatics' in Fraser, M. (ed.) *The Body: A Reader*. Routledge: London. pp. 96–99.

Elias, N. and Dunning, E. (1980) *The Quest for Excitement*. Blackwell: Oxford.

Eriksen, H.R. and Holger, U. (2002) 'Social Inequalities in Health: Biological Cognitive and Learning Theory Perspectives' *Norsk Epidemiologi* 12(1):33–38.

Falk, P. (1994) *The Consuming Body*. Sage: London.

Fanon, F. (1963) *The Wretched of the Earth* (translation Farrington, C). Grove Press: New York.

Freud, S. (1961) *Civilisation and its Discontents*. W.W. Norton: New York.

Freund, P. (1998) 'Social Performances and their Discontents: The Biopsychosocial Aspects of Dramaturgical Stress' in Bendelow, G. and Williams, S. (eds.) *Emotions in Social Life: Critical Themes and Contemporary Issues*. Routledge: London. pp. 268–294.

Freund, P. (2004) 'Civilised Bodies Redux: Seams in the Cyborg' *Social Theory and Health* 2:273–289.

Freund, P. (2011) 'Embodying Psychosocial Health Inequalities: Bringing Back Materiality and Bioagency' *Social Theory and Health* 9(1):59–70.

Freund, P.; McGuire, M. and Podhurst, L. (2003) *Health, Illness and the Social Body*. Fourth edition. Prentice Hall: Upper Saddle River, NJ.

Goffman, E. (1959) *The Presentation of Self in Everyday Life*. Doubleday Anchor: Garden City, New York.

Goffman, E. (1961) *Asylums*. Doubleday Anchor: Garden City, New York.

Goffman, E. (1963) *Stigma*. Penguin: London.

Goffman, E. (1974) *Frame Analysis*. Harper: New York.

Goffman, E. (1979) *Gender Advertisements*. Harper: New York.

Goffman, E. (1981) *Forms of Talk*. University of Pennsylvania Press: Philadelphia, PA.

Hochschild, A. (1983) *The Managed Heart*. University of California Press: Berkeley, CA.

Hughes, J. (1978) 'Norbert Elias' in R. Stones (ed.) *Key Sociological Thinkers*. New York University Press: New York. pp. 138–150.

Kuzmics, H. (1991) 'Embarrassment and Civilisation: On Some Similarities and Differences in the Work of Goffman and Elias' *Theory, Culture and Society* 8:1–30.

Lemert, C. and Branaman, A. (1997) *The Goffman Reader*. Blackwell Publishing: Oxford.

Link, B. and Phelan, J. (2006) 'Stigma and Its Public Health Implications' *Lancet* 367:528–529.

Lofland, J. (1975) 'Open and Closed Dramaturgic Strategies: The Case of the State Execution' *Journal of Contemporary Ethnography* 4:272–293.

Lofland, J. (2000) 'Erving Goffman s Sociological Legacies' in Fine, G.; Manning, P. and Smith, G. (eds.) *Erving Goffman*. Sage: London.

Mac Andrew, C. and Edgerton, R. (1969) *Drunken Comportment*. Aldine Publishing Company: Chicago.

Massey, D.S. (2004) 'Segregation and Stratification: A Biosocial Perspective' *DuBois Review: Social Science Research on Race*. 1(1):7–25.

Mennel, S. (1982) 'The Formation of We-Images' www.stephenmennell.eu/docs/pdf/Formationwe-images.pdf.

Mennel, S. and Goudsblom, J. (1998) 'Introduction' in Elias, N. (ed.) *On Civilisation, Power and Knowledge*. University of Chicago Press: Chicago. pp. 1–45.

Pinker, S. (2011) *The Better Angels of Our Nature*. Penguin: London.

Reich, W. (1976) *Character Analysis*. Pocket Books: New York.

Scheff, T. (2006) *Goffman Unbound*. Paradigm Publishers: London.

Sedgwick, P. (1974) 'Goffman's Anti Psychiatry' *Salmagundi* 26:26–51.

Shalin, D. (2008) 'Goffman's Biography and the Interaction Order' Paper presented at the American Sociological Meeting, Boston.

Shilling, C. (2012) *The Body and Social Theory*. Third edition. Sage Publications: London.

Tabboni, S. (2001) 'The Idea of Social Time in Norbert Elias' *Time and Society* 10(1):5–27.

Turner, B. (1984) *The Body and Society*. Basil Blackwell: Oxford.

van Krieken, R. (2001) 'Norbert Elias and Process Sociology' in Ritzer, G. and Smart, B. (eds.) *The Handbook of Social Theory*. Sage: London. pp. 353–367.

Williams, S. (2001) *Emotion and Social Theory*. Sage: London.

第十一章

阿尔弗雷德·舒茨：医患互动中意义的共同构建

帕特里克·布朗（*Patrick Brown*）

赵忻怡　张　泉　译

与舒茨的社会理论本身一样，本章的出发点是马克斯·韦伯（Max Weber）的著作。该著作是韦伯对社会行为的理解，主要围绕主观意义的各个方面，舒茨对这些内容进行了有效的分析和发展。本章的前半部分考虑了舒茨对韦伯的积极批判的关键原则，这在很大程度上依赖于他对胡塞尔现象学哲学（Husserl's phenomenological philosophy）的批判性解读。在韦伯概念化如何理解他人及如何考虑他们的动机的过程中，遇到了各种困难，而舒茨以其特有的彻底而又特定的方式对这些困难进行了说明。在这些对社会行动的不同反思中，舒茨强调了我们在理解他人时的不完整性，以及我们对行为者随时间积累的那些"想当然"的知识的严重依赖。此时，出现的沟通问题也促使我们考虑不同形式的知识，而这种知识则来源于我们对他人和周围世界的看法。在这类分析中，理想型、自然态度和生活世界的概念至关重要。后面的部分将根据这个框架讨论医患互动，强调舒茨所阐明的相互理解的固有局限性，并对临床会诊分析中舒茨的框架的重要应用进行回顾。

人物简介

阿尔弗雷德·舒茨（Alfred Schutz）于 1899 年出生于维也纳，并在 1914—1918 年的战争中为奥匈帝国军队而战，之后在维也纳大学学习法律、经济学和社会学，在这个时期他深受路德维希·冯·米塞斯（Ludwig von Mises）教学的影响。他最重要的精神来源是法国哲学家亨利·柏格森（Henri Bergson）、埃德蒙德·胡塞尔（Edmund Husserl）和马克斯·韦伯（Max Weber）。舒茨的经典著作《社会世界的意义建构》（*Der sinnhafte Aufbau der socialen Welt*）后来被翻译成英文，即《社会世界的现象学》（*The Phenomenology of the Social World*），这部著作试图利用胡塞尔和柏格森的观点来改造韦伯的社会学方法。舒茨经常与胡塞尔通信，直到胡塞尔于 1938 年去世。同年，犹太人舒茨离开奥地利前往巴黎，然后前往美国。直到 1959 年去世，他一直在纽约新社会研究学院工作。在新学院，他是托马斯·卢克曼（Thomas Luckmann）的老师，后来与其共事，托马斯·卢克曼在进一步发展现象社会学方面具有影响力，其影响力部分来源于完成和出版一些舒茨未完成的手稿。

舒茨现象社会学中的关键主题

正如所提出的那样，舒茨的现象学社会学是对韦伯和胡塞尔的深刻辩证的综合，来源于批判性的阅读以及互相参照修改（Tellier，2003）。但是，他的主要工作是针对社会学，而不是哲学，因此《社会世界的现象学》（1967）始于韦伯的行动理论，并试图将此重建和重振成为社会学探究的系统基础。根据胡塞尔的观点"回归自己"（Svenaeus，2001：81 中引用），舒茨将韦伯式主观意义的表述置于严格的分析之下，并揭示了这一过程中的各种弱点。

德语社会学中齐美尔的影响已经成功地假设：

……所有具体的社会现象都应该追溯到个人行为的特征，并且应该通过详细的描述来理解这种特征的特定社会形式（Schutz，1967：4）。

舒茨赞赏韦伯追求这种研究方案的尝试；而理解（德语：Verstehen）是这种社会学方法中的一个基本概念，其重点在于对主观意义的理解，而个人正是基于此考虑其他人的行为（Weber，1978：30）。对于韦伯来说，主观意义对行为的依附可以用来区分行为与无意行为，而行为则是社会科学的基本主题：

> ……特定社会现象的含义可以逐层解释为人类行为的主观意义。通过这种方式，社会世界的结构可以被揭示为可理解的有意义的结构（Schutz，1967：7）。

尽管这个基础可能是精确和连贯的，但舒茨对韦伯进行了批判，批判其有限的认识论分析，在这种状况下，他揭示了获取他人意义的可能性。尽管认识到韦伯对于社会学中的某些问题并不是没有意识到，但舒茨仍然表明：韦伯并未能探索了解另一个人的不同且有限的方法。舒茨（1967：8）接着描述了我们所拥有的关于亲近的人的相对直接的知识，而这不同于我们拥有的关于不熟悉的人的知识，后者是"片面的"[1]和"匿名的"。因此，如果我们考虑他人的归属含义，将社会行动视为充满意义的行为，那么很明显，这种归属可能涉及一系列了解他人的不同模式和深度。因此，有必要对意义和行动进行更细致的理解（Schutz，1967：12）。

主观意义和时间特异性

舒茨再一次对韦伯概念主义做了发展，舒茨对主观意义和客观意义做了区分（1967：124，134）。其中主观意义是指那些适用于我们自己行为的意义（意义建立），或者我们在理解他人赋予他们行为意义时所寻求的意义（意义解释），而客观意义是指我们以一种无视行为者意识的方式对行为进行解释和分类。至于意义建立，舒茨通过借鉴亨利·柏格森的现象学（如，Bergson，1913）、胡塞尔（2012）的工作以及对生活体验中时序的特定哲学审问，对这一过程进行了更细致的理解。对于舒茨（1967：12）来说，这种"哲学上的艰辛旅程"对于正确掌握社会学研究的基本概念是绝对必要的。

作为一个例子，舒茨（1967：86）采用了韦伯的动机概念，并解释了过于简单化的、将各种各样的想法"混为一谈"的各种方式。例如，在采取行为之前（为了在未来完成项目）持有的有序动机与原因动机是有区别的，后者是回顾性的。后者反过来又可以被分解成伪原因动机：其中未来的预期结果是行为的潜在意图；另一个是真原因动机：行为归因于现有或先前的背景。假性原因动机的一个例子是：有一个人为了从悲痛中解脱出来去看医生。这可以看作是对有序动机的"翻译"（Schutz，1967：91），与真原因动机完全不同。在真原因动机下，这个人在持续的疼痛中感觉到损害，并有多种选择，如服用镇痛药、做运动或去看医生。而众多选择中，根据之前的经验，看医生是最有效的。伪原因动机掩盖了一系列更为复杂的背景因素。即使这时，为完成项目采取的行动也未必反映出重要的基

---

[1] Flatness：flat character vs round character，flat 指的是角色的特征是描述片面的。

本假设（Schutz，1967：192）：应该避免痛苦；医生不会让事情变得更糟等。

在这个阶段，人们可能会质疑这些细节是否真的有必要；这个"艰苦旅程"的成果是什么？在他与韦伯的具体接触中，这些区别使得舒茨能够将面向未来的动机区别于追溯性的意义动机。也许更重要的是，这会引起我们对一些本质的关注，通过这种本质，社会行动 - 未来导向的动机和回溯性的意义可以被重要地、经常是决定性地理解和塑造，这需要在一些"想当然"的假设下完成。这就需要对社会行为进行完全不同的考虑，这种考虑不同于韦伯所代表的理性意识、传统或非理性类型。相反，我们应该关注有意识的预测和回顾反思之间相互交织的方式，以及日常互动中他们是怎么受因果假设的自然态度的束缚。这种更加细致的行动概念对 20 世纪社会学的影响是巨大的，而且也许在布迪厄的惯习概念中最为明显。在这种概念下，行为被社会领域中学习或灌输的某些"被视为理所当然"的假设强有力地塑造（Atkinson，2010）。

主体间意义和相对接近度

从舒茨的角度来看，被视为理所当然的概念对我们如何看待自己行为的动机和意义起着重要作用，但当我们开始考虑如何理解他人时，它们之间的相关性就会被加以强调。我们可以进一步说，在考虑、解释与我们互动的其他人时，这些想当然的概念是不可避免的，也是不可或缺的。更进一步，我们还应该补充一点：当一个人与另一个人沟通时，一些普遍的想当然的计划（最明显：语言）是必要的。尽管将这种沟通变得有效，但这些还不够。

当然，这种分析方式的出发点强调：真正获得另一个人的意义是不可能的。追寻柏格森对意识过程的哲学探究（1913）的脚步，舒茨强调了：因为意义是"构成于……每个人独特的意识流中，其他人基本上都无法进入"（Schutz，1967：99 最初的强调）。相反，我们使用一系列解释工具来推断或猜测其他人的意义。这些构成了日常主体间性和解释性社会学的基础，而这涉及在其他人身体移动创造声音、语言、手势等的时候，对其进行多感官的观察，并且或多或少地涉及将这些动作有意识地解释为此人的意图。

在每一天的互动中，社会行动者都并未考虑到真正的共情是不可能的，并想当然地以为他们确实可以很好地理解他人。这需要换位思考才能实现，或者更确切地说"我所了解的关于你的有意识生活的一切，都是基于我对自己生活经历的了解"（Schutz，1967：106）。所以需要观察我们互动的对象，他们的身体上的运动就是他们生活经历的标志，然后借助这些，加上我们通过换位思考的方式，来推断他们这些行为的意义。因此，如果想正确理解他人，就需要把肢体的运动分类为便于理解的标志（如微笑 - 咬牙切齿的微笑），通过其肢体运动的意义进行分类（有意义的功能）。在这种背景下，也需要考虑对于我们的观察对象来说，这些动作意味着什么。是不屑一顾，失落感，还是觉得需要表现礼貌？这也就是这个动作的表达性功能。

当我们更深入地了解日常交互时的复杂性时，我们也会更加敏感地认识到在这些交互中有多少是"想当然"的。例如，观察者并不必专注于解释嘴周每个肌肉的运动，仅仅为了将其分类为微笑；他或她也不必特地去想自己以往类似情景下的微笑，来揣度自己当时的感受。相反，当他或她看到时，也许他或她只"知道"不屑："我特意的凝视是为了通过他人的身体运动，了解其背后的生活经历，或者他们所表示的含义"（Schutz，1967：101）。这种随意的推断，将其他人的意义理解为容易获得或者某种意义上想当然，是社会行动者的自然态度。在这种状况下，许多人的行为可以被视为来源于一个更广阔的生活世界，并通过这个世界进行协调，同时塑造并形成更广阔的生活世界。这种被视为想当然的"现实"可能是许多人所共享的，同时也造成了更广泛的、充满常识性理解和规范的社会文化背景的基础（Berger and Luckmann，1967；Schutz，1973：21）。

常见的知识储备及其对互动的影响

在与他人的互动中，除了通过自然态度提高对"想当然"的认识之外，舒茨还让社会学家敏感地认识到：这种自以为是的假设可能是有问题的。上面所隐含的是一系列发生误解的可能性：当一个行为并不是有意识地表达时，却认为这个行为有许多潜在的意义；将某种标志错误地分类成另一类（如，强迫的微笑，但是实际上是真正的微笑）；将一个符号赋予通常的表达性功能，但是对于被观察者来说，它具有完全不同的含义。这种误解总是可能的，造成这一点的原因可能来源于三个相互关联的方面：被观察"想当然"的现实和观察者"想当然"的现实重叠的程度；观察者和被观察者之间的距离；观察者和被观察者之间的熟悉程度。

这个解释过程涉及"将未知的含义变成已知，将瞥了一眼所理解到的东西变成经验的东西"（Schutz，1967：84）。日常的社会生活存在无数这样的解释，受到自然态度的影响，我们往往认为：其他社会行动者的未知含义，可以通过现有知识理解为"想当然"。最基本的假设是出于一个人的意识（Schutz，1967：108），社会行动者通过把他人的符号分类成行为，并赋予他们已经"知道"的客观意义，来对他人进行解释。如果观察者与被观察者分享许多类似的经验方案，那么这种推论可能更准确。

当两个行动者之间距离相近时，观察者也可以了解到被观察者的主观意义。这种对他人意义的了解有助于相互理解，但不可避免地会面临其他问题。然而，多次进行验证的尝试（更明确或更隐含），这种熟悉程度可能有助于更准确地理解他人。

两个或两个以上的人之间的熟悉也就意味着：在任何一个时刻，被观察者通过表达性行为传达他或她的意思时，可以更好地掌握观察者在理解他时将要借鉴的知识储备。然后被观察者就可以根据这一点来说话（或行动），通过这种方式可以使有效地传达其意义的可能性最大。那些相互之间并不是那么熟悉的情况下，被观察者也同样会尝试以恰当的方式"推销"他们的行为，尽管成功的可能性并不那么高。这种可能性依然取决于共同经历的多少、知识储备的重叠程度、共同的假设以及被观察者对这些的准确评估。

先前经验或多或少的实质性重叠：某些事件的直接经验；或父母、教师和其他人间接传授的知识，而从这些知识中产生的知识储备对于主体间性是至关重要的。每个行为者对这种知识储备的应用通常被当作想当然，因此很难判别。然而，在产生分歧的时候，这些过程的偶然性就变得更加明显（Habermas，1987：400）：例如，当其中一个人故意对常识性语言的使用进行挑战时（Garfinkel，1967：42-44）；或者当一个人解释另一个人时，缺乏足够的知识储备。

下面的虚构例子是关于一个小男孩的，小男孩叫克里斯托弗（Christopher），患有自闭症 - 阿斯伯格综合征。他确实有一部分知识储备，但是却往往无法以一种想当然的方式应用它：

> 我让西沃恩（Siobhan）画了很多张面孔（带着不同的表情），然后在他们旁边写下这些脸的意思。我把这些纸放在口袋里，当我不明白别人在说什么时就把它拿出来。但是仍然很难确定到底哪张图最像我所看到的面孔，因为人们的脸都变化得很快（Haddon，2003：3）。

典型化和不同程度的不可知

虽然在某些情况下，克里斯托弗（Christopher）能够使用这些面部图来帮助他理解另一个人的意思，但这种理解，主要是基于相对抽象和原始的这种意义的典型代表。他经常发现，仍然难以理解符号的表达性功能，这就涉及在他人的意识流之下，想象交流对象的主观意义。相反，他倾向于纯粹地根据客观意义来考虑他人的行为。但克里斯托弗（Christopher）仅仅考虑周围人客观意义的做法绝非不寻常。所有社会行动者在很多时候都会这样做。与他人互动时，考虑其意识流是劳累而且不可能的。相反，我们的自然态度，常常会让我们考虑他人行为客观意义的相对直接理解，这样直接的理解是通过对行为和交流性标志的短暂的观察实现的，而这种实现是基于过去经验和学习到的典型例子所建立起来的分类系统。因此，另一方的主观意义通常被当作想当然，而非给予特别关注。

正如所提到的那样，典型代表可能是相对粗糙和抽象的。比如一个可怕的人（或许典型代表可以更丰富、更细致），指一个熟知的人去看"那个牙医"时感觉到了恐惧。对于那个去看牙医的人的生活经历和主观意义而言，后者对客观意义的推断仍然是"想当然"，但相比于最基本的解释来说，缺失的信息要少得多。值得注意的是，我们在理解不熟悉的人时，通常使用更简单的典型例子。对于舒茨（1967：176-181）而言，这种程度的距离或不可知性是我们在考虑正在研究的社会世界结构时候的一个非常重要的基础。他开发了一种类型学，其中包括八种模式，按照熟悉程度考虑了不同的对象：从那些我们最近与之互动的人，以及我们将很快再与他们会面的人，到一个完全陌生的人。

更广泛地说，这种类型学指向那些与我们更亲近或遥远的人的不同形式的社会关系。对于那些我们从未观察过的、最缺乏相关知识的人，我们在用一种最宽松、最不可知、最抽象的意义理解他们。我们可能会读到或被告知某个人的信息，但除了通过我们听到的相对较少的细节之外，我们无法形成对他人的印象。我们将这种有限的知识与认为的和过去相似的经验联系起来，并通过推理和假设逐渐构想出此人的理想的类型是什么样子。这种对他人的理解是非常微弱的，并称为"他们之间的关系"（Schutz，1967：181）。我们对这些相当遥远的人的了解是纯粹建立在对此人的理想推论，或者建立在我们假设他们会采取的"行动过程"之上，并用这些来构建我们想要知道的其他人的知识（Schutz，1967：190）。

比这更具体的是"你的关系"。这是指的我们直接遇到其他人，然后将注意力集中在他们身上。这些人不仅仅是一般化的他人，如医生或患者，人们直接考虑并解释他们的个人行为和其明显相关的意义。虽然是通过关注他们的特殊性来理解另一个人，但这种理解可能仍然基于推测的理想类型（Schutz，1967：186）。尽管注意到一方的具体行为，但是却可以被理解为快乐的人，或快乐的中产阶级英国白种人。随着时间的推移，必要的理想类型推测也更少，或者确实有用，因为个人和其行动的独特性逐渐被他人所理解（Schutz，1967：186）。

在面对面的交流中，中产阶级英国人的观察者可以探究他的品性，这种情况下这种互动会逐渐发展成为"我们的关系"。这种互动形式，尽管仍然可能是利用理想类型推测作为解释行动的参考点——在这里语言是最明显的典型代表；另一个例子是推断脸红是尴尬的指示特征——其特点是行动者的意识流相互交织在一起。每个人对对方行为的理解都有直接反应和解释，使这种形式的互动成为相互理解最准确，并且在经验的真实性中也是最"具体"的：

> ……在朋友谈话时在场，与阅读他的信件截然不同。我不仅可以掌握他的话语的客观含义，而且可以听到他的声音，观察他的手势和其他肢体动作。此外……还有一个额外的好处：我可以看着他的眼睛，问他的意思。换句话说，我可以将直接的社会观察转变为直接的社会关系（Walsh，1967：xxvii）。

对医患互动的社会学研究

这些与不可知水平成负相关的知识水平，以及上文概述的舒茨现象学的各个其他方面，对一种特定形式的面对面交流具有重要意义：医疗机构中医患之间的互动。下文将讨论舒茨理论在这些背景下的各种应用，但首先有必要对这些互动的研究进行一些说明。

在与健康和疾病相关的许多社交中，医患交流可以说是最明显和无处不在的。从某种角度来看，这些互动的典型短暂、高度仪式化（Goffman，1967）和二元的性质使它们成为一种相当简单的研究形式。但是，前面的小节已经为我们提供了足够的细节来考虑其他形式和其他方面。鉴于医患互动所包含的制度环境、互动的复杂性，及这些相互依赖的背景知识、规范和假设可能会特别突出，实际上，在过去的50年里，已经出现了越来越细致的社会学理解。

对文献的早期回顾表明，医患互动的不同关键特征，包括他们的过程和内容，以及医生和患者的各种属性及其期望（Korsch等，1968）。这个时代的社会学研究往往受到早期帕森斯式方法的影响，这些方法描述了医患关系中双方的预期职责，并且还区分了医务人员的"工具性"和"表达性"功能（Parsons，1951），后者面向对患者的心理社会需求的管理。尽管人们对这种社会功能以及影响它的各种背景给予关注，同时还有允许此项分析的医院民族志，但医患之间的互动的具体细节并没有受到明确的关注。相反，系统性的理解是受到优先考虑的，包括对行为者的相互角色、责任和能力的期望（Parsons，1975）。基于一般能力假定的临床医师的能力、培训和临床经验以及作为受托人的医务人员的义务，每个都有助于医患关系的某些动态变化，尤其更不用说在许多方面存在的"固有不对称"的对医患互动的定义（Parsons，1975：276）。

为了与医学社会学的更广泛的趋势保持一致，20世纪60年代末和70年代的研究方法对医务人员形成了一种非常关键的分析视角（Gabe等，1991），尤其是医务人员与患者的互动。虽然一些早期研究描述了医患关系的不同模式（Szasz and Hollender，1956），但一种更为关键的和社会理论的医学社会学出现了，它关注于伴随互动方式的潜在动力学。帕森斯（1975）的分析强调了权力，但由于其系统理论基础的明显决定论，他并没有获得很多的支持（Gerhardt，1989）。以米德（Mead）、库利（Cooley）和布鲁默（Blumer）为基础，并由贝克尔（Becker）（1963）辅助进入主流的互动主义，更加关注于在特定互动环境中对行为和动机的共同构建。

互动主义、贝克尔（1963）标签理论和弗雷德森（1970）对医务人员的批判性描述，激发了医学社会学中的社会建构主义转向，可以说是这种方法转向精神病学中最强有力的成功之处（如Szasz，1961）。建构主义的发展、戈夫曼（Goffman）关键作品（特别是1959年）的影响，加上达伦多夫（Dahrendorf）（1958）对帕森斯功能主义忽视个人的批判，使得结构功能主义超越象征性互动主义进而成为"医学社会学的主导范式"（Gerhardt，1989：80）。互动的个体，而非社会系统将成为医疗保健社会学研究的主要关注点。

舒茨对医患互动分析的应用

想当然的知识的结构效应

戈夫曼的影响导致人们对去除互动的秩序和仪式产生了空前的兴趣。除了常人方法论之外，他的工作还强调了预先给定的规范、规则和假设在多大程度上构成了二元和群体间互动的动态。在这一传统中，希思（1984）对互动的时间和技巧进行了高度细致的讨论，这些都是临床互动中信息交换的基础。在这里，"发言者的非声音行为，即使没有建立起话语的连续含义，也会有所帮助"，迫使"接受者"以某种方式倾听并且做出回应；只要这些非声音性行为是适当的（Heath，1984：262）。这种常人方法学研究阐明了想当然的角色的结构效应，并且通过加芬克尔（Garfinkel）的影响，以隐含的方式将舒茨理论的各个方面置于实证检验之下（Gerhardt，1989）：

> 为了理性地对待他展示的 1/10，就像冰山在水面之上的部分一样，他必须能够毫无疑问地处理水面下的 9/10，而且更有趣的是，作为一个无可置疑的背景，虽然与他的想法明显相关，但似乎并没有被注意到（Garfinkel，1967：172-173，引自 Gerhardt，1989：183）。

加芬克尔不仅回顾了很多舒茨的著作，还回顾了伯格（Berger）和卢克曼（Luckmann）极具影响力的《现实的社会建构》（1967）的重合之处，加上 20 世纪 60 年代后期的学生起义，推动现象学融入医学社会学关键转折中的新兴"主流"（Gerhardt，1989）。加芬克尔将舒茨理论用作实证检验的重要起点[2]，对实践中想当然的假设和常识理解方式进行检验，与之不同的是，伯格（Berger）和卢克曼（Luckmann）对舒茨的关键概念开展了更多理论导向的改造，其中：

> 日常生活的现实似乎已经被客体化，即在我出现在荧幕上之前，就已经被指定的物体按顺序排列构成（Berger and Luckmann，1967：35）。

因此，就互动规范来讲，每天临床互动中预先给定的顺序、某些物体的价值和技术效用以及人体的构成和相对脆弱性而言，是行为者与其他人一起进行的感知活动的基础。对

---

[2] 奎尔（Quéré）（2012：307）指出"加芬克尔使用现象学背景的一种连续性，尽管在这种使用过程中存在着进化甚至是扭曲——他的参考文献越来越多地存在于现象学家中（Heidegger，Gurwitsch 或 Merleau-Ponty），对舒茨来说越来越少"。

于医务人员的诊断，患者理解疾病以及治疗中需要的内容，都是如此。但是，由于这些规则的内容或者是一些人比其他人更了解规则（Berger and Luckmann，1967：42），两种类型的行为者在制造意义的活动中，想当然的规则下是不平等的。

"知识的社会存量包括对我的情况及其局限的了解"（Berger and Luckmann，1967：41），其他行为者也意识到这些假设，并相应地以此来"应对"我。正如帕森斯和其他人所知道的那样，这些传统规则认为医务人员是医患互动中的控制者。虽然最近信息不对称状况的改善可以说是对这种地位提出了挑战，但在医患互动中，由于医务人员的知识，他们仍然是最熟悉这些规则的一方，也因此拥有更多的优势。日常生活中医务人员的超过患者的理解极限的行动（如妇科检查，见 Brown 等，2011），很容易被患者重新认定为适当或正常。误解可能会或可能不会发生，但由于患者自身对规则的不熟悉，这些误解常常会被容忍并解释。

通常是陌生人，如移民患者面临最大的脆弱性，这是由于他或她对当地的规范并不熟悉。鲍勒（Bowler）（1993）探讨了英国助产士对南亚母亲的刻板印象，描述了构建和协调照料的各种想当然的假设。曾有人引用舒茨（1976：96）的话来展示：陌生人如何"质疑那些他人看来理所当然的几乎所有的东西"（Bowler，1993：171）。来源于陌生人自然态度的挑战有助于使主导的现有规范合法化，但是会给患带来痛苦（Andersen，1987）。

想当然的构建：不同程度的知识具体性

在他们对社会辩证法的阐述中，伯格（Berger）和卢克曼（Luckman）（1967）退了一步，对构成主体间性的客观现实的出现进行了探索。在以这种方式之下，现象学关注一个人的知识存量、它对互动的影响以及从这些互动中产生的新知识。因此，在一次互动和一系列互动中产生的持续不断的临床经验就可以被分解为一系列辩证法，这样下去，先前的知识储备塑造了互动中的理解经验，进而有助于构建新的现实，然后可以纳入已有的经验知识储备中，这种持续增加的知识储备在将来会得到利用。

植根于这种不断积累的知识存量，不熟悉的人，如患者、医生之间的社会经验就会得到解读，这种解读是通过应用无数解释方案和对理想类型的推测来实现的，这些方法交织在一起并构建成为另一方的知识。因此，患者与他或她的床边的护士交流，采用相关的方案来解释他人的身体标志以及关于英国国民健康服务的假设，其典型特征是人员不足（Brown 等，2011：289）。在将护士当作照料的理想类型但是当医务人员又不足的时候，这些不同的解释基础彼此相关，因此由于她的忙碌而承担更多的照料工作。当然存在其他可能的解释，但是患者过去的经历和积累的知识储备有助于构建这一现实。相比之下，同一研究中的另一名患者将医生的哈欠理解为"无聊和公正的医务人员"，但是哈欠也可能被理解为"勤奋工作、过度紧张的工作人员"。

因此，医患互动中，医生和患者构建的现实中的一个重要特征是由过往的知识和后来积累的知识所塑造的。但是，援引舒茨作品中的另一个主题，我们应该知道先前获得的知识比其他形式的知识更具影响力，这种知识是比其他更为"相关的"（Schutz，1976：250）。如上所述，在抽象和不可知等方面，知识的具体性不同也相应面临着不同的生动性或平坦性。抽象的思想和制度可以用精致的细节来描述、计算和呈现。但是需要在考虑到行为者自己的生活经验之下，通过一些推论步骤来理解这些。相比之下，直接的经验，由于其现象学上的丰富性，并不那么不确定而且更加具体。

布朗（Brown）和卡尔南（Calnan）（2012：37-41）将从三种类型经验中衍生出来的知识理解发展为一种三层的图解模式：关于远距离事件的二手"中介知识"，第一手观察或"公共经验"，以及第一手"私人经历"。后面的这些经历，由于它们的交流的深度和情感维度，可以成为"我们的关系"（尽管舒茨很少承认情感的作用），并提供了最为具体的知识。这三种形式的知识在建构经验和一个人的知识存量以及"三位一体"相互影响中都相关（Brown and Calnan，2012：37-41）。

在这个现象学框架内的一个重要的条件是：行为者并不是他或她的经验的被动总和，而是对知识的积极地应用和构建（Brown，2009），由于复杂性或其他困难，将某些概念包括在内是无益的。为了最小化焦虑，并建立信任，这种自然态度的实际实现就在患者体验中至关重要（Möllering，2006；Brown，2009）。一些经验比其他经验更容易被排除在外，这取决于其具体性。抽象的媒体故事相对更容易被直接经验所超越。误诊或假阴性筛查结果的直接经验可能更有问题，但是仍然是可以解释的（Solbjør等，2012），其条件是：介导的知识和私人互动经验足够正面，以使这些问题事件能够被典型化为异常，从而被包括在内（Brown，2009）。

迷失在转化中？在不同的生活世界中进行交流

个人的意义建构是通过他们的生活世界来实现的，这个世界是指"那种在自然态度中看起来不言而喻的现实"（Schutz，1973：3）。因此，在来自不同社会背景的两个人互动的时候，这样一个"与他人共同的世界"（Möllering，2006：55）可能存在问题缺陷。舒茨框架内的这一主题通常被用来从少数民族的角度考虑患者的医疗经历（如 Andersen，1987；Bowler，1993）。上面已经提到了对陌生人自然态度的挑战，但是医务人员在考虑患者和他或她自己的状况时也面临挑战。舒茨对这些背景的分析表明了对"刻板印象"的不可避免的诉求（Bowler，1993）。实际上，舒茨的框架有助于强调：理想-典型的假设对于所有与不熟悉的人相遇来说都是固有的，但当专业人员的生活世界（被视为）与患者的生活世界如此不同时，可能会成为问题，因为有问题的典型化对照护产生了负面影响，例如，为南亚妇女提供的有限疼痛缓解（Bowler，1993）。

后现代医疗保健环境要求专业人员实时获取患者有意义的经验，同时也要设想出他们未来的有意义的动机和行动，因为这些医务人员越来越需要对风险进行管理。精神卫生服务尤其如此（如 Warner and Gabe，2004），但越来越多的国家的政策框架也要求健康和社会照料人员与儿童一起工作，以更好地对其他人养育子女的意义进行解释，并评估与此相关的风险。

维尔特坎普（Veltkamp）（2012）在荷兰最近的政策背景下对后一种角色进行了探讨，医务人员越来越多地被要求对父母的行为进行解释，并且确保儿童安全和更优质的育儿"质量"。医务人员与父母和孩子的互动时间有限，因此他们必须在不常见的 20 分钟互动中推断出大量的一般状况和行动。"我们 - 关系"的互动可能会出现在这些背景之下，尤其是与志同道合的父母一起，但是当它们应用于父母更远的未来行为时，这种关系就会回归到"他们 - 关系"。因此，对典型化的通常应用，往往是利用风险协议和其他编码的专业知识，同时也受其他相关因素的影响。那些大多数白种人、中产阶级医务人员不太熟悉的人，或者那些自动评定为有风险的人，由于不够熟悉，对协议采取防御措施，都是通过抽象的典型化来概念化，和（或）通过与同事讨论的"案例"抽象来概念化。对这些父母的这种抽象考虑，为信任他们的养育方式提供了较弱的理由，而更熟悉和更"开放"的父母则可以基于更具体"我们的关系"而被证明是没有问题的。

本节考虑了患者以及专业人员的观点，但到目前为止还没有明确地将这些观点结合在一起。有效的医疗结果来源于对另一方的详细和准确的理解，这主要由"我们的关系"来促进，从而实现适当的和相互同意的诊断、治疗和合作。如果通过医务人员错误判断的沟通，患者可能会感到受到了削弱、失去了权力（Coyle，1999），而这反过来可能会影响他们的开放性和合作性，从而阻碍准确的评估（Brown and Calnan，2012）。反过来，不服从被医务人员解释为有特殊含义（Scheid-Cook，1993），而医务人员根据这些解释调整他们对患者的行为（Fineman，1991），这可能是准确的也可能是不准确的。

这种人际交往的复杂性，在每个行为者的表达性、有意义的功能和解释中，产生了它的四重偶然性（Brown，2009：393）、局限性和相应的产生严重误解的倾向性。这种持久的问题可以在三位一体照护关系中以一种突出的形式显现，例如医务人员、照护人员和儿童或成人之间存在的关系（减弱的 / 正在减弱的能力）。布鲁格曼（Bruggeman，2013）在痴呆诊所中探索了后者的三合一模式。在转化中，可能会丧失多种动机和意义，之后由于错误理解交流，适当诊断和疾病理解的可能性受到了限制，同时，对三合一模式中其他行为者想知道的事情的（错误）推断会限制所说和未说的内容。

结 论

前面的部分仅仅对舒茨作品的丰富性做了简要的介绍，同时强调了其在解构医患互动中复杂主体间性时的多种应用。现象学的批评者可能会争辩说：专注于这些互动和个体理解的错综复杂性，也就意味着忽视了更广泛的互动系统和其中的动态力量。然而，那些建立在舒茨之上的作品，从加芬克尔到布迪厄再到伯格和卢克曼，都为我们提供了清晰的视角，可以将现象学对细节的关注建立成对群体动力学、制度结构（特别参见 Möllering，2006）和社会的更为广泛的分析之上。这些分析可能性的全面性，从细枝末节到宏观，都促进了一些研究，这些研究包括对"互动"、权力动力以及最平凡的日常生活的结构的敏锐研究。这使得舒茨的工作在理论上有价值、方法上严谨，同时始终提醒研究人员，让他们注意到作为社会学家在做解释工作的时候，所面临的潜在谬误和想当然的假设。

参考文献

Andersen, J. (1987) 'Migration and Health: Perspectives on Migrant Women' *Sociology of Health and Illness* 9(4):410–438.

Atkinson, W. (2010) Phenomenological Additions to the Bourdieusian Toolbox: Two Problems for Bourdieu, Two Solutions from Schutz' *Sociological Theory* 28(1):1–19.

Becker, H. (1963) *The Outsiders*. Free Press: New York.

Berger, P. and Luckmann, T. (1967) *The Social Construction of Reality: A Treatise in the Sociology of Knowledge*. Penguin: London.

Bergson, H. (1913) *Time and Free Will: An Essay on the Immediate Data of Consciousness*. George Allen: New York.

Bowler, I. (1993) ' "They're Not the Same as Us": Midwives' Stereotypes of South Asian Descent Maternity Patients' *Sociology of Health and Illness* 15(2):177–178.

Brown, P. (2009) 'The Phenomenology of Trust: A Schutzian Analysis of the Social Construction of Knowledge by Gynae-oncology Patients' *Health, Risk and Society* 11(5):391–407.

Brown, P.; Alaszewski, A.; Swift, T. and Nordin, A. (2011) 'Actions Speak Louder than Words: The Embodiment of Trust by Healthcare Professionals in Gynae-oncology' *Sociology of Health and Illness* 33(2):280–295.

Brown, P. and Calnan, M. (2012) *Trusting on the Edge: Managing Uncertainty and Vulnerability in the Midst of Severe Mental Health Problems*. Policy Press: Bristol.

Bruggeman, M. (2013) *Lost in Translation: Exploring (mis)Communication Within Dementia Care Triads*. Unpublished Masters Thesis: University of Amsterdam: Amsterdam.

Coyle, J. (1999) 'Exploring the Meaning of "Dissatisfaction" with Health Care: The Importance of "Personal Identity Threat" ' *Sociology of Health and Illness* 21(1):95–123.

Dahrendorf, R. (1958) 'Out of Utopia: Toward a Reorientation of Sociological Analysis' *American Journal of Sociology* 64(2):115–127.

Fineman, N. (1991) 'The Social Construction of Non-compliance: A Study of Healthcare and Social Service Providers in Everyday Practice' *Sociology of Health and Illness* 13(3):354–374.

Freidson, E. (1970) *Professional Dominance: The Social Structure of Medical Care.* Aldine: New York.

Gabe, J.; Calnan, M. and Bury, J. (eds.) (1991) *The Sociology of the Health Service.* Routledge: London.

Garfinkel, H. (1967) *Studies in Ethnomethodology.* Prentice-Hall: Upper Saddle River, NJ.

Gerhardt, U. (1989) *Ideas About Illness: An Intellectual and Political History of Medical Sociology.* Columbia University Press: New York.

Goffman, E. (1959) *The Presentation of Self in Everyday Life.* Anchor: New York.

Goffman, E. (1967) *Interaction Rituals.* Double Day: Garden City.

Habermas, J. (1987) *Theory of Communicative Action. Volume Two: Lifeworld and System: A Critique of Functionalist Reason.* Polity: Cambridge.

Haddon, M. (2003) *The Curious Incident of the Dog in the Night Time.* Vintage Books: New York.

Heath, C. (1984) 'Talk and Recipiency: Sequential Organisation in Speech and Body Movement' in Atkinson, J. and Heritage, J. (eds.) *Structures of Social Action: Studies in Conversational Analysis.* Cambridge University Press: Cambridge. pp. 247–265.

Husserl, E. ([1931] 2012) *Ideas: General Introduction to Pure Phenomenology.* Routledge: London.

Korsch, B.; Gozzi, E. and Francis, V. (1968) 'Gaps in Doctor-Patient Communication: Doctor Patient Interaction and Satisfaction' *Pediatrics* 42(5):855–871.

Möllering, G. (2006) *Trust: Reason, Routine, Reflexivity.* Oxford University Press: Oxford.

Parsons, T. (1951) *The Social System.* Free Press: Glencoe.

Parsons, T. (1975) 'The Sick Role and the Role of the Physician Reconsidered' *Millbank Quarterly* 53(3):257–278.

Quéré, L. (2012) 'Is There any Good Reason to Say Goodbye to Ethnomethodology' *Human Studies* 35:305–325.

Scheid-Cook, T. (1993) 'Controllers and Controlled: An Analysis of Participant Construc-tions of Outpatient Commitment' *Sociology of Health and Illness* 15(2):179–198.

Schutz, A. (1967) *The Phenomenology of the Social World.* Northwestern University Press: Evanston, IL.

Schutz, A. (1973) *The Structures of the Life-world: Vol.1.* Northwestern University Press: Evanston, IL.

Schutz, A. (1976) 'Fragments on the Phenomenology of Music' in Smith, F.J. (ed.) *In Search of Musical Method.* Gordon and Breach Science Publishers: London, New York and Paris. pp. 23–71.

Solbjør, M.; Skolbekken, J-A.; Rudinow Sætnan, A.; Hagen, A-I. and Forsmo, S. (2012) 'Mammography Screening and Trust: The Case of Interval Breast Cancer' *Social Science & Medicine* 75(10):1746–1752.

Svenaeus, F. (2001) 'The Phenomenology of Health and Illness' in Toombs, S. (ed.) *Hand-book of Phenomenology and Medicine.* Kluwer: Dordrecht, the Netherlands. pp. 87–108.

Szasz, T. (1961) *The Myth of Mental Illness: Foundations of a Theory of Personal Conduct.* Hoeber-Harper: New York.

Szasz, T. and Hollender, M. (1956) 'A Contribution to the Philosophy of Medicine: The Basic Models of the Doctor-Patient Relationship' *JAMA* 97(5):585–592.

Tellier, F. (2003) *Alfred Schutz et le projet d'une sociologie phénoménologique.* Presses Universitaires de France: Paris.

Veltkamp, G. (2012) *Trusting Parents and Children: A Phenomenological Approach to Professionals' Practices in Preventive Youth Health Care in The Netherlands.* Unpublished Research Masters Thesis: University of Amsterdam.

Walsh, G. (1967) 'Introduction' in Schutz, A. (ed.) *The Phenomenology of the Social World.* Northwestern University Press: Evanston, IL.

Warner, J. and Gabe, J. (2004) 'Risk and Liminality in Mental Health Social Work' *Health, Risk and Society* 6(4):387–399.

Weber, M. (1978) *Economy and Society: An Outline of Interpretative Sociology.* University of California Press: Berkeley, CA.

第十二章

安东尼奥·葛兰西和皮埃尔·布迪厄："白种人"与原住民卫生保健

安吉拉·杜迪（Angela Durey）

苏静静 译

在曾被西方国家殖民统治的国家，种族往往发挥着重要的社会和文化职能，原住民或第一民族几乎所有的社会经济指标都是落后、低下的，包括教育、健康、就业和住房（Browne，2005；Walters and Saggers，2007）。莫尔顿·罗宾逊（Moreton Robinson，2009：xix）将澳大利亚"盎格鲁 - 澳大利亚白种人的文化和种族统治"描述为"看不见的无上标准"。它很少会受到质询或者被认为有何不妥，相反它被供奉为一个规范的基准，以此来衡量与标准的差距。建立在种族之上的权力关系会滋生不公平和对原住民民族的歧视，但通常又被认为是"自然的、正常的和无法察觉的"（Moreton Robinson，2009：183），包括卫生保健方面。在后殖民国家，原住民所获得的主流卫生保健是被置于种族主义的社会结构之内的，在这样的社会结构中，占据统治地位的种族和文化群体提供了观念、价值和实践的规范（Kowal，2008；Moreton Robinson，2009）。

生物医学模式所反映的就是这样的规范，它主要关注的是个人，而不是健康的决定因素，并且普遍盛行的观念是这样的模式是客观的或者无偏的（Johnstone and Kanitsaki，2010；McGibbon 等，2014）。个人的决定因素是基于一个假设，即认为每个躯体损伤都有特异性的病因，会产生特定的症状，而且在理论上来讲都是可以治愈的。这种单病因模型出现于 19 世纪，是随着路易·巴斯德（Louis Pasteur）的细菌理论应运而生的。生物医学模型通常将身体视为由不同部位组成的机器。如果某个身体部位生病了，那么生物学的病因就可以被定位和治疗（Germov，2002）。由关注个体逐渐拓宽到关注生活方式对健康的影响，如果自己的生活方式增加了患病和早亡的风险，个人而不是社会因素，要负起责任（White，2002）。生物医学还采用了笛卡尔的哲学思想，认为心灵和躯体是分离的，疾病被认为是躯体的而不是心理的。个人关于疾病的想法、感觉和生活体验被认为是不科学的，通常被排除掉或被认为是次要的（Germov，2002；Saggers and Gray，2007）。生物医学还原论的疾病观已遭到批判，认为它只强调躯体因素，而忽略了社会和心理因素（Germov，2002）。在原住民人群的健康问题上，这一批判尤其具有现实意义，由于对个人躯体问题的聚焦，导致对健康的社会决定因素的忽视，其中包括长时期的殖民统治时期所带来的负面影响：对原住民民族的不平等和边缘化、贫困和种族主义（Saggers and Gray，2007；Ziersch 等，2011）。

　　本章将探讨种族主义作为健康的社会决定因素之一，是如何影响主流卫生保健向原住民民族提供并对健康水平产生不利影响的。本章引用安东尼奥·葛兰西和皮埃尔·布迪厄的理论，以解释占据统治地位的文化和种族群体所持有的观念、价值和信仰是如何被后殖民国家，比如澳大利亚，接受为规范的。尽管两位理论家在分析社会关系时都未曾使用种族这一维度，但是他们有关权力的观念将有助于解释种族，作为结构或组织原则，是如何滋生不公平和歧视的。葛兰西和布迪厄的观点将有助于解释在后殖民语境中被提供给原住民民族的主流卫生保健是如何损害而不是改善他们的健康状况的。

人物简介：安东尼奥·葛兰西

　　安东尼奥·葛兰西（Antonio Gramsci，1891—1937）在意大利撒丁岛出生长大，相比工业化程度较深也较为富裕的北部，撒丁岛属于经济条件相对较差也较为农业化的地区。幼年时，父亲入狱，母亲与七个孩子总是在与贫困做斗争。葛兰西不得不辍学帮忙家里，后来在工业化时期，来自贫困地区的工人被重新招收，葛兰西也获得奖学金进入都灵大学学习。在马克思主义看来，葛兰西对阶级斗争的亲身经历影响了他对不平等的理解。葛兰西 ［(1971) 1999］ 开始接受马克思主义的理论范式，尽管他用自己的亲身经历和对社会不公平的理解，对马克思经济基础决定社会关系的观点提出了挑战。

　　在欧洲工业革命时期，马克思 ［(1867) 1999］ 从资产阶级或统治阶级与工人阶级或无产阶级之间的社会关系入手，分析了从封建主义到资本主义所发生的政治和经济转变。马克思明晰了资产阶级（生产方式的所有者）与工人（出售自己的劳动以赚取工资）之间资本的不公平交换。在资本主义社会，工人创造的产品价值等于工人的劳动价值加上剩余价值 ［Marx，(1867) 1999：121］。如果工作时间超过了产品生产所需的劳动量，那么就会产生剩余价值或利润。剩余价值被生产资料的所有者所占有，他们通过迫使工人超过必需劳动时间来从事生产，创造剩余价值，并且在此过程中压低他们的工资以提高利润。资本的不公平交换是阶级斗争的基础 [Marx，（1867）1999]。

从马克思的经济决定论出发，葛兰西进一步考察了阶级的空间和社会经济属性，特别是贫困落后地区（意大利南部的"农业区"）与较发达、工业化地区（意大利北部地区）之间的从属关系 [Gramsci，（1971）1999；Gundogan，2008]。葛兰西是一位社会主义者、工会官员、记者和政治知识分子（Hall，1986）。在1922年，墨索里尼的法西斯政权上台，葛兰西开始投入南北部农民和工人的革命联盟工作中。他加入了共产党，后在1926年被意大利法西斯政府逮捕，拘禁20年之久（Gundogan，2008）。他的政治和社会论著主要写于1910—1926年，以及1929—1935年的监禁时期。他著名的《狱中札记》[*Prison Notebooks*，Gramsci，（1971）1999] 就是这一时期书信、政治思想的合集。他妻子的姐姐（译注：葛兰西妻子的姐姐泰蒂安娜，不仅在各方面给狱中的葛兰西以照顾，她对《狱中札记》的完成和得以保存有很大的功劳。《狱中札记》的次序就是她在葛兰西去世后重新加以编排的。她通过葛兰西的难友特罗姆贝蒂把《狱中札记》装进行李包从狱中偷运出来，在葛兰西去世以后，她又把《狱中札记》存放进意大利商业银行的保险柜中，然后运往莫斯科。泰蒂安娜与葛兰西的信仰并不相同，但她却是这部巨著的守护神。）将它们从狱中偷运出来，在他去世后终告发表。

葛兰西的霸权理论

葛兰西 [Gramsci，（1971）1999] 认为社会实践的基础是政治和意识形态，而不是马克思所认为的经济决定论。他解释道，意识形态作为任何有关世界的观念，一种会成为"文化运动""宗教""信仰"，或者会产生某种实践活动或意志的任何哲学 [Gramsci，（1971）1999：328]。葛兰西 [Gramsci，（1971）1999；Bates，2002] 认为控制我们的不仅有权力，还有观念。他将他的霸权理论解释为一种权力关系，在这种关系中，一个阶级或社会文化群体利用他们的统治地位和文化权威来主宰另一个阶级或社会文化群体。这种霸权群体漠视其他公民社会的观念和价值，使用国家的公共建制（包括政府、司法和警察）作为表达和推行其观念的工具 [Forgacs，1988；Gramsci，（1971）1999；Bates，2002]。统治集团会平衡威权（国家施加的政治权力）与民意、公民与"私人"机构，比如家庭、工会和教会都会推行国家的观念，从而巩固自己的地位，获得从属集团的同意 [Forgacs，1988；Gramsci，（1971）1999]。霸权集团会将自己的观念和价值粉饰为支持"公共利益"，反映了一种"根深蒂固的观念，即认为统计阶级的优越地位是正当的"，

"而且霸权结局代表了一种合理的社会秩序,即所有人都得到了公平的对待"(Femia,2002:266)。

这种进路阐释了霸权如何成为一种关系,"它不是一种以武力为手段的统治,而是一种以政治和意识形态为主导的同意。这是同意的组织"(Simon,1982:21)。在这个过程中,被统治阶级将统治阶级所拥护的思想、价值观和信仰作为规范或常识。换句话说,统治阶级的世界观被普及并融入被统治阶级的世界观中(Bates,2002)。通过这种方式,在社会制度的帮助下,统治群体能够控制他们的思想,从而引导社会和政治意识[Gramsci,(1971)1999;Bates 2002]。

葛兰西[(1971)1999:12]还指出,一个人对常识的概念,或者他们看待他们所生活的世界的方式,通常是没有反思和不加批判的。被统治阶级只意识到统治阶级的思想体系,因为统治阶级不言自明地定义和控制思想的产生[Williams,1994;Gramsci,(1971)1999]。霸权描述的是一种权力形式以及它是如何被行使的。它超越了思想,包含了一个"整个社会过程",它将影响社会实践并在社会实践中复制的"政治、社会和文化力量"联在一起(Williams,1994:595)。

然而,霸权思想与被统治阶级的弱势生活经验之间的脱节,可能导致反霸权,在这种情况下,支持霸权群体利益的规范会被统治阶级所挑战。这些群体可能反过来与其他群体形成联盟,形成结构性变化的可能[Gramsci,(1971)1999:77-78]。这种脱节对所谓的"公共利益"(common good)在服务于谁的利益提出了质疑。

皮埃尔·布迪厄用结构和代理的概念进一步探讨了这一观点,他认为,为了挑战客观的结构现实,个人或"代理人"必须反身性地思考(Bourdieu and Wacquant,2002:19)。布迪厄将反身性解释为一种追求,它将个人知识和经验定位于社会和历史语境中,并阐释了大多数个人行为如何不属于个人本身,而是属于传达这些行为的完整的社会关系系统(Bourdieu 等,1991)。

生平:皮埃尔·布迪厄

皮埃尔·布迪厄(Pierre Bourdieu,1930—2002)是一位著名的社会理论家,曾在巴黎著名的法兰西学院担任教席。他在法国农村的一个小资产阶级家庭长大,在大学里开始学习哲学,后来被征召参加法阿战争。正是在法国的殖民地阿尔及利亚,他对社会科学产生了兴趣,在那里他后来对柏柏尔族之一卡拜尔族(Kabyle)进行了民族志研究(Bourdieu,1970)。他批判性地描述了卡拜尔住宅的象征意义与社会行为(例如性别关系),这作为一部结构主义的经典论著而备受赞誉(见 Jenkins,1993;Bourdieu,2004)。

所谓"结构主义"（Structuralism）指的是客观的社会结构，如性别和阶级，以及赋予它们的意义，其意义决定了社会实践（Germov，2002）。后来，布迪厄（Bourdieu，2004；Jenkins，1993）对卡拜尔族的研究做了进一步的分析，对法国占主导地位的结构主义范式进行了批判。他发现，在解释影响人们在社会环境中如何行为而不是应当如何行为的原则时，结构主义的范式是不充分的。这导致布迪厄（Bourdieu and Wacquant，2002：17）发展了一种关于客观结构关系及其对社会实践影响的理论。

布迪厄的社会实践理论

布迪厄（2004：73）在对社会关系的分析中提出，社会生活并不仅仅是对客观条件的"机械反应"或者个人经验的总结。相反，像阶级（或种族）这样的客观结构会告知在社会关系中的个人经验和行为，这些经验和行为本身会受到特定"场域"的结构或组织原则的影响（Bourdieu and Wacquant，2002：17；Bourdieu，2004：73）。布迪厄（Bourdieu and Wacquant，2002：17-19）将世界划分为具有社会结构化的空间，或冲突和竞争的"场域"。艺术、文化、科学和医疗保健都属于这类场域。个人根据自己在特定领域所处的位置来定义等级和权力关系，并努力维护或改变该领域的边界。

一个领域内的条件产生了"惯习"的结构，一种"持久的、可转置的机制"，或观点，它影响着个人如何体验和应对周围的世界（Bourdieu，2004：72）。在个体参与这个"游戏空间"时，"场域"和"惯习"会相互关联发挥功能（Bourdieu and Wacquant，2002：17-19）。作为一种结构机制，惯习在个体或代理人内部运作，形成其行为的组成部分；它通过诸如阶级和种族等组织原则获得，这些原则会影响社会条件，进而塑造个人的生活经验，并告知他们的认知和社会关系。这些处置是由过去的社会条件决定的，这些社会条件决定了当前的实践，在这种实践中，代理人"复制了产生代理人的客观结构"（Bourdieu，2004：72）。

当每个代理人"或有意或无意，无论愿意或不愿意，都是客观意义的生产者和复制者"（Bourdieu，2004：79），部分社会实践仍然是无意识的，所谓"历史的遗忘"，"我们没有意识到这个人（原文如此）是过去的人，因为他在我们心中根深蒂固；他构成了我们自己的无意识部分"（Bourdieu，2004：78-79）。这种"无意识"在布迪厄（2004；Bourdieu and Wacquant，2002：172）"误认"的概念中是很明显的，例如，在某一个特定场域，统治关系的本质并未得到充分的认识，而是被接受为常识，认为是事物本来的样子。

这种方法启发了葛兰西（1999：12）的观点，即个人对世界的感知通常是没有自反性的。葛兰西认为，被统治阶级"自发地同意"统治阶级所拥护的社会关系规范，是因为它在社会秩序中的权力和领导地位，以及它有能力"强迫"被统治阶级将主导性的世界观整合为规范。布迪厄补充说，个人的惯习产生了一种常识性观点，这种观点在他们的社会关系中被揭示出来，在这种社会关系中，实践的意义被理解和认为是理所当然的：

"处置制度，一个存在于现在并倾向于通过按照其原则构造的实践使自己存在于现在而使自己延续到未来的过去……"（Bourdieu，2004：82）。

布迪厄还提出，统治阶级没有有意识地在社会关系中产生不平等（Bourdieu and Wacquant，2002）。统治阶级并没有认识到他们的行为是不公平的或有歧视性的，而是认为这是一种规范，从而造成了现状。事实上，他们霸权角色的公理性质确保了他们的想法和做法不会受到质疑或被问责。被统治阶级对现状的"正统"接受或对日常生活世界的"无可争议的接受"强化了这一地位（Bourdieu and Wacquant，2002：73）。布迪厄认为，既定的社会秩序可以迷惑特权阶层和弱势群体，使他们不加批判地接受统治阶级所构建的事物的现状和应该存在的观念：

在所有形式的"隐性说服"中，最难以调和的是"事物的秩序"（order of things）所给予的劝说（Bourdieu and Wacquant，2002：168，强调补充）。

原住民医疗

"事物的秩序"反映在生物医学模式的主导地位上，尽管越来越多的人呼吁对疾病预防和健康的社会决定因素给予更多的关注，但生物医学模式在个人疾病评估和治疗方面被视为公正的（Saggers and Gray，2007；Russell，2013；McGibbon 等，2014）。有证据表明，原住民健康状况不佳往往是由结构性因素造成的，包括殖民遗留问题和原住民被逐出其土地和文化、子女被迫遣散、歧视、贫穷和种族主义（Eades，2000；Browne，2005；Saggers and Gray，2007）。澳大利亚种族主义的盛行可以在一项研究中得到证明，对达尔文市 312 名原住民的研究表明，澳大利亚的种族主义非常普遍，其中 70% 的原住民经历过人际间的种族主义，主要来自工作场所和公共场所的服务提供者。三分之一的原住民经历过内化的种族主义，三分之二的原住民经历过机构的或系统的种族主义（Paradies and Cunningham，2009）。最近在南澳大利亚的一项研究发现，93% 的澳大利亚原住民在某个阶段经历过种族主义（Ziersch 等，2011）。研究发现，心理和身体健康与澳大利亚原住民所经历的种族主义之间存在反向关联（Larson 等，2007；Ziersch 等，2011），在种族主义和抑郁之间有很强的因果关系（Paradies and Cunningham，2012）。

种族主义有多种解释。当获得权力、商品、服务和机会因种族而不平等时，就会发生结构性或制度性的种族主义（Jones，2000）。举一个卫生保健方面的例子，有证据表明，与其他澳大利亚人相比，原住民可供选择的治疗和护理更少（Boffa，2008；Coory 等，2008；Yeates 等，2009）。人际种族主义（interpersonal racism）被描述为偏见和歧视。偏见被解释为基于种族对他人的能力、动机和意图持有不同的假设。歧视的定义是由于种族不同而对人采取不同的行为。人际种族主义可以是有意的或无意的，包括缺乏尊重、怀疑或回避（Jones，2000）。人际种族主义表现在原住民患者（及其家人）和医疗服务提供者之间的交流中，通常源于医疗服务提供者对原住民文化的缺乏认识，以及对原住民生活经验的缺乏理解（Shahid 等，2009）。当那些被歧视的人接受了占主导地位的种族和文化群体强加给他们的关于他们的价值和自我价值的信念、限制和负面信息时，内化的种族主义就发生了（Jones，2000）。

在向原住民提供的保健服务中，承认和思考占主导地位的种族和文化群体的特权地位，是了解种族主义及其形成和实施方式的组成部分；所以它并不是无意识的（Paradies，2006；Pease，2010）。当讨论种族或文化时，通常是指种族和文化的"他者"。在医疗保健环境中，重点通常是原住民的劣势，而不是白种人及其相关特权的影响（Moreton Robinson，2009；Walter and Butler，2013）。根据欧·多诺霍（O'Donoghue，转引自 Carson 等，2007：xxi），种族主义"仍然深深植根于我们的社会结构中……在卫生、住房、教育和就业方面"。白种人在教育和医疗等结构中的霸权和特权被接受为规范，而不是被批评和要求解释任何不平等，布迪厄关于不平等的"误识"的概念似乎是相关的。它说明了个人如何适应某些性情、思维方式和行为方式，这些是不经思考的，被视为常识，从而维持既定的社会秩序，并复制霸权文化（Acciaioli，1981；Bourdieu，2004）。

然而，种族主义已被确定为原住民心脏病患者获得医疗服务和接受高质量护理的主要障碍，从而增加了进一步发生心血管事件和负面健康结果的风险（Artuso 等，2013）。也有人指出，这是原住民不愿获得教育、就业和医疗保健的一个因素，因为种族主义增加了他们面临的压力，可能导致有害的生理和心理影响（AHMAC，2012）。尽管种族主义对原住民的健康造成了损害（Larson 等，2007），但在卫生服务过程中，这往往是不受质疑和未报告的（Johnstone and kanitaki，2009）。对此类行为的严厉审讯尚未到来；相反，卫生保健的提供者往往拒绝认为在这种情况下种族主义是一个问题，尽管有证据表明事实并非如此（Johnstone and Kanitsaki，2009）。这些做法没有被认定为种族主义，但经常被重新定义为使用其他更容易被社会接受的术语，如沟通障碍和文化能力的缺乏，这唤起了布迪厄的"误识"概念的另一个例子（Bourdieu，2004：172；Johnstone and Kanitsaki，2010）。此外，生物医学模式对医疗保健的关注是客观的、无偏见的和价值中立的（Johnstone and Kanitsaki，2010），它将生病的问题归因于个体而非社会因素，这有效地转移了人们的注意力，使他们无法反思医疗保健系统中不利于原住民健康的问题，继而使当下的现状周而复始。

反思实践

尽管原住民文化内部和之间存在多样性，但在后殖民国家，许多原住民的惯习受到压迫、社会弱势，及原住民文化和知识被边缘化的影响。这些会影响到他们当下的经验、健康和对世界的看法（Mitchell，2007）。这些条件在客观结构中重现，如医疗保健系统，并继续塑造他们的惯习。对于那些经历过种族主义的人来说，其结果可能是对医疗服务的不信任和不愿获得这些服务（Shahid 等，2009）。

保健提供者的惯习反映了他们在保健领域的主导地位，他们可能认识不到他们对原住民可能持有的偏见或假设。作为霸权集团的一部分，他们的"误识"或对这种偏见的缺乏认识，可以维持该领域的边界，从而继续将健康不良的问题定位在个体患者身上，而不是提供者或医疗保健系统。当医疗保健领域的组织原则倡导公正的健康教育和实践方法时，霸权边界得到加强。这里的假设是，每个人都应该以同样的方式被平等对待。这种方法几乎没有给反论述留下什么空间，该反论述提供了一个更复杂的现实，即检查医疗保健中的种族主义，而不是让它隐形（McDermott，2012；McGibbon 等，2014）。麦克德莫特（2012）认为，分析种族主义不是医学教育中的"可选的额外内容"，而是理解其对原住民健康的负面影响的必要条件。种族主义通常是"微妙的（和）无意识的"（Paradies and Williams，2008：447），但它的影响可能是有害的。美国的印第安人／阿拉斯加原住民目前经历着由几个因素造成的显著健康差异，包括种族主义和医疗服务提供者缺乏应对文化差异的能力（Goodkind 等，2010）。

除非在保健方面对原住民的假设或偏见进行审查，以确定它们是促进还是损害了他们的健康，否则歧视将继续存在。肺癌诊断后的研究表明，澳大利亚原住民的生存率比其他患者更差，这归因于治疗的差异，以及在患者、提供者和系统层面存在的根深蒂固的不平等形式（Coory 等，2008；Davidson 等，2012）。目前的想法表明，需要一种新的方法来研究"如何为澳大利亚原住民开发和提供医疗保健"（Russell，2013：1）。《澳大利亚医学杂志》（*Medical Journal of Australia*）曾经在社论中提出，医学专家是否根据自己对其患者的社会经济和文化情况的假设，对原住民的适当治疗作出不同的决定（Boffa，2008）。同样，美国的研究发现，医疗服务提供者对服务不足的人群存在无意识的偏见，基于种族、阶层和性别的负面刻板印象会影响医疗服务提供者的行为和临床决策。这些偏见被发现导致了持续的治疗差异和较差的健康结果（van Ryn，2002；Burgess 等，2007）。

偏见也反映在保健提供者关于"不遵守"治疗或药物方案的假设上。这些问题往往集中在原住民患者身上，而保健提供者未能在自己的实践中发现可能危及保健的因素，例如需要更有效地沟通（Durey 等，2011）。医疗保健的提供者如果只关注弱势群体以及他们需要做些什么来改善他们的健康，就会强化对白种人和特权的不可见性（Pease，2010）。如果发生这种情况，他们可能不会被要求对损害向原住民提供的护理质量的做法作出解释，从而有效地维持医疗保健领域的边界（Walter 等，2013）。然而，在布朗（Browne，2005：81）看来，仅仅关注个人医疗服务提供者的态度和假设可能会忽视医疗系统中的歧视，这反映了"根深蒂固的主导文化"的态度和假设。如果医疗卫生制度不要求保健提供者审查他们对原住民产生的任何可能影响其做法的假设或偏见，种族主义可能会继续存在。为了改善这种情况，需要采取一种反霸权的保健方法，医疗服务和提供者不仅要响应麦克德莫特（McDermott，2012）的号召，进行反叙事，以反映医疗、人际和系统性的种族主义，还应当成为变革的推动，已改善原住民的医疗保健。在美国，对促进美国印第安人/阿拉斯加原住民青年的康复和恢复信任的文献进行了广泛的综述，包括对医疗体系中原住民青年的基本假设进行了研究，并超越了对西方医学模式的依赖（Goodkind 等，2010）。

反 霸 权

若能批判性地反思客观和结构性的现实，以及支撑医疗保健场域的组织原则，那么卫生保健的提供者就会对歧视原住民的医疗保健系统有所意识和批评。这些人认识到霸权思想与原住民的生活经历之间的脱节，他们挑战现状，与原住民发展反霸权联盟或伙伴关系。这种做法可能会带来结构上的变化。作为变革的推动者，保健服务和提供者可以支持原住民的经历，挑战对事物存在方式"无争议的接受"，并质疑霸权思想和价值观服务于共同利益的观点。通过对客观现实如何影响向原住民提供的医疗保健的反思，我们可以看到后殖民时代医疗保健实践中嵌入的社会和集体无意识，尽管这是无意的，但对原住民不利（Bourdieu and Wacquant，2002）。换句话说，审查和质疑支持主流医疗保健的白种人和特权的概念，可以确定它是如何歧视原住民的、告知保健提供者的秉性（惯习）的组织原则、他们在医疗保健领域的地位，以及它是保持领域的边界还是挑战现状。

虽然近年来向原住民提供反歧视和尊重文化差异的主流保健方案激增，但没有证据证明这些方案在改变行为和改进做法方面有效（Downing 等，2011）。大多数项目遵循一种文化意识模型，参与者学习"原住民文化"，但未能检查医疗体系本身，因此再现了"它试图弥合的鸿沟"（Downing 等，2011：9）。对原住民的歧视性医疗保健问题做出肤浅回应的方案，可能会强化一种非政治化的观点，即非霸权文化中的个人在后殖民化背景下如何成为"他者"（Sakamoto，2007）。相比之下，在后殖民国家理论化权力概念并在系统和人际层面质问白种人和特权概念的项目，可以促进"对种族主义和殖民主义的自我反思"，并提供一种反霸权的、更有力的回应（Sakamoto，2007；Pon，2009：60）。关注医疗保健实践中霸权的无处不在如何诱使医疗保健提供者接受现状，也可以作为一个警钟，提醒人们在医疗保健中的反身实践的重要性。

葛兰西和布迪厄的原住民医学理论

布迪厄和葛兰西的社会理论都有一个重要的局限，那就是他们对种族问题缺乏关注。尽管如此，他们对权力的观点可以有效地转换到后殖民背景下的医疗保健环境中，并提供了一个框架来理解种族在歧视原住民中的作用。这两位理论家都阐明了不同社会群体之间的不平等权力关系是如何构建和实践的，以使一些群体受益，而使另一些群体处于不利地位。葛兰西的霸权理论强调了占统治地位的种族和文化群体的思想、价值观和实践是如何通过其文化权威和领导，以及通过其用来组织下属群体同意接受其世界观的强制性权力而被正常化的。布迪厄的"惯习"和"场域"的概念，通过探索种族和社会实践等客观结构之间的关系，为理解向原住民提供的医疗保健问题增加了另一个视角。

参考文献

Acciaioli, G.L. (1981) 'Knowing What You Are Doing: A Review of Pierre Bourdieu's Outline of a Theory of Practice' *Canberra Anthropology* IV(1):23–51.

AHMAC (2012) *Health Performance Framework 2012 Report.* Australian Health Ministers' Advisory Council: Canberra.

Artuso, S.; Cargo, M.; Brown, A. and Daniel, M. (2013) 'Factors Influencing Health Care Utilisation Among Aboriginal Cardiac Patients in Central Australia: A Qualitative Study' *BMC Health Services Research* 13(83) http://www.biomedcentral.com/1472-6963/13/83 [accessed 10 December 2013].

Bates, T. (2002) 'Gramsci and the Theory of Hegemony' in Martin, J. (ed.) *Antonio Gramsci: Critical Assessments of Leading Political Philosophers.* Routledge: London. pp. 245–262.

Boffa, J. (2008) 'Cancer Care for Indigenous Australians' *Medical Journal of Australia* 188(10):560–561.

Bourdieu, P. (1970) 'The Berber House or the World Reversed' *Social Science Information* 9:151–170.

Bourdieu, P. (2004) *Outline of a Theory of Practice.* Cambridge University Press: Cambridge.

Bourdieu, P. and Wacquant, L. (2002) *An Invitation to Reflexive Sociology.* Polity: Cambridge.

Bourdieu, P.; Chamborderon, J.-C. and Passeron, J.-C. (1991) *The Craft of Sociology: Epistemological Preliminaries.* Walter de Gruyter: Berlin and New York.

Browne, A.J. (2005) 'Discourses Influencing Nurses' Perceptions of First Nations Patients' *Canadian Journal of Nursing Research* 27(4):62–87.

Burgess, D.; van Ryn, M.; Dovidio, J. and Saha, S. (2007) 'Reducing Racial Bias Among Health Care Providers: Lessons from Social-Cognitive Psychology' *Journal of General Internal Medicine* 22(6):882–887.

Carson, B.; Dunbar, T.; Chenhall, R. and Bailie, R. (eds.) (2007) *Social Determinants of Indigenous Health*. Allen and Unwin: Sydney.

Coory, M.; Green, A.; Stirling, J. and Valery, P. (2008) 'Survival of Indigenous and Non-Indigenous Queenslanders After a Diagnosis of Lung Cancer: A Matched Cohort Study' *Medical Journal of Australia* 188(10):562–566.

Davidson, P.M.; McGrath, S.; DiGiacomo, M.; Thompson, S.C.; Bessarab, D.; Newton, P.J. and Durey, A. (2012) 'The Experience of Lung Cancer in Aboriginal and Torres Strait Islander Peoples and What It Means for Policy, Service Planning and Delivery' *Australian Health Review* 37(1):70–78.

Downing, R.; Kowal, E. and Paradies, Y. (2011) 'Indigenous Cultural Training for Health Workers in Australia' *International Journal for Quality in Health Care* (April 4):1–11.

Durey, A.; Thompson, S.C. and Wood, M. (2011) 'Time to Bring Down the Twin Towers in Poor Aboriginal Hospital Care: Addressing Institutionalised Racism and Misunderstandings in Communication' *Internal Medicine Journal* 42(1):17–22.

Eades, S. (2000) 'Reconciliation Social Equity and Indigenous Health' *Medical Journal of Australia* 172(10):468–469.

Femia, J. (2002) 'Hegemony and Consciousness in the Thought of Antonio Gramsci' in Martin, J. (ed.) *Antonio Gramsci: Critical Assessments of Leading Political Philosophers*. Routledge: London. pp. 263–286.

Forgacs, D.E. (1988) *A Gramsci Reader: Selected Writings 1916–1935*. Lawrence and Wishart: London.

Germov, J. (2002) *Second Opinion*. Oxford University Press: Melbourne.

Goodkind, J.; Ross-Toledo, K.; John, S.; Hall, J.L.; Ross, L.; Freeland, L.; Coletta, T.; Becenti-Fundark, E.; Poola, C.; Begay-Roanhorse, R. and Lee, C. (2010) 'Promoting Healing and Restoring Trust: Policy Recommendations for Improving Behavioral Health Care for American Indian/Alaska Native Adolescents' *American Journal of Community Psychology* 46:386–394.

Gramsci, A. ([1971] 1999) *Selections from the Prison Notebooks* (translated by Q. Hoare and G. N. Smith). International Publishers: New York.

Gundogan, E. (2008) 'Conceptions of Hegemony in Antonio Gramsci's Southern Question and the Prison Notebooks' *New Proposals: Journal of Marxism and Interdisciplinary Inquiry* 2(1):45–60.

Hall, S. (1986) 'Gramsci's Relevance for the Study of Race and Ethnicity' *Journal of Communication Inquiry* 10(2):5–27.

Jenkins, R. (1993) *Pierre Bourdieu*. Routledge: London.

Johnstone, M.-J. and Kanitsaki, O. (2009) 'The Spectrum of "New Racism" and Discrimination in Hospital Contexts' *Collegian* 16(2):63–69.

Johnstone, M.-J. and Kanitsaki, O. (2010) 'The Neglect of Racism as an Ethical Issue in Health Care' *Journal of Immigrant Minority Health* 12(4):489–495.

Jones, C. (2000) 'Levels of Racism: A Theoretic Framework and a Gardener's Tale' *American Journal of Public Health* 90(8):1212–1215.

Kowal, E. (2008) 'The Politics of the Gap: Indigenous Australians, Liberal Multiculturalism, and the End of the Self-Determination Era' *American Anthropologist* 110(3):338–348.

Larson, A.; Coffin, J.; Gilles, M. and Howard, P. (2007) 'It's Enough to Make You Sick: The Impact of Racism on the Health of Aboriginal Australians' *Australian and New Zealand*

Journal of Public Health 31(4):322–328.

Marx, K. ([1867] 1999) *Capital*. Oxford University Press: Oxford.

McDermott, D. (2012) 'Can We Educate out of Racism?' *Medical Journal of Australia* 197(1):15.

McGibbon, E.; Mulaudzi, F.; Didham, P.; Barton, S. and Sochan, A. (2014) 'Towards Decolonising Nursing: The Colonisation of Nursing and Strategies for Increasing the Counter-Narrative' *Nursing Inquiry* 21(3):179–191.

Mitchell, J. (2007) 'History' in Carson, B.; Dunbar, T.; Chenhall, R. and Bailie, R. (eds.) *Social Determinants of Indigeous Health*. Allen and Unwin: Sydney. pp. 41–64.

Moreton Robinson, A. (2009) *Talkin' up to the White Woman*. University of Queensland Press: Brisbane, Australia.

Paradies, Y. (2006) 'Defining, Conceptualizing and Characterizing Racism in Health Research' *Critical Public Health* 16(2):143–157.

Paradies, Y. and Cunningham, J. (2009) 'Experiences of Racism among Urban Indigenous Australians: Findings from the Druid Study' *Ethnic and Racial Studies* 32(3):548–573.

Paradies, Y. and Cunningham, J. (2012) 'The Druid Study: Explaoring Mediating Pathways between Racism and Depressive Symptoms among Indigenous Australians' *Social Psychiatry Psychiatric Epidemiology* 47:165–173.

Paradies, Y. and Williams, D. (2008) 'Racism and Health' in Heggenhougen, K. and Quah, S. (eds.) *International Encyclopedia of Public Health. First edition*. Academic Press: San Diego, CA. pp. 574–583.

Pease, B. (2010) *Undoing Privilege: Unearned Advantage in a Divided World*. Zed Books: London.

Pon, G. (2009) 'Cultural Competency as the New Racism: An Ontology of Forgetting' *Journal of Progressive Human Services* 20(1):59–71.

Russell, L. (2013) 'Reports Indicate That Changes Are Needed to Close the Gap for Indigenous Health' *Medical Journal of Australia* 199(11):1–2.

Saggers, S. and Gray, D. (2007) 'Defining What We Mean' in Carson, B.; Dunbar, T.; Chenhall, R. and Bailie, R. (eds.) *Social Determinants of Indigenous Health*. Allen and Unwin: Sydney. pp. 1–20.

Sakamoto, I. (2007) 'An Anti-Oppressive Approach to Cultural Competence' *Canadian Social Work Review* 24(1):105–114.

Shahid, S.; Finn, L. and Thompson, S.C. (2009) 'Barriers to Participation of Aboriginal People in Cancer Care: Communication in the Hospital Setting' *Medical Journal of Australia* 190:574–579.

Simon, R. (1982) *Gramsci's Political Thought: An Introduction*. Lawrence and Wishart: London.

van Ryn, M. (2002) 'Research on the Provider Contribution to Race/Ethnicity Disparities in Medical Care' *Medical Care* 40(1 Supplement):1140–1151.

Walter, M. and Butler, K. (2013) 'Teaching Race to Teach Indigeneity' *Journal of Sociology* 49(4):397–410.

Walters, M. and Saggers, S. (2007) 'Poverty and Social Class' in Carson, B.; Dunbar, T.; Chenhall, R. and Bailie, R. (eds.) *Social Determinants of Indigenous Health*. Allen and Unwin: Sydney. pp. 87–104.

White, K. (2002) *An Introduction to the Sociology of Health and Illness*. Sage: London.

Williams, R. (1994) 'Selections from Marxism and Literature' in Dirks, N.; Eley, G. and Ortner, S. (eds.) *Culture, Power and History: A Reader in Contemporary Social Theory*. Princeton University Press: Princeton, NJ. pp. 585–608.

Yeates, K.; Cass, A.; Sequist, T.; McDonald, S.; Jardine, M.; Trpeski, L. and Ayanian, J. (2009) 'Indigenous People in Australia, Canada, New Zealand and the United States Are Less Likely to Receive Renal Transplantation' *Kidney International* 76(6):659–664.

Ziersch, A.; Gallaher, G.; Baum, F. and Bentley, M. (2011) 'Responding to Racism: Insights on How Racism Can Damage Health from an Urban Study of Australian Aboriginal People' *Social Science and Medicine* 73(7):1045–1053.

第三部分

20 世纪中期的理论家

第十三章

塔尔科特·帕森斯：疾病与
健康社会学及其遗产

埃文·威利斯（Evan Willis）

万　旭　张雪莹　译

毫无疑问，塔尔科特·帕森斯（Talcott Parsons）是疾病与健康社会学发展中的重要人物。但他是否在某种意义上是主要的创始人一直存有争议。现在几十年过去了，有必要评价他的遗产和他对社会学领域持续的影响力。本章认为，他的著述是对其写作时代的反思，并且这一时代早已过去，但他的核心思想仍是这一社会学分支（无论叫作健康与疾病社会学还是医学社会学）的中心。

人物简介

塔尔科特·帕森斯（1902—1979），美国社会学家，他的大部分职业生涯都在波士顿的哈佛大学度过（1927—1973）。据汉密尔顿（Hamilton）的说法（1983：32-35），帕森斯于 1924 年在阿默斯特学院（Amherst College）取得学士学位，主修专业为生物学、社会学和哲学。随后，在英国伦敦经济学院读研究生，在那里结识了他未来的妻子及研究伙伴海伦·本克劳福特·沃克（Helen Bancroft Walker）之后，他们有了三个孩子。结束了伦敦的学业，帕森斯去了德国的海德堡，那时马克思·韦伯（Max Weber）刚去世没几年。

他将韦伯的几本重要著作翻译成了英文，包括日后影响巨大的《新教伦理与资本主义精神》（*Protestant Ethic and the Spirit of Capitalism*）（1930）。帕森斯师从韦伯的兄弟阿尔弗雷德（Alfred），在 1926 年返回美国之前，他取得了社会学和经济学博士学位。他很快就在哈佛大学谋得了教席，先是在经济学系，后来到社会学系任职并撰写了 150 多篇（本）论文和著作，这么大的学术产量是其他社会学家无法比肩的。在职业生涯晚期，帕森斯接受了精神分析的训练，成为业余的从业者。1979 年，他在慕尼黑进行系列讲座，因卒中而去世。

帕森斯的社会学

尽管本章主要论述帕森斯在健康社会学领域的贡献，但还是有必要了解他的社会学总体路径。毫无疑问，帕森斯是社会学学科发展中最为重要的人物之一。在美国，他可能是最为重要的人物。他卷帙浩繁的著述有着巨大的影响力。在许多方面，通过将马克思·韦伯的著作译介到英语世界，他给予社会学一种学统，并以此构成了经典社会学中由帕森斯—马克思·韦伯—涂尔干组成的所谓"圣三一"结构。正如霍尔顿（Holton）和特纳（Turner）的论述（1986：3-4）：

> ……帕森斯的工作重要性在于试图用清晰的方式勾勒一幅社会图景。这包含了对"社会"和有机生活之间边界的定义；内在的考察社会关系和文化、人格与社会结构之间关系的界定。帕森斯的社会学理论可以看作是对社会学范式的探求。

霍尔顿和特纳（1986：6）进而认为：

> ……几乎在现代社会学的每一个领域，他都做出了重要和持久的贡献。如不正视并认真地对待帕森斯的遗产，将很难开展现代社会学工作。

因此，帕森斯的贡献不仅局限于本章的主题，即健康社会学，他的主要著作（Parsons1937，1951a，1964，1969，1978）涵盖了众多的领域，诸如宗教、经济、劳动、法律、家庭及理论本身。这些广泛和多样的兴趣点得益于诸多学者，当然韦伯似乎发挥了关键作用。除此之外，就是很难将他固定在某一学派或传统之上。他涉猎和修习广博，尤其是在生物学、哲学、人类学和神学，在成熟的观点基础上产生了特有的研究方法。

在如此大量的著作中，很难提取出重要的主题。霍尔顿和特纳（1986：12）在他们充满激情的评论中，认为帕森斯的社会学理论有三个层面："行动理论、霍布斯式的社会秩序问题与结构功能主义视角下的社会系统研究。"帕森斯的目的在于发展一套普遍性的社会学理论并用以研究社会。他称此为行动理论；一种唯意识论的分析框架，并且主张行动者是积极的行动而不仅仅是适应的角色。帕森斯声称（1937），这些行动者生活在社会世界中，那里存在着一种实际和欲求（在可取得的与可欲求的之间）间的结构性疏离。社会行动可以被视作减少这种疏离的张力导向。尽管如此，在肖尔蒂诺（Sciortino）（2007）看来，帕森斯的理论本身也在不断发生结构性的变化，他总是在修订和改变其论断、语言和观念，贯穿了50年的职业生涯，这期间，那块关键的智力拼图是：

……去解释自主的行为者为何需要一整套（分析的）无意中生成（和持续）的社会结构运作……帕森斯所致力的理论导向实际上是十分稳定的：终其一生，帕森斯强调要解决社会秩序的问题必须去寻找社会生活标准元素的存在与功能（肖尔蒂诺，2007：112-123）。

帕森斯寻求一种社会行动的总体轮廓，作为四个子系统之一，另外几个子系统是文化、人格和行为（参见帕森斯，尤其是1937年的作品）。通过这种方式，他试图提供一种统一的社会科学方式，它涵盖了多种学科，包括生物学，并且统一于社会行动的总体理论。

因此，帕森斯的理论贡献在于分析了社会各部分要素的结构和功能，这些要素共同使整个社会系统的功能得以发挥，并且回答了"社会秩序如何成为可能？"这一社会学的核心问题。帕森斯的观点发展成为结构功能主义的一般理论体系，他本人也成了这一理论体系的关键贡献者。上承埃米尔·涂尔干（Émile Durkheim），下启罗伯特·默顿（Robert Merton），帕森斯为这一影响深远的社会学研究方法奠定了基础，正如奥斯维特（Outhwaite）（2005：212）所说，他是"现代社会学的助产士"。确实，霍尔顿和特纳（1986：13）甚至认为他对社会学的贡献超过了马克思、韦伯和涂尔干。至少在美国，帕森斯社会学在20世纪的大部分时间堪称这一领域的典型范式。

然而，尽管帕森斯被视为20世纪美国最具影响力的社会学家，他的著作仍然备受争议，并遭到许多批评（详见Turner，1986）。庞大的作品集、复杂深奥的语言、漫长职业生涯中职位的转变，都使帕森斯的作品不易理解，并且允许有多种解释。罗伯特和特纳（1991）确实写过一篇关于如何阅读帕森斯的文章。近些年来，人们意识到帕森斯对马克斯·韦伯的翻译和解释只是其中一种解读方式，并且出现了"去帕森斯化的韦伯"的呼声（Cohen等，1975；参见帕森斯的回复，1976；Pope等的反驳，1977）。科恩等认为，帕森斯过度强调了韦伯对社会行动的规范层面的关注，并以此作为整合集体的基础，从而有损于非规范性结构的地位。

对帕森斯作品的批评是多种多样的。想要理解这些作品，需要阅读比本章更长的论文，并且对非美国人的局外人来说，是一项艰巨的任务。这尤其需要理解他在美国写作的历史情境。帕森斯的作品贯穿了法西斯在欧洲的兴起、第二次世界大战的巨大动荡，紧接着是冷战和麦卡锡主义以及 20 世纪 60 年代的政治巨变。事实上，汉密尔顿详细地叙说了帕森斯本人曾被麦卡锡委员会调查过，这很大程度上是由于他曾对同事提出的指控表达了激烈的反对。事实上帕森斯作为一个人权捍卫者的形象，与对他的描述中"极端保守的功能主义者"这一刻板印象并不相符（Hamilton，1983：45）。

然而这里有几条批评。其中一些来自哲学性的潜在假设。例如，有些人反对他强调共识而不是胁迫和冲突。例如赖特·米尔斯（C. Wright Mills，2008）和一些其他学者认为，在社会生活中冲突是普遍现象，而不是贫乏的角色扮演理论。其他一些批评提到了帕森斯作品的保守性（Hamilton，1983），尽管这种保守主义在本质上是保护现有的、适当的存在，并维系已存在的现状，而不是支持某一特定的政治体系。尽管本章没有经过系统的实证研究，似乎（至少在美国以外）在大多数社会学研究机构中，正如玛格丽特·萨金特（Margaret Sargent）和她的同事（1994：64）所说："帕森斯每年在都被挖掘和重新埋葬。"换句话说，帕森斯对这一学科的规制与发展的深远影响及重要意义是公认的，批评如潮水袭来，然后又退潮而去。其他对帕森斯的批判与医疗保健本身特征的变化有关。正如怀特（2002：107-108）指出，帕森斯对医疗职业的描述并没有与时俱进。为了说明这些变化，怀特进一步论述了医疗职业已经不再是一种统一的职业团体，像帕森斯时代那样。它如今充满裂痕，补充和替代医学预料之外的兴起，曾经普世的标准不再被普遍应用。

所有这些的结果是，至少美国以外，在总体意义上，帕森斯的一般著作，给人的印象是没有任何关于帕森斯主义传统的记录。而在美国，他的理念被曾经的学生如蕾妮·福克斯（Renée Fox）（1979，1996）、乌塔·格哈特（Uta Gerhardt）（2002，2007）等传承，正如 2002 年，在纪念他 100 周年诞辰的会议上展示的经编辑出版的论文集呈现的那样（Fox 等，2005）。确实，格哈特（Gerhardt，2002：ix）在她关于帕森斯作品的学术著作中，以"帕森斯或许是 20 世纪社会学史上真正悲剧的人物之一"作为序言的开头。

格哈特（2002：ix）继而给出了几条原因，包括：

尽管帕森斯终其一生都在致力于让社会学理论变得更加坚实，而不仅只是描绘表面的社会现实，但他仍被指无法将自反性纳入社会学思想。尽管帕森斯积极致力于揭示日益多元化的现代社会中意义指向的动力学来源，他仍被指责为以机械论的系统观点在解释"美丽新世界"……尽管帕森斯在博士论文的写作过程中领略了马克斯·韦伯的才华，并在此后一生都是韦伯主义者，但年轻的同事企图将韦伯（以及涂尔干）从所谓错误的帕森斯式解释中拯救出来时，他不得不为自己辩护。

但是，他在健康社会学领域的著作才是本章首要关注的重点，现在转向这个话题。

帕森斯与疾病和健康社会学

以笔者多年来在澳大利亚与其他几个国家的经验而言，几乎所有地区早期的健康社会学或医学社会学讲座都会包含帕森斯的著作。尽管感觉又是一种"挖掘和重新埋葬"现象，但是，对患病体验的社会本质的帕森斯式描述仍被认为与我们的研究足够相关。无论这一特殊化的社会学被称为医学社会学、疾病与健康社会学（本章所使用的名字）或者其他名称，帕森斯是否应当被认为是其"奠基人"？当然，他是一位奠基人，但是他是否应当被赋予首要地位，或者说是该学科之父？对该问题的回答是本章剩余部分的焦点。

首先，奠基人或者该学科之父的头衔有哪些竞争者？毫无疑问，社会学的其他主要理论传统同样研究社会组织对公民健康的影响。它们各自成熟的观点至今仍是促成健康社会学的重要支柱。从涂尔干的经典著作《自杀论》(*Suicide*)（1951）中，我们至少得到两个重要观点，时至今日依然重要。其中一个观点是，即使是最极端的个人自杀行为，也有一个专门的社会/社会学分析层次，正如涂尔干表明的，仅把自杀放在个人的心理学层面是不恰当的。第二个观点是，人们在群体中表现更好！这也就是说，对涂尔干来说，社会纽带的延伸长度和融入社会的程度，即使不起决定性作用，也很可能对自杀行为有重要影响。尽管有一类涂尔干的自杀象征主义是例外（利他的或像神风敢死队飞行员这种过度整合），一般来说，正如涂尔干一开始的表述，一个人越融入社会越不容易自杀。进一步而言，那些更加融入社会、有着强大的社会纽带的人，往往会更健康。

在马克思主义传统中，恩格斯是潜在的竞争者，他里程碑式的著作《英国工人阶级状况》(*The Condition of the English Working Class*)（首次出版于1845年，并于1885年翻译为英语）将社会结构和健康相联系，并使其成为疾病与健康社会学的核心。诚然，恩格斯主张人们赖以生存的物质条件的性质会影响他们的健康和幸福，并且从健康角度而言，个人的生活际遇将进一步提升这个人在社会阶层（对恩格斯和马克思主义者而言，阶级）中所处的位置。大多数疾病与健康社会学，包括社会决定因素的整体范式，都源于这一核心观点（见 White，2002）。

帕森斯的最重要的著作《社会系统》(*The Social System*)（1951a）是他关于健康的核心作品，他在本书中提出了"患者角色"理论。根据他对这一角色的构想，疾病被理解为一种双重的样式，即"不仅是一种生物状态，也是（或是）一种制度化角色的人格状态"

（Parsons，1978：81）。这也就是说，疾病状态不仅与个体本身有关，也涉及其在社会环境下所处的地位。换句话说，疾病可以被理解为一种社会进程。

对帕森斯而言，疾病可以在威胁社会秩序和社会运行的意义上被理解为一种偏离形式。为了应对这一威胁的存在，社会发展出了一些可以协调和控制由于个人患病甚至死亡带来的威胁的社会机制。帕森斯认为，健康系统作为一般社会系统的一部分，因此可以被视为合法化（用来鉴别疾病的真伪）和处理威胁的社会控制机制。其目的是提供一种社会机制，使（大多数）个人可以回到他们有效的社会角色中。这并不意味着对成为社会控制机制的贬低；在原始社会，医学、宗教和法律的社会制度是融合在一起的（通常是作为医生的角色）。在现代社会，这几种社会角色被划分为法律职业、宗教职业和医疗职业，尽管关于个人是"疯了"（即生病）还是"坏了"的争论仍在继续。

但是，为什么帕森斯选择医疗系统和医患相互关系作为分析整个社会系统的最小单位——尤其是在当时并不存在一个关于健康的社会学分支？科利耶（Collyer）（2012：81-89）在其关于健康社会学发展的代表作中提出了两点原因：一方面是获取研究经费的可能性（尤其是美国国家精神健康研究所）；另一方面是政府等机构正在广泛讨论健康系统的问题。这两点原因或许影响了帕森斯对这一领域的关注。或者，正如特纳（Turner，1986：120）似乎想表明的，帕森斯对"患者角色"的选择是相对偶然的，因为他更多的是在完成阐明自己关于社会活动的一般理论的主要任务，而不是专门谈论健康。

众所周知，"患者角色"有两个权利和两个责任。在权利方面，个人不应因为他们自己所处的状态受到责备，并且应当暂时免除自己的角色责任，无论是家庭责任，还是在截止日期后提交大学论文作业，或是带薪休病假。但这只是有条件的合法性。这两条责任在寻求技术上对患者的帮助有效，并且遵从专家的建议。正如帕森斯（Parsons，1964：332）提出的：

> ……生病不仅是一种需要治疗措施的生物学状态，也需要责任免除、有条件的合法性以及接受治疗帮助的意愿。因此，它至少能够部分被归类于一种角色社会特征上的偏离行为。

什么是"患者角色"？事实上，正如特纳（1986：120）所言，用著名的帕森斯式（1951a：48-50）的行为规范的惯例来表述，是一种医患关系上的角色定位或是相互之间的社会关系系统，并具有多种多样的形式。例如，医生应该表现出情感中立，换句话说，不应被患者的情绪影响。医生应当是普遍主义的，不论患者阶级、性别、民族、年龄如何，都一视同仁。医生应当展现出功能上的独特性，以确保他们的交流被限定在健康问题上。最后，医生应当展现出集体主义规范导向，因为医生和患者都应致力于达成他们的目的并尽早结束时间关系。由这一相互关系出发，帕森斯（1951b：436-437）根据上述各种多变的形式，提出了对各种职业及其相应的规范行为的解释。

对帕森斯而言，职业对社会的稳定性具有重要意义，医疗职业尤其如此。正如凯文·怀特（Kevin White）（2002：104-105）提到的，职业是回答面对现代社会的个人主义、利己主义和自我利益，是什么"让社会连结在一起"这一经典的社会学问题的答案的重要部分。在此一意义上，帕森斯试图（正如涂尔干在他之前做过的那样）发展出一个专门的社会学分析层面，与经济学家们认为的社会世界被市场导向、功利主义和追逐个人利益驱使的观点截然不同。取而代之的是，职业在建立被称为社会的社会系统中履行着关键的社会功能。

对帕森斯的批判

此处无须再赘述"患者角色"的概念和医疗职业的角色引起的大量批判（更多批判见Morgan，1985：47-52；Turner，1986：121-124）。概括地说，这些批判包括的观点有：大多数疾病永远无法达到医生所触及的范围；这一模型在论述患者角色时是以医学为中心的，而不仅仅是"病态角色"；它假设了一个完全顺从的完美患者角色；它适用于急性而不是慢性疾病；它无法解释诸如怀孕等情况。

然而，正如摩根（Morgan）（1985：48）指出的，很多对"患者角色"的批判没有意识到帕森斯所阐述的是一个关于应然的"理念型对经验事实的夸张"。这原本是他的一般理论的一个分析实例，而不是描述患者和医生角色的概念的全部变化。最常见的批评是，他的"患者角色"概念无法解释慢性疾病的案例，帕森斯（1975）后来回应说，尽管无法达到彻底恢复的目标，慢性病的病情是可以控制的，并使患者尽可能地恢复他们正常社会角色的功能。

针对帕森斯对职业的解释的批判更为尖锐。就连特纳（1986：119）在他支持占压倒性多数的对帕森斯作品的分析中，也承认这或许是"过时的"。大量著作，包括笔者本人（Willis，1989），认为应当从权力的角度理解职业，他们为追求自身利益而设置社会壁垒，以保持自治为目的，并最终获得收入和地位奖励。

正如怀特（2002：105-106）主张的：

> 帕森斯的结构功能主义可以被简单描述为对20世纪50年代的美国的赞颂，他对医疗职业的赞美也是其中的一部分。他的论证可被视为以医生为中心的，并且片面代表了确保患者顺从的医生。

　　然而对帕森斯"患者角色"概念的全部批判，正如摩根（Morgan，1985：52）指出的，并没有多少可行的替代方案可以用来分析患病体验。因此，尽管"患者角色"至今仍频繁地被提到，它的用法大体上和希林（Shilling，2002：625）说的"否定对象"一样，而不是一个相关的概念工具。正如赫尔兹里奇（Herzlich）（1973：9）认为的，这一概念对健康社会学的重要性，是20世纪中叶，从历史角度讲对疾病规范性期望的恰当描述。使其过时的原因，正如伯里（Bury，1997：106）认为的，是市场化的兴起和患者权力的增强。如今的医生在一个完全不同于当年的社会经济背景下从业。

　　弗雷德奇（1970：239）认为，无论如何帕森斯的理论在社会学上是不充分的。弗雷德奇将医学描述为一个道德事业，它有能力使疾病成为正式的社会角色。弗雷德奇区分了特指的疾病（疾病）和泛指的疾病（患病），并根据合法性和严重程度，从类型学社会学角度区分了患病的类型。例如，癫痫或许是严重的偏离，并且其症状被污名化。与之相反，感冒的越轨较小，其症状也被合法化。这似乎提供了一个平台，为疾病和健康寻求可替代的、更加社会学的解决方案，这使帕森斯范式从20世纪60年开始逐渐衰落。

　　然而，许多作者，其中包括特纳（1986：109），都认为仅从"患者角色"方面来评述帕森斯在社会学领域的贡献过于狭隘了。帕森斯也做出过其他贡献。其中之一由特纳（1986：109）概述，并继而提出了"或许有人认为，帕森斯为健康所做的与涂尔干为宗教所做的相同，即在社会中将疾病与健康置于社会构造动力学的中心"。帕森斯发展出一种对疾病与健康的社会学理解，并为与疾病的医学模型相对应的疾病的社会学模型提供了概念基础。他认为疾病可以被理解为一种社会进程，作为"有效执行重要任务的能力"的中断（Parsons，1964：262）。他的观点不仅包括疾病是社会学的而不单是生物学的（或许社会的和生物的都取决于一个人的立场，倾向于一般意义上的自然现实还是特殊意义上的医学现实）；而且也包括疾病可以被理解为一种进程而不只是一次事件。通过视疾病和健康为随着时间流逝发生的事情，理解其社会性质成为可能；即社会进程和社会因素会影响患病体验。这也使与健康专家共同研究就医的途径和后续成为可能。总体而言，疾病与健康社会学家（正如该领域的一切教科书表明的那样），已经能够有力说明健康社会学的"常用术语"——这展现了如阶级、性别、种族、地域、性取向、健康状况等社会差异的标准社会学原因将会怎样影响患病体验。因此，帕森斯的成果为理解和进一步回答疾病如何调解社会关系这一问题的研究提供了基础。

帕森斯的遗产

　　那么，在21世纪的第二个十年，帕森斯的作品将何去何从？他的哪些观点将历久弥新，而哪些仅仅反映了他写作的时代？

回答这个关于遗产的问题，其中一种方式是根据经验。如果一个概念框架被视为具有当代意义而不是历史意义，那么它至今仍能被使用。或者换种方式提问，被医学社会学主流学术期刊出版的当代健康社会学家们的作品中，有多大比例从宽泛意义上可以被称为采用了帕森斯社会学理论框架？幸运的是，回答这个问题所需要做的调查已经由弗兰·科利耶（Fran Collyer，2013a，2013b）完成，并作为她对健康社会学的社会学调查的一部分。首先，科利耶分析了澳大利亚、英国、美国健康与医学社会学的期刊文章中的引用，并找出了这一领域前21位最高被引作家。在三个列表中，帕森斯仅在美国列表出现，且名次低至第20位（Collyer，2013a：10）。通过这一经验研究，我们能够发现帕森斯的著作不再被频繁引用——除了美国的少量引用。

在她的其他论文中，科利耶（2013b）对20世纪60年代至2011年的主流社会学杂志中的670篇论文进行了背景和内容分析，用以研究至少在澳大利亚背景下，健康和医学社会学使用了怎样的理论框架。尽管总数不大，但她展示了20世纪60年代结构功能主义作为一种理论框架（帕森斯是主要的贡献者，而不包括涂尔干），是其中44%被调查的文章的理论框架。然而到了2000年左右，一个也没有了。因此，结构功能主义（即帕森斯提供的理论基础），至少在澳大利亚的语境下，完全消失了。令人遗憾的是，正如大家知道的，类似的数据不适用于美国或者其他国家。

但引用只是评估遗产的一种方式。另一种是学者的观点在学科形成的基础中的重要性——尤其是那些继续在某一理论传统中展开广泛工作的学者们。在1996年，澳大利亚社会学学会健康社会学部门的电子简报《社会医学》（*SocHealth*）的编辑，发布了一次关于帕森斯遗产的网络会议（Ezzy and Willis，1996）。蕾妮·福克斯，帕森斯曾经的学生（同时也是世交），受邀为她的这位当代医学社会学的导师的遗产写一篇文章。几位同事对此作出回应，福克斯随后写了一篇文章反驳。

在那篇作为本次网络会议的核心的短文中，她写作的目的是：

> ……扩大在这一领域对他作品范围的了解，纠正对他"患者角色"的描述的错误臆断，挑战一直以来关于他行动理论的保守性和静止性的论断，并说明他观点的原创性和洞察力，并以他的视角继续阐明医学社会学中不可或缺的基本和具有至关重要意义的问题（Fox，1996：2）。

福克斯（1996：2）认为，帕森斯一定会对他去世后的美国医疗改革非常感兴趣，并且热衷于考察发生的各种变化，因为"我认为，他提供的理论框架为分析这些事件提供了一种发人深省的方式"。

福克斯（1996：2）继续阐述了关于健康问题的"帕森斯视角"的一些要素。第一，他如何通过"患者角色"关注疾病的道德和形而上学问题，以及授予患者生病的人可以免除责任的暗示；第二，福克斯指出，医疗环境中的不确定问题是帕森斯作品的主题，并且理论上和经验上都可以进行社会学分析；她本人也在这方面做了大量工作（如 Fox，1959）：

> 不确定性的主题是帕森斯式医学方法的重要主旨，这不仅涉及患者状况，也与医生的状况有关。他敏锐地意识到，无论科技和医学多么发达，无论从业者的技能多么纯熟，医学有效应对疾病、事故、痛苦，找到它们的原因并预测它们的结果，以及避免死亡的能力，本身充满了不确定性和限制（Fox，1996：2）。

第三，

> ……他也意识到了一个自相矛盾的事实，尽管医学科学的发展可以降低现存的不确定性和局限性，它也可以认清过去的错误观点，发现未知的新领域，提出新问题，并带来以前从未有过的副作用和医源性伤害（Fox，1996：2）。

第四，福克斯提出：

> ……帕森斯对医生解决不确定性和局限性的模式化方法感兴趣，其习得方式包括医学教育、社会化和实习，以及其中相互交织的共同方法以达到基于专业的冷静和表现。

因此，福克斯和另外几位学者，尤其是格哈特，一直致力于"使帕森斯社会学理论薪火相传"。而其他学者在更广阔的学术传统中，受到了帕森斯观点的重大影响。帕森斯在写作中的一条有趣的线索是强调心理分析的方面。正如格哈特（2003：2）指出的，帕森斯"患者角色"的概念——至少是部分地——以弗洛伊德的社会理论为基础，并且帕森斯在他人生的最后几年成为了一位外行的精神分析学家。他著作中的这一主题已被艾子（Ezzy，1996），尤其是被勒普顿（Lupton，1996，1997）延续。勒普顿（1997：562）声称，对帕森斯而言，精神分析理论是分析就医经历的社会方面的核心。他的作品为后来的作者，如在理论化的健康保健领域有效运用了精神分析理论的卡尔·菲格里奥（Karl Figlio，1987）提供了基础。勒普顿（1997：577）总结说：

> 如果对精神动力学的过程没有某种程度的了解，医学与健康社会学家将无

法完全分析医患关系、就医经历和患病体验中持续存在的复杂性。

在这方面，格哈特在帕森斯的著作中区分了两种患病模式。一种是结构 / 无行为能力模型，其关注的重点是由与角色相关的压力带来的患病，并且根据"患者角色"的权利和责任考虑治疗方法。另一种是偏离 / 精神动力学模型，这是更加偏重精神分析的模型。在此，患病是由于突破了被压抑的依存需要，而治疗通过医患角色间无意识的相互作用 / 心理疗法来进行。格哈特声称对帕森斯的批判错误地使结构 / 无行为能力模型成为他作为偏离的患病的模型，而事实上它们忽视了后一个模型。

另一个作者是加拿大人亚瑟·弗兰克（Arthur Frank）（尤其 1991a，1991b，1995），福克斯认为其作品集至少以下两方面拥有浓厚的帕森斯主义传统的色彩：关于患病的道德和形而上学问题，以及面对医学的不确定性和局限性对于从业者和患者两方面的解决方案。弗兰克作品似乎有一个潜在的计划，即重新阐述帕森斯的某些观点以反映医疗保健领域的变化。在他 1991 年的论文中，弗兰克开始将"患者角色"修改为不仅仅是一个健康角色，也展现了与帕森斯著作与后现代主义等更多当代理论观点的联系。正如他表达的：

> 帕森斯无法预见人们将多么积极地为健康角色投资，或者健康形象将变得多么值得投资。1979 年，美国社会学协会在召开的会议上纪念帕森斯时，我无法想象一个充满健美操视频（1980 年之后这个词才出现在我的字典里）、用莱卡面料制成的运动服更何况是街头服饰以及抽脂手术的世界。它将何去何从（Frank，1991b：213）？

在大约 35 年后的 2013 年，尤其是在人类基因组计划的影响下，人们逐渐感知到健康世界的进一步变化（见 Willis，2013）。

但是，即使在这里，正如希林（2002）提出的，帕森斯对支撑西方社会的文化价值观（如职业伦理、工具理性）的分析预见了对健康和保健采取更主动和谨慎的方法与医疗保健领域消息灵通的消费者的增长，这与当代对健康的理解密切相关。

结　论

人们普遍同意塔尔科特·帕森斯的著作在健康社会学领域仍有重要意义（如 Lupton，1997；Williams，2005；Varul，2010）。尽管受到了重大批评，也不能降低帕森斯思想的重要性，正如易金（1996：4）论证的：

　　针对"患者角色"如此多的"批评"非但没有证明这一理论的不足，反而确证了它的生命力。尽管在健康的社会学解释的起源中，帕森斯的构想具有无可辩驳的中心地位，但它已不再被今天的学者频繁提起。然而，"患者角色"中植入的社会学原理，仍具有当代意义。

　　那么最终，帕森斯的哪些思想尚有重要意义？在笔者看来，影响力最持久的是那些关于治疗关系下医患之间权力差异的观点，它直接转换为脆弱性和对不确定性的解决方案。它从多种途径获得经验：危险症状的存在、等待援助的过程、与健康领域官僚机构谈判以获取适当的治疗、接受体检的需要、亲密关系的潜在性以及违反社会禁忌的行为。在这种情况下，保护脆弱的患者的社会规范是恰当的。医生的标准角色仍然是仅为患者的最大利益行动，并运用最高标准的科学知识和应用技能。作为回报，他们被允许无限接近患者的身体，了解患者的生平经历，并享有"独一无二的信任"。这一权力差异仍然是医疗中医患关系的核心。帕森斯社会学理论的丰富遗产继续将观念的和研究的重点都指向这一方向。

　　因此，帕森斯保有疾病与健康社会学之父称号的资格是毋庸置疑的。他的许多思想是我们这一分支学科的核心，研究他的著作对洞悉这一领域仍是有益的练习。的确，帕森斯的前辈们已为理解人类的疾病与健康状态勾勒了独特的社会的和社会学的框架。但是，无可争议的是，社会学的分支领域疾病与健康社会学是随着 1951 年帕森斯的里程碑式著作《社会系统》的出版而诞生的。在本书中，帕森斯提出了社会学家从那以后一直应用的框架。

参考文献

Bury, M. (1997) *Health and Illness in a Changing Society*. Sage: London.

Cohen, J.; Hazelrigg, L. and Pope, W. (1975) 'De-Parsonizing Weber: A Critique of Parsons' Interpretation of Weber's Sociology' *American Sociological Review* 40(2):229–241.

Collyer, F.M. (2012) *Mapping the Sociology of Health and Medicine: America, Britain and Australia Compared*. Palgrave Macmillan: Basingstoke.

Collyer, F.M. (2013a) 'Sociology, Sociologists and Core – Periphery Reflections' *Journal of Sociology* 49(2–3):1–17.

Collyer, F.M. (2013b) 'Schools of Sociology? The Structuring of Sociological Knowledge in the Sociology of Health and Medicine Since 1960' *Health Sociology Review* 22(4):338–352.

Durkheim, É. (1951) *Suicide: A Study in Sociology*. Free Press: Glencoe, IL.

Eakin, J. (1996) 'Response to Renee Fox's Contribution of Talcott Parsons for Contemporary Medical Sociology' *SocHealth* 4(10) December:6–7.

Engels, F. (1845) *The Condition of the Working-Class in England in 1844*. With a Preface written in 1892. Translated by Florence Kelley Wischnewetzky, Allen and Unwin: London.

Ezzy, D. (1996) 'Talcott Parsons and Medical Sociology: A Reply to Renee Fox' *SocHealth* 4(10) December:5–6.

Ezzy, D. and Willis, E. (eds.) (1996) 'A Virtual Conference on the Legacy of Talcott Parsons for Contemporary Medical Sociology' *SocHealth* 4(10) December.

Figlio, K. (1987) 'The Lost Subject of Medical Sociology' in Scambler, G. (ed.) *Sociological Theory and Medical Sociology.* Tavistock: London. pp. 77–109.

Fox, R.C. (1959) *Experiment Perilous: Physicians and Patients Facing the Unknown.* Free Press: Illinois.

Fox, R.C. (1979) *Essays in Medical Sociology: Journeys into the Field.* Wiley: New Brunswick.

Fox, R.C. (1996) 'The Legacy of Talcott Parsons for Contemporary Medical Sociology' *SocHealth* 4(10) December. Also 'Rejoinder'.

Fox, R.; Lidz, V. and Bershady, H. (eds.) (2005) *After Parsons – A Theory of Social Action for the 21st Century.* Russell Sage Foundation: New York.

Frank, A. (1991a) *At the Will of the Body: Reflections on Illness.* Houghton Mifflin: Boston.

Frank, A. (1991b) 'From Sick Role to Health Role; Deconstructing Parsons' in Robertson, R. and Turner, B. (eds.) *Talcott Parsons: Theorist of Modernity.* Sage: California. pp. 205–217.

Frank, A. (1995) *The Wounded Storyteller: Body, Illness, and Ethics.* The University of Chicago Press: Chicago.

Freidson, E. (1970) *Profession of Medicine.* Aldine: New York.

Gerhardt, U. (1989) *Ideas about Illness: An Intellectual and Political History of Medical Sociology.* Macmillan: London.

Gerhardt, U. (2002) *Talcott Parsons: An Intellectual Biography.* Cambridge University Press: Cambridge.

Gerhardt, U. (2007) 'Doing the Intellectual Biography of Talcott Parsons' *The American Sociologist* 38(4):330–332.

Hamilton, P. (1983) *Talcott Parsons.* Tavistock: London.

Herzlich, C. (1973) *Health and Illness.* Academic Press: London.

Holton, R. and Turner, B. (1986) *Talcott Parsons on Economy and Society.* Routledge: London.

Lupton, D. (1996) 'Psychoanalytic Theory and Medical Sociology' *SocHealth* 4(10) December:3–4.

Lupton, D. (1997) 'Psychoanalytic Sociology and the Medical Encounter: Parsons and Beyond' *Sociology of Health & Illness* 19(5):561–579.

Mills, C. Wright (2008) *Selected Writings of C. Wright Mills.* Selected and introduced by John Summers, OUP: New York.

Morgan, M. (1985) *Sociological Approaches to Health and Medicine.* Croom Helm: London.

Outhwaite, W. (2005) *Social Theory at the End of the Century.* Blackwell: London.

Parsons, T. (1937) *The Structure of Social Action.* McGraw-Hill: New York.

Parsons, T. (1951a) *The Social System.* The Free Press: New York.

Parsons, T. (1951b) 'Illness and the Role of the Physician: A Sociological Perspective' *American Journal of Orthopsychiatry* 21:452–460.

Parsons, T. (1964) *Social Structure and Personality.* Free Press: London.

Parsons, T. (1969) *Politics and Social Structure.* The Free Press: New York.

Parsons, T. (1975) 'The Sick Role and the Role of the Physician Reconsidered' *The Milbank Memorial Fund Quarterly. Health and Society* 53(3):257–278.

Parsons, T. (1976) 'Reply to Cohen, Hazelrigg and Pope' *American Sociological Review* 41(2):361–365.

Parsons, T. (1978) 'Health and Disease: A Sociological and Action Perspective' in Parsons, T. (ed.) *Action Theory and the Human Condition*. Free Press: New York. pp. 66–81.

Pope, W.; Cohen, J. and Hazelrigg, L.E. (1977) 'Reply to Parsons' *American Sociological Review* 42(5):809–811.

Robertson, R. and Turner, B. (1991) (eds.) *Talcott Parsons: Theorist of Modernity*. Sage: California.

Sargent, M.; Nilan, P. and Winter, G. (1994) *The New Sociology for Australians*. Fourth edition. Longman Cheshire: Melbourne.

Sciortino, G. (2007) (ed.) *American Society: A Theory of the Societal Community*. Paradigm Publishers: Boulder, CO.

Shilling, C. (2002) 'Culture, the "Sick Role" and the Consumption of Health' *British Journal of Sociology* 53(4):621–638.

Turner, B. (ed.) (1986) *Talcott Parsons: Theorist of Modernity*. Sage: London. pp. 205–215.

Varul, M. (2010) 'Talcott Parsons, the Sick Role and Chronic Illness' *Body and Society* 16(2):72–94.

White, K. (2002) *An Introduction to the Sociology of Health and Illness*. Sage: London.

Williams, S. (2005) 'Parsons Revisited: From the Sick Role to...?' *Health: An Interdisciplinary Journal for the Social Study of Health, Illness and Medicine* 9(2):123–144.

Willis, E. (1989) *Medical Dominance*. Allen and Unwin: Sydney.

Willis, E. (2013) 'The Human Genome Project: A Sociology of Medical Technology' in Germov, J. (ed.) *Second Opinion: An Introduction to Health Sociology*. Fifth edition. Oxford University Press: Melbourne.

第十四章

罗伯特·默顿：职业角色、社会地位与健康不平等

约翰内斯·西格里斯特（Johannes Sigerist）

苏静静 译

尽管罗伯特·默顿（Robert Merton）对医学社会学亚学科的出现的贡献不能与塔尔科特·帕森斯（Talcott Parsons）相提并论，但他对这一领域的影响却是巨大的。重要的是他对社会角色和社会地位这一基本社会学范畴的强调，并讨论了参考群体、相对剥夺感和社会机会结构的概念，他认为异常行为是社会经济阶层较低人群对社会目标和机会有限之间张力的适应性反应，在社会目标与机会受限之间的结构性紧张中，默顿的这些研究启发了有关健康的社会不公平的开创性研究。从他的角度来看，健康是一种反常行为的形式，是社会地位的指标，特别是职业和教育程度，是分析卫生不公平的重要预测因素。有人对默顿的社会学取向提出了批评，但最近的理论发展表明，默顿对健康和医学社会学领域具有开创性的贡献。

人物简介

罗伯特·默顿（Robert K. Merton）于 1910 年 7 月 5 日出生于宾夕法尼亚州的费城，父母是来自东欧的犹太移民。默顿成长的经济环境一般，在获得哈佛大学社会学研究生奖

学金之前，他已在费城坦普尔大学（Temple University）开始社会学研究。在哈佛大学期间，他利用跟随不同导师学习的机会，特别是皮蒂里姆·索罗金（Pitirim Sorokin，新成立的社会学系主任），以及劳伦斯·亨德森（Lawrence Henderson）和塔尔科特·帕森斯，通过他们，默顿接触到欧洲古典社会学，尤其是埃米尔·涂尔干的著作（Crothers，1987）。不过，在当时，他的主要兴趣是科学社会学，他完成博士论文《17世纪英格兰的科学、技术和社会》（*Science, Technology and Society in Seventeenth Century England*，Merton，1938a）。但默顿越来越多地参与理论工作，尤其是他一方面试图克服索罗金的社会学历史研究进路的理论，另一方面试图克服帕森斯侧重于一般社会学理论的倾向（请参阅下文，默顿的中层理论）。他关于"社会结构与失范"的文章（Merton，1938b）可能是理论推理这一早期阶段最具影响力的结果。

1941年，默顿成为纽约哥伦比亚大学的助理教授，并随后晋升为副教授（1944）、正教授（1947年）和系主任（1961年）。1974年，他被任命为"大学教授"特别荣誉，这反映了他在哥伦比亚大学的长期功绩，以及他在国际科学界受到越来越多的认可。默顿与保罗·拉扎斯菲尔德（Paul Lazarsfeld）一道，在20世纪50—60年代，将该系提升为世界领先的社会学研究机构之一，与大学的应用社会研究处紧密合作。几十年中，默顿用一系列令人印象深刻、优雅的文章，继续为社会学理论和研究做出贡献。他于2003年2月23日在纽约去世，享年92岁。

在战后美国社会学中追溯默顿的理论发展并解释其工作迅速增长的影响，并不容易。从对文化人类学的功能主义的批判性评价开始，默顿并没有考虑社会生活的普遍功能。相反，他将功能主义的概念限制在一种启发式方法上，该方法可应用于某些类型的社会学解释，例如医学专业的社会控制功能或科学共同体中奖励的功能（Sztompka，1986：126-143）。重要的是，早在他的第1版具有里程碑意义的著作《社会理论与社会结构》（*Social Theory and Social Structure*，Merton，1968，1949年第1版）中，默顿强调结构分析在社会学理论中的主要作用。用涂尔干的话来说，他将社会概念化为由社会结构所构成的独立实体。"所谓结构，指的是有组织的社交活动社会或团体成员之间有各种牵连"（Merton，1968：216）。几年后，默顿引入角色丛（role-set）和地位丛（status-set）作为社会相互依存基本形式的理念，并强调特定社会结构对个人行为选择提供机会和施加约束的作用，借此阐明了社会结构的理论（Merton，1968）。尽管下面对这些分析创新进行了描述，但值得注意的是，与帕森斯不同的是，默顿从未致力于发展关于社会结构和个人行为的综合理论。相反，他在针对特定社会学主题的论文和实证研究中，举例说明了他提出的概念的分析价值，例如异常行为（Merton，1938b）、社交化为专业角色［例如，《学生医生》（Student Physician），1957］或"自我实现预言"的过程（Merton，1948）。

然而，为什么默顿还是成为20世纪最有影响力的社会学家之一呢？（这一观点见于以下书籍：Sztompka，1986；Crothers，1987；Clark等，1990）一个令人信服的答案指出了如下事实，即默顿在将美国社会学从一个松散组织的科学探究领域转变为一个概念上截然不同的学科（该学科可通过理论活动和系统的经验分析来提高知识）方面发挥了关键作用。社会学被认为是一种法理学研究，旨在通过推进可检验的"中层理论"来发现社会生活的模式或规律（Merton，1968）。这些理论仅适用于社会行为、社会组织和社会变革等有限领域。通过在这些有限领域上积累有效知识，它们成为"逐渐发展，而不是突然揭示，这是一种渐进的，更普遍的概念方案，足以巩固特殊理论的群体"这一过程的一部分（Merton，1968：51）。默顿对中层理论的开创性命题，对社会科学科学方法论的阐述，与实证研究的紧密联系以及哥伦比亚大学社会学培训的重要战略作用，对几十年来美国（和西方）社会学的形成具有相当独特的影响力。

除了对社会学的许多理论和经验贡献外，默顿还是很多不同学术领域的专家，特别是在科学史领域的杰出工作。凭借其广泛的科学和文化知识以及优雅的写作风格（在许多论文中都有记载），他应当被认为是杰出的智识权威。

尽管默顿并没有声称自己是医学社会学家，但他还是从几个方面丰富了不断发展的医学社会学子学科。这将在下一部分中进行介绍，主要是对社会地位和社会角色对人类健康重要作用的关注。最后一部分讨论了健康社会决定因素相关研究的最新理论和实证科学进展，指出了默顿理论概念的前景以及对其方法的批判性评价。

对医学社会学的理论意义

默顿对健康和中层社会学的主要理论贡献可分为三个部分，不过彼此间是互相交织的，第一，阐明了社会地位、社会角色、角色丛和地位丛的概念；第二，他对参考群体、相对剥夺感和社会机会结构的讨论；第三，文化目标与制度化手段之间的不匹配而导致的越轨行为的理念（失灵）。

社会地位、社会角色、角色丛和地位丛

默顿在《社会理论与社会结构》中认可了拉夫·林顿（Ralph Linton）将社会地位和社会角色的双重概念引入了社会学理论领域的重要作用："林顿将社会地位定义为指定个人在社会系统中所占据的位置；所谓的角色，是指根据社会地位所决定的模式期望而采取的行为"（Merton，1968：422）。作为一项基本原则，每个社会结构的特征都是社会地位和相关社会角色的差异。默顿的理论是基于林顿的观念，即"社会上的每个人都不可避免地会占据多种地位，并且对于每种地位，都有相关的角色"（Merton，1968：422）。然而，

在对林顿的批判性延伸中，默顿断言"特定的社会地位不涉及单一的关联角色，而是涉及一系列关联的角色"（Merton，1968：423）。为了确定这种复杂性，默顿引入角色丛和地位丛的概念。角色丛定义了不同参考群体对单个社会角色持有者的期望范围，例如，其行为因老师、其他学生、患者或其他卫生专业人员的特定期望而有所不同的医学生。虽然应付不同的期望可能会导致角色丛内发生冲突，但由于一个人同时具有多种社会地位，并且在一生中经历着一系列的地位，因此使这种情况更加复杂。因此，暴露于一种地位丛很可能会增加角色间冲突的经验，并且社会学的一项重要任务是确定减少——或无法减少——这些冲突和紧张关系的社会机制。

默顿已经确定了几种这样的机制，例如，通过优先考虑一个人最有影响力的社会角色来降低复杂性，或者强调具有相同社会地位的成员所提供的社会支持的重要性（Merton，1968：425-433）。默顿通过讨论公立学校教师这一职业角色，来说明这些论断中的第一个，这并不是偶然的。满足学生父母的期望比满足通过学校松散联系所形成组织的期望具有更高的优先级，因为父母可以投诉或反对老师的不正当行为。由于职业地位对教师具有最重要的意义，因此他或她可以根据他们的重要性来确定应对不同角色期望的方式。尽管默顿在这种情况下没有引入"主要身份"的概念，但很显然，职业职位提供了主要的"个人凭借自己的成就而取得的地位"（Merton，1968：436）。在进一步的理论概念的解释中，包括参考群体、相对剥夺感和机会结构以及对社会失范、职业地位和职业角色的中心地位更加显而易见。

参考群体、相对剥夺感和机会结构

如果某个职业的成员将其行为作为该组的规范和价值观，则该角色丛的成员将被视为参考组。此类参考的核心功能之一是社会比较。将自己的行为与参考群体的行为进行比较，对于自我评估至关重要。社会比较过程经常发生于具有相同或相似社会地位的参考群体。因此，对与相关参考人群的身份一致的期望可能会减少冲突和张力，但是不利的社会比较会导致相反的结果。如果将自己的处境评估为不如志向和期望所针对的参考小组，那么就会出现相对剥夺感。

重要的是，相对剥夺的体验不仅限于与具有相同或相似社会地位的参考群体进行社会比较。实际上，默顿在《社会理论和社会结构》两个篇幅较大的章节中，专门介绍了参考群体理论更广泛的应用，认为主观评价与社会结构条件相关（Merton，1968：279-440）。他认为，研究必须集中在：

> ……通过对机构评估或外部化的判断，例如，与他人进行比较……认为社会制度不利于个人功绩与社会报酬之间任何密切的对应（Merton，1968：294）。

社会结构条件是对个人选择的外部约束，而实现期望目标的机会取决于个人在垂直社会结构中的位置。垂直社会结构根据对核心资源的访问权限（例如权威性、权力、影响力和声望）来区分身份位置。因此，社会机会结构会导致人们不平等的生活机会，显然，在这一语境中，默顿借用了马克斯·韦伯的概念（Merton，1968：230）。社会机会结构引起人们相对剥夺感的体验，而这些体验通常被"不利因素的积累"过程恶化（Merton，1976：124）。例如，处于低社会经济地位的人们，其早期生活中的社会劣势可能在以后对其教育和职业成果造成不利影响。在这一领域，默顿极富影响力的越轨和社会失范概念十分值得关注。

社会结构和失范

默顿经典著作的第六章使用了这个标题，可能是他著作中最著名的内容。它旨在通过分析社会的基本文化目标（"值得奋斗的事物"）和机会结构（提供了实现这些目标所需制度化手段）之间的结构张力，从社会学而非心理学的角度解释越轨行为的发生（Merton，1968：187）。默顿以他所熟知的当代美国文化为例，来说明这些结构张力，强调财富是成功的象征，而反复出现的个人野心则是社会和经济成功的前提。"美国梦"强调社会向上流动的无限机遇，与社会经济地位较低的人群的现实生活机会形成鲜明对比。默顿认为，越轨行为是受挫的、被社会排斥的人口群体适应此类结构性张力的一种方式。如果被社会排斥的群体越来越多地采用经常性的越轨行为作为弥补其劣势的一种方式，那么社会系统就会暴发社会失范。在这方面，默顿将适应性反应分为两种类型：创新型（innovation）和退缩型（retreatism）。

"创新型"指的是对某种现实的一种非法适应（越轨行为），即"以超越阶级界限为目标……但是实际的社会组织是在目标可及性方面存在阶级差异"（Merton，1968：200）。在这里，越轨行为与制度化的规范背道而驰，其目的是减轻仍然遵守社会基本文化目标的社会贫困人口的情绪紧张。经历"功绩、努力与报酬之间的鸿沟"（Merton，1968：203）的压力可能会增加实施犯罪行为或沉迷于赌博的可能性。

默顿在其主要著作的第2版中，更详细地分析了创新作为一种社会异常行为的形式。在新的章节中，他谈到了犯罪行为以外的其他偏离规章性范式的形式，"例如，有一个明显受到帕森斯理念影响的理论进步，即认为疾病……被定义为一种越轨行为"（Merton，1968：235-236）。据我所知，这是默顿首次将其理论与健康结果联系起来，尽管如上所述，健康的社会决定因素超出了他的分析范围。

"退缩型"是第二种适应方式，如果人们不再有能力共享社会文化范式，但不能积极应对被拒绝获取机构手段这一事实，就会出现"退缩"。在这些人中，"退缩机制体现为挫败，保持沉默和辞职"（Merton，1968：207）。默顿提到"精神病学"和"自闭症"是这种适应方式的例子。同样，他在第 2 版中，对该主题的思考使其更加清晰。在这里，退缩主要表现为冷漠、忧郁或快感缺乏，这是在失去主要的社会角色或生活中高度重视的目标后，情绪低落的典型表现。

总结与评估

默顿阐述了社会地位和社会角色的核心社会学术语；他强调职业是现代社会中获得社会地位的主要形式；他分析了参考群体的重要性以及相关的相对剥夺体验；以及他将这些后继经验与机会不平等和劣势累积（最终导致越轨行为）的宏观结构联系起来；为分析人们生活机会的关键方面（即他们的健康和预期寿命）提供了有前景的理论背景。尽管默顿通过研究医师的专业社会化过程，为新兴的医学社会学领域做出了显著贡献，但他并未通过应用于医学社会学领域和对健康疾病社会决定因素进行分析的实际工作中，来丰富自己的理论创新。此任务已由美国和欧洲的后辈社会科学家和流行病学家完成，他们开始研究20 世纪六七十年代的健康社会决定因素，或多或少地运用了默顿的概念。

值得注意的是，默顿的前学生彼得·布劳（Peter Blau）与奥蒂斯·邓肯（Otis Duncan）共同对美国的职业结构进行了详细分析（Blau and Duncan，1967），揭示了在西方社会中地位获取方面的不平等。此外，作为默顿关于社会地位讨论的扩展，伦斯基对社会地位固化和地位不一致进行了分析（Lenski，1954），这对于将社会地位不一致与压力相关疾病的高风险联系起来的研究具有重要意义（见下文）。默顿反复讨论的教育程度是现代社会实现社会地位的主要途径的指标，在首批对有关健康方面社会不平等的流行病学调查中，教育程度被引入为主要的解释变量（Hinkle 等，1968）。此外，默顿的相对剥夺概念有助于推进对"健康的社会梯度"的解释（见下文）。这些只是对默顿在新兴科学探索领域、对健康方面的社会不平等研究直接和间接影响的一些评论。但是，在这个研究领域，对默顿的理论贡献的一些批评也很明显。这些将在本章的最后一部分中进行简要讨论，在下一部分之后将讨论在医学社会学这一重要领域中研究的最新理论和实证科学发展。

健康方面的社会不公平

本节将参照默顿所提出的四个概念，对健康的社会不公平问题进行研究：第一，社会地位是现代社会中社会分层的核心要素；第二，相对剥夺是社会比较的相关结果；第三，在卫生不公平的生命历程研究中，劣势的积累是一个有用的概念；第四，职业角色对解释卫生不公平的贡献。

社会地位与健康：累积证据

第二次世界大战期间和之后的美国社会是默顿的社会分层分析的范例，其核心要素是教育程度、职业地位和收入。对于许多社会科学家而言，"精英三合会"是分析现代西方社会社会分层的主要范例，并且在 20 世纪下半叶，它无疑主导了健康方面社会不平等的研究。因此，不足为奇的是，北美和欧洲的许多流行病学研究都使用这些指标之一或它们的组合来记录健康的社会决定因素。霍林斯黑德和雷德利克（Hollingshead and Redlich，1958）进行的有关社会阶层和精神疾病的研究属于开创性研究。欣克尔等（Hinkl 等，1968）的教育水平分析可预测冠心病。安东诺维斯基（Antonovsky，1967）对社会阶层、预期寿命和整体死亡率进行了文献综述；北川和豪瑟（Kitagawa and Hauser，1973）分析了美国死亡率的社会经济差异的行政数据；在英格兰，首次开展白厅研究，对公务员的职业状况和冠心病进行了调查（Marmot 等，1978）。

从本质上讲，这些研究和许多后来的研究揭示了社会地位（通过一项或多项社会经济地位指标来衡量）与发病或死亡风险之间的反比关系：社会地位越低，健康状况越差。对于所有进行过相关研究的现代社会，无论其医疗保健或福利制度如何，无论其财富，经济表现或社会文化传统如何，都证实了这种健康的"社会梯度"。男性和女性，不同年龄组以及大量慢性疾病的健康领域社会不平等现象被记录下来。这些不公平现象是严重的，因为社会分层体系中最上层和最下层的平均预期寿命之间的平均差距为四到十年（Lynch and Kaplan，2000；Marmot，2004；Mackenbach 等，2008；Lahelma，2010）。

尽管其结果有重要的现实意义，但该研究在很大程度上缺乏理论基础，因为它主要描述的是统计学意义的相关性。为了将社会分层的不同组成部分整合到对路径和相互关系的更全面分析中，目前已经进行了几次尝试。例如，代际和代际间社会地位随时间的变化或社会地位组分之间存在结构性冲突等，都进行了研究（Bruhn 等，1966）。此外，在有影响力的英国出版物《布莱克报告》（Townsend and Davidson，1982）中，提出了对所观测到的关联性可能有四种替代解释：人为混杂因素、社会选择，唯物主义／结构主义和文化／行为主义。尽管前两种解释在后来的研究中很少得到支持，但其余两种仍继续影响科学探索。根据唯物主义的解释，教育、职业、阶层、收入和财富决定着物质生活条件，从而导致不同人群之间的健康分配不均，而文化上的解释则认为，健康不平等是由破坏健康的行为造成的，这些行为在整个社会各个经济阶层中的形成方式各不相同。但是，最近，这些主流的解释框架得到了扩展和区分，其中一些可以与默顿的理论工作联系在一起。

相对剥夺感

发病率和死亡率社会梯度的证据会引发一个问题，即为什么社会地位第二高的人的健康状况要比最高阶层的人差。显然，物质差异因素不能解释这种差异。相反，需要考虑与健康的社会梯度有关的社会心理过程。这样的过程涉及对社会地位差异的评估。人们不断努力，争取、维护或提高社会地位，人们会将自己的状况与他人的状况进行比较。如果他们相关资源和能力与其他人相同或优于其他人，他们就会产生有利的社会比较体验。否则，相对匮乏的感觉会引发焦虑、愤怒、沮丧或失望的情绪，并在日常生活中充当强大的压力源，从长远来看会损害心理和身体健康（Henry and Stephens，1977）。因此，有关健康不平等的最新研究重点是那些对相对匮乏体验至关重要的资源和能力，例如通过教育获得的技能以及获得支持性社交网络的机遇、控制自己的生活的机遇、获得认可和奖励的机遇等（Marmot and Wilkinson，2006；Siegrist and Marmot，2006）。通过上述拓展，对不平等健康的唯物主义解释得到了心理社会过程的补充，这些过程充当了人类健康和疾病的压力或保护因素。

综合劣势

随着生命周期流行病学的到来（Kuh and Ben-Shlomo，2005），令人印象深刻的新研究结果（主要来自出生队列研究）通过确定从出生到中年期间总不利因素的轨迹，丰富了成人健康不平等的解释。这些轨迹是由怀孕和幼儿期母亲的不利物质、心理和行为情况触发的。与养育子女的关键条件一道，它们会影响儿童的身心健康以及他们的认知和情感发展。早期生活中的这些弊端可能导致教育水平的社会格局。反过来，低水平的教育往往会导致失业或不利的工作条件，从而在生活过程中造成压力条件的负担累积。总之，通过风险因素的社会链或风险的生物学或心理链，不同的直接和间接途径会影响成人健康（Power and Kuh，2006）。

没有足够的空间来记录丰富的经验材料，用以说明累积不利条件概念在解释健康方面的社会不平等问题时的启发式价值（Kuh and Ben Shlomo，2004），或讨论其在发达社会中对衰老研究的最新应用（Dannefer，2003）。但是，应该记住，这项研究为社会学参与跨学科研究打开了独特的机会之窗。生命周期流行病学表明，人类生活的社会、心理和生物学维度之间有着密切的联系，并且有可能通过结合相关学科的科学努力而更成功地解开这些联系。特别是，针对"基因 x 环境"相互作用的表观遗传学研究具有一定的前景。

职业角色和卫生不公平

鉴于工作和职业在成人生活中的中心地位，在健康和医学社会学中，默顿大量研究了工作的物质和心理方面及其对不平等健康的影响，并受到特别关注。在讨论下层阶级成员对美国机会结构的获取受限时，默顿在这一主题上有一些早期的发现（Merton，1968）。大量的经验和理论研究来自 20 世纪 80~90 年代在欧洲进行的对就业人口的队列研究。英国对男女公务员的白厅 II 期研究（Marmot 等，1991）和法国对公务员的 Gazel 研究（Goldberg 等，2007）是突出的例子，特别是因为它们推动了解释不利工作条件对健康不平等影响的社会学模型研究。两种这样的模式受到了特别的关注："需求控制"和"努力与回报的不平衡"。需求控制（或工作压力）模型根据心理需求高、控制或决策自由度低的工作任务特征来识别压力工作（Karasek and Theorell，1990）。暴露于这种压力下的经历是由于个人控制和自我效能感的经验有限，加上持续的高工作压力。"工作奖赏失衡"是一种补充模型，主要侧重于工作合同和社会互惠原则为核心（Siegrist，1996）。因努力而获得的奖励包括薪水或工资，职业机会（晋升、工作保障）和社会认可。失败的互惠（努力与低回报相结合）在现代工作生活中经常发生，并产生强烈的负面情绪和相关的压力反应。

两种模型都显示出遵循社会梯度（低职业地位人群更常面临压力条件，请参见 Wahrendorf 等，2013）与多种精神和身体疾病的相对风险升高相关（Schnall 等，2009）。这些研究已经在许多欧洲国家，美国、加拿大、日本以及包括中国在内的几个迅速发展的国家中进行。重要的是，有证据表明，根据这些模型进行的高压性工作在某种程度上介导了职业地位与不平等健康之间的联系。还有研究证明了这种调节作用，在社会贫困人群中，压力工作对健康产生的影响强度得到了增强（Hoven and Siegrist，2013）。

总之，除了失业、不稳定的工作以及暴露于物理和化学危害之外，紧张的社会心理工作环境也有助于解释成人生活中的健康不平等现象。在默顿的社会失范理论的框架中，与压力相关的疾病可以解释为对应变的第三种关键适应性反应，这是由于共有社会文化目标与奋斗成功有限机会之间存在结构性不平衡，与创新和逃避主义这两种异常行为形成互补。

批评和结语

默顿在健康和医学社会学有关的研究受到了多种批评。这里简要讨论三个关键论点。根据新结构马克思主义进路，默顿未能将他的中层理论整合到一个考虑基本阶级冲突的结论性宏观结构解释框架中（Crothers，1987：142-155）。尽管默顿曾多次提及马克思的著作，但他并未认可他的主要论点（Sztompka，1986：26）。虽然很明显，基于地位的社会分层的概念已嵌入较大的社会结构中，但传统的基于地位的社会分层概念并未充分捕捉到由这些结构引起的冲突和动态。最近的一些进展解决了这些缺点。例如，埃里克森和哥德索普（Erikson and Goldthorpe，1993）对职业的分类试图整合工作中权力和影响力的各个方面。费兰和林克（Phelan and Link，2013）的基本病因理论提出了另一种通往健康不平等的宏观结构分析的途径。他们的基本主张认为，该理论应侧重于对保持健康优势至关重要的物质和社会心理资源。显然，这接近但扩展了唯物主义的解释。

对默顿的第二种批评是，在任何社会结构的社会学分析中，至少在现代社会方面，缺乏将客体分析作为基本补充要素的问题。安东尼·吉登斯宣称："我们需要深入思考结构的概念，并对客体的意图和知识进行理论化"（Giddens，1990：105）。吉登斯认为，正是默顿的作品中缺少后一个方面，这就是为什么默顿的分析未能抓住现代社会的特殊性："现代社会制度在很大程度上是由定期引入用于改变系统复制的知识"（Giddens，1990：106）。因此，通过将对社会行为的分析仅限于代理人对预先定义的与角色相关的期望的反应，默顿的理论方法未能纳入人类代理的这种反身维度。

布莱洛克明确提出了对默顿的第三种批评，认为缺乏对微观和宏观分析之间的联系的考虑……分离各个水平变量的影响……（Blalock，1990：393）。这种批评得到了布劳的支持，布劳坚称，尽管涂尔干对默顿产生了重大影响，"他的大部分分析还是在微观层面上进行的"（Blau，1990：153）。多层分析的高级统计技术已经使用了数年，这些技术允许进行层次化建模。实际上，许多有关健康方面社会不平等的最新研究都采用了这些程序，以将上下文对健康的影响与个人层级特征的构成影响区分开。例如，已经表明不利的社会经济社区、收入分配或社区一级的社会隔离的指标是健康不平等的背景影响（Berkman and Kawachi，2000）。在方法学的进步和新的经验证据的支持下，医学社会学的结构分析必须被视为未来研究的有希望的领域之一。如今，医学社会学理论提供了广泛的方法（例如，Collyer，2012；Cockerham，2013），声称其中大多数是直接或间接地受到默顿提供的大量工作的启发当然是不准确的。但是，默顿凭借其许多创新的理论概念，以优雅简洁的风格呈现并嵌入一致的方法框架中，对健康和医学社会学领域的理论和实证研究产生了显著影响。

参考文献

Antonovsky, A. (1967) 'Social Class, Life Expectancy and Overall Mortality' *The Milbank Memorial Fund Quarterly* 45(2):31–73.

Berkman, L. and Kawachi, I. (eds.) (2000) *Social Epidemiology*. Oxford University Press: New York.

Blalock, H.M. (1990) 'The Interplay of Social Theory and Empirical Research' in Clark, J.; Modgil, C. and Modgil, S. (eds.) *Robert K. Merton: Consensus and Controversy*. Falmer

Press: London. pp. 387–396.

Blau, P.M. (1990) 'Structural Constraints and Opportunities: Merton's Contribution to General Theory' in Clark, J.; Modgil, C. and Modgil, S. (eds.) *Robert K. Merton. Consensus and Controversy*. Falmer Press: London. pp. 141–155.

Blau, P.M. and Duncan, O. (1967) *The American Occupational Structure*. Wiley: New York.

Bruhn, J.G.; Chandler, B.; Lynn, T.N. and Wolf, S. (1966) 'Social Characteristics of Patients with Coronary Heart Disease' *American Journal of Medical Sciences* 251:629–637.

Clark, J.; Modgil, C. and Modgil, S. (eds.) (1990) *Robert K. Merton. Consensus and Controversy*. Falmer Press: London.

Cockerham, W. (2013) *Social Causes of Health and Disease*. Second edition. Policy: Cambridge.

Collyer, F.M. (2012) *Mapping the Sociology of Health and Medicine: America, Britain and Australia Compared*. Palgrave Macmillan: Basingstoke.

Crothers, C. (1987) *Robert K. Merton*. Tavistock: London.

Dannefer, D. (2003) 'Cumulative Advantage/Disadvantage and the Life Course: Cross-Fertilizing Age and Social Science Theory' *Journal of Gerontology. Series B. Psychological Sciences and Social Sciences* 58:S327–337.

Erikson, R. and Goldthorpe, J. (1993) *The Constant Flux: A Study of Class Mobility in Industrial Societies*. Clarendon: Oxford.

Giddens, A. (1990) 'R.K. Merton on Structural Analysis' in Clark, J.; Modgil, C. and Modgil, S. (eds.) *Robert K. Merton. Consensus and Controversy*. Falmer Press: London. pp. 97–110.

Goldberg, M.; Leclerc, A.; Bonenfant, S.; Chastang, J.F.; Schmaus, A.; Kaniewski, N. and Zins, M. (2007) 'Cohort Profile: The GAZEL Cohort Study' *International Journal of Epidemiology* 36:32–39.

Henry, J.P. and Stephens, P.L. (1977) *Stress, Health, and the Social Environment*. Springer: New York.

Hinkle, L.E.; Whitney, L.H.; Lehman, E.W.; Dunn, J.; Benjamin, B.; King, R.; Plakun, A. and Flehinger, B. (1968) 'Occupation, Education, and Coronary Heart Disease Risk Is Influenced more by Education and Background than by Occupational Experiences' *Science* 161(3838):238–246.

Hollingshead, A. and Redlich, F.C. (1958) *Social Class and Mental Illness: A Community Study*. Wiley: New York.

Hoven, H. and Siegrist, J. (2013) 'Work Characteristics, Socioeconomic Position and Health: A Systematic Review of Mediation and Moderation Effects in Prospective Studies' *Occupational and Environmental Medicine* 70:663–669.

Karasek, R. and Theorell, T. (1990) *Healthy Work: Stress, Productivity, and the Reconstruction of Working Life*. Basic Books: New York.

Kitagawa, E.M. and Hauser, P.M. (1973) *Differential Mortality in the United States: A Study in Socioeconomic Epidemiology*. Harvard University Press: Cambridge, MA.

Kuh, D. and Ben-Shlomo, Y. (eds.) (2005) *A Life Course Approach to Chronic Disease Epidemiology*. Second edition. Oxford University Press: Oxford.

Lahelma, E. (2010) 'Health and Social Stratification' in Cockerham, W. (ed.) *The New Blackwell Companion to Medical Sociology*. Wiley-Blackwell: Chichester. pp. 71–96.

Lenski, G. (1954) 'Status Crystallization: A Nonvertical Dimension of Social Status' *American Sociological Review* 19:405–413.

Lynch, J.W. and Kaplan, G.A. (2000) 'Socioeconomic Position' in Berkman, L.F. and Kawachi, I. (eds.) *Social Epidemiology*. Oxford University Press: New York. pp. 13–35.

Mackenbach, J.; Stirben, J.; Roskam, A.J.; Schaap, M.; Menvielle, G.; Leinsalu, M. and Kunst, A. for the EU Working Group on Socioeconomic Inequalities in Health (2008) 'Socioeconomic Inequalities in Health in 22 European Countries' *New England Journal of Medicine* 358:2968–2981.

Marmot, M. (2004) *The Status Syndrome: How Your Social Standing Affects Our Health and Longevity*. First edition. Holt: New York.

Marmot, M. and Wilkinson, R.G. (eds.) (2006) *Social Determinants of Health*. Second edition. Oxford University Press: Oxford.

Marmot, M.G.; Adelstein, A.M.; Robinson, N. and Rose, G.A. (1978) 'Changing Social-Class Distribution of Heart Disease' *British Medical Journal* 2(6145):1109–1112.

Marmot, M.G.; Davey Smith, G.; Stansfeld, S.; Patel, C.; North, F.; Head, J.; White, J.; Brunner, E. and Feeney, A. (1991) 'Inequalities in Health Twenty Years on: The Whitehall II Study of British Civil Servants' *The Lancet* 337:1387–1393.

Merton, R.K. (1938a) *Science, Technology and Society in Seventeenth Century England*. Osiris 4, Part 2. St. Catherine Press: Bruges.

Merton, R.K. (1938b) 'Social Structure and Anomie' *American Sociological Review* 3:672–682.

Merton, R.K. (1948) 'The Self-Fulfilling Prophecy' *Antioch Review* 8(2):193–210.

Merton, R.K. (1968) *Social Theory and Social Structure*. First edition. 1949, second edition 1957. The Free Press: New York.

Merton, R.K. (1976) *Sociological Ambivalence and Other Essays*. The Free Press: New York.

Merton, R.; Reader, G. and Kendall, P. (eds.) (1957) *The Student-Physician: Introductory Studies in the Sociology of Medical Education*. Harvard University Press: Boston.

Phelan, J. and Link, B. (2013) 'Fundamental Cause Theory' in Cockerham, W. (ed.) *Medical Sociology on the Move: New Directions in Theory*. Springer: Dordrecht.

Power, C. and Kuh, D. (2006) 'Life Course Development of Unequal Health' in Siegrist, J. and Marmot, M. (eds.) *Social Inequalities in Health. New Evidence and Policy Implications*. Oxford University Press: Oxford. pp. 27–54.

Schnall, P.L.; Dobson, M. and Rosskam, E. (2009) *Unhealthy Work: Causes, Consequences, Cures*. Baywood: Amityville, NY.

Siegrist, J. (1996) 'Adverse Health Effects of High Effort: Low Reward Conditions at Work' *Journal of Occupational Health Psychology* 1:27–43.

Siegrist, J. and Marmot, M. (eds.) (2006) *Social Inequalities in Health. New Evidence and Policy Implications*. Oxford University Press: Oxford.

Sztompka, P. (1986) *Robert K. Merton: An Intellectual Profile*. Macmillan: Houndsmills.

Townsend, P. and Davidson, N. (eds.) (1982) *Inequalities in Health: The Black Report*. Penguin: London.

Wahrendorf, M.; Dragano, N. and Siegrist, J. (2013) 'Social Position, Work Stress, and Retirement Intentions: A Study with Older Employees from 11 European Countries' *European Sociological Review* 29(4):792–802.

第十五章

乔治·利布曼·恩格尔：生物 - 心理 - 社会模型与医疗实践的建构

玛丽莉丝·吉列敏（Marilys Guillemin）、艾玛·巴纳德（Emma Barnard）撰

赵雨婷 译

翻开大部分近几十年的医学实践教科书，"生物 - 心理 - 社会"一词都会映入眼帘。这一阶段，全球的医学课程体系都围绕生物心理社会模型的教授而安排，融合生物、心理和社会三方面（Neghme，1985；Suchman，2005）。在 1997—1999 年对 54 所医学院的调查中，瓦尔德斯坦（Waldstein）等（2001）发现在课程体系中使用心理社会因素的概念和（或）测量方法的占到 80%～93%。生物 - 心理 - 社会路径是对传统生物医学模型的纠偏。生物医学模型重视对于疾病的病理生理学和生物学进路，而缺乏在健康和疾病的社会和心理学视角下的系统性考虑。

本章中，我们将首先考察生物 - 心理 - 社会模型的重要倡导者——乔治·恩格尔（George Libman Engel），以及此模型的发展历程。而我们会把这些放在 20 世纪 70 年代晚期医学职业与医疗实践的历史背景中来观察。我们将描述生物 - 心理 - 社会模型及其在研究、医学教育和临床实践中的应用。与医疗实践中的其他概念路径一样，生物 - 心理 - 社会模型也有利有弊。其利主要在于它在承认医疗实践的复杂性与医患参与的错综关系的同时，特别关注患者的故事和体验；而另一方面，生物 - 心理 - 社会模型，也因其模型本身，以及其应用到实际操作时的种种困难而面临着强烈的批判。本章将以恩格尔的模型为出发点，详细讨论以上问题。

人物简介

尽管其他人也曾主张自己在恩格尔之前提出过生物-心理-社会模型，但常规上我们还是将其归功于乔治·利布曼·恩格尔。乔治·恩格尔 1913 年生于曼哈顿一户有着深厚医学传统的小康之家。他的叔叔伊曼纽尔（Emmanuel，亦称曼尼 Manny）是一位著名的临床科学家。20 世纪 30 年代，恩格尔和他的兄弟弗朗克（Frank）均于约翰霍普金斯大学医学院（Johns Hopkins University Medical School）接受医学教育。当时约翰霍普金斯的医学课程是世纪初引进的"临床科学家"项目的代表。恩格尔在纽约的西奈山医院（Mt. Sinai Hospital）实习，而当时曼尼是该院的高年资医生。恩格尔后来在就职于辛辛那提（Cincinnati）大学和罗切斯特（Rochester）医学院的临床岗位时接触到身心医学（psychosomatic medicine）和精神病学。他获得了医学和精神病学两个科室的联合聘任。直到 1983 年恩格尔退休，他一直走在将生物-心理-医学模式的医学课程体系带给本科学生的最前沿（Shorter，2005）。

在辛辛那提，恩格尔在其精神病学专业同事约翰·罗马诺（John Romano）的影响下，不情愿地转向了精神病学研究，而罗马诺正是精神分析的信徒。正是在这里，恩格尔开始接受他研究中发现的精神的心理动力与身体的生物力之间的联系（Cohen and Clark，2010）。恩格尔在罗切斯特的研究关注胃肠道疾病，特别是溃疡性结肠炎的身心层面。这促成了他 1951 年关于健康和疾病的整合性模型的形成。在 1960 年发表的文章《健康和疾病的统一概念》（*A Unified Concept of Health and Disease*）中他进一步细化了该模型。1949—1955 年，恩格尔在弗朗茨·亚历山大（Franz Alexander）的芝加哥精神分析研究所（Chicago Institute for Psychoanalysis）完成了其精神分析的训练，而"自此，内科医生恩格尔正式踏入美国精神分析领域"（Shorter，2005：4）。

后来被视作生物-心理-社会模型奠基性文章的是《新医学模型的必要性：对生物医学的挑战》（*The Need for a New Medical Model：A Challenge for Biomedicine*）。该文 1977 年发表在备受尊崇的期刊《科学》（*Science*）上。值得注意的是，当恩格尔在 1977 年发表这篇文章时，他已经 64 岁，是知名的医生、研究者和教育家。该文是由多年的临床实践和对医学生及研究生的教育经验积累而成的。

什么是生物 - 心理 - 社会模型?

恩格尔（1977）概念化的健康的生物 - 心理 - 社会模型，承认疾病和不良的健康状况（ill-health）受到生物、心理和社会因素的共同影响，将这些元素综合起来才能最好地理解健康（Engel，1977；Nicassio and Smith，1995；Sperry，2006）。这与单纯研究疾病和不良健康状况的生物医学解释形成对比。后者只描述患者的疾病，而排除了人的心理和社会属性（Feistein，1987）。如韦德（Wade）和哈利根（Halligan）（2004）所说，生物医学有三个前提假设：一，疾病是单因的；二，这唯一的原因是病理学的；三，摆脱疾病即可回归健康。每一个假设都有证据反驳（Wade and Halligan，2004）。生物医学通过发现病理而非理解疾病来运作。与此相对，恩格尔主张生物 - 心理 - 社会模型是一种科学的、包容性的框架，它可以帮助人们更好地理解和处理"疾病和患者照护中人的部分"（Engel，1978：169）。

恩格尔（1977）指出这一模型来自系统论，并且以一种自然系统的等级体系作为框架。在这一背景下，该系统包括了一定数量的不同层级的组织，从亚原子的微粒到单细胞，再到神经系统乃至整个人体。这一等级体系代表了这一模型的物理和生物元素，并且涵盖了整个结构的下半部分。模型的中间部分是这个人（即经验和行为），再向外延伸经过二人（即二分体）、家庭、社群，而最终到达生物圈。这个上半部分代表了心理社会或自然等级中更高层的组织（Engel，1982）。生物 - 心理 - 社会模型的核心原则即是每一个层级，从亚原子微粒到生物圈都可以被视作单独的元素，结合其与周围元素在等级体系中的关系，或者以整个体作为背景进行考察。

恩格尔在20世纪60年代的作品比之后的文章更详细地探讨了社会因素的贡献。后期他的关注点则更多地转向了定义和捍卫生物 - 心理 - 社会模型，以及该模型在教学、研究和临床上的应用。在《健康与疾病的统一概念》（1960）一文中，恩格尔特别讨论了经历疾病所带来的一些社会性后果。它迫使人们在生病或痊愈后对于生活做出社会的和心理的调适。恩格尔（1960）以活动性肺结核为例，展示了一个人的确诊对整个家庭带来的社会影响。它可能表现为传染、干扰以及额外的负担和（或）贫困，这取决于病程以及家庭是如何应对最初的传染的。恩格尔也同情地指出，传统的医学态度，即疾病的概念局限于医生可认识和理解范围内，是误导性的。因为"疾病不能以医生的职能（function）为基础进行定义，而这是一种社会和制度性的现象"（1960：52）。恩格尔坚信，"病态的"一词是相对的和取决于惯例的，在医学、科学或社会层面均是如此。

恩格尔的哲学论文《悲痛是一种疾病吗？》（*Is Grief a Disease*？）（1961b）让读者用与当时认识（悲痛是一种并发症）不同的方式来理解悲痛，将之视为一种由生物机制导致的疾病。悲痛的症状是物理的（睡眠障碍、疼痛和不适、厌食）、心理的（悲痛、负罪感、耻感、丧失感、空虚、无望），以及社会的（失去对日常活动和关系的兴趣，工作表现下降）。为了更进一步定义"疾病的统一概念"，恩格尔指出阶段性的悲痛，其起因、影响和解决与一种由生物机制导致的病痛或疾病的病程是相似的。在 1961 年，一封写给编辑的、用以回应对《悲痛是一种疾病吗？》一文的批评的信中，恩格尔将健康和疾病描述为"一种生物 - 心理 - 社会 - 文化的复合现象"（Engel，1961b：427），并将这一现象称为"自成一体的社会和文化进程"（Engel，1961b：429）。基于此，一个评论者判断"恩格尔认为该模型的社会领域包纳了文化的、心灵的和其他更广泛议题"（Smith，2002：310）。

恩格尔与生物 - 心理 - 社会模型最密不可分，前人也曾提出过类似的进路。一种潜在的（implicit）生物 - 心理 - 社会模型从希波克拉底时期就"一直为医生所熟知"（Shorter，2005：2），即患者的生理、情绪和精神状态以及其所处的更广阔的社会环境，均会对其疾病或不良健康状态的发病机制产生影响。虽然恩格尔在 1977 年发表了核心著作之后，就一直被与生物 - 心理 - 社会模型联系在一起，恩格尔并不认为自己发明了这个短语（Fiscella，2005：410）。罗伊·格林克尔（Roy Grinker）（1964）被认为早在 1954 年就使用了"生物心理社会的"一词。格林克尔（Grinker）是美国一位知名的神经学家和精神病学家，是一位多产的精神病学学者和研究员，而他的大部分工作都聚焦于战争创伤下的士兵（Grinker，1983）。他于 20 世纪 60 年代发表的文章就已经开始使用"生物心理社会的"一词（Grinker，1965），早于恩格尔 1977 年和 1980 年发表的标志性作品。格林克尔被称为"生物 - 心理 - 社会模型不为人知的创立者和该模型在精神病学界的主要倡导者"（Ghaemi，2010：37）。格林克尔的生物心理社会概念建立在生物系统理论之上。他认为该理论是对精神病学领域化约论范式的一种纠正，而在他眼里该范式是不科学的（Ghaemi，2009）。恩格尔所表述，并于 1977 年发表在《科学》杂志上的生物 - 心理 - 社会模型，是恩格尔关于系统论中模型的思考积累而成的，虽然他即将把它扩展到医学教育和临床实践领域（Engel，1978，1980）。

生物 - 心理 - 社会模型的历史语境

理解生物 - 心理 - 社会模型出现的历史语境，以及影响了它的发展的精神分析和哲学因素（imperatives）是很重要的。众所周知，西方世界在 20 世纪六七十年代经历了社会的大变革与大动荡；这也体现在了卫生政策，以及更广泛的医学界的争论与技术发展之中。引人注目的是，女性健康运动以及消费者健康运动很大程度上促动了这一变化。

生物 - 心理 - 社会模型发展在一个根植于传统生物医学语境里的医学，正被迫承认生物医学以外存在其他的健康影响因素的时代。当小儿麻痹症等急性病逐渐被免疫接种所根除时，行为风险因素和"生活方式"因素逐渐成为了考察慢性病这种新负担的越来越重要的角度。作为 20 世纪兴起的新公共卫生运动的一部分，全球范围的卫生政策开始反映生物 - 心理 - 社会模型核心的理念。加拿大的《拉隆德报告》（*Lalonde Report*）（1974）、《美国卫生局局长报告》（*Report of the US Surgeon General*）（1979）和英国的《卫生不公平专家委员会报告》（*Report of the Expert Committee into Health Inequality*）[也被称为《布莱克报告》（*Black Report*）]（1980）都强调了社会、经济和环境影响，以及行为科学的路径是提高人群健康和福祉的关键。在澳大利亚（及其他地方），预防性的卫生策略（preventive health strategies）继续强调源自生物 - 心理 - 社会模型的理念（Australian National Preventive Health Agency，2013：26）。

与恩格尔倡导生物 - 心理 - 社会模型的同时，医学和医学科学正经历着一个前所未有的技术革新的时代。20 世纪 50—70 年代，医学疗法如药物干预、诊断和手术技术都飞速发展（Baum，2008）。精神病学领域，这一恩格尔选择的专业，也经历着同步的根本变革。精神病学作为一个学科在 20 世纪下半叶一直被当成了"身 - 心问题的人质，在其目标和技术的心理和物理定义之间徘徊不定"（Porter，1997：523）。20 世纪 80 年代，精神病学的基本关注点从临床为基础的模型转移到以研究为基础的医学模型，而研究者取代临床医生成为了该领域最有影响力的人群（Wilson，1993）。精神疾病药物的创新正在逐渐促成主流精神病学界脱离行为科学路径。而正是此时，恩格尔著名的文章发表在了《科学》上。"他 1977 年发表文章时，正在复苏的医学化约主义如入无人之境，而且特别推动着一种对精神病学的激进修正。"（Epstein and Borell-Carrió，2005：428）。对恩格尔来说，这一阶段意味着对于医学来说，强调和增进其"对于人的属性的清晰关注"比以往任何时候都更重要和切近（Engel，1997：522）。这一时期药物干预方面的进步之外，人们越来越清楚地看到单独使用药物疗法来医治疾病和不良健康状况是不够的（Shorter，2005）。恩格尔认为，生物 - 心理 - 社会模型为讨论精神病学的哲学和临床问题提供了潜在的桥梁。

生物 - 心理 - 社会模型的益处

恩格尔及其他支持者认为，生物 - 心理 - 社会模型不论是作为一种哲学还是一种临床实践（及研究）的路径，都具有一系列的好处。如博雷尔 - 卡里奥（Borrell-Carrió）等注意到的：

> 生物 - 心理 - 社会模型既是一种临床照护的哲学，也是一种实用的临床指导。哲学上，它是一种研究苦难、疾病和病痛如何受到多层次（从社会到分子

层面）的组织影响的方法；而实践领域，它则是一种理解患者主观体验在精确诊断、预后和人性化照护中重要地位的路径。

这种对患者体验的重视是理解生物－心理－社会模型强调临床沟通技巧，以求建立医患间有效的治疗关系的关键。

恩格尔认为，生物－心理－社会模型是一种基于自然系统等级体系的模型，并受到了一般系统论的影响。应用到医学中时，系统论和生物－心理－社会模型超越了长期统治精神病学和医学的康德式的二元论观点，并提供了一种概念进路以解决恩格尔看到的单一的生物医学路径固有的缺点。恩格尔相信，生物－心理－社会模型的应用非常广泛，从医学教育与教学，到科研及临床实践。"提出的生物－心理－社会模型为研究提供了蓝图，为教学提供了大纲，也为真实世界里的健康服务提供了行动计划"（Engel，1977：136）。这是一个野心勃勃的构想，而其实现即将遇到重重困难。

精神病学以外，生物－心理－社会模型也被应用于其他医学专业，包括家庭医学（Downing，2012），基层医疗（van Dijk-de Vries 等，2012；Segal 等，2013），成瘾（Fischer 等，2007；Samenow，2010；Buckner 等，2013），精神卫生（McKay 等，2012），职业疗法（Mosey，1974）和疼痛研究（Saariaho 等，2012）等等。直观地看，这些领域的心理社会本质是适合生物－心理－社会框架的，因为它们都承认复杂性、患者的故事以及疾病和患者照护中人的重要性（Engel，1978）。如西伯恩（Seaburn）（2005）所说，恩格尔用生物－心理－社会模型创造了一幅"人类经验地图"，对医生和治疗师都大有帮助。

对生物－心理－社会模型的批判

很大一部分批判生物－心理－社会模型的文章，都受到该模型的起源地——精神病学领域不可磨灭的影响，在该领域它曾经是诸多争论的焦点。本章将不会详述这些议题。然而简短来说，这些辩论和批评的核心是生物－心理－社会模型的哲学本质、它对精神病学学科的影响，以及它与医学的关系（见 Pilgrim，2002；Ghaemi，2006，2010）。麦克拉伦（McLaren）（1998）认为实际上生物－心理－社会模型漏洞百出，精神病学界应当抛弃它另谋新法。

对生物－心理－社会模型最常见的批评是它难以被应用于实践。西伯恩（Seaburn）（2005：397）指出，"如果说生物－心理－社会模型最大的优势在于它可以帮助我们'看'得更清楚，那么它最大的局限可能就是它无法告诉我们面对我们看到的东西，我们应当'做'些什么"。恩格尔设想中的生物－心理－社会模型是一剂灵丹妙药，可以治愈他看到的长期存在于医学教学、研究和临床实践中的概念缺陷。然而，恩格尔的设想未能清晰地转译到这些领域所需的实际应用之中。生物 - 心理 - 社会模型本身不解决资源问题（David and Holloway，2005）、无法通过试验验证、过于宽泛，没有明确的方法论，其在科研中的应用也一直十分稀少（Smith 等，2013）。赫尔曼（Herman）（2005）看来，生物 - 心理 - 社会模型很难教学、缺乏一个诊断体系来辅助其在临床实践中发挥作用、医生难以应用，特别是在压力大的情况下，而且很耗时。恩格尔想象该模型在教学时应该作为一个整体，而实际上该模型分成两部分被阐释和传授：一部分是"生物的"，另一部分是"心理社会的"。赫尔曼（Herman）（2005）指出，恩格尔反对将之视为一个分裂的模型，并主张在概念化和教授的时候都应该将其作为一个整体，因为二元论与化约论一样会削弱与其他学科开展有效合作的可能（Engel，1982）。

　　另外一些学者认为当代医学的复杂程度已经不是任何单一模型可以满足其需求的了。如康托斯（Kontos）（2011：515）所说，"如果生物 - 心理 - 社会模型（或其他任何一个模型）可以被比作一把瑞士军刀，那么医学所需要的东西则是整个装满了不同的适应各具体工作的专门工具的工具箱"。除此以外，生物 - 心理 - 社会模型还面临着更根本的概念性批判，批判者中就包括阿姆斯特朗（Armstrong）（1987）等社会学家。在批判文章中，阿姆斯特朗（1987）指出，在生物 - 心理 - 社会模型中社会科学并非真地融入其中，而是依旧屈从于生物医学范式之下。阿姆斯特朗认为在生物 - 心理 - 社会模型中，生物医学的主导地位并未受到挑战，只是缺乏对医学知识和疾病理解方式真正意义上的重构。阿姆斯特朗主张以更具批判性的视角考察生物医学，并对疾病进行新的多维度的重建。

　　值得注意的是，除阿姆斯特朗之外鲜有社会学家或其他社会科学研究者对生物 - 心理 - 社会模型提出直接的批评。不过对于生物医学和医疗实践的生物医学进路存在众多批判性文献。这些批判中最著名的包括伊万·伊里奇（Ivan Illich）1976 年发表的《医学的复仇女神》（*Medical Nemesis*）。该书严厉地抨击了西方生物医学、医疗技术和他所称的"临床医源病"，也就是治疗的不良反应。20 世纪下半叶，也有相当数量的学术文献探讨了针对生物医学的批判性进路。这些进路源自社会运动（阶级、种族、性别）、新的社会理论的发展（情绪、失能与具身化），以及非专业知识的增长与使用者/消费者运动，再加上对于科学和技术的批判性进路（Lupton，2012）。在健康和疾病的社会学中，有很多文献都对生物医学与生物医学进路进行了猛烈而直接的批评。这包括我们理解和体验自己身体的方式、对健康和疾病的理解、与医疗从业者的互动以及对医疗监管体系的考察。此外，米歇尔·福柯（Michel Foucault）的经典作品，及其影响下的学者，如尼古拉斯·罗斯（Nikolas Rose）就曾探讨过生物医学如何重塑了我们的生活和医学实践。罗斯（Rose）的作品包括《生命本身的政治：21 世纪的生物医学、权力与主体性》（*The Politics of Life Itself：Biomedicine，Power，and Subjectivity in the Twenty First Century*）（2007），书中他考察了生物医学对医生、消费者及医学本身的变革性的影响。这些社会分析为理解生物医学的力量及影响提供了批判性的视角。

关于生物－心理－社会模型中的社会部分的多重阐释

生物－心理－社会模型中的社会究竟意味着什么一直存在争议。"社会的"可以有多重阐释和应用。在主张生物－心理－社会模型时，恩格尔强调了医患关系的重要性以及访问患者与临床技能的价值（Spike，2007）。这一对社会的阐释无疑是重要的。然而除此之外，仍有许多不能清晰指出。例如，生物－心理－社会模型如何全面地处理其他微观层面的议题，如更广义的医疗和保健从业者如何理解他们的角色和职业认同；中观层次上医疗实践的组织和制度的重要性；以及宏观层面社会结构、医疗保健体系和卫生政策的实践的影响。

依照生物－心理－社会模型，在等级体系里任何超过二人（即二分体）层次的均被认为是"社会的"。恩格尔等（1957）清楚地表明了社会的价值，以及教授人体生物学时心理和社会角度的重要性。然而恩格尔写作中对于"生物"和"心理"的关注，牺牲了"社会"角度。恩格尔（1982）在一个单纯在生物医学框架下考察疾病的语境下，点到了模型中的社会要素。他指出，这种面对疾病的进路"将患者及社会等级的其他部分排除在了科学视野之外"（Engel，1982：803）。肖特（Shorter）（2005）认为，恩格尔（1977）创新性地将社会从患者的社会语境（即医患关系）转移到医疗保健体系本身在造成和减轻疾病中的角色。虽然如此，向宏观的社会结构的转移并没有发展完全。

斯坦（Stein）（2005）曾说，生物－心理－社会模型不是单一的，而是多重的，理论上和实践中都是如此。它不仅是一个科学理论，也是一种文化现象。阿德勒（Adler）（2009）认为生物－心理－社会模型依然是有价值的，并且为它在医学研究及本科和研究生医学教育项目中的合法性辩白，依据该模型，每一个"身心一体的"医生都应当在实践中结合他们自己的综合版本的生物－心理－社会模型。史密斯（Smith）等（2013）则认为渐渐将循证方法渗透入生物－心理－社会模型的实践可以将其带向科学领域，以此解决它的实用性问题。康托斯（Kontos）（2011）则主张生物－心理－社会模型可以通过承认复杂性来改进，毕竟没有任何一个单一模型能同时适用于当代医学的微观和宏观层面。

生物－心理－社会模型曾经被应用或重构为其他相关进路，如患者、个人或人际关系为中心的照护；其共性在于关注重心从医学生物学和病理生理学方面转向了更多的患者和社会关系。最突出的是患者为中心的照护模型。虽然这一进路在过去30年一直被使用，最为公认的贡献者还是麦克温尼（McWhinney）（1985）。米德（Mead）和鲍尔（Bower）（2000）回顾了患者中心相关的文献，并将麦克温尼（McWinney）最初提出的要素扩展到五个关键维度。第一个维度是生物－心理－社会视角，但是他们强调的是患者的疾病及生病的体验，以及患者会去寻求帮助的各种各样的困难，而不限于疾病；第二个维度是"作为个人的患者"，以及理解个体疾病体验；第三个维度是医患关系中权力与责任的共享，其中将社会议题中的权力与控制纳入考虑；第四个维度关注医生与患者间建立的治疗联盟，包括医患关系中影响人际关系乃至治疗结果的认知的和情感的因素；第五个维度则是"作为个人的医生"，该维度认为医生的个人特质也会产生影响，而不仅仅是其技术能力与知识。患者 - 中心模型主要是在全科医学实践中发展起来的，不过一些医学专科，如肿瘤学和儿科也应用了这一模型（Mead and Bower，2000）。在患者 - 中心模型中，社会被扩展到倾听患者诉说与拓展医生的临床沟通技巧以促进医患互动之外。患者 - 中心的照护中提出了一种更为复杂的模型，它将医生和患者视为社会存在，并考虑到他们在治疗关系中形成的重要的社会权力关系。

另一些学者也发展了生物 - 心理 - 社会模型中的社会概念。坎迪布（Candib）（2005）敦促我们记住生物 - 心理 - 社会模型中的社会因素既包括医生也包括患者，以及重要的互动所在的社会语境。西伯恩（Seaburn）（2005）扩展坎迪布（Candib）的生物 - 心理 - 社会模型中的社会概念。在对于患者疾病体验的关注之外，西伯恩超越微观层面，到达中观和宏观层面。西伯恩（2005）倡导患者、家属及所有医疗保健专业人士之间的对话、合作与更好的沟通。这是对患者和家庭参与的跨专业对话的呼吁。它延展到医生和患者以外，承认了职业和跨专业权力关系的社会角色。西伯恩更进一步主张综合性的医疗保健服务系统，系统应当"尊重心、身与各类关系的统一"（Seaburn，2005：398）。这清楚地指明生物 - 心理 - 社会模型需要考虑到医疗保健的宏观结构。谢尔格（Scherger）（2005）也支持这一观点且同意问题在于急症的医疗保健模型、其时间压力以及资源配置问题，并呼唤一种新的医疗保健服务方式。

这些社会的更宽泛的视角已经被其他一些医疗保健模型纳入考虑，如美国特雷索里尼（Tresolini）与皮尤 - 费策尔特别工作组（Pew-Fetzer Task Force）提出了人际关系 - 中心的照护（1994）。人际关系 - 中心的照护借助护理专业，建立在生物 - 心理 - 社会模型与患者 - 中心照护之上；如名称所述，其关注点在于各类关系。关系 - 中心的照护的维度包括从业者 - 患者关系、从业者 - 从业者关系及从业者和患者在其所属社区中的人际关系。这种照护模型承认不同社群的共同参与，以及"理解更广阔的健康的社会、政治、文化和经济决定因素的需要；并承认和在行动中与社群的价值、惯例、社会及健康需要保持一致"（Pew Health Professions Commission and Tresolini，1994：27）。特别重要的是在人际关系为中心的照护中，强调了这些关系存在于社会体系与结构之中，并与医疗保健实践和结果相互形塑。这一源自美国的模型也得到了其他一些国家，包括加拿大、英国和澳大利亚的借鉴。以人际关系为中心的照护最常被用于老年照护或社区环境。

结 论

自 1977 年恩格尔发表著名文章以来，生物－心理－社会模型一直流行于世界各地的医学课程之中。笔者认为，该模型在医学课程中的流行程度肯定了其对生物医学模型的局限的认识，以及它对疾病的病理生理学和生物学解释的认识。生物－心理－社会模型试图纠正这一问题，并将心理社会因素统合进医疗实践和医学教育的尝试。生物－心理－社会模型的重点，如恩格尔所提出的，在于患者体验和保障医疗实践包含了适当的聆听和临床沟通技巧，以便充分地了解和感受患者的体验。如恩格尔所说，"生物－心理－社会模型在临床中的成功应用，百分之百取决于医生访谈的能力"（2005：378）。虽然医生和患者之间的沟通技巧很显然是重要的，然而社会的内涵却远不仅仅局限于这些具体的互动。

对生物－心理－社会模型的批评主要集中在它的临床应用和执行中的实际困难。考察生物－心理－社会中的社会因素时，需要考虑关于社会因素的内容，又有什么未被提及，或是尚未清楚表述的内容。将社会的重点局限在医患关系上，就会错过其他微观层面上的关系；这里包括医疗保健从业者之间、医疗保健从业者与家庭之间的社会关系。此外，该模型也没有考虑医生和从业者自身作为社会存在（的属性）；作为个人及作为在专业团体和社群内运转的一分子的角色均被忽视。关于社会的局限的概念也未能承认专业、医疗保健制度、患者支持小组或消费者倡导组织，以及种种其他在中观层面存在的社会关系。模型中缺乏对宏观上医疗保健体系、结构和政策的重要影响的肯定，而这些实际对医疗实践有着或直接或间接的作用。很重要的一点还在于生物－心理－社会模型中很大程度上忽略了医疗实践中长期存在的社会权力关系。

为了解决生物－心理－社会模型中存在的局限，人们提出了许多其他照护模型（models of care）。其中以患者和以关系为中心的照护就直接表明生物－心理－社会模型是其基础之一。有趣的是，对生物－心理－社会模型的批判及其后续进展主要来自临床医生。除了几个明显的例外，社会学家及其他社会科学家对生物－心理－社会模型的批评相对较少。社会学的批判为我们提供了质疑生物－心理－社会模型及其不同变体的尚未受到挑战的假定的能力，在概念框架角度如此，在医学教育和医疗实践中的应用方面亦如此。

参考文献

Adler, R.H. (2009) 'Engel's Biopsychosocial Model Is still Relevant Today' *Journal of Psychosomatic Research* 67(6):607–611.

Armstrong, D. (1987) 'Theoretical Tensions in Biopsychosocial Medicine' *Social Science and Medicine* 25(11):1213–1218.

Australian National Preventive Health Agency (ANPHA) (2013) *State of Preventive Health 2013*. Report to the Australian Government Minister for Health. Canberra: ANPHA.

Baum, F. (2008) *The New Public Health*. Oxford University Press: South Melbourne.

Borrell-Carrió, F.; Suchman, A.L. and Epstein, R.M. (2004) 'The Biopsychosocial Model 25 Years Later: Principles, Practice, and Scientific Inquiry' *Annals of Family Medicine* 2(6):576–582.

Buckner, J.D.; Heimberg, R.G.; Ecker, A.H. and Vinci, C. (2013) 'A Biopsychosocial Model of Social Anxiety and Substance Use' *Depression and Anxiety* 30(3):276–284.

Candib, L. (2005) ' "Isolated Instances of Banal Illness" or Why the Biopsychosocial Model Is Always Relevant' *Families, Systems and Health: The Journal of Collaborative Family Health Care* 23(4):393–395.

Cohen, J. and Clark, S.B. (2010) *John Romano and George Engel: Their Lives and Work*. Meliora Press/University of Rochester Press: Rochester, NY.

David, A.K. and Holloway, R.L. (2005) 'The Biopsychosocial Model in Medicine: Lost or Reasserted?' *Families, Systems and Health: The Journal of Collaborative Family Health Care* 23(4):422–425.

Downing, R. (2012) 'Family Medicine's Waltz with Systems' *Bulletin of Science, Technology and Society* 32(4):269–272.

Engel, G.L. (1960) 'A Unified Concept of Health and Disease' *Perspectives in Biology and Medicine* 3:459–485.

Engel, G.L. (1961a) 'Correspondence' *Psychosomatic Medicine* 23(5):427–429.

Engel, G.L. (1961b) 'Is Grief a Disease? A Challenge for Medical Research' *Psychosomatic Medicine* 23:18–22.

Engel, G.L. (1977) 'The Need for a New Medical Model: A Challenge for Biomedicine' *Science* 196(4286):129–136.

Engel, G.L. (1978) 'The Biopsychosocial Model and the Education of Health Professionals' *Annals of the New York Academy of Sciences* 310:169–187.

Engel, G.L. (1980) 'The Clinical Application of the Biopsychosocial Model' *The American Journal of Psychiatry* 137(5):535–544.

Engel, G.L. (1982) 'Sounding Board. The Biopsychosocial Model and Medical Education. Who are to be the Teachers?' *The New England Journal of Medicine* 306(13):802–805.

Engel, G.L. (1997) 'From Biomedical to Biopsychosocial. 1. Being Scientific in the Human Domain' *Psychotherapy and Psychosomatics* 66(2):57–62.

Engel, G.L. (2005) 'A Response from George Engel to Joseph Herman May 5, 1989' *American Psychological Association* 23:377–378.

Engel, G.L.; Green, W.L. Jr.; Reichsman, F.; Schmale, A. and Ashenburg, N. (1957) 'A Graduate and Undergraduate Teaching Program on the Psychological Aspects of Medicine' *Journal of Medical Education* 32(12):859–871.

Epstein, R.M. and Borrell-Carrió, F. (2005) 'The Biopsychosocial Model: Exploring Six Impossible Things' *Families, Systems and Health: The Journal of Collaborative Family Health Care* 23(4):426–431.

Feinstein, A.R. (1987) 'The Intellectual Crisis in Clinical Science: Medaled Models and Muddled Mettle' *Perspectives in Biology and Medicine* 30(2):215–230.

Fiscella, K. (2005) 'George Engel Storytelling' *Families, Systems and Health: The Journal of Collaborative Family Health Care* 23(4):410–412.

Fischer, J.L.; Korinek, A. and Mulsow, M. (2007) 'Family Systems, Biopsychosocial Processes, and Lifespan Development: Introduction to Family Response to Alcohol Problems' *Alcoholism Treatment Quarterly* 25(1/2):1–9.

Ghaemi, S.N. (2006) 'Paradigms of Psychiatry: Eclecticism and Its Discontents' *Current Opinion in Psychiatry* 19(6):619–624.

Ghaemi, S.N. (2009) 'The Rise and Fall of the Biopsychosocial Model' *The British Journal Of Psychiatry: The Journal Of Mental Science* 195(1):3–4.

Ghaemi, S.N. (2010) *The Rise and Fall of the Biopsychosocial Model: Reconciling Art and Science in Psychiatry*. Johns Hopkins University Press: Baltimore.

Grinker, R.R., Sr. (1964) 'A Struggle for Eclecticism' *The American Journal of Psychiatry* 121:451–457.

Grinker, R.R., Sr. (1965) 'The Sciences of Psychiatry: Fields, Fences and Riders' *The American Journal of Psychiatry* 122:367–376.

Grinker, R.R., Sr. and Spiegel, J.P. (1983) 'A Psychodynamic View of Character Pathology in Vietnam Combat Veterans' *Bulletin Of The Menninger Clinic* 47(5): 472–474.

Herman, J. (2005) 'The Need for a Transitional Model: A Challenge for Biopsychosocial Medicine?' *Families, Systems and Health: The Journal of Collaborative Family Health Care* 23(4):372–376.

Illich, I. (1976) *Medical Nemesis. The Expropriation of Health*. New York: Pantheon.

Kontos, N. (2011) 'Perspective: Biomedicine – Menace or Straw Man? Reexamining the Biopsychosocial Argument' *Academic Medicine: Journal of the Association of American Medical Colleges* 86(4):509–515.

Lupton, D. (2012) *Medicine as Culture: Illness, Disease and the Body*. Third edition. SAGE Publications: London.

McKay, R.; McDonald, R.; Lie, D. and McGowan, H. (2012) 'Reclaiming the Best of the Biopsychosocial Model of Mental Health Care and "Recovery" for Older People Through a "Person-centred" Approach' *Australasian Psychiatry* 20(6): 492–495.

McLaren, N. (1998) 'A Critical Review of the Biopsychosocial Model' *Australian and New Zealand Journal of Psychiatry* 32:86–92.

McWhinney, I. (1985) 'Patient-Centred and Doctor-Centred Models of Clinical Decision Making' in Sheldon, M. and Brooke, J. (eds.) *Decision-making in General Practice*. Macmillan: Basingstoke, Hampshire; Stockton: New York. pp. 31–46.

Mead, N. and Bower, P. (2000) 'Patient-Centredness: A Conceptual Framework and Review of the Empirical Literature' *Social Science and Medicine* 51:1087–1110.

Mosey, A.C. (1974) 'An Alternative: The Biopsychosocial Model' *The American Journal of Occupational Therapy: Official Publication of the American Occupational Therapy Association* 28(3):137–140.

Neghme, A.R. (1985) 'Essential Teaching Philosophy Should Be That of the Biopsychosocial Method' *Social Science and Medicine* 21(12):13–39.

Nicassio, P.M. and Smith, T.W. (1995) 'Psychological Practice: Clinical Application of the Biopsychosocial Model' in Nicassio, P.M. and Smith, T.W. (eds.) *Managing Chronic Illness: A Biopsychosocial Perspective*. American Psychological Association: Washington, DC. pp. 1–31.

Pew Health Professions Commission and Tresolini, C.P. (1994) *Health Professions Education and Relationship-Centered Care: Report*. Pew Health Professions Commission, UCSF Center for the Health Professions: San Francisco, CA.

Pilgrim, D. (2002) 'The Biopsychosocial Model in Anglo-American Psychiatry: Past, Present and Future?' *Journal of Mental Health* 11(6):585–594.

Porter, R. (1997) *The Greatest Benefit to Mankind: A Medical History of Humanity from Antiquity to the Present*. Harper Collins: London.

Rose, N. (2007) *The Politics of Life Itself: Biomedicine, Power, and Subjectivity in the Twenty First Century.* Princeton University: Princeton, NJ.

Saariaho, T.; Saariaho, A.; Karila, I. and Joukamaa, M. (2012) 'Early Maladaptive Schema Factors, Pain Intensity, Depressiveness and Pain Disability: An Analysis of Biopsychosocial Models of Pain' *Disability and Rehabilitation* 34(14): 1192–1201.

Samenow, C.P. (2010) 'A Biopsychosocial Model of Hypersexual Disorder/Sexual Addiction' *Sexual Addiction and Compulsivity* 17(2):69–81.

Scherger, J.E. (2005) 'The Biopsychosocial Model Is Shrink Wrapped, on the Shelf, Ready to Be Used, but Waiting for a New Process of Care' *Families, Systems and Health: The Journal of Collaborative Family Health Care* 23(4):444–447.

Seaburn, D.B. (2005) 'Is Going "Too Far" Far Enough?' *Families, Systems and Health: The Journal of Collaborative Family Health Care* 23(4):396–399.

Segal, L.; Leach, M.J.; May, E. and Turnbull, C. (2013) 'Regional Primary Care Team to Deliver Best-Practice Diabetes Care: A Needs-Driven Health Workforce Model Reflecting a Biopsychosocial Construct of Health' *Diabetes Care* 36(7):1898–1907.

Shorter, E. (2005) 'The History of the Biopsychosocial Approach in Medicine: Before and After Engel' in White, P. (ed.) *Biopsychosocial Medicine: An Integrated Approach to Understanding Illness.* Oxford University Press: Oxford; New York. pp. 6–19.

Smith, R.C. (2002) 'The Biopsychosocial Revolution: Interviewing and Provider–Patient Relationships Becoming Key Issues for Primary Care' *Journal of General Internal Medicine* 17(4):309–310.

Smith, R.C.; Fortin, A.H.; Dwamena, F. and Frankel, R.M. (2013) 'An Evidence-Based Patient-Centered Method Makes the Biopsychosocial Model Scientific' *Patient Education and Counseling* 91(3):265–270.

Sperry, L. (2006) 'Biopsychosocial Model of Chronic Illness' in Sperry, L. (ed.) *Psychological Treatment of Chronic Illness [Electronic Resource]: The Biopsychosocial Therapy Approach.* American Psychological Association: Washington, DC. pp. 25–39.

Spike, J.P. (2007) 'The Philosophy of George Engel and the Philosophy of Medicine' *Philosophy, Psychiatry and Psychology* 14(4):315–319.

Stein, H.F. (2005) 'It Ain't Necessarily So: The Many Faces of the Biopsychosocial Model' *Families, Systems and Health: The Journal of Collaborative Family Health Care* 23(4):440–443.

Suchman, A.L. (2005) 'The Current State of the Biopsychosocial Approach' *Families, Systems and Health: The Journal of Collaborative Family Health Care* 23(4): 450–452.

van Dijk-de Vries, A.; Moser, A.; Mertens, V.; van der Linden, J.; van der Weijden, T. and van Eijk, J. (2012) 'The Ideal of Biopsychosocial Chronic Care: How to Make It Real? A Qualitative Study Among Dutch Stakeholders' *BMC Family Practice* 13(14):1–8.

Wade, D.T. and Halligan, P. (2004). Do Biomedical Models of Illness Make for Good Healthcare Systems? *BMJ* 329:1398–1401.

Waldstein, S.R.; Neumann, S.A.; Drossman, D.A. and Novack, D.H. (2001) 'Teaching Psychosomatic (Biopsychosocial) Medicine in United States Medical Schools: Survey Findings' *Psychosomatic Medicine* 63(3):335–343.

Wilson, M. (1993) 'DSM-III and the Transformation of American Psychiatry: A History' *The American Journal of Psychiatry* 150(3):399–410.

第十六章

哈罗德·加芬克尔：复杂组织中应急行为的经验教训

彼得·努格斯（Peter Nugus）、杰弗里·布雷恩韦特（Jeffrey Braithwaite）

程陶朱 译

哈罗德·加芬克尔（Harold Garfinkel）创立了被称为常人方法学（ethnomethodology）的研究方法，致力于打破（常规的）逻辑和策略来引领人们共同构建和理解日常的社会生活情境。（用）时下最流行的总体性的理论来预测人类行为的方式凸显了加芬克尔新奇的原则和方法，例如他著名的"破坏性实验"（breaching experiments）。虽然加芬克尔本人对宏大的理论（grand theorising）存疑，但是本章主张在概念上更密切地关注一些共享但隐藏的意义。这些意义隐含在社会互动之中，并努力维系这种互动以推动社会的正常运转。社会学包括了已经被边缘化的社会行动理论（social action theories）和民族志的研究；加芬克尔的研究方法可以用来分析社会行动理论中"真实生活"的状况，例如符号互动论、行动者-网络理论以及复杂性理论的新体现，并可以从中探讨在复杂组织中共同构建并管理不断变化的环境的路径，并从该实证研究中得出可传递的教训。

人物简介

哈罗德·加芬克尔（1917—2011）是一名社会学家，他建立了被称为常人方法学的

223

方法学理论。为了能够共同实现任务共享和意义共享，人们将自己定位到共同的情境中的方法构建了该方法学的基石。加芬克尔与从事家具生意的父亲一起生活在新泽西的纽瓦克。在早期的会计学习中，加芬克尔作为社会志愿者效力于社区服务组织，也因此激发了他的社会学想象力。最终他在北卡罗来纳大学取得了社会学硕士学位。在服役期间，他最初在佛罗里达担任陆军基地的教官，在那里他遇见了他的人生伴侣——艾琳·斯坦巴克（Arlene Steinback），她曾经挽救了他的生命。战争结束后，加芬克尔随即在哈佛攻读博士学位，加芬克尔的与众不同之处在于他采用一种更倾向实证主义而非结构主义的研究方法来理解社会关系，他在哈佛深受帕森斯（Talcott Parsons）（1902—1979）的强烈影响。加芬克尔的研究成果也体现在与阿尔弗雷德·舒茨（1899—1959）在认知和行为方面相互交流的过程的影响力。加芬克尔先任教于普林斯顿大学，是社会和行为科学家研究队伍中的领军者。随后他在俄亥俄州立大学和加州大学洛杉矶分校（UCLA）进行了关于团队领导、陪审员和自杀相关的研究。加芬克尔在加州大学洛杉矶分校度过余生，直至以荣誉退休教授身份退休。

加芬克尔的道路

早期，加芬克尔开辟了一条不寻常的道路——也就是说在当时是不同寻常的。他希望以对日常情境的实证研究（empirical study）为基础，并对把人与人之间的社会关系中视为理所当然的常态提出质疑，为了解决社会行为是如何预测的这一问题，塔尔科特·帕森斯（Talcott Parsons）提出维持家庭和社会整体性标准关系是时下普遍存在的必需的关系。加芬克尔的方法与其他方法的区别是，它侧重于基于角色的日常推理并将这些情况进行整理的方法来构建社会研究的基础建构。对于帕森斯关于社会生活客观和总体说明（over-arching）的阐述框架，他认为这两者是相辅相成的而不是对立的（Garfinkel，1967：第4章）。

加芬克尔所作的贡献主要是在提出的方法论中搭建了理论和实践的桥梁，而不仅仅是作为系统的方法来收集和分析数据，而是作为利用和创造情境和语境的常规方法 —— 即使保持和创造共享实践并非参与者的意图。由于这个原因，加芬克尔敦促学生和学者记录大量在不同情况下的即兴行为的多样本案例，例如详细地分析会话实践（conversational practices）（Heritage，1984）。一系列的研究出现在他最著名的《常人方法学研究》（*Studies in Ethnomethodology*，1967）中。其中包括陪审员如何进行审议以及双性别者（inter-sexed person），甚至以女性、或是别人不知道的性别，如出生时的男性身份，来阐明性别角色的特点及其构成（Garfinkel，1967）。这样的研究用来在社会情境中捕捉"自反性"的本质，自反性源于在塑造行为的语境中所发挥的积极作用，同时也是其本身被行为重新塑造和重新定义的过程（Heritage，1984）。按照加芬克尔的观点，社会情境——明显的通过共同参与者之间的互动谈话——包含记录秩序和意义建构的产生和管理的要素，这种情况是独一无二的（Rawls，2008）。

确实，自然发生的社会情境对加芬克尔是如此重要，从方法论的视角来看，在那个时候这个角度是不寻常且富有想象力的。他看到一个人所做之事与环境和语境以及参与者需求的特殊性，作为社会秩序也就是合作活动的必要性和本质性。这种方法论从根本上讲是社会学的，因为不需要与他人的行为一致，也就不需要对一个人的行为负责。如果思考这样一个事例：存在于行动者中的相互理解，就像他们如何使自己适应新环境而成为陪审员一样。他们在某个确定方向的情况下因为同样的目的而团结起来并且随着时间推移，他们用互相调节的方法在实验中来适应彼此。加芬克尔列举的另一个例子是使一个人在团队中进行表面上看似简单的活动：排队。尽管排队或许会显得是无意识的和随机的，这是一个广为人知的事件，但对于参与者和旁观者来说，通过产生行动的参与者的语境和行为（或实践）的缔合作用（associating the actions）来收获递推意义（Garfinkel，1967：第7章）。

在加芬克尔看来，人们根据这个共享程序来梳理彼此间的关系是为了解决那些通常被隐藏的问题并共享那些通常被隐藏的知识。因为我们精通这个"常识"（common sense）。所以人们对此并不关注，他们只是在谈话中不断地运用它。加芬克尔和新一代的基于语言的社会研究者详细记录经典且充满复杂假设的短语的使用模式，并揭示隐藏共享的内容。这些短语包括"你知道""众所周知"和"等等"（Sacks 等，1974；Schegloff，1986；Heritageand Maynard，2006）。在加芬克尔之前，这些在被认为理所当然的领域里保留下来，并且没有人注意到它们，更不用说分析它们的来源、使用和目的。

"破坏性实验"（breaching experiments）也许是加芬格尔所有的工作中最知名的部分，并且在那时是具有突破性意义的深刻见解。即使是现在，甚至几十年以后，这个实验在公共社会的表征上仍可以引起深刻的思考。破坏性实验是由加芬克尔自己布置给学生的一项作业。它是指打破传统角色（breaking roles）——比如在家庭餐桌上像一个礼貌的陌生人——从而引发了令人吃惊的反应，体现了如何在即使是最平凡的活动中紧密绑定责任感的必要性（Garfinkel，2002）。这些探索实验的固有本质和目的是揭示人们在完成社会工作中形成的日常秩序中所依赖的基本假设。在本章的剩余部分，我们将重温加芬克尔提出的方法——常人方法学，并讨论它与理论和实证社会学之间的联系。

常人方法学：使世界有序且富有意义

"常人方法学"是一个源于古希腊"ethnos"（意味着来自不同民族和种族的人们）

和"methodology"（在众多字典中译为，"系统的，分析活动"）的复合名词。这是研究人们用于使其生活的社会更加有序且富有意义的方法（Garfinkel，1967，2002）。使常人方法学与众不同的是，它包括审慎对待人们固有的知识，而不是将其作为社会学家的理论化知识；实践者重视如何与人构建良好的关系，并以此使关系更为和谐（Garfinkel，2002）。加芬克尔在描述常识性方法的时候介绍了这个术语，并借此分享论证，如前所述，陪审员通过这些方法来衡量证据，并理解和裁决这一情境中不同行动者的角色和可靠性（Garfinkel 1967：第4章）。也就是说，通过可靠的推理方法，参与者们身处一个可共享的情境中，参与者将秩序带入到这种情境中。虽然当地的秩序也同时存在，人们只能成为陪审员，例如，因为普遍认知的合理性在社会中体现并持续。这种本土情境之外的发展被悄悄地输入情境之中。不管它的名字，常人方法学不能由一组特定的方法或方法本身所代表。这是一种致力于分析人们在真实情景中如何做、如何说、如何看的研究方法。这意味着详细的使用、细致入微的观察，及仔细记录观察到的一切（Garfinkel，2002）。正如加芬克尔（2002：6）所说：

> （社会研究的）目的是探究人们在特定情境下的行为，他们使用的方法，创造社会生活的图景对于分析师（无论采用什么研究方法，它）必须"在其进程中"保护当地秩序的建立的各种细节。

常人方法学作为研究方法，使得人们用它作为方法和策略来创建社会情境。加芬克尔优先考虑参与者自己的方法而非社会学的解释，反映出他倾向于将理论与实践融合（Garfinkel，2002）。加芬克尔实施并推进这项研究。他揭示以痛苦和无休止的工作维系良好的社会秩序，在社会秩序中人们共同扮演特定情境下的行动者的角色——特定情境下的——自己和他人（Heritage，1984）共享的假设和共享但有条不紊地解决问题的方法——在人们与他人日常话语的对话中很明显，例如"你知道的"，"好吧"或者"明白了吗？"——对加芬克尔来说，这些短语是社交的基础。

社会学的挑战

加芬克尔反驳主流社会学的观点，他认为可以通过认识行为规则来预测行为。另一方面，他展示了应如何解释规则才能符合日常情境（Dingwall，1981；Heritage，1984）。从方法论角度来看，这是一种呼吁，即呼吁人们从中层或宏大的社会理论的抽象规则转移至沉浸在人们每时每刻的日常活动和他们所共同构建的情境的世界中。这给社会学家提出了一个问题：如何仔细观察的技巧以及如何记录从平凡到不寻常的各种日常活动，特别是经过分析后如何将知识运用于特定的情境才能使世界具有更广泛的意义。

尽管加芬克尔的总体性理论遭到质疑（Heritage，1984），但我们还是可以看到其发展的道路。各种各样的情境为常人方法学的研究提供了无限的养料，并呈现了社会的共同特征——它们是循环的现象。因此可以看出，在这种情境下共性比现象本身更为抽象（Goffman，1959）。这意味着人们正通过互联网的反复合作以及思想交流来影响着彼此。行动者为了世界的和谐而进行交互，共享知识成为加芬克尔所认为的人们在世界上的生活方式。意识（sense）可以通过知识实践而得以感知，意识可以通过人们所学习的、所接受的、具有挑战和改进的互动共享的常规过程中得以理解和应用。经验主义的启示是在没有因果假设和牢不可摧的预测的条件下，我们可以研究原位共享意识系统。在接下来的两个部分的互动中，我们将复杂性理论展开作为一个框架来理解加芬格尔的共享假设，然后对符号互动论进行检验——关注相互关系及其影响——以他的精神指导实证研究计划。

复杂组织

加芬克尔所做的工作为复杂组织分析带来巨大的影响。如果我们研究的一个特别复杂的类型（如，Braithwaite 等，2005；Nugus 等，2009；Nugus and Braithwaite 2010；Nugus 等，2010，Ranmuthugala 等，2011）是医院，其特征是高度专业化、社会化，具有专业部署和不同的功能。提高专业化和差异化是现代化研究的优先方向（Beck，1992），对特定结构复杂性越来越多的理解，源于将它们视为复杂的自适应系统（CASs）。它将组织、社会、政治和文化行为视为网络相互影响的新兴因素（行动者、技术、文物），有不同程度或开放性（或多孔性）的边界，并且它可以嵌套在其他系统中，形成等级制度和亲缘关系（Braithwaite 等，2013）。作为系统的一个整体特点，自适应系统可以被看作"在一种相互关联的方式中，一个由许多不同部分组成的实体发挥了整体功能，尽管各部分没有自己的功能"（Letiche，2008：127）。个体部分是循环的，互动适应的，可以应对环境的变化和要求调整时间（Urry，2003）。自适应系统强调常人方法学并试图揭示各种互动式组件的相互联系和影响，以及共享理解和推理过程，由于个体经验关注于复杂组织的影响远不如关注于在复杂组织中哪些人需要做哪些工作，这就需要一个将复杂性理论与常人方法学研究相结合的互利联盟。从社会学宏观与微观的复杂性理论来看，行动者既是保障网络活动相互依存的一部分，又是活动的一部分。例如，从符号互动论的观点研究，探究暴露的系统与组成系统的部分和行动者之间的相互影响（Barnes，2001；Nugus，2008）。从行动者 - 网络的观点来看，它影响了人与人以及人与物质之间的相互作用，例如，人们受群体的影响而不是个体的，还受中心因果机制的影响（Law，2008）。相互作用的条件依赖于更广泛的社会结构方式，而行动者往往不知如何去设定方式（Katovich and Maines，2003）。在相互作用中，行动者要与具体的情境相协调，因为他们可以感知并改善影响他们和他们能够为之贡献的社会结构（Vryan 等，2003）。加芬克尔的破坏实验，及其对破裂情境进行定义的实证研究，为复杂组织相互合作促进理解提供机会，例如前文提到的医院。

加芬克尔与医疗保健

在医疗方面共享的和地方性的知识和能力的重要性在常人方法学中得到了充分肯定。关于《常人方法学研究》的八个章节讨论中有四个章节有关医疗保健，尤其是精神卫生保健（Garfinkel，1967）。其最直接突出继承加芬克尔方法的是会话分析法。主要是由哈维·萨克斯（Harvey Sacks，1935—1975）和伊曼纽尔·谢格洛夫（Emanuel Schegloff，1937— ）开发。会话分析法指通过记录人们的谈话来理解在相互作用中需要协商达成一致的规律（Sacks 等，1974；Heritage，1984；Schegloff，1986）。关于医疗中医患互动关系的主要研究成果，已经由约翰·赫里蒂奇（John Heritage）和道格拉斯·W·梅纳德（Douglas W. Maynard）（2006）编辑成册，并将其命名为《医疗保健中的沟通》（*Communication in Medical Care*）。其研究的热点集中于不同职业健康工作者之间的关系，以及手势互动和保健信息系统，并且这些研究还将不断发展（如 Heath，1986；Atkinson，1995；Greatbatch 等，2001）。同时，大多数保健领域中的常人方法学研究都聚焦于医患之间的语言互动（如，Frankel，1990；Ten Have，1995；Heritage and Maynard，2006；Heritage，2010）。

所以"不断追本溯源"是加芬克尔在集体活动与社会秩序的关系中所强调的，因此很难找到他在卫生研究中的影响力的起始点（Allen，2004）。在众多关于互动的动态排序的保健研究中，他的著作非常突出，即使他没有被直接引用。他从不同程度上强调，许多医疗保健的民族志研究可以向理解共享专业知识的世俗成就看齐，即使它可能不属于常人方法学研究的范畴（如，Gerson and Star，1986；Sudnow，1967）。实践证明，有关在复杂组织中协同工作持续性的研究有巨大的空间，因为复杂组织必定需要在不同的服务中通过协调来满足需求和形成特点。子系统间与子系统内的事件以及健康服务系统需要工作人员协调活动。施特劳斯（Strauss）（1985）等捕捉到这一点。长期和唤起"患者轨迹"的观念与治疗患者并将他们的保健转移到其他专业人员或服务中发挥积极的导航结构作用是一致的。这项工作的大部分内容是不可预测的，也不符合预先设想的指导方针（Gersonand Star，1986）。在医疗保健行业及相关组织中，这样的协调工作也被视为"边界工作"的构成部分（Allen，2000）。各种复杂的工作，使得它适合使用常人方法学进行研究。这是在复杂组织中依靠半自治的团队成员，不断达到自己的目标、获得利益、完成任务、解决问题（Allen 等，2004）。这样的研究体现了常人方法学对文献工作和护理活动的组织和推动作用，并将收集到的成果传递给参与者。

结构间的相互作用：实证的前进之路

对社会学新人来说，回顾加芬克尔所做的工作，可以让更多的社会学家尊重社会学，了解个体是如何组织他们的集体生活的基本贡献，以及秩序是如何在行动者的日常谈话互动的艺术行为中形成的。符号互动论理论的出现让人们对于社会心理学和社会学有了更多的思考。在 20 世纪 50 年代，定量权威研究的加入，使得各个符号互动论在很大程度上被心理学科放弃了。这种放弃也很可能涉及心理学试图将自己的科学表现为一种"真科学"的不安全感。社会学开始研究符号互动论，同时符号互动论也展现了什么是好的社会学想象力。当然，由于学科界限的存在，建构与重叠在自称是社会心理学家和社会学家的研究者之间是不可避免的。定量研究的声望也见证了社会学中互动论的边缘化，这是一门以研究儿童题材的海报为代表性研究的学科，学科的唯一目标被认为是对人与人之间的关系的研究。

社会学家很大程度上低估了微观社会学理论的能量——它巩固了民族志研究——基于理解的文化意义的共享系统——并且这可能为常人方法学研究提供了一个重要的思路：在复杂组织的日常工作中考虑结构的影响。尽管这是事实，但民族志的价值已显示出更为广泛的影响，如政策、文化和组织程序，是如何在互动中实现的（Katovich and Maines，2003；Nugus，2008）。事实上，只有在互动中，这种影响才变得明显（Mills，1940）。由于地方文化的局限性，有种观念认为只有对于一对一的互动的研究，这样的理论和方法才是有效的，但是加芬克尔的方法可以揭示并且已经揭示，社会理论的能量有助于理解常见的社会动力学理论，尤其是在他和那些最巧妙的继任者的手中。

结 论

也许有学者会认为，加强社会理论和符合常人方法学的研究方法之间的关系，违背加芬克尔理论的怀疑精神。笔者认为这取决于哪一个抽象级别和哪一个确定的理论是（人们）愿意参加的。加芬克尔认为依赖过去的社会秩序会阻碍对行动者方法的理解。笔者认为这个模型代表了对行为的先验解释或旨在预测人类的行为。笔者定义了更为抽象的理论来发掘更多适用于人类相互依存的普遍原则。这是人类互动理论的主旨，例如超越特定语境的符号互动论、复杂性理论和行动者 - 网络理论。事实上，加芬克尔的工作依赖于一般的推理方法，然而他们又可以应用于不同的特定情况。在多大程度上同意或不同意这种推理取决于人们在多大程度上认为社会学家的作用是解释特定的社交情境，寻求更广泛的概念框架，或仅仅描述成员对共享情境的感知。

　　加芬克尔播下的关于理解人与人之间相互影响作用的种子在几十年间已经发芽。虽然定量研究已经使民族志研究在社会学中处于相对边缘（的状态）。然而，我们知道，社会结构在互动中是显而易见的。网络的影响和创建与日常互动的生活是分不开的（Law，2008；Mol，2008）。"微观社会学"的术语——由于社会结构在相互作用中具有的不可分割的表现形式，将其作为实证社会研究的一种定性描述——是自我矛盾的。举例来说，复杂组织呈现出紧凑的、有结构的、有秩序的"实践社群"（Ranmuthugala 等，2011），或者是那些特殊职业的"团体"（Braithwaite and Westbrook，2005；Nugus 等，2010）。特定职业的个人可以跨越世界或国家，寻找他们在信念和行为方面可以共享的特性而非差异，尽管还存在许多不同点（Nugus 等，2014）。我们可以借鉴加芬克尔的工作来捍卫民族志研究，从而反对认为定性研究缺乏迁移性的普遍假设，以及在一定程度上纠正社会学家争论民族志的结构主义凭证时的不良记录。毕竟，民族志使得研究者创造共享世界成为可能。这也许就是加芬克尔对社会学研究事业的决定性贡献。

参考文献

Allen, D. (2000) 'Doing Occupational Demarcation: The "Boundary-Work" of Nurse Managers in a District General Hospital' *Journal of Contemporary Ethnography* 29(3):326–356.

Allen, D. (2004) 'Ethnomethodological Insights into Insider–Outsider Relationships in Nursing Ethnographies of Healthcare Settings' *Nursing Inquiry* 11(1):14–24.

Allen, D.; Griffiths, L. and Lyne, P. (2004) 'Understanding Complex Trajectories in Health and Social Care Provision' *Sociology of Health and Illness* 26(7):1008–1030.

Atkinson, P. (1995) *Medical Talk and Medical Work: The Liturgy of the Clinic.* Sage: London, UK.

Barnes, B. (2001) 'The Macro/Micro Problem of Structure and Agency' in Ritzer, G. and Smart, B. (eds.) *Handbook of Social Theory.* Sage: Thousand Oaks, CA. pp. 339–352.

Beck, U. (1992) *Risk Society: Towards a New Modernity* (trans. M. Ritter). Sage: London.

Braithwaite, J.; Westbrook, M.T.; Iedema, R.; Mallock, N.A.; Forsyth, R. and Zhang, K. (2005) 'A Tale of Two Hospitals: Assessing Cultural Landscapes and Compositions' *Social Science and Medicine* 60(5):1149–1162.

Braithwaite, J.; Clay-Williams, R.; Nugus, P. and Plumb, J. (2013) 'Healthcare as a Complex Adaptive System' in Hollnagel, E., Braithwaite, J. and Wears, R. (eds.) *Resilient Healthcare.* Ashgate Publishing: Surrey, UK. Chapter 6.

Braithwaite, J. and Westbrook, M. (2005) 'Rethinking Clinical Organisational Structures:

An Attitude Survey of Doctors, Nurses and Allied Health Staff in Clinical Directorates' *Journal of Health Services Research and Policy* 10(1):10–17.

Dingwall, R. (1981) 'The Ethnomethodological Movement' in Payne, G., Dingwall, R. and Carter, M. (eds.) *Sociology and Social Research*. Routledge and Kegan Paul: London. pp. 116–141.

Frankel, R. (1990) 'Talking in Interviews: A Preference for Patient-Initiated Questions in Physician-Patient Encounters' in Psathas, G. (ed.) *Interaction Competence*. University Press of America: Washington, DC.

Garfinkel, H. (1967) *Studies in Ethnomethodology*. Prentice-Hall: Englewood Cliffs, NJ.

Garfinkel, H. (2002) *Ethnomethodology's Program: Working Out Durkheim's Aphorism*. (A. Warfield Rawls editor) Rowman and Littlefield: New York, NY.

Gerson, E. and Star, S.L. (1986) 'Analyzing Due Process in the Workplace' *ACM Transactions on Office Information Systems* 4(3):257–270.

Greatbatch, D.; Murphy, E. and Dingwall, R. (2001) 'Evaluating Medical Information Systems: Ethnomethodological and Interactionist Approaches' *Health Services Management Research* 14(3):181–191.

Goffman, E. (1959) *The Presentation of Self in Everyday Life*. Doubleday and Co: Garden City, NY.

Have, P. Ten (1995) Disposal Negotiations in General Practice Consultations' in Firth, A. (ed.) *The Discourse of Negotiation: Studies of Language in the Workplace*. Pergamon: Oxford, UK. pp. 319–344.

Heath, C. (1986) *Body Movement and Speech in Medical Interaction*. Cambridge University Press: Cambridge, UK.

Heritage, J. (1984) *Garfinkel and Ethnomethodology*. Polity: Cambridge, UK.

Heritage, J. (2010) 'Questioning in Medicine' in Freed, A. and Ehrlich, S. (eds.) *Why Do You Ask? The Function of Questions in Institutional Discourse*. Oxford University Press: Oxford, UK. pp. 42–68.

Heritage, J. and Maynard, D.W. (eds.) (2006) *Communication in Medical Care: Interaction Between Primary Care Physicians and Patients*. Cambridge University Press: Cambridge, UK.

Katovich, M.A. and Maines, D.R. (2003) 'Society' in Reynolds, H. T. and Herman-Kinney, N.J. (eds.) *Handbook of Symbolic Interactionism*. AltaMira Press: Walnut Creek, CA. pp. 289–306.

Law, J. (2008) 'Actor-Network Theory and Material Semiotics' in Bryan S. Turner (ed.) *The New Blackwell Companion to Social Theory*. Third edition. Wiley-Blackwell: Oxford. pp. 141–158.

Letiche, H. (2008) *Making Healthcare Care*. Information Age Publishing: Charlotte.

Mills, C.W. (1940) 'Situated Action and Vocabularies of Motive' *American Sociological Review* 5(6):904–913.

Mol, A-M. (2008) *The Logic of Care: Health and the Problem of Patient Choice*. Routledge Press: Oxford.

Nugus, P. (2008) 'The Interactionist Self and Grounded Research: Reflexivity in a Study of Emergency Department Clinicians' *Qualitative Sociology Review* 4(1):189–204.

Nugus, P. and Braithwaite, J. (2010) 'The Dynamic Interaction of Quality and Efficiency in the Emergency Department: Squaring the Circle?' *Social Science and Medicine* 70(4):511–517

Nugus, P.; Bridges, J. and Braithwaite, J. (2009) 'Selling Patients' *British Medical Journal* 339:1444–1446.

Nugus, P.; Greenfield, D.; Travaglia, J.; Westbrook, J. and Braithwaite, J. (2010) 'How and Where Clinicians Exercise Power: Interprofessional Relations in Healthcare' *Social Science and Medicine* 71(5):898–909.

Nugus, P.; Schoenmakers, A. and Braithwaite, J. (2014) 'Coordination of Care in Emergency Departments: A Comparative International Ethnography' in Keating, M.; McDermott, A. and Montgomery, K. (eds.) *Patient-Centred Healthcare: Achieving Coordination, Communication and Innovation.* Palgrave Macmillan: London, UK. pp. 197–213.

Ranmuthugala, G.; Plumb, J.J.; Cunningham, F.C.; Georgiou, A.; Westbrook, J.I. and Braithwaite, J. (2011) 'How and Why Are Communities of Practice Established in the Healthcare Sector? A Systematic Review of the Literature' *BMC Health Services Research* 11:273.

Sacks, H.; Schegloff, E.A. and Jefferson, G. (1974) 'A Simplest Systematics for the Organization of Turn-Taking for Conversation' *Language* 50:696–735.

Schegloff, E.A. (1986) 'The Routine as Achievement' *Human Studies* 9:111–151.

Strauss, A.; Fagerhaugh, S.; Suczek, B. and Wiener, C. (1985) *Social Organization of Medical Work.* University of Chicago Press: Chicago, IL.

Sudnow, D. (1967) *Passing On: The Social Organisation of Dying.* Prentice- Hall: Englewood Cliffs, NJ.

Urry, J. (2003) *Global Complexity.* Polity: Cambridge.

Vryan, K.D.; Adler, P. and Adler, P. (2003) 'Identity' in Reynolds, L. and Herman-Kinney, N. (eds.) *Handbook of Symbolic Interactionism.* Alta Mira Press: Walnut Creek, CA. pp. 367–390.

Warfield Rawls, A. (2008) 'Harold Garfinkel, Ethnomethodology and Workplace Studies' *Organization Studies* 29(5):701–732.

第十七章

玛格丽特·斯泰西：健康与治疗的社会学

汉娜·布拉德比（Hannah Bradby）

夏媛媛 译

玛格丽特（梅格）·斯泰西 [Margaret（Meg）Stacey]（1922—2004）在将社会学建立为英国大学的基础学科及发展不同的医学、健康与疾病社会学中扮演了关键角色。本章概述了她的传记和职业生涯，在这期间她帮助巩固不同形式的健康与疾病社会学，通过比较的方法为传统医学提供批判的观点，并致力于发展理论和实证研究。在评估她对这门学科的影响时，应考虑到她对于性别分工的兴趣、她的女权主义的承诺，以及对处理痛苦的关注。

人物简介

斯泰西，1922 年生于伦敦玛格丽特·皮特里（Margaret Petrie）（Finch，2004），1943年以优等的成绩从伦敦经济学院的社会学专业毕业，这在支持她的社会学家中是不寻常的，他们通常接受的是其他的旧的科目训练（Frankenburg，2004：13）。她跟着克劳斯·莫泽（Klaus Moser）学习，而莫泽在 1936 年和他的父母从柏林到达英国时曾被作为外国侨民而被拘禁（Frankenburg，2004：12）。她曾担任英国皇家兵工厂（英国政府军需品制造）的劳工事务主任，她在弗兰克·斯泰西（Frank Stacey）退役时嫁给了他。她的丈夫作为一个政治学家的工作让这对夫妇首次进入了牛津大学，玛格丽特作为助教直到1951年，之后他们去了斯旺西大学（现在的威尔士大学），在那她照顾她五个孩子的家庭，并对班伯里（Banbury）的传统与变化进行田野调查（Stacey，1960）。1961年，斯泰西，即众所周知的玛格丽特，成为斯旺西大学社会学系的创始成员，1970年被推为医学社会学研究中心主任之前，她晋升为高级讲师（Oleson，2004）。她儿子在婴儿期需要进行脚部手术，而当时父母在儿科病房并不受欢迎，这促使斯泰西建立医院的儿童福利联盟（Murcott，2004），并服务于威尔士医院董事会。

1974年，斯泰西一家搬到中部，弗兰克·斯泰西加入诺丁汉大学，梅格·斯泰西被华威大学任命为第一位女教授，直到1979年她一直主持社会学系的工作。弗兰克1977年去世，留下未完成的关于监察员的著作，梅格完成并出版了该书（Stacey，1978a）。1976—1984年，梅格担任医学总会的枢密院成员及首位社会学家议员。她也是教育、纪律和卫生委员会的成员（Stacey，1992a）。1981年，她当选为英国社会学协会（British Sociological Association，BSA）主席。从1985年开始，梅格·斯泰西主持华威大学的跨学科研究的研究生院及她自己建立的护理政策研究中心（Anon，2004）的工作。她在1989年退休，但并没有停止工作，1990年她担任英国科学促进协会主席，并继续出版著作。1999年在华威大学召开的国际会议上，她的著作很荣幸地被作为合集编辑出版（Bendelow等，2002）。

退休之后，斯泰西从事佛教、国际人权与妇女和平组织、黑种人女性的工作。2004年，她的死亡讣告由国家新闻（Anon，2004；Finch，2004；Murcott，2004）和专业时事通讯（Frankenburg，2004；Murcott等，2004；Oleson，2004）发布，提及她的遗物归于她的妹妹、她的后代和她的朋友詹妮弗·洛奇。

学术背景

斯泰西的论文发表生涯［总计14本著作及很多文章（Murcott，2004）］开始于一份被广泛引述的班伯里社区研究（Stacey，1960），随后是十年后的对同一地区的再研究（Stacey等，1975）。这些班伯里的研究追踪了19世纪在第二次世界大战后工业、社会和政治变革期间，伯明翰和牛津之间农村集镇作为贸易中心的角色的发展。斯泰西的广泛的社会学兴趣，使研究的关注点转向了就业、政治联盟、宗教、家庭结构和消费者行为，并使用各种基于调查、绘图和访谈的方法来建立一个详细的与变化的城市社区相关的图景。斯泰西后期的关于健康、疾病和医学的著作的理论关注点，是她任职于斯旺西大学和华威大学期间发展起来的，这些关注点在对性别、结构的兴趣和人们对这些结构的解释中可以体现出来。

建立于 1948 年的英国国民健康服务（National Health Service，NHS）在重建第二次世界大战后被毁坏的公民与国家之间新的社会契约中是一个关键方面。斯泰西致力于在 NHS 制度中促进平等和人道，这是在英国政府花费于卫生服务的所有方面的研究大大增加时做出的承诺（Stacey，1976 b：1）。斯泰西对医学制度化和类似于询问其实践的批评的发展的兴趣，开始于一次重大的社会变革时期，当时资源投入扩大服务提供，理想主义和保守主义处在激烈的争辩之中。她关注发展中的 NHS（Stacey，1976 a）、新的社会学意义上的医学（Currer and Stacey，1986）、医学实践和专业的变化（Stacey，1992，1992 b），提出有建设性的批评，并且她希望建立一个更好的医疗服务体系。

斯泰西的支持热情和决心，是她的社会学和医学同事们在说明她是如何维持一个批判的态度，来影响制度变迁以及对个人的支持时常提及的（Irvine，2005）。

从关注班伯里的社会管理和公共政策研究开始，更多的尤其是关注健康和医学的社会学的声音从 20 世纪 70 年代开始出现了。同行们认为斯泰西对健康社会学的兴趣是从她儿子在威尔士的脚部手术开始的，并描述她是"沿着他儿子的脚步发展了治疗的社会学"（Alderson，2004：11）。斯泰西开始认为社会学方法可以为卫生服务提供研究，至少在最初，可以作为 NHS 方法学和理论上的主要的共同目标（Stacey，1976a：1）。在一部合集中，正值 NHS 从第二次世界大战后开始的重大重组，斯泰西围绕"医疗消费者"这一新兴话语开展了批判。她认为，患者不应该被作为消费者，因为医疗服务提供不应该模仿工业和主要的经济活动。此外，患者远离医疗服务的消费者这样的概念，反而可以使患者平等地被视为"难以捉摸的和抽象的产品：健康"的生产者（Stacey，1976 b：194）。斯泰西指出，患者是工作对象，他们以身体或思想的介入来提供干预，就如同他们是健康服务的消费者一样。卫生服务为斯泰西提出了医疗保健的工业化模式的不足，即同时作为消费者和工作对象的矛盾（1976 c：195）。她指出，即使在最去个性化的医疗环境中，患者也会寻求维护个性和独立的策略（Goffman，1976），她引用了对全科医学的研究结果来反驳患者都是被动的观念（Stimson and Webb，1975）。

斯泰西哀叹缺乏一个社会学术语，可以在不同环境下达成分析的一致性和关联性，例如，患者和学生之间，或患者和卫生保健工作者之间（Stacey，1976 c：199）。当患者完全被动的时候，虽然"患者是消费者"的概念似乎及有时可以填补意识形态的差距，但斯泰西仍然看到了消费者概念的局限（Stacey，1976 c：198）。

斯泰西需要一个概念将患者视为社会人并承认这个角色会受到经济的影响；允许患者作为其他人工作对象的理念；并允许剥削关系的概念化（涉及权力的不平等和苦难）以及潜在的两厢情愿（Stacey，1976 c：200）。在她后来的写作中，她仍然没有找到一个理想的可替代"消费者"的术语，所以她自己主张定义患者是"医疗保健中的一个角色而不是一个被动接受照料的人"来替代（Stacey，1988：6）。

斯泰西想要快速发展医学社会学的雄心壮志持续增长并开始包含一种比较方法，这大大超出了医疗系统的范围（Currer and Stacey，1986 b）。作为一种将同时代的占据主导地位的医疗保健体系放入远景的一种工具，柯勒和斯泰西提倡承认"从其他宇宙论或其他治疗方式及早期医学本身中形成的概念"（Currer and Stacey，1986 b：1）。在寻求对健康和疾病的概念是如何经历时间和空间的变异的关注中（Currer and Stacey，1986a），提供了一个编辑文集，旨在可以从人类学、社会学和历史维度来分析相关医疗从业者和规划者。在健康与疾病概念化的综述中，斯泰西制订了一个雄心勃勃的研究计划，根据他们的社会结构来使专科医师概念化，了解他们工作的分工、生产方式、阶级和性别秩序（Stacey，1986：9）。考察其关于社会地位与经验如何互动的其他工作，斯泰西感兴趣的是关于健康与疾病的普遍的和基础的概念是否可以跨越文化、时间和卫生组织。她发展社会学领域的野心，以及潜在的可以跨越时间、空间和社会秩序变化的合成的生产力理论，在后来的作品中发展起来，它提出了关于健康和治疗的社会学（Stacey，1988）。选择这个标题是为了避免更局限的医学社会学的宣言，而把医学放在治疗系统的若干竞争地位之一。虽然术语"医学社会学"仍保留着，健康和疾病社会学的概念（而不是疾病和医学）依然固定了下来。自 1979 年以来，《健康和疾病社会学》（*Sociology of Health and Illness*）杂志刊发论文反映了这一领域的更广泛的相关变体研究，始终围绕人类学和历史学的方法，虽然也许不是斯泰西可能希望的。

斯泰西作为一个在 20 世纪下半叶英国的社会学家在大学读社会学是不同寻常的，因为在第二次世界大战之前，只有少数机构有社会学。在她以她的学术研究找到工作之前，她和她的丈夫进行了一年的战争服务，此时斯泰西开展了反对监禁敌国公民的活动，这些在她后来的"遇到克劳斯·莫泽"中提及（Frankenburg，2004：12）。在战争中保卫自己，之后在和平时期重塑自己的社团的工作经历，无疑影响了她的社会学观点，使她从事于实证和理论上的潜在社会进步的政治变革。在 20 世纪 60 年代，其他的大学建立了社会学系，斯泰西在斯旺西参与了它的发展，在此期间社会学与社会人类学的界限在争论中。斯泰西在伦敦经济学院学习的人口学和理论学科，给她在班伯里的研究提供了资料，并发展了参与性的和叙事研究的方法与民族志的方法以及应对女权主义者的挑战（Frankenburg，2004）。打开社会学让它受到更多跨学科的影响，按照斯泰西对性别的兴趣和比较的方法是有意义的。

斯泰西作为健康和疾病社会学的先驱的角色，可以在她 1988 年出版的以她在华威大学和斯旺西大学的讲座为基础的书中看到。她对护理、制药业和生殖技术进行了延伸的社会研究，在接下来的几十年中所有的主题都被证明在研究和批判中是肥沃的研究领域。除了通过她自己的出版物来定义学科，斯泰西在建立 BSA 医学社会学组织中起到了作用，在 20 世纪 70 年代初成立后不久，BSA 成为了最大的单一研究小组。这个组织，通过年度会议、简报和自己的学习小组，在英国及更广泛地区为学科发展成立了论坛。

主要贡献

玛格丽特·斯泰西在推动社会学成为有广泛研究视角的一个学术科目中是一个关键人物，她采用一系列方法来审问理论和实证的问题，包括对医学、健康和康复的有力的讯问。而她的贡献并不限于健康和疾病，斯泰西输入了大量的实质内容使社会学的概念化接近于康复系统的医疗实践，并对其监管和超出了临床本身的影响方面感兴趣。

斯泰西对健康、疾病和医学社会学理论发展的贡献之一在于坚持用一系列变量，来捕捉社会的复杂性。她不允许任何单变量占主导地位，而是保持一种微妙的平衡，即使它呈现出矛盾。斯泰西坚持按性别分工来进行评价，这将无偿和低收入的工作以及由女性完成的可能不成比例的工作带入考察范围。她感兴趣的人的范围包括卫生工作者及打破专科医生垄断的康复方面的专家。

她将生物医学作为一种社会建构，虽然强大，但可以被视为与替代系统并行操作的信仰和实践。在公开辩论什么是有效的或适当的护理中，斯泰西认为痛苦是她所说的"出生、交配、衰老和死亡"这些生物基础中不可避免的方面（Stacey，1988：3），由于对生物还原论的恐惧，社会学未能参与其中。

她的贡献不在于精致的宏伟的建构理论，而在于把女权主义与关于医疗保健提供和组织的社会经济学的批评方法集结在一起，试图使用所有可用的社会学方法。斯泰西定义了一个广泛的、开放的理论方法，斯泰西帮助开拓了方法学家、从业者和理论家都可以追求的领域，那里有一系列的问题。健康社会学领域的成功部分是由于医疗从业人员、管理人员和服务使用者吸收了社会学方法。例如有护理、公共卫生或理疗背景的研究人员应用社会学方法，进行了对于治疗、诊断、卫生保健基金、组织和调试等话题的考察。虽然这种研究活动的扩张伴随着一些社会学轻视的缺乏理论的灵敏度，它仍然代表对社会学的概念和方法获得扩大的欢迎。对斯泰西而言，将实践作为发展健康和疾病社会学的核心是完全合适的，她（和希拉里·霍曼斯）指出"许多理论和方法的交叉线"有助于学术社区的合作和建设，它可以"开放他人的经验和方法"，因此能够避免"枯燥和盲目盲从"（Stacey and Homans，1978：294）。

女权主义

斯泰西一贯宣言自己是女权主义者。她断言，社会秩序取决于性别的社会建构，在任何意义上都是不自然的，而是技术高度发展的后果。至关重要的是，她指出了性别秩序的问题，并敦促社会学家努力对付它（Stacey，1985）。

斯泰西注意到女性的历史被排除在公共领域之外的影响，是从19世纪社会学理论忽略了国内领域对社会结构的配置，尤其是医疗的配置延续下来的。她的书《女性、权力和政治》（*Women，Power and Politics*）（与马里恩·普莱斯合著）是作为庆祝妇女200年来成为一个阶层开始争取独立，并行使自身的权力的著作，这是男性通过工业资本主义的过程已经获得的权力（Stacey and Price，1981：13）。这本书将为何性别不平等会对女性不利的问题，转化为为了庆祝英国女性在50年以来通过选举权获得的巨大利益。斯泰西理解医疗保健中关于性别不平等的核心的政治信念是承认由于生育和抚养孩子带来的身体的不平等以及不否认社会经济阶层的意义。斯泰西的女权主义从来没有陷入性别部落主义，事实上她承认男人的贡献包括他们的罪恶。斯泰西的父亲第一次吸引了她的注意力到私人以及公共领域激进的劳动重新分工（Stacey and Price，1981：vii）。斯泰西指出，"妇女争取解放的斗争微妙的本性"与工人的斗争相比较，"给予社会关系以配偶及孩子的私人性质"并且观察到（很遗憾地）女权主义者将"不可避免地在新秩序中找回男性的位置"（Stacey and Price，1981：12）。参考她的父亲，以及她自己的不孕经历（Stacey，1985）和衰老经历（Stacey，1989）表明，对于斯泰西来说个人经历的确是政治的，作为经历过20世纪60年代身份认同政治发展的人来说是适合的，但这种稀缺的参考意味着她自己的情况从来没有主导她的分析。个人的苦恼及个人的快乐与公共政治连接的意愿，明显妨碍了斯泰西将女权主义信念带入主流学问中。这也是她在总医务委员会和退休后在国际妇女和平网络"黑种人妇女"中所做的公共服务的一个缩影（http：//www.womeninblack.org/）。

斯泰西努力实现女权主义信念的一个方面是反思书面语言的性别本质，明确其意义和促进包容性的语言的使用。描述她自己对于她所说的"男权主义模式"写作的疏远，斯泰西使用"我们"（而不是"他们"）来指称女性，并指出，"我们"意味着"你、读者和我"，进一步扩展这个意思是指"在我们社会中的人们，所有人都在发现的旅途中"（Stacey，1988：xiiv）。对于当代读者，这样的讨论似乎是异想天开的，但把它当作更一般的试图提醒对性别的社会学保持警惕的一部分却又不让这成为唯一的焦点则是最好的。女权主义对性别化语言形式的批评就是这样的成功，它避免了现在几乎是许多领域常规的将专有的男性代词作为人类的通用指标。对于斯泰西，这是一个包括方法和理论的更大的项目的一部分，覆盖"活动者在医疗保健领域的社会分工，无论是训练的或未经训练的，有偿或无偿的"，希望结果能形成"为人们带来福祉"的社会分工的改良（Stacey，1988：14）。

斯泰西关注避免"他者化"女性被联系到对包容性更广泛的关切，表示了她也需要"避免民族优越感"并认真对待其他文化（Stacey，1988）。这一承诺在她所支持的博士生在英国的少数民族（Currer，1986）及其他文化地区的工作中得到了体现（Lewando-Hundt，1988）。

痛　苦

　　1978 年，斯泰西（和希拉里·霍曼斯）表明，健康和疾病社会学应继续关心其本身的支配和从属关系及患病的问题。提出了健康和疾病的社会关系相比其他类型的社会关系是不同寻常的，因为痛苦不可避免地扮演了重要角色。在对痛苦的分析中，他们的论文声称，健康和疾病社会学可以为一般社会学提供见解及为更多的应用任务提供政策（Stacey and Homans，1978）。健康和疾病社会学在理论、方法和实质性方面的贡献，相比于一般社会学已被证明是学科发展的一个关键特性（Bradby，2012），也是此卷试图证明的。

　　20 年后，在 1999 年召开的纪念她的荣誉的一次会议上，斯泰西反映，我一生的作品都可以被视为关于痛苦问题，"尤其是我们人类单独或集体造成的痛苦"。从儿童医院的研究（Stacey 等，1970）和她对于医院系统中缺乏促进儿童福利机制的认识开始，通过调节医学，到与黑种人女性的和平倡议，斯泰西特别留意痛苦。见证人类的苦难为斯泰西的工作提供了一个其他机构所没有的批判的方法。在论文集中，因会议主题为"有意和无意的痛苦"，她敦促她的继任者担起"对暴力冲突的原因和后果的健康方面的检查的挑战"（Stacey，2002：281）。社会科学研究按照哲学基础（Wilkinson，2005）和实际意义（Bradby and Hundt，2010）继续探讨"由强大的社会力量形成的与生活条件相关的集体和个人的"社会痛苦的概念化（Kleinman 等，1997）。斯泰西作品的遗产在正在进行的来自英国医学委员会（GMC）的医学教育改革中（参见 http：//www.gmc-uk.org/education/undergraduate/tomorrows_doctors.asp）以及斯泰西称为的"新职业"（Stacey，1992 a）的讨论中清晰可见。斯泰西质疑 GMC 是否能"忍受认真的改革"，并且她怀疑，"彻底改变"可能在面对被珍妮特·史密斯爵士在她希普曼调查报告中预示着的（Smith，2005）GMC 的"极简主义和自满"（Irvine，2005）的特点时被影响。当代医学文化是如何决定临床护理的价值和管理，这可以在对于公众信任与医疗保健的专业同情的迫切的讨论中看到，这发生在斯塔福德郡中部 NHS 基金会对于不成比例的高死亡率的公共调查之后（Francis，2013）。本研究议程是难以穷尽的。

其　他

　　斯泰西的遗产并不局限于对医疗保健设置中和之外的痛苦的研究，因为她预期了社会学的其他理论和实证的发展。例如，作为英国科学促进协会的会长，斯泰西在新的生殖技术的开发和使用（Statham，1994：409）中提出了促进社会科学建设的观点的项目。她坚持认为，出生既是生物学也是社会学时刻，生殖技术的社会维度到现在为止已经证实必须被研究和讨论，如 IVF（体外受精）的影响与研究和公开辩论、ICSI（即卵胞浆内单精子注射）和代孕，等等，不一而足。斯泰西的女权主义包容性行为可以在交叉方法的发展中看到（Yuval-Davies，2006），她渴望分析种族主义及围绕种族和文化的维度，伴以性别的角度，尽管这些没有占据太多对健康和疾病的研究。

结　论

斯泰西对于健康、疾病和医学社会学理论发展的贡献是帮助创建了一个学科，使理论和方法论上的进步和创新成为可能。她出版的书受到她的政治承诺的影响，体现在行动和公共服务中，促使她倡导进步、包容、公正和人道的社会事业。社会学分析质询医疗的权力，如女权主义分析性别的权力，在过去的几十年间被广泛使用，这表明他们有广泛的无须说明的吸引力。从当代的观点来看，在那时非常创新的观念被广泛采用，似乎可以成为普通常识。当同时致力于发展理论上的社会学，并使用实证工作来获得渐进式改革时，斯泰西从不把自己的理论兴趣看作独一无二的。她的特点似乎在于对女权主义、公正和人权的承诺。因此也许她的遗产在如医学和护理学科的行动和改革中更可见，而不是在社会学理论模式上。

参考文献

Alderson, P. (2004) 'Meg Stacey: An Inclusive Funeral' *Medical Sociology News* 30(2):10–11.

Anon (2004) 'Professor Margaret Stacey Obituary' *The Times* 25 February.

Bendelow, G.; Carpenter, M.; Vautier, C. and Williams, S. (eds.) (2002) *Gender, Health and Healing: The Public/Private Divide*. Routledge: London.

Bradby, H. (2012) *Medicine, Health and Society: A Critical Sociology*. Sage: London.

Bradby, H. and Lewando Hundt, G. (eds.) (2010) *Global Perspectives on War, Gender and Health*. Ashgate: Avebury.

Currer, C. (1986) 'Concepts of Mental Well- and Ill-Being: The Case of Pathan Mothers in Britain' in Currer, C. and Stacey, M. (eds.) *Concepts of Health, Illness and Disease. A Comparative Perspective*. Leamington Spa: Berg. pp. 181–200.

Currer, C. and Stacey, M. (eds.) (1986a) *Concepts of Health, Illness and Disease. A Comparative Perspective*. Leamington Spa: Berg.

Currer, C. and Stacey, M. (1986b) 'Introduction' in Currer, C. and Stacey, M. (eds.) *Concepts of Health, Illness and Disease. A Comparative Perspective*. Leamington Spa: Berg. pp. 1–6.

Finch, J. (2004) 'Obituary – Professor Margaret Stacey' *The Independent* 15 April.

Francis, R. (2013) *The Mid Staffordshire NHS Foundation Trust Public Inquiry*. Chaired by Robert Francis QC, HC 898-I. HMSO http://www.midstaffspublicinquiry.com/

Frankenburg, R. (2004) 'Meg Stacey: A Life Remembered' *Medical Sociology News* 30(2):11–18.

Goffman, E. (1976) *Asylums. Essays on the Social Situation of Mental Patients and Other Inmates*. Doubleday Anchor: New York.

Irvine, D. (2005) 'Tribute to Meg Stacey: The New Professionalism' presented at conference *Intended and Unintended Suffering* 29 June, University of Warwick.

Kleinman, A.; Das, V. and Lock, M. (1997) *Social Suffering*. University of California Press: Berkley.

Lewando-Hundt, G. (1988) *Health Inequalities and Ethnicity, Class and Gender. The Postpartum Health Care of Negev Bedouin Arab Mothers and Children*. Unpublished doctoral dissertation. University of Warwick.

Murcott, A. (2004) 'Obituary. Margaret Stacey' *The Guardian* 8 March.

Murcott, A.; Alderson, P.; Frankenburg, R. and Power, R. (2004) 'Meg Stacey: A Life Remembered' *Medical Sociology News* 30(2):8–21.

Oleson, V. (2004) 'Obituary: Professor Margaret Stacey' *Medical Sociology News* 30(1):13–14.

Smith, Dame Janet (2005) *Fifth Report of the Shipman Enquiry*. HMSO, Command Paper Cm 6394.

Stacey, M. (1960) *Tradition and Change. A Study of Banbury*. Oxford University Press: London.

Stacey, M. (ed.) (1976a) *The Sociology of the National Health Service*. Monograph 22. Sociological Review. University of Keele: Keele.

Stacey, M. (1976b) 'Introduction' in Stacey, M. (ed.) *The Sociology of the National Health Service*. Monograph 22. Sociological Review. pp. 1–7.

Stacey, M. (1976c) 'The Health Service Consumer: A Sociological Misconception' in Stacey, M. (ed.) *The Sociology of the National Health Service*. Monograph 22. Sociological Review. pp. 194–200.

Stacey, F. (1978) *Ombudsmen Compared*. Clarendon Press: Oxford.

Stacey, M. (1985) 'Commentary' *Journal Medical Ethics* 11:193–5. doi: 10.1136/jme.11.4.193.

Stacey, M. (1986) 'Concepts of Health and Illness and the Division of Labour in Health Care' in Currer, C. and Stacey, M. (eds.) *Concepts of Health, Illness and Disease. A Comparative Perspective*. Leamington Spa: Avebury. pp. 9–26.

Stacey, M. (1988) *The Sociology of Health and Healing. A Textbook*. Routledge: London.

Stacey, M. (1989) 'Older Women and Feminism: A Note about My Experience' *Feminist Review* 31:140–142.

Stacey, M. (1992a) *Regulating British Medicine: The General Medical Council*. Wiley: Chichester.

Stacey, M. (ed.) (1992b) *Changing Human Reproduction*. Sage: London.

Stacey, M. (2002) 'Concluding Comments' in Bendelow, G.; Carpenter, C.; Vautier, C. and Williams, S. (eds.) *Gender, Health and Healing: The Public/Private Divide*. Routledge: London. pp. 267–283.

Stacey, M.; Batstone, E.; Bell, C. and Murcott, A. (1975) *Power, Persistence and Change. A Second Study of Banbury*. Routledge and Kegan Paul: London.

Stacey, M.; Dearden, R.; Pill, R. and Robinson, D. (1970) *Hospitals, Children and Their Families: The Report of a Pilot Study*. Routledge and Kegan Paul: London.

Stacey, M. and Homans, H. (1978) 'The Sociology of Health and Illness: Its Present State, Future Prospects and Potential for Health Research' *Sociology* 12:281–307.

Stacey, M. and Price, M. (1981) *Women, Power and Politics*. Tavistock: London.

Statham, H. (1994) 'Book Review of "Changing Human Reproduction"' *Sociology of Health and Illness* 16(3):408–410.

Stimson, G. and Webb, B. (1975) *Going to see the Doctor: The Consultation Process in General Practice*. Routledge and Kegan Paul: London.

Wilkinson, I.M. (2005) *Suffering: A Sociological Introduction*. Polity Press: Oxford.

Yuval-Davies, N. (2006) 'Intersectionality and Feminist Politics' *European Journal of Women's Studies* 13(3):193–209.

第十八章

欧文·戈夫曼：污名化和
精神疾病的道德生涯

柏妮丝·皮斯克索利多（Bernice A. Pescosolido）

谷晓阳 译

通过对华盛顿圣伊丽莎白医院医务人员和患者的观察，欧文·戈夫曼（Erving Goffman）开创了他有关文化和社会所定义的"不同"如何影响精神疾病的地位、角色、奖惩的基本观点。他最初的一系列文章和《精神病院》（*Asylums*）一书对能影响个体的正面、负面重新定位的机构进行了综合分析，前者如僧侣、海军军官或医生，后者如精神病人、囚犯或劳工。戈夫曼对进入这些机构的个体的道德生涯（moral careers）中可能存在的路径、规律、社会过程和适应进行了概述。他还考虑了情境对开始、过程和结果的关键性影响作用。他接下来的作品《污名》（*Stigma*），直接关注处于负面状况的后果，在这部分他阐释了被社会贬低标注为"受损的"的身份的许多种形式、动力和结果。在这一时期，戈夫曼展现了其关于如下两方面的理论框架：在精神病院住院后影响身份的机构化和社会过程；精神疾病贴上社会贬低/鄙视标签后，会获得并持续获得污名的理论。

现在已经很少有长期住院的精神病患了，本章将只讨论那些与现今社会有关的细节。但是（戈夫曼的）许多观点至今依然与社会相关而且影响持久。尽管戈夫曼本人在大众的辩论中作壁上观，但他的作品仍成为美国和全球精神疾病治疗去机构化的社会政治运动中的核心部分（Grob，1994：272）。许多他观察过的社会现象仍可用于描述被诊断为精神疾病后的社会心理后果，这是多么讽刺啊。他关于医务人员、家庭、患者甚至陌生人，是如何一起影响了精神病的治疗和对社会生活的长期影响的研究工作，仍在理解疾病污名化中占据中心地位，显而易见，其也为后来对从肥胖到艾滋病的理论和经验的研究奠定了基础。

思想史

弗罗因德（Freund）（见本书第 10 章）为戈夫曼写过一个简单的传记，本章无意重复。他的研究立场和他的观点的关系将他的研究置于情境之中，提供了一个理解他的理论如何萌生的平台。与现今的美国国家心理卫生研究所（National Institute of Mental Health，NIMH）不同，第二次世界大战后早期的美国国家心理卫生研究所支持大部分社会科学理论的发展。像戈夫曼在《精神病院》前言中所说，约翰·克劳森（John Clausen），美国国家心理卫生研究所社会情境研究实验室的创建者兼负责人为其提供了后勤、财政和学术上的支持，鼓励戈夫曼"从社会学眼光，而不是用精神病学这样年轻的学科的眼光去审视医院"（Goffman，1961：xi）。

他在这所实验室工作期间，尤其是从 1954 年秋天到 1957 年末，戈夫曼在美国国立卫生研究院的临床中心做了一些他自己所说的"初步研究"（1961：ix）。但是在圣伊丽莎白医院这所位于华盛顿的有数千名精神病患者的巨大的联邦精神病院的长达一年的民族志（1955—1956）研究，为他早期的文章（Goffman，1959）和后来的两本书提供了数据（Goffman，1961，1963）。戈夫曼并不将他的观察局限于精神病或者疾病，例如，1961年那本书的副标题就叫论精神病患者与其他被收容者的社会处境（*Essays on the Social Situation of Mental Patients and Other Inmates*），他关于身份的理论观点由常见的社会学概念"越轨"改进而来，这个观点成为了后来精神疾病的标签理论的中心概念（Scheff，1966）。但是这些理论也受到他个人生活经验的影响。戈夫曼的第一任妻子，安吉莉卡·乔特（Angelica Choate）被诊断患有严重精神疾病，并在 1964 年自杀身亡（Fine and Manning，2003）。

此前，戈夫曼在他的《日常生活中的自我呈现》（*The Presentation of Self in Everyday Life*）（1959）一书中论及他关于个体行为、群体反应和身份的观点。但是他的社会学研究取材于精神病院、监狱、修道院和军队，使得他得以在更为极端的状况下从更为机构化的关注点将他关于身份、互动和情境的观点进一步明晰。尽管戈夫曼从同时代的其他研究 [例如 1960 年彼得曼（Biderman）《社会关系测量学》（*Sociometry*）中的警方审问；斯托福（Stouffer）1945 年的经典（1949 出版）《美国士兵》（*The American Soldier*）]，甚至具有当时社会学风格的文学作品 [例如休姆（Hulme）1956 年的传记作品《修女传》（*A Nun's Story*）；梅尔维尔（Melville）1850 年的小说《白外套》（*White Jacket*）] 中抽取案例补充他的原创研究，他真正的贡献来自民族志的视角。

但是，关于戈夫曼的贡献和他的学术影响存在争议。著名的德国医学社会学家乌塔·格哈特（Uta Gerhardt）（2003：14）认为格奥尔格·齐美尔（Georg Simmel）的观点在戈夫曼早期作品有所引用而在他后期作品中消失，使得戈夫曼持有了"社会秩序的基本形式"的常见观点。这种观察和费尔（Fine）和曼宁（Manning）（2003）的结论一致，即戈夫曼从未直接和其他理论家在辩论中交锋。但是早期人类学、社会学和精神分析理论的影响在他的作品中都清晰可见，尤其是他在芝加哥大学的导师埃弗雷特·C·休斯（Everett C Hughes）的理论（Burns，2002）。

开创性的观点

在他的论文"疯狂的场所（The Insanity of Place）"中（1969：357），戈夫曼总结和发表了他对于当时主要治疗方法——长期住院的评估：

> 患者大多可以好转，至少能暂时好转，但是这似乎与精神病院无关。
> 经过检验，这些机构许多都被证明是无望的堆积整理精神病学论文的仓库。它们的主要功能就是把患者症状性的行为去除，而这些症状本身又是可建构的，但是这个功能是由围栏而并非医生实现的。患者为这种服务所付出的代价是巨大的：脱离公民生活，与亲人（亦即这些隔离措施的安排者）隔离，医院管辖和监管而致的羞辱，永久的出院后的污名。这可不仅仅是桩坏交易，这根本就是桩荒诞不经的交易。

这个观点在他两本关于精神疾病及其治疗的著作出版之后、在美国精神病去机构化之前提出。尽管他认可了 20 世纪 60 年代末发生的一些改变（例如缩紧的非自愿收容法律，向社区照护的转向），戈夫曼在他的结论中仍然坚称精神疾病的现状引起了严重的社会问题，如个体、家庭、照护提供者的身份、地位和社会互动，尽管精神疾病的自然和社会反应的主流逻辑都已经在变化了，但这些社会问题依旧没被理解也没被考虑。

迄至今日，戈夫曼关于治疗本质的基本观点持续在社会学领域引发讨论。或许是像邓津（Denzin）（2003：128）所说，是因为他"给社会问题设置了一幅面容"，或是像雪芙（Scheff）指出的，"打破了日程生活表面的平静……（引起了）一场文化上的变革而非政治／经济的变革"（2003：61）。对于那些在精神健康系统被诊断或治疗的人，他们经常提到戈夫曼的工作是如何改变了他们对自己经验的理解，帮他们树立了"消费者"

(consumer)[在澳大利亚,我们的消费者运动(Our Consumer Movement);在德国,逃亡者之家(The Runaway Hourse);在匈牙利,灵魂的声音(Noice of Soul);国际精神自由组织(Mind Freedom International)]"同盟"(coalition)(例如,美国的国家心理疾病联盟)和"精神病治疗幸存者"运动(例如,全球精神病幸存者和戒毒者网络),以及最近的"疯狂研究"等理念(LeFrancois 等,2013)。

针对精神病学家们,伯恩(Byrne)(1997)提醒我们尽管污名远在精神病学之前就存在,但这个专业群体却几乎没有做出任何努力减少成规和偏见,有时候还使之增加(例如,精神疾病的精神分裂或"冰箱"母亲理论,尤其是对于精神分裂症或者孤独症来说)。也就是在近来,精神学界才在诺曼·萨托里乌斯(Norman Sartorius)的引领下彻底接受了这个话题,诺曼·萨托里乌斯在 1993 年作为世界精神病协会的主席,选择了"污名"作为当年全球会议的主题。一直都有"激进的"精神科医生奋战在进步和改变的第一线[比如 R·D·莱恩(RD Laing)和托马斯·萨斯(Thomas Szasz)]。就像克劳斯利(Crossley)(2006)在记录英国的"抗精神病学运动"时提到的,精神病学家经常站在挑战传统精神病学的前线,寻求社会学者和其他群体的支持。

但是,在 19 世纪、20 世纪甚至今天,作为专业人员,在主要的争论派系[埃米尔·克雷佩林(Emil Kraeplin)和西格蒙德·弗洛伊德(Sigmand Frend)的追随者]中寻求最佳的诊断标准仍是最重要和紧迫的社会和专业事务(如 DSM-5 vs. RDoC debate,Insel,2013)。

如今,专业人员、个人和社会的减轻污名化的努力在不同国家之间差异巨大。英国和新西兰政府大力支持全国层面的对抗污名化的主动行动(*Time to Change*;*Like Minds,Like Mine*),但是在美国几乎完全依靠个人努力来改善污名(尽管 SAMSHA 的工作算是个例外),而支持分子水平研究的经费支持逐渐增加,对基于社区原因的研究支持逐渐减少。

基础理论——《精神病院:论精神病患者与其他被收容者的社会处境》(1961)

戈夫曼在《精神病院》一书中的基本关注点在于理解意义和身份,弗罗因德(Freund)(见本书第十章)已着重对这一点做出了准确的归纳。但是,那些在"全控机构[1]"中被管制的结构化的角色,使得他发现即便是如此严格管制的机构亦允许甚至需要创建某种意义,他还注意到这些意义须是既"合理"又"正常"的(表 8.1)。戈夫曼把结构性情境的首要角色定为"因此组织能被视为产生关于各种身份预设的地方[2]"(1961:186)。所以,戈夫曼或

---

[1] 译者注,根据戈夫曼在文中的解释:每一个机构都具有给予它成员的时间和兴趣,提供了他们一个世界。简言之,每个结构都有涵盖一切的倾向。端详西方社会里不同的机构,我们会发现有些涵盖的程度比其他机构还要高许多。这种涵盖性火全面性起因于它们和外界的阻绝。它们经常具有实体的阻绝物,像是深锁的大门、高墙、电栅、崖壁、水流、森林甚至是荒野。这些场所,我把它们称作全控机构(见 P10)。

[2] 本篇涉及全部《精神病院》译文部分参考了群学翻译工作室译,万毓泽校《精神病院:论精神病患者与其他被收容者的社会处境》,中国台北:群学出版有限公司,2012.11.

许没有像其他人（如 Foucault，1988）一样对医疗机构进行国家的或历史的清扫／批判，但是他理解个体和群体在文化和结构上存在无可避免的联系。正如他在生涯的"两面性"概念中指出：

> 其中一面和一个人的内心事物密切相关，像是自我形象和自我觉察的身份；另一方面则和正式的职位、法律关系、生活风格有关，而且属于大众可及的制度综合体（institutional complex）的一部分（Goffman，1961：127）。

表 18.1 戈夫曼在《精神病院》（1961）和《污名》（1963）中的象征模型

现象	类型	例子
全控机构	为那些标记为有能力无害的人而建	护理之家，孤儿院，济贫院
	为那些标记为无能力的和非故意的威胁而建	结核病院，精神病院
	为保护社会不受那些"故意的"危险和威胁而建	监狱，战俘营（prisoner-of-war camp），集中营
	为追求工具性目的而建	军营，寄宿学校，劳动营
	为避世和作为训练营而建	修道院，女修道院
因犯对于羞辱和重组行动的反应	系统回避	减少参与社会活动
	不可动摇的底线	明目张胆地拒绝合作来向机构挑战
	定殖	把机构性的情况当作比外界情况要好，因从内部获得资源而满意
	转变	采取交流的行为来成为"完美的"犯人、患者、军人，以获得工作人员的认同，并为了他们的利益而行动，接收系统对自身的观点
	冷漠	机会性地采取其他策略最大化地毁坏生理和心理上的自我
污名的种类	对身体的憎恶	身体畸形
	个体性格的污点	精神疾病，酗酒，肥胖，犯罪，同性恋
	部族性污名	人种、区域、国家身份
大众对污名的知晓（认识）	不名誉的	一个明显的"面具"，容易辨认或早已知晓
	丢脸的	隐藏的"面具"
应对污名	以隔离的方式接受	回避社会，伴有痛苦和悲伤
	采用行动接受	融入身份，如支持，互助小组
	让它过去／翻篇	试图使之正常化或隐藏污名情况
	修正	投向／求助于相反的方向，如治疗
	补救	采用不同的、杰出的方法履行正常任务，如特殊奥运会
	怀有敌意的冒险	施展、夸耀，通常带有愤怒的成分，如游行抗议
	受害者	寻求二次获益，如同情和角色释放
	因祸得福	附带特殊的意义，如才能

　　所以，像那些后来的结构主义身份理论家一样（如 Stryker 和 Burke，2000），戈夫曼亦在试图理解"自我的结构"（1961：xiii）。从根本上讲，《精神病院》是关于社会机构的权力影响生活和工作在"全控机构"的个体的生活机会和生活模式。这些机构"涵盖的程度比其他机构还要大上许多……源自它们和外界的隔绝。它们经常具有实体的隔绝物"（Goffman，1961：4）。但全控机构的影响力远远超出它们的围墙，当其中的人重新进入社会时（如果他们能重进社会的话），可发现其重新塑造了患者和医务人员、看守者和被看守者、新兵和有经验的老兵。尽管戈夫曼经常提醒我们，自我的结构是通过社会互动形成的，他同时也明确指出他在感情上坚定地和被他叫作"囚犯们 / 被收容者"的人在一起，目的是了解更多他们的主观经验（Goffman，1961：xii）。

　　在《精神病院》中，戈夫曼想要定义、描述和理解"由他对自己、对重要他人的信念所发生的逐步变化所构成的"道德生涯（1961：14）。全控机构并不旨在"维持"个体身份，相反，其目的是"设定之"。

　　从根本上讲，戈夫曼并非把自我看成人的私有财产，而是属于"主要的社会设定"，尤其是在全控机构里，其属于一贯强迫个体和他人行动的社会控制系统。尽管对于那些主动进入全控机构的（例如应征入伍的和考入医学院的）和那些被"判决"进入（例如那些强制入院、判决入狱的）（Pescosolido，1986）的来说情况完全不同，社会经验经常却都很相似，只是在角色同化作用上可能前者张力更小。这个过程由对自我的挑战开始，最终重构之，在不同程度上与机构的目的相一致。全控机构对"*自我的重塑*"通过少数工作人员和许多囚犯之间明确的互动线路来实现，通过"脱去"外在世界的身体标志（例如衣服、发型，财产）来实现。一旦完成，特权系统通过内部制度提供重建自我的基础，奖励遵守者，惩罚违规者。

　　这些结构和过程导致狭隘的和有敌意的模式，尽管工作人员可以通过出院时提供一个"健康证明"（1961：73）来减轻污名，患者仍会认为自己"低能，居于弱势，该被责备，有罪"（Goffman，1961：7）。进一步说，因为针对"精神患者"状况的策略，或者是戈夫曼说的"二次收容 / 入院"经常多样且易变，他相信不管摧毁还是重建过程都不能永久存在。但是，他也注意到个体"在机构外的社会地位再不会回到进入机构前的状态了"，因为"全控机构营造了一种不适宜的状态"（Goffman，1961：72），在那种情况下，污名导致"广大世界对他的冰冷对待"（1961：73）。机构精神病学，伴随着强制住院和漫长的治疗，导致接受治疗的个体与社会疏远：

　　　　一旦他有待过精神病院的记录，整个社会就会正式地（透过就业限制）或非正式地（透过日常的社会对待）认为他异于常人；他们在他身上贴上了污名（Goffman，1961：355）。

他下一本书要阐释的正是这种现象，这种紧随标签和住院的经历之后出现的偏见和歧视。

基础理论——污名：受损身份管理札记（1963）

在《污名》[3]一书中，戈夫曼提供了这一概念新的标准定义，一个基本类型的定义，一个广泛应用于研究和实践的理论基础（Hinshaw，2006；Scambler，2011；Pescosolido，2013）。污名是一种"标记"，给予他人信号，即个体有一种属性使得他们从"全面和正常"变为"被玷污和受损的"（Goffman，1963：3）。如他所说的（1963：5，第1章）：

> 某个人本来可以在普通社会交往中轻易为人接受，但他拥有的某种特点会迫使别人注意，会让我们遇见他就感到厌恶，并声称他的其他特征具有欺骗性。他拥有一种污名，一种我们不曾料到的、令人不快的与众不同……按照定义，我们自然认为，有污名的人不是什么好人。有了这种假设，我们就会运用各种各样的歧视，以此有效地减少他的生活机会，即使这样做时往往没有考虑后果[1]。

接下来的中心论题或问题就是*接纳*（Goffman，1963：13）：

> 那些与他交往的人没能给他尊重和关心，而这是他社会身份中未被玷污的部分使他们本该给予、也是他期望得到的；由于发现自身的某些特征让人有理由这样做，他附和了这种拒绝。

那么，污名，从根本上讲就是一个根植于社会关系、由文化和社会结构塑造而成的社会现象。尽管源自被标记的不同特征，但污名仅可以通过社会互动制定，具有从社会的关键参与活动中被驱逐的特征。面临污名化的个体不再具有完整的社会公民资格。

就像在《精神病院》中，戈夫曼关注了广泛范围的身份，拒绝不精确的状况设定和过度宽泛的概念。除了患精神疾病的情况之外，他考虑了如下情况：成为孤儿，听力受损或视力受损，从事犯罪活动，具有妓女到革命者等不同身份。他没有把污名的本质和结果看成静止的，而是把它们看作有起落的、与个体的"道德生涯"的其他方面和大的社会背景相呼应的。

戈夫曼卓越地区分了不同种类的污名，划分了社会隔绝开的"不同"、公众知识的影

---

[3] 本篇涉及全部《污名》译文部分参考了宋立宏译，《污名：受损身份管理札记》，北京：商务印书馆，2009.

响的和个体所能采取的各种反应（表18.1）。重要的是，对于那些可隐藏的污名和那些把"隐藏于人群"当作应对策略的人来说，被公开的问题成为了关键（1963：84ff）。但是，个体可以期待从社会上的两个群体获得支持——其他共有污名的个体，和那些"聪明人"，即没有背负这种印记但是有同情心和包容的人（1963：26）。

总之，差异能够创造一个"被毁掉的身份"，并最终导致偏见、歧视，影响生活方式和生活机会。

戈夫曼关于精神疾病的观点的持续关联

社会学对污名的关注一直都参差不齐（Pescosolido and Martin，2007）。在20世纪80年代晚期相关研究几乎全部消失；但是，20世纪末的回潮标志着社会学关注的重现以及与其他社会科学家及学科包括心理学的进一步合作（Pescosolido，2013）。事实上，这种回潮体现在美国首位卫生部长的《精神疾病报告》（*Report on Mental Illness*）中。那份报告发布之时，新的研究浪潮记录了在美国和其他西方国家（Crisp等，2000；Jorm，2000；Angermeyer and Dietrich，2006），精神病学宣称污名"消失"很明显是错误的（Martin等，2000；Link and Phelan，2001）。证据很明确地显示了污名的持续存在及其对精神疾病患者生活、家庭的影响，以及对研究、治疗设施、治疗人员和系统性支持的持续不足的影响（Pescosolido，2013）。

或许最具有破坏性的是近期记录了被诊断为精神疾病者的发病率和过早死亡率水平的研究。在英国，患有严重精神疾病的个体有更大的风险死于心血管疾病，且此风险不可归因于用药或吸烟（Osborn等，2007）。在瑞典，男性的"超额死亡"是由于自杀，而女性则是由于心血管疾病（Osby等，2000）。进一步说，美国患有严重精神疾病的个体接受了更差的医疗护理（例如，接受心血管技术操作的概率较低，糖尿病护理水平在标准以下）（Desai等，2002；Druss等，2002）。总的来说，估计损失生命年数据男性平均在20年左右，女性平均在15年左右（Thornicroft，2011）。

事实上，在一些地区，数据显示社会和文化情境在变得更糟（如，Phelan等，2000）。这导致卫生部长宣布污名是精神疾病患者康复和继续推行总统*新自由心理健康委员会工作*的"最大的障碍"（2003）。其他国家，尤其是澳大利亚和新西兰，似乎在研究和纲领性的努力方面领先，与此同时，英国也规划了国家层面的措施［详见《英国精神医学》（*British Journal of Psychiatry*，April 2013）杂志特刊来了解最新进展］。

戈夫曼的成果在医学和行为学问题上有了更为广泛的适用范围，包括艾滋病（Pryor等，1999；Bos等，2008）、肥胖（Hebl and Mannix，2003）、性取向（Herek，2009），吸烟

（Link and Phelan，2009）和孤独症（Mak and Kowk，2010）。最终，尽管在理解戈夫曼理念的进展方面，在实质性和理论的传统之间已有更多的跨学科融合，但一条有希望的继续前进之路仍在于跨学科的储备和整合视角。

前路何方

在保持戈夫曼的研究基础不变的前提下，自他的时代起，理论上的发展和实验研究为阐释污名之下隐藏的社会过程建立了一个新的基础，也定义了新一波的研究。图 18.1 以图画形式展现了一个现代的、跨学科的始于戈夫曼的理念的路径，即理解污名需要的社会关系语言。但是，社会学家、诺贝尔奖获得者埃莉诺·奥斯特罗姆（Elinor Ostrom）（2009）提出我们必须承认复杂性（complexity）并将之融入我们的研究，而这正承认了复杂性的作用。复杂性的概念不应该被混淆为社会生活很复杂；社会学一直都知道这一点。事实上，它是意指在任何社会过程中都有大的相互作用的机构和活动。所以，如图 18.1 展示的，个体并不参与缺乏情感和动机的心理活动的社会互动。他们有精神疾病的带病生活史或其他生活经历的历史；他们也生活在机构、媒体和大的文化结构对污名的标准预期的情境中。标签理论、社会网络理论、媒体影响的有限容量模型、偏见和歧视的社会心理学、福利国家理论，都有望有助于理解预期和结构的复杂网络，塑造个体在特定的社会时间和社会场所把什么看作"不同""不受欢迎"或"危险"（Pescosolido 等，2008）。

总之，尽管戈夫曼的贡献仍是污名研究的根基和持续的基准点（Keusch 等，2006），但其他的研究亦对其作了补充。目前的理论和研究揭露着污名微妙的和不那么微妙的本质（Dovidio 等，2000）及其在国家（Martin 等，2000；Pescosolido 等，2008）和全球层面（Pescosolido，2013；Pescosolido 等，2013）的表现程度。更多的最新研究寻求改变，还有很多新研究关注污名情境（Pescosolido 等，2010）对污名经验的作用和治疗的作用。重要的是，在理解污名化的根基、它和公共健康和改变的潜力时，权力的问题更加明显了（Link and Phelan，2001；Stuart 等，2012；Evans-Lacko 等，2013；Hatzenbuehler 等，2013；Pescosolido 等，2013）。

持续观察个体、组织和社会的污名化水平很重要，尤其是在那些不研究文化的人已经声称要做出改变的情况下。但是，是时候返回戈夫曼的一些基本概念了，同时坚持寻求超越它们，并从我们当代的理念和取径中收集资料。我们有智识的工具可为减轻污名的努力提供科学基础。迄今，几乎没有这样的努力（美国的 Bring Change 2 Mind 可以看作个例）。但是，就像图 18.1 提示的，社会学家也知道这些，关注一个复杂社会系统的小部分可以产生非预期的后果。就像是研究促进了需求变得更加复杂，政策和系统性的努力也能

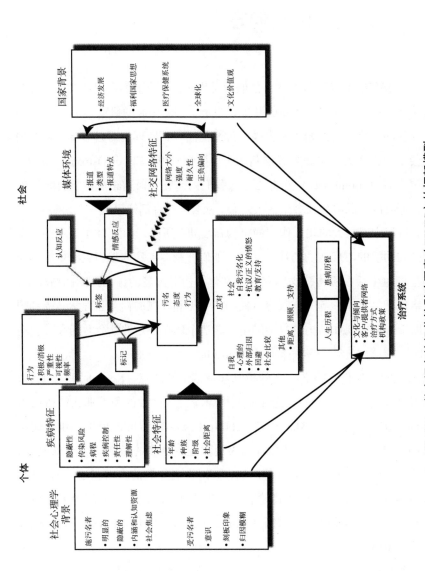

图 18.1 整合污名的规范性影响因素（FINIS）的框架模型

转载自皮斯克索利多（Pescosolido）等 2008 年发表于《社会科学医学》67（3）"重新思考污名的理论研究路径：一个整合污名的规范性影响因素（FINIS）的框架"，经 Elsevier 许可

减少对精神疾病的傲慢和歧视。社会学家，即便是像戈夫曼那样身处本职，亦可以对制度上的社会变革产生巨大影响。

参考文献

Angermeyer, M.C. and Dietrich, S. (2006) 'Public Beliefs about and Attitudes Towards People with Mental Illness: A Review of Population Studies' *Acta Psychiatria Scandinavia* 113(3):163–179.

Biderman, A.D. (1960) 'Social-Psychological Needs and 'Involuntary' Behavior as Illustrated by Compliance in Interrogation' *Sociometry* 23(2):120–147.

Bos, A.E.R.; Schaalma, H.P. and Pryor, J.B. (2008) 'Reducing AIDS-related Stigma in Developing Countries: The Importance of Theory- and Evidence-Based Interventions' *Psychology, Health, and Medicine* 13:450–460.

British Journal of Psychiatry, April 2013, 202(s55).

Burns, T. (2002) *Erving Goffman*. Taylor and Francis: London.

Byrne, P. (1997) 'Psychiatric Stigma: Past, Passing and to Come' *Journal of the Royal Society of Medicine* 90(11):618–621.

Crisp, A.H.; Gelder, M.G.; Rix, S.; Meltzer, H.I. and Rowlands, O.J. (2000) 'Stigmatization of People with Mental Illness' *British Journal of Psychiatry* 177(1):4–7.

Crossley, N. (2006) *Contesting Psychiatry: Social Movements in Mental Health*. Routledge: London.

Denzin, N.K. (2003) 'Much Ado about Goffman' in Trevino, J. (ed.) *Goffman's Legacy*. Roman and Littlefield: Oxford and New York.

Desai, M.M.; Rosenheck, R.A.; Druss, B.G. and Perlin, J.B. (2002) 'Mental Disorders and Quality of Diabetes Care in the Veterans Health Administration' *American Journal of Psychiatry* 159(9):1584–1590.

Dovidio, J.F.; Major, B. and Crocker, J. (2000) 'Stigma: Introduction and Overview' in Heatherton, T.F.; Kleck, R.E.; Hebl, M.R. and Hull, J.G. (eds.) *The Social Psychology of Stigma* The Guilford Press: New York, NY. pp. 1–28.

Druss, B.G.; Rosenheck, R.A.; Desai, M.M. and Perlin, J.B. (2002) 'Quality of Preventive Medical Care for Patients with Mental Disorders' *Medical Care* 40(2): 129–136.

Evans-Lacko, S.; Brohan, E.; Mojtabai, R. and Thornicroft, G. (2011) 'Association between Public Views of Mental Illness and Self-stigma among Individuals with Mental Illness in 14 European Countries' *Psychological Medicine* First View:1–13.

Evans-Lacko, S.; Henderson, C. and Thornicroft, G. (2013) 'Public Knowledge, Attitudes, and Behaviour Regarding People with Mental Illness in England 2009–2012' *British Journal of Psychiatry* 202:S51–S57.

Fine, G.A. and Manning, P. (2003) 'Erving Goffman' in Ritzer, G. (ed.) *The Blackwell Companion to Major Contemporary Social Theorists*. Blackwell: Malden, MA. pp. 34–62.

Foucault, M. (1988) *Madness and Civilization: A History of Insanity in the Age of Reason*. Random House: New York.

Gerhardt, U. (2003) 'Of Kindred Spirit: The Relationship Between the Oeuvres of Georg Simmel and Erving Goffman' in Trevino, J. (ed.) *Goffman's Legacy*. Rowman and Littlefield: Boulder, CO. pp. 122–146.

Goffman, E. (1959) *The Presentation of Self in Everyday Life*. Anchor: New York.

Goffman, E. (1961) *Asylums*. Anchor: Garden City, NY.

Goffman, E. (1963) *Stigma: Notes on the Management of Spoiled Identity*. Prentice-Hall: Englewood Cliffs, NJ.

Goffman, E. (1969) 'The Insanity of Place' *Psychiatry* 32(4):357.

Grob, G.N. (1994) *The Mad Among Us: A History of the Care of America's Mentally Ill*. Harvard University Press: Cambridge, MA.

Hatzenbuehler, M.L.; Phelan, J.C. and Link, B.G. (2013) 'Stigma as a Fundamental Cause of Population Health Inequalities' *American Journal of Public Health* 103(5): 813–821.

Hebl, M.R. and Mannix, L.M. (2003) 'The Weight of Obesity in Evaluating Others: A Mere Proximity Effect' *Personality and Social Psychology Bulletin* 29:28–38.

Herek, G.M. (2009) 'Sexual Prejudice' in Nelson, T. (ed.) *Handbook of Prejudice*. L. Erlbaum Associates: Mahwah, NJ.

Hinshaw, S.P. (2006) *The Mark of Shame: Stigma of Mental Illness and an Agenda for Change*. Oxford University Press: Oxford.

Hulme, K. (1956) *The Nun's Story*. Little Brown and Company: Boston.

Insel, T. (2013) 'Transforming Diagnosis' National Institute of Mental Health. http://www.nimh.nih.gov/about/director/2013/transforming-diagnosis.shtml.

Jorm, A.F. (2000) 'Mental Health Literacy: Public Knowledge and Beliefs about Mental Disorders' *British Journal of Psychiatry* 177:396–401.

Keusch, G.T.; Wilentz, J. and Kleinman, A. (2006) 'Stigma and Global Health: Developing a Research Agenda' *The Lancet* 367(9509):525–527.

LeFrancois, B.A.; Reaume, G. and Menzies, R.J. (2013) *Mad Matters: A Critical Reader in Canadian Mad Studies*. Brown Bear Press: Toronto.

Link, B.G. and Phelan, J.C. (2001) 'Conceptualizing Stigma' *Annual Review of Sociology* 27:363–385.

Link, B.G. and Phelan, J.C. (2009) 'The Social Shaping of Health and Smoking' *Drug and Alcohol Dependence* 1045:S6–S10.

Mak, W.W.S. and Kowk, Y.T.Y. (2010) 'Internalization of Stigma for Parents of Children with Autism Spectrum Disorder in Hong Kong' *Social Science and Medicine* 70:2045–2051.

Martin, J.K.; Pescosolido, B.A. and Tuch, S.A. (2000) 'Of Fear and Loathing: The Role of Disturbing Behavior, Labels and Causal Attributions in Shaping Public Attitudes Toward Persons with Mental Illness' *Journal of Health and Social Behavior* 41(2): 208–233.

McLean, A. (1995) 'Empowerment and the Psychiatric Consumer/ex-patient Movement in the United States: Contradictions, Crisis and Change' *Social Science and Medicine* 40(8):1053–1071.

Melville, H. (1850) *White Jacket*. Aegypan: New York.

Mojtabai, R. (2010) 'Mental Illness Stigma and Willingness to Seek Mental Health Care in the European Union' *Social Psychiatry and Psychiatric Epidemiology* 45:705–712.

Morrison, L.J. (2005) *Talking Back to Psychiatry: The Psychiatric Consumer/Survivor/Ex-Patient Movement*. Routledge: New York.

Osborn, D.P.; Levy, G.; Nazareth, I.; Petersen, I.; Islam, A. and King, M.B. (2007) 'Relative Risk of Cardiovascular and Cancer Mortality in People with Severe Mental Illness from the United Kingdom's General Practice Research Database' *Archives of General Psychiatry* 64(2):242–249.

Osby, U.; Correia, N.; Brandt, L.; Ekbom, A. and Sparen, P. (2000) 'Mortality and Causes of Death in Schizophrenia in Stockholm County, Sweden' *Schizophrenia Research* 45(1–2):21–28.

Pescosolido, B.A. (1986) 'Migration, Medical Care and the Lay Referral System: A Network Theory of Role Assimilation' *American Sociological Review* 51:523–540.

Pescosolido, B.A. (2013) 'The Public Stigma of Mental Illness: What Do We Think; What Do We Know; What Can We Prove?' *Journal of Health and Social Behavior* 54(1):1–21.

Pescosolido, B.A.; Jensen, P.; Martin, J.K.; Perry, B.L.; Olafsdottir, S. and Fettes, D.L. (2008) 'Public Knowledge and Assessment of Child Mental Health Problems: Findings from the National Stigma Study – Children' *Journal of the American Academy of Child and Adolescent Psychiatry* 47(3):339–349.

Pescosolido, B.A. and Martin, J.K. (2007) 'Stigma and the Sociological Enterprise' in Avison, W.R.; McLeod, J.D. and Pescosolido, B.A. (eds.) *Mental Health, Social Mirror.* Springer: New York. pp. 307–328.

Pescosolido, B.A.; Martin, J.K.; Long, J.S.; Medina, T.R.; Phelan, J.C. and Link, B.G. (2010) ' "A Disease Like Any Other?" A Decade of Change in Public Reactions to Schizophrenia, Depression and Alcohol Dependence' *American Journal of Psychiatry* 167:1321–1330.

Pescosolido, B.A.; Medina, T.R.; Martin, J.K. and Long, J.S. (2013) 'The "Backbone" of Stigma: Identifying the Global Core of Public Prejudice Associated with Mental Illness' *American Journal of Public Health* 103(5):853–860.

Phelan, J.C.; Link, B.G.; Stueve, A. and Pescosolido, B.A. (2000) 'Public Conceptions of Mental Illness in 1950 and 1996: What Is Mental Illness and Is It to Be Feared?' *Journal of Health and Social Behavior* 41(2):188–207.

President's New Freedom Commission on Mental Health (2003) *Achieving the Promise: Transforming Mental Health Care in America.* U.S. Department of Health and Human Services: Bethesda, MD.

Pryor, J.B.; Reeder, G.D. and Landau, S. (1999) 'A Social Psychological Analysis of HIV-related Stigma: A Two-factor Theory' *American Behavioral Scientist* 42:1193–1211.

Scambler, G. (2011) 'Stigma and Mental Disorder' in Pilgrim, D.; Rogers, A. and Pescosolido, B.A. (eds.) *The Sage Handbook of Mental Health and Illness.* Sage Publishers: London, England. pp. 218–238.

Scheff, T.J. (1966) *Being Mentally Ill: A Sociological Theory.* Aldine: Chicago, IL.

Stouffer, S.A. [1945] 1949 *American Soldier: Combat and Its Aftermath.* Princeton University Press: Princeton.

Stryker, S. and Burke, P.J. (2000) 'The Past, Present, and Future of an Identity Theory' *Social Psychology Quarterly* 63:284–297.

Stuart, H.; Arboleda-Florez, J. and Sartorius, N. (2012) *Paradigms Lost: Fighting Stigma and the Lessons Learned.* Oxford University: New York.

Thornicroft, G. (2011) 'Physical Health Disparities and Mental Illness: The Scandal of Premature Mortality' *British Journal of Psychiatry* 199:441–442.

第十九章

艾略特·弗雷德森：职业主义与现代医学的社会学叙事

迈克尔·卡尔南（Michael Calnan）

苏静静 译

在社会学分支学科领域的理论分析，如健康和疾病社会学，被认为是受到主流社会学思想的影响。不过，在某些情况下，情况是相反的，例如在职业主义（professionalism，也译为职业精神，专业主义）社会学研究中，其主要争论集中于医学和医生地位的变化，一些学者认为这是职业主义的原型。这一主题的社会学分析采纳了许多理论视角，但最具影响力的是艾略特·弗雷德森（Eliot Freidson）的著作，他被博斯克（Bosk，2006：637）描述为"医学社会学的奠基人"。本章将集中讨论弗雷德森早期著作中出现的一些关键概念，例如"专业自主权"（professional autonomy，Freidson，1970，1975），稍晚一些的"重新分层"（re-stratification）。在最近的著作中，弗雷德森（Freidson，2001）认为职业主义是一种理想的工作组织类型（或者他所谓的"第三种逻辑"），其中专业人士充当中介，为国家或公司的利益负责，并服务于公众的需要和患者的需求。弗雷德森并非没有批评者（Coburn，2006），本章将对其中的部分批评予以评判。笔者将主要援引英国国民健康保险制度（National Health Service，NHS）的经验证据，来检验专业自主权与自由裁量、重新分层以及信任等概念在当今医学地位的社会学解释中的重要意义。

人物简介

艾略特·弗雷德森出生于 1923 年，随父母移民到美国，在东海岸长大。20 世纪 40 年代，弗雷德森在陆军服役，期间曾在芝加哥大学学习。在众多毕业于芝加哥大学、专攻工作与职业的知名社会学家中，弗雷德森也是其中的佼佼者之一（包括欧文·戈夫曼，霍华德·贝克尔和弗雷德·戴维斯）（Bosk，2006）。他的分析视角被认为受到了埃弗里特·休斯（Everett Hughes）的影响，至少早期工作是如此。休斯毕业于芝加哥大学，持互动主义观点（Halpern and Anspach，1993）。不过，弗雷德森大部分的学术生涯（自 1961 年直到退休：他于 2005 年去世）都是在纽约大学，自 20 世纪 70 年代开始，他在那里完成了（主要是独著）一系列关于医学和职业主义的开创性著作（Freidson，1970，1975）。科伯恩（Coburn，2006：433）认为，这些研究论著具有巨大的影响力：

> "弗雷德森为 20 世纪下半叶医学权力的研究搭建了舞台，许多批评家被他的专业权力和医学统治的概念所吸引。"

弗雷德森社会学视角的语境

在对弗雷德森的职业主义研究进行更详细的分析之前，有必要对他的理论视角做一些一般性的评论。首先，弗雷德森的分析主要是基于美国新自由主义卫生体系的语境，在那里，医疗保健服务主要由私人提供和支付，强调消费者的选择和市场竞争，国家在健康和福利方面的投入微乎其微。这意味着医疗行业拥有更大的专业自由（Elston，1991），由于对经济和临床自主权的缺乏限制（Elston，1991），但没有国家提供的救助或保护（类似于英国国民健康保险制度），也意味着要面对市场的不确定性、波动性以及潜在的诉讼人群。

其次，弗雷德森对专业支配地位的早期分析不仅聚焦于医学职业主义的制度，而且探讨了医患关系的结构和本质，他将其描绘为两个截然不同的世界观之间的矛盾或冲突。尽管这种分析是在结构性的语境中进行的，但他对医患之间协商和讨价还价的强调似乎反映了互动主义观点的影响（Halpern and Anspach，1993）。医生和患者不同的观点反映在外行转诊制度（lay referral system）中，这是弗雷德森（Freidson，1975：294）构建的一种类型，非专业文化和医学专业文化之间的契合度可以解释官方专业医学服务使用率的变化。这与帕森斯所描述的医患关系形成了鲜明对比，帕森斯所描述的医患关系是和谐的、共识的，患者是被动和顺从的（Freidson，1975：321）。帕森斯的进路反映了一种更普遍、规范主义的社会学观点，理所当然地认为行业/专业是自由民主社会的核心社会组织。因此，帕森斯（Parsons，1951）的分析着眼于行业/专业的"核心"特征，例如，他们拥有"专家"知识体、职业道德守则，以及利他的服务导向/集体主义的导向。

再次，弗雷德森对疾病的社会组织以及疾病与"越轨"（deviance）之间的关系予以了考量，表明某些躯体疾病、慢性病或健康状况可能被视为越轨，并被污名化，是社会反应或标签所构建的，而不是有意地打破规则。而帕森斯的患者角色理论尤其关注急性病，因此再次形成了鲜明的对比。

最后，还有一个普遍性的问题，即如何从社会学的角度来看待弗雷德森的研究。它被描述为新韦伯主义（Dent，2006；Nettleton，2013：184），因为弗雷德森（Freidson，1970）反对功能主义的观点，即医学专业由于具有超强的技能和知识，能够在工业社会中履行重要的功能而从劳动分工中自然分化出来。与这种功能主义的解释相反，弗雷德森（Freidson，1970）的分析侧重于行业团体是如何通过垄断服务的供应来确保其市场地位。因此，医学行业的崛起被视为不同利益集团为争取更高的地位和声望，以及更有利的市场地位和市场封闭而进行的政治斗争。正如博斯克（Bosk，2006）所指出的那样，弗雷德森在《医学专业》（*Profession of Medicine*，1975）中再次提出了韦伯先前的问题，即技术理性和专业知识支配地位的不断提高，及其对民主社会公众决策的影响。弗雷德森（Freidson，2001）在其后来的著作中，将职业主义描述为一种理想类型，可与韦伯式的官僚主义理想型相当。

然而，弗雷德森的社会学立场可能被认为是更加折衷的，因为他有时会通过理论分析和实证研究强调冲突而不是共识，有时是公开的冲突，尽管这种冲突没有从社会阶级或性别关系方面来分析。当然，正如科伯恩（Coburn，2006）所指出的，与弗雷德森研究相关的社会封闭理论家更加关注用于获得和维持封闭的策略，而对它们发生的语境关注较少。弗雷德森的进路也可以被视为一种结构多元主义（Alford，1975），其中专业人员作为中介者，为国家利益负责，为公众和患者的需求服务。根据弗雷德森（Freidson，2001）的观点，这种角色的好处是在公共服务中产生信任和信心，并减少了政府行动和控制的成本。但是，弗雷德森的多元进路与其他解释框架又明显不同（Light，2010），在其所采用的多元进路中，医学行业及其支配地位并不是关注的所有焦点，而是与医疗保健中其他的利益团体一起考虑，包括国家、制药行业或其他私营产业，以及患者团体，因为他们在医疗市场中争夺权力和资源，并且每个团体的影响力随着时间变化而消长。

弗雷德森进路的流行似乎反映了当时社会学发展的普遍趋势（Gabe and Calnan，2009），至少在英国是这样的，这在微观和宏观两个层面都呈现出更具批判性的特点。他的批判主要集中于宏观水平，回应于当时社会学的趋势，彼时社会学所描述的现代医学正从一种良性的社会控制形式走向更具压迫性的社会控制中介，致力于服务和维护一个强大而无责任的专业团体的利益（Freidson，1975），或服务于更广泛的阶级利益（Navarro，1976；Johnson，1977）。弗雷德森的工作牢牢地扎根于"医学的社会学"（sociology of medicine），而不是医学中的社会学（sociology in medicine），正如哈尔珀和安斯帕克（Halper and Anspach，1993：281）所指出的：

> "弗雷德森阐述了行业权力对医疗服务质量和特征的影响……结果是医学社会学不仅提出了公共利益的问题，同时双脚依然站立在医学社会学的土地上。"

职业主义作为职业控制的形式

帕森斯的主要论述更为接近规范主义的进路（Carr-Saunders and Wilson，1933），认为专业人员利用其专业知识来维护社区的利益和利他主义的服务导向，保护社区免受剥削。作为对履行这种特殊和有价值的作用的回报，医学界和其他专业被赋予更高的地位，并比其他职业群体获得更多的经济回报。

关于专业主义还有一种相反的说法，它将职业主义刻画为职业控制的一种形式，并强调医学界的利己主义动机，而不是利他主义。大概有两种不同的观点，一种认为医学专业代表的是其他更强大的利益集团（McKinlay，1977），另一种是更为多元主义的进路，认为医学是在为自己的利益服务。

前者沿用了马克思主义的进路，或者至少是其中的一个分支，认为医学专业是社会控制的代理人，要么是作为资本主义社会统治阶级的一部分，要么是作为一个独立的阶级，服务于统治阶级的利益（Navarro，1988）。这种强制作用的施加可以通过控制工作机会，或利用生物医学意识形态将疾病的社会和经济原因转化为患者个人患病经验来实现。但是，弗雷德森的方法（至少在他的早期研究中）属于第二类，因为职业主义被描述为不同群体为了更高的地位而进行政治斗争的过程。在这里，弗雷德森的权力理论似乎基于社会封闭，其中医学是一种基于信用主义的市场封闭的排他性表现。医学专业的兴起是特殊的历史产物，涉及权力冲突的历史进程，因此重点在于解释医学与其他职业相比，为什么会如此成功地获得专业地位。至少在弗雷德森（Freidson，1975）看来，关键在于实现和维持专业自主权，他认为职业与专业之间最具战略性的区别在于拥有合法、有组织的自主权，这是其他职业、客户、国家和产业所没有的：

> "如果我们发现一种职业在劳动分工中有组织的自主权，那么它将支配

其他职业。不受合法监管或其他职业评估的影响，它本身可以合法地评估和命令他人的工作。通过其在劳动分工中的地位，我们可以将其指定为支配专业……"（Freidson，1975：369）。

根据弗雷德森（Freidson，1970）等的观点，专业（profession）不同于其他职业之处在于它有权控制自己的工作。对专业地位的承认是专业自主权的许可，是通过政治行动从国家那里获得的，赋予该职业专有的权利来控制对其组成工作的访问和组织。自治权通常是由国家资助的。它不是职业的内在品质，使其优于竞争团体，但这些团体利用专家知识和其他属性作为思想弹药，以取得专业地位。弗雷德森（Freidson，1975）认为，职业团体借由职业主义的意识形态，例如掌握知识体系的专有权，或适当时长的培训课程，得以在既有的社会结构中获得了"行业"地位并控制分工。例如，弗雷德森（Freidson，1975：57）提出，之所以说护理的行业化策略是有问题的，原因之一是他们很多教学内容都是医生指定的，这表明他们缺乏自主权（Morgan 等，1985）。

显然，在护理与彼时男性支配的医学之间，另一个重要的区别在于性别分工，尽管护理的专业化和实现社会封闭的努力也受到了其可及知识不具有排他性的阻碍（Witz，1992）。相较而言，医学成功地将自己与科学联系起来，根据拉尔森（Larson，1978）的观点，这种联系巩固了其在医疗市场上的垄断地位。科学具有重要的价值，因为它可以标准化和统一，因此可以通过培训和教育进行复制，但是它也是专科化的，因此可以通过与患者和其他竞争者拉开距离和维持自主权，进而增强封闭性。虽然 19 世纪的医学实践和知识的基础是"普遍的混乱和不确定性"，但 19 世纪后期，包括麻醉在内的科学发现和公共卫生运动的成功，通过说服公众相信医疗行业可以提供卓越的医疗商品而增强了其可信性（Collyer，2010：89）。然而，科学，尤其是疾病的细菌理论，在其他方面也是十分宝贵的：

"例如，疾病的细菌理论被执业医生所接受，导致从以患者为中心的医学转向减少患者参与的医学，产生了更大的患者依赖性，从而增加了其专业自主性"（Morgan 等，1985：117）。

终结医学专业权力的黄金时代？

弗雷德森和其他学者对医学权力的本质和发展进行了重新概念化，使得社会学分析不仅可以聚焦于医学专业化为何会如此成功，而且还关注到自 20 世纪 70 年代以来医学权力衰退的程度（Elston，1991：58）。有学者认为（Willis，2006：422），从20世纪30年代到70年代，医学支配的黄金时代持续了大约40年。因此，从20世纪80年代开始，美国的职业主义社会学争论始终围绕着医生黄金时代在多大程度上已经结束，医学权力和权威在多大程度上已经衰退，或者说，面对最近的挑战，医学又是如何保持其整体的主导地位（Kelleher等，2006）。那些主张医学权力衰落的学者强调了去专业化、无产阶级化、公司化和官僚化所催生的威胁。这种分析主要来自美国的经验。

美国社会学家玛丽·豪格（Marie Haug，1973）提出了新韦伯主义的去专业化（deprofessionalisation）概念，认为医生与公众之间的知识鸿沟和不确定性已降低，从而限制了医生维持临床自主性的能力。据称，这是由于计算机化和官僚制度的加强，使得专家知识和见解受到更多公开的挑战和审查。对医学知识基础的技术攻击被所谓的多言多语、信息丰富的消费者的兴起所补充，因为公众和患者不再盲目地信任他们的医生。根据这种说法，患者如今已经转变为自信和知识渊博的消费者，主动为自己选购医疗保健，医生需要赢得患者信任而不是理所当然地得到信任。通过媒体和互联网获得健康知识，消费者的需求也变得愈加丰富（Nettleton等，2005）。

一般认为，去专业化的挑战主要来自患者和公众，但是马克思主义的无产阶级化概念本质上是自上而下的。医学的去技能化（de-skilling），以及临床、经济和政治自主性的丧失是由于向管理者让渡了权力。在资本主义制度下，医学的市场化程度越来越高（McKinlay and Arches，1985），医生越来越多地成为公司的雇员。许多美国医生在医院/健康维护组织（Health Maintenance Organisation）工作，通过与第三方支付者的预付计划来支付费用，第三方的利益高于医生个人的利益。

麦金利和马尔索（McKinlay and Marceau，2002）对这一理论的最新表述是用"公司化"代替"无产阶级化"，他们认识到公司的重要性日益增加，医生在服务于一个大规模的、等级制的官僚组织（由于将医生与"工资奴隶"划等号，这削弱了这一论题的解释力）。这些作者确定了八个与医学专业消亡相关的因素。其中六个被描述为外部因素，不在医学专业的控制和影响范围之内，包括国家性质的变化及其支持的缺失；对医生工作内容日益严格的控制；全球化与信息革命；来自其他卫生保健人员的威胁，例如，医学和护理学之间界限的模糊；流行病学转变，从治疗到保健的转变，以及慢性病的增加；最后，医患关系性质的变化，公众信任度的下降。麦金利和马尔索（McKinlay and Marceau，2002）认为，这六种外部因素之外，美国还有两个内部因素，而后者可能是由医学专业所控制的。这些都是医生的供过于求（削弱了他们的市场地位）以及医生工会及其影响分科化程度的提高以及包括相关职业的融入，知识的相关职业被分散。

随后，行业化（corporatisation）和去专业化（deprofessionalisation）这两个概念的解释力也遭到了质疑。一些学者对公司化的价值提出质疑，因为人们认为基于阶级的医生利益与无产阶级的利益是背道而驰的。人们还对非专业化概念的解释力的价值提出了怀疑，因为有人认为，医学与公众之间的知识差距实际上正在扩大而不是在缩小，部分原因是生物医学话语越来越强调专业化（Elston and Gabe，2013）。也有学者认为，在患者赋权、民主意义以及重构医患关系方面，互联网的影响被过于夸大了（Nettleton 等，2005）。内特尔顿（Nettleton 等，2005）认为互联网的特征是偶然性和内嵌性，关注其在人们日常生活中的常规/日常使用。这种进路强调"高质量的"信息的专业标准和外行标准是一致的，并认识到人们所想要的也许并不是成为权威或专家，而是寻求"丰富"他们向医疗保健专业人员的咨询。

关于医学专业化战略有多重彼此相悖的社会学解释，至少在精英或宏观水平上告诉我们，医学专业化是如何能够应对或预见可能的挑战、变化和威胁，有时借此可以维持甚至增强其自主权和控制力。例如，弗雷德森（Freidson，1994）认为当前正处于重新调整或再专业化的阶段，而不是去专业化或无产阶级化。他提出了一种专业再分层的理论，即普通"医生从业者""知识型"（研究）医学精英和"行政"医学精英之间的分野。弗雷德森（Freidson，1994）认为，尽管专业内部的权力基础可能已经向这些精英群体转移，但专业本身仍然占据支配地位。例如，精英从业者和医学研究人员在制定临床规程和指南中发挥着核心作用，并且越来越多的医生在扮演管理者的角色（偷猎者变成了狩猎者），说明医生可能会撤回到行业的监督者和管理者的角色：

> "当一个精英阶层制定标准，另一个精英阶层负责领导和控制，而其他专业人员负责执行时，作为一个机构的专业组织和其成员之间的关系发生了一些重要的变化，这可能对其团体的未来产生严重的影响"（Freidson，1994：143）。

哈里森与艾哈迈德提供了另一种解释（Harrison，2009；Harrison and Ahmad，2002），他们对英格兰英国国民健康保险制度中的行业权力进行了研究，他们与弗雷德森关于医学权力的论述达成了部分的一致，即至少在宏观层面上，医学权力的维持是通过生物医学的意识形态来实现的（Harrison，2009）。然而，矛盾的是，生物医学话语中内生的还原主义和个人主义与管理主义的意识形态是一致的，从而使医疗工作变得商品化，更容易被控制。因此，根据这一论点（Harrison，2009），生物医学话语的支配地位可能会给专业自主和自由带来威胁。

科伯恩等（Coburn 等，1997）对弗雷德森的解释做出了马克思主义的回应，强调了管理主义对专业权力的影响，但他们更强有力地指出，管理主义通过国家对医学组织和医学精英的共同选择，已经从整体上削弱了医学行业，因此，医学权力和专业支配地位可能都会沦为资本主义的附属品。作者认为，医学机构正在被外部力量所利用，比如国家，以约束其成员和执行它们无法控制的政策：

"至于重新分层的观点，有大量证据表明不仅医学的支配地位正在受到侵蚀，而且这种侵蚀至少部分是通过外部约束或控制关键的医学组织和医学精英来实现的。尽管有一种观点认为医学领域的战略精英们正试图通过做出最小的让步来保留（较小程度的）权力，这种想法有其道理，但我们的观点是，医学机构正在被外来力量利用，共同约束他们自己的成员。"（Coburn 等，1997：21）。

作为工作组织理想类型的专业主义

早先，关于职业主义的两种论述是彼此相悖的，一种强调医学行业的利他主义和服务精神，另一种强调医学行业更为利己主义的价值观，意图获得和维持较高的权力、地位、收入和工作满意度。弗雷德森的早期作品完全属于第二种论述，博斯克（Bosk，2006：644）清晰地说明了这一点，他指出：

"《医学专业》在结论部分刻画了在社区中孤立的一群专业人士，他们的存在是为了服务社区，他们被自我欺骗和欺骗蒙蔽了双眼，他们用行动打造了一个新的、压迫性的'暴政'，同时总是声称自己会为公共利益服务。"

根据博斯克（Bosk，2006）的总结，在弗雷德森的分析中，医生是试图拓展和扩大其管辖范围的道德企业家。博克斯（Bosk，2006）还提出，雷德森的进路为医学化这一关键概念的发展提供了基础，这一概念正是在其他学者已建立的基础上提出的。

相比之下，在弗雷德森最新力作《职业主义：第三种逻辑》（*Professionalism：The Third Logic*，2001）中，由于对医疗的描述是由善意和专业的专业人员提供的，因此，这些关于职业主义的叙述中的第一篇似乎显得很特权。弗雷德森认为，与官僚机构或自由市场等其他工作组织形式相比，职业主义是一种理想的组织类型：

"专业性背后有两个最普遍的想法……相信某些工作是如此专业以至于缺乏所需的培训和经验的人无法获得，以及认为它不能被标准化，合理化或……商品化"（Freidson，2001：17）。

因此，对于弗雷德森而言，医学专业人员需要对其工作自由地进行专科化和职业控制，以规避管理主义和消费主义的危险：

"理想－典型的职业主义能够维护职业机构在政治经济中的特权地位及其成员的权威和地位。为此，它必须中和或至少有效地对抗对立的意识形态，一部分是为市场调控提供理论依据，另一部分是为官僚机构控制提供合理性。我将市场控制的意识形态称为消费主义，将官僚控制的意识形态称为管理主义"（Freidson，2001：106）。

因此，社会封闭非常重要（至少在美国医疗保健市场中如此），因为它划定了消费主义和管理主义的界限，并为这一双重压力提供了避难所或社会庇护：

"……在此基础上，一系列的知识和技能得以发展、培养、实践、完善和拓展"（Freidson，2001：202）。

博斯克（Bosk，2006）认为，弗雷德森的新立场是对不断变化的社会和政治环境做出的动态回应，在这种语境下的医生被描绘成具有道德权威、维护公共利益的团体，而公众则信任医学将致力于服务自身利益而做出相应的回报。这种观点与弗雷德森在1975年的早期著作形成了鲜明的对比，后者在当时的医生中是"道德企业家"，医生与患者之间存在着的世界观的分歧。

霍洛维茨（Horowitz，2013）对第三种逻辑的价值提出了质疑，至少在医学行业保护公众利益的能力方面。根据法律，美国国家医学联合会对谁可以执业具有控制权，霍洛维茨对其工作进行了民族志研究，对医学联合会如何开展讨论以及公共成员有效参与决策过程的条件进行了探索。她认为，弗雷德森等过分强调了消费主义和管理主义对于医学专业的挑战，而社会封闭阻碍了医学专业的发展。这是因为医学话语的局限性限制了他们考虑公共利益的能力，进而导致患者投诉和媒体引发的医疗丑闻增加：

"社会封闭已经制度化了一种医学话语，它抑制了团体间的交流，阻碍了扩大参与决定公共利益的范围。当涉及的各方互不接受对方的观点时，决策过程将被截断，这样的过程将会产生反效果，这一点可以从患者的抱怨、医疗事故诉讼和困扰医疗行业的负面新闻中得到证明"（Horowitz，2013：173）。

拉尔森（Larson，2003：461）更加明确地表达了对美国医学专业价值观的这些怀疑：

"……通过其官方代表，这个世界上最富有的专业很少担心健康的集体价值，而他们号称自己服务的对象正是健康。在唯一没有国民保险的发达国家，平均医疗费用是其他发达国家的两倍，而实际取得的公共卫生结果和指标却是与它们相当或者较差的。"

弗雷德森关键概念的解释力

弗雷德森提出的这些关键概念有什么样的解释价值呢？弗雷德森（Freidson，1975）在早期著作中提出了"专业支配"和"专业自主"的一般性概念，其他作者的进一步研究为其提供了一个从不同层面厘清这些一般性概念的框架。例如，根据埃尔斯顿（Elston，1991）的说法，"专业支配"的基础是专业自主的概念，后者具有临床、经济和政治等维度，并且在不同的卫生体制中有着不同的重要性。临床自主被定义为医学界制定标准和评估临床表现的权利；政治自主是作为健康和医学的合法专家做出政策决定的权利；经济自主是决定个人薪酬水平或可用于工作的资源水平的权利（Elston，1991：6）。然而，埃维茨（Evette，2002）强调了"理想型"专业自主和专业自由裁量的区别，在理想型专业自主中，专业决策完全取决于客户／患者的最佳利益，而在专业裁量中，则更多是现代专业组织语境的反映。具体来说，她（Evetts，2002：345）认为：

> "……专业自由裁量使（医务）人员能够评价和评估病例和病情，并就医嘱、绩效和治疗做出专业判断。但是，要行使自由裁量权，需要专业人员通盘考虑所有因素和要求后做出决策、给出建议。这些因素和要求将包括组织、经济、社会、政治、官僚制度的条件和限制。因此，专业决策将不仅基于单个客户的需求，还要在更广泛的公司、组织和经济环境中考虑客户的需求。"

弗雷德森（1975）的早期工作是以理论和实证研究为基础的，他的确提供了更多具体的例子，说明在这些社会条件和环境中，实现专业发展和专业自主可能是成功的，也可能是很有问题的（Coburn，2006）。例如，弗雷德森（Freidson，1975）的分析方法试图将工作场合的结构与医疗绩效和实践联系起来，并根据"他们可以接受的外行或同行控制的程度"来区分工作场合（Freidson，1975：107）。他认为，相比收入依赖型（至少在美国的卫生体制中），以外行（患者）需求出发，同事依赖型（依赖临床医生的转诊）将会更严格地遵守专业标准。因此，根据弗雷德森（Freidson，1975）的观点，后一种实践形式很可能会受到外行判断和标准的影响，有时会与临床观点相矛盾。

一些实证研究进一步推进了这一分析，不过是在英格兰开展的研究，这里的英国国民健康保险制度是主要依赖税收资助的。这项工作表明，工作环境可以鼓励或阻碍专业自主的实现或增强，并且可以促进或阻碍职业地位或职业内成就的进展。例如，在英格兰英国国民健康保险制度中，负责医院事故和急诊科的医疗专业人员曾试图按照医院的临床分科来定义其工作，并试图控制患者的类型，以及自己的工作性质。这可能被认为是增强专业自主的一种尝试：尽管就该医学分支的医学专业发展而言，这种策略被证明是有问题的（参见 Calnan，1982）。这主要是由于医疗环境的结构特征，面对患者的工作是全科的，而不是专科的。患者可以直接获得服务，而不需要经由可以控制或定量需求的全科医生（GP）守门人来转诊。像医院事故急诊部门一样，英格兰全科医疗的特点是依赖客户，这限制了他们的专业发展（至少在早期）。但是，它近年来的专业化策略取得了较大的成功，据称，这至少部分是由于其创造组织障碍的能力，以及拉远与患者的社交距离，通过预约制度、减少家庭出诊、减少非工作时间联系和分诊制度等（Calnan and Gabe，1991）。

在英国国民健康保险制度的初级保健部门所开展的实证研究也证明，"重新分层"（re-stratification）的概念具有一定的解释力。但是，正如卡尔南和加布（Calnan and Gabe，2009）所言，需要在微观层面上区分水平分层和垂直分层：

> "……在一般实践中，分工越来越复杂，全科医生将日常任务委托给护士，PCT[1] 级别的管理控制有限，传统主义者与企业家之间以及家长主义者与平等主义者和有薪全科医生之间的分工越来越多，他们对工作与生活的平衡更感兴趣，这表明重新分层正在发生。这似乎在微观层面上反映了一种水平分层，但也有证据表明，作为临床牵头人或在 PCT 中担任管理角色或负责 QOF[2] 的实践的 GP 之间存在垂直分层。有更多的影响力，而那些不参与这些活动的人……"（Calnan and Gabe，2009：72）。

弗雷德森（Freidson，2001）在他最近对职业主义研究中强调信任的重要，这与其他社会学论点有相似之处，但也有截然不同的地方，可见在有关职业发展和控制的社会学理论和关于职业主义的话语中，有关"信任"的议题已经兴起，或者说再次兴起。过去对职业主义的批判性分析认为职业的动力主要是个人利益和对权力、地位和物质财富的需求，而不是利他主义。信任被用作一种手段，用以劝阻或强迫公众相信科学医学产品的优越性，从而巩固专业化程度。最近的理论通过重新关注风险和公共信任下降所带来的挑战，重新将信任与职业主义联系起来。例如，正如埃维茨（Evetts，2006）所指出的，当前对职业的职业主义的呼吁与50多年前更为传统的职业控制（以医学为代表）有着明显不同

---

[1] 随着英格兰和威尔士（人口10万～30万）建立起英国国民健康保险制度，2002年成立初级保健信托（primary care trusts，PCTs），开始负责改善该地区的社区健康，提供初级和社区卫生服务以及委托二级服务。然而，近年（2012年）它们已被取消，并由临床委托小组取代。

[2] 质量和结果框架（quality and outcomes framework，QOF）是一项一般医疗服务合同，最初于2004年在英格兰和威尔士被纳入国民保健制度。这是一种规范性的，但仅供选择的绩效薪酬方案，将全科医生的收入与循证实践联系起来（详情见 Cheraghi-Sohi and Calnan，2013）。

的含义。对职业主义的呼吁通常包括用组织价值代替专业价值，用问责制取代信任，并限制和控制自主：

　　"专业性和信任再次变得重要，因为人们认为信任的下降已经十分严峻"（Evetts，2006：525）。

　　至于信任与专业性之间的联系，其他社会学研究揭示了医学专业如何通过制定外部法规（例如指南）来加强其专业地位。例如，卡尔南和罗维（Calnan and Rowe，2008）认为，这些新的官僚监管工具（作为质量的象征）被医生用来与同事主动建立信任关系。在更严格的控制和监管下，这些绩效指标或质量标准被用作其服务质量的"公开证明"。它们也被患者认为是自主决策和信任关系的前提。传统"身体化"的职业主义被转变为基于信息的"去身体化"的专业转移。因此，正如库尔曼（Kuhlmann，2006）所提出的，建立信任的新模式正在出现而不是在衰退。

新的医学职业主义？

　　社会学上也有相关的辩论，讨论以何种形式的组织变革（以新形式的治理和问责制体现）在何种程度上催生了新形式的医学职业主义。库尔曼（Kuhlmann，2008）认为，越来越多的证据表明新形式的职业主义正在兴起，它与早期形式的职业主义迥然不同，因为职业主义变得多样性和语境依赖性正在增加。切克兰德（Checkland，2004）提供了一个案例，他认为英国国民健康保险制度中可能出现了一种新型的全科医生，类似"街头官僚"，他们在遵循临床指南的外部官僚压力与（基于经验知识和个性化知识的）日常的专业实践之间进行协调。另一个例子是医生成为"公共服务事业家"，他们用市场价值来满足患者的需求，但不受利润动机的驱动。这可能被视为另一种医学专业类型，兼具自利主义和利他主义的属性（Calnan and Gabe，2009），整合了前文所述的两种社会学叙事。

　　这些组织变革对医疗行业的影响体现在新形式的治理和问责制度，有些人则认为这种影响是被夸大了。例如，一些学者继续用更传统的术语来描述医学专业人员，他们在工作上具有很大程度的自主权（Willis，2006；Timmermans，2008）。这种自主性使医学行业能够抵制任何强制性的变革，并借此来提高其社会地位。当然，一些实证研究也支持这一结论。例如，最近的一项研究（Spyridonidis and Calnan，2011）表明，在英格兰，英国国民健康保险制度对临床管理（例如英国国家卫生与临床优化研究所指南）的利用率和接受度都较低。临床医生对自上而下的治理方式的抵制屡见不鲜，反映出该行业对临床自由和专业裁量权重要性的传统关注。全科医生和医院医生都采取了一定的策略来避免自上而下的控制方式，例如他们认为英国国家卫生与临床优化研究所指南[3]是对其临床判断和自我调节的专业权利的过度限制。以下是英国国民健康保险制度医生的引述：

> "我不喜欢规定性太强的指南，因为每个人都希望有一定的灵活性。我已经从事这个工作40年了。在大多数情况下，我大概能知道我在做什么，所以我不需要什么指南来告诉我如何治疗患者，这是我的工作（全科医生）。
>
> 新的变革并不总是受到每个人的欢迎，全科医生和医院的顾问一样，十分珍惜自己的临床自由（全科医生）"（Spyridonidis and Calnan，2011：402）。

然而，来自英国国民健康保险制度初级保健研究的其他证据表明，越来越多的人接受对行级和档案中的专业审查和问责制的要求（McDonald 等，2009）。结果的明显不一致可能反映了外部压力对不同形式的专业判断力的不同影响。尽管对专业裁量的概念给予了关注，但似乎缺乏讨论和分析，有必要对这一概念及其组成维度进行更为谨慎的研究（Cheraghi-Sohi and Calnan，2013）。

也有作者认为，"新职业主义"的概念过于简单，因为医学职业既有连续性也有变化性（Evetts，2006）。有人认为，当代工作场所给专业人员施加了越来越大的压力，迫使他们更具灵活性，并构建多种职业身份。例如，英格兰医生（例如全科医生）需要采用或构建多种身份，才能同时成为"专业人员"和"企业主"（Spyridonidis and Calnan，2011）。

结 论

本章聚焦于医学职业主义社会学的理论和实证分析。过去30年来，该领域的主要理论家之一是艾略特·弗雷德森，因此分析工作主要讨论和评估了他的一些关键概念。很明显，弗雷德森的工作引起了有关专业医学地位变化的一系列问题。在医学的黄金时代，了解医学如何如此成功地获得并维持地位和权力的关键是通过专业自主权的概念。在最近的时代，辩论集中在所谓的科学医学的社会地位和力量的下降上，弗雷德森重新分层的概念和理想专业精神的第三种逻辑表明了医学界如何应对外部压力和挑战。

在社会学分析中存在两种主流的职业主义论述，将专业性描述为一种职业控制的形式，强调医学自利主义的动机，而不是医学专业以保护他们的患者和公众的利益为目的利

---

[3] NICE（英国国家卫生与临床优化研究所）以成本效益为基础，监管英国 NHS 内新药供应，并为卫生部门和临床医生提供循证临床指南。

他主义动机。在弗雷德森的著作中可以看到这两种论述。在他的早期工作中，对职业控制和社会封闭的关注反映了医学职业主义的利己主义，在他后期的著作中，这种劳动分工的组织形式不仅对于保护医学专业和公众都至关重要，而且具有公共精神的医学专业正在致力于保护公共利益。

当然，弗雷德森的大部分研究都聚焦于美国私有化的医疗保健制度，在该制度下，经济激励机制和临床实践有着更为明显的联系。但是，全球化和越来越多地将新自由主义的选择和市场竞争概念纳入公共资助的医疗保健系统的政策中（Pollock and Price，2011），在该体系中，医生受雇于国家或与国家签约（例如英国国民健康保险制度），这表明职业主义的两种论述将越来越普遍。另外，随着对去监管化和权力下放的日益重视，以及各国的卫生体系的日益变得更加多元化，医学职业主义的元社会学叙述可能会减少解释力，职业实践可能会被更好地理解为当地组织背景和环境的影响。

致谢

感谢主编弗兰·科利耶和两位匿名审阅者对本章早期草稿的重要但有建设性的评论。

参考文献

Alford, R. (1975) *Health Care Politics*. Chicago University Press: Chicago, IL.

Bosk, C.L. (2006) 'Review Essay: Avoiding Conventional Understandings: The Enduring Legacy of Eliot Freidson' *Sociology of Health and Illness* 28:637–653.

Calnan, M. (1982) 'The Hospital Accident and Emergency Department; What Is Its Role?' *Journal of Social Policy* 11:483–503.

Calnan, M. and Gabe, J. (1991) 'Recent Developments in General Practice? A Sociological Analysis' in Gabe, J.; Calnan, M. and Bury, M. (eds.) *The Sociology of the Health Service*. Routledge: London.

Calnan, M. and Gabe, J. (2009) 'The Re-Stratification of Primary Care in England? A Sociological Analysis' in Gabe, J. and Calnan, M. (eds.) *The New Sociology of the Health Service*. Routledge: London.

Calnan, M. and Rowe, R. (2008) *Trust Matters in Health Care*. Open University Press: Maidenhead.

Carr-Saunders, A.M. and Wilson, P.A. (1933) *The Professions*. Oxford University Press: London.

Checkland, K. (2004) 'National Service Frameworks and UK General Practitioners' *Sociology of Health and Illness* 26(7):951–975.

Cheraghi-Sohi, S.S. and Calnan, M. (2013) 'Discretion or Discretions? Delineating Professional Discretion in English Medical Practice' *Social Science and Medicine* 96:52-59.

Coburn, D. (2006) 'Medical Dominance Then and Now: Critical Reflections' *Health Sociology Review* 15(5):433–443.

Coburn, D.; Rappolt, S. and Bourgeault, I. (1997) 'Decline vs. Retention of Medical Power Through Restratification: An Examination of the Ontario Case' *Sociology of Health and Illness* 19:1–22.

Collyer, F.M. (2010) 'Origins and Canons: Medicine and the History of Sociology' *History of the Human Sciences* 23(2):86–108.

Dent, M. (2006) 'Disciplining the Medical Profession? Implications of Patient Choice for Medical Dominance' *Health Sociology Review* 15(5):458–468.

Elston, M.A. (1991) 'The Politics of Professional Power: Medicine in a Changing Health Service' in Gabe, J.; Calnan, M. and Bury, M. (eds.) *The Sociology of the Health Service*. Routledge: London. pp. 58–88.

Elston, M.A. and Gabe, J. (2013) 'Medical Autonomy, Dominance and Decline' in Gabe, J. and Monaghan L. (eds.) *Key Concepts in Medical Sociology*. Sage: London, Part 4. pp. 151–155.

Evetts, J. (2002) 'New Directions in State and International Professional Occupations: Discretionary Decision-Making and Acquired Regulation' *Work, Employment and Society* 16(2):341–353.

Evetts, J. (2006) 'The Sociology of Professional Groups: New Directions' *Current Sociology* 54(1):133–143.

Freidson, E. (1970) *Professional Dominance*. Atherton Press: New York.

Freidson, E. (1975) *The Profession of Medicine*. Dodd and Mead: New York.

Freidson, E. (1994) *Professionalism Reborn: Theory, Prophecy and Policy*. Polity Press: Cambridge.

Freidson, E. (2001) *Professionalism: The Third Logic*. Polity: Cambridge.

Gabe, J. and Calnan, M. (eds.) (2009) *The New Sociology of the Health Service*. Routledge: London.

Halpern, S. and Anspach, R. (1993) 'The Study of Medical Institutions: Eliot Freidson's Legacy' *Work and Occupations* 20(3):279–295.

Harrison, S. (2009) 'Co-option, Commodification and the Medical Model: Governing UK Medicine since 1991' *Public Administration* 87(2):184–197.

Harrison, S. and Ahmad, W. (2002) 'Medical Autonomy and the UK State 1975 to 2005' in Nettleton, S. and Gustaffson, U. (eds.) *The Sociology of Health and Illness Reader*. Polity: London.

Haug, M. (1973) 'Deprofessionalisation: An Alternative Hypothesis for the Future' *Sociological Review Monograph* 2:195–211.

Horowitz, R. (2013) *In the Public Interest: Medical Licensing and the Disciplinary Process*. Rutgers University Press: London.

Johnson, T. (1977) 'The Professions in the Class Structure' in Scase, R. (ed.) *Industrial Society: Class Cleavage and Control*. Allen and Unwin: London.

Kelleher, D.; Gabe, J. and Williams, G. (eds.) (2006) *Challenging Medicine*. Routledge: London.

Kuhlmann, E. (2006) 'Traces of Doubt and Sources of Trust: Health Professions in an Uncertain Society' *Current Sociology* 54(4):607–620.

Kuhlmann, E. (2008) 'Governing Beyond Markets and Managerialism: Professions as Mediators' in Kuhlmann, E. and Saks, M. (eds.) *Rethinking Professional Governance: International Directions in Healthcare*. The Policy Press: Bristol. pp. 45–60.

Larson, M. (1978) *The Rise of Professionalism: A Sociological Analysis*. California University Press: Los Angeles.

Larson, M. (2003) 'Professionalism: The Third Logic' *Perspectives in Biology and Medicine* 46(3):458–462.

Light, D. (2010) 'Healthcare Professions, Markets and Countervailing Powers' in Bird, C.; Conrad, P.; Fremont, A. and Timmermans, S. (eds.) *Handbook of Medical Sociology*. Sixth edition. The Vanderbilt University Press: Nashville.

McDonald, R.; Checkland, K. and Harrison, S. (2009) 'The New GP Contract in English Primary Health Care: An Ethnographic Study' *International Journal of Public Sector Management* 22(1):21–34.

McKinlay, J. (1977) 'The Business of Good Doctoring or Doctoring as Good Business: Reflections on Freidson's View of the Medical Game' *International Journal of Health Services* 7(3):459–488. See also in the same edition of the journal *a comment* in response by Freidson (pp. 485–486) and further *rejoinder* by McKinlay J (pp. 487–488).

McKinlay, J. and Arches, J. (1985) 'Toward the Proletarianisation of Physicians' *International Journal of Health Services* 15(2):161–195.

McKinlay, J. and Marceau, L. (2002) 'The End of the Golden Age of Doctoring' *International Journal of Health Services* 32:379–416.

Morgan, M.; Calnan, M. and Manning, N. (1985) *Sociological Approaches to Health and Medicine*. Routledge: London.

Navarro, V. (1976) *Medicine Under Capitalism*. Prodist: New York.

Navarro, V. (1988) 'Professional Dominance or Proletarianization? Neither' *Milbank Memorial Quarterly* 66(2):57–75.

Nettleton, S. (2013) *The Sociology of Health and Illness*. Polity: Cambridge.

Nettleton, S.; Burrows, R. and O'Malley, L. (2005) 'The Mundane Realities of the Everyday Use of the Internet for Health and Their Consequences for Media Convergence' *Sociology of Health and Illness* 25(6):589–607.

Parsons, T. (1951) *The Social System*. Routledge: London.

Pollock, A. and Price, D. (2011) 'The Final Frontier: The UKs New Coalition Government Turns the English National Health Service over to the Global Health Care Market' *Health Sociology Review* 20(3):294–305.

Spyridonidis, D. and Calnan, M. (2011) 'Are New Forms of Professionalism Emerging in Medicine? The Case of the Implementation of NICE Guidelines' *Health Sociology Review* 20(4):394–409.

Timmermans, S. (2008) 'Professions and Their Work: Do Market Shelters Protect Professional Interests?' *Work and Occupations* 35(2):164–188.

Willis, E. (2006) 'Introduction: Taking Stock of Medical Dominance' *Health Sociology Review* 15(5):421–431.

Witz, A. (1992) *Professions and Patriarchy*. Routledge: London.

第二十章

伊万·伊里奇与欧文·肯尼斯·佐拉：失能的医学化

约瑟夫·E.戴维斯（Joseph E. Davis）

唐文佩 译

医学化一直是医学社会学最重要的概念之一。它已经为各领域的学者所研究，并产生了丰富的文献，完成了一系列案例和编史学研究。这项工作的部分目的是探讨医学定义和治疗被用于之前没有被作为医学问题定义或治疗的行为、思想和身体领域的过程。偏常行为、生殖问题和边缘医学问题往往是研究的重点。最近，扩展医学化理论的努力旨在捕捉日常生活中健康和医学的日益复杂交织所呈现出的附加特性。我们似乎生活在一个"完全健康的政权"（Armstrong，1993）和一个没有限制的医学之下。

本章回顾并阐述了两位先驱理论家——伊万·伊里奇（Ivan Illich）和欧文·肯尼斯·佐拉（Irving Kenneth Zola）的批判性视角。虽然完全不同，并且对彼此的影响似乎也很小，但他们对健康和医学局限性的批判在许多重要方面是重叠的。虽然他们的作品在早期被广泛阅读，并为健康、疾病和医学方面的社会学理论做出了宝贵贡献，但现在它们被忽视了。当然，两者都继续被医学化文献所引用，但参考的仅是孤立的观点，而不是更大的视角。事实上，这一视角往往被摒弃，认为它是反医学的、极端主义的和经验不足的。应该承认这一视角的确存在一些问题。伊里奇本人也承认并撰写了论文，修订和更新了他关于医学和职业化（professionalism）的一些内容（如 Illich，1986，1995）。但他们作品中持久的价值并不因这些问题而逊色，可以成为更强有力的研究议程的基础。伊里奇和佐拉提供的是一个视角，它将我们关于限度问题的关注引向深层的文化和制度根源，并"反对其所宣传的益处"（Illich，1976：4），使我们敏感地认识到由于医学的持续增长和健康的神圣化所失去的东西，它使我们失能。

人物简介

　　两位思想家的个人背景对于理解他们的观点至关重要。伊万·伊里奇（1926—2002 年）出生于维也纳的一个小贵族家庭，有犹太人、达尔马提亚人血统，信奉天主教。1941 年他被迫离开奥地利，随家人搬到了意大利。在随后的几年里，伊里奇在佛罗伦萨学习自然科学，在罗马的格列高利大学（Gregorian University）学习哲学和神学。他在萨尔茨堡大学（University of Salzburg）获得了历史哲学博士学位，并对中世纪关于苦难的理解产生了浓厚兴趣。1951 年，在被授任为天主教神职人员后，伊里奇来到美国，在普林斯顿大学做博士后研究，并被委任为纽约华盛顿高地地区爱尔兰 – 波多黎各教区的助理牧师。此时正值波多黎各人大量移民纽约。伊里奇很快学会了西班牙语，游历并沉浸在波多黎各文化中，并发起了各种各样的牧区项目，这些项目的特点是尊重原住民传统和普通人应对他们生活变化的资源（Fitzpatrick，2002）。

　　继纽约的创新之举后，伊里奇于 1956 年被任命为波多黎各天主教大学的副校长。1961 年，迁居至墨西哥的库埃纳瓦卡，在那里与人共同创办了"跨文化文献中心"（Centro Intercultural de Documentación，CIDOC），一个为传教士提供课程的研究中心。正是在那里，伊里奇与著名学者们就"技术社会中的建制替代物"发起了一系列精心且聚焦的智识对话，并出版了一系列关于特定建制（包括医学）的书籍。1969 年，他与教会产生摩擦，并辞去了传教工作（但仍为牧师）。之后，继续经营 CIDOC，直到1976 年中心关闭。此后，作为国际名人的伊里奇关注度降低。尽管如此，他仍继续大量写作、旅行、主持研讨会和授课，将时间一方面用于库埃纳瓦卡，一方面用于德国和美国大学的学术职务。1983 年，他被诊断出癌症（Corley，2002），但拒绝医生使用镇静药物治疗的建议，因为这会中止工作，他自行服药并一直坚持至 2002 年去世。

　　欧文·佐拉（1935—1994）出生于多切斯特市（Dorchester），波士顿的一个贫穷城中村的移民大家庭，后迁居至稍微富裕的马塔潘市（Mattapan）。两次痛苦的医疗事件扰乱了佐拉安稳的青年时光，他 15 岁时罹患脊髓灰质炎，20 岁时遭遇重大车祸。两次事故各致使他卧床一年，并最终一条腿佩戴长支架，背部使用加强支撑，终身离不开手杖。据佐拉（1983a）所言，这些个人经历留给他一种持久的影响，即在工作中自觉借鉴的一种他称为"社会自传"（socioautobiography）的反思性方法。他的早年经历和随后对自身残疾的反思，使他对权威所规定的什么构成了他人的最佳利益表示怀疑，激发了他对人的"有效性"（validation）的关注（Zola，1991a：3），并促成了一种与"被污名化者，局外人和受压迫者"的身份认同（1983a：16）。

佐拉接受了精英教育，先是在波士顿拉丁学校，后在哈佛大学社会关系系求学，获得社会学学士学位，1962 年获得博士学位。经过一年的博士后研究，他接受了布兰迪斯大学（Brandeis University）社会学系的教席，并在那里度过了余生。在 20 世纪 60 年代后期，他与人共同创建了一个植根于人文主义心理学和平等主义伦理学的咨询集体——Greenhouse。佐拉在其著作《缺失的部分》（*Missing Pieces*）（1982）中记载，在荷兰的 Het Dorp（一个为严重残疾者建立的社区）研究期间，他开始直面自己的残疾，从此着手书写残疾及其社会影响。1977 年至 20 世纪 80 年代的很长一段时间，他致力于创建和指导波士顿自助中心（Boston Self Help Center）：一个为慢性病患者和残疾人士设立的基层组织。他还是残疾研究学会的创会成员，也是《残疾研究季刊》（*Disability Studies Quarterly*）的第一任编辑。佐拉于 1994 年去世，享年 59 岁。

视　角

无论是伊万·伊里奇，还是欧文·佐拉都不易被归类为社会理论家。两人都以不同的方式结合了谱系学、现象学、符号互动论和政治经济学视角的元素，并且有着深刻的人文主义取向。伊里奇早期将他的作品描述为"质疑某种确定性的努力"，一些未经检验的公理（如"健康"）已经成为当代社会的支柱（1970：11）。佐拉以其独特的方式将自己的工作视为一种抵制社会引擎新模式的行动，这些新模式利用技术和"客观性光环"（1975：84）使得文化理想（健康主义）正常化，这不利于弱势群体，也有损于每个人的适当的自由。他们都关注语言和故事的重要性、主体化的过程、技术的局限性，专家系统及医学化对人类尊严非故意但非常真实的威胁。他们工作的与众不同之处在于其所表现出的社会愿景。

《医学的复仇女神》（*Medical Nemesis*），作为伊里奇对医学和"医学化了的文化"的著名批评，是他对现代制度和服务经济系列考察中的一支。从某种程度上讲，《医学的复仇女神》在伊里奇的分析线索中一以贯之，他起初反思教会对神职人员的制度化（Illich，1967），之后的三本小册子，《去学校化的社会》（*Deschooling Society*，1971）探讨义务教育对学习造成的问题；《愉悦的工具》（*Tools for Conviviality*，1973）探讨评估技术发展的伦理；《能源与公平》（*Energy and Equity*，1974）探讨密集的能源使用对社会关系的影响。以上这些作品都有了众多译本，连同 1975 年首次出版的《医学的复仇女神》，对工业社会中的建制的社会影响提出了两个重要的批判性观点，即"悖论式的反生产性"

（paradoxical counterproductivity）和"激进的垄断"（radical monopoly）[1]。

伊里奇将现代制度分析为一种"工具"，"计划和工程的工具"（1973：22），它们通过强大的理性、客观效能和自我辩护的逻辑，以优化人类福祉和控制性为名自我推进。与所有工具一样，制度对于实际的自力更生和相互的自我照护可能是有益且"富有成效的"，但只能在规模和强度等特定参数范围内。工具和人类利益需要仔细平衡，其在工业化社会中已经发生了根本性的扭曲。这个问题不是工具理性占据了主导地位，正如马克斯·韦伯（Max Weber）所批评的那样，而是制度手段对恰当的人类目的的强有力混淆（Depuy，2002：194）。专业人士和专家系统，未受到人类利益的更大文化构型的约束，越来越多地垄断了生活的各个方面，不仅定义人们需要什么，还控制了他们的满意度。在这种情况下，社会为了制度的便利被逐步重新安排，这就走向了它的反面，"悖反的是，那些设计出机构以提供给社会的东西，反倒被机构从社会中拿走了"（Illich，1976：213）。学校变得有害学习，医学变得有害健康，发展变得无助于穷人等。

虽然反产生性创造出各种负面后果，从环境污染到不安全的食品，到交通拥堵，再到"制造疾病"的医院，然而这些外部效应远非主要问题。事实上，根据伊里奇的说法，过分强调这种反生产性很容易使人们对真正的利害关系模糊不清。使得大型现代制度无法达成预期目标的是官僚系统和专业服务取代与削弱人类自由和独立的方式。作为"激进的垄断者"，它们不是像商业垄断一样简单地垄断市场，而是殖民真实的生活世界。它们强制性地在全社会范围内将人类产品——学习、健康、照护重新配置为商品。反生产性的真正危险之处在于它重塑主体性和社会环境的方式。

佐拉关于医学化的写作路径与伊里奇不同，虽不那么系统化，但有更多增量。他以研究偏常开始他的职业生涯，早期工作探讨了不守规矩者和弱势群体如何观看世界。这些研究促使他接受了新兴的关于偏常行为的"社会反应"或"标签"视角（Zola，1983a：12）。这一学派将偏差概念化为一个标签，它不是行为本身的自然属性，而是社会群体贴在行为之上的可变标签。塔尔科特·帕森斯（Talcott Parsons）是佐拉在哈佛大学的老师，在他的功能主义分析中，已经朝着使健康和疾病的界限去自然化迈出了一步。帕森斯将疾病理论视为一种偏常的形式。他声称，疾病与犯罪一样，是不符合文化的特定规范性角色的，对社会具有破坏性。如同犯罪一样，它是一个社会控制的问题，医生是控制的代理人，负责调控谁可以进入患者角色，并"努力使偏常者重新融入社会"（Parsons，1951：313）。然而，工业社会中重新融入社会并不是要施加惩罚，如同对待犯罪（crime）或罪孽（sin）

---

[1] 1975 年 1 月，伦敦出版商 Calder and Boyers 首次出版了一个较短的、研究报告版《医学的复仇女神：健康的征用》（*Medical Nemesis：The Expropriation of Health*）。次年，Pantheon Books 出版社在纽约出版了一个更长的版本，其中包括对研究报告的反响所作的修订，书名不变。随后，这个美国版在英国发布，出版商是 Marion Boyers，取名《医学的限度：医学的复仇女神，健康的征用》（*Limits to Medicine：Medical Nemesis, the Expropriation of Health*，1976）。

那样，而是要治疗，帕森斯（Parsons，1958）认为，总体而言，治疗对个人和社会都有积极影响。

佐拉在医学方面的实证研究以及受到汉斯·塞利（Hans Selye）、勒内·杜博斯（René Dubos）等的作品的影响，使他进一步采取对疾病的去自然主义视角（1966，1983a：135），而在标签和随后的残疾方面的工作则导致了他对医学的社会控制持有不甚乐观且越来越政治化的观点。他认为，什么构成了"症状"并可以得到医疗关注具有高度的可变性，新的疾病不断产生，对于哪些社会或个人问题，偏常或差异需要被发现没有一个自然的限制（Zola，1970：689）。这种流动性和可扩展性是我们需要警惕医学的一个重要原因，它在垄断"疾病"及其治疗，以及日益增长的健康的社会价值方面具有形式上的权力（Zola and Miller，1973：169）。与其他的偏常区分一样，正常与病理之间的界限涉及道德维度，而不仅仅源于经验衍生出的事实。医学的扩展不是科学或人道主义的必然胜利，而是一个权变的历史、政治和文化进程，这一进程由国家法律力量支持的精英所调控。他认为，我们不能假设医学化对社会组织、自我照顾和弱势群体的影响将是良性的。在最近的权利运动模式中，我们必须对它们进行批判性的探索。

失能的医学化

在与伊里奇唯一合著（还有其他三位合著者）的一本小册子中，佐拉使用了"失能的医学化"（disabling medicalisation，1977）这一短语。disable、disabling 和 disability 贯穿伊里奇和佐拉的写作之中，"disabling"是一个非常贴切的术语，用于捕捉他们对医学化过程的后果的共同关切。他们认为，使医学化成为具有重大公共意义之事件的力量，恰恰是隐秘且可以使人类生活彻底失能的力量。

医学的界限

对于伊里奇和佐拉来讲，医学化都涉及对医学越来越大的影响力的适当限制。医学的传统领域或多或少是由治疗疾患、有限的症状和患者需求所定义的。现代早期以来，医学也发挥了越来越广泛的社会功能，特别是在公共卫生方面。因此，医学超越治疗疾病的范围并非没有先例。然而，特别是战后，界限问题变得越来越紧迫，因为医学已经迅速扩展到生活的各个方面，很少有什么不在"健康"和"疾病"的范围之内，原则上没有任何东西可以豁免。曾经框定了医学的界限逐渐消失了。

伊里奇和佐拉对医学化的原因和影响的解释并不相同，但他们的论述有重要的交叠之处。尽管有其独特的分析含义，但伊里奇倾向于将医学与其他主要的社会建制同等讨论。而佐拉则认为医学化是一个独特且强大的过程，医学正在扩大和取代其他社会控制机构。因此，佐拉更加关注医学化的根源。伊里奇则对其后果有更多更广泛的讨论。

医学的控制

最早的对医学化的批评，如托马斯·萨斯（Thomas Szasz）的作品，集中于精神病学日益增长的社会角色，以及医生自我扩张以获得更大的社会影响力。针对这一观点，佐拉认为，医学领域的扩张并不局限于精神病学领域的某些不妥之处或其结果，也不是医生的政治权力或"任何专业'帝国主义'"（1972：487）的反应。相反，所有医学的使命都在增长，连同它作为社会控制机构的管辖权也在不断增长，因为在某种程度上，科学作为真理的来源，已经取代了更传统的宗教机构的影响，作为权威的来源，已经取代了法律（Zola，1977：46，1983b：58）。他认为，医学化的一个关键驱动因素在于科学（包括医学科学）参与创造出的文化虚无（Zola，1977：46）。

然而，对于佐拉来说，医学的批量式扩张并非不可避免。它没有反映出任何可证明的治愈能力的相应增长。相反，是因为人们对健康的不同寻常且日益增长的关切，使得医学的边界持续扩张。部分出于医学的原因，健康不再仅仅是达到更大目的的手段，它就是目的本身，不再是美好生活的必要支柱之一，而本身就是美好生活的定义（Zola，1977：51）。在生活的所有领域，这种新的"健康"是"最大的成就和满足感"的代名词（1973：169），它几乎是一个无限可扩展的范畴，无论是实际上的还是象征性的。例如，佐拉强调，它不受疾患的限制；它是一个流动的、开放式的类别。在一般人群中发现的大量身体不适、衰老效应和精神挣扎可以并且正在被重塑为"症状""疾病"和"障碍"，而医学化的预防（对"不健康"生活的控诉）以及与风险因素的关联将医学延伸到日常生活的更深处，并不断强化"对无所不在的疾病的信仰"（1972：498）。与此同时，由于人们总可以感觉更好，看起来更好或功能更好，对潜在的医疗程序和医疗技术（美容或增强功能）的使用将会与我们的技术能力同步增长。此外，作为一种主导语言，这种"健康"，作为解释或证明，可以与生活实践中的几乎任何问题或特征相关联。

佐拉进一步认为，对医学化的热切支持植根于"专家干预的医学模式"的文化吸引力。他认为，这一吸引力存在几个维度，但最重要的是道德中立的神话。医学将自己描述为客观的和价值中立的，使用一种关于事实和发现的技术性语言，并为了每个个体的自身利益而行事。这个神话具有修辞上的说服力，因为科学的外衣使得医学似乎永远不会对利益采取任何有争议的立场。这个神话很有力，因为它与不断扩大的官僚秩序和专家控制机制完美吻合，这一机制需要的正是此类客观性和善意性的话语。对于佐拉来说，医学化表达了现代技术和官僚主义的迫切需要，以及对其产生的专家的深度依赖，对此，伊里奇也持有相同的看法（见下文）。

于佐拉来说，疾患、障碍之类的问题被定义为一种偏常的形式。"健康"的统治不断延伸到越来越多的社会问题和日常生活的方方面面，这只会增加偏常的种类和用于解决这些问题的控制措施。社会控制强化了标准。因此，它具有直接的强制性，更常见的是间接的强制性。佐拉认为，医学的社会控制也不例外，无论它在特定情况下，是否比过去的实践或其他可能性更具人性。医学控制只是一种用于确保秩序和一致性的不同策略，具有自己特定的动力学和后果，无论是有意的和无意的。

医源性

对于伊里奇来说，医学出了差错，因为它将保健转变成一种工程项目，一种"服务"，以生产的工业模式为基础，利用技术手段并寻求技术效果。与其他现代机构一样，医学已经成为一种激进的垄断组织。它不仅定义了什么是疾病，什么疾病值得承认，什么应该做，还重组整个社会环境，神秘化并剥夺了外行人控制和应对的能力。与其他大型机构一样，医学生成了依赖性和特有的反生产力。在医学的例子中，伊里奇将这种反生产力称为"医源性"，它来自希腊语，意思是缘于或者起源于医生。在《医学的复仇女神》中，他的确承认医源性可能有助于安康的达成。然而，延续杜博斯（Dubos）、托马斯·麦基翁（Thomas McKeown）以及20世纪50年代和60年代（1976：13）的其他研究工作，伊里奇认为，现代疾病负担的下降或预期寿命的增加只有很少部分与此有关。他对医学医源性影响类别的阐述涉及对健康的危害，他将其定义为并非是一种躯体属性（physical property），而是关于自我保健。

伊里奇的分类法有三个层面，每个层面都比之前的更为重要。第一个层面是"临床医源性"，包括医疗造成的问题（治疗副作用、人为错误和不良反应），这些通常在"医源性"的标题下在医学内部进行分类和讨论。伊里奇认为，这是一个旧问题，即日益增长的专业化、技术依赖和其他变化正在加剧。虽然这的确非常重要，但在《医学复仇女神》中他仅用了一小章的篇幅，在其他作品中也很少涉及这种伤害。相对于他主要关注的问题而言，这一问题是次要的，正如他在1975年为英国医生做的演讲中强调的那样，谈论它可能会误导人们认为这是"使医学的医源性影响十分显著的问题"（Illich，1975：79）。

伊里奇主要关注的是第二个层面，尤其是第三层面的医源性，这两者都不涉及对医疗有效性的任何负面判断。第二个层面他称为"社会医源性"。在这里，他关注的是医学化对社会生活、结构、行为和习惯的广泛影响。这些影响事关所有权的剥夺。例如，越来越多地将保健转移到像医院这样的专业机构，对社会空间产生了巨大的影响，使得家庭变得不适于分娩和那些患病、体弱或残疾的人（Illich，1976：41）。伊里奇写道，"死在家中在社会上变得不可思议"，而日常生活则以此重新排列，以至于"在家里的老去变得越来越痛苦而不是越来越美好"（1975：80）。随着生命的医学化，社会控制和道德权威、诊断和分类、经济资源、可用的救济措施和其他权力在结构上都被医学挪用了。未来被抵押以支付"健康的海市蜃楼"（杜博斯的术语），人们被遗弃，无论是在自己那里还是在他们的主要群体中，他们被无休止的医疗监督所俘虏，无力管理自己的身体和事务。

最后，更加隐匿的影响在于文化的医源性或象征的医源性。这种形式的健康否定（health-denial）是一种"对抗所有痛苦"的现代战争（Illich，1976：127），同时也对它的经受者产生影响。"痛苦、损伤、衰退和死亡既不可避免，也常常无法弥补"，在传统上，文化为个人提供了解释这一切，并从中发现意义的手段（1976：127-128）。经文化介导的有关苦难和死亡的艺术，培养了自力更生和自我理解的能力。相比之下，伊里奇认为，"医学文明"破坏了这些文化项目，将痛苦、疾病、残疾和死亡转化为技术问题，剥夺了人们对其痛苦的有意义表达（1976：131，170）。

失能的依赖

对于伊里奇和佐拉来说，医学化构成了一种人类威胁。它对人的尊严具有腐蚀作用，使个人和社会生活的重要方面失效，特别是对最弱势群体而言。这些作用的衡量标准和批判基础，是人类利益的规范性图景，它为自我管理提供了卓越的道德价值。对伊里奇来说，获取我们的工具，评判它们是生产性的还是反生产性的关键标准在于它们服务还是破坏了"在人们相互依赖中实现的个人自由"（1973：11）。他将健康本身定义为"应对的自主权"（1976：207），这种自主不是植根于某些非具身的个体主义，而是植根于文化社区中的"自我保健"和非技术的和非管理的关系。佐拉也强调在"互助"和对社会痛苦来源的敏感性中"掌控个人自我照顾的"自由，最直接地体现在他的残疾写作中。这需要人们尽可能地保留工具来应对自己的生活，表达自己的价值观，并在非客体化的关系中帮助他人，在更广泛的社会环境中关注整体的人和人的文化表征。

"反健康"

在他们对医学化的批评中，伊里奇和佐拉可能都被描绘为"反健康"，这一挑衅性短语来自对伊里奇（1992b）的一次采访。他们所反对的"健康"不是任何真正的安康状态，而是一种特殊的意识形态，一种由医学推动且越来越多地出现在更广泛的医学化了的社会中的健康主义。伊里奇和佐拉所描述的"健康"意识形态是一种唯我独尊的价值观，它本身就脱离了任何关于美好生活的更宽泛语境。它被概念化为一种可以被设计和创造的商品，煽动一种可以消除现存痛苦、苦难、衰老和死亡的幻觉。这种健康，一种青春永驻和心灵平静的假相，贬低了那些不符合这一趋势或强化这一趋势的人，使之孤立，并降低了他们的社会可见度（Zola，1983b：51）。它促使人们持续转向医学，即使当医学提供不了任何有价值的东西时。而且，它被内化的过程也导致了一种自我异化——身体被视为一架机器，自我将身体体验为一个抽象的系统。

他们所反对的"健康"也是一种非公开宣称的道德语言。伊里奇和佐拉都认为健康和疾患的讨论充满了价值假设。他们并不认为这是不恰当的。将一种事态标记为"疾患"就是将其标记为不可取的，并且大多数时候，要创造一种迫切的行动，去进行"医疗处置和改变"（Zola，1977：65）。健康和疾患不是中性术语，而总是借鉴文化符号和价值观，表明什么是"正常、适当或可取"（Illich，1976：45）。在社会领域，它们的功能就像哲学家所说的"厚重的伦理观念"。描述性和评价性成分在同一个术语中共存，不可分割（Putnam，2002）。价值无涉的客观性主张否定了这种不可避免的评价成分，问题就出在这一否认模糊了规定性的、道德的维度，并使其免于评价。"所谓道德中立和客观的专家"（Zola，1972：487）使用的是一种科学和慈善的语言，它很难被识别或挑战。通过医学化，这种语言大为扩展，也将这些隐藏的价值判断扩展到越来越广泛的生活领域。原则的、道德问题（诸如人们对自己和他们的身体拥有什么样的自由权）并没有被解决，而是被"放在一边"（Zola，1972：500）。

此外，他们所反对的"健康"往往构成对具有破坏性的社会安排的适应。佐拉认为，这种医学模式将问题简化为个人的病症，并将解决问题的方案简化为治疗方案。用这些个人主义术语定义的健康，切断了对问题的社会分析，使我们看不到与健康相关的更广泛的社会反应和责任问题。这会导致不平等现象长期存在，并且使得令人反感的规则得到强制执行。用伊里奇的话来说，这也变成了"一种手段，让那些对社会感到厌烦的人相信，他们是生病了，阳痿了，且需要通过医学技术来治疗"（1976：9）。随着医学化的进程，健康具有越来越重要的象征性功能。它为工业社会之所以会危害和降低人们的生活质量（特别是穷人和弱者）找到了原因和理由，这有助于缓解人们生活中的紧张并使人们丧失抵抗力。

意义与苦难

建立在幻想之上的"健康"破坏了人们（无论是个人和集体）处理人类无力、脆弱和痛苦的能力。伊里奇认为，现代医学及其对发展中国家的输出所产生的最显著影响就是其应对痛苦和苦难之时失效的文化模式，并且它阻止了新的文化模式的出现。痛苦和损伤既具有不可传达性和可参照性，又引发了神正论的基本问题：为什么我必须受苦？"为什么存在这种邪恶，并且为什么它要打击我？"（1976：142）。传统的文化框架通过"解释其必要性"（1976：134）使得痛苦"在融入有意义的环境后变得可以容忍"。这些框架使痛苦嵌入一个更大的故事，即"宇宙的和神话的，而不是个人的和技术的"（1976：149），并提供"言语、哭泣和手势"（1976：144）来表达痛苦。他们提供了苦难和美德的具体模型（圣徒，佛陀等），并展示如何将"语法和技巧、神话和例子"整合成一套剧目，一种"苦难地安康着的手艺"（1976：145）。因此，这些框架不仅使受难者能够在道德上回应和应对他们的现实，而且能够使受难者及其不可传达的经历与更大的受难者社群联系在一起。

伊里奇认为，医学化会击败文化的所有这些功能。痛苦几乎完全以物理学术语重新定义，成为一个医学可以"杀死"的实体，被降级为抱怨。社会语境和其他形式的苦难［如"悲痛、忧伤、苦闷、羞耻和内疚"（1976：139），它们长期包含在非医学词语"痛苦"之中］被剥夺，使其既不那么可见，也不那么真实。为了延长生命而延长生命，这也剥离了更大的、允许人们接受和面对现实的框架。在这个重要意义上，对苦难开战使得医学化让文化本身失效。患者的更大角色被剔除，只留下了"患者"，一个技术统治的主体，使得旨在缓解痛苦的系统失灵。除语言和故事外，传统文化还拥有疗愈实践，例如有明显改善作用的精神活性物质药典，它们被融入象征性和表演性的实践之中。医学化剥夺了这种整合的文化，通过技术推动管理，由专业人员垄断，同时加剧了其他人的衰退。在这种私人斗争的条件下，人们开始认为"逃避痛苦而非面对痛苦"是合理的，"即使以放弃强烈的生命力为代价"（Illich，1976：152）。

佐拉也同样关注苦难的社会根源，关注尊重痛苦与挣扎本质的需要（1992：11）。借鉴标签视角、女性主义和其他权利运动，他提出了"发言权"的问题——苦难的命名和其他社会表征（1993）——通过对"健康主义者"期望的投射、歧视和拒绝容纳差异，隐含地贬低了患者的价值。举一个例子，由医学化延伸出的专家意见当然可以是一个有价值的视角。但是，佐拉认为，它还可以控制谁为患者说话，以及关于痛苦和苦难什么可以言说。他通过个人经验说明，例如，医生告诉他要做的一项检查（佐拉之前已经经历过两次）很"简单""不会疼"，但其实这一检查是艰难的，无论在身体上还是在心理上（1992：13）。在这里，专家控制的问题不仅仅是麻木不仁的态度。它的知识声称和定义什么为真的权力，可以有效地使那些受苦的人消音，限制或否定他们所要表达的需求，或他们想要赋予其经验的意义。他认为，这种去能会造成苦难，限制人们获取资源，使人们与其自身的个人知识和身体知识以及自我效能感相疏离。

（恢复）乡土生活的优先权

对于伊里奇和佐拉来说，自我效能的丧失是医学化最重大的后果，因此自我效能的恢复必然是抗拒医学化的中心战略。伊里奇经常使用"乡土"（vernacular）这个词，其在拉丁语中使用的意思是"朴素"或"土制"，与"在正式交换中获得的"相反（1981：57）。他用"乡土文化"来指定大多数人大多数时间的日常生活的基本空间。它由习俗、理解以及感性地根植于和从地方互动中涌现出来的东西构成，人们做自己的事情，运用自己的身体和决心"照顾自己"（Illich，1971：3），并"找到自己的方式"（Illich，1976：214）。对于伊里奇来说，乡土模式是在一个更传统的社会（历史上的和当代的）中的生活，但他心目中的理想并没有指向一个我们已经失去的世界，无论是真实还是想象的。相反，"乡土"颂扬了普通人的能力，他们对限制的觉察和接受，以及他们奋斗与克服的意志。它是人类自由和效能的概念，伊里奇将其作为一种标准，来评估专家系统的目标、逻辑和层级。

对于伊里奇来说，扩展现代医学这类的专家系统的范围导致了自由和乡土生活自我效能的破坏。这是他在《医学的复仇女神》中的著名开头的主要含义："医疗机构已经成为健康的主要威胁"（1976：3）。真正的健康涉及自我效能，在相互支持、习惯和意义创造的乡土语境中。从这个意义上说，健康，与孤立和依赖不符。但是，医学的反生产力也意味着专家系统或职业化永远不能成为解决问题的方向。前行的方向必须包括重振乡土生活和文化，明智地使用技术，以及回报普通人及其社区以更多的关怀。伊里奇认为，如果平等分配并组织起来为人类的自由服务，现代医学实际上大致能够与这个规划相容（1976：220）。由于专业性控制尚且较少，非西方和发展中社会可能会达到更好的平衡。

佐拉没有使用"乡土"这一术语，但他有许多相似的想法。对于佐拉来说，医学化破坏了互助和自我照护。他也强调需要将医学去神秘化，并划定其影响和实践的界限，保护人们的价值观和日常生活。他对过度技术化的进路带来的客体化和非人性化方面很敏感，坚持认为照护是一项深刻的人类活动，必须使患者得到帮助与认可，而不再增加依赖性。在他关于残疾的文章中，他强调了独立生活运动的工作，强调了人们控制自己所处环境的自由。他同意伊里奇，认为许多有用的程序，包括插管这类的任务，都可以自学，可以在没有医疗监督的情况下将更多的照护返还给普通人。他强调，人们必须被告知，并且必须被允许承担风险和失败。"一种可以防止任何风险的环境或设备不是一个真实的生活"，他写道，"这只是海市蜃楼。风险中存在着人的尊严。在安全中可能存在去人性化的侮辱"（Zola，1983c：353）。因此，在许多领域，前进的方向必须是分散的、去专业化的，并简化一系列目前被认为是专业人士唯一领地的"医疗服务"（Zola，1991b：309）。像伊里奇一样，佐拉认为医学化的答案是政治的，而不是专业的。

优点与局限

在关于健康、疾病和医学的社会学中，伊里奇和佐拉的工作被忽视了。正如一开始所指出的，伊里奇和佐拉在文献中仍被持续引用，但仅在一个狭义的语境之下（如，Lupton，2012；Nettleton，2013）。人们写了大量有关伊里奇的文章，甚至有一本《国际伊里奇研究期刊》(International Journal of Illich Studies)，但关于他对医学的研究的引用却并不多见。人们仍然可以找到对《医学的复仇女神》的引用，但其概念体系中最原创和最重要的部分——文化医源性，却很少得到（积极的）关注。同样，佐拉的作品（除残疾研究外）也只得到了粗略的关注，他对医学化的关注很少被置于他的其他作品的背景之中。并且两人都经常被误读，尤其是伊里奇。

在"医学的危机或反医学的危机"中，一个米歇尔·福柯（Michel Foucault）的早期讲座发表版，明确引用了《医学的复仇女神》，一个最近刚发现的早期英国版本。福柯[（1976）2004：12]将这本书称为"对医学激进而田园般的拒绝，以支持与自然的非技术性和解"。对于福柯而言，反医学没有任何意义，因为"对于目前的情况来说，最糟糕的是，每当我们想要提到医学之外的领域时，就会发现它已经被医学化了"[（1976）2004：14]。换句话说，使用伊里奇的术语，"乡土"已经消失，所以任何逃避医学化的尝试总会不管不顾地将人带回到医学知识。尽管出于不同的原因，其他人也同样谴责伊里奇的工作为反医学和无政府主义的，佐拉的一些立场为反医学和"极端主义的"（如 Hedgecoe，1998）。

肯定有一些依据，把（尤其是）伊里奇和佐拉描绘为反医学。两人都自由地使用论战性的语言，并在广泛的问题上挑战专业化的医学。他们表示医学的成就不容乐观，对其不断增长的权力忧心忡忡，质疑其人道主义主张、其所服务的利益和作为道德事业的运作方式（惩罚偏差并帮助维持不公正的秩序），指责它剥夺了人们的自我效能感，并认为它应该对患者丧失作为人的洞察力负有责任。并且这还不是一个完整的清单。他们经常用宽大的画笔在薄薄的证据画布上作画。其限制性无可否认。但将伊里奇和佐拉描述为反医学却忽视了他们工作的深意。尽管他们的写作具有争议性，但他们既不反对医学，也不反对医学科学或医学技术。

医学化研究始于对偏常行为（如虐待儿童和学校行为不端）和自然生命过程（如分娩和衰老）的特别关注。随后，研究转向将医学扩展到更广泛的生活问题（如害羞和完美主义）和增强问题（如使用利他林进行的试验）。多年来，在这一标题下进行的大量研究往往集中于有争议的案例——似乎并不是明显的医学案例——并基于一系列考量下评价这些案例，诸如医学模型的个性化和去政治化动态、医学权力、医学界对干预技术的垄断等（Davis，2010）。最近，人们努力扩展医学化理论以包含相关发展和新近发展。例如，生物医学化理论旨在捕捉新的技术-科学和商业变化，包括对风险和监测的关注（Clarke 等，2003）。与此相类似还提出了一系列其他概念，例如"基因化"（geneticisation，Lippman，1992），"健康化"（healthicisation，Conrad，1992），"疾病贩卖"（disease mongering，Moynihan 等，2002）和"药物化"（pharmaceuticalisation，Abraham，2010）以识别日益复杂的生物管理网络的特征，这些特征远远超出了医学的界限，进一步延伸到日常生活和个人身体。

伊里奇观察到这种不断变化的地形，并在《医学的复仇女神》之后修改了他的评价。例如，在 20 世纪 80 年代中期的作品中，他认为虽然健康关切持续增加，但"医疗机构在卫生部门中的相对重要性"已经下降（Illich，1986：1325）。在 20 世纪 90 年代中期的作品中，他指出医疗已经越来越多地与更大的社会和身体管理系统相互交织。他写道："食品、药物、基因、压力、年龄、空气、艾滋病或失范不再是医学问题，而成为了系统性问题"（1995：1652）。曾经看似清晰的机构之间的边界变得流动和模糊。佐拉也看到了这些发展。但是医学变化了的角色并没有改变他们的批判力，因为他们的目的不是盲目地攻击医学或职业，而是分析和评估文化和制度条件，在这些条件下，借用伊洛娜·基布施（Ilona Kickbusch）后期的有用术语，"健康社会"（health society）正在兴起。在这个"健康无处不在"（Kickbusch，2007：151）的社会中，医学相对重要性的下降并没有改变他们分析的主线，还强化了他们所表达的核心问题。

伊里奇和佐拉为健康和疾病社会学提供的是一个更广泛、更具文化性和人文主义的分析框架。他们批评的每个要素都开启了新的探索途径（通向基本的但难以解决的问题）和医疗 - 卫生 - 工业复合体运作于其中的替代模式。该框架不是反医学。福柯是对的，反医学没有任何意义，但不是因为医学知识无处不在。医学知识不是问题所在，问题在于人类利益的恰当排序。伊里奇和佐拉向我们展示的是，与公平分配、医疗差错或消费者保护等问题相比，还有更重要的问题，虽然所有这些问题都很重要。至关重要的问题是何为有人性的人（human person），引用佐拉的话来说，"人之为何或人将为何"（1972：502）。

健康社会是一项庞大的工程实验，每个人（现在被理解为每个"生命"）都被要求根据不断变化的技术和专家行政机关，自愿采用管理理性，解释、监督和操纵他们的身体（Illich，1992a）。正如乌尔里希·贝克（Ulrich Beck，1992）和安东尼·吉登斯（Anthony Giddens，1990）所描述的那样，这是一个"风险社会"，一个由抽象系统和专家知识相互作用构成的社会，人们生活在"完全健康的政权"之下（Armstrong，1993）。正如很多的理论家所表明的那样，通过改变与身体、健康、技术和医疗机构之间的关系（如，Chrysanthou，2002；Rose，2007；Mol，2008；Milewa，2009），它构成了以更大的反思性、行动主义和专业知识为特征的新主体性。在这个政权下，人类生活和人类尊严变成了什么？这是伊万·伊里奇和欧文·肯尼斯·佐拉引领我们面对的更大问题。在诸如健康之类的当代确定性上，获得批判性距离是提出这一问题的第一步。探索答案必须从调查还有哪些基本的人类利益需要平衡开始。不只是调查什么被赋能了，还包括乡土生活中的什么被去能了，最根本的是探索痛苦的意义。

参考文献

Abraham, J. (2010) 'Pharmaceuticalization of Society in Context: Theoretical, Empirical and Health Dimensions' *Sociology* 44:603–622.

Armstrong, D. (1993) 'From Clinical Gaze to Regime of Total Health' in Beattie, A.; Gott, M.; Jones, L. and Sidell, M. (eds.) *Health and Wellbeing: A Reader*. Macmillan: London. pp. 55–67.

Beck, U. (1992) *Risk Society: Towards a New Modernity*. Sage: Newbury Park, CA.

Chrysanthou, M. (2002) 'Transparency and Selfhood: Utopia and the Informed Body' *Social Science and Medicine* 54:469–479.

Clarke, A.E.; Shim, J.K.; Mamo, L.; Fosket, J.R. and Fishman, J.R. (2003) 'Biomedicalization: Technoscientific Transformations of Health, Illness, and U.S. Biomedicine' *American Sociological Review* 68:161–194.

Conrad, P. (1992) 'Medicalization and Social Control' *Annual Review of Sociology* 18:209–232.

Corley, F. (2002) 'Ivan Illich: Priest and Wide-Ranging Thinker' *The Independent* 10 December.

Davis, J.E. (2010) 'Medicalization, Social Control, and the Relief of Suffering' in Cockerham, W.C. (ed.) *The New Blackwell Companion to Medical Sociology*. Blackwell: Malden, MA. pp. 211–241.

Depuy, J-P. (2002) 'Detour and Sacrifice: Ivan Illich and René Girard' in Hoinacki, L. and Mitcham, C. (eds.) *The Challenges of Ivan Illich*. State University of New York Press: Albany NY. pp. 189–204.

Fitzpatrick, J.P. (2002) 'Ivan Illich as We Knew Him in the 1950s' in Hoinacki, L. and Mitcham, C. (eds.) *The Challenges of Ivan Illich*. State University of New York Press: Albany, NY. pp. 35–42.

Foucault, M. ([1976] 2004) 'The Crisis of Medicine or the Crisis of Antimedicine?' *Foucault Studies* 1:5–19.

Giddens, A. (1990) *The Consequences of Modernity*. Stanford University Press: Stanford, CA.

Hedgecoe, A. (1998) 'Geneticization, Medicalization and Polemics' *Medicine, Healthcare and Philosophy* 1:235–243.

Illich, I. (1967) 'The Vanishing Clergyman' *The Critic* July-August:18–27.

Illich, I. (1970) *Celebration of Awareness*. Doubleday: Garden City, NY.

Illich, I. (1971) *Deschooling Society*. Calder and Boyers: London.

Illich, I. (1973) *Tools for Conviviality*. Harper and Row: New York.

Illich, I. (1974) *Energy and Equity*. Harper and Row: New York.

Illich, I. (1975) 'Clinical Damage, Medical Monopoly, the Expropriation of Health: Three Dimensions of Iatrogenic Tort' *Journal of Medical Ethics* 1:78–80.

Illich, I. (1976) *Medical Nemesis: The Expropriation of Health*. Pantheon: New York.

Illich, I. (1981) *Shadow Work*. Marion Boyars: London

Illich, I. (1986) 'Body History' *The Lancet* 8519:1325–1327.

Illich, I. (1992a) 'Health as One's Own Responsibility: No, Thank You!' *The Ellul Studies Forum* 8:3–5.

Illich, I. (1992b) 'Against Health: An Interview with Ivan Illich' *The Ellul Studies Forum* 8:6–7.

Illich, I. (1995) 'Death Undefeated' *British Medical Journal* 311:1652.

Kickbusch, I. (2007) 'Health Governance: The Health Society' in McQueen, D.V. and Kickbusch, I. (eds.) *Health and Modernity: The Role of Theory in Health Promotion*.

Springer: New York. pp. 144–161.

Lippman, A. (1992) 'Led (Astray) by Genetic Maps: The Cartography of the Human Genome and Health Care' *Social Science and Medicine* 35:1469–1476.

Lupton, D. (2012) *Medicine as Culture: Illness, Disease and the Body*. Third Edition. Sage: Thousand Oaks, CA.

Milewa, T. (2009) 'Health Care, Consumerism and the Politics of Identity' in Gabe, J. and Calnan, M. (eds.) *The New Sociology of the Health Service*. Routledge: New York. pp. 161–176.

Mol, A. (2008) *The Logic of Care: Health and the Problem of Patient Choice*. Routledge: New York.

Moynihan, R.; Heath, I. and Henry, D. (2002) 'Selling Sickness: The Pharmaceutical Industry and Disease Mongering' *British Medical Journal* 324:886–891.

Nettleton, S. (2013) *The Sociology of Health and Illness*. Third Edition. Polity: Malden, MA.

Parsons, T. (1951) *The Social System*. The Free Press: Glencoe, IL.

Parsons, T. (1958) 'Definitions of Health and Illness in the Light of American Values and Social Structure' in Jaco, E.G. (ed.) *Patients, Physicians and Illness: Sourcebook in Behavioral Science and Medicine*. The Free Press: Glencoe, IL. pp. 165–187.

Putnam, H. (2002) *The Collapse of the Fact/Value Dichotomy*. Harvard University Press: Cambridge, MA.

Rose, N. (2007) *The Politics of Life Itself: Biomedicine, Power, and Subjectivity in the Twenty-First Century*. Princeton University Press: Princeton, NJ.

Zola, I.K. (1966) 'Culture and Symptoms – An Analysis of Patients' Presenting Complaints' *American Sociological Review* 31:615–630.

Zola, I.K. (1970) 'Whither Medicine – Three Views' *Social Science and Medicine* 4:687–690.

Zola, I.K. (1972) 'Medicine as an Institution of Social Control' *Sociological Review* 20:487–504.

Zola, I.K. (1975) 'In the Name of Health and Illness: On Some Socio-Political Consequences of Medical Influence' *Social Science and Medicine* 9:83–87.

Zola, I.K. (1977) 'Healthism and Disabling Medicalization' in Illich, I., Zola, I.K.; McKnight, J.; Caplan, J. and Shaiken H. (eds) *Disabling Professions* Marion Boyars: London. pp. 41–67.

Zola, I.K. (1982) *Missing Pieces: A Chronicle of Living with a Disability*. Temple University Press: Philadelphia.

Zola, I.K. (1983a) *Socio-Medical Inquiries* Temple University Press: Philadelphia.

Zola, I.K. (1983b) 'Developing New Self-Images and Interdependence' in Crewe, N.M. and Zola, I.K. (eds.) *Independent Living for Physically Disabled People* Jossey-Bass: San Francisco. pp. 49–59.

Zola, I.K. (1983c) 'Toward Independent Living: Goals and Dilemmas' in Crewe, N.M. and Zola, I.K. (eds.) *Independent Living for Physically Disabled People* Jossey-Bass: San Francisco. pp. 344–356.

Zola, I.K. (1991a) 'Bringing Our Bodies and Ourselves Back In: Reflections on a Past, Present, and Future "Medical Sociology"' *Journal of Health and Social Behavior* 32:1–16.

Zola, I.K. (1991b) 'The Medicalization of Aging and Disability' *Advances in Medical Sociology* 2:299–315.

Zola, I.K. (1992) 'The Social Construct of Suffering' in Stark, P.S. and McGovern, J.P. (eds) *The Hidden Dimension of Illness: Human Suffering* National League for Nursing: New York. pp. 11–23.

Zola, I.K. (1993) 'Self, Identity and the Naming Question: Reflections on the Language of Disability' *Social Science and Medicine* 36:167–173.

Zola, I.K. and Miller, S.J. (1973) 'The Erosion of Medicine From Within' in Freidson, E. (ed.) *The Professions and Their Prospects*. Sage: Beverly Hills. pp. 153–172.

第二十一章

米歇尔·福柯：治理术、健康政策和儿童肥胖的治理

朱莉·亨德森（Julie Henderson）

苏静静 译

本章主要讨论米歇尔·福柯（Michel Foucault）的著作和治理术（governmentality）理论。本章首先将对福柯研究社会学理论的基础假设进行了讨论，关注话语的作用以及知识与权力之间的关系。随后勾勒出治理术概念及其与自由民主制度之间的关系，并且分析了新近理论家探讨新自由主义作为治理术的研究路径。本章讨论了新自由主义与治理术三个方面的关系：市场与国家之间的关系；国家与医疗卫生专业人员之间的关系；公民权和个人对于健康福祉责任之间的关系。本章最后是一个案例研究，主要是利用福柯理论对儿童肥胖进行研究。主要讨论儿童肥胖的出现作为一个政治问题、政策解决方案以及父母对政策的回应。同时也讨论了福柯理论的局限性。

人物简介

米歇尔·福柯（1926—1984 年），法国哲学家。自 1971 年起担任法兰西学院思想体系史教授，直至 1984 年因艾滋病去世。父亲是一名私人开业的外科医生，童年生活优渥。他的家庭名义上信仰天主教，他的中学就读于圣斯坦尼斯学院，该校是一所严格的耶稣会

学校，福柯在校期间历史和哲学成绩良好。据称，福柯与父亲的关系不睦，1946 年，福柯拒绝了其父要求其成为一名外科医生的想法，而是到巴黎高等师范学院学习哲学。

福柯大部分的理论工作都涉及医学和社会科学的历史，主要关注这些知识对于弱势和边缘人群的影响。其早期研究深受存在主义（existentialism）和马克思主义的影响；1968 年 5 月，法国暴发大罢工和社会动荡，国内不断累积的政治不确定性达到顶峰，包括福柯在内的部分法国知识分子纷纷认为传统的批判理论已幻灭。在这些事件的触动下，福柯认为权力与知识相关而不是与资本相关，权力是生产性的而不是压制性的（Ransom，1997）。影响其研究方向的另一因素是福柯的性取向，这导致他成为了代表同性恋和其他边缘群体的政治活动家，并对研究医学和心理学中有关性的话语以及管理规范之外的人的策略产生了兴趣（Stanford Encyclopedia of Philosophy，2013）。

福柯的理论框架

福柯的工作可以被理解为后结构主义，因为他关注的是语言如何调解我们对世界的理解。后结构主义的基本假设是，社会现实是由语言构成的：语言通过提供对社会现实的表述，命令和塑造我们的社会现实（Tonkiss，1998）。从这一角度来看，研究的重点是语言、文本和表征。这包含于话语的概念中，可以被理解为一种语言专家系统，"借鉴一种专门的术语体系并编码知识的特殊形式"（Tonkiss，1998：248）。在福柯看来，我们通过话语理解社会世界。我们对于自己的理解也是通过语言和话语来表现。因此，话语创造和定位了人类的主体性（Weedon，1987）。

福柯关注的是话语建构人的方式以及这种知识中明显的权力。用他自己的话说，"我的目标是创造一部历史，有关人类在文化中被塑造被主体的不同模式"（Foucault cited in Rabinow，1984：7）。人类能够被塑造为主体的方式是经由发展出关于身体、心智以及人类的意义的科学和专业知识，这些知识会"将主体客体化"。这些知识通过对身体效能和表征建立规范性标准，对人群进行分类和分化。它们通过"等级化的观察、规范化的判断以及它们在……检查中的结合"（Foucault，1984：188）与权力联系在一起，对一个群体的认识的发展使人们能够创造出正常的标准，并据此来判断个人。判断过程在考试中被制度化，它使个人成为一个可以被"判断、测量和与他人比较"的案例（Foucault，1977：191）。通过分类的过程，可以判别出不符合正常标准的个体，促使这些个体在一定时间和空间内接受管理，要么通过隔离，要么通过建立结构和实践来操纵、塑造和训练他们，以达到康复的目的（Hewitt，1991）。

然而，福柯认为权力是通过主体化（subjectification）发挥作用，所谓主体化是"人将自身变成一个主体的方式"（Foucault cited in Rabinow，1984：7）。福柯认为自我形成的过程是通过接触话语，并将相关知识融入自我概念来调解的，自我形成的结果是对专业和科学知识的自我调控。因此，对于福柯（1981）而言，权力不是一个群体对另外一个群体施加的压制力量，而是一种生产性的力量，通过创造将人类构建为规训主体的知识而发挥作用。

治 理 术

福柯在后期的著作中，主要关注的是分析如何治理的知识，以及其中所包含的有关主体性或公民身份的观念。对于福柯而言（1979：7），治理术（governmentality）是"政府的艺术"："关于如何统治的知识，以及……我们如何被统治和我们如何被自己统治的组织化实践"（Dean，1999：18）。戈登（Gordon，1991）认为，治理术包括两个方面：技术部分或"治理的意愿"，反映在引导人们行为的原则和目标中，并体现在规范行为的实践中（Gordon，1991），以及关于"统治的原因、正当性、手段和目的"的知识（Rose，1993：288）。米勒和罗斯（Miller and Rose，1990）称其为统治的心态（mentality of rule）。罗斯（Rose，1993：288）认为，治理术有道德维度，因为它涉及治理任务的责任分配，但也有认识论的维度，因为这些理念"体现了对治理对象的特殊理解"。

福柯认为，从19世纪开始，治理的重点是通过"作用于个人身体的权力物质性"而保护人群（Foucault，1980：55）。从这时起，西方国家主导性的治理模式或治理理性便是自由主义。对于福柯而言，有关自由主义的核心发现是过度治理的倾向。他指出：

"……对我而言，可以很清楚地看到，一旦过度治理，相当于根本没有治理——管治过度的结果往往是事与愿违"（Foucault，1989：261）。

定义自由主义的学科是经济学（Foucault，1979）。迪恩（Dean，1999）认为，从这一角度来看，国家在财务和权力运用上都应节俭。对于福柯而言，古典自由主义可以被理解为通过保护市场不受国家影响来调和自由市场经济与行使政治权力的手段（Burchell，1993）。对于公民的权利和利益与行使权力的需要之间的相互冲突，古典自由主义提供了一种对抗的手段（Rose，1996）。一个政府成功的标准之一是其能够维持个体的"自由"行动，同时保证他们能够行使"监管良好"且"负责任的自由"（Barry等，1996：8）。可以通过福柯所谓的"生命权力"，通过创造有关公民知识等间接手段达到这一目的。

福柯（1981：143）将生命权力定义为权力的技术，将"生命及其机制带入可明确计算的领域中……（使）知识—权力成为改变人类生活的中介。"这种转变发生在两个"语域"之间——即技术 - 政治或生物 - 政治语域（这一语域确定了积极控制人群的知识和技术）以及解剖 - 形而上学语域（这一语域主要与通过将个体以特定方式进行构建，对身体进行定义的知识发展过程相关）（1977：1981）。这种技术 - 政治语域是在人群层面上运作，反映在统计学知识中，例如反映人群出生、死亡、患病率等健康数据，进而用于卫生服务规划。这种解剖 - 形而上学的语域在个体层面运作，主要是用于建立展示身体和行为规范。人类科学的发展导致社会成为了科学观察的对象。"人类行为成为……一种有待分析和解决的问题……"（进而导致行为与）"权力的机制"联系在一起（Foucault，1988：106）。规范性标准的建立为发展自我掌控和自我管理的形式创造了条件，这对于成功地治理自由和文明的公民是必要的（Rose，1996）。因此，国家的作用是为一种个人自主和公民身份创造条件，其中包括通过采用这些规范对自己和他人负责。

作为一种治理理性的新自由主义

最近一些理论学者，例如尼古拉斯·罗斯（Nikolas Rose）和米切尔·迪安（Mitchell Dean），将治理术的概念应用于当前的治理理性，以确定罗斯所说的高级自由主义和其他人所说的新自由主义的特征。古典自由主义主要关注保护自由市场免受国家的干扰，新自由主义主要关注国家如何主动作为保障自由市场运作创造条件（Burchell，1993）。新自由主义重新定义了政府的问题，从市场的反社会效应转为社会的反竞争效应，重申了将国家与市场分离的原则（Gordon，1991：42）。如同古典自由主义一样，经济学定义了有效治理的概念，人类的行为可以用经济学理论背景予以判断和理解。这一理解反映在国家与自由市场、国家与专业以及国家与公民之间不断变化的关系上。

与市场相比，许多此前由国家履行的职能要么被私有化，或是成为半政府机构的职责，与此同时，许多公有或是公立运营服务也采取了私营部门的管理技术。这一趋势在西方国家极为明显，但是也扩散到了其他国家（Collyer and White，2011）。在新自由主义的影响下，私营部门的战略理念被以新公共管理的形式应用于公立医疗服务部门。随着新公共管理技术在公立卫生部门的采用，西方国家的卫生服务经历了服务整合、关闭和再分配的变革；患者尽早出院和住院时间被缩短；由于管理更多更危急的重症患者，导致工作量增加；照护患者的负担转移到家庭和照护者等身上（Hancock，1999；Leicht 等，2009）。第二种策略是更多地依赖私营部门提供的卫生服务。在很多国家，例如澳大利亚、英国和新西兰，社区部门越来越多地使用全科医生和非政府机构提供卫生服务，这种方式与服务供应的招标有关，成功与否取决于投标机构能够在何种程度上匹配政府目标（Hughes 等，

2011；Henderson 等，2013）。第三种策略是更多地使用半政府机构（例如行业监管机构）对服务提供各方面进行监管。在罗斯（1996：56）看来，这在"国家公私合营"中是显而易见的，它导致了监管职能向准政府机构的下放。

将市场原则应用于健康照护供给的过程，同样改变了国家与卫生专业工作者之间的关系，导致对于专业实践的管理更为间接化。借鉴私营部门的管理技术导致卫生专业工作者被要求以更少的资源，更高效地提供高质量的服务（Leicht 等，2009），并且对服务的消费者或使用者的需求做出处理。奥斯本（Osborne，1997：185）认为，医疗服务的提供正在被"责任化"所渗透，表现为卫生管理者需要对医疗服务的商业运作负起财务责任。这在许多西方国家建立的效率指标和绩效管理流程中是很明显的（Tousijn，2006：471）。通过测量健康产出确定效率（Teghtsoonian，2009），奥斯本（Osborne，1997：185）将新自由主义与衡量医疗服务的变量构建联系起来，其形式包括与财务、制药、恢复率、手术、患者、等候名单等有关的目标。收集与健康结果有关的数据可以满足一应信息需求，包括政策制定；管理患者和医疗计划；协调各部门的医疗；评估医疗结果；以及教育医疗专业人员（Reid，1999）。所有这些都使卫生专业人员受制于该专业以外的机构所制订的目标（Dent and Whitehead，2002）。

新自由主义也与重建医疗服务的用户有关，他们是能够在市场提供的竞争性服务中做出明智选择的消费者。这对医学专家和患者之间的传统关系构成了挑战（Fournier，2000）。窦仕恩（Tousijn，2006：471-472）指出了消费主义的三个后果：患者对于信息和参与治疗决策过程的期待更高；消费者群体规模越来越大；以及将消费者纳入健康照护机构管理机构的机制。福涅尔（Fournier，2000）认为卫生政策促进了卫生服务的知情消费，能够提高对消费者需求的响应。这体现在卫生专业对消费者需求的细分，以及对与消费者需求有关的优质护理的重新定义和评价。

第三个改变是国家和公民之间关系的变化。克拉克（Clarke，2005）认为新自由主义的前提是，积极的公民可以通过管理其生活方式，对其自身的健康和福祉负责，从而减少对政府支持的依赖。这种形式的治理是基于共同责任和义务。国家有责任和义务提供"美好生活的条件"，公众有义务行使"积极负责的公民权"（Rose，2000：1398）。公民被要求行使自由选择的权力（Higgs，1998），但是他们必须"对自身行为负责，包括实施自身行为，当然也需要对实施自身行为的后果负责"（Burchell，1993：276）。

责任化公民的标志之一是对未来的规划（Rose，1996）。奥马利（O'Malley，1996）将责任化公民与某种形式的"审慎主义"联系起来，即个人对维护其自身的健康和福祉负责，有效地将之前由国家行使的社会职能私有化。个体被要求通过风险评估和采取维护安全的必要措施，对当下风险进行管理，进而确保自身未来的良好状况（Murphy，2000：293）。在维护健康方面，上述理论尤为明显。保持良好的健康状态成为公民的义务之一。健康权被重新构建为"接受并采取国家和其他健康相关机构关于维持并保护良好健康状态的必要事项"，以避免对医疗系统造成负担（Petersen and Lupton，1996：65）。"好的"公民会按照政府推荐的"好的"选择来控制自己的身体……与此同时，那些不遵守这些规则的人则要受到更多的监督（Rawlins，2008：138）。这些基于管理风险能力的判断划分出了"积极的公民"和"需要干预的'目标人群'"，前者能够承担管理生活方式风险，后者则不然（Dean，1999：167，在原文的出处）。

罗斯（Rose，2001）将这种强制性称为"健康的意愿"，每个公民都需要成为一个合作伙伴，并为改善他们自己的健康和幸福的项目承担责任。健康意愿远非仅仅是国家的事业，它已被一系列私人企业所利用，包括制药、食品、休闲和体育产业，也包括一系列非政府组织、压力团体和自助协会（Rose，2001）。而且，个人远没有被这种改善健康的责任所束缚，而是将其视为一种新发现的自由；一种他们自己被"赋予"的自由。

然而，健康和福祉的责任超越了个人，延伸到了家庭成员。墨菲（Murphy，2000）认为，针对儿童的政策发展呈现出一个趋势，即更加强调儿童能够"成为"什么样的人，而不仅仅是儿童现在是什么样的人。父母需要担负起相应的责任，将家庭责任从当下为子女提供照护延伸到通过促进健康行为和发展健康的生活方式来保护其子女未来的健康和幸福。对未来孩子的管治责任需要对子女进行更多监管。确保子女能够成为好公民的首要责任在其父母，尤其是母亲（Lister，2006）。从政策角度而言，儿童一般被定位为脆弱的消费者，为了他们自己的利益和更广泛的社区长期利益，他们必须得到保护（Colls and Evans，2008）。墨菲（Murphy，2000：297）将儿童的脆弱性与父母防止"危险行为后果"的道德责任联系起来。同样，良好育儿方式被认为是最大限度改善儿童的生理和心理健康和福祉，不能做到这一点的母亲们就不符合社会对于良好育儿方式的期望。部分学者（Kokkonen，2009；Vander Schee，2009）注意到公众将营养和对于是否充分教养儿童的判断相关联。对于肥胖儿童的父母尤其是如此，这些肥胖儿童被视为自我放纵，没能建立合理的界限（Kokkonen，2009）。

本章下面的讨论将研究福柯和治理术的概念如何应用于儿童肥胖及其相应的政策。治理术的概念被认为与肥胖问题特别相关，因为它使分析超越了肥胖的医学化，而延伸到个人根据医学话语自我调节营养和运动的方式（Evans and Colls，2009）。讨论主要集中在三个问题上：儿童肥胖作为社会和政治问题的话语出现；对儿童肥胖的政策响应；涉及儿童肥胖政策的个人和父母反应相关的文献。本章最后对福柯理论分析儿童肥胖的局限性进行了评估。

儿童肥胖的治理

构建一种新的流行病

福柯对于任何时间将社会议题问题化的方式以及使得某项议题被视为问题的社会氛围十分感兴趣。儿童肥胖是一个受到越来越多关注的问题，部分原因是由于肥胖被视为一种流行病。肥胖在媒体上和学术文献中被表述为一种具有长期健康和经济风险的慢性流行病（Boero，2007；Mitchell and McTigue，2007）。最近，莫法特（Moffat，2010）证明了这一最新的趋势，他对 1980—2007 年的 Medline[1] 中有关儿童肥胖的文章进行了检索，发现三分之二的文章发表于 2000 年之后。米切尔和麦提格（Mitchell and Mctigue，2007）认为，将体重作为一种流行病的框架，主要源自世界卫生组织 1998 年所发表的报告《肥胖：预防和管理其全球大流行》（*Preventing and Managing the Global Epidemic*）。这份报告的发表是为了国际肥胖学会和国际肥胖工作组等一系列非政府组织的工作；这两个机构都是将儿童肥胖纳入了政治议程的道德倡导者（Moffat，2010）。

媒体在制造关于肥胖的道德恐慌方面扮演重要角色（Campos 等，2006）。大部分关于肥胖的报道都是警示性的，且不加批判地接受了将肥胖作为一种流行病的观点，拒绝呈现与此不同的观点（Boero，2013）。肥胖经常被呈现为一种生物医学问题。劳伦斯（Lawrence，2004：57）认为，关于肥胖的报道可以从"个体化框架"和"系统化框架"两种途径加以分析，其中个体化框架"将问题的原因限制在特定的个人身上"，系统化框架将（肥胖）"责任归咎于政府、企业和更大的社会力量"。在媒体中，肥胖通常被认为是一种规训／纪律问题，不管是自律还是来自父母的管束（Henderson 等，2009）。媒体报道将（肥胖）社会问题展示为人类（个体）感兴趣的故事，将"一系列现象转变为道德故事"，提升了媒体中肥胖的个性化程度，忽视了社会背景的影响（Saguy and Almeling，2008：59）。媒体中将肥胖问题医学化，进而将肥胖与一系列生物和行为因素（如遗传学因素或食物选择不良）联系在一起，这也就有了正当理由可以采取药物治疗乃至减肥手术等医学解决方案（Lawrence，2004；Boero，2007）。媒体经常将儿童肥胖报道为父母、学校和社会的失败（Saguy and Alemling，2008）。儿童肥胖被构建为一个问题，在这个问题中，一方面儿童通过不断"纠缠骚扰"其父母以获取快餐等垃圾食品；另一方面儿童又是"无辜的"，需要保护儿童免受市场行为的影响（Henderson 等，2009）。

根据米切尔和麦提格（Mitchell and McTigue，2007：394）的观点，将肥胖描述为流

---

[1] Medline 是一个包含医学与健康学术文章的数据库。

行病带来的影响，远远超出了肥胖流行率实际升高的程度。作为一个隐喻，流行病的概念与混乱、羞耻和指责联系在一起，特别是对儿童而言（Moffat，2010）。通过将肥胖与传统流行病相联系，肥胖被重新定义为一种医学问题（Boero，2007；Moffat，2010）。波埃罗（Boero，2007：42）将肥胖定义为一种"后现代流行病"，因为它被不均衡地医学化了，而且没有明确的病理基础。此外，一般认为肥胖的风险普遍存在，而不是与特定的人群相关，支持了大众对于需要通过采取自我体重管理这种形式的审慎态度来避免肥胖风险的认识。考虑到卫生资源有限，提供卫生服务的经济负担日益加重，将肥胖视为慢性疾病风险因素，更为自我管理增加了几分道德方面的必要性。因此，对于肥胖的管理从对人群的管理转向了对个体的管理，转变了公共卫生思维的重点（Boero，2007）。而且，肥胖成为了个人的问题，应当作为公共利益的"共同关注的问题"来解决（Mitchell and McTigue，2007：394）。

对于体重进行分类的主要手段是利用体重指数（body mass index，BMI）。BMI 是关于体重和身高的函数，主要用于确定人群中的正常体重（BMI 18.5 ~ 25 kg/m^2）、超重（BMI 25 ~ 30 kg/m^2）或肥胖（BMI > 30 kg/m^2）。BMI 升高被认为与患病率和死亡率升高直接相关，BMI 超过 25 kg/m^2 的人群被认为比正常体重范围内的人群更不健康。这一观点受到了坎波斯等的质疑，他们认为除了 BMI > 35 kg/m^2 的个体，几乎没有证据表明 BMI 本身与更大的发病率和死亡风险相关（Saguy and Almeling，2008）。与 BMI 相比，身体结构和心血管健康水平可能是发病率和死亡率更准确的预测因素（Campos 等，2006）。儿童 BMI 尤其要谨慎，因为它必须与年龄有关，并根据该年龄段的平均增长率来测量。在这种情况下，BMI 不能反映发育程度的差异，不是预测未来发病率的可靠指标（Evans and Colls，2009）。尽管这样，BMI 还是被广泛使用。对于埃文斯和科尔斯（Evans and Colls，2009）而言，BMI 用于体重数字的测量，可以被理解为一种生物权力的技术，它在人口和个人层面上运作。BMI 的测量可以作为一种技术，用于调查人口，确定处于危险中的地理人口，并建立可量化的政策目标。在个人层面，它被用来通过建立身体表现的规范来规训身体。

儿童肥胖的政策应对

儿童肥胖的应对政策经常是基于肥胖作为一种传染病的概念。在美国，"肥胖流行病"这一概念是基于美国公共卫生局长在 2000 年所公布的《关于预防和降低超重及肥胖现象的行动倡议》（*The Surgeon General's Call to Action to Prevent and Decrease Overweight and Obesity in 2000*）（Mitchell and McTicgue，2007）。这一报告认为"超重和肥胖……已经发展到了全国大流行的程度"（转引自 Mitchell and McTigue，2007：394）。公共卫生政策也经常提到肥胖症流行的健康和经济后果。澳大利亚健康和老龄化署曾出版了一份题为《健康体重 2008》的报告，曾指出：

> "现在，肥胖被视为一种主要流行病……由于超重和肥胖会导致一系列衰弱乃至威胁生命的疾病状况，会导致巨大的健康、社会和经济问题"（转引自 Alexander and Coveney，2013）。

儿童肥胖的解决方案在人群和个人两个水平运作。在当前的政治思想中，儿童地位较为模糊（Such and Walker，2005；Colls and Evans，2008）。一方面，通过更多参与治理、通过教育选择"良好"的食品，公民身份的职责被扩展到了儿童身上（Rawlins，2008）。另一方面，在政策中儿童经常被视为容易受到伤害的消费者，需要政府干预以保护其利益（Colls and Evans，2008）。对于儿童肥胖的响应政策通常包括了对儿童及其父母进行教育和监管、确保政治解决方案涵盖了市场调节因素等策略（Henderson 等，2009）。布雷斯科尔（Brescoll 等，2008）在对美国联邦政策制定者进行调查中发现，（联邦政策制定者们）几乎没有政治意愿去采取通过禁止快餐广告等策略来规范市场。较为常用的做法包括营养价值标签和营养教育：提升个体选择食品时的负责任程度，为探索儿童肥胖病因的生物医学研究提供资助。澳大利亚也明显存在类似的趋势。联邦政策一方面侧重于制订健康饮食和锻炼的指南，加强医疗卫生专业人员、老师、儿童照护工作者关于健康饮食习惯的教育，编制中小学健康饮食课程等；另一方面也侧重对儿童健康检查作出强制性要求（Commonwealth of Australia，2003；Department of Health and Ageing，2007）。因此，这些策略注重加强自我管理的教育，同时也注重加强监管，反映出两种看法的张力，既将儿童视为"活跃公民"，同时又将儿童视为易受伤害人群。

公共卫生政策通常将儿童肥胖建构为一种可以通过良好的养育方式解决的问题。这通常与消费相关。在澳大利亚，《儿童及青少年超重肥胖管理之临床管理指南》（*Clinical Management Guidelines for the Management of Overweight and Obesity in Children and Adolescents*）将消费高卡路里的食物与"家长对于食物选择的监控"联系在一起（NHMRC，2003：35）。另一方面，肥胖也被认为是与体育运动相关。亚历山大和科文尼（Alexander and Coveney，2013）注意到《加拿大家庭运动指南》建议父母们：

> "与您的孩子共同努力，通过制订一些体育活动的基本规则来鼓励健康的行为。鼓励孩子们在户外活动，身体力行，自己也要积极参加运动，成为一个积极的榜样。通常，积极参加运动的父母会有积极参加运动的孩子。"

规训家长？儿童肥胖话语的影响

讨论的最后是围绕家长对于儿童营养和肥胖责任的话语变化是如何影响到家长的，而他们正是这一讨论的主题。研究者们注意到，为儿童提供良好营养支持的压力落在了家长的肩上（Murphy，2000，2003；Vander Schee，2009）。在出生前即开始对营养进行监测，包括限制引用乙醇饮料、可能受到李斯特菌污染的食物、孕期体重超标（Fox等，2009）等，直至婴幼儿喂养习惯、学校营养监测等。这些关注的首要目标是母亲（Robson，2005）。墨菲（Murphy，2003）认为，母亲服从于"生物-道德话语"，人们将良好的喂养习惯与好母亲划上了等号，使得公共空间入侵了家庭隐私空间。成为一个好母亲与健康意识，建立和维持规矩、界限相关，也和投入时间教育子女形成良好饮食习惯相关（Kokkonen，2009）。

保证儿童营养良好的道德义务主要是通过对儿童进行调查的行为而实施。在英国和美国的许多州，促进监督儿童和通过儿童养育的规划就包括了对学龄儿童进行BMI筛查（Evans and Colls，2009；Vander Schee，2009）。这些规划可能对于经济条件较差或是缺乏其他条件的家庭而言，会产生不成比例的影响。某些人群可能被认定为超重，并且是"有风险的"或需要采取干预措施以符合"规范"（Vander Schee，2009）。

福柯理论的局限性

使用治理术这一理论框架对儿童肥胖管理进行分析有很多优点。政策反应可以在政府理性的背景下被理解，这种理性支持个人化而非公共的健康问题解决方案，减少慢性病的风险因素被认为是保护有限的医疗资源。此外，对于这些政策所带来的主体性的关注，使得人们可以审视政策如何对受影响的父母和儿童们产生积极和消极的影响。尽管如此，使用这种理论视角来探讨有关儿童肥胖症的话语也有局限性。对于批判理论家而言，这一理论观点存在局限性，因为它没有解决由阶级和性别引起的结构性不平等对父母应对政策要求的能力的影响。福柯的理论可以对良好的父母照护和没有满足父母照护范式带来的影响进行批判性展示，但是这一理论不能展示没有满足父母规范的人群中，有多大比例是来自边缘化的女性人群。对于范德·舍伊（Vander Schee，2009：560）而言，负责任的和积极的公民身份的推崇将主体的生活"从塑造他们世界的更广泛的社会文化因素中分离出来"，使得肥胖被视为个人性格缺陷的证据，而不是结构性的不平等（Townend，2009）。对于罗宾逊（Robson，2005：221）而言，"好母亲"的主流标准忽略了母亲所拥有的"物质和文化资源以及限制因素"。年轻、贫穷和单身母亲通常不得不在"好母亲"的规范与有限的经济、物质条件和文化资本之间挣扎（Baker，2009）。因此，对养育子女的谴责可能不成比例地落在这些群体身上。

第二种批判观点主要集中在能动性的问题上。克罗斯利（Crossley，196：99）描述的理论观念中，既将身体视为"有活力的"、积极的，又将身体视为"可以施加影响的"，部分理论家认为那些话语被"铭写在"了身体上，这些理论家与福柯存在一定联系。对于一些人而言，这证明了福柯认为身体是被动的。克罗斯利（Crossley，1996）认为，福柯既将身体视为主动的，又将身体视为"可以施加影响的"。他论证到，身体"被赋予了权力"：人们可以对自己的身体采取行动，但是需要"在某些条件下，通过某些特定技术，通过规定或专门的目的"（1996：108）。这点可以从儿童肥胖的讨论中看出，干预项目"授权"父母和儿童做出健康的选择，有效地将其能动性引向预期的目的（Warin，2011）。

结　论

本章对于福柯治理理论进行了概述。对于福柯而言，治理术主要是由治理理性或知识所决定的，它规定了什么是有效的治理，并界定了被治理对象的角色。后来的理论家们利用治理术描述了新自由主义的特点。这些特点包括减少国家提供的公共服务；通过绩效标准和对消费者关注的反应来间接管理医疗卫生专业人员；以及增加个人对于健康福祉的责任等。本章最后对儿童肥胖的讨论进行了案例研究，表明该问题在政策和公众想象中被定义为个人和父母责任问题的程度，从而促成了个性化的政策解决方案。

参考文献

Alexander, S. and Coveney, J. (2013) 'A Critical Discourse Analysis of Canadian and Australian Public Health Recommendations Promoting Physical Activity in Children' *Health Sociology Review* 22(4):353–364.

Baker, J. (2009) 'Young Mothers in Late Modernity: Sacrifice, Respectability and the Transformative Neo-Liberal Subject' *Journal of Youth Studies* 12(3):275–288.

Barry, A.; Osborne, T. and Rose, N. (1996) 'Introduction' in Barry, A.; Osborne, T. and Rose, N (eds.) *Foucault and Political Reason: Liberalism, Neo-Liberalism and the Rationalities of Government.* UCL Press: London. pp. 1–18.

Brescoll, V.; Keith, R. and Brownell, K. (2008) 'Assessing the Feasibility and Impact of Federal Childhood Obesity Policies' *The Annals of the American Academy of Political and Social Science* 615:178–194.

Boero, N. (2007) 'All the News That Fat to Print: The American "Obesity Epidemic" and the Media' *Qualitative Sociology* 30:41–60.

Boero, N. (2013) 'Obesity in the Media Social Science Weighs in' *Critical Public Health,* DOI 10.1080/09581596.2013.783686.

Burchell, G. (1993) 'Liberal Government and the Techniques of Self' *Economy and Society* 22(3): 265–282.

Campos, P.; Saguy, A.; Ernsberger, P.; Oliver, E. and Gaesser, G. (2006) 'The Epidemiology of Overweight and Obesity: Public Health Crisis or Moral Panic?' *International Journal of Epidemiology* 35: 55–60.

Clarke, J. (2005) 'New Labour's Citizens: Activated, Empowered, Responsibilized, Abandoned?' *Critical Social Theory* 25: 447–463.

Colls, R. and Evans, B. (2008) 'Embodying Responsibility: Children's Health and Supermarket Initiatives' *Environment and Planning A* 40:615–631.

Collyer, F.M. and White, K.N. (2011) 'The Privatisation of Medicare and the National Health Service, and the Global Marketisation of Healthcare Systems' *Health Sociology Review* 20(3):238–244.

Commonwealth of Australia (2003) *Healthy Weight 2008: Australia's Future.* Commonwealth of Australia: Canberra.

Crossley, N. (1996) 'Body-Subject/Body-Power: Agency, Inscription and Control in Foucault and Merleau-Ponty' *Body and Society* 2(2):99–116.

Dean, M. (1999) *Governmentality: Power and Rule in Modern Society.* Sage: London.

Dent, M. and Whitehead, S. (2002) 'Configuring the "New" Professional' in Dent, M. and Whitehead, S. (eds.) *Managing Professional Identities: Knowledge, Performativity and the 'New' Professional.* Routledge: London. pp. 1–16.

Department of Health and Ageing (2007) *Tackling Childhood Obesity in Australia Summit.* Sydney 11 December 2007, http://accessibility.com.au/news/tackling-childhood-obesity-in-Australia.

Evans, B. and Colls, R. (2009) 'Measuring Fatness, Governing Bodies: The Spatialities of Body Mass Index (BMI) in Anti-Obesity Politics' *Antipodies* 41(5):1051–1083.

Foucault, M. (1977) *Discipline and Punish: The Birth of a Prison.* Penguin: London.

Foucault, M. (1979) 'On Governmentality' *I and C* 6:5–21.

Foucault, M. (1980) 'Body/Power' in Gordon, C. (ed.) *Power/Knowledge: Selected Interviews and Other Writings 1972–1977.* The Harvester Press: Oxford. pp. 55–62.

Foucault, M. (1981) *The History of Sexuality: An Introduction.* Penguin: Harmondsworth.

Foucault, M. (1984) *The Foucault Reader.* Rabinow, P. (ed.) Penguin: Harmondsworth.

Foucault, M. (1988) 'On Power' in Kritzman, L. (ed.) *Politics, Philosophy and Culture: Interviews and Other Writings 1977–1984.* Routledge: New York. pp. 96–109.

Foucault, M. (1989) 'An Ethics of Pleasure' in Lotringer, S. (ed.) *Foucault Live.* Semiotext(e): New York. pp. 257–276.

Fournier, V. (2000) 'Boundary Work and the (un)making of the Professions' in Malin, N. (ed.) *Professionalism, Boundaries and the Workplace.* Routledge: London. pp. 67–86.

Fox, R.; Nicholson, P. and Heffernan, K. (2009) 'Pregnancy Police? Maternal Bodies, Surveillance and Food' in Jackson, P. (ed.) *Changing Families, Changing Food.* Palgrave Macmillan: Houndmills. pp. 57–74.

Gordon, C. (1991) 'Governmental Rationality: An Introduction' in Burchell, G.; Gordon, C. and Miller, P. (eds.) *The Foucault Effect: Studies in Governmentality.* University of Chicago Press: Chicago. pp. 1–51.

Hancock, L. (1999) *Health Policy in the Market State*. Allen and Unwin: St Leonards.

Henderson, J.; Coveney, J.; Ward, P. and Taylor, A. (2009) 'Governing Childhood Obesity: Framing Regulation of Fast Food Advertising in the Australian Print Media' *Social Science and Medicine* 69(9):1402–1408.

Henderson, J.; Koehne, K.; Verrall, C.; Gebbie, K. and Fuller, J. (2013) 'How Is Primary Health Care Conceptualised in Nursing in Australia? A Review of Literature' *Health and Social Care in the Community*, doi: 10.1111/hsc.12064.

Hewitt, M. (1991). 'Bio-politics and Social Policy: Foucault's Account of Welfare' in Featherstone, M.; Hepworth, M. and Turner, B. (eds.) *The Body: Social Process and Cultural Theory*. Sage: London. pp. 225–255.

Higgs, P. (1998) 'Risk, Governmentality and the Reconceptualisation of Citizenship' in Scrambler, G. and Higgs, P. (eds.) *Modernity, Medicine and Health: Medical Sociology Towards 2000*. Routledge: London. pp. 176–197.

Hughes, D.; Petsoulas, C.; Allen, P.; Doheny, S. and Vincent-Jones, P. (2011) 'Contracts in the English NHS: Market Levers and Social Embeddedness' *Health Sociology Review* 20(3):321–337.

Kokkonen, R. (2009) 'The Fat Child – A Sign of "Bad" Motherhood? An Analysis of Explanations for Children's Fatness on a Finnish Website' *Journal of Community and Applied Social Psychology* 19:336–347.

Lane, K. (2006) 'The Plasticity of Professional Boundaries: A Case Study of Collaborative Care in Maternity Services' *Health Sociology Review* 15:341–352.

Lawrence, R. (2004) *Framing Obesity: The Evolution of News Discourse on a Public Health Issue*. The Joan Shorenstein Center on the Press, Politics and Public Policy Working Paper Series, Harvard: Cambridge.

Leicht, K.; Walter, T.; Saisaulieu, I. and Davies, S. (2009) 'New Public Management and New Professionalism Across Nations and Contexts' *Current Sociology* 57: 581–605.

Lister, R. (2006) 'Children (but Not Women) First: New Labour, Child Welfare and Gender' *Critical Social Policy* 26(2):315–335.

Miller, P. and Rose, N. (1990) 'Governing Economic Life' *Economy and Society* 19(1):1–31.

Mitchell, G. and McTigue, K. (2007) 'The US Obesity Epidemic: Metaphor, Methods or Madness?' *Social Epidemiology* 21(4):391–423.

Moffat, T. (2010) 'The Childhood Obesity Epidemic Health Crisis or Social Construction?' *Medical Anthropology Quarterly* 24(1):1–21.

Murphy, E. (2000) 'Risk, Responsibility and Rhetoric in Infant Feeding' *Journal of Contemporary Ethnography* 29:291–325.

Murphy, E. (2003) 'Expertise and Forms of Knowledge in Government of Families' *The Sociological Review* 51(4):433–462.

National Health and Medical Research Council [NHMRC] (2003) *Clinical Practice Guidelines for the Management of Overweight and Obesity in Children and Adolescents*. Commonwealth of Australia: Canberra.

O'Malley, P. (1996) 'Risk and Responsibility' in Barry, A., Osborne, T. and Rose, N. (eds.) *Foucault and Political Reason: Liberalism, Neo-Liberalism and the Rationalities of Government*. UCL Press: London. pp. 189–207.

Osborne, T. (1997) 'Of Health and Statecraft' in Petersen, A. and Bunton, R. (eds.) *Foucault, Health and Medicine*. Routledge: London. pp. 173–188.

Petersen, A. and Lupton, D. (1996) *The New Public Health: Health and Self in the Age of Risk*. Allen and Unwin: Sydney.

Rabinow, P. (1984) 'Introduction' in Rabinow, P. (ed.) *The Foucault Reader*. Pantheon Book: New York. pp. 1–30.

Ransom, J. (1997) *Foucault's Discipline: The Politics of Subjectivity.* Dukes University Press: Durham.

Rawlins, E. (2008) 'Citizenship, Health Education and the Obesity "Crisis"' *ACME: An International E-Journal for Critical Geographies* 7(2):135–151.

Reid, B. (1999) 'Meeting the Information Needs of an Evidence-Based World' *Australian Health Review* 22(2):122–129.

Robson, K. (2005) '"Canada Most Notorious Bad Mother": The Newspaper Coverage of the Jordan Heikamp Inquest' *Canadian Review of Sociology and Anthropology* 42(2):217–232.

Rose, N. (1993) 'Government, Authority and Expertise in Advanced Liberalism' *Economy and Society* 22(3):283–300.

Rose, N. (1996) 'Governing "Advanced" Liberal Democracies' in Barry, A.; Osborne, T. and Rose, N. (eds.) *Foucault and Political Reason: Liberalism, Neo-Liberalism and the Rationalities of Government.* UCL Press: London. pp. 37–64.

Rose, N. (2000) 'Community, Citizenship and the Third Way' *The American Behavioural Scientist* 43(9):1395–1411.

Rose, N. (2001) 'The Politics of Life Itself' *Theory, Culture and Society* 18:1–30.

Saguy, A. and Almeling, R. (2008) 'Fat in the Fire? Science, the News Media and the "Obesity Epidemic"' *Sociological Forum* 23(1):53–83.

The Stanford Encyclopedia of Philosophy (2013) published by *The Metaphysics Research Lab, Center for the Study of Language and Information (CSLI).* Stanford University: Stanford, California.

Such, E. and Walker, R. (2005) 'Young Citizens or Policy Objects? Children in the "Rights and Responsibilities" Debate' *Journal of Social Policy* 34:39–57.

Teghtsoonian, K. (2009) 'Depression and Mental Health in Neoliberal Times: A Critical Analysis of Policy and Discourse' *Social Science and Medicine* 69:28–35.

Tonkiss, F. (1998) 'Analysing Discourse' in Seale, C. (ed.) *Researching Society and Culture.* Sage: London. pp. 245–260.

Tousijn, W. (2006) 'Beyond Decline: Consumerism, Managerialism and the Need for a New Medical Professionalism' *Health Sociology Review* 15:469–480.

Townend, L. (2009) 'The Moralizing of Obesity: A New Name for an Old Sin?' *Critical Social Policy* 29(2):171–190.

Vander Schee, C. (2009) 'Fruit, Vegetables, Fatness and Foucault: Governing Students and their Families Through Health Policy' *Journal of Educational Policy* 24(5):557–574.

Warin, M. (2011) 'Foucault's Progeny: Jamie Oliver and the Art of Governing Obesity' *Social Theory and Health* 9(1):24–40.

Weedon, C. (1987) *Feminist Practice and Post-Structuralist Theory.* Basil Blackwell: Oxford.

第二十二章

尼克拉斯·卢曼：社会体系理论与公共卫生研究的转化

萨曼莎·迈耶（Samantha Meyer）巴里·吉布森（Barry Gibson）

保罗·沃德（Paul Ward）

史如松 译

对一些人而言，尼克拉斯·卢曼（Niklas Luhmann）的社会理论是"已有的对当代社会最好的描述和分析"，并且，"大多数人——不仅仅是普罗大众，也包括学术界——尚未意识到这一点"（Moeller，2012：3）。在他的一生中，卢曼出版了 75 部著作和超过 500篇的文章，尽管在社会学领域他最为人熟知的学术工作是信任与风险（Luhmann，1979，1988，2000，2005）以及体系理论（Luhmann，1982，1995）。考虑到他涉猎的广泛领域和他的高产，我们很可能无法在这么短的章节里充分完整地介绍他的工作。所以我们会给读者推荐一些介绍卢曼的有用的文章（King and Thornhill，2003，2006；Moeller，2006；King，2009；Borch，2011）。另外，值得注意的是卢曼本人关于体系理论的讲座已出版，这很容易获取，这些工作清晰地区分了他的社会理论与其他社会学方法（Luhmann，2013）。在关于他的理论的很多著作中，近期出版的《社会理论卷 1：当下的文化记忆》（*Theory of Society Volume 1：Cultural Memory in the Present*）（Luhmann，2012）一书其阐述有令人振奋的进展。

根据卢曼的简介，这一章简要概述了卢曼体系理论的各个方面，包括体系差异、沟通、多元文化组织（polycontexture）以及结构耦合的内涵。然后我们用一个案例分析来演示他的工作对理解这一个问题的作用：为什么公共卫生研究很难应用到政策和实践中，尤其是在非卫生领域。正如我们讨论的那样，体系理论的性质作为一个闭合的单一结构致使不同体系之间的沟通非常困难。利用结构耦合的内涵，我们对体系之间缺乏沟通提出了可能的解决办法，也讨论了其对公共卫生和人群健康的启示。

人物简介和背景

尼可拉斯·卢曼 1927 年 12 月 8 日生于德国吕贝克（Lünberg）。他成长在纳粹德国时期，像米勒所言，"由于当时的强制性管理，他在少年时代加入了希特勒青年团——法西斯青年组织"。后来卢曼被应召入伍，1944 年作为一名士兵被派往前线，然后被美军俘虏。这个时期由于目睹了他做战俘期间美军违反《日内瓦公约》的各种行为，他对法律产生兴趣（Moeller，2012）。然而卢曼并没有从事行政事业，由于际遇交汇，他在 1960—1961 年到哈佛大学学习社会学。在哈佛他认识了帕森斯（Talcott Parsons）并了解了体系理论。五年后卢曼返回德国，在完成博士论文并出版了几本书之后，1969 年在比勒菲尔德成为一名全职教授。

对卢曼职业生涯早期产生重要影响的有笛卡尔（Descartes）、胡塞尔（Husserl）和舒茨（Schütz）。后来他深受帕森斯的影响。1969 年他一项开始构建一个"社会理论"研究时，声称这将需要 30 年的时间来完成这个工作而且无须付出任何代价。然后他着手描述这个社会理论。这个工作的开始阶段涉及了一个现在很著名的发生在卢曼和哈贝马斯之间的争论，这个争论展示了理解社会的两种截然不同的路径。哈贝马斯试图批判社会并规范性地重构它，使之更正义、公平和平等。卢曼则试图更精确地描述社会。正如你所见，这是两种截然不同的工作（Moeller，2012）。

卢曼的理论框架

卢曼提出了一个理论，设想社会由各种沟通组成，别无他物。为了论证这个理论，他放弃了社会由人类组成的观点。尽管这样会看起来很有争议，但在他的理论里，人类对社会并非必要这一点非常重要。尽管没有人类，社会便没有沟通，但是卢曼声称人类不是社会的主要动力。这理所当然使他成为一个彻底的反人类主义者（King，2009）。对卢曼而言，如果不能满足作为一个社会科学的雄心，社会学应该能够充分地描述社会，包括它的主要动力。卢曼认为这些动力存在于社会体系里面。

　　避开与社会体系本体联系在一起的诸多问题，卢曼简单地声称存在各种体系，这可以分成三种类型：交互、组织和社团（society）。他的首要任务是解释这些是什么以及它们是如何发挥功能的（Luhmann，1995）。他的理论很难掌握，因为他放弃了旧的社会学概念并从社会学领域之外借用了很多概念和观点。例如他借用了斯宾塞 - 布朗（Spencer-Brown）在《形式的法则》（*Laws of Form*）中的微积分概念、马图拉纳（Manturana）和瓦芮拉（Verela）（1980，1987）的理论生物学以及科泽勒克（Koselleck）（1998）的概念史中的自创系统观念。

　　从这个简短的介绍中我们可以清楚地看到卢曼的首要工作是构建体系理论。具体而言，他的理论从众所周知的控制论的体系理论中所谓的"二阶"转向发展而来的。在这个视角下，体系由各个部分组成的旧观点被放弃，取而代之的是，不同体系主要通过体系与其环境之间的区别来区分。因此卢曼的体系理论的首要任务是明确一个体系和其环境的区别。他将环境视作极度复杂的实体，而体系是减少环境的复杂性的一种方式。每个体系（如卫生）存在更小的单元或子体系，他们能更多地减少复杂性（如牙科、初级保健、急诊）。他用"界限"这个词来指代社会差异和体系构成，包括内部和外部体系的构成。如果不划分各个体系，社会就将太复杂而无法维持运转。内部体系更有秩序因为他们相对于环境而言可能性更少（Luhmann，1979）。这些系统具有对世界的代表性，并通过系统成员的协议构建自身经验和行动的可能性，来降低世界的复杂性，从而有意义地将自己定位于此（Luhmann，1979）。内部秩序通过组织一个相对简单的体系来稳固一个极其复杂的环境，这样会使之更适合人类的操作（Luhmann，1988）。

　　一个体系要想浮现，它必须能够将它自己和周围的环境区分开来，通过观察体系是*什么以及它的环境是什么*。但是体系不能观察整个宇宙，的确，它必须生成和选择*什么是"相关的"环境*，为此体系需要按照它自己所需的环境去制造它的环境。在这种意义上体系对自身既是内部的又是外部的。谈论体系会观察这种说法看上去可能会有些奇怪，这几乎将它看作是有自身主观能动性的东西了，但无疑按卢曼的方式，体系就是这样做的。要理解他的观点，即在我们的环境中存在各种体系在观察着我们，并且我们无法直接进入这些体系，这是掌握他的理论有多彻底并对公共卫生研究及政策有何启示的一个基本步骤，如果我们的确想要我们的研究（在科学的体系层面推进和沟通的内容）去影响政策（在政府层面的沟通推进的内容）。这短短的一章里，笔者和其他人一样（King，2009；Moeller，2012）想要你掌握的正是这样一个彻底的卢曼。

　　在公共卫生领域，我们经常会听到类似的呼吁，诸如"为什么政策制定者不去了解我们的研究发现"，这些呼吁是实施科学和转化研究的这样新兴领域的基石。卢曼的社会体系理论及对体系和环境的区别的著名阐释就为决策者为何不去（或不能）了解研究者的成果提供了一种解释。卢曼认为，社会由多个独立的子体系组成，每一个子体系各自独立运转但又以各种方式相互影响（Luhmann，1995，2002，2012，2013）。如果我们将社会理解为一个全球化的体系，那么社会中的每一个体系都与其他体系或子体系相互依赖并产生互动。然而，体系，无论内部和外部，在形式上和沟通的语言体系上都有区别，结果是，正如我们接下来要讨论的那样，尽管有相互影响，不同体系惯用的话语体系会阻碍与其他体系的交流效果。在卢曼看来，我们的研究是在科学体系里，然而我们希望它们去影响公共政策，它们分属不同的体系。

卢曼的理论也描述了多元文化组织的概念（Gunther，2004）。这个想法使卢曼能提出关于社会差异的一种详细理论，而非用一种特殊的方式去提出他的方法（Luhmann，2002）。正如我们已经看到的，社会被分成不同功能的各个体系，每一个功能体系都是多元文化的；它从一个独特的、两面性的视角观察世界，对现实会有独特的认识。这种独特的认识与其他功能体系并不相容。社会正是由这种对现实的各种不一致的观点组成（Borch，2011：90）。正如我们将要看到的那样，这对那些公共卫生领域的学者有重要的影响。

卢曼的体系理论使我们能够理解不同体系怎样产生差别，以及为何沟通会出现问题。然而，他提出的结构耦合的概念对将来的研究转化而言是潜在的解决方式。结构耦合建立在他提出的这样一个假设上：尽管社会体系内部和不同社会体系之间都有界限，但最终它们都会相互作用相互依赖（Luhmann，1997；Van Assche and Verschraegen，2008）。结构耦合的概念很容易理解，因为尽管这些体系的功能不同，但它们有共同的目标。这一章的后面我们将讨论结构耦合如何使公共卫生学者和政策制定者在关于卫生的更广泛的决定因素上相互影响。

多元文化社会里的公共卫生和人群健康

公共卫生致力于寻找有效的方式来保障人群的卫生安全和预防疾病。它包括确定疾病、测定它们的发病率和寻找有效的干预措施。公共卫生最早可追溯到公元前 3000 年（有卫生设施），那时全球各地都已经存在我们现在所说的公共卫生的记载（见 Tulchinsky 和 Varavikova，2009 年一文，提供了一个历史记载名录）。历史上，公共卫生与流行病、预防医学及社区健康紧密相关。在 20 世纪末之前，公共卫生的实践主要是环境卫生和卫生保健，这致力于提高个人的健康生活条件并减少暴露于传染性疾病的危险因素。在过去 20 年里由于人们对健康与社会和经济发展关系的认识的改变，公共卫生的焦点发生转变（Batum，2008；Tulchinsky and Varavikova，2009）。伴随这个转变，公共卫生关注人群而非个体的健康。人群健康的视野确立了卫生的社会决定因素的重要性，即影响健康的因素，如住房、贫困及就业状况。这个视野聚焦于用流行病学和医学因素外部的方式去提高人群健康水平。对公共卫生和人群健康而言，初级保健和健康促进的重要性被普遍接受，这些是关于健康的社会的或非医学的因素（Lavis，2002）。健康促进是教给人们控制和提高他们健康水平的举措，既包括初级保健（如降低心血管疾病风险的科普项目），也有致力于提高健康的社会决定因素的行为（如减少贫困）。世界卫生组织开启的一些举措，始于1978年的《阿拉木图宣言》（*Declaration of the Alma Ata*）和1986年的《渥太华健康促进宪章》（*Ottawa Charter for Health Promotion*），已经将公共卫生工作的重点由传统的医疗转变为初级保健和健康促进。

最近澳大利亚公共卫生政策转向了疾病预防和健康促进（2006年设立国家卫生优先行动理事会；2008年成立国家预防卫生专家组；2009年组建卫生和老龄化部；2009年设立国家卫生和医院改革委员会）。这部分是对一系列慢性病增加及老龄化社会带来的社会和财政压力的回应，也是认识到社会因素对人的健康的影响的一种反应，因此需要在社会的优势和劣势群体的健康上"缩小差距"（Marmot and Wilkinson，2006；2008年设社会健康委员会；2008年成立国家预防卫生专家组）。对社会中最脆弱的群体而言，提升健康和预防疾病的重点是聚力于当代全球性共识如世卫组织1997年通过的《雅加达宣言》（*Jakarta Declaration*）和世卫组织2005年通过的《健康促进曼谷大宪章》（*Bangkok Charter for Health Promotion*）。另外，在澳大利亚，2009年设立国家卫生和医院改革委员会提出了一个重要的改革目标，即立刻解决影响人们获取健康成果的准入和公平的问题，这也得到澳大利亚政府的支持（COAG，2008）。

公共卫生研究越来越被看作基于证据产出的成果，认为上游因素（预防）影响了健康，称作健康的社会决定因素。最近，《内罗毕行动呼吁》（*Nairobi Call to Action*）（2009）列出了健康促进责任清单，包括确立和有效应用相关知识。然而，多数国家的卫生和相关政策的制定及卫生支出，仍旧指向急救和下游的因素（治疗），而不是预防（Ollila，2011）。在过去40年里，健康促进所需的基于证据且政策相关的方案并未被充分使用（Lomas，2007）。这个问题在研究转化领域显而易见，尽管有许多非常重要的研究成果（至少在公共卫生领域如此），但它们并未被政策制定者采纳（Petticrew等，2004；Whitehead等，2004）。对健康促进工作者而言，一个非常重要的挑战是提出更有利的证据去说服决策者考虑与健康相关的更广泛的决定因素（McMicheal and Butler，2007）。

卢曼的社会体系理论对研究成果的转化的困难性提供了一个解释。公共卫生的功能在于在人群中通过改变致病环境来减少疾病因素和增加健康因素。然而我们被告知，公共卫生的运行需要经过多个不同的社会体系而非单一的专门体系（Pelikan，2007）。因此它是一个多元文化组织的实体，而不是一个单一结构的实体。然而，对人群健康有其社会决定因素的认识需要公共卫生作为一个体系去跨越不同体系的界限，与被认为会影响健康的社会体系（如公共住房体系）去沟通。这被公共卫生从业者归结为在不同功能体系的"夹缝中行动"或知识中介者，以推广与公共卫生相关的关键措施。这就像试图在一个不熟悉的国家旅行，你不懂他们的语言，和他们有不同的文化习俗一样：公共卫生从业者和政策制定者都需要去理解对方的社会体系。

　　伯利坎（Peliakan）提出了一个重要的悖论，这个悖论现在在公共卫生领域里已经广为人知，即临床医学的花费，包括研究的花费，相对于公共卫生而言效率太低（McKeown，1976）。但公共卫生在医学体系中仍处于相对边缘的地带。医学体系关注于特定个体的疾病，这不同于公共卫生的主要目标即避免人群将要出现的疾病（Pelikan，2007）。这意味着临床医学承诺拯救个体生命，与公共卫生截然不同，这仅仅会降低人群未来面临的疾病的危险性。医学可以依靠临床科学。有争议的是公共卫生只会用社会干预的方法影响疾病的社会因素，不像临床医学可以直接用技术的和商品化的方式直接针对个体（Pelikan，2007）。健康促进和预防疾病的影响相比临床医疗而言更难去测量，这也会影响如何用医疗术语去描述公共卫生研究和实践的效果。另外，医疗实践的优势根植于生物医学和其他学科的强力联系中。20世纪后半期，医学界被看作是一个权威的职业（Conrad，1992）。康纳德提出社会控制的概念，指出医生依赖某些特定的医疗状况（Conrad，1992）以及"最伟大的社会控制权力来自定义某些特定行为、人和事物的权威性"（Conrad and Schneider，1980：8）。这影响了对于医疗权力之外的一些医学状况是采取治疗措施还是预防措施的选择［在这本文集中，威廉姆斯（Williams）和加布（Gabe）论述彼得·康纳德（Peter Conrad）与医学化的章节，将会给读者提供一个关于医学职业与权力问题、监视以及社会控制的关系更深入的讨论］。

多元文化与澳大利亚人群健康实践的"现实"

　　接下来的部分我们的目标是展示体系之间沟通的可能性。为完成这个目标我们提供了一个案例研究来讨论公共卫生如何冲破体系的界限。我们的讨论基于公共卫生作为一个体系是一个单一结构；它对什么是"健康"及"健康"的形式和架构有其专业的视角。然而，在公共卫生内部，健康被建构为一种超越其所处的界限之外的东西。公共卫生体系的外部环境，以及随外部环境而来的各种体系，被发现对健康有影响——因而健康存在于一种聚合实体里。在接下来的案例研究中我们探索了公共卫生可能跨越其他实体的范围。发生在澳大利亚南部（下文称"南澳"）的一个衡量健康的社会因素的方法演示了在许多部门中将公共卫生和政策议程相结合的实践。根据卢曼的体系理论，以及对聚合实体社会的讨论，我们提出并讨论了为何政策常常不触及预防医学中基于证据的研究成果。

"健康根植于所有政策中"

在卫生部门工作的人员早就知道影响健康问题社会决定因素变化的主要手段在这个领域之外，也超出了卫生部门的控制范围（Williams and Broderick，2010；Ollila，2011）。这个认知导致了呼吁政府部门用各种政策来协调健康问题。例如，城市规划者在发展房地产时要考虑到步行设施、绿色空间及合适的光照，以建造更安全、更有活力的社区。这种探索健康的社会决定因素的方式在近期南澳的政策制定中成为一个基本的指导方针，它被称作*健康根植于所有政策中*（Kickbusch and Buckett，2010）。这个政策认为每个方面的决策（住房、环境、经济）都会也的确在影响健康。因此，跨越多部门的"健康"应享有优先权（Puska，2007）。

上面"优先权"一词的使用是有目的的，它说明从事健康促进运动的人理所当然地将健康视为优先事项，健康就是我们所要的工作，我们的生活，我们的逻辑和我们的话语。这就是为何伯利坎（Pelikan）（2007）在他的文章中非常确定地将公共卫生定性为一种社会运动的一个主要原因。的确，用于讨论疾病的社会决定因素的话语在过去40年发生了变化，公共卫生的关键概念（可获得性、公平性、健康促进）在不同的卫生部门（政策，研究）中所表达的意思也不一样（Lavis，2002）。结果是，找到非卫生行政机构的决策者并要求他们在决策时将健康置于优先地位，这样的行为有很大问题，也被看作是一种"健康帝国主义"（Glouberman，2001）。关键问题是在推行*健康根植于所有政策中*时要设计一种策略能使其他行政机构、政府部门以及公共团体的决策者理解并接受。但要做到这一点，必须意识到，作为策略的一部分，健康的社会决定因素或者人群健康宣传并非对任何单一结构组织都是中心任务，因而健康也不太容易在那些机构的决策中取得优先权（Williams and Broderick，2010）。为解决这个问题，南澳政府为非卫生机构探索了政策选择，使他们能够在完成自身的中心工作目标的同时提高人群的健康水平（Kickbusch and Buckett，2010）。之后*健康根植于所有政策中委员会*成立（Lawless 等，2012），其目标是使卫生部门与其他非卫生部门和机构一起协商来确定政策如何影响健康（Kickbusch 等，2008）。这种方式基于这样一种假设的基础上：所有的公共政策都会影响健康的社会决定因素，因此有必要找到合适的方法使得公共政策对人群健康有益。这个新方案的核心是有效地与各决策机构沟通，来明确非医学因素对健康的影响，以及怎样用政策和社会干预的方式去提高人群健康水平（Ollila，2011）。

*健康根植于所有政策中*行动认为他们需要所有行政机构的政策支持——如果健康能够融入所有政策中，其他机构也会因此受益。然而为了实现这个目标，必须认识到公共卫生研究者和公共卫生决策者如果不全部参与，这可能会导致无效的沟通。两个部门来自不同的领域，或者用卢曼的话来说"闭合的体系"，这些部门有各自独特的话语体系，为其他

部门的人去理解他们的核心目标设置了障碍。每一个独立的体系有自己的术语体系和逻辑以及实现他们目标的方式。结果是，一个体系不可能被另一个体系所控制或直接操纵，也就是说，决策者不会因公共卫生研究者的术语、逻辑和研究结果而直接影响自己的决策。南澳的*健康根植于所有政策中*模式被视作是不同体系之间的有效沟通。理论上，与其他部门的讨论应关注卫生政治行动中共同的利益。南澳卫生部门已经考虑到与其他部门合作中主导这一伙伴关系的风险，因而采用了一种平等协作的方式（Lawless 等，2012）。

这个案例研究以及现存的跨职业协作的资料记载使我们提出疑问：不同领域之间的沟通如何斡旋，怎样会更有效率（Palmeri，2004）。在公共卫生研究者和决策者缺乏沟通的现实下，多元文化社会的观念就变得很重要了。在单一文化组织里，不同的功能体系对世界的理解不同。托伊布纳（Teubner）（2000）提出在多元文化实体里，不同体系之间的互动会形成来自不同社会实体的多种预期之外的项目的场所。例如，在一个新设立的子项目里加入一个社区活动中心可能会被卫生部门理解为增加了一个健身和社交的场所而已。这对人群健康的好处很容易理解，然而要建立这样一个社区活动中心，提供土地的机构和负责建设的机构要能看到对它们而言潜在的好处。公共卫生机构的角色就变成了去阐释新建社区活动中心对其他社会体系的益处。在这个案例中，开发商可能会将社区活动中心看作是帮助他们卖房子的一种手段。结果是共赢的，更多的房子卖了出去（对开发商有利），同时社区也更有活力（对卫生部门有利）。从这个角度看，将健康渗透进住房政策中不仅仅是健康优先权这么简单。接下来的部分会用卢曼提出的结构耦合的概念去讨论解决体系差异的方式。

结构耦合：多元文化实体中解决沟通障碍

前面的案例研究凸显了在不同社会体系交流中一种合适的、能促进交流的指南的重要性。迄今为止的评估表明，*健康根植于所有政策中*的行动是将议程从纸上政策转变为行动的有效方式。但要衡量*健康根植于所有政策中*的程序仍存困难（Greaves and Bialystok，2011；Storm 等，2013），并且也难以一致地确定所有政策中的健康等举措对人群健康的影响程度。这个案例是研究如何运用卢曼的理论的一个工具。卢曼的框架使我们能更好地理解在不同的体系中引入一个卫生法令会产生怎样的复杂的交互作用并产生什么样的不同效果。正如上文看到的那样，尽管不同社会体系内部和社会体系之间存在界限，最终它们会相互影响相互渗透。这就是卢曼提出的解决方法"结构耦合"（Luhmann，1997；Van Assche and Verschraegen，2008）在发挥作用。这已经被生物医学研究和在医院临床转化的实践中清晰地证实了：结构耦合发生在大学（研究）和医疗实践（医院）之间。结构耦合会简明地发挥作用，因为尽管这些体系的功能不同，但有相同的目标。例如一个大学同时在科研和医疗实践中树立相同的目标，以此在两者之间建立起结构耦合。公共卫生研究和其成果转化为政策的困难在于这两种体系之间的沟通尚未协调一致，它们之间还不存在结构耦合。奥利拉（Ollila）（2011：14）提出一种适合我们所说的"耦合"的策略是在卫生部门与其他部门的体系之间的协作时设置一个重点："相对于卫生战略，卫生部门不去强调它自身的目标，而是推动体系间的合作来达成这些目标。"

范·阿斯切（Van Assche）在他对与医疗相关的计划的结构耦合的讨论中运用了下面一个事例：

一个公司做计划时不仅要为支出和未来的利润做经济决策，它还要为设计做美学的决策，为选址计划做法律决策，以及为怎样应对其他政治决定做政治决策。组织（如做计划的公司）的结构耦合不会破坏耦合系统的独立性，*因为在经济上能产生利润的东西，在审美上令人愉悦或者法律上正确的东西，在之后经济、美学、法律所形成的循环网络中会产生决定作用，耦合代表了将不同沟通程序协调一致的一种可能*……并会影响其他功能体系的操作条件（Van Assche and Verschraegen，2008：274，斜体字部分表示强调）。

同样的道理，在健康领域，沟通需要不同体系协调，这样所有体系才能看到益处。至于*健康根植于所有政策中*行动，目前公共卫生研究的成果仍很少被决策者使用。成功被转化的是卫生经济方面的利益，有权力的利益团体，如澳大利亚医学会以及基于科学的研究。那些体系和政策之间的耦合已经存在，因此转化实现了。

奥地利哲学家维特根斯坦提供了另一个视角，他在著作中也提出了一个解决沟通困难的实用方法。维特根斯坦提议需要考虑各种术语使用的背景细节，简单来说是：

……不存在正式的规则体系可以解释每个词或短语的使用。而是，词或短语在不同的场景下拥有了不同的意义，术语也随着我们的使用产生了意思上的改变（Greenhalgh 等，2011：543）。

维特根斯坦的著作与研究转化案例相关的方面在于他提出学术研究应"主动采用"在社会行动中有意义的术语（Greenhalgh 等，2011）。只有采用体系间和其他体系中都使用的术语时，不同体系的沟通才成为可能。

卢曼的结构耦合概念和维特根斯坦对沟通的论述都能使沟通变得更容易，尽管抽象，托伊布纳仍将它们称作"合约"。合约能将常常冲突的行为领域结合在一起。合约是一种"相互碰撞的领域、术语游戏、体系、文本、项目和轨道的冲突的关系"（Teubner，2000：

405）。托伊布纳提出体系间的合约要考虑到多个领域。合约是用来开发参与者的欲望和精力的，以便能达成合约的目的。

托伊布纳（Teubner）（2000，2007）指出合约对这些领域的即时转化为其他不同的项目提出了一种责任约束。为解决沟通不畅的问题，合约是双向的，因此它适合结构间的沟通，尽管它们被用于竞争性的或者不同的领域。这是对多元文化观点的创造性利用，由此一份合约能适用于多个目的来达成一个共同的目标（Teubner，2000，2007）。合约的概念是托伊布纳提出的"超周期性联结"（Teubner，2011）。合约为"不同社会体系之间设立超周期性运动"提供了动力（Teubner，2000：409），同时体系之间的界限随着它们的术语的相互流通而被打破。

*健康根植于所有政策*中的成功事例以及结构耦合运用于不同部门之间的沟通也出现在加拿大。公共卫生政策全国协作中心（魁北克，2010）近期提出一份关于健康食品的文件，它要求多部门协作来影响公众对健康食品的选择。与*健康根植于所有政策*行动一致，获得健康食品涉及经济、环境和社会各方面的因素。因此，所有食品系统的相关部门（生产、运输、分配、营销）需要遵守"健康食品政策"。要适应这个工作，食品政策理事会成立，它由食品体系链条上的各利益相关者组成。他们的任务是审视食品体系并就如何提升体系质量提出政策建议［公共卫生政策全国协作中心（National Collaborating Centre for Health Public Policy）2011］。在这个意义上，食品政策理事会试图在不同部门或单一结构之间找到沟通的模式。尽管他们在组织结构的沟通中的确注意到对利益相关者的挑战，但是他们在这个行动中也找到了许多成功的方式（参见加拿大公共卫生政策全国协作中心 2011 年的具体举措）。

结　论

卢曼的社会体系理论为理解相互竞争的部门之间的沟通困境提供了一个基础。另外，用社会体系理论的方法我们能够理解结构耦合以及使用跨术语体系的合约，这可以成为有助于多部门联合制定政策的一种方式。尽管卢曼、维特根斯坦和托伊布纳的理论对理解和解决这个问题有其理论价值，但社会理论仍是抽象的，用这种方式去解决问题仍旧晦涩。接下来前进的方向是实施他们的想法并确定解决的策略。

参考文献

Baum, F. (2008) *The New Public Health*. Oxford University Press: Melbourne.

Borch, C. (2011) *Niklas Luhmann*. Routledge: London.

COAG (2008) *National Healthcare Agreement*. COAG: Canberra.

Commission on Social Determinants of Health (2008) *Closing the Gap in a Generation: Health Equity Through Action on the Social Determinants of Health. Final Report of the CSDH*. World Health Organisation: Geneva.

Conrad, P. (1992) 'Medicalization and Social Control' *Annual Review of Sociology* 18(June):209–232.

Conrad, P. and Schneider, J. (1980) *Deviance and Medicalization: From Badness to Sickness*. Mosby: St. Louis.

Declaration of Alma-Ata (1978) *International Conference on Primary Health Care*. Association of South East Asian Nations: Kazakhstan.

Department of Health and Ageing (2009) *Australian Better Health Initiative*. Department of Health and Ageing: Canberra.

Glouberman, S. (2001) *Towards a New Perspective on Health Policy*. Canadian Policy Research Networks: Ottawa.

Greaves, L.J. and Bialystok, L.R. (2011) 'Health in All Policies – All Talk and Little Action?' *Canadian Journal of Public Health* 102(6):407–409.

Greenhalgh, T.; Russell, J.; Ashcroft, R. and Parsons, W. (2011) 'Why National Health Programs Need Dead Philosophers: Willgensteinian Reflections on the Reluctance of Policymakers to Learn from History' *The Milbank Quarterly* 89(4):533–563.

Günther, G. (2004) 'Life as Polycontexturality (reprint)' in Günther, G. (ed.) *Beitrëge zur Grundlegung einer operationsfähigen Dialektik*. Meiner: Hamburg. pp. 283–306.

Kickbusch, I. and Buckett, K. (2010) *Implementing Health in All Policies*. Government of South Australia: Adelaide.

Kickbusch, I.; McCann, W. and Sherbon, T. (2008) 'Adelaide Revisited: From Healthy Public Policy to Health in All Policies' *Health Promotion International* 23(1):1–4.

King, M. (2009) *Systems, Not People, Make Society Happen*. Holcombe: Edinburgh.

King, M. and Thornhill, C. (2003) *Niklas Luhmann's Theory of Politics*. Palgrave Macmillan: New York.

King, M. and Thornhill, C. (2006) *Luhmann on Law and Politics: Critical Appraisals and Applications*. Hart: Oxford.

Koselleck, R. (1998) 'Begriffsgeschichte, Sozialgeschichte, Begriffene Geschichte. Reinhart Koselleck im Gesprach mit Christof Dipper' *Neue politische Literatur* 43:187–205.

Lavis, J.N. (2002) 'Ideas at the Margin or Marginalized Ideas? Nonmedical Determinants of Health in Canada' *Health Affairs* 21(2):107–112.

Lawless, A.; Williams, C.; Hurley, C.; Wildgoose, D.; Sawford, A. and Kickbusch, I. (2012) *Canadian Journal of Public Health* 103(Suppl. 1):S15–S19.

Lomas, J. (2007) 'The In-between World of Knowledge Brokering' *British Medical Journal* 334 (7585):129–132.

Luhmann, N. (1979) *Trust and Power: Two Works by Niklas Luhmann*. John Wiley and Sons: Brisbane.

Luhmann, N. (1982) *The Differentiation of Society*. Columbia University Press: New York.

Luhmann, N. (1988) 'Trust: Making and Breaking Cooperative Relations' in Gambetta, D. (ed.) *Familiarity, Confidence, Trust: Problems and Alternatives*. Basil Blackwell: New York. pp. 94–107.

Luhmann, N. (1995) *Social Systems*. Stanford University Press: Stanford.

Luhmann, N. (1997) 'Globalization of World Society: How to Conceive of Modern Society' *International Review of Sociology* 7(1):67.

Luhmann, N. (2000) 'Familiarity, Confidence, Trust: Problems and Alternatives' in Gambetta, D. (ed.) *Trust: Making and Breaking Cooperative Relations*. University of Oxford: Oxford. pp. 94–107.

Luhmann, N. (2002) *Theories of Distinction. Redescribing the Descriptions of Modernity*. Stanford University Press: Stanford.

Luhmann, N. (2005) *Risk: A Sociological Theory*. Transaction Publishers: New Brunswick, NJ.

McKeown, T. (1976) *The Role of Medicine: Dream, Mirage, or Nemesis?* Nuffield Provincial Hospitals Trust: London.

McMichael, A.J. and Butler, C.D. (2007) 'Emerging Health Issues: The Widening Challenge for Population Health Promotion' *Health Promotion International* 21(S1):15–24.

Moeller, H.-G. (2006) *Luhmann Explained: From Souls to Systems*. Open Court: Illinois.

Moeller, H.-G. (2012) *The Radical Luhmann*. Columbia University Press: New York.

National Collaborating Centre for Health Public Policy (2010) *Food Policy Councils* http://www.ncchpp.ca/148/publications.ccnpps?id_article=664: Government of Quebec.

National Collaborating Centre for Health Public Policy (2011) *Food Policy Councils* http://www.ncchpp.ca/docs/FoodPolicyCouncils-ConseilsPolitiqueAlimentaire_EN.pdf: Government of Quebec.

National Health and Hospitals Reform Commission (2009) *A Healthier Future for all Australians. Final Report*. Commonwealth of Australia: Canberra.

National Health Priority Action Council (2006) *National Chronic Disease Strategy*. Department of Health and Ageing: Canberra.

National Preventative Health Taskforce (2008) *Australia: The Healthiest Country by 2020. A Discussion Paper*. Commonwealth of Australia: Canberra.

Ollila, E. (2011) 'Health in All Policies: From Rhetoric to Action' *Scandinavian Journal of Public Health* 39(Supple 6):11–18.

Ottawa Charter for Health Promotion (1986) 'First International Conference on Health Promotion' in *First International Conference on Health Promotion*. Canada.

Palmeri, J. (2004) 'When Discourses Collide: A Case Study of Interprofessional Collaborative Writing in a Medical Oriented Law Firm' *Journal of Business Communication* 41(1):37–65.

Pelikan, J. (2007) 'Understanding Differentiation of Health in Late Modernity by use of Sociological Systems Theory' in McQueen, D.; Kickbusch, I.; Potvin, L.; Pelikan, J.; Balbo, L.; and Abel, T. (eds.) *Health and Modernity: The Role of Theory in Health Promotion*. Springer Science: New York. pp. 74–102.

Petticrew, M.; Whitehead, M.; Macintyre, S.J.; Graham, H. and Egan, M. (2004) 'Evidence for Public Health Policy on Inequalities: 1: The Reality According to Policymakers' *Journal of Epidemiology and Community Health* 58(10):811–116.

Puska, P. (2007) 'Health in All Policies' *European Journal of Public Health* 17(4):328.

Spencer-Brown, G. (1969) *Laws of Form*. Allen and Unwin: London.

Storm, I.; Harting, J.; Stronks, K. and Schuit, A.J. (2013) 'Measuring Stages of Health in All Policies on a Local Level: The Applicability of a Maturity Model' *Health Policy* doi: 10.1016/j.healthpol.2013.05.006. [Epub ahead of print].

Teubner, G. (2000) 'Contracting Worlds: The Many Autonomies of Private Law' *Social and Legal Studies* 9:399–417.

Teubner, G. (2007) 'In the Blind Spot: The Hybridization of Contracting' *Theoretical*

Inequities in Law 8(1):51–71.

Teubner, G. (2011) 'Self-constitutionalizing TNCs? On the Linkage of "Private" and "Public" Corporate Codes of Conduct' *Indiana Journal of Global Legal Studies* 18(2):17–38.

Tulchinsky, T.H. and Varavikova, E.A. (2009) *The New Public Health*. Elsevier: London.

Van Assche, K. and Verschraegen, G. (2008) 'The Limits of Planning: Niklas Luhmann's Systems Theory and the Analysis of Planning and Planning Ambitions' *Planning Theory* 7(3):263–283.

Whitehead, M.; Petticrew, M.; Graham, H.; Macintyre, S.J.; Bambra, C. and Egan, M. (2004) 'Evidence for Public Health Policy on Inequalities: Assembling the Evidence Jigsaw' *Journal of Epidemiology and Community Health* 58(10):817–821.

Williams, C. and Broderick, D. (2010) 'Navigating Through the Policy Territory of Other Sectors: South Australia's Health in All Policies Approach' in Kickbusch, I. and Buckett, K. (eds.) *Implementing Health in All Policies: Adelaide 2010*. Government of South Australia: Adelaide. pp. 75–86.

Wittgenstein, L. (2009) *Philosopocal Investigations: The German Text, with an English Translation by G.E.M Anscombe, P.M.S Hacker and Joachim Schulte*. Blackwell Publishing: Oxford.

World Health Organization (1997) *Jakarta Declaration on Leading Health Promotion into the 21st Century*. WHO: Geneva.

World Health Organization (2005) *The Bangkok Charter for Health Promotion in a Globalized World*. WHO: Geneva.

World Health Organization (2009) *Nairobi Call to Action*. WHO: Kenya.

第二十三章

尤尔根·哈贝马斯：生活世界和社会体系分野中的健康与治疗

格雷厄姆·斯卡布勒（Graham Scambler）

史如松 译

德国批判哲学家尤尔根·哈贝马斯（Jürgen Habermas）和其他一些影响深远的学者和社会活动家包括赫伯特·马尔库塞（Herbert Marcuse）一样，是法兰克福学派创始人霍克海默（Horkheimer）、阿多诺（Adorno）之后的代表人物。他是典型的公共知识分子。他创立了一种特殊的哲学社会学和交往行为理论，包括了向现代性过渡中结构、文化和个人的转变。他经常因发表观点和辩论而进入大众视野，而且他热心于参与政治和政策制定，近期关注的是欧洲的未来。本章开头将他一生的著作置于时代和地域背景下分析。中间部分包括对他早期著作，特别是公共领域的结构转型和合法性危机的讨论；对他后期哲学和社会学的现代性，以及他的交往行为理论的基础的批判性阐释：生活世界和社会体系的脱节，对扩展他交往行为理论的一个检验以使其能容纳"对话伦理"和协商民主。本章剩下的部分讲了这个扩展的内容与健康和医疗问题的关系。还用几个事例来说明哈贝马斯的理论对健康和医学社会学产生了怎么样的影响，最后本章以对他的理论的潜在价值的思考结束。

学术生涯

划分哈贝马斯的学术生涯的各个阶段比认识这些阶段更容易。在他世纪之交的传记中，莫托斯蒂克（Matustik）（2001）划分了三个时期："从解放到复辟期"（1945—1959年），"从潜伏到反叛期"（1960—1969年），以及"修正希望和回归期"（1970—2000年）。哈贝马斯生于 1929 年，他父亲同情纳粹思想。在他 15 岁时纳粹德国投降，如莫托斯蒂克所言，他的 15 岁生日是一个存在性破裂的标志，他和他的小伙伴们开始迟疑地期待文化复兴。他少年时代生活在希特勒的统治下，并被派到西方前线。德国的"解放"带来了反思：他开始对自己的世界第一次进行审判。奥斯维辛集中营的现实对他有深刻影响。后来他开始阅读马克思、恩格斯以及萨特（Sartre）的著作。他去哥廷根、波恩和苏黎世的大学学习，阅读了海德格尔（Heidegger）、卢卡奇（Lukacs）、萨特（Sartre）和波伏娃（Beauvoir）的哲学著作。他在波恩大学的博士论文是对谢林（Schelling）的研究。哈贝马斯参加了弗洛伊德的讲座，并发现了马尔库塞（Marcuse）的早期论文，并在同一年成为阿多诺的第一助理。在那里他不仅熟悉了阿多诺和霍克海默的工作，还了解了布洛赫（Bloch）、本杰明（Benjamin）、涂尔干（Durkheim）、马克思（Marx）、帕森斯（Parsons）和韦伯（Weber）的著作。在哲学界站稳脚跟后，哈贝马斯又进军欧洲的社会学界。他积极参与反核运动并对马克思做了解读，这使他与霍克海默关系疏远，他 1958 年离开法兰克福，到马尔堡同阿本德罗特（Abendroth）一起工作。

1962 年哈贝马斯在海德堡大学取得哲学教授的职位，两年后他重返法兰克福，继承霍克海默的职务，担任哲学和社会学教授。这是马尔库塞影响上升的时代，也是学生运动浪潮汹涌的时代 [《单向度的人》（*One Dimensional Man*）英文版 1964 年出版，《压制性宽容》（*Repressive Tolerance*）1965 年出版]。哈贝马斯深入地参与公共集会，在 1967 年6 月 9 日在汉诺威同学生领袖鲁迪·杜克（Rudi Dutschke）的一场会晤中，他警告学生不要陷入行动主义，或"左派法西斯主义"。在学生运动的顶峰的 1968 年（这一年法兰克福大学社会学系被学生占领，阿多诺还为此报警），哈贝马斯发表了《关于学生运动方向和目标的五条纲领》（Five Theses on the Direction and Aims of the Student Movement），使他和阿多诺一起站在马尔库塞和学生的对立面。

1971 年哈贝马斯离开法兰克福，到施塔恩贝格任马克思·普朗克研究所（the Max Planck Institute in Starnberg）所长。1979 年马尔库塞在施塔恩贝格拜访哈贝马斯后在当地去世，杜契克也在同年去世（哈贝马斯给他写了悼词）。1980 年哈贝马斯在法兰克福领取了阿多诺奖，他于 1982 年返回法兰克福继续担任哲学和社会学教授。他的第一场讲座主题是科学和政治的角色，批判了学生运动，并继续捍卫非暴力社会反抗。1989 年柏林墙倒塌，1990 年东西德合并。尽管哈贝马斯 1994 年退休，但是他继续发声。的确，世纪之交的这些年以来，他一直没有公开谈论诸如海湾战争、9·11 事件、伊拉克战争和阿富汗战争以及欧元区成立这样的事务，但他的学术研究兴趣转向后国家时代的宪政和治理，尤其是欧洲。不过我们应该将精力从他的学术生涯转向他的影响深远的理论体系。

现代性的：一个没有展开的计划

早期工作

有许多关于哈贝马斯著作的很好的解读，这使我们能将注意力集中在他在健康和治疗社会学领域的重要作品（McCarthy，1978；Rehg，1994；Outhwaite，1996）。第一个需要说明的是，哈贝马斯没有像他法兰克福学派的导师霍克海默和阿多诺那样的战后忧郁症（Horkheimer and Adorno，1982）。他拒绝了他们在目的理性和韦伯所说的工具理性之间的平衡。在他后来的著作《目的理性与战略理性》（*system* or *strategic rationality*）中，工具理性指采用适当的手段来达到预定目的的理性形式。稍后他将工具理性与生活世界或沟通理性相对比，后者是导向促进人群之共同意志的合理形成。沟通理性揭示和反映了我们世界观的一个"隐藏"前提，包含了世界观内嵌的规则，也使世界观遭受审查和批判。他坚持认为这些隐藏的前提对工具理性是与生俱来的。

他的第一部重要著作是出版于 1962 年的《公共领域的结构转型》（*The Structural Transformation of the Public Sphere*）（这本书由他的教授资格论文修改而来，阿多诺不满意他的论文，但阿本德罗特很欣赏它）（Habermas，1989）。这篇论文暗示了一种摆脱《启蒙运动的逻辑》（*Dialectic of Enlightenment*）所带来的阴郁状态和预言的方法。在书中哈贝马斯将"公共观点"追溯到 18 世纪欧洲资产阶级公共领域的出现时期。他说，正是在这个时期，一个有文化的资产阶级开始变得政治化，他们为当时的社会问题相互争辩，并质疑当权者。18 世纪早期以来，俱乐部、咖啡厅和沙龙造就了一个越来越自由的媒体环境，产生了一个批判性的论坛，在那里独立于法庭和其他政治机构之外的人能在公平的基础上聚集在一起讨论当时的重要事务（Outhwaite，1996：8）。这种对公共政策进行理性讨论的想法就像一条红线贯穿于哈贝马斯一生的著作中。

哈贝马斯知道，欧洲公共理性的模板从一开始就是妥协的产物，既有阶级之间的也有性别之间的妥协。他还指出早期它倾向于商业化，继而指出生活世界的公共领域后来发生了迅速转型或"再封建化"。随着国家角色的扩张和社会福利体系的发展，以及大型私人公司和大众传媒的出现，公共领域的批判越来越少。一旦媒体介绍了一个质疑程序，它之后不久便会解决它。政治程序也改变了，党派活动家和大众选民之间出现了一个鸿沟。公共观点不再是限制批判性判断的源泉，而成为社会心理学上一种可以被操纵的对象。简而言之，公共领域被"工具理性殖民化窒息了"（Beiharz，1995：57）。在某些意义上，这看起来有《启蒙运动的逻辑》的色彩，但哈贝马斯比他法兰克福学派的导师们多了一份警觉，少了一些悲观态度。

在20世纪60年代，哈贝马斯还用德语发表了另外四本书。《社会科学的逻辑》（*On the Logic of the Social Sciences*）提供了对20世纪60年代社会科学中使用的方法的创新的和批判性调查（Habermas，1990b）。《理论和实践》（*Theory and Practice*）是对社会科学领域理论和实践关系进行论述的论文集（Habermas，1986），包含了他早期温和地批判马克思主义的尝试，他认为马克思没能正确区别"劳动"与"交往"，并忽视了交往，结果是在工具行为中忽略了交往行为。这导致了对生产力和生产关系之间的关系的一种机械主义的解释，并成为了一种人类解放的理论。哈贝马斯（1986：169）写道：

> ……解放技术生产力……与在自由交往领域发展道德关系不完全相同……来自饥饿和不幸的对解放的渴求并不一定汇聚成摆脱奴役和退化的解放；因为在劳动和交往之间没有自动的发展关系。

《走向理性社会》（*Towards a Rational Society*）一书于1968年在德国出版，它的主题是学生政治及相关问题（Habermas，1986a）。劳动和交往的区别又一次登场，这次交往被忽视。哈贝马斯为"政治的科学化"而叹息，因为学生用假定的科学决议来解决价值冲突。他希望学生能够质疑去政治化中"意识形态的技术背景"。

《认识与人类旨趣》（*Knowledge and Human Interests*）同样出版于1968年，是对之前反响的一个综合（Habermas，1986b）。他选择了一个稍早前的观点，声称历史上的知识是：

> ……被普遍的或先验的认知兴趣所建构的，这种认知兴趣契合人类物种的特征和人类生命的关键特点。这些认知兴趣超越了推动人们探索知识的"知识-本质"的兴趣。它们是知识和行为基本的、恒定的方向，内置于人类进化的条件和环境，可以被理解为一个"自我构建"的过程（Scott，1995：231）。

在这里，劳动与交往在概念上的区别仍旧是个核心议题，但是又被另一种行动的形式所挑战，它就是控制。这里出现了一个三层的分类。第一，基于"经验-分析"的科学被对能够预测和控制客观过程的技术的关注所支配，"基于实践科学的事实首先是通过工具行为的行为系统的先验兴趣构成的"（Hanermas，1986b：109）；第二，对历史进行诠释的科学受人类理解的现实利益支配；第三，逻辑批判科学，如精神分析学和对意识形态的批判，其目的是挣脱压制获得解放。这是哈贝马斯的分类系统，后来被质疑是一种循环论证，当然，这个知识理论也需要为自身提供社会理论基础。

晚期资本主义的立法问题，被翻译成合法性危机，是在马克思主义的框架内对资本主义的分析。但不同于自由资本主义，晚期资本主义可能会承受着多重的危机。他说，国家试图去熨平商业领域的顶峰和低谷，并试图在劳动者和资本之间找到定位以追求"部分的阶级和妥协"。但是国家干预有自身的危险性。在国家掌控的情况下，晚期资本主义面临的潜在经济危机并未从社会体系中释放，只是被转移到了其他领域中。

国家干预会导致合法性危机，在这个过程中国家被赋予管理经济的责任。按照哈贝马斯的说法，由于社会阶级结构的持续存在，晚期资本主义的合法权威是不可能的。即使在增长时期，没有危机的存在，社会化生产和私人所有制之间的基本冲突仍旧存在。这个体系不是趋向于公共利益而是追求个人利益的最大化。

合法性危机根源是刺激危机，或者说"一面是国家、教育体系和职业体系所要求的动力，另一面是社会文化体系所能够提供的动力，两者之间存在差异"（Habermas，1976：74-75）。当社会文化体系改革的产品与国家和社会劳动体系失调时，动力危机出现。晚期资本主义动力的中心是大众对于直接民主或者议会民主的忠诚；家庭和职业导向适合地位竞争（分别是"公民和家庭职业的私有化"）。

这部分最后要介绍的是《沟通与社会进化》（*Communication and the Evolution of Society*），这本书 1976 年在德国出版。这是一本涉及广泛领域的文集，涵盖了他在语言和演讲、心理和道德发展以及社会进化方面的工作。后来哈贝马斯又重新关注这些主题，在本章的后面部分还会提到它们。

交往行为理论

这里只根据他 1981 年德语版的两卷本的《交往行为理论》（*Theory of Communicative Action*），有选择性地讨论一些核心问题。选择的一个标准是问题本身对后来健康和医疗社会学批判性理论的突出贡献。它们用交往行为理论、社会进化理论、对体系和生命世界的分离以及对体系和生命世界的合理化的方式，对启蒙运动项目进行了重构。

一个重构的启蒙运动项目 / 交往行为理论

在 20 世纪 70 年代和以后的发展步伐中，哈贝马斯将精力投入重新发掘欧洲启蒙运动的思想中。他不同意韦伯对理性和理性主义的概念解释，认为他过于严格和抽象。相反，他认为理性是普遍存在的。他对普遍理性概念的捍卫涉及一种正式的理性概念，它归功于 20 世纪盎格鲁萨克森哲学的语言学转向。他提出，理性问题并非来自于哲学意识中的主客观的关系，而是来自交往行为中的主客观关系。交往行为使用语言或非语言符号作为理解他们各自行动的工具，以便使他们能够在如何有效地协调自身的行为上达成一致，在此过程中所有参与者可自由表达，拥有平等机会。简单来说，使用语言行为蕴含一个前提，即存在一个完美的表达场景，使得表达能发挥其全部潜力。这是一个不受历史限制的主张。理性动机有助于理解，以及理性动机意味着主体完全没有义务或操控，哈贝马斯认为，这正是社会再生产的基础。社会的象征性再生产建立在完美表达场景的反面，它被归结为"交往的对称性"和无义务的一致（Scambler，1988）。这种交往行为的概念和奥斯汀（Austin）（1962）的表达行为概念有关系，我们稍后再谈后者。

社会进化的理论

哈贝马斯所谈的进化是指人类物种进化的过程。他甚至认为个人学习和社会学习互不相关。我们已经了解他赞成相对主义，声称理性的大炮就像达成可靠的结论的模式一样随处可见。这需要个人和文化接受"认知匮乏"的批评而促使自身不断进化发展。他援引皮亚杰的儿童认知发展理论，在类似的情形中他提出文化发展或进化的三个阶段：神话阶段（原始社会），宗教 - 超自然阶段（传统社会那样的情形）和后传统阶段（正如现代社会的情形）。原始文化被神话占据，是典型的"闭合的"且难以改变，因为它缺乏公共参与的制度性设计。随着佛教、印度教、伊斯兰教和基督教的扩张，文化的理性也增强了。哈贝马斯认为现代资本主义可以归结为后传统认知领域和社会组织形式。他对资本主义进行批判，他也的确看到了人类启蒙的潜在收获。

体系和生活世界的去耦合化

很难去定义生活世界。它无法去"理解"因为它是所有理解的工具。我们无法企及它的边界。然而，正如西顿（Sitton）所述：

> ……尽管生活世界作为一个整体（我所强调的）永远不可能成为一个问题，但是它的组成元素可以被质疑而且已经这样做了。在这些案例中，它的元素被主体化，使主题成为参与者，以重建对情形的相互定义，这是成功联合的一个条件。

生活世界可以通过交往行为来制造，但不能用工具的或者战略的行为。在哈贝马斯看来生活世界是中间的或者象征性的空间，在这里文化、社会交流以及人格能够产生和复制。

体系是物质的而不是象征性的，它是战略性的而非交往行为。哈贝马斯用类似帕森斯的方式，将社会分为四个"子系统"：经济、国家（包含了体系）、公共空间和私人空间（包括了生活世界）。我们已经目睹了现代社会体系和生活世界的去耦合化。这四个子体系相互依赖。经济产生财富，国家产生权力，公共空间产生影响力，私人空间则拥有承诺。用克鲁克（Crook）等（1992：28）的话来说：

……经济依赖国家建立的法律经济体制来保护私有财产和合约，在公共的生活世界中去影响消费方式，私人生活世界则提供可靠的劳动力，并且经济体系向其他每个子体系输送财富。

体系和生活世界的关系

四个子体系的能力并不相同。伴随社会分工出现了生活世界和体系的去耦合化，后者支配了前者。哈贝马斯在《生活世界的殖民化》一文中描述了这一点，指出生活世界被体系殖民化。在马克思和韦伯的基础上，他进一步提出生活世界已经变得官僚主义和商业化了。这意味着交往行为的可能性已经减小，因为人际交往关系更有策略性或工具性了。简而言之，体系理性已经超过生活世界理性（这个宏观改变对中观或微观交往的冲击后文详述）。西方理性变成"备选项"。但是不同于韦伯或霍克海默以及阿多诺，哈贝马斯从不认为这种情况是不可避免的或者无关紧要的。在西方世界理性是很容易出现的。发展的"逻辑"使他所说的生活世界理性——即交往行为或交往理性扩展其范围——成为可能。换而言之，即生活世界的去殖民化成为可能。即便哈贝马斯认为乐观主义很难到来，但是他提出生活世界理性在欧洲出现的最可能的方式是"新社会运动"（不同于旧式的阶级运动）；他尤其对女性运动抱有信心。

对话伦理和彻底的民主

哈贝马斯（1990a，1993，1996）的对话伦理是对他的交往行为理论的延续或深化。"普遍性原则"意味着米德（Mead）的"理想角色扮演"的概念是它的内核。普遍性原则中，每一个有效的准则都满足以下条件：所有受到影响的人都可以接受其一般遵守的规则的结果和其副作用，以满足每个人的利益（并且这种结果优于那些所谓的替代性规则）。这个原则应该与"对话伦理原则"区分开来，后者意思是"只有那些能得到所有实际对话的参与者支持的规则才是有效的"。普遍性原则包含关于"正义"和"团结"的"道德"问题，它需要一个正式的普遍性的回答。对话伦理的原则包含"美好生活"的"伦理"问题，它只能放置于生活、文化的实际背景中或者根据个人的具体追求或计划来衡量。

对话伦理更偏爱道德问题；而且正义和团结在交往行为中是必要的。正义是指"不可侵犯的个体主观自由"，团结则是指同一个生活世界共同体的参与者的共同幸福（Habermas，1990a：200）。按哈贝马斯的说法，道德无法在不支撑其社区福祉的情况下巩固个人的权利。然而，如果对话伦理巩固了道德，它并不同时解决实质的问题。

正是由于哈贝马斯的交往行为理论定义了对话伦理，后者也描述了彻底民主的概念。这是因为只有通过公众参与审议和决策才能实现政治权威的合法性（法治和人民主权有其

"内在联系")。哈贝马斯寻求超越古典自由主义和社群主义,这两者都更偏爱道德而非法律,它们坚持道德和法律存在"相互补充的关系",而且法律所载的人权的核心是实质性的法律正确,而非道德正确。国家监督这些权利,但是它的合法性来源于公共理性(正如在充满活力的公民社会和公共领域中表达出来的那样)。在他近期对我们生活的日益增长的全球化或后国家时代的世界的评论中,哈贝马斯支持一种过渡形式的共和主义,至少在目前的欧元区危机和贝克(Beck)(2013)所宣称的"德国的欧洲"出现之前,他预言可能会出现一个"欧洲联邦"(Eriksen and Weigard,2003)。正是在这样一个背景下他不断地对一些世界事务如9·11事件和接下来的伊拉克战争和阿富汗战争进行分析。还有一本书值得一提,即《人性的未来》(Habermas,2003)。这本书由三篇访谈组成,涉及了遗传学和基因干预的进展以及它们对身份构成以及物种自我认知的影响。他坚持认为人性不再是"天生的";我们正在成为人性的一部分,正如我们已经成为我们所居住的星球的一部分那样;而且我们现在才刚刚开始意识到这可能意味着什么。

卫生和医疗

考虑到他这么多年在哲学和社会学领域探讨和参与研究的广度和深度,所以你可能会惊讶哈贝马斯的研究很少被用在医学社会学领域中。也许这种忽略部分是因为他本人对卫生和医疗问题(如果不涉及社会福利议题)的沉默,也是因为他的文字晦涩难懂(Scambler,2001)。在本章的范围内有必要进行挑选,而且笔者选择了三个重点。第一个讨论围绕医患关系并描述了哈贝马斯的宏观和微观理论;第二个讨论转向对医疗体系的关注;第三个讨论再次涉及公民社会和公共空间的概念,并将它们与卫生政策和改革联系起来。

医患交互

有一项早期试图将哈贝马斯的理论应用到以怀孕和分娩为主题的医患交互的研究(Scambler,1987),这篇文章提出自20世纪70年代以来,英国、美国和其他地方的产科医生就是生活世界殖民化的不知情的代理人。尽管有相反的证据,但是他们仍坚持相信一个好的或者安全的分娩必须是在医院进行并运用最新的技术;而且他们还将这种信念传递给了准妈妈。用米施勒(Mischler)(1984)的术语来说,"医学之音"压过了"生活世界之音"。在后来更普遍的贡献是,这种分析被扩展到向专家进行日常的咨询中(Scambler and Britten,2001)。这篇论文的基本要点是什么呢?

C·赖特·米尔斯(C. Wright Mills)(1959)宣称必须从社会结构角度理解"个人

麻烦"。维兹金（Waitzkin）（1989：221）详细说明了这个问题："社会结构有助于产生特定的社会背景，在其中患者和医生能发现自己。"哈贝马斯的"形式语用学"[源自奥斯汀（1962）的演讲行为分析] 在这点上是中肯的。奥斯汀区分了"言内行为"（即宣称某件事）和"言外行为"（即用宣称某件事来表示"我承诺……"），以及"言后行为"（即通过宣称某件事来引入另外一些事物）（Habermas，1984：288-289）。哈贝马斯认为，交往行为是以语言为媒介的互动，其中所有的演讲者都在追求言外行为的目标，以达成一致意见，来支持一种"个体诉求行动计划的协调一致"。另一方面，在至少一个演讲者追求在他或她的听众身上产生言后行为效果时，战略行为才会产生。"每当演讲者按成功的方向行事，从而将言语行为用于与所说内容的意义相关的目的时"，就会产生言后效应（Habermas，1984：289）。交往行为趋向于达成一致；战略行为则趋向于成功。

在这里有必要做一些说明。简单的请求或命令是言外行为，演讲者用它"坦然地"达到影响其听众的目的，并且言外行为可能包含权力主张。演讲者毫无保留地追求言外行为目的，但是毫无疑问其行动以成功为导向。哈贝马斯将之称作"公开的战略行为"。当演讲者以言后行为的目的来实施演讲行动时，它被称作"隐藏的战略行为"。在这两种行为里，都存在充分理由结合的潜力尚未被意识到。仅仅在交往行为中，这种潜力才被意识到，这时言外行为表达出"可批评的有效性声明"（与事实、符合情理以及诚意有关）。当在导向理解和共识的行动和导向成功的行动发生混淆时，就会产生哈贝马斯所说的"交往病理学"的情况。隐藏的战略行为的情况可能既包括有意识的欺骗也包括无意识的欺骗。在前者的案例中至少一个参与者的行为是以成功为导向的，但也允许其他参与者认为所有实现交往行为的条件均已达成。然而在无意识的欺骗中，至少一个参与者在欺骗他/她自己，因为他/她的行为是以成功为导向的，并且仅仅是"保持一个交往行为的面貌"而已（Habermas，1984：332）。

这种形式语用学与医患交互社会学的关系是显而易见的。旧式的家长式医生（我是医生，我最清楚）代表了公开的战略行为。由于这种形式在日常或非急诊的就医中越来越不被接受，哈贝马斯认为一种隐藏的战略行为悄悄产生了。正如我们看到的那样，这既包括有意识的欺骗或操纵，如医生用深奥的专业术语去吓唬患者，也包括无意识欺骗或系统性扭曲交往，如医生和患者都没有意识到他们采用战略行为而非交往行为时。系统性扭曲交往的观念允许医生（并不罕见）或患者（要少得多）的行动以成功为导向而非以理解为导向，但这种行为本身是真诚的和善意的。在考虑到系统理性化或殖民化对一对一交往的影响时，系统性扭曲交往的概念尤其有用。

医疗体系和生活世界的殖民化

虽然战后有组织的、福特主义的或福利国家资本主义的特点是国家参与医疗保健，但当前时期金融性的、后福特主义的或后福利国家资本主义表现为医疗市场由私营或营利性医疗服务提供者占据。有学者记录了全球性的新自由主义对福利主义无处不在的攻击，也有学者引用 20 世纪 90 年代前期克林顿对美国医疗改革的失败或本文撰写时奥巴马医改所面临的障碍来做证据；同时也有人将目光聚焦于英格兰和威尔士的国家卫生体系（NHS）的私有化上。

在最后这个问题上，自撒切尔执政以来（即 1979 年以来），英国国家卫生体系已经发生一系列改革，其中许多措施推动了私营医疗机构进入卫生服务领域，这在 1948—1979 年被公立医疗机构所垄断。这些改革（新自由主义将其分为三个时期，一是 1919—1997 年，撒切尔和梅杰时期；二是 1997—2021 年，布莱尔和布朗时期；三是 2010 至原文写作时间，卡梅伦时期）在最近一个时期表现得更彻底、更雄心勃勃。他们更偏爱"基于政策的证据"而非"基于证据的政策"。1992 年梅杰引入民间主动融资使私人资本能够建设医院大楼和其他医疗设施，他们后来又将这些大楼和设施租借给国家卫生体系，多数都签订了 20 ~ 30 年的高利息合约。对政府而言其优势是无须重新投资建设医疗服务场所和设施。这已经被证实为用可以预知的昂贵的方式"低价"获取新的大楼。新工党用报复性的方式采取同样的策略。在本文写作时（英国）卫生行政机构正承受严重的债务负担。

然而，2010 年以后卡梅伦执掌的英国政府于 2012 年通过了《健康和社会保障法》，这是对国家卫生体系赤裸裸的侮辱。卫生部已经因为民间主动融资而过度紧张，并承诺在可追溯到 2009 年的新劳动计划下，从 2011—2014 年节省开支，但它现在依然面临着贪婪的、以追求利润为目的资本的挑战。这个法案标志着英格兰的医疗彻底地再商品化了。斯科特·塞缪尔森（Scott-Samuel）（2012）的预言已经成为现实：

- 国家卫生体系将成为一个公共预算资助的和私人组织竞争的分包业务的品牌，这符合欧洲竞争性法律，允许私人公司占据主导地位。
- 信用崩溃后的国家卫生体系有一个相对固定的预算，这样"低临床优先级"服务将不再是免费的。
- 这将产生一个富人能承受得起的医疗保险市场，它会提升医疗成本（管理、自付部分、利润）。
- 个体健康预算将导致按个体情况收费，因为委托团体将以个人身份运作，以便与保险公司兼容（不再是以人群为基础的风险管理）。

无论是对美国医疗去商品化的呼吁还是英国国家卫生体系再商品化的游说都是体系对生活世界殖民化的例证。斯坎布勒（Scambler）（2012）的论文指出，在英国金融资本主义见证了一个新的阶级/权势阶层的出现就说明了这一点。他认为，在第二次世界大战后的金融资本主义中，那些主要由跨国金融和商业精英组成的人比政治精英更具影响力。简而言之，阶级演员（代表经济子系统）比命令演员（代表政府子系统）购买更多的权力，并因而能改变政策如让英国国家卫生体系再商品化。在这个过程中基于证据的政策被转化为基于政策的证据。

公民社会和公共领域

公民社会和生活世界的公共领域经常被看作同一件事。然而，在哈贝马斯论述的基础上，斯坎布勒（Scambler）和凯莱赫（Kelleher）（2006）不仅指出了两者的区别，而且还论述了公民社会的两个部分。他们指出抵抗和动员群众的种子存在于公民社会的"辅助部分"，它又根植于生活世界的私人领域。它是随意的集会地点或"第三种地点"如酒吧、餐馆之类的地方，在此产生最初的有决定性意义的对话。公民社会的"抗议部分"扎根于生活世界的公共领域，在这里抵抗的冲动（经由社会运动的雏形）转化为一致的行动。回过头来看商业游说、政党政治策略以及对后来成为《健康和社会保障法》的迟来的反对，很明显在辅助部分的种子在抗议部分迅速发芽，引起阿拉伯世界觉醒后的集体动乱；这些行动的组织形式具有开创性，不局限于他们对新的信息技术的使用（见 Castells，2012 一文）。

结　论

在用哈贝马斯的理论去讨论卫生和医疗的问题时，热尔蒙（Germond）和科克伦（Cochrane）（2010）引入了"卫生世界"的概念以尝试精确地研讨这些问题。他们主张卫生世界概括性地反映了生活世界，并将人们的意识作为"行动的视界"。它是生活世界中与代理相关的一个区域，由对恢复、维持或增强健康的兴趣所支配：它指向于寻求健康的行为。然而爱德华兹（Edwards）（2012）却发出了告诫的信号。与我们生活的真实世界的实际交往实例相比，准确地将生活世界的声音从医学世界的声音中区分开来要更容易；她还指出，医学的声音不能归入系统思维和理性的范畴之内。换一种说法，哈贝马斯的理论和韦伯的理想类型或者舒茨的二阶类型比较相似；无疑，这些理论在社会学中都很重要。医生在和患者谈话时，会混用多种言语行为；当医疗保障体系被私有化后，引入体系理性需要大量的分解工作。然而，无须争论的是，哈贝马斯已经建立了一套深邃、严密的理论体系，并坚定不移地去完善尚未结束的现代性项目。

参考文献

Austin, J. (1962) *How to Do Things with Words*. Oxford University Press: Oxford.

Beck, U. (2013) *German Europe*. Polity Press: Cambridge.

Beilharz, P. (1995) 'Critical Theory – Jurgen Habermas' in Roberts, D. (ed.) *Reconstructing Theory: Gadamer, Habermas, Luhmann*. Melbourne University Press: Melbourne. pp. 39–64.

Castells, M. (2012) *Networks of Outrage and Hope: Social Movements in the Internet Age*. Polity Press: Cambridge.

Crook, S.; Paluski, J. and Waters, M. (1992) *Postmodernization: Changes in Advanced Society*. Sage: London.

Edwards, G. (2012) 'Jurgen Habermas: Politics and Morality in Health and Medicine' in Scambler, G. (ed.) *Contemporary Theorists for Medical Sociology*. Routledge: London.

Eriksen, E. and Weigard, J. (2003) *Understanding Habermas: Communicating Action and Deliberative Democracy*. Continuum: London.

Germond, P. and Cochrane, J. (2010) 'Healthworlds: Conceptualizing Landscapes of Health and Healing' *Sociology* 44:307–324.

Habermas, J. (1976) *Legitimation Crisis*. Heinemann: London.

Habermas, J. (1984) *Theory of Communicative Action, Volume One: Reason and the Rartionalization of Society*. Heinemann: London.

Habermas, J. (1986) *Theory and Practice*. Polity Press: Cambridge.

Habermas, J. (1986a) *Towards a Rational Society*. Polity Press: Cambridge.

Habermas, J. (1986b) *Knowledge and Human Interests*. Polity Press: Cambridge.

Habermas, J. (1987) *Theory of Communicative Action, Volume Two: Lifeworld and System: A Critique of Functionalist Reason*. Polity Press: Cambridge.

Habermas, J. (1989) *The Structural Transformation of the Public Sphere: An Inquiry into a Category of Bourgeois Society*. Polity Press: Cambridge.

Habermas, J. (1990a) *Moral Consciousness and Communicative Action*. Polity Press: Cambridge.

Habermas, J. (1990b) *On the Logic of the Social Sciences*. Polity Press: Cambridge.

Habermas, J. (1991) *Communication and the Evolution of Society*. Polity Press: Cambridge.

Habermas, J. (1993) *Justification and Application: Remarks on Discourse Ethics*. Polity Press: Cambridge.

Habermas, J. (1996) *Between Facts and Norms: Contributions to a Discourse Theory of Law and Democracy*. Polity Press: Cambridge.

Habermas, J. (2003) *The Future of Human Nature*. Polity Press: Cambridge.

Horkheimer, M. and Adorno, T. (1982) *Dialectic of Enlightenment*. Continuum: New York.

Matustik, M. (2001) *Jurgen Habermas: A Philosophical-Political Profile*, Rowman and Littlefield: New York.

McCarthy, T. (1978) *The Critical Theory of Jurgen Habermas*. Polity Press: Cambridge.

Mills, C. Wright. (1959) *The Sociological Imagination*. Oxford University Press: New York.

Mischler, E. (1984) *The Discourse of Medicine: Dialectics of Medical Interviews*. Ablex: Norwood, NJ.

Outhwaite, W. (1996) *The Habermas Reader*. Polity Press: Cambridge.

Rehg, W. (1994) *Insight and Solidarity: The Discourse Ethics of Jurgen Habermas*. University of California Press: Berkeley.

Scambler, G. (1987) 'Habermas and the Power of Medical Expertise' in Scambler, G. (ed.) *Sociological Theory and Medical Sociology*. Tavistock: London. pp. 165–193.

Scambler, G. (1996) 'The "project of modernity" and the Parameters for a Critical Sociology: An Argument with Illustrations from Medical Sociology' *Sociology* 30:567–581.

Scambler, G. (ed.) (2001) *Habermas, Critical Theory and Health*. Routledge: London.

Scambler, G. (2012) 'Health Inequalities' *Sociology of Health and Illness* 34:130–146.

Scambler, G. and Britten, N. (2001) 'System, Lifeworld and Doctor-patient Interaction: Issues of Trust in a Changing World' in Scambler, G. (ed.) *Habermas, Critical Theory and Health*. Routledge: London. pp. 45–57.

Scambler, G. and Kelleher, D. (2006) 'New Social and Health Movements: Issues of Representation and Change' *Critical Public Health* 16:219–231.

Scott, J. (1995) *Sociological Theory: Contemporary Debates*. Edward Elgar Publishing Company: Aldershot.

Scott-Samuel, A. (2012) 'Where the NHS Is Heading' *The Guardian* 20 January.

Sitton, J. (1996) *Recent Marxian Theory: Class Formation and Social Conflict in Contemporary Capitalism*. State University of New York Press: New York.

Waitzkin, H. (1989) 'A Critical Theory of Medical Discourse: Ideology, Social Control, and the Processing of Social Contexts in Medical Encounters' *Journal of Health and Social Behaviour* 30:220–239.

第二十四章

皮埃尔·布迪厄：健康生活方式、家庭和社会阶层

凯特·胡帕兹（Kate Huppatz）

苏静静 译

皮埃尔·布迪厄并不是一个容易与健康、疾病和医学社会学联系起来的理论家。布迪厄主要关注社会阶层文化，虽然他研究了阶层经验和知识生产的身体层面，但他一般不关心健康问题。然而，威廉·考克汉姆（William Cockerham，2013a：251）注意到，近来布迪厄在医学社会学领域变得时髦起来，尤其是他关于"社会资本""惯习"（habitus）和"生活方式"等概念的研究备受关注。考克汉姆（2013a）认为，布迪厄最近受到关注反映了医学社会学最近"理论转向"的一个趋势，他的概念吸引了一些希望将"方法学上的个人主义"转变为关注卫生和社会结构之间关系的医学社会学家注意。因此，布迪厄的理论对于"搭建主流理论和医学社会学之间的桥梁"是很有用的（Williams，1995：601）。本章主要关注布迪厄将生活方式实践的理论化，以及对这些实践嵌入并设定阶级文化的方式的理解，这些将有助于研究者解释为何在富裕国家健康教育普及程度很高的情况下，不健康生活方式仍然如此流行。

本章研究了布迪厄的理论方法对于分析卫生、生活方式与社会阶层之间关系的重要性，并着重关注有关家庭生活背景下青年人群健康相关生活方式习惯的研究。本章将首先简单介绍布迪厄的生平、作品和主要理念；之后，将介绍布迪厄理论方法对于生活方式的研究；最后将描述他的理念如何应用于青年人健康生活方式的研究中。

人物简介

皮埃尔·布迪厄是法国社会学家／哲学家，出生于 1930 年 8 月，2002 年 1 月 23 日因癌症去世。外界对其个人生活所知甚少；他性格内敛，沉默寡言。然而，他的传记中解释了很多关于他的研究重点和理论方向。实际上，他曾在其著作《自我分析纲要》（*Sketch for a Self-Analysis*，2007）中谈了很多，他把这本书称为一种自我反思的演练，而不是自传。在这本书中，他简要介绍了其童年和青年时代，布迪厄不情愿地承认，他成长岁月中的一些细节必须考虑在内，因为"性格的形成与一个人的出身相关，我们知道，性格与其现实化的社会空间共同作用，确定了生活方式习惯"（Bourdieu，2007：84）。布迪厄的父亲起初是一个农民，后来成为邮递员，随后又成为邮局文员。他幼时生活在法国西南部贝亚恩地区（Bearn）的一个小镇，他在学校成绩优异，教育背景良好，并获得国家奖学金的资助，支持他完成了学业。因此，他有一个农村的、工人阶级的成长环境，但他与村里的店主和农民的孩子分开，因为他的父亲在文职岗位上被视为"白领"，尽管他的工资十分低微。这为布迪厄的社会批判性分析提供了依据，尤其是他对社会阶层的兴趣，以及他的自反性理论。

布迪厄是一位高产的作家，一生共出版了 25 本著作。《区分》（*Distinction*，1984，又译作《区隔》）可能是布迪厄最著名的著作，1998 年国际社会学会将其列为 20 世纪最重要的十部社会学著作之一。该书的主要特色是创新性地用民族志证据，将消费行为与社会阶层联系起来，从而为从文化角度理解社会阶层奠定了基础。该书也与本章特别相关，因为它关注的是社会阶层和生活方式之间的关系。接下来的讨论将主要关注《区分》中所提出来的理论观点，同时对布迪厄的关键概念进行了概述。

布迪厄的关键理论观念

布迪厄发表了一系列的著作，包括（但不限于）教育体系、阿尔及利亚的卡比尔人、艺术、电视、男性统治和语言，但他的著作始终保持着对文化在权力和不平等的生产和再生产中的作用的明确关注。在他的职业生涯中，他的目标是研究令人满意的生活的生产和分配。布迪厄利用实证研究方式，探究了为何某些人的生活比其他人更令人满意。布迪厄也是辩论术大师。为应对他在结构主义方法中发现的不足，布迪厄一反后现代主义之道，创造了他的实践理论，支持交叉学科的研究。

布迪厄在他的开创性著作《区分》中，发展了一套复杂的理论方法，以理解乏味平淡的日常生活。这本书中使用了大量实证数据，主要来自穷人和富人的消费行为调查，以便将个体品味与其在社会秩序中的地位相关联。在该书中，布迪厄开发这种理论方法，希望能够克服对于阶层的客观主义和主观主义的截然分界，并弥补马克思和韦伯理论的不足。在这本书和其他著作中，他借助惯习、场域和资本三大概念试图实现这一目标。

惯 习

惯习（habitus）这一概念也许是布迪厄理论中最不可或缺的，它被定义为一套告知社会实践和认知的处置方式。惯习既是"被构建的，也是构建性的结构"（Bourdieu，1984：171）。这意味着惯习是由个体经历的历史和环境所构成的，但同时也影响着对环境产生影响的实践。惯习与实践也是一致的。当一个人与其他具有类似地位和处置方式的人具有相似的历史和环境时，惯习就会将实践结构化，使其与个人的社会群体的共同实践相一致。一种"方式亲和力"（stylistic affinity）由此而生，使各个个体在他们所处的社会阶层中成为"彼此的隐喻"（Bourdieu，1984：173）。因此，惯习明确了哪些是，也明确了哪些不是"我们的"，也正是以这种方式，"通过差异定义并判定了社会身份"（Bourdieu，984：172）。这一过程的发生没有明确的协调；实践的一致性是某种形式的"社会魔法"，它将品味、理念和倾向与社会阶层生活方式联系在一起。

社会生活、我们生活方式的所有细节，都可能成为人群划分的切入点；它们展现或提示个体在社会阶层的归属，因此也展现或提示个体间社会疏离或亲近程度，进而会导致偏见或是接纳。在这一过程中，没有哪种行为是禁区——饮食、运动、养育子女、着装和化妆的选择等都是由阶层文化决定的。在布迪厄（1984：172）看来，生活方式是惯习的系统化产品，通过惯习体系判断其相互关系时，生活方式即成为社会分类的符号系统（如"受人尊敬的""粗俗的"等）。这意味着，虽然我们的品味和理念可能看起来似乎是个人"选择"，但实际上是受我们社会背景所引导的必需品——要么是缺乏资源的结果，要么是作为某一社会群体成员的产物。这一分类系统：

> "……不断地将必需品转变为策略，将限制条件转化为偏好，并且，它在没有任何机械判断的情况下，产生了一系列构成生活方式的'选择'，可以从'相反'或'相关'的系统中相应的位置，得出其意义或价值。由必需品构成的美德，不断通过诱导各种所产生条件下的'选择'，将必需品转变为美德"（Bourdieu，1984：175）

这意味着能动者倾向于"对他们无论如何都会受到谴责的东西有一种品味"；这样一

来，"品味就是命运的选择（taste is amor fati）"（Bourdieu，1984：178）。然而，这并不意味着阶层化的主体没有能动性。布迪厄有时被指控为社会决定论者（Jenkins，1992），因为他专注于阶层惯习和生活方式的再生产，但是对于布迪厄本人而言，惯习产生的实践一般是个人的，是群体倾向的主体变体。阶层实践同样也是"规范的即兴创作"；总是有可能出现差异化。

在《区分》一书中，布迪厄揭示了他对生活方式实践的大规模研究结果，实证性地展示出了阶层品味以及"实践逻辑"或惯习的运作。布迪厄发现，中产阶级个人在食物上的花费较少，也更少购买廉价、重口味、油腻的食物。然而，低收入并不是选择廉价食物的唯一原因，这与上面所展示的阶层品味是一致的。布迪厄发现工头们的收入虽然比一般白领（即文员，其食物品味与其他中产阶级工人一致，例如教师）收入高，但对食物的品味更加接近工人阶级。

> "……饮食艺术是工人阶层明确挑战生活合理艺术的少数领域之一。社会较高阶层普遍认为保持形体苗条是新的道德规范，农民，尤其是产业工人，则仍然沉溺于美味当中"（Bourdieu，1984：179）。

在同一个研究中，布迪厄发现白领与体力工作者不同，消费了更多的鱼、水果和开胃酒，但是在肉类上的开销两者差不多（尽管白领购买瘦肉更多）。除此之外，他们在美容和健康产品、服饰、文化、休闲活动上开销更多。富裕的人更倾向于"为了未来"；他们为了将来的欲望牺牲了当前的欲望。这是一种理性的计算，对于未来可能性的估计；然而，工人阶层享受当下的倾向同样也是理性的选择；这是对于"客观条件限制的认识"（Bourdieu，1984：183）。

健康消费的倾向最常见于专业技术人员和高级管理者，这是由于"没有了经济条件限制，同时伴随对于粗俗、肥胖的社会审查的加强，更期盼苗条和与众不同"（Bourdieu，1984：185）。因此，对食物的品味与适当身材的阶层概念相关联；例如，体力劳动者看重男性身体的力量，相应的饮食习惯倾向营养丰富，但是廉价、热量较高的食物，专业技术人员倾向于口味轻、不太油腻的食物。品味通过惯习得以体现，同样也塑造了阶层化的身躯；"自然"的身体成为了阶级文化的物质化（因此，布迪厄同样讨论了体育运动被阶层化的方式，以及选择不同体育运动根据社会阶层范式塑造身体）。

资　本

布迪厄理论的第二个关键概念是资本。布迪厄通常提到三种类型的资本：经济资本、社会资本和文化资本。经济资本是货币和所有能够直接转变为货币的资产，也可以被制度化为产权。社会资本是指在阶级形成中能够发挥作用的有利的社会关系，可以被制度化为各种尊贵的头衔；文化资本指的是文化知识和能力，存在于物化状态（例如，以书籍的形式）、制度化状态（教育资质）和内化状态（通过"自我提高"或社会化培养的身体及思想上的气质及倾向等）。

根据布迪厄的理论，经济、社会和文化资本在一定环境下可能相互转化，而且在合法化后，所有三种变量都有潜力转变为"象征性资本（symbolic capital）"。象征性资本是最有声望和最强大的资本形式；它"指的是声望、名人、神圣或荣誉的累积程度，建立在知识（connaissance）和认识（reconnaissance）辩证关系的基础上"（Johnson，1993：7）。资产阶级和工人阶级的品味和能力在相应的行为场内都可以作为文化资本，但是工人阶级的品味和能力很难转化为符号资本。实践可被认为与其他因素相比，趣味性或合法性更高或是更低，行为与不同水平的价值或阶层文化相关的价值变化相关联。布迪厄（1984：176）说：

> "在文化消费中，在整体资本价值观中，主要的矛盾是由于行为的罕见性，而被认为属于富有经济资本和文化资本的人群，以及由于容易和常见而被社会认为是粗俗低端，属于贫穷人群的行为。"

这种对于某种行为而不是其他行为进行合法化的行为，是由于出现了"错误认识"。主导和被主导的都自然而然地接受对于行为的"二分法"（例如高/矮，值得/不值得等），这是一种发源于阶级体系的非常不自然的人类发明。对于布迪厄而言，这种"错误认识"体现出不太可能出现马克思所预言的阶级意识觉醒。

场域的概念以及作为场域的家庭

个体资本的量和组成将确定他们社会活动"场域"中的位置。"场域"是布迪厄第三个关键的概念。各个场域都服从自身逻辑规则和规定。行为者对其所运行场域的主导性潜规则做出反应，通常也会涉及在所在社会活动空间内累积资本、自我动员的战略和斗争。虽然不同的阶层文化中对于资本增值存在不平衡，但资本的相对价值也取决于资本流动场域的现状，因此，场域和场域之间的资本也不同（这意味着，工人阶级的能力在工人阶级场域中可能很有价值，虽然不可能达到符号状态）。

根据布迪厄（1996：22）的理论，家庭大部分是作为包含身体、经济、符号关系（这些关系指的是各个家庭成员所拥有资本的形式和数量）在内的场而发挥作用的。家庭对于惯习形成、资本传递而言十分重要，这意味着家庭在不平等的产生和再产生过程中发挥着重要作用。特别是，家庭通过言传身教的行为，对于文化资本的形成发挥了关键作用（Johnosn，1937：7）。核心家庭和富裕家庭被自然而然视为普适范式，拥有最强大的符号力量：

> "……那些有幸能够拥有正常家庭的人们可能会想当然地要求所有人都有正常的家庭，而不去了解这些人是否拥有应有的条件（例如，一定的收入、生活空间等）"（Bourdieu，1996：23）。

这意味着核心、富裕家庭生活方式通常被认为是最具有合法性的生活方式，这成为一种对于贫穷、被边缘化家庭的"符号暴力"。因此：

> ……通过社会和生物学再生产，也即社会空间和社会关系结构的再生产，家庭在维持社会秩序方面发挥着关键作用（Bourdieu，1996：23）。

而且，国家在某种家庭构型的规范化过程中也发挥了一定作用；通过政策和论述，国家将家庭身份构建为"社会世界中最强有力的认知原则之一，也是最真实的社会单元"（Bourdieu，1996：25）。

因此布迪厄展示出了符号不平等如何与物质不平等相互作用，充分论述了生活方式、身体、消费类型和家庭在社会生产和再生产过程中的作用。在接下来的部分中，我将审视卫生和疾病社会学家如何借鉴布迪厄的概念，将其应用于某些卫生问题中，例如卫生、生活方式与社会阶层之间的关系，特别是分析家庭场域中的青年人。

作为健康问题的生活方式

通常，我们根据生活方式里的不同行为，将生活方式分别认为是"健康的"和"不健康的"（文献中通常在饮食和锻炼两个角度判别为健康或不健康）。流行病学研究通常认为不健康生活方式与社会经济地位较低相关，健康生活方式、较长预期寿命与社会地位较高相关（Backett-Milburn 等，2010：1316），并且由于大部分年轻人都由父母照顾，越来越多有关生活方式的研究将家庭视为生活方式形成的场所［这方面的例子可参见 2010 年澳大利亚教育、就业和工作关系部所发布的政府倡议《澳大利亚青年一代国家战略》（The National Strategy for Young Australians），以及文献 Marmot and Milknson，2005］。家庭和青年人，尤其是那些社会经济地位较低的家庭和青年人，能否采取健康膳食习惯，已经成为流行文化的关注点。明星厨师杰米·奥利弗（Jamie Oliver）的两档电视节目"杰米的学校用餐"和"杰米的食物部"就是明证。

总体而言，对这些关注的普遍反应是应当个体化处理这些问题。例如，奥利弗没有谈及工人阶层人民难以获得健康生活方式的结构性和文化因素，而是建议贫穷人口通过接受烹饪和饮食方面的教育课程，转变为采取"健康"生活方式。在这一过程中，奥利弗经常将健康习惯视为道德问题。例如，在最近一次采访中，奥利弗说："你可能记得在食物部里的一个镜头，一个妈妈和她的孩子不停地从盒子里拿出薯条和奶酪放进嘴里，她们身后有一台巨大的电视。她们没有慎重考虑、选择生活方式"（Milward，2013）。在此，奥利弗明确地做出了一个判断，什么是好的教养和生活方式，什么不是。霍洛斯和琼斯（2010：308）观察到，杰米·奥利弗从"厨房生活方式专家"转变为"道德企业家"，倡导公民个人应当对其自身保健负责，因此总是在"阶级病态化的论述"范畴内进行其工作。

使用这种方法的不只有奥利弗一人。各种媒体和社会政策目前都从将照顾公民健康作为政府责任的福利观念，转变为个体责任和家庭应当为年轻人健康负责的观念（Featherstone，2004）。在这一过程中，媒体和国家倾向于歧视或边缘化低收入国家和单亲家庭的经历，将其视为病态化，同时将"白种人、中产阶级、异性恋已婚家庭"视为正常（Quarmby and Dagkas，2013：15）。同样也会重建性别偏见，认为与父亲相比，母亲在家庭和子女健康方面负有更大责任，造成责任个体化过程中的性别差异（Maher 等，2010）。这很明显会带来很多问题。媒体和政策制定者将公众注意力吸引到日常家庭生活对于健康的影响，这种将健康问题个体化的方式只能让与阶级相关的健康不平等、性别不平等永远存在下去，而不是解决这些不平等问题。

健康和疾病研究者们也倾向于忽视影响生活方式行为的文化性和结构性过程，相反采取了"方法学上的个人主义"（Cockerham，2013a）。例如，仅有少部分人关注健康饮食和社会经济地位相关数据的社会文化过程（Backett-Milburn 等，2010：1316）。然而，考克汉姆（2013a）认为，最近一些医学社会学家开始使用新结构主义方法，一是由于认识到围绕客体的理论不能完全解释结构性限制因素，而是由于当前统计学手段已经可以对不同结构水平对于健康的影响进行分析。在这种背景下，研究者应当警惕上述主流论述，一项针对家庭的研究，将被视为"肥胖的社会经济学分布"以及其他生活方式相关问题，从而受到欢迎（Maher 等，2010：236）。在下面的部分中，我将讨论威廉姆斯（1995）和考克汉姆（2013a，2013b）的理论，他们认为布迪厄的理论可为生活方式研究者们提供很多帮助，供其研究客体、结构的影响，同时避免将社会问题个体化、病态化。我同时也会论证布迪厄的方法能够充分显示母亲对于生活方式的重要影响，同时不会产生性别歧视和不平等。

布迪厄和健康、生活方式、社会阶层之间关系的研究

西蒙·威廉姆斯（Simon Williams，1995）看似应当是最早提议使用布迪厄理论研究健康相关行为，以及健康、生活方式和社会阶层之间关系的学者。威廉姆斯（1995）认为健康教育和健康行为之间通常存在的关系较为薄弱，因此布迪厄的理论对于理解不同社会阶层健康相关行为的持久存在有所帮助。威廉姆斯（1995）提出布迪厄方法的长处在于该方法能够使得研究者理解阶层化行为的持久存在，同时也能考虑结构和客体的因素，以及不同生活方式行为之间的斗争、统治阶级对工人阶级身体行为的主导权力。对于威廉姆斯（1995）而言，健康不平等性是阶级斗争的一种结果，他强调惯习概念对于理解生活方式的重要性。他说：

> ……生活方式的构建，正是发生在不同社会的社会域中惯习与资本之间关系（即，位置和禀性之间的关系），以及社会阶层之间的斗争中（Williams，1995：597-598）

并且，威廉姆斯（1995）认为布迪厄方法的分析较其他方法更为复杂，这主要是因为他考虑了经济之外的因素，并且与健康和疾病的社会学理论相比，他的分析方法将身体置于更加处于中心的位置。

之后，在威廉姆斯（1995）的基础上，考克汉姆（2013b：131）认为：

> 社会因素不仅导致疾病，也打造了健康，社会构建健康或损害健康的主要机制之一即是生活方式（也见 Cockerham，2005，2010）。

他不断论述健康生活方式的个人范式"在考虑对健康生活方式的结构化影响时过于狭隘且不实际"（Cockerham，2013b：149），提倡使用布迪厄分析方法。他认为布迪厄的开创性著作《区分》对于医学社会学影响最大，主要是由于该著作将品味，包括对于膳食、运动的健康或不健康品味，与社会阶层相关联。考克汉姆（2013a：252）与威廉姆斯讨论，并认为布迪厄分析方法的强项在于能够解释阶级相关生活方式的可持续性，同时能够考虑客体和结构的影响。考克汉姆（2013b：128-129）宣称，生活方式理论家们会问："生活方式为什么会因阶级、年龄、性别和其他结构化因素的不同而以某种特定形式聚集呢？"作为对这一问题的回应，布迪厄使得研究者们能够考虑结构如何"存在于客体发挥作用的各个社会背景当中"（Cockerham，2013b：128-129）。

　　基于布迪厄和韦伯的理论，考克汉姆（2005，2013a，2013b）同样展现了他自己对于健康生活方式的初步模型，以填补该领域的理论空缺。考克汉姆（2005：63）希望认识到客体和生活方式选择的结构的重要性，应当在其模型中借用惯习的概念，认为这是他健康生活方式范式的"中心内容"。利用健康生活方式文献，他的模型假设了四类能够描述健康生活方式的结构性变量：①社会阶级环境；②年龄、性别和种族；③群体；和④生活条件（Cockerham，2005：56）。这些变量为个人社会化和经历提供了社会背景，考克汉姆与布迪厄的理论不同，他认为发挥作用的偏好是由于社会化和经历所塑造（虽然布迪厄主要关注社会阶层，而不是其他结构性变量，如何为这一过程塑造社会条件）。考克汉姆（2005：60）认为社会化和经历为客体提供了选择空间，韦伯称为"生活选项"，但是同时，结构性变量构建了"生活机遇"。因此，"选项和机遇以串联的方式运作，决定了个体、群体和阶级具有明显特征的生活方式"（Cockerham，2005：61）。然而，他们同样是"分析学上有差异的"；选项和机遇是辩证的，他们并不是同步的，这是由于社会是"开放系统"，并且是可以替代的（Cockerham，2005：61）。这也是考克汉姆概念中引入惯习概念之处。采取某种行动的偏好来自选项和基于之间的相互作用，这些偏好构成了惯习。一旦与健康生活方式相关的实践与惯习相结合，他们就变成无意识的，这意味着生活方式遵循着"实践的逻辑"（Cockerham，2005：62）。研究显示一系列的健康相关生活方式行为存在问题，包括：饮酒、节食、吸烟和锻炼。考克汉姆（2005：62）指出（正如布迪厄在社会阶层偏好中所论述的那样）："与某种特别健康相关行为相关的行动（或不行动）会由惯习通过反馈过程，导致其本身的再生、修订或无效化。"因此，他展示出了一个利用布迪厄概念的模型，以便展示健康相关生活方式如何通过社会结构的内化而产生。

　　米尔德里德·布拉克斯特（Blaxter，2003）提出了，布迪厄的概念"资本"可以微调，以包括"健康资本"这一子类。在1990年，布拉克斯特发布了一项名为"健康与生活方式"的大型英国研究，覆盖9000余人，但是直到其职业生涯后期她才发展了这一概念。布拉克斯特（2003：79）将"健康资本"定义为"身体的现金—力量、健康程度、免疫状态、遗传倾向、发育阶段、残疾、身体损伤、易感性"等。她将健康资本与经济资本进行了比较，认为两者都是可以衡量的，有时是可以通过某种难以预料的方式被剥夺或获取，但是大部分时候是以一种研究者可以测量的方式分布的。通过教育和职业，家庭可能会导致这类资本的增强或损失。此外，饮食和锻炼等生活方式可能会剥夺或增强此类资本。布拉克斯特（2003：81）宣称健康资本在阶级之间分布不均，"健康决定因素具有队列特异性，并非完全取决于个体：这一概念与个体时间 - 框架以及社会历史时间发展运动相关。"布拉克斯特（2003：82）认为健康资本是一种比喻，也是一种启发式提法，"可以直接应用于研究阶级相关健康方式复杂性问题的处理上，同时也可以将健康方式锚定在身体上。"这一概念很有价值，主要是由于这一概念承认了权力（包括文化权力及经济权力）、社会事实、物理事实以及时间等在理解健康生活方式不平等中的作用。

　　威廉姆斯、考克汉姆和布拉克斯特将布迪厄学派在理解社会阶级健康和生活方式关系的重要性方面进行了理论化，与此同时，有一系列的研究利用布迪厄的方法对年轻人的生活方式进行研究，这些研究倾向于使用定性方法，在家庭背景下对此开展研究。例如，在他们关于家庭与健康饮食之间关系的研究中，夸姆比和达基斯（2013）利用布迪厄的理论对非正式的用餐时间教育行为进行了思考。与布迪厄分析问题角度一致，他们认为家庭是社会实践的场域，也是非正式的学习场地。因此家庭是健康相关知识再生产的地点，对儿童健康饮食习惯有很多长期的影响。他们对英国米德兰（Midland）地区的 61 名年轻人进行了研究，发现年轻人，尤其是来自双亲俱全家庭的年轻人，都会报告父母会利用家庭用餐时间，教育子女如何区分健康食品和不健康食品，强化关于健康食品消费的"家庭信念"（"家庭场域中存在的自然信念和观点，决定了会采取哪些自然行为"）（2013：9）。父母，尤其是母亲，在这种背景下拥有"教育学权威"，将关于健康行为和惯习的知识传递给子女。子女获取并继承此类关于健康饮食习惯的知识，这一过程可以被解读为"社会资本"的转移，这主要是由于这些知识从文化角度而言具有价值，与社会关于"好"和"坏"食物的正统观念一致。然而，夸姆比和达基斯也发现，有时在家庭结构和社会经济因素作用下，家庭不能一起吃饭，因此非正式用餐时间教育行为会减少，相应减少了文化资本转移。同时，在单亲家庭中，快餐速食由于制备方便而更为常见，导致年轻人偏爱快餐和速食。此外，夸姆比和达基斯发现在重组家庭中，在最初的过渡阶段内，很少将家庭集体用餐作为常规，这也改变了家庭场域发挥作用的方式，对其认同和边界感产生影响。他们认为家庭用餐时间对于形成健康饮食知识和偏好至关重要，但是在某些社会经济因素和家庭结构影响下，这些教育行为可能被削弱。

　　贝克特 - 米尔本及其同事（2010）针对东苏格兰地区，子女年龄在 13 ～ 14 岁的中产阶级父母（大部分为母亲）膳食习惯进行定性研究，以期了解他们的膳食习惯，研究过程中就使用了布迪厄理论框架。他们认为社会阶级和"惯习"是有关家庭背景如何促进健康膳食和身体健康这一讨论的核心，但是"却很少有研究关注社会文化影响如何作用于日常生活习惯以及如何影响食物选择、口味、膳食行为等习惯性行为的途径"（Backett-Milburn 等，2010：1317）。在他们的研究访问过程中，贝克特 - 米尔本等展示了父母们如何描述其子女的饮食和健康习惯，展示了他们试图控制子女品味和胃口的努力，展示了他们如何试图对子女独立过程不断控制的策略，他们发现在父母的讨论中"对于膳食饮食习惯的讨论和对于他们所期待家庭模式的讨论一样多"（2010：1318）。父母们交流了理想的中产阶级家庭生活，通常将他们的行为与那些他们认为不妥的行为加以区分。大多数父母报告他们的家庭实现了理想的营养标准，少部分父母（带有负罪感地）承认他们没有实现理想的营养标准，但是宣称他们正在努力改善这一状况，对他们子女的饮食进行监管（研究者认为这种监管与中产阶级开展子女教育的方式一致）。这项研究中父母同样宣称他们没有使用速食或快餐，家庭用餐完全是在家里制作的。家庭制作的餐饮被认为是健康的，而且因为"家庭喜欢他们自己的餐饮",所以也是适当的。大部分家庭宣称他们一起进餐(只有在存在课外活动时,才有理由不食用家庭制作的餐饮),那些目前还没有一起进餐的家庭,正在朝这一方面努力。研究者认为家庭进餐时间是一个管理儿童进餐份额和监控蔬菜摄入量的好机会,家长控制也延伸到零食和其他进食的范围。这种类型的父母监管是为了保证其子女形成健康实践,也是为了培养他们的品味。研究者发现父母认可大都会饮食,鼓励他们的子女形成"成人口味",作者认为,这些都是中产阶级的特征性特点。贝克特-米尔本等(Backett-Milburn 等,2010:1321)总结道:

> ……父母和青少年的饮食习惯是基于过去的背景,现在的家庭生活和对于未来生活的预期,认识到这点十分重要。其中重要的一部分是构成日常生活方式和行为基础的家庭习惯和实践的无意识逻辑。

研究者发现膳食选择和进食习惯与中产阶级对于"良好父母教养"行为的概念一致,家庭食物消费习惯是阶级特征的组成部分之一。重要的是,他们亦曾对低社会经济背景的家长进行研究,这些家长对于子女营养关注较少,与上述研究结果相比存在很大不同。相比之下,中产阶级父母拥有很多选项,可以将管理子女的膳食置于较优先的地位。这种中产阶级能力也能够产生阶级优势:中产阶级子女的饮食习惯"可能是其期望公共世界的一部分……因此随着社会和文化资本而同时获得"(Backett-Milburn 等,2010:1322)。

在另一个非常不同的背景下,乌干达农村地区的 Kwapa 村,梅内尔特(Meinert)针对年轻人及其家庭开展了民族志研究,发现布迪厄"资本"的概念、受布迪厄启发而产生的"身体资本"(Wacquant 1995 年和同事们一起提出的概念,可能是为了向布迪厄提法致敬),及"惯习"的概念(相比之下这一概念程度较轻)有助于解释孩子健康资源和寻求"良好生活"及良好健康状态策略。梅内尔特的发现来自一系列参与性数据收集方法,包括针对一组学龄儿童的写作和绘画培训班,针对 70 名儿童和 27 名家长持续 7 个月、每周两次的患病经历回忆访谈,以及对其家庭开展的社会经济学调查。梅内尔特发现在 Kwapa 村里,健康和财富本质上是相互关联的。良好的社会和身体健康状态等同于"良好生活",也是该社区社会阶层区分的主要依据之一,正因如此,这亦成为当地个体每日努力工作奋斗的目标之一。她发现在家庭中进行教育被认为是构建健康生活方式的重要源泉,为孩子们提供了与建制化官员们(例如卫生工作者)互动和理解卫生机构的沟通技巧。教育以这种方式成为文化资本,能够为整个家庭带来益处。个人卫生、健康饮食和对于外表的投资也是确认家庭能够提供良好生活的主要方式之一。梅内尔特提出,当地与健康和地位相关的资本类型包括"团结一致",这是一种社会资本,在健康状况较差时可以利用;在家中和对自己身体"聪明"是一种社会资本,可以与道德和美学因素相结合;儿童的"身体资本"受家庭持续关注,人们期待对这一资本的投入(例如,通过健康饮食)可以最终从其他形式的资本（例如劳动力和"团结一致"）中得到回报。然而，梅内尔特提出，布迪厄理论中的某些元素不适用于这一文化。例如，资本不属于个体；相反，即使累积资本的个体去世，资本仍然属于家庭。她认识到惯习这一概念对于理解健康行为的产生十分有用，尤其是对于理解个体所处家庭及其自身健康行为之间关系而言很有帮助，但她认为这一概念在社会化过程中对儿童客体性是具有压迫性的。然而，梅内尔特（Meinert，2004：23）宣称布迪厄的理论把握了"儿童如何在为良好生活和良好健康斗争的过程中利用各种可转化资源的多元性"。

最后，麦克唐纳等（McDonald 等，2004：307）利用布迪厄的理论方法（虽然很少）研究了澳大利亚家庭中如何评价和管理体育锻炼活动的方式。他们对于 12 个不同社会经济状态和结构的家庭进行了研究，麦克唐纳等（McDonald 等，2004：307）研究了儿童"体育锻炼类型、技术水平、休闲兴趣和家庭住址、收入、对于体育锻炼投入及其他责任"之间的关系。他们的研究发现了父母在子女联系某种体育活动或锻炼过程中的重要作用。麦克唐纳等发现不同家庭背景的父母认识到健康生活方式的重要性，十分重视体育锻炼，因此，子女参与体育锻炼被融入整个家庭生活方式中予以管理。不同家庭背景的家长试图将子女的活动个性化，以便能够符合其子女当前的兴趣、性别和家长的背景、兴趣，这显示出子女们在构建其生活方式方面发挥了积极作用，同样"代际习惯"也影响了其体育锻炼的选择。然而，父母不仅做出牺牲，保证子女能够参与那些"符合他们自身能力的体育活动，这主要是由于他们缺乏时间、照料儿童安排过于复杂和对于较低社会经济地位及单亲家庭而言成本过高"，这可能再现了对于休闲方式的阶级化和性别化经验的理解。麦克唐纳等（2004：310）总结到：

> "布迪厄的理论提醒我们体育运动中的偏好因素来自不同种类资本之间复杂的相互作用—经济、社会和文化资本—这构成了家庭对于体育运动的文化偏好。"

结　论

布迪厄的理论方法对于健康和疾病社会学家而言很有帮助，尤其是他的理论为生活方式研究者提供了一种概念化工具，能够分析健康、生活方式行为和社会阶层之间的关系。在此之前对于阶级化健康不平等的大众理解和医学社会学中，弥漫着个人主义思潮，他的方法使得我们不仅将生活方式仅仅作为个体化选择的产物，也让研究者能够从个人主义的思维桎梏中跳出来。他的三大概念——惯习、资本和场域让我们能够更好地理解结构和文化因素如何导致健康不平等，同时没有忽略客体性；相反，健康和不健康的生活方式来自"客体和结构之间的辩证作用"（Cockerham，2013b：130）。

本章没有对布迪厄理论所指导的健康研究进行广泛概述。本章主要关注了针对不同家庭背景下年轻人健康生活方式的研究。更为重要的是，这些研究利用了布迪厄的概念，从而避免将年轻人和家庭的生活方式经验构建为母亲个体的管理问题。这一研究发现家庭，尤其是母亲，通常是年轻人生活方式的守门人，但是同样发现健康相关的生活方式是客体与文化相互作用的结果。因此，本研究强调了社会对于健康和不健康行为的责任，将女性的作用非自然化，将女性重建为阶级化的主题。而且，这些研究将生活方式行为与工人阶级和中产阶级文化相关联，研究所开展的分析避免了落入原有窠臼，即从大众文化中通常宣扬的阶级化健康不平等问题的病态化解释。

参考文献

Backett-Milburn, K.; Wills, W.; Roberts, M. and Lawton, J. (2010) 'Food, Eating and Taste: Parents Perspectives on the Making of the Middle Class Teenager' *Social Science and Medicine* 71:1316–1323.

Blaxter, M. (1990) *Health and Lifestyles*. Routledge: London.

Blaxter, M. (2003) 'Biology, Social Class and Inequalities in Health: Their Synthesis in "health capital"' in Bendelow, G.; Birke, L. and Williams, S. (eds.) *Debating Biology*. Routledge: New York. pp. 69–83.

Bourdieu, P. (1984) *Distinction: A Critique of the Judgement of Taste*. Routledge: London.

Bourdieu, P. (1996) 'On the Family as a Realized Category' *Theory, Culture and Society* 13 (3):19–26.

Bourdieu, P. (2007) *Sketch for a Self-Analysis*. Translated by Richard Nice. The University of Chicago Press: Chicago.

Cockerham, W.C. (2005) 'Health Lifestyle Theory and the Convergence of Agency and Structure' *Journal of Health and Social Behavior* 46(1):51–67.

Cockerham, W.C. (2010) 'Health Lifestyles: Bringing Structure Back' in Cockerham, W.C. (ed.) *The New Blackwell Companion to Medical Sociology*. Wiley-Blackwell: Oxford. pp. 159–183.

Cockerham, W. (2013a) 'Sociological Theory in Medical Sociology in the Early Twenty-first Century' *Social Theory and Health* 11(3):241–255.

Cockerham, W. (2013b) 'Bourdieu and an Update of Healthy Lifestyle Theory' in Cockerham, W. (ed.) (2013) *Medical Sociology on the Move: New Directions in Theory*. Springer: New York.

Department of Education, Employment and Workplace Relations (2010) *The National Strategy for Young Australians* http://apo.org.au/research/national-strategy-young-australians [accessed 5 February 2014].

Featherstone, B. (2004) *Family Life and Family Support: A Feminist Analysis*. Palgrave Macmillan: London.

Hollows, J. and Jones, S. (2010) '"At Least he's doing Something": Moral Entrepreneurship and Individual Responsibility in Jamie's Ministry of Food' *European Journal of Cultural Studies* 13(3):307–322.

Jenkins, R. (1992) *Pierre Bourdieu*. Routledge: London.

Johnson, R. (1993) 'Editors Introduction' in Bourdieu, P. (ed.) *The Field of Cultural Production*. Columbia University Press: New York.

Macdonald, D.; Roger, S.; Ziviani, J.; Jenkins, D.; Batch, J. and Jones, J. (2004) 'Physical Activity as a Dimension of Family Life for Lower Primary School Children' *Sport, Education and Society* 9(3):307–325.

Maher, J.M.; Fraser, S. and Wright, J. (2010) 'Framing the Mother: Childhood Obesity, Maternal Responsibility and Care' *Journal of Gender Studies* 19(3):233–247.

Marmot, M. and Wilkinson, R. (2005) *Social Determinants of Health (Chapter Three: Early Life)*. Oxford University Press: Oxford.

Meinert, L. (2004) 'Resources for Health in Uganda: Bourdieu's Concepts of Capital and Habitus' *Anthropology and Medicine* 11(1):11–26.

Milward, D. (2013) 'Jamie Oliver Sparks Poverty Row After He Attacks Families for Eating Junk Food and Buying Expensive TV Sets' *The Telegraph* 27 August 2013. http://www.telegraph.co.uk/news/celebritynews/10266648/Jamie-Oliver-sparks-poverty-row-after-he-attacks-families-for-eating-junk-food-and-buying-expensive-TV-sets.html, retrieved on the 11 December 2013.

Quarmby, T. and Dagkas, S. (2013) 'Informal Mealtime Pedagogies: Exploring the Influence of Family Structure on Young People's Healthy Eating Dispositions' *Sport, Education and Society* Published online: 01 February 2013.

Wacquant, L. (1995) 'Pugs at Work: Bodily Capital and Bodily Labour Amongst Professional Boxers' *Body and Society* 1(1):65–95.

Williams, S. (1995) 'Theorising Class, Health and Lifestyles: Can Bourdieu Help Us? *Sociology of Health and Illness* 17(5):577–604.

第四部分

20 世纪晚期和当代理论家

第二十五章

科林·莱斯和科林·海伊：市场驱动的政治与医疗保健的去政治化

希瑟·怀特塞德（Heather Whiteside）

苏静静 译

虽然医学十分古老，但医疗保健则不然。作为一个有组织的服务提供系统，医疗保健系统在很大程度上是属于 20 世纪的现象。尽管在加拿大存在次国家差异（通常是显著的差异），但广义上讲，战后公共医疗服务的社会政治组织可分为两个不同的时代，战后初期的凯恩斯主义福利国家模式（包括去商品化服务和公共保险）和目前的新自由主义模式，卫生服务日益私有化、营利性和商品化的卫生服务，削弱了以集体为导向的公共制度及其精神。在本章，笔者将通过科林·莱斯（Colin Leys）对"市场驱动的政治"的描述与科林·海伊（Colin Hay）的非政治化理论相联系，从政治经济学的角度出发厘清历史的分歧。

全球经济力量影响并限制着国内的政策选择，鉴于医疗服务成本之昂贵、组织之庞大，政策选择与其资金来源和组织尤为密切相关，市场驱动的政治由此产生（Leys，2001）。就其本身而言，去政治化涉及"将责任从政府转移到公共或准公共部门，并将正式的政治责任领域让渡给市场（通过私有化）"（Hay，2007：82）。结合这两方面的考虑，将有助于我们发现市场驱动的政治不仅是当务之急，还是一种治理策略，从而使医疗服务实质的非政治化既是现实又是一种修辞。

本章首先讨论了"市场驱动的政治"和"非政治化"，在后半部分将探讨使加拿大医疗保健制度改革为有组织的公共服务的相关政策。凯恩斯时代医疗服务的政治化与自 20

世纪 80 年代以来新自由主义兴起的日趋庞大的商品化和非政治化形成了鲜明的对比 [1]。

人物简介

科林·莱斯是加拿大安大略省皇后大学的名誉教授。他的理论主要集中于发展政治经济学（特别是非洲问题）（如 Leys，1977，1966）并从马克思主义角度审视英国的政治 / 公共政策（如 Leys，1989）。他于 1953 年开始在牛津大学贝利奥尔学院（Balliol College，Oxford）任教，之后先后在坦噶尼喀（Tanganyika）的基伍科尼学院（Kivukoni College）、乌干达的马克雷雷大学学院（Makarere University College）、发展研究所（Institute of Development Studies）和谢菲尔德大学（University of Sheffield）任教（Bakan and MacDonald，2002）。在 2009 年之前，他一直是《社会主义年鉴》（*Socialist Register*）的共同主编。本章将主要梳理《市场驱动的政治》（*Market-Driven Politics*，2001）和《全面资本主义》（*Total Capitalism*，2008）两本著作，并辅以有关医疗保健服务和市场化问题的其他最新出版物，总结他对"市场驱动的政治"的研究。目前已有一些针对莱斯著作的评论，将为笔者提供参考（如 Rachlis 等，2001；Grahl，2004；Roberts，2004），这些评述认为他对社会主义理论、发展理论以及理解全球化对国家政治的影响做出了重要贡献。

科林·海伊是谢菲尔德大学的政治分析学（political analysis）教授。在鲍勃·杰索普（Bob Jessop）的指导下，他在兰开斯特大学（Lancaster University）社会学系取得博士学位，攻读学位期间，他首先在兰开斯特大学任教，并于 1995 年转到伯明翰大学（University of Birmingham）任教。他在 2003 年和 2006 年分别创建了两本顶尖刊物，并担任共同主编：《比较欧洲政治》（*Comparative European Politics*）和《英国政治》（*British Politic*）。他的发表涵盖议题十分广泛，从政治理论和政治研究（侧重于英国和欧洲）（如 Marsh 等，1999；Hay，2002；Dunleavy 等，2006）到政治经济学（包括全球化、区域化和金融危机）（如 Hay，1999；Hay and Marsh，2000）均有涉及。本章将探讨他如何看待与医疗保健服务和政策相关的去政治化。但是，正如部分学者对《为什么我们讨厌政治》（*Why We Hate Politics*）的评论（如 Flinders，2007；Goldsmith，2008），他的工作讨论了一系列问题，如政治参与、更广泛的政策制定以及全球化所强加的限制（或缺乏限制）。

---

[1] 除非特别指出，本章将专门讨论加拿大的国家医疗保险制度和卫生保健服务的供应。关于其他国家私有化和市场化的范例，请参见 White and Collyer（1998）；Haque（2000）；Kearns 等.（2003）；Holden（2005）；Clifton 等.（2006）；Waitzkin 等.（2007）；Phua and Barraclough（2011）；Collyer and White（2011）；Quercioli 等.（2013）；Collyer 等.（2014）。

市场驱动的政治

科林·莱斯认为，当经济力量影响并限制国内政策选择时，就会形成"市场驱动的政治"（Leys，2001）。这主要是通过经济全球化的影响而发生的，放松管制和机构重组经由全球化可以壮大全球市场的力量。相反，在20世纪80年代之前，"市场在很大程度上仍然受到政治的控制"（转引自Roberts，2004：449）。莱斯认为"所有国家政治如今都是市场驱动的……为了生存，（政府）在管理其国家政治时，越来越多地要适应跨国市场力量的压力"（Leys，2008：65）。

因此，20世纪70年代末开始的全球化在国家与市场之间搭建了一种新的关系。例如，他指出，"市场驱动的政治"描述了"当今国家政治与全球市场力量相互连接的方式"（Leys，2008：26，重点为笔者添加）。他还指出"我们必须认识到政府与公司之间的权力平衡已经发生了巨大的变迁"（Leys，2008：76）。市场驱动的政治是新自由主义时期继资本流动自由化之后，权力平衡从公众（公民、投票者、劳工）向公司利益转移的政治体现（Leys，2001：6）。因此，他的洞见指出了全球市场压力的内部化（Rachlice等，2010）。

除了全球化，市场化还有四个国内驱动力：新自由主义的意识形态［起源于英国首相撒切尔（Thatcher）］；公司开辟新市场和挖掘潜力实现资本积累的压力；数十年来对有组织的劳工的攻击削弱了抵抗力，并巩固了市场机制的霸权地位；并普遍认同政府应制定政策以减少税收和提高生产力（Leys，2001：213-214）。因此，国内政策和政治已经发生了变化，与经济全球化的大背景和谐相处。

社会暴露于市场力量，会改变公共服务的性质和目的。市场化的供应不仅可以更替服务提供者，而且可以从根本上改变公共服务（Leys，2001：211）。例如，医疗保健服务成为一种商品，不同的产品面对不同的客户。

莱斯描述了实现商品化的四个步骤（Leys，2001：4）。第一，重新配置：必须完成商品或服务的货币化以待价而沽，投入销售（即给定价格）；第二，制造需求：必须引起需求；第三，无产阶级化：工人（译注：指医务人员）不再认同公共道德，而是通过资本来服务于盈利的需求；第四，风险承保：核心公共服务供应市场化固有的风险必须由政府承保。总之，将公共服务转换为可交换商品，会涉及广泛的社会转型，并带来风险和回报的不均等。该过程会影响服务需求、消费/使用、劳动力、资本和国家。此外，商品化切断了民主与公共服务（例如医疗保健）之间的链条。因此，市场驱动的政治加剧了由民主决定的集体价值观和制度的侵蚀。在下文讨论非政治化时，笔者将再次回到这一主题。

医疗保健服务的市场化创造了一系列市场和商品。在英国，国家卫生服务体系

（National Health Service）的"内部市场"为购买者和提供者之间签订了合同；将检查和治疗规程标准化和货币化；在政策制定中，以强调成本和通货紧缩取代了临床标准；并用"治疗"（treatment）替代了"照护"（care），并且将其实现了"个性化、标准化和明码标价"（Leys，2001：189）。市场化不仅影响患者，还影响医生、护士、医院和保险方案，并受到实验室检测、药物、长期照护和日间门诊等的影响（Leys，2001：100）。商品化意味着供需不平等的加剧，成本的增加以及滋生新的腐败。在极端情况下，若是人员不足能被当作节省成本 / 牟取利润的一种手段，私人营利性医疗甚至可能会导致更高的死亡率（Devereaux 等，2002）。

不仅美国的医疗保险制度（Medicare）受到市场化和商品化的挑战，而且健康本身也会受到资本积累的伤害。换句话说，无论是否发生市场化，资本主义都会给健康和福祉带来问题。莱斯将这种矛盾总结为：资本主义会产生不公平，资本主义依赖不公平，但对健康的社会决定因素的主要研究有力地表明，贫困与疾病（身体、发育和社会）密切相关，而且各收入群体的健康指标随收入变化（Leys，2010）。因此，收入和健康状况成反比关系，这意味着，如果强制性地完全依赖市场，最需要医疗保险的人恰恰是那些最不可能获得保险覆盖的人。因此，20 世纪建立起来的国家公共医疗保险制度对于广大公众和资本都是一个福音。

尽管"市场驱动的政治"作为一种分析结构很有用，但仍有一些批评指出需要谨慎对待。第一，与其将全球经济力量整体视为政策分析的决定因素，不如使之配合市场约束的大背景下选择和规划演变的持久性。在某种程度上说，市场力量（全球性和地方性）一直在影响着资本主义的国家政策。因此，没必要夸大当今市场驱动政治的新颖性。

国家重组可被理解为战略性的和历史性的，而不是由市场严格调控的。2008 年的全球金融危机和随后的国家干预似乎充满矛盾地表明了市场的约束力和国家政策的持续灵活性。以公共费用为资本，经过一次次高成本的救市、收购和担保而实现的刺激性支出，相当于市场驱动的政治，抑或是标志着国家干预市场引导国内发展的力量在削弱（McBride and Whiteside，2011；Whiteside，2012）。

第二，与第一点有关，"市场驱动的政治"这一概念建立在一个不可靠的假设上，即国家与市场之间的深层联系是最近才建立的，这种权力转移本质上是零和。从这个意义上讲，莱斯将国家和市场视为对立的，暗涵了自由主义或韦伯式的国家 - 市场二分法，这一点与马克思的分析也稍有背离[2]。而将国家和资本视为没有竞争关系，并且内生相关联的看法是更为妥当的。正如伍德所言：

---

[2] 马克思认为国家"只是管理整个资产阶级共同事务的委员会"[Marx and Engels（1848）2001：11]，与马克思对国家的某些解释截然相反，韦伯认为资本主义制度发展早期，国家与资产阶级之间的斗争是通过"值得纪念的联盟"解决的，在这个联盟中，国家和资本都不隶属于另一个，而是保持半自治[见 Weber，（1927）1981]。

马克思……坚持认为生产系统是由特殊的社会决定因素所组成，即特定的社会关系、财产和统治方式、法律和政治形式。这不仅意味着经济"基础"在"上层建筑"中得到反应和维持，而且生产基础本身也以社会、司法和政治形式存在（Wood，1981：69）。

第三，莱斯所说的"市场化国内驱动力"（新自由主义、公司压力，替代声音的消沉和公众的被动支持）主要适用于官方的政治舞台。笔者认为可以扩大聚焦的范围，从资本的角度捕捉市场扩展的动力。哈维对剥夺积累和过度积累的分析，对于定位市场驱动的政治是十分有用的（Harvey，2001，2003a，2003b，2006）。后者指的是"剩余资本的状况"，以"市场上商品的过剩，闲置的生产能力，和（或）缺乏生产性和盈利性投资的渠道所造成的货币资本的过剩"来表示（Harvey，2003b：64）。前者是市场扩张的掠夺性机制，是通过融入（返还）私人积累而实现的，而私人积累已经存在于资本积累正常循环的"外部"。处置可以创造新的投资和获利机会，有助于解决过度积累的危机[3]。这为支撑市场驱动型政治的经济动力提供了背景，并做出了解释。

最后，莱斯的分析要求重新肯定和保护非市场领域（Grahl，2004：196）。他指出，英国公共广播和医疗保健业的转型是市场驱动政治的重要例子，但对于市场化的所有领域是否应受到同等的关注，仍然含糊其辞。罗伯茨（Roberts）提出了一系列关键的问题，例如："我们是否应该为电信、电力、水或天然气行业的市场化进程感到困扰？我们应该用什么标准来划定必须抵制市场化的领域？"（Roberts，2004：452）。由于我们对医疗服务的市场化特别感兴趣，以致这些问题并没有引起我们的关注，他们指出了一个空白。

莱斯分析的重要性在于对公共项目、服务和整个决策过程的认识上，这些公共项目、服务和整个决策过程已经或正在从民主控制中移走，并通过商品化和市场化以深刻的方式进行了转变。科林·海伊的非政治化概念对于这种分析是有效的抓手，因为它表明了新自由主义结构调整的其他方式——在公共部门内部、国家与市场之间都一样。接下来，我们将讨论国家结构调整和国家 - 社会关系的改变不仅是市场驱动的，而且至少部分是经由非政治化来实现的。

公共政策的政治化和非政治化

科林·海伊在《我们为什么讨厌政治》（*Why We Hate Politics*）一书中，试图解释为

---

[3] 需要提醒的是，Arrighi 等（2010：411）认为，从长远来看，通过剥夺的积累"破坏了成功发展的条件"。Harvey（2003a：154-156）同意这一点，认为它最终会扰乱或扩大再生产的道路。

什么在美国、加拿大和英国等自由市场经济的发达国家，科学主义、怀疑和反政治的情绪会越来越普遍和持久（Hay，2007）[4]。他建议对导致政治参与度低和选民冷漠（或称"供应方因素"）的因素进行以下三方分析（tripartite analysis），其中部分与莱斯所提出的市场驱动的政治是吻合的，不过也有学者提出了其他的解释。第一，政治家已经内化了公共选择理论固有的理论假设，使得公共部门的效率不及市场；第二，人们普遍认为，全球化削弱了国家制定独立、民主导向的政策的能力；第三，政策制定的责任被从官方的民主领域中彻底剥离（Hay，2007：56）。

作为一种治理范式，公共选择理论的兴起有助于解释为什么新自由主义会更倾向于通过私有化和市场化，将决策权转移给市场参与者。关于新自由化的过程，海伊（2007：98）写道：

我们必须区分20世纪70年代末至80年代新自由主义的兴起……与20世纪90年代之后新自由主义更广泛的扩散和固化。前一进程的高度政治化与后者形成了鲜明的对比，后者是建制化、规范化和去政治化的过程。

海伊（Hay，2004）将前一种形式称为"规范新自由主义"（normative neo-liberalism），后一种形式称为"标准新自由主义"（normalized neo-liberalism）。他对新自由主义的分期表明，可以结合空间和历史属性，根据发展时序或阶段来分析莱斯的市场驱动型政治。

除了国内因素外，全球化对公共政策制定和政治参与也有其影响。海伊认为，全球化并没有削弱国家的决策能力，他说"有很多证据可以佐证国家的持续活动以及事实上的持续效力"（Hay，2007：151）。这种看法与莱斯是直接矛盾的，莱斯认为通过全球化来增强经济联系，会导致市场驱动的政治。另外，海伊承认修辞学和认知的力量，认为尽管缺乏经验证据，但"全球化在继续对政策制定产生强大的影响力……（通过）全球化的观念"（Hay，2007：151）。

导致政治冷漠的最后一个"供应方"因素是去政治化。但是，在介绍海伊的非政治化观点之前，我们必须首先考虑"政治"的含义。尽管已经有无数种定义，但海伊还是给出了自己的定义：政治是"在真正的集体或社会选择的情况下进行代理和审议的能力"，并阐明了"政治不会，也不可能在人类目标毫无影响力的情况下产生。政治的同义词是偶然性；它的反义词是命运与必要"（Hay，2007：77）。后一句尤为重要，因为它暗暗批评了莱斯的观点，莱斯认为全球化和经济联系使得有必要形成特殊的政治或政策回应，海伊的观点与之相反。

政治化和非政治化会有意使用过程指示的附加（process-indicating suffixes）；就像新

---

[4] 麦克布赖德和怀特塞德（McBride and Whiteside，2011）研究了新自由主义时期加拿大的"民主病"（democratic malaise）现象。

自由主义 [或者，Peck 和 Tickell（2002）所谓的新自由化] 一样，两者都有等级梯度，而且都不是静态的。这两个过程都涉及四个社会领域：必要领域、私有领域、公共领域和政府领域。当问题从必要领域扩展到私有领域，从私有领域扩展到公共领域，从公共领域扩展到政府领域时，政治化就会逐步进行。相反，当问题从政府领域降到公共领域，从公共领域到私有领域，或从私有领域到必要领域时，就会发生非政治化（Hay，2007：80-87）。因此，政治公共场域可分为政府场域和非政府场域，私有领域（包括市场）具有政治属性，这与他对政治的定义（上文所述）一致。虽然莱斯所提出的市场驱动政治关注政府内部正在发生的事情，而海伊所拓展的"政治"概念并不仅仅局限于官方的政治进程。

海伊（2007）对非政治化的描述能够尤其游刃有余地解释市场化和私有化如何经过多个阶段发生，补充了莱斯（2001）对商品化的分析。医疗保险作为一种政治构架，可以从政府降级到公共部门（如，当公共部门的管理者开始为决策承担责任时），也可以从公共部门降级到私人营利和慈善非营利部门（如，通过私有化、财政紧缩和计划改革），笔者稍后将予以详细讨论。

我们可以将伯纳姆关于国家内部重构的见解加入海伊的描述中。伯纳姆将去政治化与特定的治理策略联系起来，"一劳永逸地消除了决策的政治性"（Burnham，2001：127）。国家管理者可以从去政治化中受益，因为它可以引导批评，降低公众的期望，同时使他们仍然保留控制权。非政治化不单单是修辞，还依赖新的官僚体制，整体制度从基于行政命令向基于法规变迁（Burnham，2001：130-131）。

总之，在过去十年，"市场驱动的政治"的成功部分是通过去政治化，使新自由主义意识形态、政策技术和实践实现规范化。去政治化促进了市场主导的重组，而市场化可以通过技术化（technocratic）的决策以及宏大的规范化来实现。但是，考虑到核心公共服务（无论是否商品化）的风险和责任仍然由国家承担（Leys，2001），医疗服务的提供将始终保持政治性（Hay，2007）。这使得去政治化既是市场导向的治理策略，也是物质现实。

市场驱动的政治与加拿大医疗保险计划的非政治化

本节将着眼于在过去几十年中某些市场力量和政策选择的变化，以及加拿大医疗保险计划（medicare）作为一项有组织的公共服务因此发生的改变。凯恩斯时代的医疗服务政治化与自 20 世纪 80 年代新自由主义兴起以来发生的商品化和非政治化形成了鲜明的对比。随着凯恩斯主义福利国家的建立，一些社会关注的核心领域（如健康、教育和福利）被政治化，从而通过去商品化抑制了市场驱动的政治。新自由主义在最初的规范化阶段，退回到凯恩斯主义福利国家，而其最近的标准化阶段则涉及推出其自己的方案、改革和治理策略（Peck and Tickell，2002）。

凯恩斯主义福利国家的制度设计旨在通过政策措施支持福特式（Fordist-style）的大规模生产和消费制度，包括反周期需求管理，在有利于生产工艺的地区实行企业公有制，并支付公共工程和社会服务等（Jessop，2002）。正是这种政治经济学后退，实行了 20 世纪 30 年代大萧条期间的疾病政治化 [5]，并最终为战后公共医疗保险体系的建立提供了支持。在此之前，医疗服务主要是由慈善机构和营利性机构来提供。立法改革因市场作用和由医生领导的抵制运动被推迟到 20 世纪 50 年代后期，然而，市场驱动的政治最终被削减了 [6]。

从 1957 年开始，《医院保险和诊断服务法》（*Hospital Insurance and Diagnostic Services Act*）通过联邦与各省达成了五五分摊费用的协议，从而保障了住院患者医院服务的全保险（Auer 等，1995：5）。随后，在 1966 年颁布《医疗法案》（*Medical Care Act*）为医生的服务提供公共保险。最终，在 1968 年，综合了前两种的医疗保险计划（Medicare）投入实施（Auer 等，1995：6）。新的公共医疗保险计划附加了五项费用分摊条件：所有加拿大居民的全民医疗保险，完全的可及性（无须经济状况调查或额外收费），加拿大人口流动的医疗保险全覆盖，全面性（医疗保险将涵盖所有"必要的医疗服务"，包括医院和医师服务），以及每个省级计划都应以非营利为基础进行公共管理（Vogt，1999：185）。每个步骤要么对以前基于市场的服务（如医疗保险）进行了去商品化，要么将私人营利性组织（如医院提供的医疗必需服务）拒之门外，和（或）反映出高水平的计划政治化（如联邦政府规定的五个费用分摊条件）。

即使在高度公有化和政治化的情况下，加拿大的医疗保险制度也从未摆脱过市场压力，而且在许多方面，其范围仍然十分狭窄。医疗保险并不涵盖医疗保健的某些重要方面，包括家庭护理、长期疗养护理和牙科等；此外，医生并没有被完全纳入公共系统，而是任由医生自行决定在何处行医，以及如何行医。此外，他们不是国家聘请发薪的雇员，而是由省政府按服务付费（见 Armstrong and Armstrong，2008：43-49）。此外，联邦政府与省政府之间责任和成本不平衡的问题并未得到充分的解决。联邦政府负责国家监督，并掌管大部分的资金，而各省则负责管理省级医疗保险计划和相关方面的监督实施，如医院基础设施、服务计划和供应。因此，在全国范围内，医疗服务覆盖面的广度和深度在各省之间一直存在一定程度的差距。20 世纪 80 年代，随着新自由市场驱动的政治逐渐兴起，差距进一步扩大。

尽管加拿大全国各地热烈支持医疗保险，但在过去的 30 年间，市场力量和某些形式

---

[5] 1947 年，在汤米·道格拉斯（Tommy Douglas）的领导下，萨斯喀彻温（Saskatchewan）省政府率先在加拿大推出了全民医疗保险计划。道格拉斯（Douglas）认为，获得医疗服务应被视为"公民不可剥夺的权利"（Fuller，1998：38）。

[6] 鉴于英属北美法案（1867 年）规定，"省级政府需建立、维护和管理医院、疗养院、慈善机构"，宪法规定的分权制也为建立泛加拿大体制带来了障碍（Fuller，1998：13）。

的去政治化已然改变了加拿大的公共医疗体系。鉴于该系统核心要素（医院住院和医生就诊）的持续政治化，虽然没有彻底取消医疗保险计划，但内部已被瓦解。市场化的进程主要是经由联邦政府的财政紧缩和支出改革，省级政府的筹资变化通过地方政府和医院基础设施和辅助服务（如医院保洁、饮食和亚麻制品服务等要素）的私有化来实现。下文将对每个问题逐一讨论。

早在1977年，经济增长和通货膨胀等问题为联邦政府限制在医疗保险计划上的支出提供了正当的理由。以前由联邦 - 省级五五分摊成本的计划被替代为大额资助计划（称为《联邦 - 省级财政安排和既定项目法》，*Federal-Provincial Fiscal Arrangements and Established Programs Act*，EPF），联邦政府资金投入的增加与医疗保险计划实际成本的调整脱钩。EPF不仅降低了转到各省的金额的价值，而且还因为各省在分配资金方面获得了更多权力，因而阻碍了联邦政府执行国家标准的能力。随后，联邦政府对1986年、1990—1991年、1991—1992年的EPF支付施加了最高限额，并冻结了1992—1995年的医疗保健支出。

1995年度的联邦预算是一个分水岭，标志着通过财政紧缩和去政治化，新自由主义的转向趋于明朗。创建了名为"加拿大卫生与社会转移支付"（Canada Health and Social Transfer，CHST）的集体基金，将卫生、社会服务和福利支出合并为一个计划，并大大减少了转移支付，仅1996—1998年向各省的现金转移就减少了33%（60亿美元）（Vogt，1999：193；Browne，2000：21）。

2001年，卫生支出反弹，增加到近600亿美元（远高于1992年520亿美元的水平）（Rachlis等，2001：6）[7]。然而，医院支出率仍然远低于1992年的水平，被削减的岗位（主要是护理人员）也并没有得到恢复（Rachlis等，2001）。2004年，建立加拿大健康转移支付（Canada Health Transfer，CHT）和加拿大社会转移支付（Canada Social Transfer，CST），健康和社会转移再次分离。这时，启动了为期10年的"卫生保健加强计划"[Plan to Strengthen Health Care，有时被称为"健康协议"（the Health Accord）]，联邦政府同意将向各省转移的联邦支出每年增加6%。这项承诺使联邦政府的支出增加了20%，这是在20世纪90年代大幅削减之后第一次提高，尽管依然大大低于EPF之前最初规定的50%。《健康协议》定于2013—2014年到期，正如巴蒂亚（Bhatia，2011：81）所说，"在未来几年中，这将大幅度地政治化"。进一步政治化的结果还有待观察；在2008年全球金融危机开始之后，由于经济增长低迷，联邦政府和省级政府的负债不断增加，以及随后的经济衰退，可能都意味着市场主导的政治重新得到肯定。在这样的紧要关头，截至2017年，联邦政府计划将更多的年度支出投入到与经济增长相关的领域，而不是与医疗保险计划有关的非市场化领域（CUPE，2012）。

---

[7] 1992年和2001年的卫生支出约占国内生产总值的10%；在过去10年中，从2000年到2010年，加拿大的医疗保健支出占GDP的比例从9.2%上升到11.9%（CIHI，2012：9）。

　　与20世纪50年代和60年代最初的设想相比，在过去几十年，联邦政府削减了开支，并对规划项目进行了改革，将更多的责任和监督智能让渡到省政府的肩上。但是，由于国家监管不力和（或）支出削减带来的成本压力，几个省纷纷转向了私有化。私有化的例子包括删减服务清单（缩小了医疗保险计划所所覆盖的服务范围），将照护转移到家庭（医疗保险计划并不覆盖这一区块），允许营利性诊所实施某些外科手术（帮助建立两级医疗保健，将医生和护士从公共系统中挪走），利用公私合作伙伴关系（public-private partnerships，P3s）提供医院基础设施和支持服务，以及将公共部门的工作外包给营利性公司（Whiteside，2009）。

　　各省还把新自由主义调整的重担转移到了地方卫生当局［如区卫生局（Regional Health Authorities，RHA）或医院委员会］相对去政治化的部门，敦促他们在若干年内进行约束、重组和市场化。区卫生局和医院董事会现在必须遵守绩效协议，该协议规定，省级预算削减不能通过地方赤字来解决，包括迫使医院进行重组和合并、削减服务（如取消择期手术）、提高费用（如适用，比如停车费[8]和私人病房），并削减了人工成本（如停止招聘和加班、裁员）。因此，地方机构被重新置于了底线，通常以牺牲医疗服务的提供和更广泛的社会需求为代价。此外，区卫生局和医院的董事会进一步企业化，因为现在领导人主要是根据商业敏锐度来选拔，而不是根据卫生部门的经验（Murphy，2007）。

　　医院运营成本的筹资方案也已改变，这也逐步推进市场化的另一种重要方式。在这方面，英属哥伦比亚省和安大略省（分别在2010年和2009年）进行了两项值得注意的改革。截至2010年，英属哥伦比亚省开始对全省数十家医院实施改革[9]，从基于单项的医院资助模式转向"基于活动"的资助模式，影响了医院资助总额的20%（Cohen等，2012：6）。"基于活动"的模式是一种视为"以患者为中心"的模式，认为可以减少手术等待时间，增加急诊服务的可及性（BC Ministry of Health，2010），按照每次手术或每位患者，将手术资助金额与活动数量和付金额相挂钩。资金的分配按照效率、吞吐量和最低价格等指标，而不是其他非市场化的考虑因素，如确保患者获得尽可能高质量的医疗服务以及在整个人群中获得医疗服务的公平性（Canadian Doctors for Medicare，2008）。这种资助模式尤其不利于所需照护极其复杂的患者（Cohen等，2012）。

　　2009年，安大略省开始改变其筹资模式，根据绩效评价并与医院董事会成员薪酬挂钩，引入"为结果付费"（pay for results）和"为绩效付费"（pay for performance）计

---

[8]《加拿大医学会杂志》（*Canadian Medical Association Journal*）曾发表社论，指出城市医院高额的停车费实为隐藏的用户费，这违背了1984年《加拿大卫生法案》（*Canada Health Act*）关于取缔用户费以及保证孕妇分娩时平等获得免费照护的规定（Kale，2012）。

[9]"基于项目资助"指的是在预算中就具体项目的金额进行协商。所有项目的总和等于医院总预算（Canadian Doctors for Medicare，2008：3）。在实践中，其运作就像全球一次到位的资金一样，因为医疗保健提供者每年都会收到一笔固定的预算（Cohen等，2012）。

划，逐步摆脱了全球预算（总金额）（Ontario Ministry of Health and Long Term Care 2009；McFarland，2010）。他们也开始关注以人口为基础的筹资模式，将资金转移到人口增长更快或老年人口更多的地区。对基于活动的筹资模式，也出现了类似的担忧：地区差异（城市与农村之间的差距）会使医疗服务的可及性倾斜，并且当通过模拟市场的效率评价和成本降低来衡量"绩效"时，卫生保健的质量得不到充分的评估（Howlett，2010）。

因此，加拿大公共医疗服务的去政治化和市场化以两种方式发生。首先，社会需求越来越符合市场秩序，并且通过营利性的医疗服务供应方来履行公共部门的责任。私有化既是去政治化又是市场化的范例，因为它使社会关注的领域从公共部门转移到了资本积累的场域。但是，将私有化称为"非政治化"，并不是说私有化是一个非政治（apolitical）的过程。相反，它代表着公共部门（和民主）对社会重要方面的控制、决策和权威在消失或削弱。鉴于私有财产的专有权和劳动力的商品化会改变商品和服务的生产、分配、销售和消费，从而改变整个社会的权力和福祉，私有化将始终保持固有的政治性。按照伍德对马克思关于资本主义权力的社会维度的论述，生产方式是一种"权力关系"（Wood，1981：78），而资本主义私有财产代表了"政治的最终'私有化'"（Wood，1981：92）。

考虑到各时期和各省之间的政策存在差异，关于加拿大的卫生保健政策是否真的是由市场驱动的，答案仍然是模棱两可的。可以肯定的是，在市场化引入之后，莱斯（Leys，2001）所谓的反民主变革已经开始，并且还在进行中。由于改革措施鼓励或关注基于市场的结果和指标、与不负责的私立机构合伙、商业保密、市场纪律和提供服务的数量/速度，导致更宏观的社会目标被牺牲，如健康结果、公众投入和控制，透明度、问责制和服务质量有关的目标。

结　论

莱斯提醒我们，医疗保健"既是意识形态建构的产物，又是一种物质现实"（2010：15）。尽管加拿大医疗保险计划的基本原则（即普及性和可及性）仍然存在，但在新自由主义统治天下的时代，这意味着实现这些目标的努力已被纳入关于效率、可持续性、向私营部门转移风险以及财政紧缩和成本控制等政策话语中。其他地方也在发生类似的变化，英国的商品化和市场化亦十分突出。随着贫富差距的加大，诸如此类的变化将会进一步加剧资本主义、健康与医疗之间的张力。

加拿大公共医疗体系是凯恩斯福利国家时代残存下来的制度，是加拿大为数不多的进步主义的、以集体为导向的，并且相对慷慨的公共政策领域之一。新自由主义时代退步主义、个人主义和紧缩的政治经济已对它构成层层围堵。全民需要某种形式的医疗保险计划，使其成为市场扩张的理想目标，但在加拿大，其高度政治化的性质却同时遏制了真正的市场驱动政治。医疗卫生市场化中平淡无奇的方面是新自由主义标准化的所在，这使得去政治化成为卫生服务私有化的重要组成。

参考文献

Armstrong, P. and Armstrong, H. (2008) *Health Care.* Fernwood Publishing: Halifax and Winnipeg.

Arrighi, G.; Aschoff, N. and Scully, B. (2010) 'Accumulation by Dispossession and Its Limits' *Studies in Comparative International Development* 45(4):410–438.

Auer, L.; Angus, D.E.; Cloutier, J.E. and Comis, J. (1995) *Cost Effectiveness of Canadian Health Care.* Queen's-University of Ottawa Economic Projects: Canada.

Bakan, A.B. and MacDonald, E. (2002) *Critical Policy Studies: Debates and Dialogues from the Left.* McGill-Queen's University Press: Montreal.

BC Ministry of Health (2010) *BC Launches Patient-Focused Funding Provincewide.* http://www2.news.gov.bc.ca/news_releases_2009-2013/2010HSERV0020-000403.htm.

Bhatia, V. (2011) 'Health Care Spending and the Politics of Drift' in Stoney, C. and Doern, G.B. (eds.) *How Ottawa Spends, 2011–2012: Trimming Fat or Slicing Pork?* McGill-Queen's University Press: Montreal and Kingston.

Browne, P.L. (2000) *Unsafe Practices: Restructuring and Privatization in Ontario Health Care.* Canadian Centre for Policy Alternatives: Ottawa.

Burnham, P. (2001) 'New Labour and the Politics of Depoliticization' *British Journal of Politics and International Relations* 3(2):127–149.

Canadian Doctors for Medicare (2008) *Activity-Based Funding in Canadian Hospitals and Other Surgical Facilities.* http://www.canadiandoctorsformedicare.ca/images/stories/ABF_Position_Paper_15OCT08.pdf.

Canadian Institute for Health Information (CIHI) (2012) *National Health Expenditure Trends, 1975–2012.* Canadian Institute for Health Information: Ottawa.

Canadian Union of Public Employees (CUPE) (2012) *CUPE Backgrounder on the Health Accord* December 3. http://cupe.ca/health-care-public-solutions/backgrounder-health-accord.

Clifton, J.; Comn, F. and Fuentes, D. (2006) 'Privatizing Public Enterprises in the European Union 1960–2002: Ideological, Pragmatic, Inevitable?' *Journal of European Public Policy* 13(5):736–756.

Cohen, M.; McGregor, M.; Ivanova, I. and Kinkaid, C. (2012) *Beyond the Hospital Walls: Activity Based Funding Versus Integrated Health Care Reform.* Canadian Centre for Policy Alternatives: Vancouver. http://www.policyalternatives.ca/sites/default/files/uploads/publications/BC%20Office/2012/01/CCPA-BC_ABF_2012.pdf.

Collyer, F.M. and White, K.N. (2011) 'The Privatisation of Medicare and the National Health Service, and the Global Marketisation of Healthcare Systems' *Health Sociology Review* 20(3):238–244.

Collyer, F.M.; Harley, K. and Short, S.D. (2014) 'Money and Markets in Australia's Healthcare System' in Meagher, G. and Goodwin, S. (eds.) *Markets, Rights and Power in Australian Social Policy.* Sydney University Press: Sydney.

Devereaux, P.J.; Choi, P.T.L.; Lacchetti, C.; Weaver, B.; Schunemann, H.J.; Haines, T.; Lavis, J.N.; Grant, B.J.B.; Haslam, D.R.S.; Bhandari, M.; Sullivan, T.; Cook, D.J.;

Walter, S.D.; Meade, M.; Khan, H.; Bhatnagar, N. and Guyatt, G.H. (2002) 'A Systematic Review and Meta-analysis of Studies Comparing Mortality Rates of Private For-profit and Private Not-for-profit Hospitals' *Canadian Medical Association Journal* 166(11):1399–1406.

Dunleavy, P.; Heffernan, R.; Cowley, P. and Hay, C. (eds.) (2006) *Developments in British Politics 8*. Palgrave Macmillan: New York.

Flinders, M. (2007) 'Review of Why We Hate Politics by Colin Hay' *British Politics* 2(2):293–294.

Fuller, C. (1998) *Caring For Profit*. Canadian Centre for Policy Alternatives: Ottawa.

Goldsmith, M. (2008) 'Review of Why We Hate Politics by Colin Hay' *Public Administration* 86(2):593–594.

Grahl, J. (2004) 'Review of Market-Driven Politics: Neoliberal Democracy and the Public Interest by Colin Leys' *The Political Quarterly* 75(2):194–196.

Haque, M.S. (2000) 'Privatisation in Latin America: The Other Side of the Story' *International Journal of Public Administration* 23(5–8):753–789.

Harvey, D. (2001) *Spaces of Capital*. New York: Routledge.

Harvey, D. (2003a) *The New Imperialism*. Oxford University Press: Oxford.

Harvey, D. (2003b) 'The "New" Imperialism: Accumulation by Dispossession' in Panitch, L. and Leys, C. (eds.) *Socialist Register 2004*. London: Merlin Press. pp. 63-87.

Harvey, D. (2006) *The Limits to Capital*. Second edition. Verso: London.

Hay, C. (1999) *The Political Economy of New Labour: Labouring Under False Pretences?* Manchester University Press: Manchester.

Hay, C. (ed.) (2002) *British Politics Today*. Polity: Malden, MA.

Hay, C. (2004) 'The Normalizing Role of Rationalist Assumptions in the Institutional Embedding of Neoliberalism' *Economy and Society* 33(4):500–527.

Hay, C. (2007) *Why We Hate Politics*. Cambridge: Malden.

Hay, C. and Marsh, D. (eds.) (2000) *Demystifying Globalization*. Macmillan: Hampshire.

Holden, C. (2005) 'Privatisation and Trade in Health Services: A Review of the Evidence' *International Journal of Health Services* 35(4):675–689.

Howlett, K. (2010) 'Ontario Proposes Radical Overhaul of Hospital Funding' *The Globe and Mail* March 7. http://www.theglobeandmail.com/news/national/ontario-proposes-radical-overhaul-of-hospital-funding/article1209350/.

Jessop, B. (2002) *The Future of the Capitalist State*. Polity: UK.

Kale, R. (2012) 'Parking-Centred Health Care' *Canadian Medical Association Journal* 10 (1503) http://www.cmaj.ca/content/184/1/11.

Kearns, R.; Barnett, J. and Newman, D. (2003) 'Placing Private Health Care: Reading Ascot Hospital in the Landscape of Contemporary Auckland' *Social Science and Medicine* 56:2303–2315.

Leys, C. (1966) *The Rise and Fall of Development Theory*. Indiana University Press: Bloomington.

Leys, C. (1977) *Underdevelopment in Kenya: The Political Economy of Neo-Colonialism 1964–1971*. Heinneman: London.

Leys, C. (1989) *Politics in Britain: From Labourism to Thatcherism*. Verso: London.

Leys, C. (2001) *Market-Driven Politics*. Verso: London.

Leys, C. (2008) *Total Capitalism*. Merlin Press: London.

Leys, C. (2010) 'Health, Health Care, and Capitalism' *Socialist Register* 46:1–28.

Marsh, D.; Buller, J.; Hay, C.; Johnston, J.; Kerr, P.; McAnulla, S. and Watson, M. (eds.) (1999) *Postwar British Politics in Perspective*. Cambridge: Polity.

Marx, K. and Engels, F. ([1848] 2001) *The Communist Manifesto*. International Publishers: New York.

McBride, S. and Whiteside, H. (2011) *Private Affluence, Public Austerity: Economic Crisis and Democratic Malaise in Canada*. Fernwood: Winnipeg.

McFarland, J. (2010) 'Hospitals Raise Caution over Uniform Pay-for-performance Rules' *The Globe and Mail* April 9. http://www.theglobeandmail.com/news/national/hospitals-raise-caution-over-uniform-pay-for-performance-rules/article4260977/.

Murphy, J. (2007) 'Strategic Outsourcing by a Regional Health Authority: The Experience of the Vancouver Island Health Authority' *Healthcare Papers* 8(sp):62–76.

Ontario Ministry of Health (2009) *Ontario's Emergency Room Wait Time Strategy* http://news.ontario.ca/mohltc/en/2009/05/ontarios-emergency-room-wait-time-strategy-1.html

Peck, J. and Tickell, A. (2002) 'Neoliberalizing Space' *Antipode* 34(3):380–404.

Phua, K-L. and Barraclough, S. (2011) 'A Strange Thing Happened on the Way to the Market: Privatisation in Malaysia and Its Effects on the Health-Care System' *Research in the Sociology of Health Care* 29:229–242.

Quercioli, C.; Messina, G.; Basu, S.; McKee, M. and Nante, N. (2013) 'The Effect of Healthcare Delivery Privatisation on Avoidable Mortality: Longitudinal Cross-Regional Results From Italy, 1993–2003' *Journal of Epidemiology and Community Health* 67:132–138.

Rachlis, M.; Evans, R.G. and Lewis, P. (2001) *Revitalizing Medicare: Shared Problems, Public Solutions*. Tommy Douglas Research Institute: Vancouver.

Roberts, A. (2004) 'Review of Market-Driven Politics: Neoliberal Democracy and the Public Interest by Colin Leys' *Governance* 17(3):449–452.

Vogt, R. (1999) *Whose Property?* University of Toronto Press: Toronto.

Waitzkin, H.; Jasso-Aguilar, R. and Iriart, C. (2007) 'Privatisation of Health Services in Less Developed Countries: An Empirical Response to the Proposals of the World Bank and Wharton School' *International Journal of Health Services* 37(2):205–227.

Weber, M. ([1927] 1981) *General Economic History*. Transaction Publishers: New Brunswick, NJ.

White, K.N. and Collyer, F.M. (1998) 'Health Care Markets in Australia: Ownership of the Private Hospital Sector' *International Journal of Health Services* 28(3):487–510.

Whiteside, H. (2009) 'Canada's Health Care "crisis": Accumulation by Dispossession and the Neoliberal Fix' *Studies in Political Economy* 84:79–100.

Whiteside, H. (2012) 'Crises of Capital and the Logic of Dispossession and Repossession' *Studies in Political Economy* 89:59–78.

Wood, E.M. (1981) 'The Separation of the Economic and the Political in Capitalism' *New Left Review* 127:66–95.

第二十六章

文森特·纳瓦罗：马克思主义、医疗主导和健康保健

戴维·柯本（David Coburn）

李彦昌 译

在健康保健领域，医疗职业是主导力量吗？为什么有的国家建立了全民保健体系，而有的国家没有？健康状况与卫生不公平的根本原因是什么？本章通过考察文森特·纳瓦罗（Vicente Navarro）在理论和实证研究中使用的核心概念，描述了他对这些健康保健问题的解释。

纳瓦罗因以马克思主义立场分析政治和健康问题而著称。考虑到他在美国这样一个并非以宽容左翼而著称的国度度过了职业生涯的大部分时间，不难看出他的非凡声誉。纳瓦罗虽然是一位马克思主义者，但是他明确指出，他的批判视角与其他马克思主义（特别是那些他认为过于坚持经济决定论的）以及20世纪的共产主义等激进主义思想是不一样的（Navarro，1976，1983）。

人物简介

文森特·纳瓦罗出生于1937年，在西班牙接受医学训练，因参与反法西斯活动于1962年离开西班牙，之后前往瑞典和英国进修经济学。1965年后，他在位于美国巴尔的

摩的约翰·斯霍普金斯大学（Johns Hopkins University）度过大部分时光。在一部学术传记中，纳瓦罗注意到 20 世纪七八十年代对进步主义分析的反感。例如，几位学术期刊编辑建议"我不能使用工人阶级等词汇，因为这些词汇意识形态色彩过于浓厚，建议我使用社会经济状况等较少带有意识形态色彩的词汇"（Navarro，1998b：391）。《社会科学与医学》（*Social Science and Medicine*）杂志发表了对其著作的评论，纳瓦罗认为这些评论是"粗糙的"。著名教授霍华德·威特金（Howard Waitzkin）为表示坚决支持，选择从《社会科学与医学》编辑委员会中辞职。从此之后，《社会科学与医学》更加欢迎进步主义倾向的论文，这表明纳瓦罗与威特金等同事为健康领域批判性学术研究创造了更多的学术空间。

20 世纪 60 年代，纳瓦罗成为《国际健康服务》（*International Journal of Health Services*，IJHS）杂志的创刊主编。纳瓦罗一直担任主编，发表了数百篇论文，偶尔结集成书，他对健康和社会问题领域主流的和新近新自由主义的路径予以了批判，并对当今所有主要的健康问题提供评论和分析（如，Navarro，1986；Navarro and Muntaner，2004；Navarro，2007b）。除了学术、编辑工作外，纳瓦罗还曾担任智利阿连德总统（Salvador Allende）和杰克逊总统（Jesse Jackson）的顾问，为许多组织和政府提供咨询，并经常对政治、经济和健康事务做出评论。

纳瓦罗的学术成果包括数以百计的理论与实证方面的研究论文，从早期关于福利国家兴起到目前对新自由主义的批评。他研究了所有主要的国际健康委员会，从阿拉木图（Alma Ata）（Navarro，1984a）到最近的健康的社会决定因素委员会（Navarro，2008）。纳瓦罗还批判性分析了健康领域的其他重要研究者，从伊里奇（Illich）（Navarro，1975）到斯塔尔（Starr）（Navarro，1984a）和弗里德森（Freidson）（Navarro，1998a），再到阿玛蒂亚·森（Amartya Sen）（Navarro，2000）。因此，他的著作与其他思想家持续不断地交流。与其说纳瓦罗是一个社会学家，不如说他是一位马克思主义政治经济学家，他的著作应该与政治经济学联系起来做整体阅读，而不是仅仅与社会学分析联系起来阅读，虽然本文的关注重点在于他的健康社会学著作。

核心概念：生产方式、阶级、政治

马克思主义（或至少是简化的"庸俗"马克思主义）理论的主要观点或许已众所周知。对于马克思主义者来说，历史是一系列不同生产方式的继承与发展。每一种生产方式具有一种相应经济结构，纳瓦罗将之称为"生产的社会关系"，它是法律、政治和文化等上层建筑的条件，形塑和限制了上层建筑。资本主义（单一社会形态内可能存在多种生产方式，但只有一种生产方式占主导地位）作为目前占统治地位的生产方式，具有特殊的矛盾和趋势，社会分裂为两大对立的阶级——拥有或占有生产方式的资产阶级与不得不为资产阶级工作以维持生存的无产阶级。资本主义的许多阶级斗争和矛盾焦点发生在政治领域。由于生产方式、阶级和政治等概念是纳瓦罗的马克思主义理论体系的核心概念，笔者在后面还将简要阐释（关于马克思主义视角的初步阅读，可参阅 Ollman，1977；Cohen，1978，2000；Tucker，1978；Bottomore，1991；Harvey，2010；以及广为可及的马克思原著）。

生产方式

生产方式的概念（见 Cohen，1978）是理解纳瓦罗关于健康现象论述的关键，他认为离开生产方式的政治、经济和社会背景，将难以理解他的观点。纳瓦罗关于资本主义生产方式的解释与其他马克思主义者的解释方式有时吻合，有时冲突（Navarro，1983）。他的分析与那些非马克思主义者关于健康的理论形成鲜明的对比，他认为主要的社会机制和组织好像是相对独立变化的，而非根植于更宏观的背景（Navarro，1984a，1989）。

资本主义虽然存在不同形式，但它是一种全球主导的生产方式。即使自认为非资本主义的国家，如古巴，也存在于资本主义主导的世界背景之下。虽然左翼和右翼对资本主义这一术语的含义存在不同观点，但是无论左翼还是右翼都认同资本主义在当今的霸权地位。特别是那些经济学领域的非马克思主义者，认为资本主义仅仅是"自由市场"。对他们而言，资本主义等同于私人所有或控制的经济，市场的主要目的是获得私人收益或利润。自由市场是产生剩余价值的动力，并在分配过程中引发利益团体或精英之间的冲突，包括政府服务（如福利和健康）。因此，鉴于经济学是关于"经济"的，政治科学关心的则是与经济生活相独立的政治领域，而社会学主要关注的是公民社会。在这些主流观点中，虽然国家被视为中立或精英主导的程度不同，但民主政治和国家或多或少是社会剩余价值分配的独立仲裁者。然而，纳瓦罗和其他马克思主义者更倾向于将资本主义从整体上概念化，因此他们反复自证为马克思主义者或政治经济学家。对于他们而言，资本主义历史上和当代的变种展示了生产、交换、消费和再生产（即经济、国家和公民社会）之间的系统兼容性。在马克思主义内部，对于经济基础多大程度上决定了社会生活存在许多讨论，纳瓦罗更加坚持连续体的"辩证"关系（如，Navarro，1976，1983）。资本主义的结构特点对于健康研究具有重要影响，因为这意味着，脱离对阶级关系和阶级斗争的分析，健康就不能被准确地理解（近来的例子，见 Coburn，2004；Panitch and Leys，2010；Waitzkin，2011；Scambler and Scambler，2013）。从生产方式的角度来看，当代健康问题深深嵌入资本主义生产方式内部，这是其鲜明的特点，正如封建主义时期的健康问题存在于封建生产方式之中。

资本主义相互关系的一个核心方面是市场和国家之间的关系。虽然大量的经济、政治和社会理论坚持经济与国家的二分法，但马克思主义者认为国家具有特定的阶级特征。国家依赖资本主义经济创造社会剩余价值；因此，国家承担着维持资本主义经济扩张的角色。他们整体上为了资本的利益，通过制定政策，充当"资本家"整体上的代言人，虽然与特定的资本或资产阶级派别有时也会产生利益冲突。然而，在特定的普遍的资产阶级意识形态下，大多数的资产阶级"民主"统治者以及大多数的国家官僚集团成员都强烈支持资产阶级的政策和利益。资产阶级利益受到资本控制的媒体和主流经济"科学"的支持。在这种影响广泛的资本主义权力之下，正如多元主义利益团体政治理论所假设的，国家对所有人的政治需求某种程度上的自由回应并非个案。纳瓦罗认为，国家不是政府可以自由使用的工具，因为国家本身存在阶级结构，或存在于阶级结构化的生产方式之中。在纳瓦罗看来，虽然有利于公民的重大改革在资本主义内部是可能存在的（如通过社会民主主义），但真正的解放只有通过推翻资本主义制度实现。在"资本主义内部创造社会主义"是绝对不可能的，纳瓦罗认为，要想改变资本主义制度本身，必须通过革命性的突破。

纳瓦罗认为，在当代资本主义内部，国家回应了资本的需要和劳动力的需求，但是在解决资本家的需要和劳动力的需求之间的紧张关系时，常常是有利于资本家。具有讽刺意味的是，大量案例显示，资产阶级的统治地位对于资本主义整体而言事实上是"不利的"。以美国资产阶级为例，纳瓦罗认为，由于他们对社会剩余价值的过度占有，他们的自身利益过于强大（1999：26），从而导致需求下降，阻碍了资产阶级在市场上销售商品。事实上，这种分析有时被用来解释 2008 年的经济危机，工人阶级被鼓励过度举债，以维持他们的需求。众所周知，经济危机的成本却主要由全世界的无产阶级所承受，而非危机的肇事者所承受，这带来严重的健康后果（Stuckler and Basu，2013）。纳瓦罗还认为，关于"紧缩"政策或新凯恩斯主义（neo-Keynesian）的需求刺激政策之间的争论，到目前为止，差别极其微小。事实上，纳瓦罗认为凯恩斯主义严格意义上是一种财政政策工具，是弱政府的结果，政治上或结构上不能直接介入经济，正如一些社会民主主义国家不能建立支持全民就业和生产性投资的制度。

纳瓦罗认为，那些不使用整体视角而仅研究资本主义内部"变量"的分析人士忽略了这样一个事实，即制度及制度之间以特定方式互相形塑，与其他"变量"存在特定关系，并通过资本主义内部不同的位置设定了不同的变量参数。纳瓦罗断言，如果忽视政治、经济、社会背景，那么对于部分处于资本主义制度逻辑下健康问题的分析，即使不是错误的，也是不完备的 [参见 Navarro 对于 Starr（Navarro，1984b）和 Sen（Navarro，2000）不同程度的批评]。

虽然我们是将资本主义作为一个整体谈论的，但纳瓦罗在其公开发表的著作中，分析了"资本主义的类型"，而不是直接将资本主义与非资本主义类型相对立。与自由主义、新自由主义或市场原教旨主义相比，社会民主主义的资本主义的优势被反复提及。然后，对于资本主义内部资本家社会形式的不同类型存在一些偏差，有的（如社会民主主义者）

比其他对他们的公民更好。纳瓦罗强调，资本主义的动力随时间不断变化，如第二次世界大战后的福利国家扩张和过去几十年来对市场原教旨主义的强调形成强烈对比。纳瓦罗的著作中隐约可见对资本主义的不同历史阶段和当代资本主义演变的关注。

<h2 style="text-align:center">阶　级</h2>

前述关于生产方式的假设中，社会分裂为资本家和工人两大阶级。资本家包括资本所有者和占有者，剥削并统治中产阶级和工人阶级。虽然生产方式的所有者和占有者存在内部的分裂（如金融资本与产业资本），可能存在不同的利益，但他们在资本主义制度渗透、再生产、扩张等方面，还存在极为广泛的共同利益，并从中获取超额利益。资本家部分通过他们对国家的影响，或者通过政治，或者通过他们对政府官僚、法律、媒体、意识形态、政党等的影响，充当实现上述利益的代言人。但是，这种统治地位并非完全单方面的。在资产阶级和其他阶级之间也存在斗争。无论是工作场所内外，还是国家与医学的内外，这种斗争在全社会中都是显而易见的（Navarro，1976，1983，1989）。

在阶级斗争中，由于资产阶级对社会资源的普遍控制以及工人为了生存对于资产阶级持续雇用的依赖，资产阶级拥有巨大的利益。因此，评价工人阶级力量的指标之一就是工人在市场关系之外存活的程度（即去商品化，如从普遍失业中所获得的收益和社会支持，见 Esping-Andersen，1990，1999）。纳瓦罗因此认为，阶级反抗持续存在，即使参与者或许不能用阶级语言自证他们的行动，或极力否认事实已存在的阶级。

即使在大多数人都有投票权的民主选举国家，资产阶级也有较多优势。资产阶级或其支持者影响或控制印刷、出版等媒体为政党做出巨大贡献，通过设立智库影响人们的理念，甚至强有力地影响国家和州政府的法律法规。其他阶级，也就是纳瓦罗有时所说的工人阶级或大众阶级，要么受到压制，要么组织混乱，要么资源匮乏，要么他们的需求已被政策塑造后去掉了大部分最为核心的部分（如，Navarro，1978，2006）。

马克思主义关于生产方式与阶级之间最主要的区别在于，民主资本主义的现行模式内部的正式的规则与法律与他们的实际表象之间。例如，所谓的发达国家的"自由出版"，媒体明显被商业利益所主导，正如默多克（Murdoch）现象所证明的。类似的状况存在于法律、教育和其他社会制度当中。而且，宪法和法律受到资产阶级的审查以维护他们的利益，重要的是法律中的私有产权（指的不是私人产权，而是财产所产生的利润），超越了其他人类经济、法律或社会权利。21世纪初，2008年经济危机后，资本主义经济的"需求"比民主代表更加重要，如欧盟内的成员国家接受国际货币基金组织（International Monetary Fund，IMF）和欧盟空降的领导人，或尽管遭到大众广泛反对，但仍遵从国际货币基金组织和欧盟的指示。这一现象日益明显。

除了阶级压迫，压迫还有哪些来源？纳瓦罗认为除阶级压迫之外，还有种族、性别和民族压迫。纳瓦罗在自传中特别提到，阶级的重要性在于"阶级关系不能决定，但能有效规定其他变量对大众健康的影响"（1998b：397）。他还补充道：

> 我们还研究了种族、性别和民族对社会中健康与福利的影响。但是我们将这些变量对健康的影响作为关系网络中的一部分进行分析，其中阶级关系在理解这些变量在其自身之间或与健康之间是如何联系的方面具有极其重要的地位（Navarro，1988b：398）。

纳瓦罗强调，他对阶级的关注"并非有意地贬低其他影响因素的重要性"（1989：896）。

虽然我们已提及资本家或资产阶级和工人阶级，都认同两个阶级的马克思主义版本既不能证明马克思主义的正当性，也不能证明当今复杂社会结构的正当性（见，如，Wright，1989）。纳瓦罗本人也经常提到其他阶级或阶级派别（例如，拥有土地的贵族阶级，封建时代遗留下来的阶级，以及由上层和下层组成的中产阶级），与上述两个主要阶级之间某种复杂和变化的关系（见，如，Navarro，1978）。纳瓦罗不止一次地表示，他坚持埃里克·奥林·赖特（Erik Olin Wright）（1989，1997）的基本阶级观点，以及基于不同剥削模式（资本所有权、对官僚资源或稀缺技能的控制）的各种矛盾或模糊的阶级界限（Navarro，2000）。

正如纳瓦罗所指出的，马克思主义关于"真实"社会阶级的观点与主流对"分层"或社会经济地位的强调形成了鲜明对比。社会经济地位指的是教育程度、职业地位和收入等因素的等级划分，或者是这些因素的某种组合（Navarro，2007）。一个关键的区别是马克思主义版本的阶级是关系的，而不是简单的等级，也就是说，资产阶级是无产阶级的对立面，反之亦然。关键的是，这是一种剥削关系，而不仅仅是在某些标准上更高或更低的问题。事实上，社会经济地位差异具有阶级结构基础（Coburn，2004）。1980年后，几乎所有发达国家（尤其是英美国家）的不平等现象都迅速加剧，其根本原因是过去30年资本的主导地位不断增强。阶级斗争和资本在国家和全球层面日益增长的支配地位也有助于纳瓦罗分析，从福利和国家服务体系的建立（基于战后一段时期相对的工人阶级权力），到最近新自由主义在全球资本占主导地位的背景下对国家提供或资助的福利和卫生措施的攻击的运动。

政　治

纳瓦罗对其他人分析的批评几乎不可避免地认为，这些分析做得还不够，因为它们忽视了不平等的阶级斗争以及由此而来的政治的作用。例如，在健康的社会决定因素报告中，他说他同意这份报告的大部分结论，包括其"不平等杀戮"等关键论点，但指出调查委员未能指出他们所谴责的不平等的特定的潜在政治资源。其结果是，它不能解释社会决定因素是如何形成的。这是一个没有坏人也没有过失的分析（Navarro，2009）。

　　纳瓦罗指出，他经常被描绘成一个"空想家"，处于与社会"科学"大体相对的位置，纳瓦罗认为，这些评论人士本身就带有政治偏见，因为他们未能指出自己研究的健康现象的政治基础。纳瓦罗认为，所有主要的国家和国际机构，包括联合国（UN）、世界卫生组织（World Health Organization，WHO）和其他组织，都反映了普遍存在的统治的阶级形式（Navarro，1983，2008）。在纳瓦罗看来，对阶级权力处理的失败本身就是资本主义意识形态霸权主义的表现，这使剥削阶级关系自然化，并使之无形。

　　在政治斗争中，一个关键的意识形态武器是资本家有能力把他们自己的具体利益描绘成符合所有人的利益，或者把政治问题变成纯粹的技术官僚问题（Navarro，1984b）。如，只要资本家能获得巨额利润，人人都能从中受益。应该公开辩论的问题，往往交给被宣称是"中立"的专家或技术官僚。例如，在当今世界最明显的例子是，试图使大多数经济决策看起来纯粹是科学和技术问题，因此不开放辩论——顺带一提，其必然结果是，作为社会科学学科之一的经济学将自己视为一门"自然"科学，而不是一门"社会"科学。在国际上，国际货币基金组织（IMF）、世界银行（World Bank）、世界卫生组织（WHO）和其他组织，通过本质上只处理技术性问题，而不是政治性问题，使它们的作用正当化。

　　纳瓦罗能够努力用他对先进资本主义运作的行动者、冲突和偶然性的观点将资本主义的结构性影响理论化的，是阶级斗争和政治领域。他在著作中始终强调，我们的命运并非预定的，而需要作出政治选择和采取行动，这些都可能导致改革，尽管他认为改革的最终成果有限。在健康领域，很少有社会学理论能够像纳瓦罗的方法那样，帮助我们理解结构影响以及历史性与社会性变化。

案例分析

　　笔者关注三个健康问题：医疗主导地位，医疗保健体系的社会起源，以及健康和健康不平等，作为纳瓦罗分析生产方式、阶级和政治等概念的关键例证。

医疗主导

　　医疗职业的权力是健康社会学的一个重要课题。如果医学不仅可以定义什么是健康和疾病，也可以定义应该做什么以及这些干预措施应该如何进行，那么医疗权力可以成为解释各种健康问题的关键，从医护服务和大众卫生需求的差异化，到当前重治疗而轻预防的状况。

在 20 世纪 70 年代，弗里德森（Freidson，1970a，1970b）认为，医学知识可能无利益相关性，但是在应用这些知识时，医学专业对健康的定义、对患者、对其他保健工作者以及对一般保健服务的提供者，开始取得主导地位。这种被概念化为医疗优势的力量，不仅是为了社区或患者的利益，也是为了医学界的利益。弗里德森之后，有很多关于主导地位的讨论，包括它的历史起源和未来可能及其地理分布 [最近的审议请见《健康社会学评论》（*Health Sociology Review* 2006，第 15 卷，第 5 期）]。也就是说，医学是否过去一直占主导地位，现在是否仍然如此？医学在欧洲的主导地位是否与在北美或其他英美国家相同？20 世纪后半叶，随之而来的是关于医疗权力可能衰落的辩论。医学面临国家与商业对医疗保健的侵入，以及其他卫生职业和患者与该职业利益相抵触的斗争。有些学者甚至声称，医学正在被无产阶级化（McKinlay and Arch，1985），也就是说，医学正变得常规化，并受到与工人阶级同样的控制。

在关于医疗主导地位及其可能衰落的辩论中，纳瓦罗写了一篇带有典型挑衅性标题的论文——《医疗主导地位还是无产阶级化：两者皆非》（*Medical Dominance or Proletarianisation*：*Neither*）（Navarro，1998a）。在该文中，纳瓦罗不仅批评了支配地位和无产阶级化的假设，而且反对弗里德森很少讨论的"医学科学"是中立的假设。

纳瓦罗的主要观点是，尽管医学拥有巨大的力量，但它在健康和医疗领域从未占据主导地位。相反，在历史上某些特定时刻，存在相互冲突的健康观念，现代医学代表着冲突中一方的胜利。以 19 世纪晚期德国开始出现医疗权力为例，纳瓦罗指出，与魏尔啸（Virchow）和恩格斯 [（1845）1987] 有关的一种健康观点认为，恶劣的生活和工作条件以及贫困是导致健康状况不佳的主要因素。因此，对导致贫困的根本原因的综合处理成为解决办法，这是一项政治任务。另外，这是一种由新兴医疗职业内的一些因素支持的方法，这些因素侧重于特定细菌和疾病产生的个人主义过程，认为它们是造成健康不良的原因。从这个角度来看，人体就像一台机器，关注的焦点是导致疾病和个体患病的特定有害生物。这种观点通过 1911 年的弗莱克斯纳报告在北美和其他地方传播开来，其主要目的是沿着个人主义路线将医学教育"科学化"。

纳瓦罗认为，恩格斯和魏尔啸（Virchow）关于健康和疾病的观点遭到了新兴工业资产阶级的反对，他们认为政治的和集体的健康观对他们迅速发展的权力和利益构成了威胁。认为疾病是可怜的资本主义工作场所、不足的住房或类似情况的产物，这种想法是一种诅咒，而个人主义机械论模式的威胁要小得多。因此，医疗权力体制的形成期是在 19 世纪末 20 世纪初，部分集中在德国极具影响力的医学辩论上。此后，个人主义机械论的观点并不是由一个强大的职业"强加"给社会的，而是由当时的权力结构"选择"了一种特定版本的医学。医学之所以成为今天的样子，并不一定或仅仅是因为它能够影响事件（尽管这肯定是其中一个因素），而是因为某种特定的医学与某种特定的阶级权力结构的巧合。

医学权力并非简单地建立在医学科学的发现之上。科学的吸引力当然是医学权力的来源之一。但纳瓦罗会争辩道，首先，科学无论过去还是现在都不止一个版本。其次，医学科学本身并非完全中立或客观的。纳瓦罗指出，在一些地方，资本主义内部的不同阶级产生了不同类型的科学（Navarro，1980）。更广泛地说，科学以及被认为是科学的东西及其应用，都受阶级因素的制约。

纳瓦罗得出的结论是，医学从未占据主导地位，但一直是权力的媒介，而非最终来源。相反，纳瓦罗在评论20世纪末医学正在失去主导地位的猜测时，认为医学不太可能完全无产阶级化。相反，医药将受到来自企业和对提高卫生效率感兴趣的国家、其他卫生职业或制药工业等其他利益的限制。然而，无论是在工作上还是在社会地位上，医生都不太可能像大多数工业工人那样。纳瓦罗关于医学主导地位的最终结论是，医学无论是过去还是现在都是强大的，虽然整体影响力可能有所下降，但它的权力过去是、现在也永远是服从于统治阶级的权力。

保健体系

与大多数当代社会分析人士一样，纳瓦罗认为，健康更多地取决于人们出生、生活和工作的一般条件，而不是医疗保健。然而，他也认为，医疗保健体系在改善健康方面可以发挥作用，因此，医疗保健体系的普及程度、覆盖人口的百分比、覆盖范围以及医疗保健服务的形式是非常重要的。

1989年，纳瓦罗解决了一个问题，"为什么有些国家有国民医疗保险，有些国家有国民医疗服务，而美国却两者都没有？"在这篇论文和其他文章中，纳瓦罗的一个常见论点是，国家在医疗类型和形式上的差异是由阶层权力结构的差异决定的。在发达国家，阶级力量和阶级联盟的平衡对于解释福利国家制度和更普惠的医疗保健制度的国家差异至关重要。工人阶级的力量体现在工会的组织化程度，体现在工人阶级组织的存在，最重要的是体现在工人阶级政党的表现上。工人阶级和中产阶级之间的联盟对促进工人阶级的利益往往至关重要。当资产阶级分裂、缺乏团结或遭到拥有土地的贵族的反对而不是与之联合时，工人阶级的事业就得到帮助。因此，医疗保健领域更广的普及性（universalism）更有可能出现在以强大而团结的工人阶级和虚弱或分裂的资产阶级为特征的社会形态中。在这种社会形态中，医疗保健被视为公民权利，而不是与工作相关的特权。

继艾斯平·安德森（Esping-Andersen）（1990，1999）对福利国家类型的研究之后，纳瓦罗认为，工人阶级的权力，就像社会民主主义的瑞典一样，有助于将普遍或国营形式的医疗保健纳入政治议程。与美国一样，强大的资产阶级结构导致了医疗保健的碎片化或私有化（residual and essentialist，Navarro，1983，1999）。传统的基督教民主主义或实施家庭福利制度的国家（如意大利）往往有较弱的工人阶级结构和政党，在这些国家，医疗保健是基于就业、男性养家糊口的模式，或与个人职业或历史相关，而不是普遍的。西班牙、葡萄牙和希腊的体制刚刚摆脱独裁统治，福利国家的形式最为脆弱，与其他政权类型相比，它们通常更接近家庭主义（Navarro，1999）。

纳瓦罗认为，即使在最初看来，医疗改革首先是由占统治地位的土地所有者或资产阶级发起，比如俾斯麦统治下的德国，这在很大程度上也是为了先发制人，阻止工人阶级运动所要求的更为激进的改革。尽管将医疗改革提上政治议程是成功的，但在制定过程中，这些改革往往会遭到带有阶级偏见的州或州官僚机构的抵制，损害工人阶级的利益。纳瓦罗在书中用很大的篇幅讨论了英国国家卫生服务体系的历史，详细阐述了同样的观点。也就是说，纳瓦罗指出，有组织的工人阶级运动和政党创造利于更普遍服务的政治局面的能力，与所有人在治疗中享受平等待遇相悖，并可能把改革转向不那么激进的方向，但这些政治局面仍然存在。因此，在关于富裕国家的相关研究中，因果顺序为始于阶级斗争，历经福利国家类型，终于健康保健体系。

然而，重要的不仅是体系的普遍性，而且这些体系必须建立在更大的卫生限制性因素的范围之内，卫生保健体系只是其中的一部分。卫生保健体系的类型不同，很少有发达国家强调促进健康和预防疾病，即使他们可以。几乎在所有情况下，都强调了昂贵且技术先进的三级保健服务，而这些服务大多为富人享用。即使在初级保健严重落后并对大多数人口发挥最大作用的国家，情况也是如此。而且，鉴于一般生活条件的重要性，其他福利国家的服务，包括增加收入和其他平等待遇，是非常重要的。纳瓦罗认为，即使是国有化的健康服务，也仍然是分级制和管理型的，不断面临私有化和复制资本主义制度的压力。例如，他同样批评苏联的福利和保健制度，声称这些制度仍然是等级森严、不平等的，对它们为之服务的人员不够负责，并由上层阶级的男性所主导（Navarro，1977）。纳瓦罗不会将国有化的医疗体系描述为"社会主义"，因为他认为，如果没有与资本主义的革命性决裂，真正的社会主义是不可能实现的。

然而，福利和卫生体系的兴起被看成是第二次世界大战后至 1980 年前后一个相对的工人阶级力量占主导的时代，纳瓦罗许多最近的著作一直批评 20 世纪末 21 世纪初的新自由主义（Navarro，2007a，2007b and IJHS 第 33 卷，第 3、4 期）。纳瓦罗视全球化是一个在全世界范围内传播资产阶级积极政策的新自由主义项目。自 20 世纪 80 年代以来，其结果是社会不平等现象迅速加剧，越来越多地伤及服务普遍性，呼吁用户付费及将国家卫生服务私有化。纳瓦罗再次指出，与工人阶级更弱或资产阶级更强的国家相比，拥有更加强大、更有组织的工人阶级的国家更有能力抵御新自由主义对福利国家和全民健康服务的破坏。

健康状况与健康不平等

健 康

个人、地区和国家的健康问题是从恩格斯、魏尔啸和查德威克，到世界卫生组织健康问题社会决定因素委员会（WHO Commission on the Social Determinants of Health）（2008）和关于资本主义和健康问题特别版的《社会主义公报》（*Socialist Register*）（Panitch and Leys，2010）等大量文献的主题。与许多其他社会分析人士一样，纳瓦罗对健康状况以及国家内部和国家之间的健康不平等采取"社会、经济和政治决定因素"的方法。然而，纳瓦罗比大多数理论家走得更远，他认为我们必须超越简单的记录，诸如阶级、社会经济地位等社会因素如何制约健康状况，因为他认为社会条件本身在很大程度上反映了特定的阶级/政治体制（Navarro，2008）。因此，纳瓦罗方法的附加价值不太关注健康的直接决定因素，而更多地关注其远端结构起源。纳瓦罗认为，排除这些政治因素的分析被删减了，具有误导性，而且在理论上也不充分。

纳瓦罗的注意力主要集中在不同国家资本主义类型或变体对健康的影响上。纳瓦罗经常与同事合作，证明社会民主主义国家比"自由主义"或新自由主义的英美福利制度国家表现出更好的健康状况。中欧的基督教民主福利国家受保守的天主教会的影响很大，它们的平均健康水平往往高于新自由主义国家，尽管总体上比社会民主主义国家糟糕（Navarro and Shi，2001；IJHS，2003 第33卷，第3、4期）。社会民主主义国家在将日益增长的经济发展转化为改善人类福祉方面比其他国家效率高得多。

自20世纪70年代开始，新自由主义作为一种与撒切尔主义（Thatcherism）和里根主义（Reaganism）相关的高度市场化的体制，尤其受到纳瓦罗的攻击，其原因既有健康方面的因素，也有其他社会和经济方面的因素（Navarro，2007a，2008）。纳瓦罗认为，斯堪的纳维亚等北欧的社会民主主义国家比更加市场化的英美国家，有更好的经济表现和更高的人类福祉（如，Navarro and colleagues IJHS，2003 第33卷，第3、4期），阶级平等的历史时期（如，20世纪60年代至80年代）比资产阶级占统治地位的历史时期健康状况改善得更快（如1980年后）。

虽然美国通常被视为全球新自由主义的主要推动者之一，但纳瓦罗指出，美国更渴望其他国家采取新自由主义政策，甚至甚于自己。事实上，他认为里根主义与一种"军事凯恩斯主义"的形式联系更大，而不是真正的新自由主义或市场准则（Navarro，2007a）。纳瓦罗认为，由资本家在政治上主导，但与新自由主义意识形态相悖的自由主义或新自由主义政权，并没有摧毁国家。相反，国家采取了不同形式来支持军事和企业利益，而不是支持社会和健康服务（Navarro，2007a，2009）。国家的角色并没有收缩；具有讽刺意味的是，它改变了自己的职能，使之更有利于资产阶级的利益，从而导致更高的不平等、更低的需求、更糟糕的经济表现以及在改善健康状况方面进展更慢。大公司虽然是出于意识形态的目的抽象地使用了新自由主义的论点，但它们认为社会主义和可能的自由主义体制都是有损于它们的利益。

健康不平等

马克思主义者的一个主要问题是，资本主义生产方式有能力产生巨大的社会剩余，但按照制度的逻辑，这种剩余被少数人占有，而多数人受到压迫。在一个经济、社会和生态问题日益突出的世界里，不断增长的积累是无止境的。今天的世界是 30 年来新自由主义对国家服务和工人福利不断攻击的产物，导致少数人拥有几乎无法想象的财富，而其他人却在挨饿。我们已拥有足够惠及每个人的生产力成果，但在资本主义制度下，却无法使之为改善所有人福祉服务（Navarro，2007a，2007b，2008，2009）。

纳瓦罗指出，无论发达国家还是欠发达国家都存在严重的健康不平等。发达国家的决策者从社会经济地位和区域角度对人均寿命和婴儿死亡率方面持续存在的巨大不平等表示日益关切（最近的一种说法见 WHO，2008）。事实上，健康状况的"梯度"或社会经济状况差异已被宣布为健康差异和整体健康较差的"根本原因"（Link and Phelan，1995）。纳瓦罗同意其他人的观点（如，Kawachi 等，1999；Wilkinson，2005），他认为，在健康方面确实存在社会经济地位的差异，这些差异反映了相对的，而不仅仅是绝对的物质不平等的影响，社会不平等有助于解释国家健康状况的差异。然而，纳瓦罗认为，许多证明健康不平等或阶级／社会经济地位或收入不平等与健康之间关系的研究是有用的，但未能将不平等与底层阶级和政治结构联系起来。很明显，在过去的 30 年里，我们看到了资产阶级权力的增长和工人阶级组织的削弱，包括对工会的正面攻击。纳瓦罗认为，这些变化产生了巨大的收入、财富和社会不平等，所有这些都对健康产生了影响。因此，对社会经济地位或与收入或区域有关的健康不平等的任何考虑，都需要将阶级结构和阶级斗争作为根本原因加以考虑。

纳瓦罗反对抽象在的"全球化"的决定性影响。也就是说，人们通常认为，全球化会减少国家在满足资本需求（如私有化、劳动力"灵活性"、自由贸易、资本流动的便利化等）方面的选择。然而，对纳瓦罗来说，全球化并不像各国政府希望本国民众相信的那样具有约束力。纳瓦罗（2009）强烈认为，个别国家在作出自己的政治和政策选择方面仍有相当大的余地。真正的问题是国家内部的阶级权力。而且，不像那些专注于一个或多个支配他人的强大的国家（通常是美国）的分析师，纳瓦罗（2009）认为，尽管存在一个国家实力与美国大致相同的国家，大规模的国际健康不平等的主要问题是发达国家的统治阶级与欠发达国家的统治阶级之间的协作。因此，贫穷国家的许多问题可以归咎于它们自己的统治阶级，而不仅仅是外部制约。

许多欠发达国家因不健康状况负担最重，解决方案是更加重视内部市场，而不是通过全球化的压力，专注于出口："贫穷国家需要做的是从出口导向型经济体（他们的问题的根源）转变为内生性增长（Navarro，2007：55）。"然而，诸如世贸组织、国际货币基金组织和世界银行等机构，纳瓦罗或许还增加联合国、世界卫生组织等类似机构，继续向南北半球宣传有利于富人和资产阶级的政策，而非利于这些国家的被压迫阶级（Navarro，1984a，2009）。其结果是，国家内部和国家之间的健康不平等状况达到了无法容忍的程度。

结　论

我希望准确地描述了纳瓦罗如何将马克思主义的理论体系应用于特定的健康问题。就社会理论被认为是与马克思幽灵的辩论而言，任何对纳瓦罗学术工作的评价，都必须反映出围绕资本主义或阶级等问题所发生的持续不断的大辩论（见 Wright，1989）。我不评论这些辩论，因为它们是一般社会学理论的重要部分。

纳瓦罗在健康领域发展出一种独特的马克思主义方法的努力，实际上应该在本书中提供的许多其他理论家或理论的背景下进行评判。纳瓦罗描述的方法提供了异于或多于其他理论或理论家的内容吗？纳瓦罗是否为我们对健康和保健问题和事件的理解或解释增加了其他理论家所没有的东西？这个评估要由读者来决定。纳瓦罗显然成功地实现了一个主要目标，那就是打破了阶级在健康研究中的沉默状况。纳瓦罗的整体马克思主义政治经济学帮助在主流健康研究中为不同的观点创造了空间。他鼓励他人探索他引介的话题。

鉴于纳瓦罗的著述丰硕、涉及面极广，他的作品中总有一些特定方面需要更多的细节、更多的理论或更多的研究支持。然而，在这里，对那些对纳瓦罗著作中更全球化的方面感兴趣的人，我指出了四个问题，它们可能是值得进一步研究的富有成果的领域。我的意图不是批评，而是试图在纳瓦罗方法的基础上进一步发展。

鉴于不同政治制度的国家在过去至少 100 年里健康状况普遍的绝对的改善，纳瓦罗对国家和全球的一些重要因素影响健康收益的讨论是有用的，也许并不与阶级直接相关（关于健康趋势和不平等初步讨论，见 Coburn，2011）。

福利制度类型分析提出了许多理论和实证问题，我在这里只提两点。首先，在不同的国家制度类型之间存在着关于健康状况的重叠状况，这意味着要达到更好的人均国民健康水平有不止一条途径，或者福利制度模型需要更详细的说明。其次，许多欠发达国家的经济和社会结构形式迥异于发达国家。在一些贫穷国家，还有大量的人口仍停留在前资本主义阶段或仍为农民，而另一些国家公开将资本主义市场经济与共产党政权结合在一起。源于欧洲的福利制度模型（一次尝试，见 Gough 等，2004），或从对富裕国家的研究中发展起来的阶级分析方法，对这些情况具有多大普遍性？一般来说，更多的对占世界人口绝大多数的欠发达国家的研究，将是有益的。

　　一个更加国际化的资本主义体系的崛起，是否会带来比纳瓦罗认为的更多的国家约束？区域经济协定，如欧盟或北美自由贸易协定，对成员国产生了强大的影响。这在一定程度上是全球化的结果。此外，还有全球力量和机构（国际货币基金组织、世界贸易组织、世界银行）发挥着减少边界和壁垒的作用，正如纳瓦罗所言，这对世界各国产生了多方面的影响。这些机构可能对国家的选择施加越来越严格的限制，而且对一些国家的限制要比其他国家大得多。

　　最后，正如纳瓦罗所指出的，任何基于阶级斗争的理论、劳动和福利国家的影响都需要面对，至少在英语世界，工会和有组织的劳工运动在过去三四十年里的失败和衰退，"劳动"政党与进步政策之间的分裂不断加剧。与劳工有关的运动在过去很重要，但将来可能如此吗？欠发达国家劳动力的增长和潜在的反资本主义但非劳工社会运动数量增加的重大发展，需要与阶级相关理论更深度的学理整合（见 Navarro，1988，2006）。

　　就当代资本主义政治经济及其演变与健康和健康不平等之间关系而言，纳瓦罗的分析框架是当今最具包容性的。纳瓦罗的洞见为变革提供了一种历史理论，该理论将福利国家和医疗服务的兴起与对新自由主义时代的抨击结合起来。2008 年经济危机之后，对于资本主义世界中健康和医疗保健的命运，纳瓦罗的概念方法仍具有显著的相关性。

致　谢

　　笔者要感谢埃莱娜·科伯恩（里尔）和雷尼·沃伯顿（维多利亚）提出有用的意见和建议。

参考文献

Bottomore, T. (ed.) (1991) *A Dictionary of Marxist Thought*. Second revised edition, Blackwell: Oxford.

Coburn, D. (2004) 'Beyond the Income Inequality Hypothesis: Globalization, Neo-liberalism and Health Inequalities' *Social Science and Medicine* 58(1):41–56.

Coburn, D. (2011) 'Global Health: A Political Economy of Historical Trends and Contemporary Inequalities' in Teeple, G. and McBride, S. (eds.) *Relations of Global Power: Neoliberal Order and Disorder*. University of Toronto: Toronto. pp. 118–151.

Cohen, G.A. (1978) *Karl Marx's Theory of History: A Defence*. Clarendon Press: Oxford.

Cohen, G.A. (2000) *Karl Marx's Theory of History: A Defence*. Princeton University Press: Princeton, NJ.

Engels, F. ([1845] 1987) *Conditions of the Working Class in England.* Penguin: Harmondsworth.

Esping-Andersen, G. (1990) *The Three Worlds of Welfare Capitalism.* Princeton University Press: Princeton, NJ.

Esping-Andersen, G. (1999) *Social Foundations of Post-industrial Economies.* Oxford University Press: Oxford.

Freidson, E. (1970a) *Profession of Medicine.* Dodd Mead: New York.

Freidson, E. (1970b) *Professional Dominance.* Atherton Press: New York.

Gough, I.; Wood, G.; Barrientos, A.; Bevan, P.; Davis, P. and Room, G. (2004) *Insecurity and Welfare Regimes in Asia, Africa and Latin America.* Cambridge University Press: Cambridge.

Harvey, D. (2010) *A Companion to Marx's Capital.* Verso: London and New York.

Health Sociology Review Special Edition (2006) volume 15, issue 5, Medical Dominance ReVisited, guest edited by Evan Willis, Editors Fran Collyer and Toni Schofield, http://hsr.e-contentmanagement.com/archives/vol/15/issue/5/medical-dominance-revisited.

International Journal of Health Services (2003) Volumes 33, numbers 3 and 4. See for example: Navarro, V.; Borrell, C.; Benach, J.; Muntaner, C.; Quioga, A.; Rodriquez-Sanz, M.; Verges, N.; Jordia Guma, M. and Posarin, I. (2003) 'The Importance of the Political and the Social in Explaining Mortality Differentials among the Countries of the OECD, 1950–1998' *International Journal of Health Services* 33(3):419–494.

Kawachi, I.; Kennedy, B. and Wilkinson, R.G. (eds.) (1999) *The Society and Population Health Reader: Income Inequality and Health.* The New Press: New York.

Link, B.G. and Phelan, J. (1995) 'Social Conditions as Fundamental Causes of Disease' *Journal of Health and Social Behavior* 35 Extra Edition:80–94.

McKinlay, J.B. and Arches, J. (1985) 'Towards the Proletarianization of Physicians' *International Journal of Health Services* 15(2):161–195.

Navarro, V. (1975) 'The Industrialization of Fetishism or the Fetishism of Industrialization: A Critique of Ivan Illich' *International Journal of Health Services* 5(3): 351–371.

Navarro, V. (1976) 'Social Class, Political Power and the State and Their Implications in Medicine' *Social Science and Medicine* 10(9–10):437–457.

Navarro, V. (1977) *Social Security and Medicine in the USSR: A Marxist Critique.* D.C. Heath: Lexington, Mass. and Toronto.

Navarro, V. (1978) *Class Struggle, the State and Medicine: An Historical and Contemporary Analysis of the Medical Sector in Great Britain.* Martin Robertson and Co.: London.

Navarro, V. (1980) 'Work, Ideology and Science: The Case of Medicine' *Social Science and Medicine* 145:191–205.

Navarro, V. (1983) 'Radicalism, Marxism and Medicine' *International Journal of Health Services* 13(2):179–202.

Navarro, V. (1984a) 'Medical History as Justification Rather than Explanation: A Critique of Starr's' *The Social Transformation of American Medicine' International Journal of Health Services* 14(4):511–528.

Navarro, V. (1984b) 'A Critique of The Ideological and Political Position of the Brandt Report and the Alma Ata Declaration' *International Journal of Health Services* 14(2):159–172.

Navarro, V. (1986) *Crisis, Health, and Medicine: A Social Critique.* Tavistock: New York and London.

Navarro, V. (1988) 'Social Movements and Class Politics in the United States' *Socialist Register* (24):425–447.

Navarro, V. (1989) 'Why Some Countries Have National Health Insurance Others Have National Health Services, and the US Has Neither' *Social Science and Medicine* 28(9):887–898.

Navarro, V. (1998a) 'Professional Dominance or Proletarianization?: Neither' *The Milbank Quarterly* 66 (Supplement 2):57–75.

Navarro, V. (1998b) 'A Historical Review (1965–1997) of Studies on Class, Health, and Quality of Life: A Personal Account' *International Journal of Health Services* 28(3):389–406.

Navarro, V. (1999) 'The Political Economy of the Welfare State in Developed Capitalist Countries' *International Journal of Health Services* 29(1):1–50.

Navarro, V. (2000) 'Development and Quality of Life: A Critique of Amartya Sen's *Development as Freedom*' *International Journal of Health Services* 30(4):661–674.

Navarro, V. (2006) 'The Worldwide Class Struggle' *Monthly Review* 58(4):18–33.

Navarro, V. (2007a) 'Neoliberalism as Class Ideology: Or, the Political Causes of the Growth of Inequalities' *International Journal of Health Services* 37(1):47–62.

Navarro, V. (ed.) (2007b) *Neoliberalism, Globalization and Inequalities: Consequences for Health and Quality of Life*. Baywood Publishing: Amityville, N.Y.

Navarro, V. (2008) 'Neoliberalism and Its Consequences: The World Health Situation Since Alma Ata' *Global Social Policy* 8(2):152–155.

Navarro, V. (2009) 'What We Mean by Social Determinants of Health' *International Journal of Health Services* 39(3):423–441.

Navarro, V. and Muntaner, C. (2004) *Political and Economic Determinants of Population Health and Well-Being: Controversies and Development*. Baywood Publishing: Amityville.

Navarro, V. and Schmitt, J. (2005) ' "Economic Efficiency Versus Social Equality" The US Liberal Model Versus the European Social Model' *International Journal of Health Services* 35(4):613–630.

Navarro, V. and Shi, L. (2001) 'The Political Context of Social Inequalities and Health' *Social Science and Medicine* 52(3):481–491.

Navarro, V.; Whitehead, M.; Doran, T.; Burstrom, B.; Helmert, U.; Costa, G. and Borrell, C. (2003) 'Special Report on the Political and Social Contexts of Health, Part 11. Summary and Conclusions of the Study' *International Journal of Health Services* 33(4):743–749.

Ollman, B. (1977) *Alienation: Marx's Conception of Man in a Capitalist Society*. Cambridge University Press.

Panitch, L. and Leys, C. (eds.) (2010) *Morbid Symptoms: Health under Capitalism the Socialist Register 2010*. Merlin Press: London.

Scambler, G. and Scambler, S. (2013) 'Marx, Critical Realism and Health Inequality' in Cockerham, W. (ed.) *Health Sociology on the Move: New Directions in Theory*. Springer: New York.

Stuckler, D. and Basyu, S. (2013) *The Body Economic: Why Austerity Kills*. Harper Collins: Toronto.

Tucker, R.C. (1978) *The Marx-Engels Reader*. Second edition. WW Norton: New York.

Waitzkin, H. (2011) *Medicine and Public Health at the End of the Century*. Paradigm Publishers: Boulder, Colorado.

WHO Commission on the Social Determinants of Health (2008) *Closing the Gap in a Generation: Health Equity through Action on the Social Determinants of Health*, Final Report of the Commission on the Social Determinants of Health. WHO: Geneva.

Wilkinson, R.G. (2005) *The Impact of Inequality: How to Make Sick Societies Healthier*. The New Press: New York.

Wright, E.O. (1989) *The Debate on Classes*. Verso: London.

Wright, E.O. (1997) *Class Counts: Comparative Studies in Class Analysis*. Cambridge University Press: Cambridge.

第二十七章

安东尼·吉登斯：结构化、药物使用、食物选择与慢性病

乔纳森·加布（Jonathan Gabe）、乔安娜·阿尔梅达（Joana Almeida）

赵雨婷 译

安东尼·吉登斯（Anthony Giddens）是世界上最权威也最常被引用的社会理论家之一。职业生涯之初，他的写作多围绕古典社会学理论，而后他发展出了一套新的社会学语汇，从结构化（structuration）到社会反思性（social reflexivity）、行动的递归特性（recursive character of action）、本体安全（ontological security）以及晚期现代性（late modernity）。本章将着眼于吉登斯理论贡献在健康和疾病的社会学领域的应用。文章开头将简要概括吉登斯的学术生涯与事业，之后阐述其结构化理论和社会反思性概念。接着，本章将通过吉登斯的理论框架在处方药使用、食物选择与饮食行为，以及慢性病这三个主要的经验研究领域的应用，讨论吉登斯的理论框架与健康和疾病的社会学间的相关性。最后，文章将评估吉登斯的理论贡献在健康社会学领域的潜力。

人物简介

安东尼·吉登斯被很多人视为英语世界最早一批现代社会理论的当代评论家之一。如卡斯佩森（Kaspersen）（2000：vi）所述，他是一个"世界现象（global phenomenon）"。

自 1960 年起，吉登斯已经发表了超过 30 部著作和上百篇论文、文章和书评，对社会理论乃至社会科学整体都产生了深远的影响。他的作品不仅被翻译成多国文字，还在许多国家被纳入本科及研究生的社会学课程（Kaspersen，2000：vi）。正如奥布莱恩（O'Brien）（1998：1）说的那样，吉登斯"几乎构成了一个人的出版业"。

吉登斯学术生涯的社会背景可以帮助我们解释他的理论取向（theoretical orientation）。吉登斯 1938 年出生于埃德蒙顿（Edmonton），伦敦北部一个贫困的郊区地带。他的父亲是伦敦运输局的一个文员，而他自己是家里第一个上大学的人。吉登斯认为自己"相对缺乏天赋"，进入学术界并非受到激情或热情的驱动，而是出于意外（Giddens and Pierson，1998）。1959 年他从赫尔大学（University of Hull）毕业并获得社会学一等荣誉学位，在这里他受到彼得·沃斯利（Peter Worsley）的影响，对这一学科产生了兴趣。在赫尔大学期间，他对当地工业遗产的认识深刻影响了他，最终塑造了他从事社会学学科的研究进路。而其工作的目的正在于理解社会环境与人类行为的本质间的关系。

之后吉登斯来到了伦敦政治经济学院（London School of Economics，LSE），在这里他撰写了关于当代英格兰的体育与社会的硕士论文（Giddens and Pierson，1998）。1961 年，他成为莱斯特大学（Leicester University）的一名讲师并工作到 1969 年。他在莱斯特期间与诺贝特·埃利亚斯（Norbert Elias）共事，并由此认识到社会生活的发展过程与偶然性本质的重要性（Giddens and Pierson，1998）。1970 年，他得到了剑桥大学（Cambridge）的讲师职位，代替约翰·戈德索普（John Goldthorpe）在国王学院（King's College）任职，并于 1985 年成为社会学教授。吉登斯将其在剑桥大学的时光称为一段艰难的适应期，期间伴随着无休止的为社会学争取社会认同的战斗，不过这段时间他依然是十分高产的（Giddens and Pierson，1998）。同样是在剑桥大学期间，1984 年他与戴维·赫尔德（David Held）及约翰·汤普森（John Thompson）共同建立了政体出版社（Polity Press），如今它已经成为全球最负盛名的社会科学和人文出版社之一。1996 年，吉登斯离开剑桥大学转任伦敦政治经济学院的院长。这个新角色的到来与其离开社会理论直接参与政治的决定恰巧同时。因此他通过《第三条道路》（*Third Way*）（Giddens，1998）一书，为英国新工党政府的政策做出了贡献。该书试图在左翼和右翼之间为世界创建一种新的政治模式（Kaspersen，2000：5）。2004 年 5 月，他从伦敦政治经济学院退休，被授予终身贵族爵位。目前，他是剑桥国王学院的终身教授和伦敦政治经济学院的荣誉教授。

在教授职位之外，吉登斯也曾在多所大学担任客座教授。例如在 20 世纪六七十年代，他曾在温哥华附近的西蒙·弗雷泽大学（Simon Fraser University）和加州大学洛杉矶分校访学，恰值反文化和相关的社会运动高峰，据说这极大地影响了吉登斯的写作（Kaspersen，2000：1）。如吉登斯本人所述，

……我到洛杉矶的第一个下午，去了海滩散步。我以为那儿会是一片荒

漠，结果却挤满了人，这着实令人震惊……海滩看起来像罗马帝国的覆灭。它是一个色彩艳丽的迷魂阵。人们的穿着如同圣经中的人物，或者说，对于从未遇见过嬉皮士的人，他们看起来如此（Giddens and Pierson，1998：41）。

20 世纪六七十年代美国反文化运动加强了吉登斯关于社会学是一个诠释性的学科的认识，它部分来源于常人（laypeople）的行动动机和互动。

此后吉登斯建立了一套原创的也极具影响力的社会科学理论框架，也以此塑造了 21 世纪的社会理论（Tucker，1998）。他核心的关注点在于以"结构化理论"重建社会理论。除此以外，他还增进了我们对于现代性的动力、全球化，以及他所称的"晚期现代性"的理解。吉登斯还发展了"社会反思性"的概念，他从微观（自我、亲密关系和性的转化）与宏观（社会结构）层面来分析。更晚近些，他开始对环境问题和气候变化的政治学产生兴趣（Giddens，2009）。尽管吉登斯对社会理论的贡献如此广泛，本章还是将聚焦于吉登斯的结构化理论及他对社会反思性的讨论。这也是我们下面要展开的内容。

结构化理论与社会反思性的概念

吉登斯分析社会领域使用的概念框架，试图超越互相矛盾的社会理论古典理论传统，结合他所谓的"正统共识（orthodox consensus）"，与明显受到了社会学创建者们作品影响的帕森斯（Parsons）的学说相联系，以及现象学启发下的一种变体。理解吉登斯理论的创新意义，即应落脚在 20 世纪 80 年代社会科学领域的这一理论分歧的语境之中。从对结构功能主义和常人方法学的反思与批评出发，吉登斯奠定了自己概念研究的基础。本文在回顾吉登斯贡献时，将聚焦于他的《社会学方法的新规则（*New Rules of Sociological Method*）》（1976）、《社会理论的核心问题：社会分析中的行为、结构与矛盾》（*Central Problems in Social Theory：Action，Structure and Contradictions in Social Analysis*）（1979）及《社会的构成》（*The Constitution of Society*）三本书。在这些作品中，吉登斯指出了社会理论的几个关键问题，特别是行动者 - 结构（agent-structure）或主体 - 客体二元论。他试图通过重新阐释来超越这种僵局。

吉登斯的出发点在于，传统社会学视角下，对于社会实践的宏观和微观分析是相互矛盾的，而吉登斯则认为应当融合二者以便创造新的理论框架来检视现代社会。如他在那本被认为是其最具影响力的社会学著作《社会的构成》一书前言中所说的：

……我承认对主体的去中心化是结构化理论的基本诉求，但并不意味着主体性将消逝在符号的虚无世界之中（Giddens，1984：xxii）。

在《社会的构成》一书中，吉登斯详细论述了结构化理论，而其前提假设则是学说的自然主义和解释传统间的鸿沟，需要一种能够将这一想当然的区分重新概念化的理论来加以弥合。对他来说，社会理论中永远深埋着一种二元论，一种客观主义和主观主义的区分（Giddens，1984）。吉登斯通过展示其"结构的二重性（duality of structure）"观点，来重新概念化这一分别。他认为，被定义为整套规则和资源的结构，在没有行动者在社会生活中的"认知能力（knowledgeability）"的情况下是无法存在的。也就是说，通过再生产规则（通过惯习或惯例）和资源（机构），行动者在重现那些使再生产成为可能的条件。从这个角度上说，结构既是人类行动者活动的中介，也是其产物，往往是限制又是促进。总的来说，在吉登斯看来，结构和能动作用在"结构的二重性"中体现出彼此的依赖性，由此可以说超越了社会分析中的经典二元论。

吉登斯关于结构化理论和结构的二重性最初的讨论可见于他1976年出版的《社会学方法的新规则》一书。标题正是对应涂尔干的《社会学方法的准则》（*Rules of Sociological Method*）。吉登斯在书中指出了社会学方法的"新规则"和一条分析社会如何产生的替代道路：

社会的生产源自其成员的主动建设的技能，以资源为依托，同时依赖于他们所不自知或仅仅模糊觉察的情境（Giddens，1976：157）。

此外，吉登斯将"结构的二重性"（1976：161）视为一种新规则：

……结构不应当被概念化为简单的人类能动性（human agency）的限制，它也有促进作用……探究社会实践的结构化即是在为以下两个问题寻求解释。一是结构如何通过行动被建立，二则是反过来行动如何被有结构地建构（原文强调）。

结构的二重性是基于连贯性和社会行动流的观点，这将我们引向了吉登斯的另一个主要概念——"反思性（reflexivity）"或者说"对行动的反思性监控（reflexive monitoring of action）"。对理论家来说，人类行动者具有反思的能力因而可以在做事的时候理解自己在做什么。换句话说，他们有能力通过不间断地对其每日所为的反省，来监控自己的行为。吉登斯（1984）补充道，这种反思性包含着回忆和回顾（recalling and reviewing）过去经历的心理机制，它在实践意识（practical consciousness）层面，也在话语（discursive）或分析意识（在这些回忆形式中，行动者能够说出或给出言语表述）层面运作。实践意识中包括行动者在行动过程中所能拥有的回忆形式，其间他无法表述自己知道什么，也无法将之纳入自己对行为的反思性监控。

除此以外，行为的反思性监控与"例行化（routinization）"概念紧密相连。如吉登斯（1984：60）所述：

> 惯例（routine）既是行动者依循每日活动的轨迹前行时，其个性连贯性的重要组成，又是社会制度所不可或缺的，因为它们只有通过不断的再生产，才维持自身。

日常生活的惯例是行动者"本体性安全"的核心要素，也是吉登斯结构化理论中的另一个关键概念。"本体安全"指对他人的因可预测的常规而产生的信任感。

最后，吉登斯的结构化理论还与权力、时间及空间紧密相连。行动者能够通过对行动的反思性监控，为其行为提供记录，并拥有将其行动进行转化的能力意味着他们可以行使某种权力。吉登斯（1984：16）将权力视为"社会再生产中行为实体化的常规要素（routine element of the instantiation of conduct）"，而非一种资源。权力是人类行动者"干预一系列事件并改变其轨迹"的能力（Giddens，1976：111）。在这个意义上，资源和规则（结构）被循环地提供给行动者，以便他们行使权力，亦即去干预和改变，拒斥或维持社会秩序。因此它们是权力的非均衡载体，因为它们对不同行动者不同的可及性，会导致其在时间和空间的制约下，干预和改变、拒斥或维持社会秩序的能力的差异。如玛格丽特·阿彻（Margaret Archer）（1982：457）总结的那样，她是吉登斯对社会理论贡献的评论者：

> 由于两种构成要素（结构和能动行为）的动态互作，"结构化"并不指示固定性、持久性，抑或发展中所达到的某个阶段。"结构化"本身是一个永恒的过程，而从不是成果。

如此，社会生活便具有"递归的特性（recursive character）"，因为结构和行动是互补而非对抗的。结构通过在时间和空间中深刻的层次划分而具有了"虚拟的存在"；行动存在于交流和互动之中，并受到行动者的监控。

吉登斯对社会理论的贡献是社会科学前沿辩论的话题。尽管其结构化理论极富影响力，依然逃不过批评者的目光。例如玛格丽特·阿彻（M. Archer，1982：459）就指出，虽然结构化理论将结构和能动行为联系起来，它却没有提供任何分析工具用以理解：

> ……那些事物可能在何种条件或情境下得到揭示……换句话说，"结构化"

方法的"核心观念"无法具体指明何时会有"更多的唯意志论",而何时有"更多的决定论"。

阿彻（M. Archer，1982：460）继续指出在吉登斯的结构的二重性中存在的谬误：

> 在于它不能把一些行为引起复制，同时另一些触发转型的情况包纳在内。它并没有超越唯意志论与决定论的二分，"结构的二重性"的两面只是这二者各自的具体体现：它们只是被一个概念之钳硬夹在了一起。

在阿彻看来，吉登斯强调了社会系统的结构化，却没能分析为什么社会系统在不断产生结构。因此虽然结构与能动作用是相互依存的，她认为存在从某个理论视角解离二者的可能。类似的，莱代尔（D. Layder，1994）指出，由于在经验研究中我们实际可以将结构的二重性的两个方面相互分离，这说明二者所反映的是社会现实的不同方面，虽然它们也是相互依存的。

卡利尼科斯（Callinicos，1985）同样对吉登斯进行了批判，因为他将语言和社会实践相比拟。卡利尼科斯指出，社会实践并不像语言那样受到规则的主宰。在社会实践中，"规则不是产生实践，而是与实践相重叠（collapse into）"（Callinicos，1985：139）。汤普森（J.B. Thompson，1989）也质疑了吉登斯对于结构是由规则构成的定义，并批评他缺乏对于其赋予规则的意义的澄清。汤普森（J.B. Thompson，1989）认为，除了规则和资源以外还有其他东西制约人类行动，而制度的再生产应该从社会结构的再生产中被清晰地分离出来。换句话说，结构分析应当包含比吉登斯所讨论的更多的层面。如汤普森（J.B. Thompson，1989：70）所述，"一个行动改变一种制度的程度，不一定与其对社会结构的改变程度相同"。

除此以外，卡利尼科斯还批判吉登斯对"有认知能力的人类行动者（knowledgeable human agents）"的概念化是脱离历史的。对于这位理论家来说，吉登斯没有讨论塑造人类能动性的具体的历史情境。人类行动者抗拒、维持和改变其生活环境的"认知能力"，并非与生俱来或是一种普遍特性，相反它取决于他们所处的特定的环境。卡利尼科斯（A. Callinicos，1985）认为，这揭示出吉登斯对在结构化理论中对能动作用的偏好，以及后者在克服能动作用与结构的二元论时的失败。

对吉登斯理解当代社会时偏好人本主义路径，以及由于过分强调个人行动的主观本质削弱了结构性制约的客观力量的批评，屡见于文章之中。例如莱代尔（D. Layder，1994：142）就评论说，"社会系统比吉登斯愿意承认的有更强的持久性和独立性"，同时吉登斯认为结构的客观力量只存在于行动者的理性和动机之中的观点，弱化了它们的作用。

尽管社会学研究者们对结构化理论的价值争论不休，他们还是越发认识到在结构和行动者之间寻找平衡的重要性，并且已经在通过利用吉登斯的思维框架来达到这一目的。我们现在将转向健康社会学领域，以便说明对结构化理论的吸取，并对其应用进行批判性的探讨。

吉登斯与健康和疾病的社会学

在这一节中，我们将关注对健康和疾病的经验研究，这些研究利用吉登斯的结构化理论作为参考框架，挑战了社会理论中宏观-微观的二元论。为了阐明这些经验研究，我们将重点讨论晚期现代社会中与健康和疾病相关的三个核心问题：处方药使用，食物选择与饮食行为，慢性病。

处方药使用

在一次早期的将吉登斯的观点应用于健康和疾病社会学的尝试中，加布和索罗古德（Gabe and Thorogood，1986）通过对伦敦黑种人和白种人工人阶段女性的研究，指出了现有处方药使用的社会研究存在的局限性，并提出了一种运用结构化理论的替代路径。两人批判社会研究者们试图将个人与其社会背景相分离，以致忽略了社会结构及个体惯例与每日生活中的权力关系的重要性。换句话说，虽然社会研究已经通过描述药物使用的普遍性和模式，将处方药的使用问题放置在了社会背景之中，它却不能解释该种普遍性和模式为何以及如何兴起的。这就导致：

> ……个体，实际上，他或她被当作一个单一人口的从属，而非属于某个特定阶层、种族和性别这类因财富、权力和特权而决定的不平等关系的分组（Gabe and Thorogood，1986：738）。

为了弥合结构与日常生活间的裂隙，加布和索罗古德（Gabe and Thorogood，1986）提出了一种替代性的路径，该路径着眼于处方药的可及性与属于特定社会族群的个体赋予这些药品的使用的意义。在他们看来，处方药使用是一种"资源"，与其他物质和社会文化资源一样（如有偿工作、住房、社会支持、闲暇、宗教、酒精和烟草），人们对它的体验取决于个体所处的特定的结构性位置。因此这些资源对个体的日常生活有着不同的意义，因为日常生活被想象成"特定阶层、种族和性别组群的生活体验"（Gabe and Thorogood，1986：740）。在这个意义上，资源与规则一道组成结构，同时自身是社会行动的推动者和制约者。加布和索罗古德（Gabe and Thorogood，1986）继续展示处方药使用与其他社会文化资源一样，并非平均分配，且人们可以将之运用于日常生活的管理之中。他们主要关注苯二氮䓬类镇静药［如地西泮（安定）和氯氮（利眠宁）］对于40～60岁、属于工人阶层的本土白种人女性和西印度群岛出生的黑种人女性的意义。这些社会族群都被分成了苯二氮䓬类药的"使用者"（长期和短期使用者）和"非使用者"。

加布和索罗古德（Gabe and Thorogood，1986）总结到，苯二氮䓬类药物和其他上文提及的资源的可及性与接受度的结构都是不对称的。它们取决于这些女性在社会中的结构性位置。通过展示苯二氮䓬类药物使用的本质取决于其他资源的可及或不可及性，以及这些资源在经验中是促进的还是限制性的，作者进一步强调了吉登斯"资源"概念的价值。他们的研究发现，属于工人阶层的本土白种人女性比她们西印度群岛的同伴们更经常且持久地使用镇静药。除了对镇静药的不信任以外，还可以从资源对于西印度女性的可及性以及有效体验来解释，这些资源具体而言包括一份全职工作、支持女性后代在家居住和可以定期前往教堂。与此同时，使用镇静药的白种人女性不得已限制其用药的模式，是因为她们可及的资源少于不使用的白种人女性，且那些可及的又很少有所助益。作者因此认为，若想理解行动者如何安排每日生活，不仅应当考虑他们对某一资源的可及性和经历，也应当关注一系列资源之间的交叉。如此，他们揭示出吉登斯的"资源"概念作为结构和日常生活（能动作用）之间一种桥梁性的概念的价值，广而言之，即在能动作用和结构相互依存时结构化理论的应用性。

食物选择与饮食行为

德洛米尔等（Delormier等，2009）也将吉登斯的结构化理论与规则和资源的概念作为理解现代晚期社会中，常规食物与饮食行为的理论框架。作者质疑主导营养学教育和建议以及肥胖预防项目的社会认知路径的合宜性——这一方法关注个体的行为和心理社会特征，因而将这些个体与其生存的社会语境割裂开来。德洛米尔等认为，若想理解群体的饮食模式，则需要了解个体饮食行为和选择的变化，与限制或使这些个体食物选择成为可能的社会文化背景之间的互动。换句话说，研究者不但要关注"能动作用"（自主行为），也要关注"社会结构"（规则和资源）。如作者所说：

> ……因此，社会结构并不决定个体行动；它经由人们在社会实践中所做的选择而被设立和具体化。而人们通过他们的社会实践，也在加强甚或改变着社会结构（Delormier等，2009：218）。

提出这样的理论框架，作者旨在引导健康促进工作去改变家庭喂养（family feeding）的现状。

德洛米尔等（Delormier 等，2009）通过强调规范（规则、传统、仪式）和权威性及配置性资源在家庭饮食中的作用，扩展了其对吉登斯结构化理论的讨论。例如，决策制定的权力是权威性资源，因为它为行动者提供选择食物的能力。同时权威性资源与配置性资源是相互联系的，如金钱或忙碌的生活方式；金钱和受雇属于配置性资源，它们作为配置性资源增强或限制着决策制定权。因而资源可以限制或促进将食物选择转化为饮食模式的条件。在这里我们可以看到集体饮食实践的研究中对吉登斯理论框架的应用。作者总结道，营养和肥胖预防项目不应当只考虑改变个人的饮食习惯，更要评价进行食物选择时家庭作为权威性资源的作用。

同样，陈（Chan）等（Chan 等，1996）使用吉登斯的结构化理论分析了中国香港等快速变化的社会中的儿童肥胖与饮食行为状况。他们指出：

> ……传统、规范、道德准则与"已建立的"做事方法强烈地影响着我们的行为。但是当我们开始无视、替换或以不同的方式重新创造它们的时候，这一切都会渐渐地、迭代地发生改变。结构既是外在的（"在外面"），如可识别的社会结构，也是内在的（"在里面"），在人类行动者身体或行为中（Chan 等，1996：712）。

陈等（Chan 等，1996）将结构化理论用于探索中国香港等高速商品化的城市里，家和学校作为社会语境如何与作为能动者的儿童、家长和老师互动，如何增强或限制儿童期肥胖症和饮食行为。他们总结称，总的来说，主要照顾者本体安全的缺失，是中国香港儿童肥胖的显著推动因素。具体来说，中国香港快速变化的社会语境和食物体系的转变，使得主要照顾者缺乏为饮食行为赋予意义的能力。这就使什么是正常、合理、被认同的饮食行为成为了一个问题，由此给了儿童肥胖以可乘之机，同时也限制了传统和常规的家庭餐食。

除此以外，陈等还展现了时间和空间是如何构成创造条件限制或使饮食行为和食物选择成为可能的资源。他们描述道：

> ……食物烹调的空间在绝大多数家庭中是非常有限的。然而建筑物密集的环境与无处不在的食物摊位，使得大家都生活在烹饪好的食物唾手可及的地方（Chan 等，1996：719-720）。

学校的环境限制也减少了儿童的体力活动：这些活动被高科技活动、阅读、写作、音乐和语言课程所代替。更进一步，繁忙的生活方式也再次被视作限制饮食行为的原因之一。例如儿童被喂养的方式（如果儿童吃得太慢，母亲就会拿过来喂孩子）、选择的食物

（酱汁越多，食物就越可口，故而饭吃得就越快），以及儿童吃饭的环境（常常是独自进食而没有家庭的用餐仪式）。以上这些都强烈地影响着照顾者在外就餐的决定。这个近期对于饮食和儿童期肥胖症的研究清楚地展示了吉登斯概念框架对于分析现代晚期高速变化的社会中的饮食行为的价值。

至此，我们已经介绍了旨在利用吉登斯的结构化理论和关于规则与资源的见解将能动者与结构联系起来的经验研究。接下来我们将进入第三个健康问题，即慢性病，并在他结构化理论与关于反思性或"对行动的反思性监控"的框架下进行讨论。

慢性病

格林纳（Greener，2008）批判性地考察了21世纪英国工党政府在国家医疗服务体系下管控长期疾病的卫生政策：专家患者项目。格林纳批评了这项旨在通过促进自我照护和为患者赋权，使之控制自己的疾病，并因此将相当大的责任寄托于人类的能动性之上的政策。在格林纳看来，这一项目将能动者从结构中剥离了出来。它使得管控疾病成为了慢性病患者（能动者）的责任，从而削弱了国家、医疗专业人员和医学专家（结构）的角色。讽刺的是，1999年由布莱尔政府引入的专家患者项目也反映了吉登斯反思性概念的重要影响。格林纳（Greener，2008）指出，该项目作为一个进行中的工程，过分强调了自主行为和自我。文章中他提到了之前曾涉及的吉登斯理论遗产的缺陷：建立一个有效的慢性病的医疗保健体系，究竟需要多少自主性和多少确定性？反思性的限制在是什么？格林纳总结道，当慢性病患者对自身情况的了解是基于体验而非医学知识的时候，就要格外小心了。他说道：

> ……拥有通过体验和了解到的关于他们自身状况的知识的患者，很明显可以对他们自己的照护做出积极的贡献（能动作用），但这必须为一种对医生（结构）的依赖性的承认所缓和。这种依赖性是积极的和充满关怀的（Greener，2008：287）。

以一种稍微缓和的语气，格林哈尔希（Greenhalgh，2009）也讨论了有关长期疾病（long-term illnesses）患者参与的不同模型。她也提到了"专家患者"概念，这种西方的国家医疗保健政策的特色，被认为是一种避免家长制作风路径而鼓励自我照护的理念。她对这种新的旨在预防和管控慢性病的政府行为提出了挑战，并提供了一种更具整体性的模型。该模型将个人的家庭及所处的社会政治语境纳入考虑（Greenhalgh，2009：631）。换句话说，格林哈尔希强调了自主行为在对于健康的反思性自我管控中的价值，以及患者和公众在预防和管控慢性病中的参与。但是她也突出了结构和社会语境（同伴、家庭、社群和医疗专业人士的支持）在构建有效的医疗保健体系中的重要地位。

　　吉登斯"反思性"或"对行动的反思性管控"的概念在分析普通人与现代医学之间的关系中有着很强的建设性。举例来说，威廉姆斯和卡尔南（Williams and Calnan，1996）就讨论了这一不断变化的关系在"晚期"和"反思性"社会秩序中的状况。他们赞美了吉登斯的学说将这一话题重新拉回社会分析中心（但并不忽视它们与体制化的社会力量间的互动）的功绩，并宣称他的结构化理论对分析现代医学与大众（包括那些患有慢性病的人）间关系的不断变化的本质大有帮助。此外，在宏观层面，反思性也是机构和组织的特征之一。反思性，如威廉姆斯和卡尔南（Williams and Calnan，1996）所见，也成了一种长期存在，因为它覆盖了现代社会的所有方面。除此以外，在媒体和新的信息技术（它们可以让社会问题成为谜团，也可以消解这些谜团）的帮助下，反思性的行动者开始反抗医学知识的统治地位。威廉姆斯和卡尔南（Williams and Calnan，1996）将之称为"平民的再培训"，即一群具有相当信息储备的大众，正在为了自己的目的日常性地大规模获取科技和医学知识、技能及专业见解。这导致被动患者时代的终结，他们不再依赖于现代医学、医学专家和观念（即不再依赖于结构）。"在晚期现代性中，一种大得多的'批判性距离'正在现代医学与普通大众间拉开"（Williams and Calnan，1996：1617）。

　　在这篇文章的结尾，威廉姆斯和卡尔南（Williams and Calnan，1996）提出了一个问题，即社会反思性的增长究竟会迫使医学承认它的局限性，还是相反将其推向更加具有"自卫"特征的医学。威廉姆斯和卡尔南的文章写作于 1996 年，而"专家患者"照护项目及其应对慢性病的新方法直到 1999 年才由工党政府提出。基于以上事实，联系吉登斯的反思性理论，我们或许可以探讨这种新医疗保健模型的实施，是否意味在患者赋权的时代，医疗权力和统治进行了重新配置。

结　论

　　健康和疾病的社会学领域传统上被两种主流社会学视角所统治：一种是帕森斯学派的结构功能主义视角，兴盛于 20 世纪 60 年代，在 21 世纪的头十年又重新得到了重视；另一种则是符号互动理论（Cockerham，2013）。然而人们也意识到对于理解"晚期"现代社会中的健康与疾病，我们需要提供更加复杂和多层次的解释。安东尼·吉登斯的结构化、结构的二重性与反思性概念被社会理论家视为理解这一问题的一种创新性的贡献，虽然也有应当批判的地方。

　　本章着眼于吉登斯理论见解在健康和疾病社会学中的应用。可以看出，吉登斯对于20 世纪六七十年代社会学正统的不满，以及初生的反对声音（现象学和互动理论学派的思想）构成了结构化理论出现的背景。即是说，吉登斯理论最具创新意义的一个方面是其对个人的独立性及反思性、实践活动、惯例、信任和本体安全的重视，他认为以上这些在制度延续中至关重要（Tucker，1998）。

我们考察了结构化理论与三个具体的健康与疾病议题间的关系。我们展示了这一领域的经验研究如何试图克服二元论的方法，以个人选择为媒介的社会结构，在形塑健康与疾病中功能纳入考虑。换句话说，本文中提及的研究阐明了个人与其身处其中的社会背景间的复杂联系。通过处方药使用、饮食行为和晚期现代或高速发展的社会中的慢性病三个案例，我们呈现了这一概念框架的实际应用。前两个案例中，作者认为结构（资源）似乎严重限制了处方药使用者及作为食物消费者的儿童的行动。而第三个案例中，我们可以看到一种对重视能动作用而非结构的新的慢性病卫生政策的批判；这些政策过分强调"专家患者"而忽略了国家对于慢性病患者的责任。最后，威廉姆斯和卡尔南（Williams and Calnan，1996）在现代医学和大众间不断变化的关系背景下讨论了吉登斯的反思性概念，并总结称，患者，包括慢性病患者不再是被医学专业人士愚弄的被动消费者，而是具有反思性、批判性的主动的能动者。

尽管吉登斯的理论在健康和疾病社会学中的应用很有启发性，但这些观点依然充满争议。他试图通过结构化理论融合两种对立传统——解释主义与结构主义（主体与客体的两分）的努力被批评无法为我们提供一些问题的答案，如特定时空条件下，究竟能动作用还是结构更可能占据上风（Archer，1982）。

然而考察这两个极端在特定时间和地点谁会占据上风也许不是吉登斯路径最佳的用武之地。他会认为评估健康议题在特定时间或空间的能动作用和结构重要程度是不必要的，因为社会（健康）实践与其语境存在一种递归的关系中。对他来说，结构化是一个过程；因此它从不偏好两极中的任意一方，因为它们是互补和相关的，都不能脱离另一方而存在。相应地，健康和疾病的社会学研究如果试图更准确地描摹社会的动态本质，就应当考虑到个人行动和它们的社会语境间递归的互动关系。

参考文献

Archer, M. (1982) 'Morphogenesis Versus Structuration: On Combining Structure and Action' *The British Journal of Sociology* 33(4):455–483.

Callinicos, A. (1985) 'Anthony Giddens: A Contemporary Critique' *Theory and Society* 14(2):133–166.

Chan, C.; Deave, T. and Greenhalgh, T. (1996) 'Childhood Obesity in Transition Zones: An Analysis Using Structuration Theory' *Sociology of Health and Medicine* 32(5):711–729.

Cockerham, W.C. (2013) 'Sociological Theory in Medical Sociology in the Early Twenty-First Century' *Social Theory and Health* 11:241–255.

Delormier, T.; Frohlich, K.L. and Potvin, L. (2009) 'Food and Eating as Social Practice – Understanding Eating Patterns as Social Phenomena and Implications for Public Health' *Sociology of Health and Illness* 31(2):215–228.

Gabe, J. and Thorogood, N. (1986) 'Prescribed Drug Use and the Management of Everyday Life: the Experiences of Black and White Working-Class Women' *The Sociological Review* 34(4):737–772.

Giddens, A. (1976) *New Rules of Sociological Method.* Hutchinson and Co.: London.

Giddens, A. (1979) *Central Problems in Social Theory: Action, Structure and Contradiction in Social Analysis.* Macmillan Press: London.

Giddens, A. (1984) *The Constitution of Society.* Polity Press: Cambridge.

Giddens, A. (1998) *The Third way – The Renewal of Social Democracy.* Polity Press: Cambridge.

Giddens, A. (2009) *The Politics of Climate Change.* Polity Press: Cambridge.

Giddens, A. and Pierson, C. (1998) *Conversations with Anthony Giddens – Making Sense of Modernity.* Stanford University Press: Stanford, CA.

Greener, I. (2008) 'Expert Patients and Human Agency: Long-Term Conditions and Giddens' Structuration Theory' *Social Theory and Health* 6:273–290.

Greenhalgh, T. (2009) 'Chronic Illness: Beyond the Expert Patient' *British Medical Journal* 338(14):629–631.

Kaspersen, L.B. (2000) *Anthony Giddens: An Introduction to a Social Theorist.* Blackwell Publishers: Oxford.

Layder, D. (1994) *Understanding Social Theory.* Sage Publications: London.

O'Brien, M. (1998) 'The Sociology of Anthony Giddens: An Introduction' in Giddens, A. and Pierson, C. (eds.) *Conversations with Anthony Giddens – Making Sense of Modernity* Stanford University Press: Stanford, CA. pp. 1–27.

Thompson, J.B. (1989) 'The Theory of Structuration' in Held, D. and Thompson, J.B. (eds.) *Social Theory of Modern Societies: Anthony Giddens and His Critics.* Cambridge University Press: Cambridge. pp. 56–76.

Tucker, K.H. (1998) *Anthony Giddens and Modern Social Theory.* Sage: London.

Williams, S.J. and Calnan, M. (1996) 'The "Limits" of Medicalization?: Modern Medicine and the Lay Populace in "Late" Modernity' *Social Science and Medicine* 42(12):1609–1620.

第二十八章

安东尼·吉登斯：自反性与替代医学消费

凯特·休斯（Kate Hughes）

苏静静 译

本章研究了安东尼·吉登斯的部分著作，主要关注其理论在生物医学和当代医学中的应用。本章首先简要描述了吉登斯的职业生涯，之后对他学术体系的核心主题和概念进行了概述。自我认同（self-identity）这一主题和自反性（reflexive self）、信任、风险、专家系统、真理（claims of truth）等概念，为审视现代医疗保健领域提供了一种新的方法。有人指出，自反性这一观念尤其对当代个体对其健康和医疗保健的某些思考方式做出解释。这些理念可以应用于消费者选择观念，以及"市场上存在大量有竞争关系的健康服务提供者，消费者能够为其自身'生活方式'选择适当的治疗方案"的观点。这必然导致产生相对主义的感受，也即传统上医学权威和制药业巨头越来越受到大众化的医疗保健产业冲击和挑战，这些大众化的医疗保健产业与使用科学方法的机构竞争，使用替代的认识论，认识健康、治疗疾病。

人物简介

安东尼·吉登斯是一位高产的英国社会学家，1938 年生于伦敦。他出身于一个下中产阶级家庭，父亲是一名普通文员并且是家中第一个大学生。他在剑桥大学获得博士学位，但是直到 1961 年在兰莱斯特大学（University of Leicester）获得教职，他才正式开始理论研究。1969 年他返回剑桥大学国王学院（1987 年成为全职教授），十年之后，1994 年布莱尔工党政府胜选时，他成为伦敦经济学院院长。

吉登斯在社会学领域产生了重要的理论影响，同时他积极参与政府政策公共对话以及最近关于气候变化的公开对话（2009）。吉登斯在伦敦经济学院工作期间，曾为时任英国首相托尼·布莱尔担任咨询顾问。吉登斯的《第三条道路：社会民主的更新》（*The Third Way*：*Renewal of Social Democracy*，2000）曾影响了布莱尔和时任美国总统克林顿，使他们试图重塑各自国内政治格局。他们通过利用市场力量来建立更强大的民主制度，同时保留福利国家的基础设施（至少在英国）。在这一过程中，吉登斯一直延循其职业生涯早期思想路线——使用创新的社会学理论来解决当代社会问题。

吉登斯开辟了一个不同于同时代学者的知识领域，他认为，社会理论的奠基人马克思、韦伯、涂尔干和齐美尔的工作已经不能有效地解决当代社会固有的许多复杂问题，特别是在发达国家（Giddens，1984）。这些复杂性与晚期资本主义的经济和由此产生的阶级制度相关，也与对结构和能动性的强调有关。他一而贯之地相信，社会学理论应当有助于我们理解和解释社会建制和人类的努力。他认为，从历史上看，社会学理论的特点是专注于个人或社会结构，应当打破这种二分法。他的著作反映了这一主张，他专注于两者之间的关系和纽带，他称之为结构化理论（theory of structuration）（Giddens，1984；Kaspersen，2000）。

迄今为止，吉登斯的职业生涯可以分为三个连续的阶段。第一阶段（1971—1985 年）为他批判早期社会理论和理论家打下了坚实的理论基础。第二阶段（1990—1994 年）对结构化理论进行了探索，尤其是晚期现代性中的表现方式（Giddens，1990，1991，1992）。本章将对这些观点进行讨论。为了达到这一目的，吉登斯对社会生活领域进行了研究，包括亲密关系和反思性（在当时而言，这在社会理论研究中具有先驱性意义）等，并与德国社会学家乌尔里希·贝克（Ulrich Beck）合著，对现代社会学家通过调查社会和个人生活之间的联系来审视社会生活的方式做出了重大贡献（Beck 等，1994）。在第三个阶段（1994 至今），吉登斯创造了"第三条道路"一词，并开始讨论当代政治生活的问题：英国工党如何能够自我革新，并超越他认为已经过时的阶级分析理论（1998，2000，2002，2007a）。大约在同一时间，吉登斯开始研究气候变化和他所说的"全球时代"（the global age）（2007b，2009）。

吉登斯工作的最主要特点是他有能力从学术、复杂的理论角度描述当代社会生活，而且他的写作方式又能使一般读者和专家读者都可以接受。这再次显示了他试图让当代社会理论对更广泛大众有用并可以理解的雄心 [1]。吉登斯也是一位多产的作家，有时能够每年

---

[1] 在 2013 年，他出版了最畅销的本科生教材第 7 版，标题十分简单明了，名为《社会学》（*Sociology*）。

发表一本著作。吉登斯被世人认为是当代最主要的英国社会学家和社会理论家，部分原因是他的高产，但也因为他对强大的社会结构和个体行为自由之间关系有着精辟的理解。

反身性

"反身性"（reflexivity）一词指的是原因和结果之间的动态关系，两者都因相互作用而改变。反身性涉及一个自我参照的过程，在这一过程中，思想或行动参照了产生思想或行动的对象，并对其产生了影响。这一概念由社会学家威廉·托马斯（William Thomas，1923）在20世纪早期提出，之后罗伯特·莫顿（Robert K. Merton，1957）亦采用这一概念。随后，吉登斯和皮埃尔·布迪厄（1992）发展了这一概念，米歇尔·福柯（1970）在某种程度上也对此有所贡献。

《现代性的后果》（*The Consequences of Modernity*）是吉登斯第一本严肃分析当代个体和社会结构相互作用并因此相互影响的著作，他在书中提出了如下观点：

> 现代社会生活的反身性体现在于，社会实践不断受到对于有关其自身信息的审视和改变，从而改变了其自身的特点（1990：38）。

吉登斯认为，全球化、技术、通讯速度提升、货物和金融资本流动的增加，人口增长，社会经济流动等经济和社会特征而来的宏观和微观力量的裹挟，促进了这种状态在20世纪的发展。在20世纪后期，这些深刻的变化对他所谓的"传统"状态产生了巨大的影响，人类个体和社会机构正是通过这些"传统"重现之前的场景；包含了"仪式性和公式化的真理"的思维习惯和行为习惯（Giddens，1996：34）。在这一概念化中，传统是身份的产生者，身份则是从持续的仪式化中产生，在这一过程中，过去很大程度上决定了未来（Giddens，1996：34）。

吉登斯（1995）认为，与其他学者的论述相比，社会变革更加无定形——没有单一的驱动因素，也没有明确划分的历史时期，而是通过人类机构与社会结构之间的动态互动来实现的。他广泛地使用了"现代性"一词，指代的是传统时代（或前现代）之后的时代，并将之定义为：

> "……现代社会或工业文明的简称。更详细地描述，它与以下方面有关：①关于世界的某种态度，认为世界可以通过人类的干预而进行改造；②经济机构复合体，特别是与工业生产和市场经济有关的部分；③某种范围的政治体

制，包括民族国家和大民主。主要是由于这些特征，现代性比以往任何类型的社会秩序更为动态化。这个社会——从技术角度而言称之为一系列机构的复合体更为妥当——与之前的任何文化不同，生活在未来当中，而不是生活在过去。"（Giddens，1998：94）

其中隐含着对于自我或个人是什么的新理解。吉登斯认为，个人的身份认同与个体和社会之间的关系紧密相关，各个社会中内在的社会传统或仪式在不同程度上塑造了每个人的身份认同。他继续认为，这能够解释人们对破坏传统普遍的感性抵抗——人们将这种变化视为对其自身身份甚至安全感的威胁。根据吉登斯的观点，当代人认为自身既不是一成不变的，也不是稳定的，而是始终处于变化和适应外部现象的过程中：

"……自我是一个反身性项目，个体对其负责……外部事件或机构……只有在它们为自我发展提供支持、设置需要克服的障碍或成为需要面对的不确定性的来源时才会侵入"（Giddens，1992：75-76）。

换言之，人们认为自己是不断被制造或发展的，最终是从原子化的，与过去塑造了他们自我观念的社区没有联系。他们视自身为"正在进行当中的工作"。当代个体通过选择最符合其自我观念的专家意见对可获得的知识进行评价，之后通过对自身和自身选择的反思性监测，从而实现这一目的。简而言之，他们根据自己选择的生活方式做出自己的决定。

专家系统

吉登斯（Giddens，1991：141）认为，现代自我的配置是通过削弱不可动摇的、权威性的真理和专家意见系统而产生的。他将专家系统（expert systems）定义为"将我们今天生活的物质和社会环境中大部分领域组织起来的技术成就或专业技能的体系"（Giddens，1990：27）。在医学和健康领域，传统的"硬"科学受到挑战，被认为是偶然的，广泛的非专业实践者和理论家提出了相互竞争的真理主张，他们提出了各种不同的真理主张（truth claims）：

因此，依赖传统科学权威的部门利益现在受到了替代知识主张的挑战，如"替代医学""替代食品""绿色消费主义"等。反身性也表现在非专业人员在与抽象系统打交道时对技术知识的挪用上（McNally and Wheale，2001：107）。

从某种角度而言，反身性的概念来自科学方法自身，理论不断在其中受到检验、修正，有时被摒弃。在这种情况下，非专业专家进入这一领域，或者直接对医学科学提出挑战，也许并不令人惊讶。

吉登斯对于个体想象中以及实践中专家系统运作（从数据收集、监测等领域而言）的分析，部分是来自米歇尔·福柯的著作（见 1970，1972，1973），福柯亦创作了一系列关于认识论"考古学"（这是福柯本人的提法）的开创性著作。借用尼采的"权力意志"理论，福柯认为现代专家系统表现出了一种"真理意志"，它用具有争议性的权威基础，试图挥舞技术专长和不可动摇的真理主张。因此，如吉登斯所论述，在传统被打破之后，专家系统成后传统社会中的一种主导力量。在这种情况下，相互冲突的认知论观点试图在公众思维中争夺主导地位（Giddens，1996）。吉登斯通过主要关注现代性产生的广延的新型专家系统对医学身体的挑战，将这一工作进行了拓展。

风　险

援引尼古拉斯·卢曼（Luhman，1993）和贝克（Beck，1992）的著作，吉登斯认为我们生活的"社会越来越关注未来（和安全），由此出现了风险的概念"（1999：3），这是由将要面临的新危险引起的。自相矛盾的是，生活在现代社会中的所面临的疾病、残疾或早期死亡的风险水平远不及早期社会所固有的风险，然而"高度现代化的社会是一个风险社会，现代系统迫使我们进入了永恒的风险状态"（Kaspersen，2000：100）。

无常的疾病或歉收导致的饥饿（至少在发达国家）已经在很大程度上被科学和技术进步所消除，但取而代之的是人类塑造的环境所带来的风险。由于气候变化造成的环境破坏、核战争的风险以及国际货币市场的波动，是能够改变个人前途和命运的三种风险因素，而且这三种风险因素完全不受普通公民的控制。吉登斯将这些风险称为"被制造出来的"，主要是由于他们完全是人类能动性产生的，这些人类能动性亦在评估或减轻此类风险（Giddens，1999）。他认为，社会产生了一种惯性，导致个体在不断地计算风险水平，与采取任何行动的潜在收益相比照。这样，他们参与到了打造未来的过程中，避免所打造的未来与当前甚至之前千篇一律（传统社会中这极其常见）。他认为当代西方国家的居民接受了大量关于健康风险的信息（最明显的例子包括吸烟、饮酒、缺乏锻炼和饮食过度等）。吉登斯认为，在健康领域，由于卫生条件和现代医学的进步，当代个人的风险水平很低（Giddens，1991：115）。

然而，风险被认为是无处不在的，通过前面提到的专家系统传播，有时还受到挑战。在这种关系下，自反性会继续根据已有的信息对风险判断是否值得冒险（Kaspersen，2000：10）。有学者认为社会风险地位与社会阶层有着内在的联系（见 Beck，1992），简单地说，一些人通过访问提供准确风险信息的知识系统和网络，处于评估和避免风险的地位，而其他人则不然，不过吉登斯对风险水平计算和规避风险的认知使用了一种没有那么细致的方法。同样，卢曼（Luhmann，1993）利用个人和系统方法，对风险的理念做出了更为详尽和全面的贡献。然而吉登斯将风险作为对后传统社会分析的一种广泛机制，而不是作为一个关键的决定性因素。

信 任

吉登斯对卢曼（Luhmann，1979）和福山（Fukuyama，1995）的工作进行了拓展，将注意力转向了信任问题，以及信任与风险的关系上。他将信任定义为某个个体对他人或某个系统（专家系统或其他系统）可靠性的相信程度。信任与风险相互关联，这是由于信任的作用在于最小化或削弱风险的影响，某种程度上，如果风险与某个可信任的来源相关，个体更可能接受这种风险（Giddens，1996：38）。

吉登斯（Giddens，1990）探索了信任与专家系统和反身性个体之间的关系，并认为传统和权威专家体系的相对崩解，其结果之一是反身性个体的信任水平不确定。而且，随着传统和仪式的逐步淡化，规范和信仰变得不再那么稳定，导致个体（再次）选择信任对象时完全取决于对真理主张的评价（Kaspersen，2000）。随之而来的是，对于风险水平的理解决定了是否信任某个专家的意见（Meyer 等，2008）。

吉登斯还进一步深入阐述了信任的细微差别，他像卢曼一样认为信任既可以适用于机构也可以适用于个人，而且两者之间相互关联。例如，如果某位专家（不论是哪种类型或领域的）和客户之间建立起了个体间的信任，这种信任也很可能会被"爱屋及乌"推广至该专家所代表的机构。吉登斯（1994）认为对于机构的信任是"非面子工程"的（机构或组织本身的重要性即能产生信任水平），对于个体的信任是"面子工程"的（个体通常通过建立关系以建立彼此间的信任）。"面子工程"这一概念最开始由戈夫曼（Goffman，1967）使用，最初与个体在大众面前佩戴某种面具的方式相关——当然，其另外的意思为"丢脸"。吉登斯认为（1994）专家系统的代表通过使用具有说服性的"面子工程"，渲染了一种权威、经验丰富且专业的意涵，从而产生并维系了信任。这一动力有助于理解反身性个体所作的选择，这些个体可能会向他们所信任的个体寻求帮助，而不是不熟悉的机构——反之亦然。对于系统的信任需要通过与该系统个体代表的"面子工程"沟通和社会互动来建立并维系。

结构化

最后一点是结构化的一个很好的例子，也是吉登斯对社会理论领域的主要贡献，他认为"社会科学基本的研究领域……（是）跨越空间和时间的社会实践，而不是个体行为者的经验或任何形式的社会整体的存在"（Giddens，1984：189）。对于吉登斯而言，在这种关系中存在着一种动态的关系，他的研究特点是探索这种动态关系，即关注结构和作为行为者的代理人。

吉登斯认为这些行动者之间的划分是传统社会学的一条断层线，并认为这是两个不同的理论阵营：一个阵营认为个体定义、驱动和组成社会，另外一个则认为社会由事实上不同于人类个体的独立结构构成（Kaspersen，2000：3）。他刻画了四种社会学传统——功能主义、行为理论、结构主义和马克思主义，而这四种传统都没能充分解释这一动态（Giddens，1984）。吉登斯所面临的核心问题是，个人在多大程度上被他们所处的社会的束缚所强迫或限制。他认为，所有个体都是行为者，这些行为者利用可以获取的资源，持续与社会互动并改变社会，同时受到其周边结构的约束（Kaspersen，2000：33）。

在进行这一陈述时，吉登斯认为个体行为者是理性的存在，通过汲取知识来源，做出一系列的行动选择。这也引出了吉登斯在20世纪90年代最常用、也是最具有影响力的理念——自反性。思考的过程也涉及了对行为的反思性监控，个体在此过程中观察和监测他们所做的行为，他们行为发生的背景，根据影响、他们的能力和愿望对其行为进行调整（Giddens，1990，1991，1992，1994，1996）。这里有一个持续的目标：

> 吉登斯转而强调意向性必须被视为一个过程。大部分的行为是有目的的，意向性的存在是人类行为的内在组成部分（Kaspersen，2000：37），而不是将意向性（客体采取某种行动的目的和动机）理解为某一行为的原因。

对于吉登斯而言，围绕各个社会行动的话语自反性，为所采取的行动提供解释——同样，这是通过参与行动的代理人实施并持续监测的。在本章稍后部分，将探讨在健康社会学领域中对吉登斯关键主题的研究，但是我们应当认识到，吉登斯的著作虽然很有影响力，却并非没有批评者。

对吉登斯的批评

迄今为止，在对吉登斯著作的评价中，一大主题就是他的相对保守，不具批判性，整体缺乏解放性动力去思考、理解、解释社会不平等，而社会理论（一般意义上）和社会学（具体而言）是其核心焦点和关切。例如，金（King）曾经宣称吉登斯"后期的作品成为对现状的道歉"（1999：61），并进一步阐述他的工作与其所要分析的社会秩序密不可分。例如，他对于反身性个体的理念，与自由市场经济中最基础的理性消费者概念过于近似，该消费者的生活方式选择完全取决于服务业经济（King，1999：77）。在此，金认为吉登斯对于其描述性倾向的理论是错误的，认为他的工作可以更好地论证反身性如何受到自由市场的影响，实现刺激消费主义。

同样，其他学者（见 Sica，1986；Thompson，1989；Skeggs，2004；Atkinson，2007）也指出了吉登斯著作所存在问题：特别是关于社会阶级重要性的问题，他们认为更多是多元化的动态过程，而不是社会结构本身。例如，吉登斯的自反性概念，明显缺乏对于社会阶级文化如何塑造身份认同的理解，并不是每个人都有能力自由选择，因此社会阶级文化在自我身份塑造方面和个体选择一样重要（Atkinson，2007）。此外，有学者认为吉登斯对阶级差异的盲目性导致他将自反性视为一种具有中产阶级资源和品味，并将这些资源和品味投射至整个人群，而没有注意到阶级差异或个体身份的其他构成因素（2004），例如种族、身体是否残疾、性别或宗教等。与这些考虑相关，汤普森（Thompson，1989）说明了吉登斯为何对于生活方式的选择保持沉默：或许是由于需要对刚才提及的其他身份塑造因素进行更为严格的解释，尤其是阶级和性别。

吉登斯著作中的另外一个问题是缺乏经验和实证（Sica，1986；Fuller，2000）。有些人认为"社会理论和定量研究流派之间不健康的分裂的症状"（Gross and Simmons，2002：541）。也有学者认为，他对晚期现代性的广泛扫视方法虽然令人印象深刻，但没有充分参与当代社会的动态，甚至没有参与过去社会的动态。金（King，1999）质疑了吉登斯的结构化基础思想，即"传统"社会是静态的、遵循仪式的文明，并认为我们自己的社会同样充满了传统和仪式，许多是宗教性质的。

总的来看，这些批评指出了吉登斯的研究缺乏实证和细节，这种批评是可以成立的。然而，如果他能更密切地使用经验数据，他的作品的广度、深度和数量之大可能是不可能的。然而，他为同时代的社会学家们提供了大量需要参与的工作。

下面的部分将包括吉登斯著作中提及的主要理论观点，用以探究"生物医学"和"补充与医学"之间的关系。

生物医学

现在是科学界停止让替代医学搭便车的时候了。不可能有两种医学——正统医学（conventional medicine）和替代医学（alternative medicine）。只有经过充分检验认证的医学和未经充分检验验证的医学，有效和无效。一旦某种治疗经过了严格的检验，它在一开始是否被认为是替代医学就已经不重要了。如果该治疗方法足够安全有效，就将被广泛接受。但是，断言、思辨和证词并不能代替证据。替代治疗应当接受严格的科学试验，这些试验的要求不能低于传统治疗所面临的要求（Angell and Kassirer，1998：840）。

"生物医学"是一个复杂的术语，虽然在很多文献中被广泛使用，但并没有一个明确的定义。可以认为生物医学中存在三个相互关联的本体论视域，将生物医学作为一个领域来理解。第一种视域是正统的实证主义观点，将生物医学视为现代医学主流的分类和组织框架，这类方法的基本理念是将疾病视为躯体性的，与身体的某些损伤相关——通常是病理损伤。在这种语境下，患者被视为是医学介入的被动接受方。第二种视域是将生物医学视为象征性的文化行为，将其意识形态的力量隐藏在大量基于观测的职业精神和科学诚信之后。第三种视域则更进一步，将生物医学视为社会控制的中介，特别是对阶级分化、阶级权力和特权的维持与复制感兴趣（Baranov，2008）。

历史上，生物医学不仅仅属于认识论范畴的真理，也与权力的经济制度紧密相连。生物医学源自18世纪的欧洲（Hardy，2001），在19世纪中期，它表现为：

> ……在西方世界里社会文化发展特殊历史时刻出现的一个生物科学领域的混合分支。在20世纪初的几十年，西方科学化医学证明了其作为疾病诊断、治疗和预防的有效工具的价值，西方科学医学已经与生物医学形成了鲜明的对比（Baranov，2008：236）。

这时，科学方法本身成为一种工具，通过这种工具，旧的治疗制度不仅被一系列的研究工具所代替，而且被一种对进步、经验主义和理性主义的新自信所取代。

> 因此，从这一角度来看，生物医学代表了（西方）医学知识的长期累积进步，从盖伦（Galen）的体液病理学说到托马斯·西登汉姆（Thomas Sydenham）的特异性学说，再到当前的基因组测序，这些都是通过医学科学的进行和理解方式的戏剧性转变而实现的（Baranov，2008：238）。

医学科学过去（而且现在也）是作为一种基于实证和可测量的证据并由推理产生的检查方法来进行和理解。那么，在这种方法中，固有的是对调查对象进行有条不紊的观察、测量和实验，然后对原始假设进行建构、测试和修正。从某种意义上说，这正是吉登斯的一些批评者认为他应该更仔细地遵循的方法（Sica，1986；Fuller，2000；Gross and Simmons，2002），因为它是作为认识论精确性的保证而占主导地位的方法。

生物医学的支持者坚持认为，人的问题可以通过逻辑的应用和英雄般的医学专家们所做出的复杂科学发现予以解释（Duffine，2010）。在这个观点中包含了如下对进步的理念——所有的医学发表都是"先进的"，人类可以通过科学不断完善自我。这种理解替代了先前对于疾病、死亡有关问题的解释——宗教和外行人对疾病及其治疗的不同理解，虽然现在这些理解再次变得更为引人注意。

这些发展曾是将医学建立成为一门受人尊敬、值得信任的专业的内在组成部分（Lane，2001）。自从 19 世纪起，生物医学在解释疾病和诊断疾病方面的作用越发突出，与卫生保健和医疗官僚系统的关系，与制药企业的关系，与保险业的关系，与大学、福利国家之间的关系都在逐步发展。其对于社会的影响、对于特定人群的影响和在社会不平等性方面不断扩大的作用，对上述第三种批判视角感兴趣的人已经对此进行了深入的研究（见 Rose，2007；Lock and Nguyen，2010；Bradby，2012）。

生物医学的第二个关键特点在于它强调测量和由此得到的物理化学数据（Lupton，2012）。自 19 世纪以来，随着听诊器（1819）、眼底镜（19 世纪 50 年代）和 X 线（1895 年）等诊断设备的发展，医生们可以收集数据（除患者口述信息之外的数据），因此对疾病进行分类、确定疾病原因成为可能。反过来，这些工具又促进了这一领域日益增长的自信，它借助化学和物理学等其他科学的发展，成为医疗保健的领先模式（Baranov，2008）。诊断技术能够测量的身体功能越来越全面，医务人员常规上必须收集各个患者的血压、体重、胆固醇水平、血糖水平、心率、体重指数（BMI）等数据。收集的目的是根据既定的标准来衡量患者的个人数据，从而论证了福柯（Foucault，1973）的论断，即人群接受临床凝视，在这里，可以粗略地描述为医疗专业技术人员为了风险评估和流行病学评价而收集、存储、评估患者的医学数据。关于吉登斯的著作以及相关的讨论中，此类生物医学数据的收集过程构成了个体风险评估和随之而来反思性行动的重要组成部分。

补充和替代医学

补充和替代医学（complementary and alternative medicine，CAM）在 19 世纪的欧洲被命名，与生物医学并存（Porter，1988），为大众提供了可替代选择的治疗方法和治疗体系，最大的特点就是其非主流的状态：

> 补充和替代医学是一个广泛的治疗资源领域，它包含各种医疗保健系统、模式和做法及其伴随的理论和信仰，而不是那些在特定历史时期特定社会或文化的政治上占主导地位的医疗保健所固有的。补充和替代医学包括了所有被其用户认为有助于预防或治疗疾病、或促进健康的行为和理念。补充和替代医学内部的界限以及补充和替代医学与主流健康保健系统之间的界限并非总是泾渭分明，也并非一成不变的（O'Connor et al，1997：52）。

与生物医学类似，补充和替代医学不仅是一系列的健康保健实践活动——这是一系列关于健康的理念，如上所述，包括了对于专家系统的信任水平和反身性个体做抉择的倾向性等。伊斯特霍普（Easthope，2004）认为，生物医学的吸引力在逐渐下降，并且列举了三个主要原因，回应了吉登斯的观点：

> 第一是对于越来越强调后现代经济体中，首要特征是消费而不是生产。第二是风险意识的不断增强和对科学态度的转变，并且新的态度立场被商品化。第三是国家对于市场影响力的下降，跨国公司的影响力日益突出（Easthope，2004：318-319）。

围绕着伊斯特霍普的第一个论点，很明显，人们认为消费者在市场中面临若干具有竞争关系的服务提供商时能够做出明智的选择，消费者也因此能够根据他们的生活方式和信任水平选择最为恰当的治疗手段。这个观点可以引申出相对主义的观点，医学和制药企业的历史权威受到了挑战，成为疾病的众多解释之一。在这种语境下，消费者追求他们所信任且能够负担的治疗方式。随着生物医学的权威性下降至仅成为许多可能治疗方案之一，人们日益强调个体降低安全风险的责任。

补充和替代医学的疗法有很多种，但是可以根据其侧重点和哲学基础进行分类。所有补充和替代医学治疗体系都抗拒科学方法，大部分是作为离散的专家系统存在。例如，替代医学系统，包括了顺势疗法、自然疗法、中医学和阿育吠陀（印度医学）。这些替代医学系统认为人体是一个有机且相互连接的整体，而不是一个个组成部分。身心相互作用有助于增强精神因素的治愈能力。相关的例子包括认知-行为治疗、冥想、艺术、音乐和舞蹈疗法。基于生物的治疗方案使用了植物性物质（某些替代医学系统也使用了植物性物质）、维生素和膳食补充物质以维持健康状态——这是最常使用的治疗方案。一般大众中也流行手法和基于身体的疗法，包括按摩、正脊疗法和整骨疗法。最后一类为能量疗法，这种疗法包罗万象，包括使用身体周围的能量场。此类疗法的一些案例包括气功和灵气疗法（Hawks and Moyad，2003：222）。

从上述内容可以看出，这些治疗方法（或疗法）的哲学立场与生物医学非常不同；它们不使用科学方法。从业人员依赖患者的信任，他们将患者 / 消费者视为其治疗的积极参与者。他们迎合消费者的选择和自反性的偏好（Giddens，1991），根据出现的新知识，不断地制造和重塑他们的身份、生活方式和生活选择：

> 身体成为现代性反应性的一部分意味着什么？身体制度……在多元性和多选择的大背景下，对持续的反思性关注开放。生活规划和生活方式的选择整合到了身体制度中……我们需要对我们身体的设计负责（Giddens，1991：102）。

补充和替代医学发展的原因可以利用吉登斯关于构建的理论和其关于信任、风险、反身性和专家系统的理论所解释。所有这些都对补充和替代医学的蓬勃发展和个体决定使用补充和替代医学的决策过程中发挥了作用，其核心是希望避免正统医学的非个人化，倾向于预防策略和自然而非化学疗法。我们可以看到，从广义角度而言，健康消费者正在改变其信任水平，并且补充和替代医学消费者为其选择所给出的解释，显示出了"自反性能够了解自己，并且可以对自己的行为负责"这一意味（Kaspersen，2000：23）。

结　论

安东尼·吉登斯自其职业生涯早期开始，研究范围和关注点便十分多样。他早期和现在都在使用结构化作为对传统社会理论的核心动力的批判性当代批判，导致学者可能需要重新修正解读当代社会生活的方式。他有时也会讨论健康、医学行为和身体本身，但是这些并非其研究重点关注的内容。不过，他提供了一个重要的棱镜，透过它可以观察当代个体对于健康的理解——包括作为提供者和消费者。其相关理论有两个重要来源：一是吉登斯曾于20世纪90年代开始参与对于后期现代性特征的批判和分析，二是来自这一阶段确定反应性自我在评价专家体系中的方式。他对于真理主张和专家系统的讨论，提供了一个重要的视角，供我们研究当代生物医学和补充和替代医学之间的相互作用。

但是，他完成了自己关于制造一种社会理论，以便将个体和社会全面连接。正如他的批评者所认为的那样，这一理论可能是一刀切的，在经验上也没有经过吉登斯的检验，但它具有解释力，可以接近西方社会日益感受到的科学权威的快速变化和健康消费者效能的增长。

参考文献

Angell, M. and Kassirer, J. P. (1998) 'Alternative Medicine – the Risks of Untested and Unregulated Remedies' *New England Journal of Medicine* 339(12):839–841.

Atkinson, W. (2007) 'Anthony Giddens as Adversary of Class Analysis' *Sociology* 41(3):533–549.

Baranov, D. (2008) 'Biomedicine: An Ontological Dissection' *Theoretical Medicine and Bioethics* 29(4):235–254.

Beck, U. (1992) *Risk Society: Towards a New Modernity*. Sage: London.

Beck, U.; Giddens, A. and Lash, S. (1994) *Reflexive Modernisation. Politics, Tradition and Aesthetics in the Modern Social Order*. Polity Press: London.

Bourdieu, P. (1992) *Invitation to a Reflexive Sociology*. University of Chicago Press.

Bradby, H. (2012) Medicine, *Health and Society*. Sage: London.

Duffin, J. (2010) *History of Medicine: A Scandously Short Introduction*. University of Toronto Press: Toronto.

Easthope, G. (2004) 'Complementary Medicine and Orthodox Medicine' in Grbich, C. (ed.) *Health in Australia: Sociological Concepts and Issues*. Sydney, Pearson Education, pp. 310–333.

Foucault, M. (1970) *The Order of Things. An Archaeology of the Human Sciences*. Tavistock: London.

Foucault, M. (1972) *The Archaeology of Knowledge and the Discourse on Language*. Tavistock: London.

Foucault, M. (1973) *The Birth of the Clinic: An Archaeology of Medical Perception*. Pantheon: New York.

Fukuyama, F. (1995) *Trust. The Social Virtues and the Creation of Prosperity*. Free Press Paperbacks: New York.

Fuller, S. (2000) 'A Very Qualified Success, Indeed: The Case of Anthony Giddens and British Sociology' *The Canadian Journal of Sociology* 25(4):507–516.

Giddens, A. (1984) *The Constitution of Society: Outline of the Theory of Structuration*. University of California Press: Berkley.

Giddens, A. (1990) *The Consequences of Modernity*. Polity Press: Cambridge.

Giddens, A. (1991) *Modernity and Self-identity. Self and society in the late modern age*, Stanford University Press: Stanford.

Giddens, A. (1992) *The Transformation of Intimacy: Sexuality, Love and Eroticism in Modern Societies*. Polity: Cambridge.

Giddens, A. (1994) 'Risk, Trust, Reflexivity' in Beck, U., Giddens, A. and Lash, S. (eds.) *Reflexive Modernisation. Politics, Tradition and Aesthetics in the Modern Social Order*. Polity Press: London.

Giddens, A. (1995) *A Contemporary Critique of Historical Materialism*. Stanford University Press: Stanford.

Giddens, A. (1996) *In Defence of Sociology. Essays, Interpretations and Rejoinders*. Polity Press: Cambridge.

Giddens, A. (1998) *Conversations with Anthony Giddens: Making Sense of Modernity*. Stanford University Press: Stanford, CA.

Giddens, Anthony (1999) 'Risk and Responsibility' *Modern Law Review* 62(1):1–10.

Giddens, A. (2000) *The Third Way: The Renewal of Social Democracy*. Polity Press: Cambridge.

Giddens, A. (2002) *Where Now for New Labour?* Polity: Cambridge.

Giddens, A. (2007a) *Over to You, Mr Brown – How Labour Can Win Again*. Polity: Cambridge.

Giddens, A. (2007b) *Europe In The Global Age*. Polity: Cambridge.

Giddens, A. (2009) *The Politics of Climate Change*. Polity Press: London.

Goffman, E. (1967) *Interaction Ritual: Essays on Face-to-Face Behaviour*. Random House: New York.

Gross, N. and Simmons, S. (2002) 'Intimacy as a Double-Edged Phenomenon? An Empirical Test of Giddens' *Social Forces* 81(2):531–555.

Hardy, A. (2001) *Health and Medicine in Britain since 1860*. Palgrave: Basingstoke, Hants.

Hawks, J.H. and Moyad, M.A. (2003) 'CAM: Definition and Classification Overview' *Urologic Nursing* 23(3):221–224.

Kaspersen, L.B. (2000) *Anthony Giddens. An Introduction to a Social Theorist* Blackwell: Oxford.

King, A. (1999) 'Legitimating Post-Fordism: A Critique of Anthony Giddens' Later Works' *Telos* 115:61–77.

Lane, J. (2001) *A Social History of Medicine. Health, Healing and Disease in England, 1750–1950*. Routledge: New York.

Lock, M. and Nguyen, V-K. (2010) *An Anthropology of Biomedicine*. Wiley Blackwell: Chichester.

Luhmann, N. (1979) *Trust and Power*. John Wiley: New York.

Luhmann, N. (1993) *Risk. A Sociological Theory*. Transaction Publishers: New Brunswick.

Lupton, D. (2012) *Medicine as Culture: Illness, Disease and the Body*. Sage: Los Angeles.

McNally, R. and Wheale, P. (2001) 'Environmental and Medical Bioethics in Late. Modernity: Anthony Giddens, Genetic Engineering and the Post-Modern State' in Bryant, C.G.A. and Jary, D. (eds.) *The Contemporary Giddens. Social Theory in a Globalising Age*. Palgrave Macmillan: Basingstoke.

Merton, R.K. (1957) *Social Theory and Social Structure*. The Free Press: Glencoe, IL.

Meyer, S.; Ward, P.; Coveney, J. and Rogers, W. (2008) 'Trust in the Health System: An Analysis and Extension of the Social Theories of Giddens and Luhmann' *Health Sociology Review* 17:177–186.

O'Connor, B.B.; Calabrese, C.; Cardeña, E.; Eisenberg, D.; Fincher, J.; Hufford, D. J.; Jonas, W.B.; Kaptchuk, T.; Martin, S.C.; Scott, A.W. and Zhang, X. (1997) 'Defining and Describing Comparative and Alternative Medicine' *Alternative Therapies in Health and Medicine* 3(2):49–57.

Porter, R. (1988) 'Before the Fringe: "Quackery" and the Eighteenth Century Medical Market' in Cooter, R. (ed.) *Studies in the History of Alternative Medicine*. Macmillan: London.

Rose, N. (2007) *Biomedicine, Power and Subjectivity in the Twenty-First Century*. Princeton University Press: Princeton.

Sica, A. (1986) 'Locating the Seventeenth Book of Giddens' *Contemporary Sociology* 15:344–346.

Skeggs, B. (2004) *Class, Self, Culture*. Routledge: London.

Thomas, W.I. (1923) *The Unadjusted Girl: With Cases and Standpoint for Behavior Analysis*. Little Brown: Boston, MA.

Thompson, J.B. (1989) 'The Theory of Structuration' in Held, D. and Thompson, J.B. (eds.) *Social Theory of Modern Sciences: Anthony Giddens and his Critics*. Cambridge University Press: Cambridge.

第二十九章

安东尼·吉登斯：风险、全球化与原住民的公共卫生

艾琳·威利斯（Eileen Willis）、梅丽尔·皮尔斯（Meryl Pearce）

赵雨婷 译

本章概述了吉登斯关于激进的反思现代性、信任与风险的理论。为了阐明吉登斯的观点，我们选择了自己研究中的一个案例。该案例考察了澳大利亚南部偏远地区的原住民与其对安全饮用水供应的反应，以及此时对他们健康可能产生的影响。我们展示出吉登斯的理论见地如何为已被广泛接受的原住民对现代性的反应，提供了一种替代性的描述。我们认为，原住民并非传统的奴隶，而是反思性的个体。他们批判性地参与到现代性之中，理解技术和科学的本质，包括专家系统中带有的对他们健康的风险（Giddens and Pierson，1998）。本章将首先回顾吉登斯的生平与著作，之后将阐述他关于现代性、风险和反思性的理论。考察其他社会理论家对他观点的批判以后，我们将转入案例研究来阐明吉登斯的理论观点。结尾部分我们将指出吉登斯的路径挑战了流行的后殖民主义解释。

人物简介

安东尼·吉登斯 1938 年生于伦敦，在英国接受教育（赫尔大学、伦敦政治经济学院、剑桥大学国王学院），并成为英国第一位著名的社会理论家。他的学术生涯开始于莱斯特

大学，后来转到剑桥大学，也是在这里他于 20 世纪 80 年代晚期取得了教授席位。作为一名享誉国际的学者，吉登斯被认为是一位雄辩而受欢迎的演讲者和多产作家（Kaspersen，1995）。

吉登斯的主要作品在 20 世纪 70 年代集中涌现。他的第一部著作《资本主义与现代社会理论》（*Capitalism and Modern Social Theory*）出版于 1971 年（Giddens，1971a），第二部著作《发达社会的阶级结构》（*The Class Structure of the Advanced Societies*）则出版于 1973 年（Giddens，1973）。对于卡尔·马克思（Karl Marx）、马克斯·韦伯（Max Weber）、爱弥尔·涂尔干（Emile Durkheim）、格奥尔格·齐美尔（Georg Simmel）、塔尔科特·帕森斯（Talcott Parsons）、罗伯特·默顿（Robert Merton）、阿尔弗雷德·舒茨（Alfred Schultz）、欧文·戈夫曼（Erving Goffman）、马丁·海德格尔（Martin Heidegger）、尤尔根·哈贝马斯（Jurgen Habermas）、克劳德·列维 - 斯特劳斯（Claude Levi-Strauss）、费尔迪南·德·索绪尔（Ferdinand de Saussure）、路易·阿尔都塞（Louis Althusser）、米歇尔·福柯（Michael Foucault）、赫伯特·马尔库塞（Herbert Marcuse）和路德维希·维特根斯坦（Ludwig Wittgenstein）的批判是他这一时期著作的主要内容（见 Giddens，1965，1968，1970a，1971a，1971b，1971c，1972a，1972b，1977）。克莱伯（Craib）（1992：2）评论称这些论著为社会学的思考方式带来了某种程度的秩序，而与此同时它们也为吉登斯自己理论的建构打下了基础。

20 世纪 80 年代，吉登斯从批判转向生产自己的理论。1984 年他出版了《社会的构成》（*The Constitution of Society*）并概述了他的结构化理论。20 世纪 80 年代中期，在《民族 - 国家与暴力》（*The Nation-State and Violence*）一书中，吉登斯写道，"社会学的任务在于力求解释我们现在自身所处的新的社会"（Giddens，1985：33）。在这一思维框架下，吉登斯接下来写作的《现代性的后果》（*The Consequences of Modernity*）（1990）和《现代性与自我认同》（*Modernity and Self-Identity*）为理解现代社会和自我的角色提供了洞见。虽然吉登斯在生产自己的理论，不过这些依然是基于他人研究的。比如他关于风险的理论，就是对尼克拉斯·卢曼（Niklas Luhmann）关于系统或非个人信任及乌尔里希·贝克（Ulrich Beck）人际信任的发展。吉登斯对现代性的分析将现代社会（与传统社会相比）视为既是风险的创造者，也是某些风险的削弱者。按照吉登斯的理论，风险一直存在［在前现代（即传统）和现代时期］，但是不同时期的差异在于它们的"风险特质"——早期的风险更多是自然事件，而现代风险更多来自"人工环境"（比如核电站或工业污染）。

吉登斯 20 世纪 90 年代的作品转向了政治领域，尽管他的理论从未明确划分政治学和社会学。他的一些出版物的名称就可以反映这一关注点的转移，如《超越左与右——激进政治的未来》（*Beyond Left and Right—The Future of Radical Politics*）（1994a），《遗留给工人的是什么？》（*What's Left for Labour?*）（1994b），《议程的转变》（*Agenda Change*）（1994c）和《勇敢新世界：政治的新语境》（*Brave New World: The New Context of Politics*）（1994d）。

吉登斯 1998 年的著作《第三条道路——社会民主主义的复兴》（*The Third Way—A Renewal of Social Democracy*）为新工党的政策提供了支持；虽然并没能逃脱批评之声（Giddens，2000）。吉登斯在政治领域的观点使他成为了 1997—2007 年英国首相托尼·布莱尔（Tony Blair）的特邀政治顾问。他对政治的持续兴趣还体现在他一直是上议院（自 2004 年中期开始）和欧洲未来理事会（Council for the Future of Europe）成员。吉登斯的其他职位包括伦敦政经学院荣誉教授、剑桥国王学院政治科学研究员（Political Science Fellow）和社会研究中心主任。

吉登斯的理论贡献

吉登斯最初想要学习哲学，然而这条路走不通便改学了社会学和心理学。这些早年经历可能为他研究社会理论的，"打破学科间壁垒"（Craib，1992：1）的进路打下了基础。有些评论家将吉登斯的学说描述为"在理论与理论之间游走"或"浮光掠影式的"，他的进路也被认为是"为社会学思潮中普遍存在的彼此分隔的弊病提供了一种解决方式"，因为他综合了"来自众多不同学科和思想家的洞见"（Craib，1992：3）。吉登斯经常"以完全不同于本来用法的"方式来应用概念，"但看起来他觉得这样做利大于弊"（Craib，1992：4）。他是古典社会学的坚定批判者，但与此同时也借鉴、综合和阐明其他学者的理论（Craib，1992；Kaspersen，1995）。

反思现代性理论

吉登斯（1990：1）的现代性理论始于对鼓吹后现代性学者的挑战。这些学者认为社会学不再能够如滕尼斯（Tönnies）、马克思（Marx）和涂尔干（Durkheim）等古典社会学家的时代那样，对社会变革保持一种演化的和乐观的解释。后现代性的鼓吹者们指出，以演进的和乐观的视角看待社会变革只适用于从部落的（和原始的，从劳动分工到政府形式的各种社会制度均如此的）社会，向进步形式的西方民主的资本主义社会（一种复杂的社会民主形式，强调个人主义和专业化的社会分工）的转变，而今这种视角已经不再恰当。20 世纪和 21 世纪的历史为这种"宏大叙事"提供了一些反例，最突出的代表包括极权主义国家对社会民主主义的挑战，以及工业资本主义对环境的影响。

在吉登斯（1990：3）看来，考察现代性社会制度的"断裂"（discontinuities），是理解不同历史时期迥异特征的更为有效的方法，而不是声称一个全新的时代或后现代时期已经来临。如何才能具体分辨出这些断裂是什么，并理解它们激进的和普世的特点（Beck，

1994）？吉登斯认为，认识过去与现在的社会制度和社会体系的根本差异的关键在于将时间从空间中分离或脱域（separating out or disembedding）。现代性的特征在于时间和空间的分离。他将之定义为"社会关系从彼此互动的地域性关联，以及其跨越不定（indefinite）时空尺度的重构中'脱离'出来"（Giddens，1990：2）。其路径背后是对一切并非一团混沌的承认。断裂存在于解释，而非讨论社会秩序、社会变革和社会概念的社会学基本问题之中。社会史的发展自有逻辑，虽然可能并不是朝着马克思让我们相信的那种乌托邦理想进步的。实际上，后现代性概念本身就内含一种演进性的转化之意。吉登斯反对历史的终结的观点，而主张一种激进的反思现代性。信任和风险是理解日常生活的核心元素（Giddens，1990；Giddens and Pierson，1998）。

脱域机制

吉登斯（Giddens，1990：22）提出了两种主要的脱域功能。它们是象征标志（symbolic tokens）和专家系统（expert system）。货币是一个例子。在传统社会里，货币是实在的物体，一枚硬币或代用币从一个人的手里到了另一个人的手里用以换取服务。在现代社会，货币是一种交换的形式，它超越时间和空间。货币独立于印刷它的纸张而存在，它存在于银行的交易，或是电脑屏幕上的 Excel 表格里的数字中。交易的速度不取决于金额。一位在偏远地区的原住民抚恤金领取者将抚恤金支票提现的速度并不比操作着几十万元购房款的房地产中介慢。曾经主宰着金融交易的时间和空间关系已经被打破。金融交易如今已经与时间和空间脱钩。

吉登斯（1990：26）指出，现代社会在这些条件下使用货币需要相当的对控制这些交易的系统的信任。所有脱域机制都是如此。不管是富有的证券经纪人还是社会福利的领取者都必须相信他们的信用卡是和他们的财务相连的。无论这是与福利署（CentreLink，澳大利亚的福利服务中心）的交易，还是纽约的证券交易。信用卡的使用假定了购买者和产品拥有者之间的信任。我们必须相信这一抽象的过程，不论它是刷卡机还是我们下载的计算机生成的个人报表。我们相信我们所处的社会通过其金融监管体制确保我们的交易会获得承认。

我们对这些象征标志的信任来自第二种脱域功能：专家系统。专家系统有两部分，既包括现代生活的技术性人造物，又包括指导我们应用这些技术的专业人士（Giddens 1990；Lupton，1999）。我们对这些专家及其指导的信任来自他们的专业知识和那些管理他们工作及技术的应用的监管机构、规则和条例。举例来说，我们相信大城市中供应的饮用水可以安全饮用是因为我们相信各类公共卫生法案、控制水体的水文学者、环境卫生官员在做常规检测，而工程师们也在提供安全饮用水供应所需的基础设施。

信任的十个要素

在概述其关于信任的理论时，吉登斯（1990）提出了使之处于激进的现代性而非后现代性时期的十个要素或特征。第一，他认为当我们在与他人缺乏直接的当场和当时（在时间和空间里）接触时即需要信任。如他所说（Giddens，1990：33），

> 对于一个行动持续可见且思维过程透明的人，或者对于一个完全知晓和理解其运行方式的系统，则不需要信任的存在。

第二，信任是因情况而异的，并且从某种程度上说是基于一种对于个人、群体或制度的情感回应的。第三，他指出信任与信赖不同（Giddens，1990：33），信任是我们对控制专家系统运行的原则的信心。第四，这种信心是基于一种清晰的认识，即技术是一种人类的、社会的发明，而非源自某种神圣力量的干预或是信仰的情绪。因此，当我们经历信任被破坏时，不会归因于坏运气、因果报应或是神的惩罚，甚至任何自然原因。失信是一种人为差错及人类技术的结果。以上四个要素为给信任下定义提供了框架，而这正是吉登斯所述第五个要素的内容。吉登斯（1990：34）写道：

信任或许可以被定义为：在一系列给定的后果或事件中，对一个人或一个系统可靠性的信心。这种信心表达了对人与人之间的真诚和爱，或是对抽象原则（技术知识）的正确性的信仰。

第六个要素肯定了风险是在社会中被创造出来的，而非霉运或自然所导致的。鉴于此，当我们付出信任的时候，我们知晓我们的信任和风险的社会本质。在第七个特征里吉登斯（1990：34）将危险从风险中分离出来。危险和风险并不是同一的；我们能够认识到危险，却认识不到它的范围。在第八个要素中吉登斯指出我们管理危险的方法之一是通过我们从专家及自身的经验那里得到的知识来计算风险。第九个要素说的是一些风险超越了个人而对更大的群体产生影响。吉登斯将之称为风险环境，核战争是极好的例子（Giddens，1990：35）。最后他还指出，信任的对立面并非不信任，而是畏惧（dread）。这一定义与他本体性安全的概念、我们对专家和他们运作的抽象体系的信任紧密相关。当我们在他所说的接入点或决定性时刻遭遇到这些的时候，我们的安全感会因此增加或受到挑战（Giddens，1990：115）。

吉登斯与对专家系统的信任

吉登斯观点的核心在于全球化。全球化在不同形式的通信技术的帮助下，以其时 - 空

延伸（time-space distanciation）的特点，将如今的时代与各历史时期区别开来。地方上亲缘关系、社群、宗教和传统的强壮纽带所带来的确定性，不得不让位于时间和空间的分离（Giddens and Pierson，1998；Lupton，1999）。现代的问题大多源于人类管理其社会环境的方式，不论是工业垃圾对环境的影响，还是滥用抗生素导致的日益增加的来自社群内的感染。在全球化的世界里，个人可以通过实际在场、在时间和空间中，或者跨越空间但在同一时间与他人形成联系。时-空延伸定义了全球化，它使得横跨整个世界的社会关系成为可能，使得相距甚远的人们得以在本地和当下互相连接，并使得一个空间/地点发生的事情能够对处在其他地点的人产生影响（Beck，1994）。这种抽象系统、专家和人造物运作的例子包括银行、出纳员与信用卡、福利支票、选票与选举体系。信任在与这些体系及其专家互动的一刻产生。这些抽象系统中任何一个出现危机，都会影响到偏远小镇或城市中的个人。一个很恰切的关于澳大利亚原住民的例子是法律体系关于土地所有权的机制。其中抽象的政治体系和主要城市里的法庭决定着偏远地区土地的所有权。

接入点出现在抽象系统、专家和个人的交叉点上。大部分情况下，个人需要将其信任投注在各种各样的组成他们所在社会的社会系统中，不论它是管理供水的规范，还是申请大学席位的过程。他们需要信任专家，不论是工程师、外科医生还是教育者，知道他们在做什么。吉登斯指出这需要信仰之跃（leap of faith），而普通百姓与其自身的怀疑及职业化专家之间都存在着张力。这便是易损性的来源之一（Giddens，1990：91）。然而我们相信世界会按照计划运行。吉登斯将之称为本体性安全。本体性安全是我们对于自身连续性及身边的物质和社会环境的信心（Giddens，1990：92）。无论是情绪的还是认知层面的信任都从中产生（Lupton，1999）。

吉登斯与贝克谈信任

为了方便后文介绍案例研究，这里有必要区分一下吉登斯和乌尔里希·贝克（1992，1994）关于信任和风险的研究进路，鉴于他们的观点颇有相似之处（Lupton，1999）。吉登斯比贝克更关注信任（Kurtz，2006：88）。他认为我们生活的大部分是与脱域的抽象系统及专家的互动。这些专家的行动影响我们的生活。因此，对专家系统的信任对于我们的精神健康或本体性安全必不可少。吉登斯和贝克都探讨了专家在风险建构中的的角色。外行会信任也会怀疑专家管控风险的能力；然而贝克更进一步考察了专业知识和信任专家系统的困难之间的冲突。吉登斯和贝克都将全球化视作风险的基石之一，然而贝克的分析建立在我们所知的专家所掌控的科学本身的矛盾的认识基础之上。贝克（1992，1994）认为，每一项新发明都会带来新的风险和危险。外行精确地了解科学及其他形式的知识的可谬性。这其中既包括它引起误差的能力，也包括其在形成统一的因果关系时的困难，全球变暖就是最突出的例子。吉登斯的路径则更关注时 - 空的延伸和反思性。贝克倾向于认为科学创造了新风险，而吉登斯则主张我们只是因为全球化的世界变得更为可及，因而更多地意识到风险的存在。他们都赞同现代性一个统一的特征在于对规避风险的重视（Beck，1994）。

这两位理论家的差异还延伸至他们对于阶级与风险间关系的分析。吉登斯认为风险已经取代了阶级，而贝克则主张不平等依然存在，只是表现形式有所不同。资产阶级企业家制造风险，而其负面影响则过分地落在穷人头上，而最终这些风险还将再"反弹"，让它的制造者们自食其果（Beck，1992：23）。贝克提出风险可以被社会运动或亚政治挑战。吉登斯则觉得这种看法很天真，即认为一场社会运动能解决政府都觉得过于棘手的问题。不过吉登斯并不否认政府参与在缓和风险中可能的作用。他的《第三条道路》提出左翼政治应当拥抱一种新自由主义改革，并以此解决与资本主义相连的风险。库尔茨（2006：89）将这些主张称为透过粉红色镜片看到的政治，认为由于吉登斯否认阶级不平等，因此他未能指出其主张在平等、伦理和价值上的让步。

吉登斯理论的批判

吉登斯（1990：32）对卢曼关于风险、危险和信任的概念提出了异议。吉登斯认为，卢曼清楚地区分了信任和信心，而他则视之为连续统一体。他指出，卢曼认为信任是基于对替代物的考量，并基于我们对现状的了解，做出的最有利的、明智的和危险小的选择。这其中含有预防性的成分。而信心则不同，它基于我们所认为的对现实可靠的评估，不考虑其中的风险或危险。吉登斯写道，"在怀有信心的情况下，一个人失望时的反应是责备他人；而在怀有信任的情况下，他或她定会自己承担部分责任，并且可能懊悔自己曾信任某人或某事"。卢曼（2000）认为信任和信心是应对社会两种完全不同的方式，而吉登斯则认为信任是信心的一种类型。吉登斯也不同意卢曼分割风险和危险概念的观点，该观点也意味着不行动，就不存在风险。吉登斯指出很多情况下不行动本身就是具有风险的。除了以上这些差异，吉登斯关于信任的观点是受益于卢曼的概念建构的（Lane，1998）。

另一处其他社会理论家与吉登斯观点的不同之处在于吉登斯主张个人信任中包含情感反应。这可能基于对个人的爱，或者在制度的语境下，信任充满期待和感觉。不信任会带来冷嘲热讽的（cynical）悲观主义和焦虑情绪。对吉登斯作品的两条评论也很有用。在社会心理学领域，对个体和对制度的信任被明确地区分开来（Zucker，1986；Poortinga and Pidgeon，2003）。对我们认识的个人的信任被认为会有一些影响，但是对陌生人和制度的信任则不会产生这样的情感反应。举例来说，比格利（Bigley）和皮尔斯（Pearce）（1998）认为我们对于陌生人和制度的信任并不是由情绪触动的，虽然我们面对失信时可能感到失望或愤怒。同样，比格利（Barbalet，2009）认为我们可以信任个人，但讨论对制度或社会的信任就很滑稽了；这些物化的概念不能触发情感。这使得吉登斯主张的我们将信任投注在专家系统里显得问题重重。比格利认为，面对专家系统或制度时我们的反应更类似于信心、胁迫或对法律的恐惧。

尽管人们将信任投注向不同的地方，当专家和制度令人们感到失望时，人们会经历一种情感上的失望。这些事件正是原住民能够说明导致出现信任或不信任感的接入点的例子。

原住民对待风险与信任的路径

在下文的案例研究中，我们应用吉登斯的理论来论证原住民对待现代化风险的方法比主流社会的更为复杂。部分由于我们错误地认为他们依然深陷于传统之中，但更重要的是，他们的风险问题都伴随着充斥着毁约与灾难的殖民史。与殖民者打交道是一件风险很高的事情，需要非理性的信任（Moran，2005）。

故事：Iwantja 社群及其供水

我们的故事始于 Iwantja，正式名称叫做 Indulkana，当时刚刚发生了一场网格管道供水体系质量的危机。Iwantja 是一个偏远的小型（有 200 ~ 250 人）原住民社群，处于南澳，位于爱丽丝泉（Alice Springs）以南 575 千米的 Anangu Pitjantjatjarra Yankunytjatjara（APY）地区。即便偏远如此，与很多原住民社群一样他们也有澳大利亚广播公司的电视服务，包括很多商业频道，以及互联网、电话和移动通信服务（PY Media，2006）。其他的服务设施包括诊所、学校，商店和艺术中心。

Iwantja 所拥有的媒体服务的广度不应当被低估。iConnect 项目（PY Media，2006）是一项始自 2006 年的电话补贴计划，它监管着整个中部沙漠地区住所电话的分发。Iwantja 是 6 个连通了光纤有线网络以方便接入政府网上服务（如机动车和枪支注册，以及社会福利的支付和理赔）的社群之一。广播 5NPY Anangu Winkiku（大意为"每个人的卫星网络"）延伸到 11 个社群中，并且是信息技术服务包中的一部分，该服务包括广播、视频、电视和计算机服务的培训与产品。PY Media 的网站指出每月来自全球的访问量超过6000 次，"世界上某个地方的某个人查看了它"。APY 社群的成员开始有兴趣向世界展示他们的文化是一件特别令人激动的事情（PY Media，2013）。这是一份双向的事业。该网站夸赞道：

> 未来整个澳大利亚都会收听我们的频道。我们将能够通过广播与政府对话。我们将能够发声，让外界的人们听到……新的交流方式将帮助阿南古（Anangu）（APY领地的原住民以此自称）人传播他们文化、生命的真谛，并塑造他们自己的自我呈现……（PY Media，2013）

经验证据与语境

除了通过电讯与全球相连以外，Iwantja依然是偏远的。"偏远"在澳大利亚的语境里指那些小的，坐落于离服务中心有很长距离，并且就业机会有限的地区。在APY地区，这些限制之外还加上了一些环境因素，如干旱的气候与质量和数量都短缺的水资源。尽管有种种限制，该地还是在原住民社群的供水和废水排放服务上有相当大的支出和进步。威利斯（Willis）等（2009）记录了从1979年以前的临时供应，到现在的标准化路径和州水务部门监管下对于《澳大利亚饮用水指导原则》（Australian Drinking Water Guidelines，ADWG；National Health and Medical Research Council 1996）的严格依从。举例来说，Iwantja安装了两种网格式供水系统（直饮水和非直饮水系统）。两个系统都会经过紫外线除菌，即便非直饮水只用于如蒸发冷却、冲厕所和洗澡等。直饮水供应达到了ADWG中健康相关的指标，虽然美观指标可能因水源不同而有超标的情况（因地点而异）。APY社群中的供水系统被打上了干旱地区"最优实践"的标签（Willis等，2004），而且相对少见很多内地城镇存在的不安全或水质问题（Pearce等，2010；Wadham等，2013）。

"事件"

在这种供水"最优实践"以及不断更新的水利基建的大背景下，2000年，在一次基础建设改造更新的过程中，Iwantja的管道铺设错误导致了饮用水供应中铅含量上升。这样的事情在此之前是不太可能发生的。在南澳，18个更大型的分散偏远的原住民社群的供水体系，受到联邦-州双边协定管控，基础设施有州政府内指定的专家部门管理，即原住民事务与调解部（the Aboriginal Affairs and Reconciliation Division，AARD）。更换成新的公共管理体系，特别是引入竞争性，即所有政府资助的项目都必须经过公开招标以后，也就意味着负责供水管理的州政府部门并没有在联邦政府中标，而他们也无法在安全问题上起诉成功的私营供应方，尽管中标的公司把工作外包给了另一个供应商。虽然是第三方铺设了新的管道，AARD依然对基础设施的维修和风险管理负有责任。铺设之后的6个月左右，在一次例行水质监测中，他们检测出了上升的铅浓度，并立刻将问题上报给了卫生部。该社群即刻得到了南澳卫生部的书面通知，警告人们不要饮用，并提供了瓶装饮用水。后续监测表明，铅含量在建设完成的约 6 个月中一直较高（也就是说铅减毒是不充分的）。因此，独立顾问团决定出问题的管道应当被整体移除，Iwantja 的居民也被告知了这一决定。

工作完成之后再次进行了水质测试，结果向社群说明了铅问题已经被完全解决，同时瓶装水供应也停止了。然而在 2004 年我们与社群居民的焦点小组讨论中他们显示出一种对替换的供水系统持续的不信任感，即便承认不同专家官员已经在多个场合反复重申饮用水是安全的。这一专家信息并没有培养起人们对供水安全性的信心。这种不信任很大程度上被当地非原住民居民所激化，这些人公开宣称他们只喝昂贵的瓶装水。与此同时，原住民居民买不起瓶装水，就选择喝自家雨水缸里收集的而非网格系统中的水。讽刺的是，雨水缸因为细菌问题暗藏着比经过紫外线消毒的管道供水更大的健康风险（Willis 等，2004）。南澳卫生部只有在卫生问题出现以后才会予以应对，而不会前瞻性地插手管理雨水缸系统。而地方的原住民卫生服务部门则长期致力于一项十分成功的健康促进运动，旨在让人们减少饮用储存在自家水缸里的雨水（Willis 等，2004）。

2012 年，我们再次访问了 APY 地区的两个偏远的原住民社群。我们观察到了居住条件的改善，雨水缸有了紫外线过滤器，使得雨水可以安全饮用。在和居民的交流中，我们发现他们中的很多人并不知道打开紫外线以后，雨水就是可以安全饮用的。那些读不懂紫外线装置说明的年长一些的原住民居民并没有将紫外线过滤器打开，并且坚称不应该打开，即便他们被告知这样做是安全的。由当地原住民卫生服务机构灌输的知识仍然萦绕在他们的脑海中。即便紫外线过滤器可以解除这一风险，他们依然认为缸里的雨水不安全，不能饮用。

原住民参与现代性

我们向官员和专家报告原住民对这些事件的回应的时候，有时他们会很愤怒于这些"荒谬的"阿南古人（Anangu）不相信专家，或者是他们还停留在神鬼和传统的思维模式。与此相反，我们想要主张的恰恰是阿南古人（Anangu）的这种行为可以被视为对于现代性弊病、时 - 空延伸和供水从传统模式里脱域的理性回应。实际上，他们的回应与城市地区的其他民众是相似的，并且体现出他们对于现代性的深度参与。他们的回应来自两个接入点：第一个是 2000 年的事件，专家报告水受到了污染；第二个兴起自另一重更深重的怀疑，它根植于过去 100 年中在不同接入点上，他们的殖民经历以及后来的后殖民政策。

澳大利亚最偏远社群中的原住民与基本服务技术（essential service technology）间的关系，远比大部分的城市居民与其的关系紧密得多，而正是这种切身的了解，使得他们能够区分来自传统的危险和隐患以及来自风险和技术的超自然物。大部分社群都会聘用一位基本服务官员（essential service officer，ESO）来管理水、能源和下水道系统，故障出现的时候负责呈报主管部门。在小规模的社群里，ESO 既是邻居也是亲戚。也是因此，人们更加直接地接触到技术知识及其脆弱性。而那些城市中的非原住民居民很大程度上只知道故障出现的时候该拨叫的电话号码。

居住在偏远社群中的原住民也比城市居民与外界的专家有更紧密的联系。他们不断地被询问，如他们如何利用科学和技术、他们想不想要这些，或是科学技术可能给他们带来什么影响。这些现代性的政治和咨询的侧面成为了他们了解科学的指导原则。以下推断并非夸大其词，即他们比绝大部分人都拥有更多的对现状开展反思性思考的机会，以及面临非此即彼的场景和看到他们决策的潜在风险和收益的机会，其中包括国际间的对比与案例。从反思性的角度来说，他们对于自己的劣势非常清楚。

然而，我们也看到虽然专家告知阿南古人技术现在已经安全可用，但是他们鲜有机会通过对测试结果的观察来了解这一点。在我们对于阿南古人的访谈中，他们指出他们希望更为经常地得到关于供水状况的信息，以便对用水做出明智的日常决策。他们表示他们知道科学和技术的风险和危险必须得到持续监测，但实际上他们并没有参与这一监测之中。单纯被告知它是安全的是不够的，他们希望可以亲眼目睹。这一回应不来自任何形式的对传统和危险的顽固坚守；这是一种清楚意识到现代性及其技术所带来的潜在风险的公民所采用的方法。尽管居住在远离中心城市的地区，他们依然可以与其他公民一样，接触到关于日常技术内在风险的全球性的信息。这是通过组成 Iwantja 的阿南古人生活的复杂的电讯基础设施达成的。如前所述，人们对于源自科学和技术的风险和危险的回应，以矛盾的心理为特征，而这种特征来自专家和外行的矛盾信息（Lupton，1999）。

这种矛盾心理始自对技术与行政流程的不信任。专家未能认清的是过程中所暗藏的风险。且不论这一事件的发生是因为专家系统一系列失败的风险管理行为以及技术故障。联邦政府决定一个私营公司中标的时候，未能考虑到州政府专家在管理这些偏远地区供水系统中所具有的地方性知识，而这种知识已经成为了一种专长。在他们试图规避徇私舞弊的风险时，他们又为原住民制造了一种新的风险，并为州政府带来了额外的支出。在我们看来，阿南古人的回应源自他们对全球的认识，包括对州和联邦政府的工作的理解。这又来自他们与各种媒介的复杂联系，以及他们比城市公民深入得多的，对本地政治进程的参与。这与吉登斯全球化的概念交相呼应。也让我们想起贝克的理论，即公民对于科学和专家系统可谬性的认识来自对世界其他地方灾难的了解，以及他们将这些事件与自己生活联系起来的能力。他们可以在电视上实时看到在最遥远的地方发生的灾难。

风险理性与后殖民主义

阿南古人回应的第二个促成因素源自他们长期的殖民与动荡史。有鉴于此，他们对风险的回应可能与其他群体不同。在澳大利亚，原住民在历史上首先被殖民者认为是危险的对象，后来才为了所谓的原住民自身的安全，被驱赶到定居地去。他们也知道除了政策的不同的意识形态进路以外，他们也依然暴露于繁多的疾病和社会状况的风险之下。很多疾病来自他们所处的境遇，而非他们自己的高风险或不负责任的行动。例如糖尿病也许和生活方式有关，但在一定程度上也是基因决定的（Busfield 等，2002），而感染中耳炎或者 HINI 病毒仅仅是因为他们处在特定的地理区域（Sanchez 等，2012；Driedger 等，2013）。生而为原住民就是一种风险，而在这样的语境下，个人建立起一种强大的本体性安全意识是十分困难的。当专家耗费巨资运输饮用水，而人们还住在不合标准的房子里时，不难看出采取直接行动或发展你自己关于危险和风险是什么的生存经验理论的逻辑和合理性。这些后殖民政策的日常状况在阿南古人心中植入了对专家系统的怀疑态度。这种怀疑论的一个核心要素是原住民区分了那些与殖民及相关技术有关的风险，与那些源自他们自己认识论的风险。水的铅污染源自现代技术的失误，而非什么邪恶力量。阿南古人知道与世界很多地区的原住民一样，他们面临安全水源的问题，这与土地权利相关，也与保障小的、隔绝的社群的水质存在困难有关。实际上 APY 地区很多供水系统的进步是由加拿大沃克顿悲剧（Walkerton Tragedy）的教训促动的。该事件中，因地方供水故障与对于未受培训人员的信任，最终导致多人死亡或入院（见 Water Quality and Health Council，2013）。

结　论

吉登斯关于风险和信任的理论为考察全球的原住民和被殖民者的政治和日常回应提供了坚实的基础。诸如将澳大利亚政府因天然气协议问题告上海牙法庭的东帝汶政治家，又或者是在挪威用着原住民语言的萨米人警察（Isaksen，日期不详）。这些回应并不是幼稚的，而是对现代性谨慎而细致的理解。虽然有学者认为吉登斯的作品缺乏经验依据，但明显的是其他社会科学家可以将他的观点应用到日常生活的议题中去，并理解人们行为的原因和方式。他理论洞见的广度远非本章可以涵盖。他将风险和信任相关的理论延伸到亲密关系和政治生活之中。他的理论建构在古典社会学传统的坚实基础上。同时代其他社会学家的学说与他的观点交相呼应，也可以佐证这些洞见的可靠性。

参考文献

Barbalet, J. (2009) 'A Characterization of Trust and its Consequences' *Theory and Society* 38:367–387. doi10.1007/s11186-009-9087-3.

Beck, U. (1992) *Risk Society: Towards a New Modernity*. Sage: London.

Beck, U. (1994) 'Preface' in Beck, U.; Giddens, A. and Lash, S. (eds.) *Reflexive Modernization: Politics, Tradition and Aesthetics in the Modern Social Order*. Stanford University Press: Stanford, CA. pp. 1–23.

Bigley, G.A. and Pearce, J.L. (1998) 'Straining for Shared Meaning in Organisational Science: Problems of Trust and Distrust' *Academy of Management Review* 23:5–21.

Busfield, F.; Duffy, D.; Kesting, J.; Walker, S.; Lovelock, P.; Good, D.; Tate, H.; Watego, D.; Marczak, M.; Hayman, N. and Shaw, J. (2002) 'A Genomewide Search for Type 2 Diabetes-Susceptibility Genes in Indigenous Australians' *American Journal of Human Genetics* 70(2):349–357.

Craib, I. (1992) *Anthony Giddens*. Routledge: London.

Driedger, S.M.; Cooper, E.; Jardine, C.; Furgal, C. and Bartlett, J. (2013) 'Communicating Risk to Aboriginal Peoples: First Nations and Metis Responses to H1N1 Risk Messages' *PLoS ONE* 8(8):e71106. doi:10.1371/journal.pone.0071106.

Giddens, A. (1965) 'Georg Simmel' *New Society* 4(112):24–25.

Giddens, A. (1968) 'Power in the Recent Writings of Talcott Parsons' *Sociology* 2:257–272.

Giddens, A. (1970a) 'Durkheim as a Review Critic' *The Sociological Review* 18:171–196.

Giddens, A. (1970b) 'Marx, Weber and the Development of Capitalism' *Sociology* 4: 289–310.

Giddens, A. (1971a) 'Marx and Weber: A Reply to Mr Watson' *Sociology* 5:395–397.

Giddens, A. (1971b) 'Durkheim's Political Sociology' *Sociological Review* 19:477–519.

Giddens, A. (1971c) 'The "Individual" in the Writings of Emile Durkheim' *Archives Europeenes de Sociologie* 12:210–228.

Giddens, A. (1972a) *Politics and Sociology in the Thought of Max Weber*. Macmillan: London.

Giddens, A. (1972b) *Emile Durkheim: Selected Writings*. Cambridge University Press: Cambridge.

Giddens, A. (1973) *The Class Structure of the Advanced Societies*. Hutchinson: London.

Giddens, A. (1977) *Introduction to Max Weber: The Protestant Ethic and the Spirit of Capitalism*. Allen and Unwin: London.

Giddens, A. (1985) *The Nation-State and Violence*. Polity Press: Cambridge.

Giddens, A. (1990) *The Consequences of Modernity*. Polity Press: Cambridge.

Giddens, A. (1991) *Modernity and Self-Identity*. Polity Press: Cambridge.

Giddens, A. (1994a) *Beyond Left and Right: The Future of Radical Politics*. Polity Press: Cambridge.

Giddens, A. (1994b) 'What's Left for Labour?' *New Statesman and Society* 30th September: 37–40.

Giddens, A. (1994c) 'Agenda Change' *New Statesman and Society* 7th October: 23–25.

Giddens, A. (1994d) 'Brave New World? The New Context of Politics' in Miliband, D. (ed.) *Reinventing the Left*. Polity Press: Cambridge. pp. 21–38.

Giddens, A. (1998) *The Third Way – A Renewal of Social Democracy*. Polity Press: Cambridge.

Giddens, A. (2000) *The Third Way and Its Critics*. Polity Press: Cambridge.

Giddens, A. and Pierson, C. (1998) *Conversations with Anthony Giddens: Making Sense of Modernity*. Stanford University Press: Stanford, California.

Isaksen, B.E.H. (date unknown) 'Riding the Sami Language Roller Coaster: Law Enforcement in the Land of the Midnight Sun' Politiet, National Police Directorial, Norway. Available at http://www.crime-prevention-intl.org/fileadmin/user_upload/Seminaire_Autochtone/Britt_Elin-2.pdf (accessed 8 December 2013).

Kaspersen, L.B. (1995) *Anthony Giddens: An Introduction to a Social Theorist*. Blackwell: Oxford.

Kurtz, G. (2006) 'Anthony Giddens's Third Way: A Critique' in Bronner, S.E. and Thompson, M. (eds.) *The Logos Reader: Rational Radicalism and the Future of Politics*. The University Press of Kentucky: Kentucky.

Lane, C. (1998) 'Introduction: Theories and Issues in the Study of Trust' in Lane, C. and Bachmann, R. (eds.) *Trust Within and Between Organization: Conceptual Issues and Empirical Application*. Oxford University Press: Oxford: 1–30.

Luhmann, N. (2000) 'Familiarity, Confidence, Trust: Problems and Alternatives' in Gambetta, D. (ed.) *Trust: Making and Breaking Cooperative Relations*. Electronic edition, Department of Sociology, University of Oxford, Chapter 6. pp. 94–107. Available at http://citeseerx.ist.psu.edu/viewdoc/download?doi=10.1.1.23.8075&rep=rep1&type=pdf&a=bi&pagenumber=1&w=100 (Accessed 30th December, 2013).

Lupton, D. (1999) *Risk*. Routledge, London.

Moran, A. (2005) 'Trust and Uncertainty in a Settler Society: Relations between Settlers and Aborigines in Australia' in Watson, S. and Moran, A. (eds.) *Trust, Risk and Uncertainty*. Palgrave MacMillan: New York.

National Health and Medical Research Council (NHMRC) (1996) *Australian Drinking Water Guidelines*. NHMRC: Canberra.

Pearce, M.; Willis, E.; Wadham, B. and Binks, B. (2010) 'Attitudes Toward Drought in Outback Communities in South Australia' *Geographical Research* 48(4):359–369.

Poortinga, W. and Pidgeon, F. (2003) 'Exploring the Dimensionality of Trust in Risk Regulation' *Risk Analysis* 23(5):961–972.

PY Media (2006) *Case for Broadband Service Provision on the Anangu Pitjantjatjara Yankunytjatjara Lands (SA) and Southern NT Communities: An Aggregated Demand Strategy*. Final Report to the Department of Communications, Information Technology and the Arts, April 2006. http://www.waru.org/organisations/pymedia/bbda/BBDAP%20report%20Apr06.pdf [accessed 8th August 2007].

PY Media (2013) *PY Media Home Page* http://www.waru.org/organisations/pymedia/ [accessed 6th September 2013].

Sanchez, L.; Carney, S.; Estermann, A.; Sparrow, K. and Turner, D. (2012) *An Evaluation of the Benefits of Swimming Pools for the Hearing and Ear Health Status of Young Indigenous Australians: A Whole-of-Population Study Across Multiple Remote Indigenous Communities*. School of Medicine, Faculty of Health Sciences, Flinders University: Adelaide.

Wadham, B.; Boyd, R.; Willis, E. and Pearce, M. (2013) 'Reconstituting Water? Climate Change, Water Policy Reform and Community Relations In South Australian Remote Towns' *Human Geography: A New Radical Journal* 6(3):89–104. http://www.hugeog.com/index.php/component/content/article?id=292:v6n3-wadhametal (accessed 6th September 2013).

Water Quality and Health Council (2013) *Walkerton Tragedy: Five years after*. Available at http://www.waterandhealth.org/drinkingwater/fiveyears.html [accessed 13th December 2013].

Willis, E.; Pearce, M.; Jenkin, T. and Wurst, S. (2004) *Water Supply and Use in Aboriginal Communities in South Australia.* Worldwide Online Printing: Adelaide. pp289.

Willis, E.; Pearce, M.; Ryan, F.; McCarthy, C. and Wadham, B. (2009) 'The Provision of Water Infrastructure in Aboriginal Communities in South Australia' *Aboriginal History*, 33. http://epress.anu.edu.au/apps/bookworm/view/Aboriginal+History+Volume+33/9921/ch07.html#toc_marker-12 [accessed 17th April 2013].

Zucker, L.G. (1986) 'Production of Trust: Institutional Sources of Economic Structure, 1840–1920' in Staw, B.M. and Cummings, L.L. (eds.) *Research in Organizational Behavior*, 8. JAI Press: Greenwich. pp. 53–111.

第三十章

威廉·考克汉姆：当代健康生活方式的社会学

布莱恩·伊诺特（Brian P Hinote）

苏静静 译

在西方社会中，生活方式已成为健康或疾病的最重要预测指标之一。多位学者（例如，Omran，1971；Cockerham，2007；Hinote and Wasserman，2013）都仔细描述了西方社会近来的许多社会学和流行病学改变，而生活方式从这些转变中脱颖而出，在健康方面重新占据了突出地位。虽然理论家、科研人员和临床医生对"生活方式"一词的概念化各不相同，但是健康生活方式对医学社会学家和社会流行病学家而言具有特殊的理论和现实意义。直至21世纪初，伴随着美国医学社会学家威廉·考克汉姆（William Cockerham，2005）的工作，才出现了全面的理论框架，并具体论述这些健康现象的作用和机制。本章深入介绍了考克汉姆的健康生活方式理论的背景、解读以及应用，该理论有效地解释了个体之间的相互作用、个体与社会结构之间的紧密联系，并证明了批判性应用社会学核心概念分析典型的个人主义生活方式概念的价值。

健康生活方式理论作为一种重塑和发展早期社会学思潮的创新整合，通过促使我们思考过去有关健康生活方式的个人主义概念，对分析健康行为的社会科学理论和实践具有重要贡献。该理论吸收了经典和当代社会学理论，整合形成了早期生活方式的论述，并回顾了长期存在的理论和哲学困境，例如能动性-结构问题和主体-客体二元论等。通过上述研究，考克汉姆使得学界开始关注生活方式在个体健康结局和行为趋势汇集过程中所起到的重要作用，同时解释了个体和其所属社会群体中的动态和流动性关联。在接下来的篇幅内，笔者将首先介绍威廉·考克汉姆这位提出健康生活方式理论的社会学家的生平。随后，我将总结后现代中知识界、社会和流行病学的最新进展，支持对于上述框架的需求。在这一过程中，在介绍考克汉姆所提供的当代健康生活方式理论之前，笔者将回顾对生活方式的早期概念及其论述。最后，在讨论这些理念如何在社会科学中应用之前，将探究这些最新发展的理论和实践意义。

人物简介

威廉·卡尔·考克汉姆于 1939 年出生于俄克拉荷马州俄克拉荷马城。他先是在俄克拉荷马大学学习，后在美国陆军服役，之后进入加州大学伯克利分校学习，于 1971 年获社会学博士学位。在这段时期，美国学界逐渐对结构功能主义失去兴趣，考克汉姆早期认同社会学思潮中符号互动主义传统。在他学术思想形成过程中，影响较大的学者包括加州大学伯克利分校的诺曼·丹增（Norman Denzin）和赫伯特·布鲁默（Herbert Blumer），以及加州大学旧金山分校的安塞姆·斯特劳斯（Anselm Strauss）。考克汉姆最初在怀俄明大学（University of Wyoming）任职，他在那里开设了他的第一门医学社会学课程，这一阶段的工作为他在医学社会学领域广泛采用的教科书写作奠定了基础，这本教科书目前已经出版了第 12 版，是全球医学社会学领域最有影响力的著作之一，被译为近十种语言。科克汉姆对美国医学社会学的探索是及时的。1975 年，他被伊利诺斯大学香槟分校（University of Illinois at Urbana-Champaign，UIUC）医学院和社会学系联合聘用。1991 年，他成为阿拉巴马大学伯明翰分校（University of Alabama at Birmingham，UAB）教授，并于不久后推动成立了医学社会学博士学项目。他是阿拉巴马大学伯明翰分校社会医学中心前任主任，目前是该校的社会学、医学和公共卫生荣誉教授，他仍然以管理人员、研究人员、作家和学者的身份活跃在那里。

然而，考克汉姆将健康生活方式理论的全面概念化是一个较新的发展。20 世纪 80 年代，他在德国的一系列研究提供了令人信服的证据，证明了生活方式与社会阶层等结构化影响因素之间密切相关，从而引发了对于这些现象微观水平概念化之间的再思考（开始脱离其最初的符号互动主义学术思想）。假如健康生活方式是一种自由选择，那么就不会出现特定社会群体（例如社会阶级）聚集出现类似生活方式的现象。尽管如此，德国还是出现了这种现象，随后在美国和其他西方社会的研究也证实了这种趋势。随后，在 1994 年维也纳召开的一次会议上，考克汉姆听到了苏联和东欧社会主义国家的社会学家试图解释上述国家所出现的死亡率急剧上升现象，考克汉姆开始使用其对于健康生活方式的初步理念对上述人群进行分析，最终揭示了苏联和东欧地区中工人阶级男性死亡率飙升的首要原因之一。2005 年，他在《健康与社会行为杂志》（*Journal of Health and Social Behavior*）发表的文章充分论述了他对健康生活方式的概念化。这是他对于健康和医学社会学多个领域的众多贡献之一，包括因果、风险、精神障碍、老龄化、理论和国际卫生。

迄今为止，考克汉姆的职业生涯多产而且有影响力，他作为社会学研究跨越了结构功能主义的衰退和符号互动主义和以能动性为导向的范式的兴起，然后又进入了对人类社会行为的结构主义解释的再度兴起。本章所讨论的生活方式范式反映了这一理论发展的轨迹，以期打造一个理论的"妥协点"，避免滑向纯粹能动性导向和（或）结构导向的解释。我现在要讨论的就是这个框架。

晚期后现代性的变化图景

至少有三种潮流是导致生活方式在当代健康和社会中重要性上升的原因，主要包括①疾病模式的变化；②新的现代性；③自我认同的转变。首先，疾病模式的转变包括了奥姆兰（Omran）首次提出的"流行病学转变"（epidemiological transition，又译作"流行病学过渡"）现象，该术语描述了发病和死亡从传染性疾病为主转变为慢性病为主。更为重要的是，这种转型也标志着我们对健康概念的重要转变。在转型前的现代社会，健康往往被认为是没有疾病或损伤。虽然疾病大部分时候取决于个体何时和（或）何地接触传染病，但当时社会和经济学因素已经出现开始影响疾病的趋势。在这段时间，传染病是发病率和死亡率的主要来源，若避免接触病原体，避免前往传染病高发地带，一般可以保证个人的健康。然而，随着经济的发展、公共基础设施的改善和医学科学的进步，传染性疾病的威胁逐渐下降，在这一过程中，后现代的慢性非传染性疾病的威胁逐渐浮现。

流行病学趋势的变化是生活方式重要影响的首个值得注意的趋势，死亡负担逐步从短期、可治疗、通常可治愈的疾病转向了慢性、有时可以控制、却难以治愈的慢性病。这一趋势不仅从人口学、流行病学和生物医学角度来说十分重要，健康的社会决定因素，包括生活方式等，对于某类疾病何时出现、如何出现、结果如何变得更加重要（Link，2008）。换言之，在流行病学转型之前，个体通常会寻求医生或医学科学（或某种来自科学进步和"神奇子弹"的期待）的帮助，以便"修复"或消除疾病，但是临床医学的结构并不适合解决当代许多健康威胁。慢性非传染性疾病是一个长期的过程，来自个人累积的、受结构影响的、遍布生命历程的生活方式决定。生活方式成为健康和死亡率最有力的预测指标，而这些源自生活方式的疾病通常不符合现代医学的治疗逻辑（见 Wasserman and Hinote，2012）。

今天，健康的概念已经不仅仅是没有不适（例如疾病、伤痛等）；相反，健康是一种更加完整的概念，不仅是身体上的健康，也是情感、社会功能和心理上的良好状态——是一个多维度的概念。除此之外，也可以将健康视为某种成就，是一个人具有能力探究并驾驭日益复杂的当代健康威胁因素的体现。这一多层次的定义表明，健康是我们必须有目的的努力方可获取的，或者换言之，如果我们不够重视，我们将会承担疾病或早逝的风险。最后，这些发展提示，从社会范式上而言，个体对其健康和身体承担着更大的责任，但是这不意味着每个人都能同样有效地承担这一责任。因此，在现代社会中，社会因素会塑造疾病的结局，同时在流行病学转型期间和之后，这些影响变得更加强大，而生活方式成为这些因素发挥作用的重要机制之一（Cockerham，2007；Wasserman and Hinote，2011）。

上面所提及的第二个重要发展指的是一种新的现代性形式（关于后现代转变的更多讨论，请见 Giddens，1991；Beck，1994，1999；Hinote and Wasserman，2013）。当代健康生活方式的显著性源自这种以后现代性为特征的转变，部分体现于流行病学转变。全球各地的社会都在经历着巨大的变化，这些变化动摇了启蒙运动以来工业现代性的逻辑根基，我们可以在很多领域观察到这种变化的结果。在医药卫生领域，我们可以观察到医生社会地位、权威性和声望都在逐渐下降，在后现代医学市场兴起之前的医学"黄金时期"，医生曾经享有巨大的权力、影响力和自主权。作为这种趋势的原因和结果，我们也注意到当前医患关系中双方权力和决策权威的分布更为平等，同时也可以注意到互联网医学的兴起和健康问题的不确定性日益普遍的趋势。我们看到以前现代主义医学知识的铁板一块的权力基础正在瓦解，在后现代晚期，医学科学和临床医学的逻辑成为促进健康、治疗疾病的诸多范式之一。因此，这些发展的最重要结果可能是一个悖论。后现代性的变革浪潮使得个体承担更多责任，且更为积极地通过完善生活方式参与健康管理中，但是要达到这一目的，由于社会因素日益重要且疾病致病机制本质不确定性增加，必须获取必要的资源，探究日益复杂的医学健康领域的各维度（Cockerham，2007；Wasserman and Hinote，2011）。

最后，上面所提及的第三个发展指的是后现代中对于自我身份的首要关注。在现代性中，工作或职业是确定一个人社会经济地位的重要决定因素。在20世纪，消费模式开始代替生产机制，作为社会地位和群体认同的标签。现代性中技术经济进步（随着全球劳动力市场的生产转变）使得获取物质更为便捷，因此个体消费的产品，而不是个体生产的产品，成为了若干后现代秩序中人与人区别或是否相似的首要机制。这进一步促使生活方式成为对人类社会行为研究的前沿，其主要原因是，生活方式本身就是消费的标签。因此我们可以得出结论，在后现代性中，生活方式对于自我身份确认十分重要。而且，生活方式在我们对于健康和疾病的粗浅理解当中占据了重要地位，不论是对于个体水平还是群体水平都是如此。但是在进入本章主题，具体展开论述当代健康生活方式理论之前，我们首先简要介绍下早期社会学理论中对于生活方式的论述。

经典社会学理论中对生活方式的研究

马克斯·韦伯［（1922）1978］、皮埃尔·布迪厄［（1972）1977，1984，1990］和安东尼·吉登斯（1987，1991）的研究深刻地影响了考克汉姆关于健康生活方式（2005，2014）的论述。这些主要的知识学派构成了健康生活方式理论的基石，他们的研究，特别是韦伯和布迪厄的著作，强调了生活方式理论在疾病和健康行为领域试图解决至少两个哲学和理论问题：能动性-结构问题和主体-客体二元论。虽然马克斯·韦伯没有特别强调健康实践，但对健康生活方式的社会学分析很可能源自马克斯·韦伯，他更普遍地关注生活方式与社会地位之间的关系。社会阶级这一长期存在的概念源自经济领域，阶级代表了生活机会的经济部分［Weber，（1914）1964］，对韦伯而言，生活方式意味着某个地位人群（即除其他属性外，拥有相同社会评价的个人群体）的特征。这些不同社会地位的人群因为其成员所消费的产品而形成共同的"生活方式"。相应地，阶级的分层是基于他们与商品生产的关系，而地位群体的分层则是根据消费原则，或者说是生活方式［Weber，（1922）1978］。因此，韦伯对于生活方式的讨论主要集中在消费的概念，最终表明，将这种讨论应用于健康领域十分重要，而且，他也指出生活方式涉及两个重要组成部分：生活选择和生活机会。

韦伯认为社会学是一门专注于解释和理解社会行为的科学［见Weber，（1922）1978］，生活选择和生活机会这两个概念是韦伯对社会生活分析的重要思想贡献。生活选择指的是自我指导，或者从多种行为选项中进行选择，生活机会指的是实现个体选择的结构性概率。正是通过这些概念的辩证相互作用，才出现了生活方式。换言之，机会限制了生活选择或使得生活选择成为可能，反之选择也能够强化或修正生活的机会，从而导致具有相似地位的人群中产生了类似的生活方式特征。生活机会牢牢地扎根于社会和经济分层中的结构条件，一般指的是个体能够实现其所想要、需要、渴求或选择的概率（Dahrendorf，1979）。因此，个体具有一定程度的自由，但没有完全的自由，可以根据他们在更广泛的分层系统中的地位，从可供选择的方案中进行选择，即他们的生活机会。机会的概念在韦伯的著作中具有十分重要的地位，但是需要谨记，生活机会远不止是偶然的。它们在出生时就已经被决定，虽然一定程度上可能变化，但是其实非常经久（Cockerham，2014；Hinote，2014a）。

韦伯将代理人的能动性（选择）与更大的社会系统（机会）联系在一起，同时为分析长期存在的能动性-结构问题提供了有效的概念，将选择作为能动性的代理，将机会作为社会结构的代理。从社会学发轫之初，社会行为中能动性和结构的相对作用就是社会学关注的核心内容（Cockerham，2007：55），这是由于理解这些关系对于理解社会的真实面貌十分有帮助（Archer，1995）。然而，令人吃惊的是，许多医学社会学家最初没有注意这一古老的难题（可能是由于这一学科最初更多是针对心理学和医学的应用学科），但是这对于讨论健康行为和生活方式更为重要。也就是说，这些是孤立的、个体的选择吗？抑或是在某种程度上被社会阶层、性别等结构性变量塑造的？我们如何解释生活方式的选择以及最终的模式是如何产生的？这些问题对于理解这些现象而言十分关键，对于我们解释流行病学的总体趋势也十分关键。这些问题也让后来的学者们深感困惑，不论分析健康行为的学者，还是剖析更广泛意义上社会行为的学者都是如此。

当代社会学对生活方式的研究

虽然韦伯为晚期现代健康生活方式的研究提供了经典的社会学论贡献，安东尼·吉登斯（1987，1991）和皮埃尔·布迪厄［(1972) 1977，1984，1990］具体阐释了与这些重要的当代现象相关的条件和机制。更具体的是，吉登斯分析了与后现代性转变相关的社会变化如何削弱了简单现代性的传统实践，并在这一过程当中促进了个人选择的多样性。能动性的选择（受到结构的影响）构成了一种生活方式，这种生活方式通过一系列相对固定的行为模式，与其他客体相互联系。建立在上面所讨论的社会身份转移理念之上，生活方式是一套综合性的实践，不仅能够满足使用需要，也构成了特定自我身份的话语。换言之，消费模式有助于重塑社会身份，由于这些选择从来没有脱离更为广义的结构现实，吉登斯强调，能动性相对社会结构的指向，使得生活方式选择成为可能或为生活方式选择赋能，而不仅单纯是限制生活方式的选择（Cockerham，2014）。虽然这些理念是重要、影响巨大的贡献，但是有人认为皮埃尔·布迪厄在考克汉姆的健康生活方式概念化中发挥了更大的作用。

虽然这一理念并非源自自己的研究，但是布迪厄为当代健康生活方式理论提供了一个重要的基础性概念——惯习。这一概念是当代社会学理论中最广为人知且最常为学界引用的概念，布迪厄创立发展了惯习的概念，以期调和围绕上述能动性 - 结构问题所产生的行为学影响，更为广泛地来讲，并延伸到主体经验和客体社会结构之间的联系（Maton，2008）。例如，从经验层面而言，个体通常认为他们的选择是自由的，但是通常他们的行为原则符合其周围人群的可预测行为和态度。同样，在结构层面上而言，社会行为是有一定规律性和连贯性的，不仅仅是重复，更是由于工人阶级家庭的子女最终可能获得工人阶级的工作，中产阶级的人们享受中产阶级娱乐方式，并可以以此类推。虽然没有明显的指南，但作为单纯社会结构或主管意愿的产物，这些动态活动的展示方式可预测性很强（Swartz，1997）。布迪厄探讨了在没有明确规则指导的情况下，行为选择被明显规范的方式，他将惯习定义为一种社会机制，通过习性塑造个体以某种方式进行思考、感受和行为，虽然有时这种思考、感受和行为具有一定创造性，但通常都是可预测的，对特定情形和环境做出的反应（Wacquant，2006）。相应地，惯习通过复制偏好、品味、行为和机会结构，指导个体的选择和社会行动。

布迪厄（1977，1990）本人通过不同方式描述了惯习（见 Swartz，1997），但是围绕和体现这一概念的过程是作为一套循环关系体系展开的，在这套体系中生活机会得以内化，之后转化为个体期待，随之通过行为得以外化，此类行为倾向于产生和（或）反映与其起源社会行为非常相同的生活机会。因此，个体和群体的愿望和习性反映了惯习（即，这既是"结构化结构"，也是"结构中结构"；见 Bourdieu，1990：35），因此也即将现有的社会安排永久化。惯习通过儿童时期的最初社会化产生，带来了极为结构化的、以特定阶层或社会阶层群体特征的习性。惯习解释了优势或劣势如何内化成为行为习性，导致每代人之间的个体差异和结构化不平等。它影响了多个文化消费领域，惯习能够持续存在，但不是完全静态或不变的。虽然有时会改变，然而惯习总是展现内在的稳定性，倾向于产生或重复导致以结构为特征的行为，正是这些结构导致了此类行为。

作为布迪厄广义社会行动理论的一部分，惯习提供了当代生活方式理论化的途径，一方面与客体生活方式选择建立了关键的联系，另一方面将健康行为趋势加以汇集。这一重要的概念解释了社会行动中行为的出现和规律性，打破了原有的客体和结构之间错误的二元对立。并且，个体与广泛意义结构之间的惯习密不可分，每个人都与特定的社会影响集合相关联。但是毕竟根据定义，这些影响是被很多人所共有的，即便是我们对其进行区分，区别也是不可避免地受到社会分类的影响。最后，惯习通过解释客观社会事实如何内化成为习性，习性如何外化显现成为社会行动，从而解释了主体 - 客体二分相关的行为问题（Maton，2008；Hinote，2014b）。这些奠基性贡献强调了构成个体生活方式的不同选择代表了内化惯习的多种方式，而这些习性又被个体与更广泛结构安排之间不可回避的关联所塑造。通过这种方式，上面简要描述的理念设定了其在医学社会学中应用的理论场景——关于健康生活方式的社会学理论。

当代健康生活方式理论

在很大程度上，由于上述变化（例如，疾病类型的变化、现代秩序的结构和个体身份的转变），21 世纪早期时，急需一种关于健康生活方式的社会学理论。这不意味着研究人员或是从业人员忽视或小看了生活方式作为健康概念的重要性。相反，虽然此前存在对社会行为的大量一般性社会学分析，但是在公共卫生、流行病学和其他相关学科中，"生活方式"这一概念最为广泛接受的定义来自韦伯、吉登斯和布迪厄的概念化。如上所述，这些思想家分析并解释了社会行为和限制或是促进这些社会行为产生的社会结构。当代社会医学论述强调了健康生活方式的个人主义维度，因此忽略了这些现象的集体性、结构性本质（Frohlich等，2001）。这些方法学上的个人主义忽略了个体选择的一个重要维度，没能为理解生活方式提供更深层次社会学分析。这些方法不仅很大程度上导致无法解释人类的社会行为，也限制了我们思考理解个体行为干预的方式，使得我们不去关注背景因素影响的重要性，例如环境、社会关系和其他与健康和良好状态相关的重要社会学因素等。简而言之，我们所需的是综合性框架，以便能够在不同层面上解释健康的决定因素，并且能够解释这些因素在导致健康后果时所起到的作用。

考克汉姆（2000a）将健康生活方式定义为人们根据其生活机会所选择的健康相关行为的整体类型。从这一定义出发分析问题十分重要。韦伯对于机会和选择之间的辩证作用的影响已经十分明显，健康生活方式框架源自这一重要互动过程（关于健康生活方式范式的图形展示，参见Cockerham，2005，2007，2014）。如上所述，生活机会与客体类似，生活机会是社会结构的代理，促使产生或限制产生某种行为选择，最终产生某种健康生活方式。此外，各个个体的健康生活方式并非是不协调的，他们是个体的惯常生活方式，聚合成为特定社会群体或阶级的典型行为特征，因此自然构成了个体或群体的健康现象（Cockerham，2007）。

健康的生活方式源自社会结构，更具体地讲，来自生活机会，这与传统一般大众的想法不同，但是对很多社会科学家而言并非出乎意料。我们最初所拥有的社会阶层状态，例如阶级、年龄、性别、种族/民族等，确定了我们在最初社会化过程和童年阶段通常可以拥有的生活机会。我们可以扩展经济社会环境、意识形态和社会关系对于集体性和生活环境的影响，这都构成或直接对我们生活中良好事物的影响或实现我们生活选择的机会。阶级环境和其他生活机会的维度设立了个体最初社会化和早期经历的背景舞台。个体在这一生命阶段内，根据其生物机会提供的各种可能性，有效地内化了其生活机会，学习着根据适当的选择和理念调整自己的行为。简而言之，早期这些关于机会与选择之间、结构与客体之间的相互作用，产生（重现了）惯习，这些关系不仅是个体（即各个个体拥有这些惯习）的典型，对于集体而言也是典型的（即拥有相同社会地位的个体所组成的群体享有类似的群体惯习）。通过这些方式，韦伯的选择-机会动态系统和布迪厄的关系概念构成了考克汉姆生活方式分析框架的基石。

我们对前述加以小结，许多类别的结构变量（构成了生活机会）具有构成个体和群体的生活方式选项，包括但不限于：①社会阶级环境；②年龄、性别和种族/民族；③集体；④生活条件。这些类别提供了选择的议程（即，可选项的集合）和选择的方式（即选择适宜选项的指南）（见Bauman，1999）。相应地，通过生活机会、结构性因素会塑造一系列的选项，并为这些选项进行排序。换言之，社会结构（通常指社会阶级）塑造了我们可以选择的选项和我们应当选择哪个选项，很好地确立了阶级或是社会经济地位在健康结局中的重要地位（例如，Link and Phelan，1995；Cockerham，2007；Phelan and Link，2013）；因此，这一概念在健康生活方式理论中占据了类似的显著地位。然而，上述其他结构性变量同样也在塑造生活机会中发挥了重要作用——通过年龄队列效应、性别角色、共有的行为范式和意识形态（即集体）——和所生活的社区、生活和工作条件等，也包括其他影响。根据考克汉姆（2005，2014）的理论，这些机会结构塑造了生活方式的选项，通过社会化内化成为惯习，指导行为倾向，所以能够在面临一系列健康选项时，选择这个或那个选项。

在健康生活方式理论的背景下，惯习是一种认知地图或是一系列倾向，同时反映了或是日常指导个体的健康选项，产生的行为不仅是具有规范性的，而且是习惯性的和自发性的。同样，它也将个体与相似客体的较大群体之间产生了联系。在卫生事务中，这些行为的习性主要针对维持健康或健康促进发挥作用（例如，锻炼、健康膳食等），他们开展某项行为时可能根本不顾及健康后果（如使用烟草、有害使用乙醇、不健康膳食等）。这些来自惯习的行为，可能是基于有意识或理性的计算，可能是来自深植于日常行为内的习惯或本能，根本没有过多思考。客体倾向于拥抱行为选项和策略的方式，一般是倾向于避免采取刻意的目的、结局或分析。这样，在惯习的指引下，生活方式行为融入了日常生活当中，并且生活方式行为通常是受到习惯考虑的影响，而不是抽象逻辑。

此类过程所产生的典型生活方式行为包括烟草和乙醇的使用、饮食习惯和锻炼习惯，也可能扩展到维护健康行为（例如，常规体检等）和其他行为。这些个体行为可能是积极因素或是消极因素，但是这些行为整体构成了生活方式的总体，这一复杂的总体不仅是个体的特征，也是个体所在群体的特征。相应地，这一框架成功地解释了不同个体客体之间健康行为的差异，也解释了在具有相似惯习和生活机会的各客体群体间所能观察到的生活方式类型。最后，形成某种特定的行为类型（健康生活方式）后，此类行为类型一般都会自我复制。不容否认存在对行为进行修订的空间，选择生活机会所提供的其他选项，但是随着时间推移，生活方式一般相对保持稳定，虽然可能会出现某种程度的改变，但会较为长久地持续存在（Cockerham，2014）。由于生活方式通过生活机会和习惯的结构发挥作用，也可在代际间传递，在个体生命过程中持续存在，并延续若干代。这也是为何随着时间推移，个体和社会群体的生活方式类型能够保持如此稳定。

讨论和应用

如上所述，针对（例如，Cockerham 的，1988，2002；Cockerham，1997，2000a，2000b）

苏联和欧洲地区卫生健康动态的研究项目为当代健康生活方式理论的最终发展提供了动力。例如，在西德和美国开展的研究（例如，Cockerham 等，1988）将韦伯对于马克思主义的评论拓展到健康行为的研究，为韦伯健康生活方式理论奠定了基础。魏茨金（Waitzkin，1983）和纳瓦罗（Navarro，1986）发展了马克思主义对健康生活方式的分析方法，强调了结构性和物质基础对于塑造健康结局的重要作用，考克汉姆及其同事（1988）对此充分肯定。但是，他们也注意到这种思维方式存在较大的缺陷，指出马克思主义者认为健康行为是完全由社会经济超结构和潜在意识形态决定的，个人选择或抉择不起任何作用（Cockerham 等，1988：115）。毕竟，人类在特定环境中确实拥有关于健康行为的选择权力。采用韦伯式健康行为观念，可引入选择 - 机会互动的观念，以及对于消费类型、生活方式选择以及社会阶级群体之间的关系，从而弥补了马克思主义分析的不足。

由于苏联和东欧地区死亡率的恶化趋势主要影响了男性，之后对于这一地区的研究（Cockerham，1997）也主要关注了男性群体，特别是中年工人阶级男性。对于这一恶化趋势，存在不同的解释假说，包括苏维埃国家意识形态和健康政策的机构、与快速社会转型相关的社会政策，最后也包括了健康生活方式理论。前面两种假说可能可以部分解释死亡率波动，健康生活方式理论的假说，包括乙醇消费、烟草消费、膳食习惯改变和缺乏锻炼等似乎应当是这些男性健康问题的主要社会决定因素。即便生活机会有不同维度，例如国家意识形态（Cockerham 等，2002）或压力 / 苦闷（Hinote 等，2009b），也对此类人群的健康有负面影响，这些维度的因素很大程度上也是通过生活方式的作用机制发挥作用，包括酗酒、吸烟和膳食习惯等。这里所关注的研究，不仅为生活方式假说提供了更多支持，更强调需要一种理论统合此类至关重要的健康行为学因素。

后续的研究（例如，Hinote，2009）对此类观点进行了调整，不仅将这一分析方式应用于男性，也应用于这一地区的女性（Abbott 等，2006；Hinote 等，2009a，2009b，2009c），为社会条件、生活机会和健康及死亡率结局之间的关联提供了更多的证据。伊诺特和韦伯（Hinote and Webber，2012）研究了苏联男性中性别构建与关系的显著性，注意到在不同水平的分析中，"男性气概的构建与特定行为倾向之间存在内在联系，因此对健康水平和寿命长短存在深刻的影响"（Hinote and Webber，2012：305）。他们进一步注意到，与酗酒相关的行为倾向源自惯习，在特定领域或集体、社会机构或国家中，会通过社会互动而被强化。换言之，"无产阶级社会化和学习'像男人一样行事'的思维深植于饮酒行为当中，因此通过特定惯习构建可以不断地在代际间传播"（Hinote and Webber，2012：306）。这些研究人员有效地解释了健康生活方式如何以相对稳定的方式跨代际传播、如何在不同水平的社会尺度上传播，因此展现了健康生活方式的作用。考克汉姆也将其思想应用于亚洲社会环境中（Cockerham 等，2006），也在其分析美国健康趋势时加以应用。

虽然考克汉姆的分析框架是对当代社会健康行为进行理论化的有效方法，但是这一分析框架还是产生了部分具有挑战性的方法问题。例如，考克汉姆（2005）自己曾简洁地说明，测量与生活机会相关的群体现象（以某种方式准确地评价某一变量的结构特点）并非易事。传统定性或定量的方法具有内在的缺陷，研究人员必须设法加以克服或减小其影响。即便是衡量社会阶级这一普遍存在的现象，在这一框架或是其他框架中，也存在一系列的问题（见 McQueen，2009）。以布迪厄的惯习理论作为核心，使用传统的研究方法可能很难操作构成健康生活方式理论的概念（见 Bourdieu，1984；Hinote，2014a），但是这种方法不能直接进行概率论的假设检验。相对而言，健康生活方式理论是近期的发展，因此研究者仍然面临许多此类挑战。考克汉姆（2005）特别建议使用多水平或分层的模型，克服部分测量困难的问题，但是随着健康生活方式领域研究越来越多，我们希望能够更为深入地了解这一新型研究方法如何使我们更好测量此类现象。

健康生活方式理论的一个显著优点在于克服了当代生物医学论述中使用个人主义阐述健康生活方式概念的不足，同时将健康行为和结局的理论化也推动我们在个体和政策水平思考这一领域的实践和干预措施。很明显，这些观点十分重要，远远超出了最初的来源：苏联和东欧国家以及冷战结束后的历史背景。例如，韦茨（Weitz，2010）引用了考克汉姆生活方式理论，以期能够克服客体中心方法的弱点，对健康和疾病进行定义。她认为这一分析框架克服了许多当代健康模型中向上合并的趋势，为当代健康行为提供了"综合分析"（Weitz，2010：41）。此外，费伦等（Phelan 等，2010）使用考克汉姆的理念，将社会阶级组群动态整合到当前基本成因理论的发展过程中，以便更好地构建在个体选择或之上的结构 - 水平健康资源。这些资源从各个状态个体处受益或受损，在分析健康行为时很明显是需要考虑的重要因素。艾贝尔和弗罗利希（Abel and Frohlich，2012）更广泛地应用了考克汉姆生活方式分析框架，将这些理念整合于对健康不平衡发展的更广泛讨论中，这些研究和实践必须考虑结构化的健康影响及其于个体健康选择的相互作用。除了理论讨论之外，健康生活方式理论也激励了我们以新的方式思考健康行为和政策。德洛米尔等（Delormier 等，2009）基于这一框架，重新讨论了个体饮食习惯之外的社会影响，注意到这些力量对于形成更为有效的营养干预措施极为关键。而且，艾迪生及其同事（Edison 等，2011）同样利用考克汉姆的观点用来分析社区卫生。也即，更深刻且充分地思考结构性和社区背景有助于克服个体水平分析社区健康干预措施的不足之处。最后，Fotaki（2010）利用这些理念分析了英国国家卫生服务体系中患者选择概念相关的社会经济和社会心理因素。她指出，选择的条件远远超出了个人层面的考虑，并强调在讨论公平问题时，对患者个人选择的简单化和片面化的概念会产生更广泛的政策影响。

瓦瑟曼和伊诺特（Wasserman and Hinote，2012）同样引用了考克汉姆（2005，2007）生活方式理论以及费兰和林克（1995，Phelan and Link，2013）的基本归因理论，强调当代社会学对于临床实践、医学教育、补贴结构和医学分工的研究和理论化。简言之，许多当代健康服务供给结构不能很好地应对后现代时期卫生领域的威胁，以及疾病本身。如前所述，健康生活方式理论解释了个体生活方式形成的机制，以及社会群体和人群的健康状况是如何形成的。瓦瑟曼和伊诺特（Wasserman and Hinote，2011）单纯地认为，在健康领域中，生活方式承担了更大的个体责任（即，从很多方面而言，后现代时期的健康是个体化的），但是由于选择很大程度上受到生活机会的影响，后现代时期，并不是每个个体都有充足的资源供其实现自身的选择。换言之，那些能够较快采取健康生活方式的人，大部分是拥有足够社会经济资源，能够深入了解日益复杂、多维的健康、疾病理念和当代流行病学研究趋势，反映出了无处不在的社会分层结构。总之，在许多健康和政策的讨论中，考克汉姆的健康生活方式方法可以与当代社会、医学和健康科学中研究的不同方面相关，在此我们仅讨论了其中很小一部分。

结　论

　　本章的目的是简要但完整地介绍美国医学社会学家威廉·考克汉姆所提出健康生活方式理论的背景、解释以及一般应用。考克汉姆的职业生涯伴随着社会科学中结构功能主义的衰落、微观范式的兴起和新结构主义理论的复兴。相应地，他的生活方式框架意在连接从微观到宏观水平的分析，避免许多理论的上下游合并趋势，克服了能动性-结构和主体-客体等经典理论问题，分析了健康行为如何以可预测的方式产生并归类。这一框架，以及相关的社会学思潮趋势，有助于开展个体生活理论概念化之后的研究和思考，以及类似的个体如何理解疾病发生机制、健康照护服务提供和卫生政策。考克汉姆整合了多个社会学者的理论，用于解释后现代社会中生活方式特点和趋势是如何出现的，借此也解释了个体客体和其所处的社会群体之间的动态联系。

参考文献

Abbott, P.; Turmov, S. and Wallace, C. (2006). 'Health World Views of Post-Soviet Citizens' *Social Science and Medicine* 62:228–238.

Abel, T. and Frohlich, K. (2012) 'Capitals and Capabilities: Linking Structure and Agency to Reduce Health Inequalities' *Social Science and Medicine* 74:236–244.

Archer, M. (1995) *Realist Social Theory: The Morphogenetic Approach*. Cambridge University Press: Cambridge, UK.

Bauman, Z. (1999) *In Search of Politics*. Stanford University Press: Stanford, CA.

Beck, U. (1994) *Reflexive Modernization*. Stanford University Press: Stanford, CA.

Beck, U. (1999) *World Risk Society*. Polity Press: Cambridge.

Bourdieu, P. ([1972] 1977) *Outline of a Theory of Practice*. Cambridge University Press: Cambridge, UK.

Bourdieu, P. (1984) *Distinction: A Social Critique of the Judgement of Taste*. Harvard University Press: Cambridge, MA.

Bourdieu, P. (1990) *The Logic of Practice*. Stanford University Press: Stanford, CA.

Cockerham, W.C. (1997) 'The Social Determinants of the Decline in Life Expectancy in Russia and Eastern Europe: A Lifestyle Explanation' *Journal of Health and Social Behavior* 38(2):117–130.

Cockerham, W.C. (2000a) 'The Sociology of Health Behavior and Health Lifestyles' in Bird, C.; Conrad, P. and Fremont, A. (eds.) *Handbook of Medical Sociology*. Prentice-Hall: Upper Saddle River, NJ. pp. 159–172.

Cockerham, W.C. (2000b) 'Health Lifestyles in Russia' *Social Science and Medicine* 51(9):1313–1324.

Cockerham, W.C. (2005) 'Health Lifestyle Theory and the Convergence of Agency and Structure' *Journal of Health and Social Behavior* 46(1):51–67.

Cockerham, W.C. (2006) 'Health Lifestyle Theory in an Asian Context' *Health Sociology Review* 15(1):5–15.

Cockerham, W.C. (2007) *Social Causes of Health and Disease*. Polity: Cambridge, UK.

Cockerham, W.C. (2014) 'Health Lifestyles' in Cockerham, W.; Dingwall, R. and Quah, S. (eds.) *The Encyclopedia of Health, Illness, Behavior, and Society*. Wiley-Blackwell: Hoboken, NJ. pp. 998–1010.

Cockerham, W.; Hinote, B.P. and Abbott, P. (2006) 'Psychological Distress, Gender, and Health Lifestyles in Belarus, Kazakhstan, Russia, and Ukraine' *Social Science and Medicine* 63(9):2381–2394.

Cockerham, W.; Kunz, G. and Lueschen, G. (1988) 'Social Stratification and Health Lifestyles in Two Systems of Health Care Delivery: A Comparison of the United States and West Germany' *Journal of Health and Social Behavior* 29(2): 113–126.

Cockerham, W.; Snead, M.C. and DeWaal, D. (2002) 'Health Lifestyles in Russia and the Socialist Heritage' *Journal of Health and Social Behavior* 43(1):42–55.

Dahrendorf, R. (1979) *Life Chances: Approaches to Social and Political Theory*. Polity: Cambridge, UK.

Delormier, T.; Frohlich, K. and Potvin, L. (2009) 'Food and Eating as Social Practice – Understanding Eating Patterns as Social Phenomena and Implications for Public Health' *Sociology of Health and Illness* 31(2):215–228.

Edison, J.T.; Beehler, S.; Deutsch, C.; Green, L.; Hawe, P.; McLeroy, K.; Miller, R.; Rapkin, B.; Schensul, J.; Schulz, A. and Trimble, J. (2011) 'Advancing the Science of Community-Level Interventions' *American Journal of Public Health* 101(8):1410–1419.

Fotaki, M. (2010) 'Patient Choice and Equity in the British National Health Service: Towards Developing an Alternative Framework' *Sociology of Health and Illness* 32(6):898–913.

Frohlich, K.; Corin, E. and Potvin, L. (2001) 'A Theoretical Proposal for the Relationship Between Context and Disease' *Sociology of Health and Illness* 23(6):776–797.

Giddens, A. (1987) *Social Theory and Modern Sociology*. Stanford University Press: Stanford, CA.

Giddens, A. (1991) *Modernity and Self-Identity: Self and Society in the Late Modern Age*. Stanford University Press: Stanford, CA.

Hinote, B.P. (2009) *The Specter of Post-Communism: Competing Explanations for Health Crisis in the Former Soviet States*. VDM Aktiengesellschaft: Saarbrücken, Germany.

Hinote, B.P. (2014a) 'Habitus, Class, and Health' in Cockerham, W.; Dingwall, R. and Quah, S. (eds.) *The Encyclopedia of Health, Illness, Behavior, and Society*. Wiley-Blackwell: Hoboken, NJ. pp. 741–747.

Hinote, B.P. (2014b) 'Health and Life Chances' in Cockerham, W.; Dingwall, R. and Quah, S. (eds.) *The Encyclopedia of Health, Illness, Behavior, and Society*. Wiley-Blackwell: Hoboken, NJ. pp. 995–998.

Hinote, B.P.; Cockerham, W. and Abbott, P. (2009a) 'The Specter of Post-Communism: Women and Alcohol in Eight Post-Soviet States' *Social Science and Medicine* 68(7):1254–1262.

Hinote, B.P.; Cockerham, W. and Abbott, P. (2009b) 'Psychological Distress and Dietary Patterns in Eight Post-Soviet Republics' *Appetite* 53(1):24–33.

Hinote, B.P.; Cockerham, W. and Abbott, P. (2009c) 'Post-Communism and Female Tobacco Consumption in the Former Soviet States' *Europe-Asia Studies* 61(9):1543–1555.

Hinote, B.P. and Wasserman, J.A. (2013) 'Reflexive Modernity and the Sociology of Health' in Cockerham, W. (ed.) *Medical Sociology on the Move: New Directions in Theory*. Springer: Dordrecht, the Netherlands. pp. 215–232.

Hinote, B.P. and Webber, G. (2012) 'Drinking Toward Manhood: Masculinity and Alcohol in the Former USSR' *Men and Masculinities* 15(3):292–310.

Link, B. (2008) 'Epidemiological Sociology and the Social Shaping of Population Health' *Journal of Health and Social Behavior* 49(4):367–384.

Link, B. and Phelan, J. (1995) 'Social Conditions as Fundamental Causes of Disease' *Journal of Health and Social Behavior* 56 (Extra Issue):80–94.

Maton, K. (2008) 'Habitus' in Grenfell, M. (ed.) *Pierre Bourdieu: Key Concepts*. Acumen: Stocksfield, UK. pp. 49–65.

McQueen, D. (2009) 'Three Challenges for the Social Determinants of Health Pursuit' *International Journal of Public Health* 54(1):1–2.

Navarro, V. (1986) *Crisis, Health, and Medicine*. Tavistock: New York.

Omran, A. (1971) 'The Epidemiologic Transition: A Theory of the Epidemiology of Population Change' *Milbank Memorial Fund Quarterly* 49(4):509–538.

Phelan, J. and Link, B. (2013) 'Fundamental Cause Theory' in Cockerham, W. (ed.) *Medical Sociology on the Move: New Directions in Theory*. Springer: Dordrecht, the Netherlands. pp. 105–126.

Phelan, J.; Link, B. and Tehranifar, P. (2010) 'Social Conditions as Fundamental Causes of Health Inequalities: Theory, Evidence, and Policy' *Journal of Health and Social Behavior* 51 (Extra Issue):S28–40.

Swartz, D. (1997) *Culture and Power: The Sociology of Pierre Bourdieu*. University of Chicago Press: Chicago, IL.

Wacquant, L. (2006) 'Habitus' in Beckert, J. and Zafirovski, M. (eds.) the *International Encyclopedia of Economic Sociology*. Routledge: New York. pp. 315–319.

Waitzkin, H. (1983) *The Second Sickness: Contradictions of Capitalist Healthcare*. Free Press: New York.

Wasserman, J.A. and Hinote, B.P. (2011) 'Chronic Illness as Incalculable Risk: Scientific Uncertainty and Social Transformations in Medicine' *Social Theory and Health* 9(1):41–58.

Wasserman, J.A. and Hinote, B.P. (2012) 'The End of Modern Medicine: The Evolution of Disease and Transformations in Medical Practice' *Journal of Healthcare, Science and the Humanities* 2(2):145–156.

Weber, M. ([1914] 1964) 'Class, Status, Party' in Gerth, H.H. and Mills, C.W. (eds.) *From Max Weber: Essays in Sociology*. Oxford University Press: New York. pp. 180–195.

Weber, M. ([1922] 1978) *Economy and Society*. University of California Press: Berkeley, CA.

Weitz, R. (2010) *The Sociology of Health, Illness, and Healthcare: A Critical Approach*. Wadsworth: Boston, MA.

第三十一章

乔治·瑞泽尔：手术的理性化、消费主义与麦当劳化

贾斯汀·威灵（Justin Waring）、西蒙·毕肖普（Simon Bishop）

韩明月 译

本章介绍并探讨了乔治·瑞泽尔（George Ritzer）的麦当劳化理论与当代医疗改革的持续关联性。总体而言，瑞泽尔的工作重新审视并扩展了马克斯·韦伯对现代性的分析，特别是社会行动越来越"理性化"的观点，或者说社会行动被驱动采用最有效、最实用的方式实现预期目标。对韦伯来说，此"工具理性"的最佳例证是官僚制度的发展，即把那些有助于社会行动实现有效且高效模式的角色、规则和条例制度化。在重新审视这些观点时，对于最近的社会理论——即现代晚期（late-modern）或后现代（post-modern）时期的特点是呈现更加多样、更为灵活的行动类型，包括社会组织的后官僚模式——瑞泽尔的工作给出了相反的论点。因此，在此基础之上，他的麦当劳化论题旨在论证韦伯的理性和官僚制度概念与当代社会之间的持续关联，展示它们的演变如何反映了额外的社会变化，尤其是个体化、消费化和全球化。瑞泽尔的工作特别关注与快餐连锁（如麦当劳）相关的社会组织模式，并以此作为日常生活过度理性化的例子，包括商品生产和服务的理性化，以及消费的物质和符号模式的转变。重要的是，他还揭示了这种社会行为的内在矛盾和非理性化，特别是潜在风险和选择错觉。

本章将特别从正在进行的医疗改革角度探讨瑞泽尔的观点，尤其是先进的工业化民主国家。在过去30年里，世界各地的医疗体系已经系统性地进行了"现代化"和重新配置，以确保有效利用日益有限的公共资源，扩大公众参与和患者的选择权，并改善医疗保健的

标准和质量。对很多医疗系统来说，这涉及转向更加管理化和市场化的服务组织模式。在许多情况下，医疗改革由更加广泛的社会和经济变革组成，这些变革与战后福利制度的衰落、周期性的经济危机、新公共管理的兴起以及日常生活的个人主义和商业化相关。特别是，许多社会学家认为，医疗保健及其他公共服务越来越多地根据官僚制度和市场进行重组，而不是根据专业性。换句话说，和社会生活的其他许多方面一样，全世界的医疗系统都陷入了理性化的制度逻辑。弗里德森（Freidson，2001）等学者认为，专业性提供了除官僚制度和市场之外的第三种逻辑，或者说前两者的替代方案。但持续的医疗改革表明，通过麦当劳化机制，这几种逻辑的趋同最终牺牲了专业性。

本章延续了这一想法，描述了医疗保健的麦当劳化。我们承认这一观点并非完全新颖，瑞泽尔已经为这一领域提供了试验性的例子，其他作者也有过相似的描述。也就是说，许多研究常常狭隘地借鉴瑞泽尔，但很少探索医疗保健的理性化如何主动重塑医疗保健领域中专业人员和患者的行为。因此，我们描述了"麦当劳化医生"和"麦当劳化患者"的出现，但也表示，这些变化通常伴随着矛盾和抗拒，在医生和患者互动时表现得特别明显。为了说明这一观点，我们强调了外科社会组织正在发生的变化，尤其是专科外科中心转为提供大量的低风险手术。这揭示了手术的"麦当劳化"，为医疗保健理性化的挑战提供了新见解。

人物简介

乔治·瑞泽尔被广泛认为是 20 世纪后期主要的社会理论家和元理论家之一。有趣的是，瑞泽尔并没有经过正规的社会学训练，而是经过了会计学、心理学和商学训练才迂回进入这个学科。与本书所描述的其他许多作者不同，瑞泽尔现在仍然很活跃，可以很容易挑战我们在此对他工作的描述。因此，我们密切关注着他的网站和访谈记录的细节。瑞泽尔出生于 1940 年，据他 2006 年接受丹达诺（Dandaneau）和多兹沃斯（Dodsworth）采访时所说，他在曼哈顿上城"经济状况相当边缘"的下层社会的上层群体中长大。从布朗士科学高中（Bronx High School of Science）毕业后，他进入了纽约城市大学巴鲁克商学院（Baruch Business School），坚信自己"想从商"。他最初打算主修会计学，但最终转到了心理学专业。毕业后，瑞泽尔决定回归对商业的兴趣，并在密歇根大学申请了工商管理硕士。他认为自己 1962 年时想避免入伍的强烈愿望可能极大地影响了这个选择。在这段时期，瑞泽尔开始对人事管理（现在的名字可能是人力资源管理）、人际关系或组织行为感兴趣。

1964 年毕业后，瑞泽尔在福特公司获得了人事管理方面的一个职位。这段相对短暂的经历成为了"决定性时刻"，并为他未来的学术生涯建立了背景。一进入福特，瑞泽尔就发现还有另外两名求职者被安排到了和他同样的职位。这不仅给企业的管理不善提供了教训，还促使他要"看起来很忙碌"以保住自己的工作。为了做到这一点，瑞泽尔会巡查工厂设施、观察车间的日常工作。像其他的许多社会学家一样，这次与民族志的"相遇"似乎激发了他对工作组织的兴趣。他注意到工人们对他观察期的敌意，更宽泛地说，是"工人"和"管理"之间潜在的紧张关系。值得注意的是，瑞泽尔观察到了工作组织和管理的既定流程如何抑制了员工的创造或创新潜力。

基于这些经历，瑞泽尔决定继续在纽约州立大学劳动和工业关系学院攻读博士学位，这在一定程度上是基于他以前在人事管理方面的研究以及在福特公司的工作经验。正是在这一时期，瑞泽尔接触到了更为正规的社会学理论，包括霍华德·贝克（Howard Becker）在工作场所承诺方面的研究，这些理论是在贝克对角色冲突和人事管理方面的博士研究中发展起来的（Ritzer and Trice, 1969）。结束组织行为学方面的博士论题答辩后，瑞泽尔在杜兰大学（Tulane University）和堪萨斯大学（University of Kansas）担任教职，并在 7 年内成为了马里兰大学（University of Maryland）的正教授，并在马里兰大学继续获得了杰出大学教授的荣誉。

在 2006 年丹达诺和多兹沃斯的采访中，瑞泽尔表示自己缺乏社会学或社会理论方面的正规训练，这不仅指他是自学成才，还表示他"从未像许多社会理论家那样盲目相信某个特定的观点"。这点可以说反映了瑞泽尔理论研究的关键特征，也就是重新评估已经确立的观点，并力求实现范式的整合。这点在他的第一本主要理论著作《社会学：一门多元范式的科学》（*Sociology: A Multiple Paradigm Science*, 1974）、后期作品《社会学中的元理论化》（*Metatheorizing in Sociology*）以及他主编的教科书《古典社会学理论》（*Classical Sociological Theory*）中都可见到。除了"理论的理论化"，通过对麦当劳化、消费和全球化的相关研究，瑞泽尔为社会学及更广泛的社会科学做出了许多重要的，甚至可以说是里程碑式的贡献。然而，他最受认可的工作可能是麦当劳化的系列文章（Ritzer, 1996, 1998, 2004）。在采访中，他回忆道，这项工作的起源是对麦当劳文化的第一手观察，在 20 世纪六七十年代，麦当劳文化先后在美国和欧洲快速扩张。他把这些观察与自己所教授的韦伯社会理论相结合，重新评价并扩展韦伯关于形式理性和官僚制度的思想。在详细介绍这部分工作之前，很有趣的一点是，这些研究的起源是瑞泽尔 1983 年的一篇文章，他考察了韦伯的理性类型理论，并探索了超理性的可能。瑞泽尔认为这项工作在当时几乎没有得到任何关注，直到近 10 年后，当他 1991 年在美国社会学协会的会议上提出这些想法时，麦当劳化的概念才引起了观众的兴趣，而这个概念只是"在谈论超理性时顺便提到的"。瑞泽尔回忆自己"厌倦了写没人想买的书"，他的超理性新概念受到广泛关注，为麦当劳化的论题奠定了基础。贯穿这部分工作以及其他关于消费和全球化研究的，是他对当代社会的批判，他在其中强调了生产和消费的结构对个人自由和创造力的威胁。

关于麦当劳化的论题

虽然很多读者已经有了相关认识，但有很重要的一点仍然要强调，瑞泽尔的麦当劳化论题并不是真正关于快餐连锁店麦当劳的。相反，它利用这家标志性的全球公司，从更广泛视角下体现日常生活的重组，"快餐店原则正在主导着美国及世界其他地区日常生活中越来越多的领域"（Ritzer，2004：2）。瑞泽尔通过麦当劳化的概念有效捕捉到的是，社会行动和组织模式越来越多地被超理性指导，超理性与其他全球化和商业趋势相结合，代表了一种强大的制度逻辑。在进入瑞泽尔的论题之前，追踪其与马克斯·韦伯作品的联系是很重要的。

韦伯社会学的中心思想是，在给定的社会和历史背景下，社会行动本质上是有意义的 [Weber，（1922）1970]。因此，社会学调查应该探索对这些主观意义的解读，以解释和预测社会过程。韦伯阐述了不同类型的社会行为，包括"传统"行为，即习惯性行为和基于习俗的行为；由情感主导的"情感"行为；以及"理性"行为，此类行为的前提是对手段和目的之间关系的精准理解。理性行为被进一步阐述为"价值理性"行为和"工具理性"行为，"价值理性"行为是由认为某件事正确或合适的信念指导的，"工具理性"行为旨在通过最实际、最有效的手段实现期望的目标。在区分理性和非理性行为时，韦伯阐述了四种不同类型的理性（Kalberg，1980）。"实践理性"描述的是对普遍"日常"情况更加务实、直接的手段-目的反应，因为做出行为是为了适应并接受当下的现实，而不是为了改变现实。"理论理性"试图通过更加详细而抽象的现实概念化来更好地理解当前的情况，而不是试图直接对现实采取行动。"实质理性"指的是直接寻求对社会环境做出反应的社会行为，但它是基于"价值假设"而不是手段-目的计算，也就是说，其关注的是对个体来说什么是最重要的。最后一个，"形式理性"描述的是工具理性和实践理性通过正式的经济、政治和法律制度得到延伸，尤其是通过组织行动的官僚模式。对于韦伯（1970）来说，官僚制度的基础是固定的活动管辖权，他们通过上下级的等级制度进行管理，通过正式的文件确定，基于专家或正规培训的管理，并通过一般化的规则进行统治。韦伯特别关注理性的负面结果，尤其是他看到在官僚制度的"铁笼"之下，严格、正式的规则和条例限制了个体表达的潜力。韦伯的想法显然与其他关于现代性的社会学观点不谋而合。例如，通过高度专业化、隔离和管理的劳动分工来组织工作，这样的观点与泰勒（Taylor，1911）的"科学管理"以及更广泛的福特主义组织模式相呼应。

从根本上来说，瑞泽尔的麦当劳化论题重新审视并扩展了韦伯对形式理性的概念，以考察现代生活中越来越多的方面如何受制于理性的组织和控制形式。这种超理性（*hyper-rationality*）不仅体现在生产类型的过程中，也体现在日常活动的文化需求中，尤其是消费的当代意义。这种超理性的根源在于 20 世纪晚期激进的社会、经济和政治变革，包括新自由主义的兴起、西方资本主义的全球化、日常生活的商业化和社会关系的个体化（Giddens，1990，1991）。然而，瑞泽尔的工作与许多理论学家形成了有趣的对比，这些理论学家试图把上述深远的社会变化描述并解释为后工业化、后福特主义或后官僚时代的到来（Lash and Urry，1987；Amin，1994）。瑞泽尔的工作抓住了官僚制度理性化在以个体化和消费者中心化为特点的晚期现代性中扩展的可能性，而不是用更加个性化和后现代的文化理解取而代之。特别是，他的论题研究了在一个日渐动态化的社会中，超理性如何继续为生产者、消费者和管理者提供更有效、可计算、可预测、可控制的手段，以实现期望的目标（Ritzer，2004）。沿着这几个维度，瑞泽尔阐述了自己的麦当劳化概念。

*效率*的维度捕捉到了理性化流程选择"实现既定目标的最优方法"的能力。通常表现为在实现预期目标的过程中，最小或最少地浪费可用资源，如金钱、人力、材料或时间。在"快餐"中，这体现在饭菜的准备方式要通过尽可能少的简单活动，饭菜的提供和食用途径也一样，要尽可能少地浪费或重复资源，包括没有需要后续清洁的刀叉或杯碟。这种效率通常是通过明确的工作流程实现的，这样的流程可以减少浪费并将产出最大化。对此类效率的强调在许多传统的工作组织中已司空见惯，但现在扩展到其他社会活动中。

*可计算性*的维度突出了如何通过理性化的流程来强调社会活动的数量，而牺牲了不太容易直接测量的质量。一方面，这加深了规模"越大越好"的理念；另一方面，促使将社会行动集中于那些可以量化的活动上，也就是"能被度量的就能被管理"。其结果是，社会活动中更为定性和无形的方面往往会被低估。

*可预测性*的维度描述了理性化的流程如何倾向于包含标准化流程，并产生大致类似的结果，通常不考虑时间和空间的边界。就麦当劳而言，餐厅设计、菜单范围、员工制服、点餐方法和食物的制作方式，无论在哪个城市或是哪个国家都大致相似。这种可预测性通常是通过对规则、操作程序和结果要求标准化来实现的。尽管标准化支持可计算性和效率，但不一定等同于高质量。事实上，瑞泽尔认为，组织行为面对的挑战是如何做到理性化的同时保持质量，因为质量往往会被可衡量的标准化所牺牲。同样，标准化限制了个人的自由裁量权，并对消费者在标准化程度下是否仍有真正的选择权提出了质疑。

*控制*的维度阐释了作为实现效率的手段，对可计算性和可预测性的强调如何需要更加正式的手段来安排并管理生产者和消费者的活动。

仍以麦当劳餐厅为例，消费者是通过排队、菜单和并不舒适的座位来组织的；同样，员工们被要求按照规定好的流程和标准化规则来准备、烹饪、提供食物。这种控制越来越多地以非人力技术为前提，例如使用监控系统、警报或自动化流程，进一步限制了个人的自由裁量权。因此，瑞泽尔将麦当劳化视作微观控制系统，它不仅引入了一个铁笼，还包含了一系列迷你铁笼，在这些笼子里，任何不变的选择都会引起另一种形式的控制。

像韦伯一样，瑞泽尔的论题显然关注的是理性的危险或非理性。如上所述，他描述了限制个人创造力的复杂而正式的社会控制机制。他特别强调了理性化带来的新风险，特别是对当地文化的威胁、对工人和消费者的去人性化影响、传统技能或能力的丧失以及对环境和其他稀缺资源的潜在影响。例如，麦当劳式工作（McJobs）倾向于牺牲专业知识和技能来达到规定的协议，或者对标准化食品的追求从大规模农业中产生了新的环境风险（Ritzer，2004）。

因此，麦当劳化凸显了官僚理性在后工业化、全球化和消费主义时代的持续关联。所描述的元素越来越多地构成了社会生活，在新活动或定制性活动出现的地方，它们可能会把麦当劳化作为获得未来成功和开发利用的前提，从而失去它们自身的特质。这样的观点获得了学术界和公众的普遍欢迎，麦当劳现象有力地表达了更广泛的社会变革。因此，这些想法已经被应用到社会生活的许多方面，其中快餐原则已经重构了美食（Ritzer，2004）、艺术和文化（Fine，1999）、体育和休闲（Jary，1999；Bryman，2004）、家庭（Raley，2004）、警察工作（Robinson，2004）、高等教育（Hayes and Wynyard，2006）以及社会工作（Dustin，2007）。

与此同时，瑞泽尔的工作引起了重大的争论和批评。第一，许多作者很快指出，麦当劳化的论题在很大程度上重述了韦伯关于理性和官僚化的工作（Kellner，1999；Smart，1999；Weinstein and Weinstein，1999；Turner，2004）。尽管有些学者认为瑞泽尔对超理性（几种理性的结合）的描述是有价值的，但人们普遍认为他对理性描述的四个维度没有什么新奇之处或理论上的进步。此外，在他更具批判性的研究中，他转向了对工业官僚主义或现代治理形式的其他既有批评，如布雷弗曼（Braverman，1974）或福柯（Foucault，1980）的批评。第二，与上述内容相呼应，瑞泽尔的观点因其民粹主义（popularism）而受到批评，特别是使用熟悉或标志性的社会参照物来解释复杂的社会学命题。比如温斯坦（Weinstein，1999）认为，在这种情况下用麦当劳来说明一个更广泛的现象，这种转喻的形式取代了复杂社会过程中的精确概念，代之以一个更容易接受并且可以说是麦当劳化的社会学。第三，他的工作经常淡化地方文化的意义以及对其产生的影响，特别是个人和社群在某些情况下积极抵制麦当劳化的能力（Munch，1999；Pieterse，2004）。然而，如斯玛特（Smart，1999）提出的问题，人们不总是清楚正在被抵制的是什么，例如，是理性化还是地方商业向全球行为体的流失。第四，许多人扩展了瑞泽尔的非理性概念，来强调麦当劳化的一系列负面影响。如上所述，这些往往体现在对工人加强管理控制和去技能化的负面影响上。研究还阐述了选择的悖论，这是麦当劳化的核心，具体是指，消费者似乎获得了更多的机会，但这些机会本质上是根据可预测性和可计算性的原则构建的（Smart，1999）。另一个困境涉及质量和不平等问题。如上所述，对可测量标准和标准化的依赖可能会忽视社会生活中固有的、更主观的方面，而这些方面在许多情况下是审美体验、个人品位和主观质量的基础。因此，标准化在追求数量和效率的同时可能会降低质量。反过来，这又创造了新的不平等可能性，穷人或边缘人倾向于依赖麦当劳化的服务，而更富裕的人能获得更多定制的高质量服务（Smart，1999）。因此，对于公共和医疗服务而言，理性化为"两副服务"创造了新的可能。

我们认为，瑞泽尔的论题给出了一些独特而新颖的内容。具体来说，它抓住了全球化背景下形式理性从生产领域向消费领域的延伸。理性化在这里具有强大的象征性和文化影响力，以及组织材料和资源的能力。更重要的是，它将日常生活融入对效率、可预测性和控制性的个体化、自我掌握的追求中，以此来对抗晚期现代性的不确定性，保持本体安全（Giddens，1991）。此外，正是超理性和超消费主义的结合以及全球视野的背景，使瑞泽尔的工作和韦伯的工作区分开来。

手术的理性化、消费主义与麦当劳化

医疗保健也未能免受麦当劳化的影响。现代医院的许多方面都能看到韦伯的官僚主义观点，包括行政层级、临床分科以及医院里的物理设计和控制，也就是南丁格尔式病房。另外，瑞泽尔（Ritzer，1996）认为官僚主义和职业化源自形式理性类似的过程；虽然和其他许多人一样，他也认识了像医学这样的职业通常能获得较高的自主权，避免官僚主义的约束（Freidson，1970）。在这种情况下，医疗保健可能更好地被理解为是专业性官僚机构（Mintzberg，1993）。

当代的医疗改革表明了职业自主权的消亡以及医疗工作的日渐官僚化（Scott等，2000）。从20世纪60年代末起，政策制定者越来越多地质疑医疗领域缺乏问责制，并且专业人员拥有能影响资源分配的过度权力。在美国，这一点在公共出资的医疗救助（Medicaid）支付和疾病诊断相关分类（DRGs，一种医保支付方式）的引入上尤为明显，在后者中，医生的垄断性利益似乎与管理者或患者的利益背道而驰（Alford，1975）。在英国，从20世纪70年代末起，政策制定者一直对医生的专制权力以及在医疗服务的规划和提供方面加入更多官僚控制的必要性提出质疑（Klein，1990）。从那时起，新自由主义在西方经济中的崛起及其对新公共管理（New Public Management）的影响导致了医疗保健社会组织的进一步急剧变化。例如，在美国，斯塔尔（Starr，1982）描述了国家控制医疗支出的失败如何导致了基于市场和公司结构的新形式理性化出现。在这种情况下，医生越来越多地作为领薪雇员工作，医疗保健提供方合并成更大的公司，所有权向大公司或保险基金集中。一些评论者认为，医生们在"流水线式医疗"中，经受着公司和官僚的加强控制，这标志着医疗专业化"黄金时代"的结束（Scott等，2000；McKinlay and Marceau，2002）。在更依赖公共资助的医疗系统中，类似的过程十分明显，政策制定者已经扩大了管理的理性化和"抗衡"力量（Light，1995），以更好地控制专业实践，或市场机制的其他类似形式（Ham，1999）。在英国，20 世纪 80 年代中期引入的综合管理（General Management）和 20 世纪 90 年代早期引入的内部市场表明，官僚化和市场化同时推动了医疗保健的理性化，以及对专业工作的控制（Harrison and Pollitt，1995）。

在这样的变革背景下，医疗保健的麦当劳化出现了。在瑞泽尔的早期工作中（Ritzer and Walcak，1988），他探索了临床指南等协议和操作程序的增加如何为医生等专业人员对专业知识的自由裁量带来挑战，他还援引了标准化和理性化组织控制的新形式。之后，瑞泽尔描述了产科护理和诊断服务的理性化，具体表现在重新设计患者路径，以减少就诊、手术和互动的次数，因为患者已经开始期望医疗服务能像快餐店一样，提供"一站式就诊，包括实验室检查、所需药物以及医生咨询"（Ritzer，1996：45）。对新西兰的研究也显示出类似的发展趋势，医疗服务的提供方式宛如一站式购物中心，在"快速周转服务中心"提供照护（Kearns and Barnett，1997）。在对日间手术的研究中，这种"一站式"的观点得到了进一步揭示。接受日间手术的患者，其体验是围绕着简短、结构化的临床互动生产线流程来组织的（Mottram，2011）。戈莫夫（Germov，2005）同样描述了在深远的管理改革背景下澳大利亚医疗的过度理性化。类似地，哈里森（Harrison，2002）将循证医学的发展、新监管程序的扩展和对患者选择的更高优先权（但通常是虚幻的）解释为"科学而官僚的医学"。也就是说，医疗工作越来越多地按照麦当劳化官僚主义的原则进行组织和管理，以反映患者和决策者不断变化的需求。回到瑞泽尔的四个维度，我们可以看到医疗服务是如何被超理性影响的。

效　率

医疗服务的组织目标越来越多地成为，要保持甚至扩展服务水平，但减少财政或其他人力资源的支出（Aday 等，2004）。提高医疗保健的效率不仅与提高利润或资金价值相关，还与全民医疗服务的覆盖或获得相关。在政策层面，效率是资金结构（支付与结果挂钩而非与人口挂钩）、技术（减少劳动量和活动量）和工作系统（最大限度地利用资源）变革的核心推动力，而质量本身被视为会支持效率，例如，通过减少失败程序的重复，将就业、职业、工作角色和技能组合从专业规范中移除出来，这一直是为了实现更高人力资本效率要达到的特别目标。

当代活动的例子说明了效率问题如何指导医疗机构的日常实践。最近精益管理方法在医疗保健提供机构的扩散，证明了决策者希望减少各种形式的"浪费"。在一些国家，国家的精益项目已经产生了许多关于减少浪费的工具和宣传语言，在医院病房和其他服务场所比比皆是（Waring and Bishop，2010；Radnor 等，2012）。在我们自己门诊手术中心（也称作日间手术和治疗中心）的工作中，我们见证了"流水线式医疗"（Ritzer，1996）扩展到手术治疗中。只处理风险较低的日常病例，可以让手术服务（至少在表面上）与其他部门的现代化服务生产模式十分相似。然而，关于实际效率提高的证据参差不齐，因为将简单的病例单独分出来，可能会降低医疗系统其他部分的效率，因为所有的复杂性和不可预测性都集中在其他的地方（如 Aaserud 等，2001）。

可预测性

医疗过程和结果的一致性和可预测性也同样成为医疗改革的共同目标。政府政策的变化导致临床治理制度把围绕绩效和质量度量的期望与正式的报告和管理结构联系起来，以便管理委员会对临床结果以及医疗机构绩效的其他方面负责。通过提高医疗服务各方面结果的透明度和数据的广泛可用性来支持上述目标的实现（McGivern and Fisher，2010）。对服务结果的解释和服务流程的日益标准化是齐头并进的，因为任何变化都可能是低效和无序的潜在证据。

在日常医疗实践中，这一目标导致了最佳临床实践或循证指南和标准操作指南的激增，还有越来越多针对特定服务和医疗症状的检查和监测系统（Harrison，2002）。这些工具可能规定了行动的顺序和空间、对设备的使用以及医疗服务生产的角色和责任。在不同程度上，这类指南得到了国家框架和国际证据互通的支持，因此可以跨地区实现医疗服务的形式标准化和可预测化。在门诊手术中心，我们发现这类实践指南大量出现，将临床医生和患者要做的行动分解成若干步骤和决策点，预期着每个病例都符合医疗"传送带"的要求。默特兰（Mottram，2011）的研究认为，这类医疗护理的快速、机械化性质满足了患者对现代化便捷的服务提供方式的期待，尽管事实上这样的方式可能最终需要患者在术后护理方面承担更多工作，并且在某些情况下提高了康复期并发症的风险。

可计算性

核算和定量测量已经成为医疗工作的中心特征（Lapsley，1999），现代支付系统要求在患者分类、疾病类型、治疗过程和预期医疗成本之间建立联系（Pettersen，2001）。其中每一项都可能需要新的数据收集与测量管理系统，这些度量与对绩效的总体了解以及财务激励或处罚相联系。对临床实践的每个方面进行核算，是临床活动的一个特殊重点，在此过程中会形成新的合同关系，基于信任的控制会被公允的报告系统所取代，后者会使用一些关键的绩效指标。不论是组织层面还是个体医疗从业者层面，成果排名表变得越来越普遍。

在门诊手术中心，测量机会的增加，是明确对专业工作进行管理的重要特点。将特定手术安排在意外事件发生概率极大降低的环境中，可以直接测量并比较手术的实践、资源的使用，以及手术过程和表现的其他方面。在各个中心，关于每个外科医生个人表现的具体数据常常会展示在墙上或信息栏里，说明在医疗服务中，竞争性的绩效预期和工作控制变得越来越典型。尽管事实上很多人可能对这些测量是否能捕捉到"真正"体现医疗质量的重要方面表示怀疑，但这样的情况还是发生了。此外，如许多人已经指出的，测量和计算需要大量的额外工作，这可能会违背想要提高效率的最终目标（Pettersen，2001）。

控　制

总的来说，我们可以把上述麦当劳化的过程视作医疗保健领域控制度提高的不同方面。延伸到医生，就是期望达到最佳效率规范、坚持标准化流程、接受测量；延伸到患者，就是要适应提前预定好的服务提供模式。关于患者选择的问题也可以从这一角度来看，患者希望通过作为理性而知情的消费者来控制自己的行为。如已经观察到的结果，虽然这样的情况或许会受到患者的欢迎，但是在医疗质量方面，他们有能力在不同形式的麦当劳化服务之间进行选择，可能违背了他们自己的利益（Mol，2008）。我们可以增加信息技术的使用、提高信息技术的能力，以支持上述的所有过程，提供收集和公开数据的方式，支持决策效率，并最终启用新的控制系统。在许多医疗机构的设计中，包括门诊手术中心，综合性信息技术系统是系统重新设计的重点。计算机软件会按照标准化流程设定任务，并随后收集任务的信息以供后来分析。在这种环境下，要冒险突破设定好的行为形式，至少在业务绩效的"前台"上，变得越来越困难。

非理性

如上所述，医疗保健的麦当劳化也带来了非理性之处。扩展开来，可以论述更多的非理性化。第一，我们可以看到，单纯关注医疗可测量的方面，与个体医生向个体患者提供高质量的安全服务，两者存在明显的紧张关系。休伊森（Hewison，2004：344）认为，临床医生和患者之间的"纯商业"关系实际上是不符合伦理的，因为它不允许对人际关系做个人解释。第二，尽管对于按照一般经济理性原则组织工作来说，劳动力去技能化的负面后果一直是重要的批评点，但在医疗服务方面，这仍然是特别突出的问题，包括医疗保健工作所需要的高水平情感与道德介入（Bone，2002），以及医疗服务不可避免的复杂性特点，后者无法通过最低水平的技能来解决。第三，医学和管理之间长期且仍然存在的紧张关系，在这种情况下，理性化可能会进一步降低两个群体之间的信任和合作。这样，明显必要的临床判断和行使自由裁量权的范围可能会受到严重限制（Brownlie and Howson，2006）。第四，回到患者选择的问题上，要求患者在医疗市场中充当理性代理人似乎特别具有讽刺意味，因为对这种系统的刺激限制了普通患者真正参与到自己的麦当劳化医疗过程的可能性。

结 论

　　乔治·瑞泽尔的工作仍存在争议。它提供了一个强有力且有说服力的概念方法来解释当代社会变革，包括理性化的积极和消极方面。同时，它被批评是已有理论的重复、过度简化当代生活的复杂性，且没有充分解决理性化的限制和阻碍。瑞泽尔的麦当劳化论题显然可以为当代医疗改革提供很多分析，尤其是超理性的新表达继续塑造并重塑医疗服务。这可以被归纳为两条路线。首先，我们通过资源分配、服务规划和质量控制相关管理利益的"合理化"，强调了层级控制的垂直结构发展（Light，1995）；也可以是在医疗实践的标准化和重新配置中发现的横向控制结构，这是通过公式化、循证的医疗过程实现的（Ritzer and Walcak，1988；Harrison，2002）。这通常源自公司或政府对医疗服务的更标准化、更可预测的要求，以及对低于标准质量的担忧，这样的考虑导致了"流水线"医疗形式的出现（McKinlay and Stoeckle，1988；Harrison，2002）。

　　然而，麦当劳化不仅改变了医疗组织的结构环境，而且对医疗专业化和消费者 - 患者的社会意义产生了更为深远的影响。如今，对医生、护士以及其他医疗专业人员的评价和行为合法性认定越来越多地基于其临床互动的效率和可预测性；时间和患者就诊量变得至关重要；通过遵守标准指南和循证方案来衡量绩效；结果是通过排名表来衡量与评估的。同时，患者被期待成为积极而理性的医疗保健消费者——通过主动研究可用的绩效数据，从可以获得的服务清单中做出选择，并以更方便、更节省时间的互动方式获得医疗服务。然而，更具预测性和安全性的医疗服务的益处也导致患者做出错误的选择，因为在服务越来越统一、标准化的情况下，医疗服务的个体化和以患者为中心的特点越来越弱。同样，专业实践的过度标准化使得专业人员应对动态、多变、不确定环境的能力面临风险，因为这样的情况基本不符合实践指南。在标准化过程中，临床医生内在的技能下降，这会威胁到他们以相对统一、有经验且专业的方式对个体患者的特定需求做出反应的能力。

参考文献

Aaserud, M.; Trommald, M. and Boynton, J. (2001) 'Elective Surgery: Cancellations, Ring Fencing and Efficiency' *Tidsskrift for den Norske lægeforening: tidsskrift for praktisk medicin, ny række* 121(21):2516.

Aday, L.A.; Begley, C.E.; Lairson, D.R.; Slater, C.H.; Richard, A.J. and Montoya, I.D. (2004) *Evaluating the Healthcare System: Effectiveness, Efficiency, and Equity.* Health Administration Press: Chicago.

Amin, A. (1994) *Post-Fordism: A Reader.* Blackwell: Oxford.

Alford, R. (1975) *Health Care Politics: Ideological and Interest Group Barriers to Reform.* University of Chicago Press: Chicago.

Bone, D. (2002) 'Dilemmas of Emotion Work in Nursing Under Market-Driven Health Care' *International Journal of Public Sector Management* 15(2):140–150.

Braverman, H. (1974) *Labor and Monopoly Capital: The Degradation of Work in the Twentieth Century*. New York University Press: New York.

Brownlie, J. and Howson, A. (2006) 'Between the Demands of Truth and Government: Health Practitioners, Trust and Immunisation Work' *Social Science and Medicine* 62(2):433–443.

Bryman, A. (2004) *The Disneyization of Society*. Sage: London.

Dandaneau, S. and Dodsworth, R. (2006) 'Being (George Ritzer) and Nothingness: An Interview' *The American Sociologist* Winter 37(4):84–96.

Dustin, D. (2007) *The McDonaldization of Social Work*. Ashgate: Aldershot.

Fine, G. (1999) 'Art Centres: Southern Folk Art and the Splintering of a Hegemonic Market' in Smart, B. (ed.) *Resisting McDonaldization*. Sage: London. pp. 148–161.

Freidson, E. (1970) *The Profession of Medicine*. Dodd and Mead: New York.

Freidson, E. (2001) *Professionalism: The Third Logic*. Polity: London.

Foucault, M. (1980) *Power/Knowledge*. Harvester Wheatsheaff: London.

Germov, J. (2005) *Second Opinion: An introduction to Health Sociology*. Oxford University Press: South Melbourne.

Giddens, A. (1990) *The Consequences of Modernity*. Polity: Cambridge.

Giddens, A. (1991) *Modernity and Self-Identity*. Polity: Cambridge.

Ham, C. (1999) 'The Third Way in Health Care Reform: Does the Emperor Have Any Clothes?' *Journal of Health Services Research and Policy* 4(3):168–173.

Harrison, S. (2002) 'New Labour, Modernisation and the Medical Labour Process' *Journal of Social Policy* 31:465–485.

Harrison, S. and Pollitt, C. (1995) *Controlling Health Professionals*. Open University Press: Buckingham.

Hayes, D. and Wynyard, R. (2006) *The McDonaldization of Higher Education*. IAP: Charlotte.

Hewison, A. (2004) 'Evidence-Based Management in the NHS: Is It Possible?' *Journal of Health Organization and Management* 18(5):336–348.

Jary, D. (1999) 'The McDonaldization of Sport and Leisure' in Smart, B. (ed.) *Resisting McDonaldization*. Sage: London.

Kalberg, S. (1980) 'Max Weber's Types of Rationality' *American Journal of Sociology* 85(5):1145–1179.

Kearns, R.A. and Barnett, J. (1997) 'Consumerist Ideology and the Symbolic Landscapes of Private Medicine' *Health and Place* 3(3):171–180.

Kellner, D. (1999) 'Theorizing/Resisting McDonaldization: A Multiperspectivist Approach' in Smart, B. (ed.) *Resisting McDonaldization*. Sage: London.

Klein, R. (1990) 'From Status to Contract: The Transformation of the British Medical Profession' in L'Etang, H. (ed.) *Health Care Provision Under Financial Constraint*. Royal Society of Melbourne: London.

Lapsley, I. (1999) 'Accounting and the New Public Management: Instruments of Substantive Efficiency or a Rationalising Modernity?' *Financial Accountability and Management* 15(3–4):201–207.

Lash, S. and Urry, J. (1987) *The End of Organized Capitalism*. Polity: Cambridge.

Light, D. (1995) 'Countervailing Powers: A Framework for Professions in Transition' in Johnson, T.; Larkin, G. and Saks, M. (eds.) *Health Professions and the State in Europe*. Routledge: London.

McGivern, G. and Fisher, M. (2010) 'Medical Regulation, Spectacular Transparency and the Blame Business' *Journal of Health Organisation and Management* 26:597–610.

McKinlay, J. and Marceau, L. (2002) 'The End of the Golden Age of Medicine' *International Journal of Health Services Research* 32(2):379–416.

McKinlay, J. and Stoeckle, J. (1988) 'Corporatization and the Social Transformation of Doctors' *International Journal of Health Services* 18(2):191–205.

Mintzberg, H. (1993) *Structure in Fives: Designing Effective Organizations.* Prentice-Hall: Engelwood Cliffs, NJ.

Mol, A. (2008) *The Logic of Care: Health and the Problem of Patient Choice.* Routledge: Abingdon, Oxon.

Mottram, A. (2011) ' "They Are Marvellous with You Whilst You Are in but the Aftercare Is Rubbish": A Grounded Theory Study of Patients' and Their Carers' Experiences After Discharge Following Day Surgery' *Journal of Clinical Nursing* 20(21–22):3143–3151.

Munch, R. (1999) 'McDonaldized Culture: The End of Communication' in Smart, B. (ed.) *Resisting McDonaldization.* Sage: London. pp. 135–147.

Pettersen, I.J. (2001) 'Implementing Management Accounting Reforms in the Public Sector: The Difficult Journey from Intentions to Effects' *European Accounting Review* 10(3):561–581.

Pieterse, J.N. (2004) *Globalisation or Empire?* Routledge: London.

Radnor, Z.J.; Holweg, M.; and Waring, J. (2012) 'Lean in Healthcare: The Unfilled Promise?' *Social Science and Medicine* 74(3):364–371.

Raley, S. (2004) 'McDonaldization and the Family' in Ritzer, G. (ed.) (2006) *McDonaldization: The Reader.* Sage: London.

Ritzer, G. (1974) *Sociology: A Multiple Paradigm Science.* Allyn and Bacon: Boston.

Ritzer, G. (1996) *The McDonaldization of Society: An Investigation into the Changing Character of Contemporary Life.* Thousand Oaks: London.

Ritzer, G. (1998) *The McDonaldization Thesis: Explorations and Extension.* Sage: London.

Ritzer, G. (2004) *The McDonaldization Thesis, Revised New Century Edition.* Sage: London.

Ritzer, G. and Trice, H.M. (1969) 'An Empirical Study of Howard Becker's Side-Bet Theory' *Social Forces* 47:475–479.

Ritzer, G. and Walcak D. (1988) 'Rationalization and Deprofessionalization of Physicians' *Social Forces* 67:1–22.

Robinson, M. (2004) 'McDonaldization of America's Police, Courts, and Corrections' in Ritzer, G. (ed.) (2006) *McDonaldization: The Reader.* Sage: London.

Scott, W.; Ruef, M.; Mendel, P. and Caronna, C. (2000) *Institutional Change and Healthcare Organizations.* University of Chicago: London.

Smart, B. (1999) 'Resisting McDonaldization: Theory, Process and Critique' in Smart, B. (ed.) *Resisting McDonaldization.* Sage: London.

Starr, P. (1982) *The Social Transformation of American Medicine.* Basic Books: New York.

Taylor, F.M. (1911) *The Principles of Scientific Management.* Harper and Brothers: London.

Turner, B. (2004) 'McDonaldization: The Major Criticisms' in Ritzer, G. (ed.) (2006) *McDonaldization: The Reader.* Sage: London.

Waring, J.J. and Bishop, S. (2010) 'Lean Healthcare: Rhetoric, Ritual and Resistance' *Social Science and Medicine* 71(7):1332–1340.

Weber, M. (1970) (ed. by Gerth, H.H. and Mills C.W.) *From Max Weber.* Routledge, Keagan Paul: London.

Weinstein, D. and Weinstein, M. (1999) 'McDonaldization Enframed' in Smart, B. (ed.) *Resisting McDonaldization.* Sage: London.

第三十二章

朱莉娅·克里斯蒂娃：卑贱、具身性和边界

特鲁迪·拉奇（Trudy Rudge）

陈雪扬 译

本章的目的是探讨朱莉娅·克里斯蒂娃（Julia Kristeva）用具身性和边界的研究方法如何扩展了人们的理解，即脆弱性、厌恶、恐惧和不确定性如何影响医疗保健的实践。克里斯蒂娃的研究是以拉康（Lacanian）的精神分析理论和概念以及社会和文学研究方法为基础。本章的重点是她对卑贱的心理防御机制的理论化——对卑贱的反应，在这种反应中，身份、秩序或系统陷入混乱。在这里，我们关注的卑贱是卑贱的身体，但卑贱也可以是污染的、对"正确"的背叛以及被玷污、污名化或与破坏我们确定感的社会情境和活动有关。这样的分析提供了一种可能性，用以表达有漏洞的身体、患病与疾病的混乱以及它们有时怪异性的重要性与复杂性。对卑贱的分析将医疗保健中的很多情况视为"不合时宜"。在这种情况下，笔者利用与健康相关的实践的例子来说明，卑贱的情感防御与缺乏界限、主体性的玷污以及动员各种尝试来重新获得界限和确定性的行为的解释之间的相关性。

第一部分将详细探讨克里斯蒂娃的卑贱观念的发展以及这些观念如何适应自我防御和具身性的心理分析理论。克里斯蒂娃式的视角通过描述卑贱、憎恶和"恐怖的权力"来探讨这些术语的工作方式以及对健康和疾病的看法。出于对卑贱概念和卑贱身体的关注，这种分析承认了未知和已知的事物、模棱两可和不确定的事物以及"不合时宜"的事物。在探索什么是神秘的和超出社会规范之外的、在下面的部分，我提供了使用这个视角的具身

性分析，以展示这种方法之所以可行的可能性。研究的重点是患者、医护人员和研究人员使用这种方法完成的边界工作所带来的后果。最后一部分探讨了克里斯蒂娃在卑贱研究方面的另类观点和争议、对她的方法的批评，及当他们之间处于相互关联的关系时，警惕治疗过程中出现的歧义和不稳定状态，评估这项研究如何揭示护理伦理激进立场。在接受克里斯蒂娃提出的关于卑贱的立场时，医护人员可以重新思考在健康和疾病中体现出来的文化和社会意义，以及随之而来的恐惧和魅力，从而承认——但也是丑化——它的深刻影响。

人物简介

　　1941年，朱莉娅·克里斯蒂娃出生于巴尔干地区，后在巴黎攻读博士学位，进行东欧文学研究和文艺研究。她在文学研究方面的工作受到巴赫金（Bakhtin）和其他语言学家的影响，但在巴黎，她的工作变得更具革命性——作为 *Tel Quel*（译注：法国先锋文学杂志，于1960—1982年出版发行）写作集体的一员（Brandt，2005）。据说，在和该写作集体前往中国考察之后，她对毛泽东主义的不满影响了她对女性主义的看法，她对中国妇女受到的治疗提出了批评——这篇论文引发了美国女性主义学者对她的愤怒（Rose，1993）。克里斯蒂娃和英美女性主义者之间这种长期的意见分歧，最好视为对女性主义及其政治议程在重视程度上的差异。在这样的框架下，这些作者，最著名的是朱迪斯·巴特勒（Judith Butler，1993a）和伊丽莎白·格罗兹（Elizabeth Grosz）（1989），坚称克里斯蒂娃对女性气质的理解是本质论和生物学决定论的——所有这些都是源于她运用精神分析理论来解释各种情感状态、经历和诸如对母职的否定等社会情况。

　　朱莉娅·克里斯蒂娃是一名执业的拉康精神分析学家、巴黎第七大学语言学教授、纽约哥伦比亚大学客座教授，哥伦比亚大学出版社在她的作品翻译成英文时出版了其中的大部分，加拿大多伦多大学也在出版。她是一位多产的作家，不断出版有关心理状态、性别、种族、民族主义、反抗和行动主义的书籍，以及许多当代西方社会关注的哲学著作。她早期的工作是文学研究，她的许多研究都继续采用这个框架，使用文化的方法来探索情感状态和个人状况。她在文学研究方面的工作与这些关于情绪状态的哲学作品一起继续着，比如卑贱、疏离和排斥、抑郁和女人、灵魂的新瘤疾、反抗的意义与非意义，等等。她对如何更好地面对女性在社会中的地位所持的立场，对许多女性主义作家来说仍是有争议的，但她也在女性主义学术、电影研究、批判性种族研究和批判性社会分析等领域找到了支持者。她继续在法国和纽约进行写作和演讲，她演讲、组织研讨会和作为精神分析学家的实践——这些工作为她提供了对人类状况重要且相关的例子和见解。朱莉亚·克里斯蒂娃曾获汉娜·阿伦特政治思想奖（Hannah Arendt Prize for Political Thought）和首届霍尔堡国际纪念奖（Holdberg International Memorial Prize），表彰其在人类与社会科学、法律和神学领域的研究（Kristeva，2009）。

在本章中，重点将继续放在她对卑贱的情感辩护、卑贱的身体的作品上，以及她的作品如何推动了对文明化以及正在文明化的身体理解的边界。克丽斯蒂娃在《恐怖的权力》（*Powers of Horror*，1982）之后延续了这个想法，在《灵魂的新痼疾》（*New Maladies of the Soul*，1995）和其他作品如《黑太阳》（*Black Sun*，1989）、《爱的故事》（*Tales of Love*，1987），《仇恨与宽恕》（*Hatred and Forgiveness*，2009）和《反抗的意义与非意义》（*The Sense and Non-sense of Revolt*，2000）中，这种思想一直延伸，发展成为对情绪、身体和社会系统如何在儿童社会发展的实现过程中交织的更微妙的解释。这种方法暗示了塑造我们与身体和社会关系的社会文化力量。在下一节中，笔者将对这项工作做一个初步的调查，在接下来的一节中，笔者将关于卑贱的研究带到身体、皮肤及其与身份的联系上。在最后一节中，笔者和那些认为她的作品富有成效的作者们，以及那些强调她的作品对女性主义者来说是有问题的评论家，以及其他认为运用精神分析的方法来解决社会问题也存在问题的学者，讨论了一些读者对她的作品的反应。

卑贱，具身性与自我

"因此，导致卑贱的不是缺乏清洁或健康，而是干扰了身份、系统和秩序。不尊重边界、地位和规则的东西。中间的、模糊的、复合的东西（Kristeva，1982：4）。"

在《恐怖的权力》中被多次提及的句子中，克里斯蒂娃提出了一个框架，用来思考对卑贱的情感辩护、其来源和社会后果。当她看到牛奶咖啡上的奶皮时，她都会感到厌恶和发自内心的恐惧，这是她对恐怖力量的分析的基础。卑贱是对这种恐惧的一种反应，因为她害怕吃到奶皮和感觉它在她的嘴里。边界、内部、外部、情绪和自我是我们如何理解这种情绪状态及其所发出的信号的基本概念。克里斯蒂娃的观点是，这种情绪也是一种对抗恐惧的防御机制，并且是基础的，是心理结构中其他情绪状态和防御的基础。但与此同时，卑贱者也被这样一种认识所污染，即他们的存在有可能挑战被视为神圣的事物，为了我们的生存，所有这些都需要被压抑：

带血和脓的伤口，或恶心的、辛辣的汗味，腐烂的气味，并不意味着死亡。在预示死亡到来的情况下——比如平直的脑波影像——我就会理解、做出反应或接受。不，就像在真正的戏剧中一样，没有化妆也没有面具，垃圾和尸体让我看到了我为了生存而永久丢弃的东西。这些体液，这些污秽，这些粪便，相较于死亡而言，尽管难以承受，却是生命所能够承受的。在那里，我处于我作为一个有生命的人的状态的边缘（Kristeva, 1982: 3）。

克里斯蒂娃的精神分析理论是建立在弗洛伊德（Freud, 1856—1939）和拉康（Lacan, 1901—1981）关于儿童发育以及通过儿童心理性发展带来的心理结构的基础上的，也就是拉康后来表述中的儿童语言习得。克里斯蒂娃与这些精神分析理论家的区别在这里很重要。尽管弗洛伊德的思想为批判理论家和女性主义者提供了洞见，提供了一种理解潜意识和自我形成的形式，但弗洛伊德和拉康仍然被男性霸权的力量所束缚。在《恐怖的权力》（1982年）中，克里斯蒂娃提出了她对于语言和语言习得的理解，她的拉康式的精神分析训练令她接受俄狄浦斯（Oedipal）神话，这是弗洛伊德用来解释我们作为有性别的身体的区别，由孩子和母亲的分离和母亲对孩子的文明教化所产生的心理结构和防御以及孩子进入语言世界的原因。她主张采取一种以拒绝母亲为首要条件的方法，这种方法可用于理解情感、驱动力和欲望是如何迫使分离的，以及如何通过对理想父亲的爱将孩子吸引到语言中（而不是通过规训的法律和权力来支配其后的性心理发展），从而为孩子提供在力量和对母体功能的否定之间的第三种方式（Kristeva, 1987; Oliver, 2002a; DeArmitt, 2005; Chanter, 2008）。尽管克里斯蒂娃在否定母体功能的过程中以及通过母体的卑贱而形成自己的思想，但她也提出了一种自我发展的观点（及其与他者的关系），这种观点早于语言和父权的主体性形成。因此，儿童的基本分离是在矛盾中发生的，在语言理解或象征的边界上，而卑贱的存在和使人恐惧的力量在中间和外部的心理结构（如自我或超我）中等待，在后来成为"自我"的斗争中发展起来（Oliver, 2002a, 2005）。

此外，作为这个过程的一部分，身体的各种产物被认为是非我（或他者），并且有可能玷污自我。而克里斯蒂娃运用玛丽·道格拉斯（Mary Douglas, 1966）的理论来分析身体的产物和产生过程如何被视为污染或是异物的，道格拉斯认为所有此类物质都是污染，因此需要下令来降低其危险性，克里斯蒂娃（1982）对这些产品进行了分类，具体取决于这些物质是外部危险还是对自我的威胁，或者是对身份的内部威胁：

排泄物及其等同物（腐烂、感染、疾病、尸体等）代表着身份的危险，这种身份来自于没有身份的自我：受到非自我威胁的自我，受其外部威胁的社会，受到死亡威胁的社会。相反，经血代表从身份（社会或性）内部发出的危险；它通过社会整合威胁着两性之间的关系，并通过内部化威胁着面对性别差异的每一种性别的身份（Kristeva, 1982: 71）。

在这样的诠释中，克里斯蒂娃认为，来自错位的物质对自身的危险和威胁，或维持身体和自我纯洁的潜在失败，是在母体职能的授权下通过其文明映射到心理和身体上的，是自我洁净和适当身体的"受托人"。儿童的监护权和文明化过程证实了对卑贱的母体角色的矛盾情绪，被想象中的慈爱的父亲所取代（Kristeva，1995，2009）。此外，这种被排除／包含的映射是情感的和前符号的，它位于符号学的意义领域中——出现于驱动力和身体中，而不是父系法则的语言逻辑中——即使卑贱定义了什么是洁净与适当。要认识到这种原始活动如何发挥作用，发展出一种与母亲和卑贱分离的自我感，就需要：

> ……区分符号，包括驱动相关的和根据主要过程组织的情感意义，这些主要过程的感觉方面通常是非语言的（声音、旋律、节奏、颜色、气味等），一方面是用语言符号表现出来的语言意义，另一方面是它们的逻辑-语法组织。（Kristeva，1995：104）。

获得的关于卑贱的防御和位置的图景是这样的，孩子的社会化发展的过程，首先是他们对文明和卑贱的母亲的拒绝，然后被想象中的慈爱的父亲形象接受为"社会的"，完整地习得合适的语言，与母亲分离开来，具有文明和适当的社会身份。

然而，这不是一个简单或最终确定的过程。被拒绝的部分不仅会影响其效果，如是否受自主控制，是否依附在身体上或与身体分离，而且这种联系和含义并不总是对有意识的人有效（Kristeva，1995，2009；McAfee，2004）。换句话说，尽管这些物质可能离开身体并被排斥，但这些排斥并不总是获得客体地位——它们仍然处于无意识之中，它们的威胁表现在语言和意义的符号和情感层面上（Kristeva，1995：104；McAfee，2004）。因此，被拒绝的是明显的（具体的）、主体的物理产物（排泄物、分泌物等），以及虚构的（符号的）、现有的隐喻（甚至转喻的），因为在这个认知过程中，卑贱的人唤起污秽，并与身心的污染产生情感联系。此外，正确与不正确、洁净与不洁净、可能与不可能的映射是通过母性功能的工作和权威来完成的（Kristeva，1982）。因此，母性的功能永远与婴儿身体的教化联系在一起，就像卑贱把这种功能置于象征秩序的控制之外，就像父系的功能将母性定位为"缺乏"。矛盾的是，这种排斥构成了母性权力的基础——一种既令人厌恶又令人愉悦的权力。正是这种不幸的二元性，表示了为什么主观性是卑贱的（如作为母亲的妇女），即不能被语言的符号顺序充分地代表或控制。即使在卑贱限制并排除了身体及其某些产物的情况下，卑贱仍然不受父权制的完全控制，其对文明的需求及其恐怖的力量仍然存在。

皮肤，边界和卑贱

在本节中，身体、具身性及其理论化的问题将通过对具身性中的皮肤的考察来确定，在当代社会中，皮肤代表"时尚"，是绘画、穿刺或暗示自我可塑性的实质，既吸引社会的迷恋也造成了社会的恐怖——格罗兹（Grosz，1993）指出这二者可能是平分秋色的。在探索皮肤时（Connor，2004），我们希望在大多数对身体的分析工作中，探究它的沉默，这是我们急于揭开身体隐藏的生命力和生化之谜时留下的一个封面。我的观点是，我们对生物科学的迷恋深入我们的身体，使我们陷入对我们与身体最原始关系的超越，通过皮肤体验到身体的边界和限制。皮肤是开始了解世界并与世界沟通的器官，当在我们的皮肤下进行身体分析时，没有认识到作为中心的内在界限，人格方面仍然被忽视，皮肤的社会-文化重要性体现在我们能够从情感和躯体上完整地理解身体。

从这种角度来看，皮肤是人类的绣帷，体现了我们的自我意识，其中包含了我们从最初与世界的联系中看到的自我意识的千变万化的意象。它不仅映射了自我，而且还映射了我们与他人的接触，并且正如安齐厄（Anzieu，1989）所指出的那样，它承载着这些记忆，就像皮肤记住重要他人的重要依恋一样。皮肤是最大的器官和感觉器官，它的破损会对人们造成危险的后果，因为它的屏障功能失效。此外，皮肤在当代社会有相当大的社会文化负担，被越界的行为所书写，如文身、整容手术和穿孔等自由行为日益正常化（Anzieu，1989；Connor，2004）。康纳（Connor，2004）断言，安齐厄的"皮肤自我"概念将皮肤与思想/自我联系在一起，并将皮肤与思想联系起来。通过皮肤从外部到心灵的思考，我们看到了可能性，以了解身体与心灵的相交方式，然后探究皮肤所代表的身份。皮肤作为边界，开始代表我们的身份如何与西方形而上学的统一自我联系在一起。由于皮肤在符号学和象征意义上都起作用，它对于认识我们自己有着强烈的感觉。安齐厄（1989）声称皮肤是一个人心灵的映射和直接表征。此外，在一个由于种族和种族歧视而日益"表皮化"的社会中（Chanter，2008），皮肤所体现的种族想象是转喻的（Grosz，1993；Pile，1996），是由皮肤作为覆盖物的主要功能所具体化的（Rudge，2009）。

克里斯蒂娃对儿童社会化的看法是基于一系列不完全的排斥，其中每个新的发展都构成了对自我的威胁，因为自我与令人厌恶和威胁的身体产物的关系中受到威胁。因此，自我仍然依赖情感防御来维持自我与他人之间的界限——这是一个进行中的主题（Kristeva，1984）。我们的自我感取决于物体、实践和信仰的持续有序的调动，这些包含了干净和适当的身体、它的边界或系统。此外，由于每一个被排除在外的物体或情感威胁都令人恐惧，它同时也让我们着迷——包含了我们的安全感和秩序感，源自我们的身体和母职功能之间的早期联系：

想象是一个自我形象的万花筒（来自这些形象的各种来源），它为阐明的主题奠定了基础。然而，我们必须记住，想象通过镜面识别之前的心理方式扩展了它的效果，也就是说，通过情感的心理表征，它受到同化和排斥（消极性）以及凝聚和置换的波动规则的制约（Kristeva，1995：104）。

从克里斯蒂娃在语言学和心理分析中的立场出发，她断言，我们对客体的信念（如皮肤的有界性）是通过与身体的关系以及触摸、嗅觉和听觉的关系建立的，然后我们才开始组织自己的身份，根据镜面意义或语言意义的优势。对于克里斯蒂娃来说，作为自我认同过程的一部分，年幼的孩子（年龄在 6 ~ 18 个月）开始拒绝其存在的某些部分，以及对孩子与母亲关系的象征表现（Kristeva，1982）。这个过程被认为是任何一个努力建立自己身份并成为说话主体的孩子所必需的。然而，克里斯蒂娃描绘卑贱者角色和卑贱的核心是通过符号学将孩子带入语言——意义世界被映射到首先通过皮肤、孔口和触觉被理解的身体上（Kristeva，1982：72）。

因此，可以断言皮肤是社会结构和结构效应得以记录的主要场所——皮肤是由自我和他者组成的身份的经纱和纬纱构成的，正如拉康式精神分析思想所理解的那样（Kristeva，1991；Oliver，1993；Chanter，2008）。通过覆盖我们的身体来接近心理和身体的交叉点时，皮肤不仅与性别，而且与种族、阶级和其他分隔结构相交，还通过与皮肤的转喻或隐喻关系进入我们的心理（Brennan，1993），并且与我们的语言习得纠缠不清。此外，皮肤作为隐喻性的覆盖物所代表的意义远不止于内部和外部的存在：

……皮肤表面，似乎包含了我们，同时也包含了别人对我们留下的印象。如果我们摒弃皮肤已经存在的假设，而是开始将皮肤视为一个表面，是只有在遇到"来自外部的压力"的情况下才能感觉到的，那么皮肤的矛盾功能就开始变得有意义了（Ahmed，2005：101）。

一项关于那些既丧失皮肤的感知能力，又丧失如何应对未来来自外部压力的能力的人的研究，刚好解释了为什么这种具身化边界的丧失会带来一种比外观或形象更深层次的失落感和创伤感。正如安齐厄所强调的那样，人们对皮肤的依恋程度远远超过了皮肤表皮的深度。例如，当一个人被烧伤时（Rudge，2009），身份认同问题是比毁容更深刻的问题，因为这牵涉作为自我 / 他者、男性 / 女性和种族的绣帷所构成的具身化认同的危弱性问题。当卑贱的人等待这种创伤和丧失时，我们对皮肤作为一个边界的焦虑被强调伤口护理产品的技术科学掩盖，而不是需要长期护理来治疗卑贱和身份丧失的深层创伤。为了反驳这种观点，安齐厄（1989）断言皮肤具有许多心理分析功能。他提出了九种功能：支持、容纳、屏蔽、个性化、连接、性化、回复、象征和攻击 / 破坏（Anzieu，1989：98-108；Connor，2004：50）。这样的皮肤形象与克里斯蒂娃（1982）含义和孔口的映射以及艾哈迈德（Ahmed，2005）的更具政治色彩的皮肤印象有所共鸣。同样，对烧伤男性的研究表明，以皮肤为边界是社会身份和男性气质的深刻体现和主要组成部分。因此，皮肤完整性的丧失是一种伤害，伴随着深深的失落感和确定性，这种确定性既是真实的，也是一种象征性的死亡（Rudge，2009）。

拉夫朗斯（Lafrance，2010）在一篇论文中探讨了第一次面部移植的故事，对迪诺尔面部伤口和容貌丧失的巨大损伤以及她重新获得完整的面部／皮肤的动力感到惊讶。克里斯蒂娃（Kristeva，1991，1982）使用拉康（1977）的身份识别法来解释这种情况——身份总是由内在的他者的影子构成。此外，我们在情感上和社会上获得的身份或对自我的感知不仅包含了他者，而且在其中还以种族、阶级和性别等主要差异体系的形式表现出来。因此，精神分析理论中所描述的身份假定了身份的偶然性，需要不断地与每一个被承认或被错误承认的对其完整性的威胁进行协商和重新处理，而获得这种完整性是要付出代价的，而且只是短暂的———一种更后现代的自我意识。这种由卑贱者塑造的认同感证实了我们是如何生活在死亡的阴影下的（Kristeva，1982）。在 20 世纪，皮肤体现了许多对健康和疾病的关注，皮肤象征性地代表了我们对衰老的日益关注，皮肤已成为体现衰老的模型，并且是皮肤如何显示"年龄"的具体焦虑的中心（Rudge，1999；Connor，2004）。

> 皮肤总是被书写：这是传奇性的。它不仅仅是我们自愿或非自愿向人们公开自己的方式，还成为我们暴露于可见性本身的证明（Connor，2004：51）。

此外，皮肤同时成为不可靠的边界，因为人们急切地通过皮肤来发现癌症、艾滋病相关疾病比如卡波西肉瘤，并通过分布在皮肤下的脂肪组织向其他人发出一个人正在接受艾滋病治疗的信号（Gagnon，2010）。

在思考皮肤对于当代健康和疾病的理解所体现的内容时，克里斯蒂娃的卑贱概念提供了一种看法，即自我和内在与外在之间的界限如何承载着我们的欲望和恐惧。皮肤体现了社会的越界，并转化为文身和整容手术的皮肤艺术（Davis，2003；Connor，2004；Covino，2004），皮肤受损造成的卑贱是通过伤口愈合科学得出的，可视化为第二层和持久性皮肤（Rudge，1999），以及皮肤在虚拟现实中的消失，所有皮肤都成为康纳所称的"可移植的超器官"的网站（2004：66）。

卑贱与精神分析的问题与进展

精神分析理论代表了一个激烈的辩论和争论的场所，即这些理论是否在当代社会科学的解释力中占有一席之地。它们在特定历史时间和地点的发展表明，它们用来解释个人创伤和焦虑的框架仍然存在严重问题。这些理论，被认为是个人主义的，根植于父权制中，并未能考虑到治疗师在这些理解中的强大作用（Frosh，1987；Lechte，1990；Beardsworth，2004）。此时，当通过视觉扫描图像将大脑以及通过思维关联起来的大脑越来越多地构成为一种经验的现实，并且通过分析生化活性和过程来揭示其秘密时，就会进行基于观察性案例研究的理论阐发，关于人类发展和神经科学的陈旧观念在理解人类活动和社会关系方面有地位吗（Frosh，1987）？更糟糕的是，在生物决定论被女性主义和其他理论所挑战的时代，使用一种既普遍化又个性化的理论，并将人类，更具体地说，将女性对她们身体和关系的体验本质化的理论，有什么用处呢？克里斯蒂娃与英美女性主义者进行了长期的辩论，许多人认为，克里斯蒂娃落入对母职的否定之中，她在自己对卑贱和对卑贱的情感辩护的研究中解释了女性的无能为力、沉默以及母职带来的女性殉难（Rose，1993；Butler，1993a；Mansfield，2000）。

这种困难和争论就存在于"卑贱"和"卑贱"的主题本身。卑贱者构成了一种威胁，因为它使个人和社会的界限变得虚幻。在构建自我的过程中，"我们个体身体的独立性"（Mansfield，2000：82）是在定义一个人的主体性的过程中形成的。但是克里斯蒂娃认为，这种分离是脆弱的，因为它是在我们的理想主义和意识形态中诞生的（Mansfield，2000）。为了获得一种分离感，疏离感是必要的："我在哭泣和呕吐的暴力中产生了我自己"（Kristeva，1982：3）。个人需要拒绝近似人类的事物（例如排泄物或其他事物），以增强其主观性，并保持干净、适当、自我控制的身体，但仍不断面临着对人格完整和自治的怀疑："这个话题仍在进行中，永远试图建立自己，永远推开那些无情地挑战其极限的事情"（Mansfield，2000：83）。对于具身性和皮肤的争论来说，这种理论定位否定了那些断言"卑贱者"或"卑贱"是本质主义的观点，或者不承认由结构及其效果产生的差异。如果没有精神分析的解读，皮肤受损或改变的影响就会消失，因此也就无法理解西方形而上学中的皮肤信号，以及皮肤丧失所困扰的信号。

对精神分析理论尤其是克里斯蒂娃的著作的另一种批评是，它未能面对规范的、性心理的发展（Butler，1993a），其中，卑贱、母性和女性化的作用都是生物决定论的，带来了强制性的母性和异质规范性（Grosz，1989）。奥利弗（Oliver，1993）对克里斯蒂娃通过心理分析，家长式治疗和人类发展方法来解决女性如何被定义为"缺乏"的这一失败表示了同样的迷惑。这很大程度上源于克里斯蒂娃对某些形式的女性主义和身份政治的立场（Birmingham，2005；Chanter and Płonowska，2005；Chanter，2008），许多女性主义者（包括 Butler，1993b）都同意这一立场。在与罗莎琳德·科沃德（Rosalind Coward）等的一次谈话中，克里斯蒂娃（2002）将自己定位为女性主义者，但是她已经摆脱了这种身份政治，摆脱了对革命性变革的信仰，转而专注于她作为一名治疗师的工作。这种对女性主义政治议程的拒绝让奥利弗感到困惑（2002a），他强调了个人的政治性这一理解对于呼吁社会变革以及对扮演母亲角色的女性的社会支持是多么重要。

但是，可以采取另一种立场来驳斥对克里斯蒂娃理论本质化的指控（Butler，1993a）。巴特勒从克里斯蒂娃的角度出发，运用卑贱的身体和关于身份形成的思想，认识到身份的形成不仅是零碎的或偶然的（过程中的主体），而且构成了具身化的自我／他人／他者的绣帷，其身份认同是一个不完整的项目。同样，这样的自我是其散漫效果的主体，也受制于它（Holmes 等，2006；Rudge，2009）。在这样的概念化中，与脆弱性相关的意义崩溃是一种影响（Oliver，2005；Chant，2008；Bradbury-Jones and Taylor，2013），其中一个人被定位在复杂的交互的脆弱性之间，所有这些都需要识别和支持。情感状态的话语，例如卑贱，表明包容和排斥的边界是如何运作的，某些情况如何保持沉默，种族主义等结构性后果如何继续受到压制，以及拒绝接受教育，健康和福利的经济理性主义政策如何被弃用（Rudge，2009）。

尚特（Chanter，2008）、奥利弗（Oliver，2002b）、迈克菲（McAfee，2004）和罗斯（Rose，1993）与弗洛伊德精神分析的核心观点相吻合，认为本质主义的解读是不太可能的。相反，这些作者认为，克里斯蒂娃的工作挑战了规范性阅读，因为拉康式的身份并没有谈论男女作为父亲和母亲、男性和女性，而是挂着母职和父职功能的绣帷，性／性别分化需要他人／他者身体的分析，以及结构和中介相互交融。此外，由于卑贱者及其话语与身体、结构和中介的运作方式纠缠在一起，并且牵涉其中，因此它的存在可以追溯到更大的政治体系中（Rose，1993）。这种观点为精神分析理论提供了可能性，从而为社会结构如何进入我们的身体提供洞见（Brennan，1993；DeArmitt，2005）。

关于皮肤及其身份认同的具身性上，克里斯蒂娃（1982）提供了一种特殊的观点，即我们如何看待遭受创伤和被压迫者的宽恕、宽容和缺乏社会支持（Oliver，2002b）。在因皮肤脱落而遭受创伤的情况下，当皮肤作为保护层的作用在治疗方案中占主导地位时，其在人与人之间的屏蔽、联系和交流的作用仍然是未被承认的背景。在治疗失去皮肤和容貌受损的人时，并未考虑到其长期的情感影响（Rudge，2009；Lafrance，2010）。我们具身性（通过皮肤）的特点构造了男性／女性、白种人／黑种人、年轻人／老年人如何通过皮肤受损或外伤的经历融入并整合到对身份认同碎片的理解中，使恢复过程比通过整形手术实现"完整皮肤"所需的时间更长。

此外，当代社会表面上承载着许多焦虑和创伤。尚特（2008）和艾哈迈德（2005）都强调，卑贱者与表皮化社会以及种族化有着深远的牵连，特别是在后殖民和移民社会中。我们对变老的恐惧和厌恶被投射在那些声称能在我们脸上延缓时间的面霜和药剂的广告上（也许还有其他领域）。提倡这种观点，不仅使卑贱在社会神话和禁忌中脱颖而出，还使人们有可能看到其家庭冲突之外的卑贱者。为了更好地理解缺乏社会支持的母亲、对改善皮肤自然护理的痴迷以及对黑种人他者的种族化的顽固态度，尚特（2008：162）提供了以下考虑：

卑贱本质上是可移动的，因为它描述了一种机制，规定将各种各样的他者
排除在外，特别是种族、阶级和性别上的他者……与其像克里斯蒂娃那样，将
构成性差异过程与社会象征神话相联系，还不如反思它们与象征合法性的分歧。

尚特（2008）和其他人的呼吁暗示了我们如何超越对具身性，尤其是皮肤的恋物性理
解，以表明当我们忽略皮肤总是被具身化而不仅仅是作为身体的表面时，这种情况下什么
才是危险的。

在当代社会，皮肤被代表和盲目崇拜，因为它的消失迫使我们承认灭绝、疏远和死亡
的威胁是如何困扰着我们。我们忽略了皮肤对身体的抽象，忽略了皮肤的受损会给我们带
来什么危险。可以从精神分析理论中分析我们如何组织社会对主权的威胁，例如克里斯蒂
娃对卑贱的概念化和卑贱话语的论述。使用诸如卑贱之类的概念挑战了对他者的种族化，
但这只是结构性的，而种族则具身化在皮肤如何给我们留下深刻印象的方面，以遏制 / 排
斥黑种人他者；或者我们把皮肤作为"老化"的表面来关注，否认我们对未来缺乏控制的
卑贱，因为它在避免衰老的恐惧的竞赛中不断地背叛老年人（Latimer，2010）。

结 论

克里斯蒂娃进行的精神分析工作让我们瞥见了身体、情感和社会结构在维护社会观
点方面是如何相互牵连的，这些观点否认了结构效应进入并塑造人体的方式。卑贱的身体
和卑贱将分析家带到了一个位置，在这里，那些被划分和排斥的东西总是在等待着不同性
别的、社会性别化的、阶级化的和种族化的身体是如何从很小的时候就形成和复制的。例
如，从精神分析的角度来看，皮肤是一种具身化的绣帷，它象征着我们在社会文化上合法
和不合法的地位，当它作为一个边界的安全丧失时是卑贱的。当我们把皮肤作为一种隐喻
性的覆盖物，以及它在什么地方标志着分离而不是与他人联系时，卑贱及其理论探索为我
们提供了一些洞见。此外，在探索婴儿文明所处的位置同时又隐藏母权的位置时，我们看
到了象征合法化之外的一个位置，它可以转化为皮肤、孔口及其象征意义如何被重新配置
为情感中心。皮肤的外形完整的影响着我们作为个体的地位，正如这一举动将其覆盖面转
移到我们的分子和基因的内在性中一样，也强化了皮肤所传达的信息，这是破碎的和矛盾
的主体形成的标志。

在健康或疾病方面的具身性和主观性，需要由对揭示患者、消费者、其支持者或医
疗工作者的工作感兴趣的研究人员进行分析。情感植根于具身体验中，要求我们认真对待
自我威胁、身份认同和健康政治在健康与疾病社会学中所涉及的问题。在这种情况下，对

卑贱情感（作为辩护和论述的立场）的探索提供了一种观点，当我们不研究疾病经历的情感，否认身体的中心地位，以及否认死亡和年龄的当代医学科学的悲惨定位时，什么被抛在一边。分析令人恐惧的内容的能力（Kristeva，1982，1995，2009）在于发现诸如种族主义或年龄歧视之类的排他性习俗，在诸如癌症或临终关怀、精神病或肥胖症等慢性疾病中污名化的根深蒂固的影响，和持续的隐形的创伤和它对在这些领域的健康专业人士工作的影响。这种关注可能会在某种程度上解释身体、身份和边界中不可解释的、不可思议的、被压抑的内容。

参考文献

Ahmed, S. (2005) 'The Skin of the Community: Affect and Boundary Formation' in Chanter, T. and Płonowska Ziarek, E. (eds.) *Revolt, Affect, Collectivity: The Unstable Boundaries of Kristeva's Polis*. State University of New York (SUNY) Press: New York. pp. 95–111.

Anzieu, D. (1989) *The Skin Ego*. Turner, C. (trans). Yale University Press: New Haven, CT.

Beardsworth, S. (2004) *Julia Kristeva: Psychoanalysis and Modernity.* SUNY Press: Albany, NY.

Birmingham, P. (2005) 'Political Affections: Kristeva and Arendt on Violence and Gratitude' in Chanter, T. and Płonowska Ziarek, E. (eds.) *Revolt, Affect, Collectivity: The Unstable Boundaries of Kristeva's Polis*. SUNY Press: Albany: NY. pp. 127–145.

Bradbury-Jones, C. and Taylor, J. (2013) 'Domestic Abuse as a Transgressive Practice: Understanding Nurses' Responses Through the Lens of Abjection' *Nursing Philosophy* 14:295–304.

Brandt, J. (2005) 'Julia Kristeva and the Revolutionary Politics of Tel Quel' in Chanter, T. and Płonowska Ziarek, E. (eds.) *Revolt, Affect, Collectivity: The Unstable Boundaries of Kristeva's Polis*. SUNY Press: Albany, NY. pp. 21–36.

Brennan, T. (1993) *History After Lacan*. Routledge: London.

Butler, J. (1993a) 'The Body Politics of Julia Kristeva' in Oliver, K. (ed.) *Ethics, Politics and Difference in Julia Kristeva's Writings*. Routledge: London. pp. 164–176.

Butler, J. (1993b) *Bodies that Matter: On the Discursive Limits of "Sex"*. Routledge: New York.

Chanter, T. (2008) *The Picture of Abjection: Film, Fetish, and the Nature of Difference*. Indiana University Press: Bloomington, IN.

Chanter, T. and Płonowska Ziarek, E. (eds.) (2005) *Revolt, Affect, Collectivity: The Unstable Boundaries of Kristeva's Polis*. SUNY Press: Albany, NY.

Chanter, T. and Płonowska Ziarek, E. (2005)'Introduction' in Chanter, T. and Płonowska Ziarek, E. (eds) *Revolt, Affect, Collectivity: The Unstable Boundaries of Kristeva's Polis*. SUNY Press: Albany, NY. pp. 1–17.

Connor, S. (2004) *The Book of Skin*. Reaktion Books: London.

Covino, D. (2004) *Amending the Abject Body: Aesthetic Makeovers in Medicine and Culture*. SUNY Press: Albany, NY.

Davis, K. (2003) *Dubious Equalities and Embodied Differences: Cultural Studies on Cosmetic Surgery*. Roman and Littlefield: Lanham, MD.

DeArmitt, P. (2005) 'On the Border Between Abjection and the Third: The (re)Birth of Narcissus in the Works of Julia Kristeva' in Chanter, T. and Płonowska Ziarek, E. (eds.) *Revolt, Affect, Collectivity: The Unstable Boundaries of Kristeva's Polis*. SUNY Press: Albany, NY. pp. 181–191.

Douglas, M. (1966) *Purity and Danger: An Analysis of the Concepts of Pollution and Taboo*. Routledge and Kegan Paul: London.

Frosh, S. (1987) *The Politics of Psychoanalysis*. Macmillan: London.

Gagnon, M. (2010) 'Managing the Other Within the Self: Bodily Experiences of HIV/HIV' in Rudge, T. and Holmes, D. (eds.) *Abjectly Boundless: Boundaries, Bodies and Health work*. Ashgate: Farnham. pp. 133–146.

Grosz, E. (1993) *Volatile Bodies: Toward a Corporeal Feminism*. Indiana University Press: Bloomington, IN.

Grosz, E. (1989) *Sexual Subversions*. Allen and Unwin: Sydney.

Holmes, D.; Perron, A. and O'Byrne, P. (2006) 'Understanding Disgust in Nursing: Abjection, Self, and the "Other"' *Research and Theory for Nursing Practice: An International Journal* 20(4):305–315.

Kristeva, J. (1982) *Powers of Horror: An Essay on Abjection*. Columbia University Press: New York.

Kristeva, J. (1984) *Revolution in Poetic Language*. Waller, M. (trans) Columbia University Press: New York.

Kristeva, J. (1987) *Tales of Love*. Roudiez, L. (trans) Columbia University Press: New York.

Kristeva, J. (1989) *Black Sun: Depression and Melancholia*. Roudiez, L. (trans) Columbia University Press: New York.

Kristeva, J. (1991) *Strangers to Ourselves*. Roudiez, L. (trans) Columbia University Press: New York.

Kristeva, J. (1995) *New Maladies of the Soul*. Guberman, R. (trans) Columbia University Press: New York.

Kristeva, J. (2000) *The Sense and Non-sense of Revolt: The Powers and Limits and Psychoanalysis* Vol. 1. Herman, J. (trans) Columbia University Press: New York.

Kristeva, J. (2002) 'Julia Kristeva in Conversation with Rosalind Coward (1984)' in Oliver, K. (ed.) *The Portable Kristeva*. Columbia University Press: New York. pp. 333–350.

Kristeva, J. (2009) *Hatred and Forgiveness*. Herman, J. (trans) Columbia University Press: New York.

Lacan, J. (1977) *Écrits: A Selection*. Sheridan, A. (trans) Routledge: London.

Lafrance, M. (2010) '"She Exists Within Me": Subjectivity, Embodiment and the World's First Facial Transplant' in Rudge, T. and Holmes, D. (eds.) *Abjectly Boundless: Boundaries, Bodies and Health Work*. Ashgate: Farnham. pp. 147–162.

Latimer, J. (2010) 'Conclusion – Defacing Horror, Realigning Nurses' in Rudge, T. and Holmes, D. (eds.) *Abjectly Boundless: Boundaries, Bodies and Health Work*. Ashgate: Farnham. pp. 267–274.

Lechte, J. (1990) *Kristeva*. Routledge: London.

Mansfield, N. (2000) *Subjectivity: Theories of the Self from Freud to Haraway*. New York University Press: New York.

McAfee, N. (2004) *Julia Kristeva*. Routledge: New York.

Oliver, K. (1993) *Reading Kristeva: Unraveling the Double-bind*. Indiana University Press: Bloomington and Indianapolis, IN.

Oliver, K. (2002a) 'Introduction: Kristeva's Revolutions' in Oliver, K. (ed.) *The Portable Kristeva*. Columbia University Press: New York. pp. xi–xxix.

Oliver, K. (2002b) 'Psychic Space and Social Melancholy' in Oliver, K. and Edwin, S. (eds.) *Between the Psyche and the Social: Psychoanalytic Social Theory*. Rowman and Littlefield: Lanham. pp. 49–65.

Oliver, K. (2005) 'Revolt and Forgiveness' in Chanter, T. and Płonowska Ziarek, E. (eds.) *Revolt, Affect, Collectivity: The Unstable Boundaries of Kristeva's Polis*. SUNY Press: Albany, NY. pp. 77–92.

Pile, S. (1996) *The Body and the City: Psychoanalysis, Space and Subjectivity*. Routledge: London.

Rose, J. (1993) 'Julia Kristeva – take two' in Oliver, K. (ed.) *Ethics, Politics and Difference in Julia Kristeva's Writings*. Routledge: London. pp. 41–61.

Rudge, T. (1999) 'Situating Wound Management: Technoscience, Dressings and "Other" Skins' *Nursing Inquiry* 6:167–177.

Rudge, T. (2009) 'Beyond Caring: Discounting the Differently Known Body' in Latimer, J. and Schillmeier, M. (eds.) *Un/knowing Bodies*. Blackwell Publishing: Oxford, 232–248.

第三十三章

马嘉利·萨法蒂·拉尔森和安妮·维茨：职业项目，阶级与社会性别

艾薇·林恩·布尔若（Ivy Lynn Bourgeault）

陈雪扬 译

健康和医疗保健的社会学研究中的一个关键问题是医疗保健领域的分工问题，其中医学界占据主导地位：这一特征在英美社会中尤为明显。这在历史上是如何实现的，这些动态变化的后果是什么，以及会有何后续发展，成为许多社会学论文和学者的关注焦点，这些学者从塔尔科特·帕森斯（Talcott Parsons，1951）、埃弗雷特·休斯（Everett Hughes，1958）、艾略特·弗雷德森（Eliot Freidson，1970）等开始。马嘉利·萨法蒂·拉尔森（Magali Sarfatti Larson）和安妮·维茨（Anne Witz）是用特别新颖的方式解决这一问题的两个关键理论家。他们通过借鉴相邻的职业社会学文献以及推进职业项目的概念来做到这一点。

拉尔森特别关注医学职业如何在医疗保健分工中获得特权。为了阐明英美现代医学从多元化到主导的历史历程，拉尔森提出了职业项目的概念。这个项目包含了一个集体项目的两个相互作用的维度，即小资产阶级这一新兴阶层的向上流动和对科学医学专业市场的控制。通过这种方式，她试图调和文献中的张力，即新韦伯主义对职业权力的发展和运用的关注，以及新马克思主义对现代资本主义社会中这种权力的最终来源的关注。

维茨基于拉尔森的职业项目概念，将明确的性别视角应用于医学、护理、助产士和放射学职业的分析中。在此过程中，她强调了将职业项目参与者性别化，以及把他们的努力和活动置于父权式资本主义背景下的重要性。她认为，男人和女人，特别是在19世纪初的英国，在实现其职业项目目标的战术手段上有所不同。这导致了健康职业团体的各种努

力的不同策略和结果。

　　本章探讨了这些理论家关于职业项目概念的不同方面（即阶级和性别）的陈述；这些概念的启发性价值可用来解释医疗保健分工的关键历史维度；该概念与当代语境的相关性；将其应用于助产士和口腔卫生职业的案例研究。

人物简介：马嘉利·萨法蒂·拉尔森

　　马嘉利·萨法蒂·拉尔森出生于意大利，和家人去过很多地方旅行（尤其是在法国和阿根廷之间），但成年后的大部分时间都生活在美国。她获得了巴黎大学的文学学士学位、布宜诺斯艾利斯大学的硕士学位，并于 1974 年获得了加州大学伯克利分校的博士学位。此后，拉尔森先后任教于宾夕法尼亚大学、哈佛大学和天普大学（她现在是该校的名誉教授）；她在意大利乌尔比诺大学担任杰出教授。她在 1968 年结婚，1970 年开始博士研究，并于 1974 年（完成学位论文的那年）生了一个儿子。她于 1977 年出版的《职业主义的兴起》（*The Rise of Professionalism*）一书是她博士论文工作的精华。在转向职业、建筑和后现代主义（即 Behind the Postmodern Facade）之前，拉尔森曾撰写过有关拉丁美洲发展社会学的书籍和文章，并在多个国家发表了许多文章。

拉尔森对职业项目的概念化

　　"职业似乎是社会科学从日常生活中抽象出来的许多充满意识形态的'自然概念'之一……定义的许多要素再现了年长的职业人员获得特殊地位的制度手段和顺序……然而，医学实践的实证研究几乎每一步都在挑战社会学模式的有效性……如果我们回想一下，知识分子的"有机"或"传统"的某类特性不是一个静态的特征，而是复杂的历史形势和持续的社会和政治努力的结果，矛盾就得到了解决（Larson，1977：xi-xv）。"

　　拉尔森的职业项目概念首次出现在她 1977 年的著作《职业主义的兴起：一种社会学分析》（*The Rise of Professionalism：A Sociological Analysis*）中，试图调和文献中新韦伯学派和新马克思主义学派之间的张力，拉尔森在健康社会学和职业社会学领域取得了先进的学术成就。新韦伯派学者强调权力在职业发展和更普遍的职业化过程中的重要性。约翰逊（Johnson，1972）最初从这种观点出发，认为职业主义是控制职业的一种手段，或者正如弗雷德森（Freidson，1970）所描述的那样，它控制着职业实践的内容和背景："一种职业不同于其他职业，在于它有权控制自己的工作。"在这种"权力"的视角下，职业被视为寻求垄断且自私自利的团体。

来自新马克思主义传统的职业学者对支持职业主义的更广泛的权力来源进行了分析。例如，约翰逊（1977）在他后期的著作中批评了他早先使用的新韦伯主义方法，认为将职业权力仅从其知识基础出发进行理论化是不充分的。他断言，新韦伯派学者没有充分解释，对于拥有如此重要的社会力量的职业而言，其深奥的知识基础到底有何必要。这个问题变成了如何调和权力，特别是占主导地位的职业在其分工中所保障的权力，方法是关注这一知识基础与资本主义社会中现有的和广泛的权力来源之间的关系。

拉尔森通过对英美两国医疗职业发展的历史进行比较研究，调和了新韦伯主义和新马克思主义方法之间的差异。她介绍了职业项目的概念，其中涉及两个相互关联的过程。第一个涉及对职业知识市场的控制，第二个涉及对社会地位的集体征服：

> "我认为职业化是特殊服务的生产者试图建立并控制其职业知识市场的过程。由于可交易的职业知识是现代不平等结构中的关键因素，因此职业化也表现为对特殊社会地位的集体主张，以及向上社会流动的集体过程……因此，职业化是一种尝试，将一套稀缺资源——特殊知识和技能——转化为另一种——社会和经济回报（Larson，1977：xvi-xvii）。"

拉尔森认为，一个向上流动的职业必须创造对其服务的需求（也就是说，他们的无形服务必须有使用价值），同时造成提供这些服务的资源的稀缺性，即限制自己的会员资格。这些策略是通过控制"生产者的生产"（Larson，1977：210）来实现的，无论是在学生 / 受训人员的数量以及职业许可和认证过程上，还是通过强制性职业系统来实现内容的标准化训练。这种管理上的稀缺性造成了市场职业知识的垄断，进而垄断了社会分层体系中的地位：

> "对集体社会流动性的关注，强调了职业形成与不同社会分层系统之间的关系；特别是，它强调了教育系统在社会不平等的不同结构中所扮演的角色……市场控制和社会流动这两个维度是密不可分的；它们在市场的制度领域和教育体系中汇合（Larson，1977：xvii）。"

然而，市场条件不足以保证职业权力，而拉尔森在这里强调了与资本体系的关键联系。她认为，当一种职业试图向上发展时，它会：

　　"……必须与统治阶级（或新兴阶级）的重要部分形成'有机'联系；说服和辩护取决于意识形态资源，意识形态资源的重要性和合法性最终由统治阶级社会的霸权语境所界定（Larson，1977：xv）。"

　　以医学为例，她断言，其新兴的学说——西方生物医学的个体化意识形态——与资本主义意识形态之间的契合促进了医学团体崛起。生物医学的还原主义可能使从业者不再关注企业资产阶级日益增强的权力对健康方面日益严重的社会不平等的广泛负面影响（至少不至于引起质疑）[1]。因此，根据拉尔森的观点，当一个职业团体在资本主义生产关系所定义的社会政治背景下，通过控制和调整其知识基础来寻求向上流动时，职业化就产生了。

　　这两个相互关联的过程包含了职业项目的核心活动。

　　拉尔森将职业主义宽泛地置于资本主义合理化的历史阶段。因此，职业主义的意识形态既可以证明医疗保健分工中地位的不平等，也可以创建和控制一个职业的"市场"，而该市场在结构上不服从于纯粹的资本主义雇主市场（Witz，1992）。这是由于职业服务背后的知识深奥而又具有社会价值。她会在随后的文章中指出，这在很大程度上是针对"历史的"职业的：

　　"对于那些相对独立于资本主义生产关系而组织起来的较老的职业来说，职业知识的垄断是通往剩余特权的道路……对于资本主义生产过程中产生或吸收的较年轻的职业，获得职业特权的另一方面似乎是大多数工人失去技能和控制（Larson，1979：623-624）。"

　　换句话说，当代的职业更容易受到分裂的压力和无产阶级化趋势的影响。

　　尽管拉尔森主要关注职业项目中的公民社会元素，但她也强调了职业与国家之间的共生关系，观察到"组织职业是由国家官僚机构的扩张产生的"（1977：179）。这尤其与国家在教育体系中的作用有关："创造职业交换价值最终取决于国家——或更确切地说，取决于国家对教育和认证的社会体系的垄断占用和组织。"（Larson，1977：211）然而，她对职业的选择——医学职业——和国家——英国和美国——盎格鲁-撒克逊自由放任的资本主义工业社会，无法进行更广泛的分析，而如果她将其他具有更强大中央政府控制的社会和国家对职业发展的长期参与包括进来，这会与公务员制度更为契合。

---

[1] 纳瓦罗（1976）也描述了一个类似的"一致性命题"。

批判性分析

拉尔森对英国和美国医学界职业化兴起的历史分析，尤其是她对职业项目的概念化，对职业、工作和组织社会学领域产生了深远的影响。正如一位评论家所指出的，她的书"是一项具有重大意义的工作，对职业在现代社会中的作用感兴趣的历史学家们都不能忽略"（Rimlinger，1979：858）。大量（大于 4500 次）且广泛的引用证明了这本书的深远影响。尤其有趣的是，在英国的贵族背景和美国的民主背景下，在关注认知技能和严格控制职业培训方面显示出类似的趋势（Rimlinger，1979）。

然而，拉尔森的分析仍有解释不清的现象，其中之一在于，是否主要是通过围绕特定知识基础组织起来并与统治阶级有联系的向上流动的职业团体的努力，才能导致职业权力和地位，或者是否仅仅是资本主义的逻辑，使得具有与资本主义意识形态相适应的知识基础的职业变得强大。这留给我们一个长期的"鸡与蛋"争论，即在某些职业项目（结构与行动）的成功中哪些是更重要的问题，或者哪些是必要但不充分的条件。某些职业项目必将比其他职业项目更成功，这不仅是因为其倡导者的行动，而且因为更广泛的社会结构的影响。拉尔森在概念化基础上，对国家在职业化过程中发挥的作用的分析，可能使我们更好地理解未来的职业如何在资本主义体系中获得权力。除了在从事职业项目的行动者的背景和活动中扩大性别角色之外，下文所述的安妮·维茨的研究还提供了对国家角色的更多见解。

人物简介：安妮·维茨

安妮·维茨生于 1952 年，游历广泛，定居英国。她于 1977 年从埃克塞特大学的社会学专业毕业，并在任教一段时间后于 1987 年完成博士学位。维茨对父权制和妇女劳动的社会理论产生了长期的兴趣，早期对煤矿进行分析，后期研究医疗保健部门的分工以及组织 / 官僚主义。正如她的一位同事所说：

> "安妮致力于女性主义，并通过女性主义视角重新构思社会学，但她也致力于社会学理论，并确保女性主义社会学家不会简单地将理论这个婴儿连同父权的洗澡水一起倒掉（Scott，2007：498）。"

维茨先后任教于兰开斯特大学、埃克塞特大学、伯明翰大学（1990）、斯特拉斯克莱德大学（1996），及莱斯特大学（从 2001 年开始）。她于 2006 年去世。

维茨的性别化职业项目

> "'职业'（professions）和'父权制'（patriarchy）尽管有很好的头韵（p 字头），但这两个词很少被放在一起……无论是传统的还是批判性的职业研究方法都继续在社会学知识层面上，再现职业男性对其性别自我形象的构建（Witz，1992：1-3）。"

安妮·维茨在 1992 年出版了自己的博士论文，题为《职业与父权制》（*Professions and Patriarchy*)，早在 1990 年还发表了一篇文章，她通过将职业项目的概念性别化，从而提高了这一领域的理论水平。在此过程中，她借鉴了拉尔森和新韦伯主义文献中关于过渡时期职业发展的理论（例如，Parkin，1979 和 Crompton，1987）。

帕金（Parkin）（1979）扩展了社会封闭理论，该理论隐含在以前聚焦"权力"的新韦伯主义职业研究中。马克斯·韦伯运用"封闭"的概念来指代各种社会团体对机会的垄断，以通过限制对机会的获取来最大化自己的回报和特权。帕金（1979：45）指出：

> "……排他性封闭的显著特征是，一个团体试图通过一种从属的过程，以牺牲另一团体为代价，为自己争取特权地位。"

他指出了封闭行动的两种通用类型：排斥，通常通过法律程序，权力通过社会中定义的下等人向下引导；以及掠夺，通常通过团结战术，将权力向上定向为以牺牲主导团体为代价来改善下属集团的地位。掠夺是排斥的结果，也是对排斥的集体反应。封闭的第三种形式即双重封闭，涉及排他性和掠夺性策略。排他性策略主要基于财产所有权、学术或职业资格和证书，但也可以基于其他因素，例如性别或种族。帕金（1979：54）将职业主义定义为一种基于资格证书的特殊排他性封闭，其依据是"旨在……限制和控制职业进入者的供应，以维护或提高其市场价值"。

在借鉴拉尔森和帕金的经验时，维茨的主要关注点是性别对职业项目的影响。早期关于性别对职业地位影响的理论倾向于对女性占主导地位的职业采取非批判或性别歧视的观点[2]。例如，埃特茨沃尼（Etzioni）（1969：vi）认为"职业、组织和女性就业的文化价

---

[2] 文中的"女性主导的职业"，是指在数量上女性从业者居多，而不是女性对这个职业的控制。

值是不相容的"。辛普森和辛普森（Simpson and Simpson，1969）断言，妇女不太可能保持较高的职业知识水平，也不太可能获得职业自主的社会支持，因为她们更可能服从［男性］权威。根据这些论点，女性主导的职业不是完全的职业，因为它们主要由女性组成。但是，没有人详细说明为什么会这样；性别对职业地位的影响被认为是理所当然的，但这种影响没有得到充分阐述和理论化。

维茨通过四个示例性案例研究探讨了女性职业和女性从业者在传统上以男性为主的职业中的地位——医学（历史上以男性为主的职业）、助产士和护士（这两个女性职业都反对由男性医生造成的从属地位）和放射科医生（不太明显的男性或女性为主的职业）。在这四个案例中，维茨论述了妇女在医疗保健分工中职业内部和职业之间的各种职位。但是，除了地位问题之外，她还对封闭策略的性别划分问题感兴趣：人们是如何获得更高的职业地位和特权的。

维茨将职业项目定义为职业封闭项目，并提出了一个模型，该模型将这些项目的行动者区分性别，并将他们定位在父权资本主义的结构和历史参数中。她认为，"职业项目中的性别化行动者……将在男性权力被制度化和组织化的父权制社会中，以不同方式获得实现其目标的战术手段"（Witz，1990：677）。因此，维茨像拉尔森一样，试图通过利用新韦伯派的封闭模型和（女性主义）新马克思主义模型作为结构和历史框架来调和新韦伯主义和新马克思主义的职业理论。维茨通过引用性别策略和父权结构，明确地将性别视角带入她的分析中。她认为，策略是按性别划分的，职业中的战略行动者是按性别划分的，性别化的排除或包含标准是封闭策略的内在特征。成功的职业项目大多是由在特定社会、特定时间里享有阶级特权的男性行动者构成的。

维茨的性别化职业封闭模型是在帕金（1979）的基础上建立的。她详细阐述了职业封闭的四个要素：排斥、包容、划界和双重闭合，以确定其性别维度（图33.1）。优势职业团体的封闭策略为排他性封闭和划界封闭，而下属职业团体的封闭策略为包含性封闭和双重封闭。排他性策略旨在对职业内部事务进行职业内部控制，划界策略则旨在劳动分工中

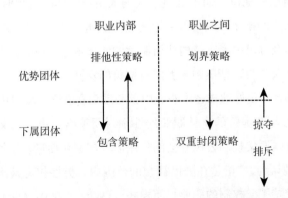

图 33.1　维茨的性别化职业项目 / 社会封闭模型
经泰勒和弗朗西斯许可，由安妮·维茨的"父权和职业"翻印，第 43 页，1992 年

创建和控制与相邻职业的边界，或职业之间进行控制。

首先是排他性策略（图33.1左上角的单元格），维茨（1992：46）描述为：

"……通过将妇女排除在获得诸如技能、知识、从业资格证书或技术能力等资源的途径之外，使妇女成为一个'不合格'的阶层，从而使妇女无法进入并从事某一职业。"

这是通过使用两种关键类型的策略来进行的：文凭策略和法律策略。文凭策略涉及通过公民社会、大学和其他培训或认证机构中的组织进行排斥。法律策略涉及制定排他性许可法的州立法机关和适用这些法律的法院。在英国，妇女因性别原因被排除在医学之外，这就是职业封闭形式的一个例子。

划界策略（在右上角的单元格中）不依赖于排斥，而是依赖于：

"……将妇女包围在与职业分工相关但完全不同的职限范围内，此外，她们可能（事实上很有可能）从属于男性占主导地位的职业（Witz，1992：47）。"

这一职业仍然是独特的，并从主导团体中分离出来，通常是通过使用性别意识形态将女性的社会角色称为"照顾者"而不是"治愈者"，从而处于从属地位。这还涉及对这些主要由女性卫生医疗保健人员掌握的技能的低估，反映出社会普遍低估了妇女的工作。英国医学界基于性别的从属地位和对护理和助产士行业的贬低，可以被作为划界的例子。

图33.1左下角的单元格确定了包含策略，这是对排斥的回应；也就是说，一个下属团体在他们被集体排斥的职业结构中寻求包容。维茨举了女性申请进入医学院的例子作为包容性的例子。最后，右下角的单元格采用了维茨特别感兴趣的双重封闭策略。双重封闭性包括下级团体对主导职业划分策略的篡夺、反垄断、向上行使权力；当下级团体的成员在劳动分工中寻求自己的地位，而不是追求被纳入主导团体的行列时，就会被排除在外。在这里，下级团体采取的排斥形式与占主导地位的团体（在左上角的单元格）采取的排斥形式类似，因为它涉及寻求国家支持的注册制度的法律策略，以及限制等级进入职业培训项目的文凭策略。维茨认为，精英领导者向有抱负的女性职业采用的双重封闭策略，比单独用包容或排斥来解释，更好地描述了职业内部关系和女性职业项目中权力的双向行使。

然后，维茨在参与有抱负的女性职业的性别封闭策略与更大的父权制社会背景之间建立了联系；她通过强调父权制公民社会的作用以及国家在促进基于性别的排斥方面的作用来实现这一点。她认为，"正是在公民社会的范围内，男性权力被组织和制度化，性别排斥策略在运作上维持了父权制的职业封闭模式"（Witz，1990：680）。她说，事实证明，通过民间社会机构（即大学和职业协会）采用的文凭式排斥策略比通过国家采用的法制排斥策略更有效地将女性排除在职业之外。另外，女性职业项目，如护理和助产，在通过国家的法律手段而不是通过公民社会的资格认证手段获得合法性方面取得了更大的成功。因此，她认为国家是"父权制封闭的链条中较弱的一环"（Witz，1990：681）。正如其他人指出的那样：

> "维茨……驳斥了国家作为男性社会控制代理人的单一版本，例如，提出女性的职业抱负在历史上更经常受挫于文凭主义者的斗争，而在法律的挑战中得到满足（Walkowitz，1993：187）。"

因此，她对国家在这些女性职业项目中的作用进行了更加细致入微的性别分析。

批判性分析

> "[维茨] ……确立了性别在职业主义历史上的中心地位 [并提供] 了一种理论上严谨、复杂而有见地的范式来理解性别与职业策略之间的关系（Walkowitz，1993：186-187）。"

她在谷歌学术上有超过 1000 次的引用，很明显，她深刻的分析对性别、工作和职业以及健康和医疗保健的社会学领域产生了深刻的影响。

她的研究中有一些有趣的方面有望被更充分地探索。首先，目前尚不清楚新的职业项目是否必须在这种结构内运作并且具有类似的动态变化，或者是否存在"退出"策略。在北美，普通助产士社会运动的案例可以被视为这种选择退出的案例，在那里，助产士至少最初是在法律认可的医疗保健系统之外工作，以促进和照顾在家分娩的妇女（Bourgeault and Fynes，1997），但是，正如我在下面指出的那样，这个社会运动最终演变成一个职业项目确实屈从于类似的动力，正如维茨所指出的那样。

其次，维茨的分析未能充分说明为什么国家在维护父权制方面没有公民社会中的制度有效。正如克拉克（1993：142）在对《职业与父权制》的评论中的类似论断指出：

> "维茨认为，国家是父权制系中的薄弱环节，因为它有一系列相互竞争的利益。因此，它应该成为任何新的职业项目的目标。但是，她没有给出具体的例子来说明如何实现这一点。她也没有表明，如今的文凭主义和法律战术是否

存在类似的问题，或者我们是否已经超越了这一范围。"

此外，在她对父权制的关注中，维茨相对地忽略了资本（和阶级）的作用，以及资本制在性别职业项目中如何与父权制相交。大约在维茨写书的同一时间（Heagerty，1990），她对英国助产职业项目的延续进行了分析，增加了一个非常有趣的阶级维度——这个维度在职业和父权制中得到承认，但没有完全扩展。特别是希格蒂（Heagerty）（1990）描述了世纪之交，也就是1902年，由助产士精英完成的不完整职业项目导致的双层助产士制度——包括上层中产阶级、受过教育的助产士和下层阶级，即"未经培训"的女工——最终通过排他性改革得以扭转，大约30年后，随着1936年《助产士法》（Midwives' Act）的通过，立法发生了变化。对这种情况和其他类似情况的进一步分析可能会增加卫生职业项目中性别与阶级之间的相互影响。

对拉尔森和维茨职业项目的当代应用

拉尔森和维茨的职业项目概念虽然侧重于英国和美国健康职业的历史发展，但在当代具有共鸣。我在此描述一些最近由这些理论家进行的分析。

贝丝·拉什（Beth Rushing）研究了当代助产士在推动美国和加拿大进行合法助产实践的过程中使用了科学和女性主义意识形态的理论（1993），借鉴了拉尔森和维茨的观点。尽管医学界长期以来一直依靠医学科学的意识形态来实现并维持其地位，但是那些追求最近的助产职业项目的人也同样成功地利用了科学来驳斥医学上的说法，即助产医疗保健是不安全的，并且游说助产护理的好处。与此类似，拉什认为，支持女性控制生育生活、强调女性赋权的女性主义，也被助产合法化的努力所借鉴。尽管对女性主义意识形态的归因帮助了助产学的普及，但拉什指出，助产学对更主流的科学意识形态的归因也许对他们的职业计划更具影响力。

同样，特蕾西·亚当斯（Tracey Adams）在牙科分工方面的研究也借鉴了拉尔森强调意识形态在职业项目中的作用的观点，以及维茨基于性别的分析（Adams，2000；Adams and Bourgeault，2003）。亚当斯详细描述了男性占主导地位的牙医职业，就像医学一样，是如何依靠科学的意识形态来使他们的职业主张合法化，从而获得职业地位的。牙科职业人员还借鉴了性别意识形态，以维护其对牙科分工中其他工作者的职业权威，尤其是牙科医疗保健员，这与维茨所描述的划界工作类似。在他们最近夺取权益的努力中，牙医医疗保健师利用女性主义的意识形态，挑战女性对男性的从属地位，并支持牙医卫生的职业目标，即挑战他们对男性主导的牙医职业的从属地位。在这里，职业化成为了一个女性主义的项目。

我从拉尔森和维茨的研究中得到了大量的资料，这些研究包括助产士和护理／护士从业者在内的女性医疗保健职业角色和地位的变化（Bourgeault，2000，2005）。首先，关于当代助产学，正如拉尔森和维茨所描述的，我着重介绍了他们是如何明确开展职业项目的。如果不强调助产士及其支持者的坚韧、洞察力和政治敏锐性，就无法准确描述安大略省和加拿大其他地方的助产士一体化进程。这些妇女在卫生和法律体系内进行了巧妙的调整，以确保她们的融合和维持其独特的行为模式。她们采用了许多文凭认证和法律策略，类似于拉尔森和维茨描述的性别化的历史努力。

当代女性职业项目在通过国家的法律策略寻求变革方面尤其成功（Bourgeault and Fynes，1997；Adams and Bourgeault，2003；Bourgeault，2005）。旨在扩大其服务范围的助产士、牙科医疗保健员和护士从业人员已能够向国家寻求立法特权和承认，而此前她们对此一无所知。与维茨所考察的历史时代不同的是，女性主义和追求性别平等在塑造国家对女性主导职业的反应方面产生了影响。这些项目在历史和当代之间的主要区别之一是妇女的投票权以及她们的投票方式和性别之间的对应关系日益增长。而且，在加拿大最近的助产专业项目中，许多重要官员和州政府官员都是女性、女性主义者，都支持助产。这些国家行动者有助于促进助产士的融合努力。这为女性职业项目创造了更加有利的结构环境。正如维茨（1992）所指出的那样，也许我们正走向这样一个状态：国家不仅是父权制职业封闭链中较弱的一环，而且可能是促进女性职业项目的整合和职业化努力中的更强纽带。

结 论

简而言之，拉尔森和维茨的这些关键理论著作对职业领域、性别和工作领域都产生了深远的影响。两者都将职业行动者的职业化努力和战略与更广泛的社会结构联系起来。这有助于解决职业行为者所在的机构与他们努力所在的社会结构或背景之间持续的相互作用的问题。职业化团体采取的战略形式，尤其是针对不断发展的国家的战略形式，是两者之间至关重要的概念联系。明确揭示国家在职业项目中的作用以及医疗保健分工的重塑问题值得继续研究。

尽管现在对职业项目进行分析似乎已经过时了，但原因可能是错误的假设分析有一个终点——也就是说，实现职业化就是故事的结束。但是拉尔森和维茨的贡献，即使没有明确地，但也至少含蓄地表明，职业项目中显而易见的动态发展超出了可能被认为是典型的终点。由于各种内部和外部压力，医疗保健分工的阶级和性别等级不断进行调整。新的职业出现了，如病案管理员、导乐助产士和哺乳顾问，更成熟的职业项目也在不断发展。基于她们理论概念的少数当代分析表明，人们仍致力于揭示类似机构、结构和战略的动态。借鉴和扩展职业项目概念的进一步探索仍然富有成果。

参考文献

Adams, T. (2000) *A Dentist and a Gentleman: Gender and the Rise of Dentistry in Ontario.* University of Toronto Press: Toronto.

Adams, T. and Bourgeault, I.L. (2003) 'Feminism and Women's Health Professions in Ontario' *Women and Health* 38(4):73–90.

Bourgeault, I.L. (2000) 'Delivering the "new" Canadian Midwifery: The Impact on Midwifery of Integration into the Ontario Healthcare System' *Sociology of Health and Illness* 22(2):172–196.

Bourgeault, I.L. (2005) 'Gendered Professionalization Strategies and the Rationalization of Healthcare: Midwifery, Nurse Practitioners, and Hospital Nurse Staffing in Ontario, Canada' *Knowledge, Work and Society* 3(1):25–52.

Bourgeault, I.L. and Fynes, M.T. (1997) 'The Integration of Nurse- and Lay Midwives in the U.S. and Canada' *Social Science and Medicine* 44(7):1051–1063.

Clarke, J.A. (1993) Book Reviews: *Professions and Patriarchy.* Anne Witz. Routledge: London, 1992. *Journal of Sociology* 1993 29:141.

Crompton, R. (1987) 'Gender, Status and Professionalism' *Sociology* 21:413–428.

Etzioni, A. (Ed.) (1969) *The Semi-Professions and Their Organization: Teachers, Nurses, and Social Workers.* Free Press: New York.

Freidson, E. (1970) *Professional Dominance: The Social Structure of Medical Care.* Atherton: New York.

Heagerty, B.V. (1990) *Class, Gender and Professionalization: The Struggle for British Midwifery, 1900–1936.* Doctoral Dissertation, Michigan State University.

Hughes, E.C. (1958) *Men and their Work.* The Free Press: Glencoe, IL.

Johnson, T.J. (1972) *Professions and Power.* Macmillan: London.

Johnson, T.J. (1977) 'The Professions in the Class Structure' in Scase, R. (ed.) *Industrial Society, Class Cleavage and Control.* George Allen and Unwin: London. pp. 93–110.

Larson, M.S. (1977) *The Rise of Professionalism: A Sociological Analysis.* University of California Press: Berkeley, CA.

Larson, M.S. (1979) 'Professionalism: Rise and Fall' *International Journal of Health Services* 9: 607–627.

Navarro, V. (1976) *Medicine Under Capitalism.* Free Press: New York.

Parkin, F. (1979) *Marxism and Class Theory: A Bourgeois Critique.* Tavistock: London.

Parsons, T. (1951) *The Social System.* The Free Press: New York.

Rimlinger, G. (1979) 'Review of: The Rise of Professionalism: A Sociological Analysis by Magali Sarfatti Larson' *The Journal of Economic History* 39(3):858–859.

Rushing, B. (1993) 'Ideology in the Reemergence of North American Midwifery' *Work and Occupations* 20:46–67.

Scott, S. (2007) 'Obituary: Anne Marie Witz' *Gender, Work and Organization* 14(5):498–499.

Simpson, R.L. and Simpson, I.H. (1969) 'Women and Bureaucracy in the Semi – Professions' in Etzioni, A (ed.) *The Semi-Professions and Their Organization* Free Press: New York. pp. 196–265.

Walkowitz, D.J. (1993) 'Professions and Patriarchy by Anne Witz' *The Business History Review* 67(1):186–188.

Witz, A. (1990) 'Patriarchy and Professions: The Gendered Politics of Occupational Closure' *Sociology* 24(4):675–690.

Witz, A. (1992) *Professions and Patriarchy*. Routledge: London.

第三十四章

瑞文·康奈尔：霸权男性气质、性别和男性健康

约翰·斯科特（John Scott）

苏静静 译

对于健康相关的研究来说，男性是最受关注的人群。男性对健康和疾病的体验和态度都是迥然于女性的。这种差异既有其生物基础，又有其社会基础，即所谓的生物性别和社会性别。在西方社会，某些疾病的发病率较高，比如心脏病、肺癌、前列腺癌和抑郁症，物理损伤和高危行为（工伤或交通事故）的发生率也较高，比如嗜酒豪饮、暴力和吸毒，都被认为是对男性健康和福祉相对缺乏关注和理解的标志。男女差别通常还表现为不同年龄段的男性死亡率较高，男性早亡的比率也较高。另外，男性对卫生服务应用率较低，特别是近期围绕男性的健康弱势也引发了讨论，尤其是其实质、原因和治疗方法方面。

性别特异性的因素可以解释一些唯有男性才会经历的健康状况，比如前列腺癌，而性别相关的因素对于解释对男性的刻板印象和社会期望以及他们的健康体验和对卫生服务的参与度，具有重要的价值。研究和干预的焦点通常是如何通过个人的健康促进来改变和调整男性的行为，而不是关注理解这些行为是如何在更宏大的社会制度下得以产生和维持的。进一步来说，对性别不加批判地采取一刀切的静态两分法，抽象某些男性群体的经历，将会发现所有男性都是处于劣势的。目前，已有相当的成果试图透过性别关系的棱镜来记录和解释健康不平等（参见 Sabo and Gordon，1995；Waston，2000；Robertson，2007；Broom and Tovey，2009）。透过性别关系的进路可探究性别互动是如何改善健康和减少疾病的。聚焦于权力关系的批判社会学进路中最为知名的支持者是瑞文·康奈尔（Raewyn

Connell），她提出了复数形式的男性气质（masculinities，复数形式）这一概念，更具体地说，是霸权男性气质（hegemonic masculinity）的概念，她认为某些男性群体的经验、男性和女性之间的关系、男性和男性之间的关系很好地解释了健康不公平的原因。康奈尔的研究也发现理解社会不公平和权力关系对于探明产生和维持健康或不健康行为的社会语境和社会结构是弥足重要的。

生平、背景和主要著作

瑞文·康奈尔（生于 1944 年，悉尼），澳大利亚社会学家，她目前是悉尼大学的荣休教授，此前是麦考瑞大学（1976—1991 年）的社会学创系教授、哈佛大学的澳大利亚研究客座教授（1991—1992 年）、加州大学圣克鲁兹分校社会学教授（1992—1995 年）、悉尼大学教育学教授和大学教授（University Professor，2004—2014 年）。

康奈尔是澳大利亚最著名的社会学家之一，被公认为澳大利亚唯一一位在理论贡献上具有国际影响的社会学家，在一定程度上来讲，她创立了一套全面而深刻洞悉澳大利亚社会的理论（Boldock，2005）。她著有（含合著）20 逾本专著，超过 150 篇研究论文。她的论著先后被翻译为 16 种语言。2003 年，根据澳大利亚社会学学会开展的一项调研，康奈尔的四本专著入选澳大利亚最有影响力的十本社会学著作，其中《统治阶级与统治文化：澳大利亚生活的矛盾、权力和霸权研究》（*Ruling Class*，*Ruling Culture*：*Studies of Conflict*，*Power and Hegemony in Australian Life*，1977）位列榜单之首。

康奈尔因在澳大利亚文化、政治和历史维度下对阶级动力（class dynamics）的审视（*Ruling Class*，*Ruling Culture*，1977；*Class Structure in Australian History*，1980，与 Irving 合著）而一战成名。她认为阶级是一组关系，而不是抽象的范畴，工人阶级是历史积极的推动者，而不是阶级动力中被动的受害者。这些观念为她后期有关性别的研究提供了基础。康奈尔另一个重要的思想是她对儿童社会化的强调，以及知识对形塑阶级意识的作用（Baldock，2005）。

在 20 世纪 80 年代，康奈尔开始转向性别研究，当然毫无疑问，她早期对阶级的研究和后期对性别的研究是存在高度连续性的。在《制造差异》（*Making the Difference*，Connell et al，1982）一书中，康奈尔对性别是如何在公共机构（比如，学校）的日常生活中被再造进行了研究。尽管性别不是 *Which Way is Up*（1983）一书中主导性的问题，但性别的确是焦点之一，该书有一章是在探索男性是如何被身体化并与权力结构联系在一起的。由于她对女性主义思潮，以及出于为解决艾滋病流行提供实践方案的想法，她在《性别与权力》（*Gender and Power*，1987）一书中提出了一种性别关系理论，将性别作为一个大规模的社会结构进行了研究，有别于当时在卫生等领域一般将性别视为个人身份的普遍概念（Connell，2014）。《走向男子气质的新社会学》（*Toward a New Sociology of Masculinity*，Carrigan 等，1985）是她在这一时期完成的一篇开创性的论文，成为对男性的批判性研究的开端。尽管集中关注男性，但这篇论文打破了当时女性主义者对男性解放论研究的藩篱，而是诉诸于权力关系、社会文化状况对性别关系的影响。文章并没有把男性表现为霸权群体和特殊的群体，而是将注意力投向了历史上和文化中的男性。

《男性气质》（*Masculinities*，1995）巩固了康奈尔作为男性研究的创始人和主要理论家，乃至国际社会理论家的地位。该书为过去十年中性别观念的形成提供了实证基础，并融汇了康奈尔长期以来对阶级、心理学和社会学理论的兴趣（Wedgwood，2009）。本书挑战了当时主流的性别角色社会决定论，自20世纪50年代起，该理论一直被认为是对性别的科学解释。在2005年，本书被澳大利亚社会学会评选为十大最有影响力的社会学著作，排名第五。在撰写本章内容时，本书已被引用7000次，是本领域被引用次数最多的文本。根据最近的研究，本书已被246个不同的期刊引用，跨越110个领域，包括女性研究、教育、临床神经病学、行政管理和林业等。不过，其最重要的影响是在性别研究领域（Wedgwood，2009）。

康奈尔最近的研究［比如，《南方理论》（*Southern Theory*，2007）］试图在新自由主义全球化的语境中对知识分子予以社会学研究。对于来自全球之南的性别研究对欧洲和北美的性别研究和预设的挑战，本书给予了审视。书中不仅指出了北方理论的问题，而且提出来自殖民和后殖民社会的理论提供了其他的选择。《南方理论》针对知识分子及其如何被建制化，它还提出了若干问题：在国际都会中世界大国之于智识工作的意义为何？大多数社会理论是如何涌现出来的？康奈尔并没有将新自由主义视为北方经济体的危机，或是受自由市场意识形态和管理主义的驱动将它视为全球贸易和投资的产物（Connell，2014）。在这一层面上，她将更多地关注特殊的社会关系在历史和文化上是如何构建不平等的。

核心观念、视角和理论

康奈尔的研究始终未脱离左派的结构理论。康奈尔曾提出，她的社会学研究试图融合"实证研究、结构理论、社会批判和对社会实践的关切"（Connell，2014）。她早期的研究属于新马克思主义学派，大多关注澳大利亚社会中文化霸权的问题。奥斯丁·布鲁斯（Austin Broos）在1989年关于澳大利亚社会学的文章中，观察到阶级、社会不公平和国家都是澳大利亚社会学的核心问题，而澳大利亚麦考瑞大学正是马克思主义社会学分析的重镇，20世纪80年代康奈尔正就职于此。继康奈尔之后，澳大利亚的马克思主义研究大多偏向史学和定量研究。广义来讲，她的研究对实证主义社会分析予以了批判，而后者在 20 世纪 70 年代初一直是社会学的主导进路。她在随笔文章《角色的定义和应对》（*The Concept of Role and What to Do with It*，1979）中提出，社会学对权力和改变的问题尚缺乏理论研究。对于性别尤其如此，性别角色理论在当时一直深陷于生物决定论的泥淖中。即便如此，康奈尔对性别的理解是唯物主义的：从实践或者人们实际的行为入手予以理解，而不是通过期望或想象。在这个层面上，性别并不是通过社会化或内化的固定的价值观或规范，而是在日常实践中产生或再造的（Demetriou，2001）。这种对权力和变化的关注始终贯穿康奈尔的著作中。

康奈尔对性别研究的兴趣可能是受到第二波女权运动的启发，各种争论促使女性主义者对性别和父权制予以理论上的思考。对男性和男性气质的批判女性主义分析兴起于 20 世纪 90 年代，当时性别角色理论一直局限在性别认同、社会化和遵从性别期望等方面。新的研究强调权力之于理解社会生活的重要性，包括健康状况。它也认为，人们的性别认同和实践并不仅仅通过社会化的过程强制获得，人们也会主动构建性别认同和实践，而这些从来都是深植于权力关系网络中的（Sabo，2000）。性别角色理论催生了所谓男性气质的概念，但根据最新的理论，性别并不是静态的范畴，性别经由社会互动（最好理解为动词，而非名词）得以构建。因此，性别并不存在于个人，而是性别化的社会互动中（Courtenay 2000b）。康奈尔（2014）曾指出：

> 性别关于身体如何进入历史。性别是社会结构，而不是生物学的反射，不过它是一种关乎人类生殖的结构。它是一种复杂、变化的结构，如果说只是用简单的二分法来理解它便是大错特错了。

正如同时代的其他社会学家一样，比如英国社会理论家安东尼·吉登斯，康奈尔主要的研究兴趣是关注结构和能动性对社会生活的影响。比如，在《男性气质》（1995）中，康奈尔记录了历史上具体的男子气质是如何形成的，与此同时，也揭示了男性是如何通过日常实践再次形塑自己的男性气质的。在方法学上，康奈尔最近的研究大多基于实证研究，尤其是传记和生活史访谈（参见 *Making the Difference*，1982，*Masculinities*，1995）。这种方法源于心理分析，她从很早之前便对心理分析有很高的兴趣，尤其是对弗洛伊德的著作，大概是从她本科和博士就读于心理学专业开始（Wedgwood，2009）。

除了弗洛伊德和马克思，对康奈尔影响最深的当属意大利马克思主义者安东尼奥·葛兰西。"霸权"是葛兰西在《监狱笔记》（*Prison Notebooks*）提出的，强调统治阶级是如何利用意识形态工具来获取和掌握权力。在康奈尔有关系性别的研究中，"霸权男性气质"是尤其具有影响力和争议性的概念，为解释父权制的合法性以及男性是如何获得对女性的全球主导性提供了工具。这个概念最早是在《粗鲁的澳大利亚人与迪斯科狂人》（*Ockers and Disco-maniacs*，Kessler 等，1982）提出的，后来在《走向男性气质的新社会学》（Carrigan 等，1985）一文中得以精炼。

霸权男性气质指的是在特定的文化和历史环境中最为理想化和固化的男性气质。它并不是唯一的男性气质，甚至不一定是日常实践中最常见的男性气质。

性别是文化和主观意义的产物，是动态的常数通量。尽管如此，关于性别的刻板印象定义了理想中男性或女性的特质。比如，在很多西方国家，男性气质指的是男性通过体力、情感和身体的控制、暴力、竞争力和理性来主导女性。性别角色理论所定义的男性特质（traits）被认为是意识形态表现，以此来构建霸权男性气质。霸权男性气质是内嵌于男性的，他们被认为是异性恋的、白种人、受过良好教育的中产阶级男性。唐纳森（Donaldson，1993）认为影响男性霸权的介质是文化精英，包括牧师、艺术家、运动员和学者。这些群体包括有组织的知识分子，他们通过表达经历、幻想和社会文化视角协调和管理性别制度（gender regime）。所谓"英雄"，被认为是霸权男性气质完美的化身。在当今西方社会中，英雄通常是运动员的形象，代表着真正的男性气质。很少的男性拥有代表霸权男性气质的完美身体，很多男性会为了维护这样的形象不惜投入重金。从这个角度来讲，霸权男性气质是集体和个人的成果。

霸权男性气质是与其他男性和男性气质，以及女性和女性气质共同作用产生的。霸权是外在的（相对于女性的关系）和内在的（相对于其他男性的关系）。举一个内在霸权的例子，异性恋男性拥有较高的社会地位，男同性恋则由于政治、经济和社会上歧视他们的行为而处于劣势。相较于霸权男性气质，边缘化和弱势的男性气质包括穷人、少数民族和男同性恋。同性恋可能被认为是反霸权主义者，因为它是异性恋的基础，与女性气质相关，同性恋的快乐是具有社会破坏性的。对男同性恋的敌对和敌意是霸权男性气质的标准特征，并且是当今男性表达的一部分，尽管在其他历史时期同性恋已经与霸权男性气质相容（Donaldson，1993）。事实上，人类学研究提示，男性气质在其表达中具有高度的文化和历史差异。相关的概念"凸显女性特质"（emphasized femininity）指的是女性所推崇的文化理想，比如社交能力、娇弱、被动、顺从和善解人意等。凸显女性特质的建构，是一种互相和被动的异性男性气概，目的是保持男性权力和主导地位（Sabo，2000）。

康奈尔透过与文化、社会阶级和历史的交叠面阐释了性别的产生，被称为"性别关系"理论，这是由于该视角强调男人和女人、男人和男人之间的互相作用，以及这些是如何在社会生活体现为各种不平等的，包括健康水平。家庭和工作场所是互动关系中十分重要的两个层面。如果我们要理解不同的健康状况，我们需要先理解性别化的工作组织，尤其是是否能找到工作，以及工作空间的等级化安排。工作的性别区分对于解释健康状况上的性别差异是十分重要的（Schofield 等，2000）。康奈尔关注的不仅是意义和解释，还有会导致和迁延不平等的物质状况。霸权男性气质的概念帮助康奈尔厘清了与性别关系相关的三个结构问题［他最早是在《性别与权力》（1987）中提出］：即工作（工作的性别区分）、权力（妇女被奴隶和压迫的地位，男性的统治地位）和注意力投注（cathexis，影响情感投射和欲望的行为）。这三种社会建制分别对应于如下性别关系的组成：劳动力市场、国家和家庭（Demetriou，2001）。

性别与男性健康

性别是一个影响健康结果至关重要的社会文化因素。不同性别间和同一性别内的不平等，被认为是解释健康状况不同的有效方式。女性因健康方面的弱势地位经常是研究的焦点。通常认为女性的健康问题要比男性差，卫生服务的使用频率更高，并且是伴侣和家人的健康守护人（Cameron and Bernardes，1998）。不过，科特尼（Courtenay，2001b）观察到，女性是预防医学和健康促进行为最有力的预测因素。此外，研究表明履行"传统"或主导的男性气质的男性会将自己或周围人暴露于较高的健康风险和较差的健康状况下。

统计学数据证明，男性的疾病谱很广。在西方国家，对于每个年龄层，男性死亡率高于女性（Cameron and Bernardes，1998）。克莱顿和奥利夫（Creighton and Oliffe，2010）指出：在西方国家，15—29 岁的男性死亡风险大概是女性的 2.6 倍，发生意外死亡的概率高 3.5 倍，因前 15 位死亡原因中发生死亡的概率较高，而且更容易在年轻时罹患慢性病。在美国，前 15 位死亡原因中，男性和男孩遭遇其中 14 种死亡事件的比例高于女性和女孩。男性发生心脏病和癌症的年龄校正死亡率比女性高 1.5 倍。男性更容易罹患严重的慢性疾病和致死性疾病，并在较年轻时发生。在其他英语社会也可观察到类似的情形（Courtenay，2000a）。比如，男性比女性更容易沾染高风险的行为，比如不安全的开车习惯或者吸食违禁品。对北美数据的综述发现所有年龄的男性都比女性更容易出现 30 种以上能够提高疾病、外伤和死亡风险的行为（Courtenay，2000a）。除因生殖健康就医以外，成年男性有就医需求的概率低于女性，而且在生病时，也更容易拖延看病的时间（Cameron and Bernardes，1998；Courtenay，2000b）。

早期在解释男女之间健康差异时往往会用生物性别的概念，将男性较差的健康状况视为基本固定的心理或生物学状况使其更容易从事高风险活动所致。生物学论断认为，高胆固醇等因素可以解释男性的冒险和激进，这继而会导致较高的死亡率和患病率。

20 世纪 60 ～ 70 年代，最初提出的社会文化解释对生物学解释提出了挑战。早期的此类研究并没有强调性别角色的危险（Goldberg，1976；Nathanson，1977；Harrison，1978）。很快，早期研究与逐渐兴起的女性主义研究相互作用，女性主义研究关注性别刻板印象之于女性诊断和疾病的影响，性别歧视之于卫生保健和医学教育的影响。因此，早期的研究几乎全部无一不在关注女性（Ehrenreich and English，1973；Corea，1977）。在讨论男性健康时，主要是根据"缺陷"模型（deficit model），即假定男性若遵从传统的男性气质会导致较差的健康状况。这些理论通常会记录男性倾向于冒险的属性，从而有助于我们理解习得和履行性别的过程。不过，性别关系或男性气质的评价尚缺乏分析。另外，在规范、个性或对性别的约束方面，变化是在个人层面上理解的，而不是将之视为存在于性别关系内部（Donaldson，1993）。

20 世纪 80 年代，伴随着西方国家男性运动的高涨，尤其是美国，男性健康问题开始大受重视。这一时期，男同性恋权利运动日益聚焦于艾滋病和与性行为有关的健康风险意识。心脏病和肺癌都是早期关注男性健康的焦点，而前列腺癌和精神健康也日渐受到更多的注意（Waldron，1983）。20 世纪 90 年代，"男性健康"在这一时期进入大众视野，指的是一系列健康问题，从秃头到阳痿（Sabo，2000）。男性健康也成为专业媒体的话题，比如杂志、媒体报道和专业服务等。其中部分关注被转移到专门指向男性的健康项目、医院和医学中心，它们旨在调度部分临床服务和健康促进，以满足男性健康需求。

早期，困难之一是有些研究者渴望将男性健康的差异转化为男性健康和男性气概整体的批评上，认为男人和男孩迷失在空间和身份认同的集体缺失中。这种观点将男人和男孩视为社会的受害者，将女性气质和女性问题置于健康、强大的男性文化之上。然而，将男性不健康视为男性臣服的产物，这种观点显然遗漏了全球男性主导和女性被压迫的实施（Creighton and Oliffe，2010）。进一步说，发现某一健康状况的差别并不一定代表所有男性和所有女性存在差别（Schofield 等，2000）。对于强调性别之间健康不公平的数字，我们并不应该人为制造相互竞争的受害者话语，即男性和女性的健康并非相互竞争的关系，其背后的原因大多是不断改变的。比如，在解释男性较高的死亡率时，应注意到男性的风险行为对于某些常见病是至关重要的，比如肝病和心血管疾病（Creighton and Oliffe，2010）。

我们如果采用康奈尔的性别解释，需要牢记，仅仅因为男性暴露于健康风险并不会抵消他们的特权地位，因为在追逐权力和特权时，男性通常会伤害自己或他人。在微观层面，压迫行为等活动是与产生不公平的权力关系密切相关的。造成男性或女性活动和思考方式的正是文化差异，文化差异塑造了特殊的男性气质和女性气质。康奈尔强调男性气质的多样性，尤其强调男性和女性之间以及男性与男性之间的等级差异。

遵从霸权男性气质会给男性带来健康风险，正如遵从社会强调的女性气质会给女性带来健康风险一样（比如暴食症）。反对霸权男性气质也会导致负面的健康影响。边缘化的男性可能会通过挑战霸权男性气质，采用另一种或异化的男性气质，重塑自己作为"真正"男子汉的地位，以试图补偿他们的弱势地位。这通常会被贴上不同的标签：强迫型、反抗型、补偿型男性气质。通常这些超男子气质是被夸大的，通常是危险的和自我毁灭性的（Courtenay，2000b）。

在通过健康实践呈现完美的霸权男性气质的过程中，不同文化对男性气质和男性身体的认识是在不断被固化的，比如认为男性的身体比女性更为强壮有力。比如，男性可能会吹嘘自己多年来从未看过病，从而展现自己男子汉气概（Courtenay，2000b）。同样，霸权男性气质会将男性完美化为自律和强壮的。这不允许他们参与到"娘们的"自我保健活动中。进一步来说，男子气质可能还会涉及酒量好等特质，从而使男性在履行完美男性的过程中会影响躯体健康，甚至从事危险行为而伤害到其他人。男性气质是通过接纳所谓的理想男性，同时排斥所谓的理想女性来共同建构的。否定医疗保健的需求便是男性展现自己男性气质，并宣扬自己有别于女性的方式之一（Courtenay，2000b）。

男性健康的其他视角

康奈尔的著作，尤其是霸权男性气质的概念已经让很多学者关注性别化的权力结构，造成和维持健康结局的性别角色。霸权男性气质的概念强调权力和变化，从而对角色理论做出了批评。权力被认为是不同性别和同一性别之间基本的关系特征。康奈尔的研究已经被试图脱离社会角色理论的理论家所引用并进一步发展。赫恩（Hearn，2004）和基梅尔（Kimmel，1987）等作家就延续了康奈尔的主张，鼓励对男性健康研究时引入批判性的视角。这种进路可能更契合"新公共卫生"领域，即强调社会实践和环境对健康和疾病的塑造。在 20 世纪 80 年代之前，在有关性别与健康的研究中，权力与男性的身体是极为鲜见的，如今，在研究健康和健康的身体理论和实践是如何支持和再造男性气质的内容和实践的过程中，学者们已经日益关注到这一考量。

虽然早期的女性主义者倾向于将男人和女人建构为同质的群体，霸权男性气质的概念能够有力地解释男性气质表达的多样性和流动性，揭示了性别对不同男性亚群的影响、他们是占据主导地位还是被边缘化。在这一层面上，康奈尔的研究明确了那些存在特殊的健康风险和需求的男性群体，比如青少年、少数民族、无家可归者、同性恋和双性人等（Sabo，2000）。康奈尔的研究使我们逐渐抛弃了旧的观念，即男性不同的健康状况意味着男性这一性别需要一种性别特异性的对待，不论是服务还是政策；而不是将注意力投向那些边缘化的男性特殊群体（Schofield 等，2000）。这样的理解显然有助于将卫生服务提供给那些亟需要的人群，并提高供应的效率，从而取得显著的收益。性别关系框架可以推进清晰、有效的行动，因为它指出，部分男性在社会上的弱势地位导致健康差异，经常被一些实证研究所引用（Schofield 等，2000）。

康奈尔强调男人之间的不公平可能和男人和女人之间的公平一样重要。她对性别不公平理论的重要贡献在于，她将女性主义分析扩宽到性际关系的分析中（intra-gender relations）。重要的是，同一性别之内的关系也大多可以用性别间的关系来解释（Demetriou，2001）。彼得森（Petersen，2009）观察到，来自发展中国家的女性对由西方白种人女性主义者所提出的诸如"女性"和"姊妹"等概念已有诸多批评，（大多）白种人异性恋作者基于"男性"经验而提出的基本框架也已经被来自少数民族和同性恋族群的男人和女人们所挑战，他们往往曾经经历过性际不平等。康奈尔的研究也提供了当下跨越层面的研究，试图理解种族、民族、阶级和性取向会如何形塑性别关系和影响健康状况。

近年来，霸权男性气质的概念已被广泛地应用于大量关于某些男性健康问题的研究，包括关节炎（Gibbs，2005）、前列腺癌（Chapple and Ziebland，2002；Broom，2004）、阳痿（Oliffe，2005）、性健康（Oudshoorn，2004；Rubin，2004；Knight 等，2012；Persson，2012）、不育（Throsby and Gill，2004）、酗酒（Hinote and Webber，2012）、男性抑郁症（Emslie 等，2006；Valkonen and Hänninen，2013）、精神健康（Addis and Cohane，2005）和自杀（Cleary，2012）。研究还揭示了疯癫和男性身体的物质和符号表现之于健康（Robertson，2006）和冒险行为（Mahalik 等，2007）的影响。最后，也有研究审视了用于解决男性健康不公平的措施，关注药物成瘾的治疗（Ezzell，2012）、健康促进（Smith，2007；Sloan 等，2010）和就医行为（Möller-Leimkühler，2002；Galdas 等，2005；O'Brien 等，2005；Noone and Stephens，2008）。有学者试图对霸权男性气质进行更广的跨层面研究，纳入民族和阶级的因素（Lohan，2007）。

结　语

如今，有人认为霸权男性气质的概念已被那些援引康奈尔研究的学者"过度强调"，而这个概念经常是被"误解"的，可以毫无问题而且不可避免地衍生，尽管最初被提出来是为了批评本质主义或决定论的性别观。特别是，但这个概念通常被呈现为"独立的"，而不是可以置于某种男性气质等级阶梯的最顶端，包括同谋、服从和边缘化的男性气质（Wedgwood，2009）。在那些康奈尔结构主义分析和以法国社会理论学家米歇尔·福柯为代表的后结构主义分析之间有着更为微妙的分野，这种区隔已经遮蔽了早期实证主义和马克思主义之间的论战。克罗肖（Crawshaw，2007，2009）和彼得森（Petersen，2003）认为，男性健康研究依然缺乏对男性、健康与广泛的社会 - 政治 - 经济因素之间复杂关系的批判性理解。彼得森由此出发，进一步提出历史解构主义，认为有必要对生物性别和社会性别不加批判地划分男女的二分法予以质疑。

此外，继康奈尔之后，很多研究已经陷入了归纳霸权男性气质属性列表、再将其与女性特质比较的窠臼。尽管性别关系理论的提出是为了摆脱本质主义的男性气质分析，但引用霸权男性气质理论的研究依然将男性气质视为可定义的、边界清晰的存在。因此，这一研究进路依然在不加批判地重复启蒙运动二分法，而不是，比如说，审视男性和女性之间的相似性（Peterson，2009）。这类研究并没有捕捉到男性气质相互矛盾、暂时性和流动性的层面，而这恰好是康奈尔在研究中强调的，而不是像性别角色理论那样全方位地重复男性气质的"特质"。有些二阶文献也在试图将霸权男性气质的本质总结为异性恋的、暴力的，甚至犯罪的。这通常被认为是负向的取向，或者是统一和一致的（Demetriou，2001）。斯隆（Sloan 等，2010）发现采取健康行为的男性，比如少饮酒，也会出现霸权男性气质的弥漫性，说明其对健康实践的影响是多样和复杂的。比如说，选择健康的身体就意味着将自己定位为理性和自律的，这些特质通常被认为是霸权男性气质的特质，如前文所述，这很少被认为对健康行为具有矛盾和复杂的影响。

康奈尔承认有必要重新定义和拓宽霸权男性气质的概念。康奈尔与詹姆斯·梅赛施密特（James Messerschmidt）合作，已用这个概念在少年犯罪问题和犯罪问题展开广泛的研究，二人认为应在四个领域重新定义霸权男性气质的外延：更为复杂的性别等级模型，强调女性的能动性；男性气质的地理学，强调地区、区域和全球层面的相互作用；在特权和权力的语境中对身体化的具体处理；对霸权男性气质动力学的进一步强调，审视性别民主运动的内在矛盾和可能性（Connell and Messerschmidt，2005）。对男性气质多样性和复杂性更为深入的研究势必需要对全球性别关系予以审视，这将挑战全球之北知识分子界的霸权。康奈尔的新作《南部理论》（2007）便指出了这一挑战。

参考文献

Addis, M.E. and Cohane, G.H. (2005) 'Social Scientific Paradigms of Masculinity and Their Implications for Research and Practice in Men's Mental Health' *Journal of Clinical Psychology* 61(6):633–647.

Austin-Broos, J. (2005) 'Australian Sociology and Its Historical Environment' in Germov, J. and McGee, T. (eds.) *Histories of Australian Sociology*. Melbourne University Press: Melbourne. pp. 245–256.

Baldock, C. (2005) 'Sociology in Australia and New Zealand' in Germov, J. and McGee, T. (eds.) *Histories of Australian Sociology*. Melbourne University Press: Melbourne. pp. 267–306.

Broom, A. (2004) 'Prostate Cancer and Masculinity in Australian Society: A Case of Stolen Identity?' *International Journal of Men's Health* 3(2):73–91.

Broom, A. and Tovey, P. (eds.) (2009) *Men's Health: Body, Identity and Social Context*. John Wiley and Sons: West Sussex.

Cameron, E. and Bernardes, J. (1998) 'Gender and Disadvantage in Health: Men's Health for a Change' *Sociology of Health and Illness* 20(5):673–693.

Carrigan, T.; Connell, R.W and Lee, J. (1985) 'Toward a New Sociology of Masculinity' *Theory and Society* 14(5):551–604.

Chapple, A. and Ziebland, S. (2002) 'Prostate Cancer: Embodied Experience and Perceptions of Masculinity' *Sociology of Health Illness* 20(5):673–693.

Cleary, A. (2012) 'Suicidal Action, Emotional Expression, and the Performance of Masculinities' *Social Science and Medicine* 74:498–505.

Connell, R.W. (1977) *Ruling Class, Ruling Culture: Studies of Power, Conflict and Hegemony in Australian Life*. Cambridge University Press: Cambridge.

Connell, R.W. (1979) 'The Concept of Role and What to Do with It' *Australian and New Zealand Journal of Sociology* 15(3):7–17.

Connell, R.W. (1983) *Which Way Is Up? Essays on Sex, Class and Culture*. Allen and Unwin: Sydney.

Connell, R.W. (1987) *Gender and Power: Society, the Person, and Sexual Politics*. Stanford University Press: Stanford, CA.

Connell, R.W. (2005) *Masculinities*. Polity Press: Cambridge, UK.

Connell, R. (2007) *Southern Theory: The Global Dynamics of Knowledge in Social Science*. Allen and Unwin: Sydney.

Connell, R. (2014) Raewyn Connell. http://www.raewynconnell.net/ Accessed 7 February 2014.

Connell, R.W. and Irving, T.H. (1980) *Class Structure in Australian History*. Melbourne: Longman Cheshire.

Connell, R.W. and Messerschmidt, J.W. (2005) 'Hegemonic Masculinity: Rethinking the Concept' *Gender and Society* 9(6):829–859.

Connell, R.W.; Ashenden, D.; Kessler, S. and Dowsett, G. (1982) *Making the Difference: Schools Families and Social Division*. Allen and Unwin: Sydney.

Corea, G. (1977) *The Hidden Malpractice: How American Medicine Treats Women as Patients and Professionals*. Morrow: New York.

Courtenay, W.H. (2000a) 'Behavioral Factors Associated with Disease, Injury, and Death Among Men: Evidence and Implications for Prevention' *The Journal of Men's Studies* 9(1):81–142.

Courtenay, W.H. (2000b) 'Constructions of Masculinity and Their Influence on Men's Well-being: A Theory of Gender and Health' *Social Science and Medicine* 50(10):1385–1401.

Crawshaw, P. (2007) 'Governing the Healthy Male Citizen: Men, Masculinity and Popular Health in Men's Health Magazine' *Social Science and Medicine* 65:1606–1618.

Crawshaw, P. (2009) 'Critical Perspectives on the Health of Men: Lessons from Medical Sociology' *Critical Public Health* 19(3–4):279–285.

Creighton, G. and Oliffe, J.L. (2010) Theorizing Masculinities and Men's Health: A Brief History with a View to Practice' *Health Sociology Review* 19(4):409–418.

Demetriou, D. (2001) 'Connell's Concept of Hegemonic Masculinity: A Critique' *Theory and Society* 30(3):337–361.

Donaldson, M. (1993) 'What Is Hegemonic Masculinity?' *Theory and Society* 22(5):643–657.

Emslie, C.; Ridge, D.; Ziebland, D. and Hunt, K. (2006) Men's Accounts of Depression: Reconstructing or Resisting Hegemonic Masculinity' *Social Science and Medicine* 62(9):2246–2257.

Ehrenreich, B. and English, D. (1973) *Complaints and Disorders: The Sexual Politics of Illness*. Feminist Press: New York.

Ezzell, M.B. (2012) ' "I'm in Control": Compensatory Manhood in a Therapeutic Community' *Gender and Society* 26(2):190–215.

Galdas, P.M.; Cheater, F. and Marshall, P. (2005) 'Men and Health Help-Seeking Behaviour: Literature Review' *Journal of Advanced Nursing* 49(6):616–623.

Gibbs, L. (2005) 'Applications of Masculinity Theories in a Chronic Illness Context' *International Journal of Men's Health* 4(3):287–300.

Goldberg, H. (1976) *The Hazards of Being Male: Surviving the Myth of Masculine Privilege.* Nash Publishing: Plainview, NY.

Harrison, J. (1978) 'Warning: The Male Sex Role May Be Dangerous to Your Health' *Journal of Social Issues* 34(1):65–86.

Hearn, J. (2004) 'From Hegemonic Masculinity to the Hegemony of Men' *Feminist Theory* 5(1):49–72.

Hinote, B.P. and Webber, G.R. (2012) 'Drinking Toward Manhood: Masculinity and Alcohol in the Former USSR' *Men and Masculinities* 15(3):292–310.

Kessler, S.J.; Ashenden, D.J.; Connell, R.W. and Dowsett, G.W. (1982) *Ockers and Disco-maniacs.* Inner City Education Center: Sydney, Australia.

Kimmel, M.S. (1987) 'Rethinking "Masculinity": New Directions in Research' in Kimmel, M.S. (ed.) *Changing Men: New Directions in Research on Men and Masculinity.* Sage: Newbury Park, CA.

Knight, R.; Shoveller, J.A.; Oliffe, J.L.; Gilbert, M.; Frank, B. and Ogilvie, G. (2012) 'Masculinities, "guy talk" and "manning up": A Discourse Analysis of how Young Men Talk About Sexual Health' *Sociology of Health and Illness* 34(8):1246–1261.

Lohan, M. (2007) 'How Might We Understand Men's Health Better? Integrating Explanations from Critical Studies on Men and Inequalities in Health' *Social Science and Medicine* 65(3):493–504.

Mahalik, J.R.; Bufns, S. and Syzdek, M. (2007) 'Masculinity and Perceived Normative Health Behaviors as Predictors of Men's Health Behaviors' *Social Science and Medicine* 64:2201–2209.

Möller-Leimkühler, A.M. (2002) 'Barriers to Help-seeking by Men: A Review of Socio-Cultural and Clinical Literature with Particular Reference to Depression' *Journal of Affective Disorders* 71(1–3):1–9.

Nathanson, C. (1977) 'Sex Roles as Variables in Preventive Health Behaviour' *Journal of Community Health* 3(2):142–155.

Noone, J.H. and Stephens, C. (2008) 'Men, Masculine Identities, and Health Care Utilisation' *Sociology of Health and Illness* 30(5):711–725.

O'Brien, R.; Hunt, K. and Hart, G. (2005) ' "It's Caveman Stuff, But That Is to a Certain Extent How Guys Still Operate": Men's Accounts of Masculinity and Help Seeking' *Social Science and Medicine* 61(3):503–516.

Oliffe, J.L. (2005) 'Constructions of Masculinity Following Prostatectomy-Induced Impotence' *Social Science and Medicine* 60(10):2249–2259.

Oudshoorn, N. (2004) ' "Astronauts in the Sperm World": The Renegotiation of Masculine Identities in Discourses on Male Contraceptives' *Men and Masculinities* 6(4): 349–367.

Petersen, A. (2003) 'Research on Men and Masculinities: Some Implications of Recent Theory for Future Work' *Men and Masculinities* 6(1):54–69.

Petersen, A. (2009) 'Future Research Agenda in Men's Health' in Broom, A. and Tovey, P. (eds.) *Men's Health: Body, Identity and Social Context.* John Wiley and Sons: West Sussex.

Persson, A. (2012) 'The Undoing and Doing of Sexual Identity Among Heterosexual Men with HIV in Australia' *Men and Masculinities* 15(3):311–328.

Robertson, S. (2006) ' "I've Been Like a Coiled Spring This Last Week": Embodied Masculinity and Health' *Sociology of Health and Illness* 28(4):433–456.

Robertson, S. (2007) *Understanding Men and Health: Masculinities, Identities and Well-Being.* Open University Press: Berkshire.

Rubin, R. (2004) 'Men Talking about Viagra: An Exploratory Study with Focus Groups' *Men and Masculinities* 7(1):22–30.

Sabo, D. (2000) 'Men's Health Studies: Origins and Trends' *Journal of American College Health* 49(3):133–142.

Sabo, D. and Gordon, F. (eds.) (1995) *Men's Health and Illness: Gender, Power and the Body*. Sage: London.

Schofield, T.; Connell, R.W.; Walker, L.; Wood, J.F. and Butland, D.L. (2000) 'Understanding Men's Health and Illness: A Gender-Relations Approach to Policy, Research, and Practice' *Journal of American of College Health* 48(6):247–256.

Sloan, C.; Gough, B. and Conner, M. (2010) 'Healthy Masculinities? How Ostensibly Healthy Men Talk About Lifestyle, Health and Gender' *Psychology and Health* 25(7):783–803.

Smith, J.A. (2007) 'Beyond Masculine Stereotypes: Moving Men's Health Promotion Forward in Australia' *Health Promotion Journal of Australia* 18(1):20–25.

Throsby, K. and Gill, R. (2004) ' "It's Different for Men": Masculinity and IVF' *Men and Masculinities* 6(4):330–348.

Valkonen, J. and Hänninen, V. (2013) 'Narratives of Masculinity and Depression' *Men and Masculinities* 16(2):160–180.

Waldron, I. (1983) 'Sex Differences in Illness Incidence, Prognosis and Mortality' *Social Science and Medicine* 17(1):1107–1123.

Watson, J. (2000) *Male Bodies: Health, Culture and Identity*. Open University Press: Buckingham.

Wedgwood, N. (2009) 'Connell's Theory of Masculinity: Its Origins and Influences on the Study of Gender' *Journal of Gender Studies* 18(4):329–339.

第三十五章

瑞文·康奈尔：性别、健康与医疗保健

玛丽·赫瑞特（Maree Herrett）、托妮·斯科菲尔德（Toni Schofield）

陈俊妍 译

　　本章探讨了瑞文·康奈尔（Raewyn Connell）的性别理论对理解健康和医疗保健方面的政策、研究和实践的贡献，着重于几个相互关联的、备受瞩目的全球健康问题：性别作为健康差异的社会决定因素，针对性别的卫生政策和研究，以及性别健康运动（男性健康和女性健康）。通过介绍的方式，本章呈现并解释了她在过去25年中发展并应用于社会研究的核心概念。《性别与权力》（*Gender and Power*）（1987）、《男性气质》（*Masculinities*）（1995）和《社会性别》（*Gender*）（2009）是进行分析和讨论的主要来源。与之补充的，是对其他文本的参考，以及自1987年以来康奈尔在国际上发表的许多有关性别的论文。像此章节解释的那样，康奈尔丰富学术成果的核心，是对双相身体、社会角色去匹配的，建立在分类学基础上的性别的直截了当的批判和拒绝。她的理论是观念的一次深刻转变，性别被理解为一个体现社会过程的特定领域。围绕性生殖差异制订的动态法，使我们成为具有性别特征的个人、团体和机构。我们做性别研究的时候，总是通过实践结构来约束和转变我们对性别的体验。然后，本章转向上文概述的与性别相关的健康和保健问题。它借鉴和应用了康奈尔对性别的研究方法，以了解普遍采用的对性别的研究方法的局限性。

瑞文·康奈尔

1979 年，一篇颇具挑衅性的标题文章出现在一部鲜为人知的学术出版物《澳大利亚和新西兰社会学杂志》（*Australian and New Zealand Journal of Sociology*）上。这篇文章名为"The concept of role and what to do with it"，由康奈尔撰写。在它刊发的时候，不只是它的标题挑战了当时流行的社会科学正统观念，康奈尔还对这个领域的一个过时观点——角色的概念发起了正面的理论攻击。几年后，该论文加上了一个简短的序言重新出版，收录在一部有关阶级、性别和文化的论文集中（Connell，1983）。我们的理论战士解释说，这一场攻击并没有动摇社会科学的笼子，"批评被忽视了"（Connell，1983：189）。但是，她的这一批评在推动对社会学理论中最重要和最具挑战性的概念之一——性别的原始和动态的理解上起着举足轻重的作用。社会学中的性别理论化是该领域所有理论讨论中最具活力和争议的理论之一。我们相信，要了解康奈尔对它的贡献，最好先回到 1979 年对角色理论的挑战。

性别角色、性别差异及如何处理

用社会角色的概念来解释人类行为，是相对较新的社会学发展，是在 20 世纪 30 年代发展起来的。到 20 世纪 50 年代，成为了一个已确立的社会学概念。它与性别的联系可以追溯到 19 世纪末，发生在早期的性别研究与社会角色的概念"相遇"并且紧密结合时。性别差异和性别角色之间的区别变得模糊，其结果是这些术语现在经常可以互换使用。性别角色的概念（将男性气质和女性气质作为两个截然不同的领域）对人们对性别的思考产生了持久的影响。社会化的概念、刻板印象和榜样都属于解释框架的一部分。

康奈尔从实证和理论两个方面批评了性别角色理论。"角色"可能足以解释在我们的职业或公共生活中的某些表现。但是，它所隐含的"戏剧性"不能涵盖像性别这样广泛而复杂的事物（Connell，2009）。康奈尔认为，这相当于具有"种族"或"阶级"的角色（Connell，1987）。角色制订无法解释男性和女性生活中持续存在的不协调和矛盾的现实。此外，"权力"的概念在权力分析中几乎没有提供。20 世纪 70 年代妇女解放是挑战性别角色规范的动力，但自此出于不同目的，关于性别角色对男性同样具有压迫性影响的平行论点也被提出。

角色理论中描述的社会化过程是个人和社会适应的内在保守过程。社会化机构，包括家庭、学校、媒体、教堂、社会团体和机构，负责传播适当的性别角色规范。整个童年时期的发展轨迹就是要在社交拼图游戏中找到自己的性别定位。康奈尔在开创性的著作《性别与权力》中辩称，这种观点假设个人与这些社会化代理机构之间存在共识，而这种共识在实践中是不匹配的。社会化范例是"……对于在家庭和学校这样的环境中产生的巨大压力而言，一切都太温和了"，因为"异常"经常会遭受暴力（Connell，1987：196）。性别在个人和社会层面上都具有激进冲突的特征。这种观点与对自然与文化相互作用的心理分析理解更加一致。

澳大利亚一项具有里程碑意义的研究（Connell 等，1982）挑战了学校或家庭作为简单复制特权或不平等现象的社交机构的公认概念。此研究提出学校和家庭是论争和斗争的场所，而不是适应社会规范的场所。这项研究对康奈尔理论的长期意义是对其动态和多种性别实践的认可。

因此，康奈尔拒绝支持性别角色理论的"差异"这一想法就不足为奇了。"性别角色"只有在男性和女性之间形成对比或对立时才有意义。差异是理解该理论中性别的出发点。"性别角色理论和性别差异研究不断陷入生物二分法"（Connell，2009：59）。但是，"男性"和"女性"并不能整齐地落在鸿沟的两侧，人类的生活要比这复杂得多。康奈尔认为，性别差异只是身体差异的一种模式。例如，基于年龄、种族或体型的轨迹，多种模式会产生。根据我们的文化和社会背景，异同的模式会有所不同。

性别差异研究始终未能识别出任何有意义的认知、心理和行为差异（Hyde，2005）。对性别差异的持续关注掩盖了男性和女性之间相似性以及差异的模式。康奈尔在她的许多作品中引用的历史和民族志研究，以及她所进行的生活研究项目（Connell 等，1982；Connell，1995）中，都提出了对性别的"一元"或绝对的理解。

性别差异的概念并非性别角色理论所特有的。性别差异是由自然、社会、历史或话语所产生的，这种看法是在不断变化的，这是性别知识领域的一个持久特征。弗洛伊德支持的对女性气质"谜"的难以捉摸的搜寻，近年来已被对男子气质的关注超越。民粹主义对包含在"反弹大片"里的男子气质的看法（Mills，2003），诉诸神话般的"男子气概"观点。而社会生物学家则寻求达尔文式的当代行为解释。康奈尔认为，无论哪种情况，"本质"的观念根植于基因组、激素或所谓的"硬连线"大脑差异的生物学模式都是根本性的错误。"本质"本身是武断的，并不比"小男孩/女孩是由什么做成的？"的幼稚口号更有用：

鉴于不断呼吁"科学"、进化和达尔文，有关社会生物学和进化心理学的最突出问题是，整个论点都基于推测。实际上，没有一种心理特征中的性别差异是由于进化机制引起的（Connell，2009：54）。

与类别告别，向具身体现的社会过程问好

后结构主义的影响破坏了作为明确的或者是本质的差别的概念。人类主体不是固定的、独特的或连贯的自我，而是在话语中不断地重构。主体是通过冲突的话语来"定位"的；取决于社会和文化背景，不同的主体地位既不是同等强大的，也不是同等可获得的。通过解构话语，权力和特权可以被揭示和颠覆。主体是表示社会和文化含义的"文本"，它不起源于"身体"，而是起源于文本实践。康奈尔认为，关注文字和含义是将婴儿与洗澡水一起扔掉的情况。身体被抛弃是广泛拒绝结构的一部分。

然而，自然差异的概念，即性别是对立的但又是互补的，是一种迷人的文化"神话"。在发展不会崩溃为性别差异的性别理论时，康奈尔要求我们做出精神上的巨大转变，并努力超越"他"或者"她"之外的性别。她还没有建立一个抽象的模型，但是一直努力工作，实际上是在卖力地"把一个统一的性别理论整合在一起"（Connell，2004：9），聚焦于性别关系而不是性别差异上。康奈尔把社会学概念建立在社会结构、对内部冲突和矛盾的心理分析洞察，以及丰富的生活史研究之上。

在分析性别关系的模型之前，一个要强调的关键问题是身体的重要性。尽管康奈尔拒绝了与基于生物学性别区分的分类或本质主义差异概念相关的理论，但她还指出，身体的物质性对理解性别至关重要。康奈尔使用"社会的具身化"一词来表示生物与社会之间的关系。正如"自然与养育"二分法中所刻画的那样，任何一种都不能与另一种相提并论。生物学不能被理解为社会背景的先验。康奈尔利用神经科学（Rogers，2001）和生物学（Kemper，1990；Fausto-Sterling，2000）中不断发展的理解来证明"一个循环，一个回路，将身体的过程和社会结构联系起来"（Connell，2009：67）。"自然"不可能与社会行为和环境脱节。

"人工地"雕刻出的身体的可塑性以匹配具有文化价值的美感或力量观念，从而模糊了自然与社会之间的区别。无论是整容手术，提高性能的药物，还是厌食症的例子，性别主体都是在特定的文化和历史背景下由社会产生的。在当代西方世界中，"身体"及其转变是一件大事。身体上不同的"磨损"和维修成本取决于你在社会结构中所处的位置。获得安全和负担得起的孕产妇和儿童保育条款同样反映了特权差异。性别机构的"制造"与社会实践有着千丝万缕的联系。

性别是与男性和女性生殖身体差异有关的社会的具身化的一种特殊形式，但并不是唯一的形式。康奈尔使用"生殖场所"这个词而不是生殖差异，来表达这既是社会场所，又是生物场所。在此场所中，创建了性别文化类别，而不是"造成"了生殖差异。生殖领域的形成和重塑是通过生育过程和干预等社会过程做出的回应。例如：怀孕、避孕和堕胎、

培育儿童、性健康，以及一系列法律和政治限制或支持。母乳喂养为生殖领域的社会生活提供了一个例子。这种所谓的"自然"身体机能是社会态度和做法相互矛盾的场所。在"应该"允许母乳喂养发生的地方的讨论中，它被带入了公共领域。女性需要进行一系列的判断，即是否母乳喂养，母乳喂养多长时间，甚至是她们的"时间表"。工作场所和具体实践可能会或可能不会支持母乳喂养妇女。"哺乳的母亲"的感性形象与"母乳喂养的纳粹"（那些被视为意识形态战士的妇女）的令人讨厌的图像或"饲养员"和"母牛"的丑陋图像相冲突。这种与性别有关的社会实践不能被视作只与身体相关。确实，"性别的存在恰恰说明了生物学无法决定社会的程度"（Connell，1995：71）。

无论社会习俗会发生怎么样的变化，性别的这种动态本质对康奈尔的理论至关重要。在男女成为社会代理人之前，性别并不存在。从出生到成年，培养性别身份并不是直截了当的发展历程。最好将个人和社会之间的动态相互作用描述为随着时间的推移以及在不同文化背景下的实践配置。

康奈尔对男性气质的研究（Connell，1995）揭示了历史上的和集体塑造的性别习俗。康奈尔将性别关系模型应用于对男性气质的动态和发展轨迹的详细研究中。基于生活史的方法，康奈尔绘制了在不同社会背景下的澳大利亚男子群体中不同的性别习俗。这项研究揭示了为什么"实践构型"一词如此恰当地描述性别轨迹。对四个截然不同的男人的生活进行的研究表明，"在相同情况下出现了不同的性别项目"（Connell，1995：120）。研究的标题"男性气质"代表了在机构和社会限制中，多样的、存在争议的性别格局。

尽管性别是由社会实践构成的，但这些行为既不是随机的也不是无限的。康奈尔的模型使原本难以驾驭、广阔的性别领域，可以在从个人，到经济安排和机构组织等人类经验的各个层面上发挥作用。康奈尔指的是在日常生活中动态构成的性别关系的社会结构。结构的概念是模式和互连的一种。当以较大的模式链接时，它们就成为组织结构。但是，结构也不仅仅是这些图案化的互联。它指的是社会世界的约束，即"难缠"——换句话说，我们要遭遇的是什么。这并不意味着结构是固定的，但它们确实具有耐久性。康奈尔强调说，是"人们的行为造就了历史，并在整个历史时期重塑了结构"（Connell，2009：59，强调原文）。社会结构的这种历史性使其具有活力和生成力。康奈尔将其称为实践的结构。

性别秩序和性别政权

康奈尔提出，社会实践结构的组合所产生的广泛的性别关系模式构成了其总体性别秩序。然而，如下所述，实践的性别结构主要有四种方式，包括权力关系、生产关系、情感关系及象征关系，在后文中会再解释。康奈尔使用"性别政权"一词来描述这四种性别关系的组合，并认为它们是在特定场所［如工作场所和与特定环境（如医疗保健和教育）相关的其他社会机构］中运作。因此，它们以多种方式变化，对不同的阶级、种族和国家背景都有不同反应。这与健康和医疗保健领域尤其相关。男人和女人，男孩和女孩在这之中通常被视为二分和独特的类别。

权力关系在制度上和话语权上都有作用。性别权力分析涉及在个人和机构层面上谁在行使权力。"性别之战"不仅仅是民粹主义的陈词滥调，还代表着个人、组织和政治权力的斗争。权力并不总是直接的；它可以"通过我们交谈、写作和概念化的方式来'杂乱无章'地运作"（Connell，2009：59）。但是权力很少是单块的，会受到抗衡力量的抵制和挑战。

生产关系是指按性别分工。它们既包括有偿劳动力的劳动分工，也包括有偿工作的公共领域和无偿工作的私人领域之间的划分。按性别划分的工作并不是生殖差异的"自然"结果。当我们认为分工在不同的文化和历史背景下意味着不同的事物时，这一点显而易见。但是，性别划分对工作的类型产生了实质性的影响。不平等的工资、累计退休金和不平等地获得责任、获得职位是性别关系产生的影响的一部分。

"情感关系"或"全神贯注"是指对他人从积极到消极的依恋关系的社会结构。它包括性依恋。尽管我们可能主要根据个人之间的关系来考虑情感关系，但它们还是团体和组织内部和之间的更广泛关系的一部分，从工作场所到体育休闲活动、政治参与和社区参与。在男性和女性之间及之中的团结、支持和相互承认的环境中的共同表达都表明，情感关系的运作有利于性别平等的合作关系（Schofield and Goodwin，2005）。性别情感关系也产生了超出所表达情感的物质的、具体的效果。例如，在工作场所、团队合作和娱乐活动等其他社会环境中，男性对女性的持续骚扰和霸凌经常导致严重的"精神伤害"，如抑郁和（或）焦虑。例如，由于其他人的性别或年龄，这种敌意和侵略也可能遭到其他人的攻击。这是性别关系不可分割地涉及我们对自我的感觉的一个例子。我们可能会感觉我们是男性、女性或两者的结合。被排斥在团体或组织的参与之外的结果，可能会导致损失收入或其他有价值的社会资源，如体育锻炼和社交放松。

象征关系构成含义和解释，并帮助我们以性别方式"阅读"世界。当我们阅读性别时，无论是通过语言、电影、服饰还是其他形式的意味，我们都会将大量的表述和理解带入其中。这些"大大超过了男性和女性的生物学范畴"（Connell，2009：83）。体育世界——通常被视为促进男女健康的活动领域，是代表性别的特别的场所。康奈尔认为，"商业体育的机构、媒体和商业综合体正在不断发展……是一种新的东西，将模范的身体与企业家文化融合在一起"（Connell，2005：1816）。在这里，人们开始重新关注男性，并采用一种特殊的男性气质来庆祝"力量，统治和竞争成功"（Connell，2005：1816），同时忽略或贬低女性。医疗保健领域是另一个提供有影响力的性别代表的站点。尽管在数量上由女性主导，但在组织上却由男性占据主导地位。他们在医学专业和高级管理人员中的比例过高。卫生保健部门在雇佣上的性别隔离比以前少了，但是关于象征关系的生殖差异的运作仍然非常有力。当我们想到"助人行业"中的护士或者其他人时，我们想到的是女性。但说到医生和医院的首席执行官，我们想到的是男性。

虽然从概念上讲这四个实践结构被表示为不同的，但实际上它们是相互重叠且相互影响的。一个地区可能发生与另一个地区发展不一致的变化。例如，当越来越多的女性进入有薪劳动力市场，却遇到了由男性主导的权力的固执己见时，就可以看出这一点。"玻璃天花板"实际上是过去性别实践中，定义通往权利之路的"砖块和砂浆"（Connell，2006）。

构成性别的一系列关系不仅限于男性与女性之间的直接互动；等级性别关系可以存在于全男性的环境中。与之相关的冲突可以通过各种男性气质表现出来，包括男性以自己的方式和与他人的关系来思考和感受自己和他人作为男性的方式。成为男性的某些观点比其他观点更具有支配力或"霸权主义"，并且常常与女性和女性气质带来的明显、明确的不同相联系。男性霸权与次级的男性气质之间的区别，对理解性别秩序内的冲突做出了重要贡献。但是，这取决于社交环境以及参与者如何在其中"进行"男性气质的特定可能性。

康奈尔的性别关系模型超越了性别平等的争论，转移到对关系的"火星和金星"层面的理解。它展示了在人类经验的各个层面起作用的男女关系的多维结构。"迈向两性平等的社会需要深刻的制度变革以及日常生活和个人行为的改变"（Connell，2005：1801）。正如她转向知识生产和分配的全球动态所暗示的那样，只能通过一种社会科学方法来充分理解该项目，该方法认识到了将全球"大地与外围"与代表其特征的两极分化的社会命运联系起来的不断的分歧（Connell，2007）。

性别是健康的社会决定因素

康奈尔的性别动态模型提供了一个关键的视角，通过它可以了解卫生政策，研究和服务供给如何处理性别问题。本节探讨在全球政策中，解决社会不平等，特别是与健康有关的不平等问题的社会决定因素是如何描绘和理解性别的。有许多国际机构参与该领域，但世界卫生组织（WHO）和联合国（UN）是其中最重要和最具影响力的机构。

世卫组织健康问题社会决定因素委员会（CSDH）于 2008 年发布了具有开创性的报告，联合国于 2000 年底宣布了"八项千年发展目标"（2013 年更新），以遏制全球范围内不断深化的全球发展的不平等及其对健康的影响。联合国和世界卫生组织都认识到性别是社会不平等的主要决定因素，并提出了促进性别平等和为女性赋权的目标。世界卫生组织将后者视为干预性别健康差异的关键方法（CSDH，2008：149）。

在"代表问题"中（Bacchi，2012）的两个政策文件都提到了世界范围内女性（尤其是在非洲、南亚和西亚）获得两种主要社会物品的障碍不断增加。第一个主要的社会产品包括收入、教育、住房和影响人们日常生活的能力；另一个主要的社会产品是社会机构的参与。这些机构在产生获取此类资源（主要是可持续的、有充足报酬的工作和公共或国家决策）的机会方面起着至关重要的作用。通过公共政策将社会关注点识别并表示为"问题"，对将这些关注点转化为政府关注和行动（包括分配公共资金）的问题至关重要（Schofield，2011）。政策如何代表问题塑造了公共机构理解和应对它的方式（Bacchi，2012），在造成和消除包括性别差异在内的社会不平等中起着不可或缺的作用。

联合国和世卫组织的政策都提出，如上述重要社会产品的性别差异所表明的那样，女性的权力较小。解决问题的方法取决于女性是否拥有更大的权力或被"赋权"，尤其是在如康奈尔所描述的那样，欧洲和北美富裕的大都市之外的地区性社会群体，在"发展中国家"或"边缘地区"中（Connell，2007）。因此，性别不平等是一个不公平的问题，其源于男性作为一个群体与女性作为一个群体之间的关系，以及社会资源和社会参与在他们之间的可衡量的差异。这种表述似乎反映了针对性别差异问题的基于类别的方法。然而，它对造成性别不平等的广泛制度机制的识别，促进了人们认识到性别化的权力动态。其中一项生殖差异已在全球范围内得以实施，以这种优势使男性受益于女性。然而，重要的是，这两项政策都认识到"发达国家"和"发展中国家"之间的划分构成了全球范围内的性别划分过程，产生了不平等的区域影响，特别是在妇女以及她们的孩子的健康方面。

性别与卫生政策

康奈尔对性别的研究方法提供了一个概念性基础，可以在此基础上对当前的进一步国际政策以及许多为其提供依据的研究（国家和国际针对性别的卫生政策）进行批判性评估。从这个角度来看，性别是一种独特的社会的具身化的过程。健康可以理解为是其影响的特定领域之一，取决于性别动态与社会其他领域的融合，并以多种方式表现出来，诸如阶级和民族的实践（Schofield in press）。但是，针对性别的健康政策通常通过医学和流行病学定义的健康状况中的性别差异来代表性别健康。因此，人们普遍认为，性别健康包括男性和女性，以及统计学上可测量的健康差异（Schofield，2004，2008；Connell，2012）。这种方法通常会汇总并提供按性别区分的死亡率、预期寿命、慢性病、药物和酒精滥用、暴力伤害等方面的统计比率，以描绘世界性别健康模式，将其作为彻底的基于性别的"双态"。统计率幅度的差异表明性别健康差异的问题仍存在（Schofield，2004，2008）。例如，人们一贯认为女性抑郁症和焦虑症的发病率较高，从而说明她们的心理健康状况较差，来表明性别不平等问题存在（Busfield，2012）。女性中较高的受伤率、长期的不良健康状况以及家庭暴力和虐待造成的死亡进一步说明了这种差距。同时，与男性暴力相关的健康损害、自杀和总括性死亡率较高，被引证为性别对男性健康同样有不利影响（Schofield，2012）。

性别表面上以这样的方式运作，从而导致男女健康状况都很差；但性别又是以其独特的方式——换句话说（相同又不同），又是以不平等的方式运作的。为这种针对性别的健康政策构架提供支持并使其合法化，属于新兴的性别特异性医学（gender-specific medicine）。因为它对性别不敏感，它是在对生物医学研究和实践的实质性批判中发展出来的（Schofield，2012）。换句话说，它通常将妇女排除在研究之外。性别特异性医学试图通过提高对系统医学及其治疗方法中性别差异的认识来纠正这一排斥现象（Schofield，2012）。它也一直是美国男性健康发展的基础。

为支持这种方法而动员的最有力的统计"事实"之一是，女性的寿命比男性更长。大量的医学和流行病学研究证实了这一点（Waldron，1983；Austad，2006；Eskes and Haanen，2007）。世界银行最近有关各国全球男女死亡率的"发展指标"进一步证明了这一点。根据这些指标，2013 年全球 15—60 岁的男性在同一年龄段的死亡率为每千名男性 196 名，每千名女性 140 名（World Bank，2013）。这些数字意味着，如果您是 15—60 岁的男性，那么您在这些年龄之间死亡的概率为 196/1000，而在相同年龄范围内的女性的死亡概率为 140/1000。显然，在每个国家/地区，成为"女性"都会增加长寿的机会。

然而，仔细研究世界银行关于死亡率的"发展指标"，就会引发关于这个故事的严重质疑。例如，如果您是"女性"并居住在博茨瓦纳，则长寿的机会比男性的平均寿命要少得多，因为那里 15—60 岁的女性死亡的可能性为 733/1000！（World Bank，2013）。而这不仅仅适用于博茨瓦纳的女性。一般来说，一个"全球平均水平的男人"在相当长的年份内，比撒哈拉以南非洲地区的女性活得更长。这些女性的剧烈增长的死亡率，与中东卡塔尔地区男子的 66/1000 的死亡率相比，更为显著。实际上，世界银行针对世界所有国家的按性别区分的成年人死亡率，揭示了男女在 60 岁之前死亡的概率有显著差异。因为这些差异如此之大，我们不能断言女性的寿命比男性更长，或男性死得更早，所以除非我们谈论的是捏造的统计，才会要求我们相信男性和女性是人类的两个不同类别。

因此，从性别差异的统计角度来看，因为男性和女性是由自身思想固有的划分或二元体系产生的，所以他们的健康必定是彼此排斥的（Schofield，2008：146-147）。上面提到的"两个领域"的性别概念是基于类别的概念化：性别健康差异主要是由生物学上的性别差异与"双态"的性别角色共同产生的。如前所述，康奈尔对基于类别的方法的分析揭示了它们的主要缺陷和局限性。这表明，从经验上和理论上讲，作为人类不同类别的男性和女性的"两个领域"模型是不可持续的，因此不能为解决性别不平等和健康问题的研究和政策提供信息。它没有抓住性别作为社会过程的动态、关系和多维性质的意义，也没有提供任何连贯的解释来说明性别如何导致多种和复杂形式的健康差异，而这种差异也并非不能源自性别差异。

全世界大多数性别特异性健康政策都用到了以生理性别差异的方法来研究社会性别（Schofield，2011），这与20世纪用社会性别不平等作为健康差距的社会决定因素的全球政策故事并不吻合。后者从全球男女不平等的角度描述了这个问题，但是，如前所述，它强调了发达国家和发展中国家之间受到影响的不同严重程度：性别的代价对非洲、南亚和西亚的女性的影响最为严重。世卫组织关于健康的社会决定因素的政策特别承认到，性别是与其他政治社会动态因素相互作用的社会分化，如撒哈拉以南非洲的血腥民族主义和印度的阶级和种姓，尽管这种承认通常不被明确承认。值得一提的是，世卫组织承认在商业和政治领域都有产生性别不平等的组织机制。在这两个领域的高层决策中，女性都被排斥和边缘化。

与大多数政策和基于研究的健康性别符号化相反，最近有关性别不平等和健康的全球政策并未将健康视为有性别差异的、统计上可测量的医疗状况；相反，性别划分及其与其他强大力量的社会冲突相互作用的事实，被描绘成一个造成了巨大的人类牺牲的过程。在这个过程中，牺牲的主要是世界上最贫穷和（或）最暴力的国家区域的女性及其子女。孕产妇和婴儿死亡率以及诸如艾滋病毒之类的慢性疾病的惊人比例，也无疑被用来量化具体损害的程度。但是，这些因素与教育、就业、收入、获得清洁水和卫生设施，以及适当和准确的基本医疗保健（尤其是妊娠和分娩）的比例有着共通性，从而证明了全球分裂和竞争以不可抗拒的力量使社会贫困状况根深蒂固。

性别健康运动：男性的健康和女性的健康

康奈尔的性别模型也为性别健康运动领域（男性的健康和女性的健康）提供了重要的理论启示。性别不平等与健康之间的关系，以及对诸如医疗保健之类的社会机构的要求，是由20世纪六七十年代世界上富有的盎格鲁（Anglo）和欧洲民主国家的女性运动所倡导的（Broom，1991；Schofield，1998）。正如"女性健康运动"所表示的那样，至少在美国，参与的女性自称是女性主义者，以及绝大多数是中产阶级。该组织认为医学通过控制女性的身体，对女性进行"父权压迫"（Boston Women's Health Collective，1971）。这种控制有多种方式，但其中最主要的是女性在调节自己的生育能力和获得节育技术（如避孕和流产）方面遇到的限制。此外，以医院为基础，妊娠和分娩的临床治疗以及对女性与月经、更年期和阴道感染有关的妇科疾病的无效和笨拙的治疗管理也被女性健康运动认为是重要的。

因此，对于20世纪70年代初期基于大都市圈的新生女权主义而言，医学是男性控制女性的主要机构之一。女性的健康与医学之间的关系被视为一种重要的机制，通过这种机制，性别不平等得以产生并得以持续。女性健康活动家和评论员认为，医学是在以女性为代价传播自己的力量。它的代理人从以前曾帮助过女性的"明智的妇女和助产士"手中夺取了与女性生殖有关的知识和实践的控制权（Ehrenrich and English，1973）。结果，女性与自己的身体疏远，失去了生活中的主要力量（Rich，1976）。从女性解放运动开始，女性的心理和情感健康就被父权制医学用来控制她们。根据跨大西洋和澳大利亚女权主义者的批评（Schofield，1998），女性在面对性别社会中的女性身份时所面对的挣扎的情绪困扰（Schofield，1998），在医学上已引起病理学上的发展。在20世纪六七十年代向女性广泛使用镇静药的经历也证明了这个观点。

借鉴康纳尔的动态性别模型，20世纪的女性健康运动可以理解为主要由中产阶级的白种人对男性主导的社会机构的有组织地抵抗的一种表现。它积极挑战了当时性别不平等的一个基础，开始在富裕的世界各地区建立由女性经营的妇女保健中心。与这种在美国发展的运作方式相反，在澳大利亚，政府为该运动所需的大部分资源提供了政策和资金支持。到20世纪80年代，女权主义官僚们对妇女保健计划的政策和资金投入得到了保证，他们能够对潜在的政治和行政袭击保持警惕。性别制度的变化使这种发展成为可能，这种变化涉及挑战以男性为主导的参与，国家组织内部的政治和象征关系。这也与妇女代表人数的增加和国家官僚机构中女权主义政策机制的形成密切相关（Franzway等，1989）。

然而，在20世纪80年代，至少在盎格鲁民主国家中，妇女的运动开始受到有组织的男性运动的持续反对。根据康奈尔（Connell，1995）的说法，这代表着"男性主义反弹"，攻击了通过有组织的妇女运动所取得的女权主义运动的许多成果。袭击发生在各个方面，包括康奈尔（1995：206）在《男性气质》中写的，发展了"男子气质疗法"运动以"通过性别关系治愈对异性恋男人的伤口"。这种治疗策略是由美国带头的，由大量的几乎都在哀叹女性主义和女性主义者对男人造成的伤害的出版物所支持。

这种政治抵制于20世纪90年代在其他地方也开始流行。新兴的男性运动将攻击重点放在了女性运动最明显的成功上，其中，女性的健康政策和计划是他们攻击的主要目标。这是由于男性保健政策制定和研究的激增而发生的，特别是在澳大利亚、英国、爱尔兰、苏格兰和美国（见Smith and Robertson，2008）。在澳大利亚，"男性健康运动"侧重于渗透州的健康官僚机构，并敦促决策者认识、应对男性整体健康状况严重不良的问题（Schofield，2004）。女性的健康运动和女性主义的官僚主义，至少在澳大利亚，似乎已经严重扰乱了"男性霸权"的羽毛。这样看来，唯一的补救措施是设定一项男性的国家卫生政策来恢复性别平衡。在此之前从未有过这样的政策。在基于州的卫生机构的支持下，关于男性健康的广泛的全国性辩论和讨论出现了，并且也导致了许多州的一些政策文件的产生。

在此过程中发展起来的男性健康话语的核心是在理解性别和健康方面推进了性别的"两个领域"模型，而具有性别差异的统计数据则是男性健康主张的证据基础。许多女性主义者，无论男女，都动用了康奈尔的性别动态模型，以揭示这种方法的不稳定的理论和经验基础（见 Schofield 等，2000）。但是，男性健康政策和政治坚持认为，性别不平等对男性和女性的健康都有不利影响，虽然方式并不同。在许多当地背景下，如澳大利亚和英国，这种观点在制定针对性别的卫生政策方面取得了重大进展。但是很明显，这种方法在21世纪初制定性别、不平等和健康的全球政策方面影响有限。

结 论

性别理论化是社会学最重要的研究之一，也是该领域最具争议的讨论之一。康奈尔对它的贡献建立在对生殖性别差异的确定性和基于经验和理论的性别角色理论的彻底批评之上。性别不是静态类别，而是动态的社会过程。它使生殖区别以多种方式起作用，特别是获得社会参与和资源的途径。通过与他人的互动，这一过程与日常生活的具身化和构成密不可分。这并非每天都在发生，而是有条不紊地进行，为行动创造了限制和机会。

从总体上看，社会性别实践结构的结合构成了其总体性别秩序。这些结构或制度的配置方式确定了性别平等的限制和可能性。康奈尔的性别关系模型将对性别平等的讨论从"火星和金星"对关系的理解上移开，推进了在人类各个层面上运作的男女之间关系的多维结构。该模型建议，这一过程是在全球范围内制定的，并受到地缘政治和经济力量的影响，这给发展中国家的女性带来的成本要比大都市的同龄人高。康奈尔的性别理论提供了一个崭新且关键的视角，通过它可以理解卫生政策、研究和服务提供如何在本地和世界范围内解决健康和医疗保健中的性别差异问题。

与后者相联系，21世纪初的全球政策已将性别不平等确定为健康差距的主要决定因素，这反映出人们对性别的动态、政治性质及其在全球社会进程中的作用日益增长的理解。性别分化及其与其他社会冲突强大力量的相互作用，也产生了巨大的具体牺牲，主要是妇女及其子女的牺牲，更常见的是在世界上最贫穷和（或）最暴力的国家辖区。相比之下，针对性别的政策和研究通常将性别健康描述为二元体世界，其医学和流行病学定义了相应的性别差异的健康状况。因此，人们普遍认为，性别健康包括男性群体和女性群体内部以及他们之间的统计学上可测量的健康差异。从这个角度看，性别的运作方式会导致男性和女性的健康状况不佳，但方式却截然不同——换句话说，相同但不同。

尽管针对性别的健康政策具有明显的互补性，但在性别健康运动中，关于性别的性质及其在健康方面的工作方式尚无共识。20世纪的妇女健康运动可以理解为性别抵抗的一种表达，主要是全球特权阶层的女性对男性主导、强有力控制的社会机构的抵抗。它积极地挑战了性别不平等的基础之一。相比之下，男性的健康运动代表了对女性主义行动主义（尤其是在健康领域）取得的成就的基于男性化的男性主义反应。康奈尔的动态性别模型揭示了"男性健康"的不稳定理论和经验基础，对其是否适合作为指导政策、研究和实践发展的框架提出了重大挑战，以理解和纠正性别不平等与健康。这种关系所涉及的全球动态使当地医学和流行病学上对许多男性健康问题的关注与解决这个问题的根源失去关联。

参考文献

Austad, S.N. (2006) 'Why Women Live Longer Than Men: Sex Differences in Longevity' *Gender Medicine* 3/2:79–92.

Bacchi, C. (2012) 'Introducing the "What's the Problem Represented to Be?" Approach' in Bletsas, A. and Beasley, C. (eds.) *Engaging with Carol Bacchi: Strategic Interventions and Exchanges*. Adelaide University Press: Adelaide. pp. 21–24.

Boston Women's Health Book Collective (1971) *Our Bodies, Ourselves*. Simon and Schuster: New York.

Broom, D. (1991) *Damned If We Do: Contradictions in Women's Healthcare*. Allen and Unwin: Sydney.

Busfield, J. (2012) 'Gender and Mental Health' in Kuhlmann, E. and Annandale, E. (eds.) *The Palgrave Handbook of Gender and Healthcare*. Second edition. Palgrave Macmillan: Houndmills, Basingstoke, UK. pp. 192–208.

Commission on the Social Determinants of Health (CSDH) (2008) *Closing the Gap in a Generation: Health Equity through Action in the Social Determinants of Health*. Final Report, World Health Organization: Geneva.

Connell, R. (1979) 'The Concept of Role and What to do with It' *Australian and New Zealand Journal of Sociology* 15(3):7–17.

Connell, R. (1983) *Which Way Is Up?: Essays on Class, Sex and Culture*. George Allen and Unwin: Sydney, London, Boston.

Connell, R. (1987) *Gender and Power: Society, the Person and Sexual Politics*. Allen & Unwin: Sydney, London, Boston.

Connell, R. (1995) *Masculinities*. University of California Press: Berkeley, Los Angeles.

Connell, R.W. (2004) 'Encounters with Structure' *International Journal of Qualitative Studies in Education* 17(1):11–28.

Connell, R. (2005) 'Change Among the Gatekeepers: Men, Masculinities, and Gender Equality in the Global Arena' *Signs* 30(3):1801–1825.

Connell, R. (2006) 'Glass Ceilings or Gendered Institutions? Mapping the Gender Regimes of Public Sector Worksites' *Public Administration Review* 66:837–849.

Connell, R. (2007) *Southern Theory: The Global Dynamics of Knowledge in Social Science* Allen and Unwin: Sydney.

Connell, R. (2009) *Gender in World Perspective*. Second edition. Polity: Cambridge.

Connell, R. (2012) 'Gender, Health and Theory: Conceptualising the Issue, in Local and World Perspective' *Social Science and Medicine* 74:1675–1683.

Connell, R.; Ashenden, D.; Kessler, S. and Dowsett, G.W. (1982) *Making the Difference: Schools, Families and Social Division*. Allen and Unwin: Sydney.

Ehrenrich, B. and English, D. (1973) *Complaints and Disorders: The Sexual Politics of Sickness*. Feminist Press: New York.

Eskes, T. and Haanen, C. (2007) 'Why Do Women Live Longer Than Men?' *European Journal of Obstetrics and Gynecology and Reproductive Biology* 133(2):126–133.

Fausto-Sterling, A. (2000) *Sexing the Body, Gender Politics and the Construction of Sexuality*. Basic Books: New York.

Franzway, S.; Court, D. and Connell, R.W. (1989) *Staking a Claim: Feminism, Bureaucracy and the State*. Allen and Unwin: Sydney, Wellington, London, Boston.

Hyde, J.S. (2005) 'The Gender Similarities Hypothesis' *American Psychologist* 60:581–592.

Kemper, T. (1990) *Social Structure and Testosterone: Explorations of the Socio-bio-social Chain*. Rutgers University Press: New Brunswick.

Mills, M.D. (2003) 'Shaping the Boys' Agenda: The Backlash Blockbusters' *International Journal of Inclusive Education* 7(1):57–73.

Rich, A. (1976) *Of Woman Born: Motherhood as Experience and Institution*. Norton: New York.

Rogers, L. (2001) *Sexing the Brain*. Columbia University Press: New York.

Schofield, T. (1998) 'Health' in Caine, B.; Gatens, M.; Grahame, E.; Larbalestier, J.; Watson, S. and Webby, E. (eds.) *Australian Feminism: A Companion*. Oxford University Press: Melbourne. pp. 123–131.

Schofield, T. (2004) *Boutique Health?: Gender and Equity in Health Policy, Australian Health Policy Institute*. The University of Sydney, Commissioned Paper Series 2004/08: Sydney.

Schofield, T. (2008) 'Gender and Health Inequalities: What are They and What Can We Do About Them?' *Australian Journal of Social Issues* 43(1):139–157.

Schofield, T. (2011) 'Gender, Health, Research and Public Policy' in Oliffe, J. and Greaves, L. (eds.) *Designing and Conducting Gender, Sex and Health Research*. Sage: London, Chapter 12.

Schofield, T. (2012) 'Men's Health and Wellbeing' in Kuhlmann, E. and Annandale, E. (eds.) *The Handbook of Gender and Healthcare*. Second edition. Palgrave Macmillan: Houndmills, Basingstoke. pp. 273–289.

Schofield, T. (in press) *For Better or Worse: A Sociological Approach to Health Determinants*. Cambridge University Press: Melbourne.

Schofield, T. and Goodwin, S. (2005) 'Gender Politics and Public Policy Making: Prospects for Advancing Gender Equality' *Reinventing Gender Equality and the Political: Policy and Society* 25(4):25–44.

Schofield, T.; Connell, R.W.; Walker, L.; Wood, J. and Butland, D. (2000) 'Understanding Men's Health and Illness: A Gender-Relations Approach to Policy, Research and Practice' *Journal of American College Health* 48:247–256.

Smith, J.A. and Robertson, S. (2008) 'Men's Health Promotion: A New Frontier in Australia and the UK?' *Health Promotion International* 23(3):283–289.

Waldron, I. (1983) 'Sex Differences in Illness Incidence, Prognosis and Mortality: Issues and Evidence' *Social Science and Medicine* 17(16):1107–1123.

UN (2013) *The Millennium Development Goals Report 2013*. United Nations: New York.

World Bank (2013) *2.21 World Development Indicators: Mortality*. Accessed at: wdi.worldbank.org/table/2.21.

第三十六章

唐娜·哈拉维：数字化赛博格组合体和新数字医疗技术

黛博拉·卢普顿（Deborah Lupton）

陈俊妍 译

本章介绍了颇具影响力的美国女权主义技术科学研究学者唐娜·哈拉维（Donna Haraway）的工作，并展示了如何将其用于医疗保健领域新数字技术的理论化。哈拉维的赛博格（Cyborg）概念尤其启发了文化理论家，他们撰写了有关技术对人类具身化和主体性的影响的文章。她认为，当代西方社会中所有个人在与技术的互动中都已经变成了赛博格（这个术语将"控制论"和"有机体"融合在一起），从而模糊了人机之间的区别。她进一步将"赛博格"的概念用作政治竞争和行动的隐喻。

哈拉维在赛博格方面的著作及其扩展了这些思想的其他著作，在社会学、科学技术研究、女性主义理论、文化研究和种族/民族研究中对人机交互的理论化都影响重大。本章介绍了她的思想，来表明与现代数字技术相关的这项工作与当代理论的持续相关性，而新数字技术目前被定位为促进健康、改善医疗保健和减少医疗保健支出的创新方式。现在人体与医疗技术通过多样的方式互动，不仅通过肢体假肢、心脏起搏器、助听器、胰岛素泵等相对老式的技术，更是体现在最近通过嵌入微型传感器和数据处理器的数字技术实现交互。现在使用这些新的数字健康技术可以监视、记录和渲染人体的许多功能运作。这些数据可以方便地下载存入数字数据库，并使用复杂的算法进行诠释，以生成有关一个或数千个用户的统计信息。一些像智能手机那样的数字设备可以轻松地随身携带成为日常生活的一部分。另外一些甚至更小的设备可能会戴在身上，甚至插入体内或被吞咽。数字技术已在远程医疗系统中用作对慢性病患者的自我护理和自我监控机制的一部分。那些渴望追踪自己的生物特征数据以获取更多关于自己身体的信息以期实现最佳健康的人也自愿采用它们，这被称为"自我追踪""身体黑客"或"量化自我"。

在本章中，笔者将通过唐娜·哈拉维的思想之镜来讨论数字技术在医学和健康促进中的应用。笔者首先概述了哈拉维的工作，然后重点介绍了她关于赛博格的著作，接着介绍了新的数字医疗技术，并讨论了如何利用赛博格的概念以及哈拉维思想的其他方面来理论化这些技术在概念化健康、医学、疾病和第二代互联网时代的身体/自我方面的作用、影响、可能性和局限性。

人物简介

唐娜·哈拉维1944年出生于美国科罗拉多州丹佛市，以其在科学技术研究领域的著作而闻名，特别是在后马克思主义女性主义以及人与非人之间的关系方面的研究。她有时会使用"技术生物政治学"（techno-biopolitics）一词来描述自己所写的内容，并自称科学史学家。哈拉维现在已经从任职多年的加利福尼亚大学圣克鲁兹分校意识史系退休。她保留了那所大学的荣誉杰出教授头衔。

哈拉维在成长的过程中是一位虔诚的罗马天主教教徒（尽管她成年后放弃了宗教信仰），并接受了哲学、神学、生物学和文学方面的学术培训（Schneider，2005）。哈拉维在许多论坛上都表示，这种影响的结合对她的工作产生了深远的影响，赋予她作为科学史学家的独特见地。她认为，她的生物学训练使她对身体的看法不仅仅是符号或象征，因为对符号学或话语的关注可能对此有帮助，而是将其视为具有不同历史的肉体（Haraway in Gane，2006）。哈拉维还受到了杰出的科学和技术理论家布鲁诺·拉图尔（Bruno Latour）的影响（Haraway in Schneider，2005）。她的工作借鉴了文化研究、女性主义理论和种族/民族研究，并对此做出了贡献，她认为所有这些都与其他事物相互关联，成为"结状分析实践（knotted analytical practice）"的一部分（Haraway，1994）。

哈拉维具有独特的写作风格，在不断运用隐喻、白话、诗句、故事和她自己的个人经历的同时，对人和非人的本质以及这些类别之间存在的许多复杂性和模糊性采用了复杂而原始的哲学见解。她是六本书的作者（Haraway，1976，1989，1991b，1997，2003，2008）；她还出版了她的文章和论文集（2004）以及对蒂尔扎·尼科尔斯·古德夫（Thyrza Nicols Goodeve）进行的采访汇编而成的一本书（Haraway and Goodeve，2000）。与哈拉维进行的其他几次采访或对话已作为学术期刊文章或书籍章节出版。这些都是澄清和进一步阐明她的思想的有用资源（参见 Bhavnani 和 Haraway，1994；Schneider，2005；Gane，

2006；Williams，2009）。

　　哈拉维在这些作品和其他作品中涉及的各个主题领域证明了她的理论的主要关注点：吸引人们的注意力到人类/非人类、人类/动物、人类/机器、生活/死亡、思想/身体、自然/文化和女性/男性等类别之间界限的模糊性。哈拉维在赛博格方面的著作是本章的重点。她的论文《赛博格宣言：科学，技术和社会主义女权主义》（*Manifesto for cyborgs: science, technology，and socialist feminism*）（1985）是特别有影响力的作品，后来在各种论文集中多次重新出版，并在《类人猿、赛博格和女人》（*Simians，Cyborgs and Women*）（1991b）中再次修订（我在本章中引用的是此修订版，而不是原始版本）。

　　哈拉维在后来的书中也经常提到"赛博格"的概念，它在人类和非人类行动者的本体论的复杂性以及政治行动的可能性中作为一种思维方式继续为她服务。实际上，哈拉维整个职业生涯中的大部分学术研究都对她的项目产生了作用，使人们对身份和具身化的固定性或必要性提出质疑。人、动物和技术的主题及其交叉点主导了她的写作。

哈拉维的赛博格理论

　　"赛博格"一词并非由哈拉维首创。1960 年，两名 NASA 工程研究人员克莱恩斯（Clynes）和克莱恩（Kline）首次使用了该词，在适应太空旅行的背景下撰写了关于控制论有机体的概念（Haraway，1995）。克莱恩斯和克莱恩将赛博格称为"自我调节人机系统"（引用于 Haraway，1995：xv）。他们的定义包括以下观点：赛博格是"故意并入可扩展生物体自我调节功能以使其适应新环境的外源成分"的人，并且这些成分可能包括"适当的生化、生理和电子特性修改"（引用于 Appleby，2002：104）。哈拉维在她自己的著作中使用了"赛博格"一词来指代她最初所说的"控制论生物，机器与生物的混合体，社会现实以及小说生物"（1991b：149）。但是，正如笔者在下面指出的那样，她关于赛博格的概念在最近的著作中有所改变。

　　哈拉维在《赛博格宣言》中指出，有两种类型的赛博格在不同的本体论层面上运作。赛博格同时代表了人体和新技术的字面的和隐喻性的组合。就像她所说的那样，赛博格是"社会现实中的生命体，也是科幻小说中的生命体"（Haraway，1991b：149）。一种类型是通过军事-工业-娱乐综合体配置的物质赛博格：科幻电影中的赛博格，尚武的大男子气的人机，被技术标准化并为制药和医疗设备公司赚取利润的医学化的身体。第二种类型是隐喻的赛博格，即"科幻小说中的生物"：挑战假设和二进制，在其混杂性和限制性上具有政治的颠覆性、进步性和对立性。

　　哈拉维经常引用的短语之一是："我们都是嵌合体，是机器和生命体的理论和人工混合体；简而言之，我们都是赛博格。赛博格是我们的本体。赛博格赋予了我们属于我们的政治"（1991b：150）。在这里，她试图表达一种观念，即人体/自我并不是稳定或自然的。相反，我们是多个身体和多个自我，取决于我们所处的环境以及与之互动的其他身体和非人类实体。哈拉维认为，在静态的二元对立中，人体不容易被归类为一件事或者另一件事，也不能将技术作为与人类分离的实体来选择。人类和技术彼此都有贡献：我们通过技术了解我们的身体/自我，我们的身体/自我通过日常生活赋予意义并配置技术。

哈拉维的"赛博格"概念使身体及其排列、差异和歧义以及其表现方式成为政治批判和行动的对象。她主张主体/身体的观点不可避免地是分裂和矛盾的，是有歧义的，并且她认为这种方法对于女性主义者和技术科学批判很重要（1991a，1991b）。正如她指出的那样："如果赛博格一定要是什么的话，那就是自我差异"（1991a：22）。

哈拉维本人并不反技术，也不反科学（她的博士学位是生物学）。她承认自己对技术科学持矛盾的态度（或像她自称的那样，"爱与愤怒同时存在"）（Haraway in Williams，2009：139）。但是，她认为技术科学参与了一种文化，在这种文化中科学被视为为人类所面临的混乱、痛苦和疾病提供了救赎。虽然赛博格是技术科学的产物，但其过时的线性化也对技术科学的神话提出了挑战：其旨在建立完美的整体并再现文化二元对立的项目，就好像它们是必不可少的和自然的一样（Haraway，1991b）。因此，哈拉维的赛博格理论提供了一种方法来评估巨大的、混合的、残疾的、变异或其他"不完美"或"不完整"的身体（Gottleib，2000），并且与其他类型的社会和文化差异有关。

许多对健康和医学进行社会和文化分析感兴趣的学者发现，哈拉维的赛博格理论是一种富有成果且令人着迷的方法。她的著作被其他作家吸收，分析了多种生物技术、医学问题和健康状况，包括百忧解（Lewis，2003）、残疾（Gottleib，2000）、更年期（Leng，1996）、女性生殖（Handlarski，2010）、胎儿手术（Casper，1995）和干细胞（Jetté等，2007）。但是，与其他任何文化理论家一样，她也收到了批评。有时，由于她对词组和隐喻的诗意转折的热爱，她的作品很难被人们理解。一些批评家对哈拉维的破坏性、侵害性的赛博格模型提出了挑战，暗示它没有被用来实现政治变革或支持分歧，而是继续被用作逃避人类的象征，并代表侵略性的男性化技术（Squires，2000；Jensen，2008）。哈拉维在文化理论中提出的赛博格概念的新颖性也受到质疑（Jensen，2008）。其他批评者争辩说，"我们都是赛博格"本身就是哈拉维试图避免的本质主义，并指出她自己也对赛博格的定义感到困惑（Soper，1999）。

上面的许多批评都集中在对赛博格的材料而非隐喻的解释上。哈拉维本人对自己的赛博格理论如何在某些方法上简化为几乎是"欣喜若狂的技术小白兔在胡言乱语"的想法感到担忧，而且其激进的政治计划经常被忽视（Haraway in Schneider，2005：118）。笔者认为，可以不断对哈拉维的赛博格理论及其与身体有关的本质论和二元论提出批评。正如笔者之前观察到的，哈拉维的观点可以与多种社会或文化差异有关。通过承认人类的差异，她的赛博格理论促成了女性主义对本质主义的批判，并且也被对性身份、人种/种族差异和后殖民政治感兴趣的学者所接受（Bhavnani and Haraway，1994；Handlarski，2010）。

　　与本章的关注点特别相关的是，哈拉维的赛博格理论对当代关于人类肉身与技术相互作用的理论做出了重大贡献。这种组合的概念已在社会物质理论中得到越来越多的使用，用以概括人体是肉身和其他身体、话语、实践、思想和物质对象的复杂动态的配置。这种观点也出现在哈拉维的作品中，尤其是她最近对赛博格的描述中。哈拉维在 2012 年发表的一篇文章中指出，她不再将赛博格视为机器 - 生命体混合体"或根本就是混合体"，而是视为"内爆的实体，密集的材料符号学的'东西'……清晰地表达特定种类的本体论的异质的、历史悠久的、物质丰富的、病毒式传播的关联"（2012：301）。哈拉维提到的"弦图（string figures）"与翻花绳游戏有关。游戏通过用手操纵弦线来产生复杂的图案，并且可以将两只手换成另一只手来共同感受创造。她在后来的工作中运用了这个隐喻，强调了技术科学的相互交织、复杂的图案、打结、织带和协作以及它所构成的身体的组合（如，Haraway，1994，2008；Haraway and Goodeve，2000）。笔者认为，将"组合"与"赛博格"的概念结合在一起时，"赛博格组合体（cyborg assemblage）"这一术语可能会对强调社会物质的理论基础和这种现象的不断变化的特征有用。

数字化赛博格组合体

　　距克莱恩斯和克莱恩赛博格的概念，以及他们尝试构建"人机系统"的开创性实验已有半个多世纪，现今新的数字医疗技术其实已经非常接近它们最初的构想。虽然科幻小说中像"终结者"那样缺乏人类情感，更像机器而不是人类形象的赛博格还没有真正出现，但克莱恩斯和克莱恩最初设想的"赛博格"已经成为现实。这种赛博格组合，是使用现今先进的数字健康技术，将人类身体与能够提供控制或反馈机制的技术融合在一起的产物。这样数字化的赛博格并不是流行文化中所描绘的拥有超人力量的生物，也不是能够在网络空间里随意移动、几乎不考虑现实的虚拟化身，而是使用数字技术来监控自己生理功能、身体活动，或执行自我医疗的护理任务的普通人。

　　20 年前，人们发现并识别了四种与人体有关赛博格技术，包括恢复技术（恢复失去的机体功能或肢体）、正常化技术（恢复人体的正常运作功能）、重新配置技术（构建人类和技术的新组合）和增强技术（扩展人类的能力）（Gray 等，1995）。而这种全新的高覆盖数字医疗技术，不仅能够实现上述所有功能，而且还具有其他用途，特别是监视、监控和通信功能。除了智能手机，数字技术还包括可以佩戴在身体上的设备，如智能手表、腕带、头带、增强眼镜（谷歌眼镜）、夹层条和衣物，以及可以植入、插入或吞食，从身体内部进行监控的微型设备。这些设备都具有嵌入式传感器，可以记录生物特征数据，然后将数据无线发送到其他数字技术平台，进行存储和算法处理。

如今，在智能手机和平板电脑上，有成千上万的 app（"应用程序 application"的缩写）可以帮助上传和解释由身体传感器收集的数据，或者用来手动上传与某人身体功能和活动相关的数据。血糖、体温、心功能、呼吸频率、体重和脂肪水平、血液化学成分、血流量、肌肉电活动、肺功能、身体运动模式和活动水平、情绪、疼痛，甚至大脑活动等身体功能和指标都可以通过数字设备进行监测。然后，收集到的数据能够被上传到应用程序或网站上，以供用户自己进行监管，或者被转化为图形或表格等视觉形式，并传输给用户的医疗服务提供者，也可以通过社交媒体平台或患者支持网站被分享给他人。

20世纪80年代，哈拉维在其著作中阐明了生物技术可以为人类提供什么，这一技术乌托邦式的愿景在当代的数字健康技术中获得了清晰的确证。这些设备和它们所能收集的数据被认为在改善人类健康和降低医疗成本方面具有巨大潜力（Swan，2009，2012；Topol，2012）。正如"科学美国人"（*Scientific American*）网站上发表的一篇文章所说，这些设备代表了"可穿戴的、可植入的、个性化的医学未来"（Reed，2013）。在医疗和健康促进文献中经常提到，这些技术为来自社会经济弱势群体的人和生活在农村、偏远地区或发展中国家的人提供了特殊的机会。这些地区的医疗保健服务可能有限，而这些技术的应用据说可以克服获得医疗保健的地理和社会经济障碍（Chib，2013）。

新的数字医疗技术有助于创造一种新型患者——"数字参与患者"（Lupton，2013a）。自20世纪70年代以来，发达社会医疗保健的发展方向是，把患者视为有意愿、有能力去挑战医疗权威，并作为合作伙伴参与自己的医疗保健之中的"知情的"和"有权的"消费者，"数字参与患者"这一理想化的患者模型正是建立在这一发展方向之上（Henwood等，2003；Bury and Taylor，2008）。这种"被授权"的患者的最新表现是，把承诺参与到医疗保健和健康促进事业中的个人，描绘为一个"主动的""受激励的""被激活的"寻求将自身"数字化"（Topol，2012）为"个性化预防医学"（Swan，2009）一部分的参与者。体现在数字化数据中的信息被认为是征服疾病和早期死亡以及实现和保持良好健康状态的主要手段。

作为对数字设备和软件可以在人体上收集的信息或数据的关注的一部分，其产生的数字赛博格组合体是哈拉维所描述的"文本、机器、身体和隐喻——所有这些都在理论上说明并参与到交流的实践中"组合体的另一个版本（1991b：212）。在她的《赛博格宣言》中，哈拉维围绕着交流和生物技术在身体和自我概念中的核心地位做了一些评论，其中体现了社会关系的新形式和思考身体的新方式。这些评论中包括将身体（实际上是世界）理解为一个数据编码问题。哈拉维在另一篇题为"后现代身体的生物政治学：免疫系统话语中的自我构造"的文章中进一步发展了这些思想，这篇文章首次发表于1989年，并在《类人猿、赛博格和妇女》（*Simians，Cyborgs and Women*）一书中再版。在这篇文章中，她断言，在当代西方文化的免疫话语语境中，"生物医学 - 生物技术身体是一个符号学系统，一个复杂的意义产生领域"（1991b：211）。疾病已被视为"信息故障或通信病理学的一个亚种；疾病是一个对被称为自我的策略组合的错误认识或越界的过程"（1991b：212）。

身体是一个数据编码系统，而疾病是信息故障，这一概念是当代数字健康技术讨论的核心。通过使人们有能力凭借产生的数据来获得对自己身体的自我认识，实际上，人们甚至可以在疾病通过症状或体征表现出来之前就获得这一认识，当代健康数字技术声称为人们提供了克服身体疾病（当前的或潜在的）的方法。数据以及使这些数据有意义并提供诸如"多锻炼""测试血糖水平""少吃""看医生"之类建议的算法，被视为疾病和身体知识的客观和纯粹来源。显然，数据的整洁有序似乎能够遏制并掌控人类身体固有的、神秘的失序（疾病、残疾、污染和早逝）倾向。

技术可以被用来规训身体并超越肉身疾病，通过唤起这一乐趣和潜力，数字赛博格组合体的概念让人联想到科幻小说中的赛博格和网络空间中脱离实体的幻象。然而，矛盾的是，作为这个规训和超越肉身计划的一部分，数字健康技术又迅速地将身体带回到人们关注的焦点上（Lupton，2012，2013c）。现在，数字技术比以往任何时候都更能让人窥视身体内部，监控其功能并将其呈现为视觉形式。在医学和健康促进的背景下，数字赛博格组合体专注于监测身体的迹象和信号、它的模式和它的数据。这些技术让他们的用户不断地意识到他们身体的肉身性：他们的血压或血糖水平有多高，他们感觉有多快乐，他们当天走了多少步。因此，这些技术促进了一种自我反思，一种对身体和它的弱点和脆弱性，以及其优势和能力的高度意识（Lupton，2012，2013a，2013c）。

通过这些技术装配起来的数字赛博格组合体是一个真正的自动化的有机体，他试图创造一个封闭的监管系统，在这个系统中产生数据，然后影响行为，从而产生进一步的数据，如此循环往复。对自我的知识是这个系统的一个部分，这一知识对于最大限度地使一个人保持健康来说是必需的。这些技术还提供了一种方式，通过这种方式，这些信息可以通过社交媒体分享给数量空前的观众。用户可以将他们每天的统计数据发送给他们的粉丝或者上传到 Facebook 上，通过这样做，他们可以邀请他们的粉丝和朋友参与到他们的自我检查和自我监控策略中。

主动和被迫的数据赛博格们

作为实现高效医疗护理和促进健康的一部分，在"数字化自我"这一讨论中所描绘的数字赛博格组合体，并不像哈拉维著作中所提出的那样激进、分裂；相反，它本质上是保守的、行为端正的、有教养的，它追求完美和完整，捍卫对自我认识的兴趣并支持个人和财政责任。尽管人们普遍认为数字健康是对占主导地位的医学范式的"革命性"和"创造性破坏",但这种理想化的身体几乎不具有违反性和破坏性(Swan,2012;Topol,2012)。在医学和健康领域的数字赛博格组合体中,我们看到了一种追求单一的、统一的身体的强烈欲望,这一身体被数据和关于自我的知识所装配并熟知。身体的概念是医学和健康促进的核心基础;实际上,这些领域的任务是重新统一或规范那些被视为不守规矩、失去控制、不纯洁和不受管制的身体,无论其起因是疾病还是病痛或是身体的主人缺乏适当的自制(Crawford,1980;Lupton,1995;Petersen and Lupton,1996;Bunton and Coveney,2011)。

通过将自身"数字化"或"量化","数字化参与"中的普通人使自己成为了新自由主义的理想公民:每个个体都出于自身利益自愿承担起健康的要务,而不是被迫这样做(Lupton,1995,2012,2013a;Petersen and Lupton,1996)。那些使用这些技术的人也参与到对最健康话语的宣传活动之中,在这一活动中,良好的健康状态被置于许多其他优先事项之上,而接受这种话语的人被视为理想公民(Crawford,1980)。在这一话语中,通过提供工具来促进个体对他的健康负责,数字健康技术被表现为允许公民参与到"良好的健康优于一切"这一假定的共同理念之中。它们被描绘成增强技术,能够通过提供信息来纠正身体明显的缺陷,从而扩展身体自我监测的能力,并允许使用者把自己呈现为有能力、负责任、避免疾病的对象。

理想的数字赛博格组合体能够驯化数字技术,毫无障碍地将其整合到自己的身体中。即使他人可能会把它视作一个电子人,但它几乎不这样看待自己。数字赛博格只是将这些技术视作其日常世界、习惯和行为模式的一部分。一些人发现,利用数字设备跟踪自己的生物特征或在家使用远程医疗是一种控制自己身体的舒适的方法(Lupton,2013b)。然而,这并不是说,人们总是愿意采取数字化健康话语中所倡导的将自身"数字化"的方法。作为远程护理安排的一部分,现实生活里在家庭中使用数字技术已经吸引了一些科学和技术社会学家的关注。通过持续地利用数字技术来检查他们的血糖水平、心脏功能和体重,患者将诊所带回了家中。社会学家则强调这一经验中的情感和身体的维度。使用自我监测和自我护理技术可能成为一项艰难的工作,它迫使慢性病患者不断地意识到自己的身体,而他们可能情愿忘记自己生病了(Oudshoorn,2008,2011;Mol,2009;Hortensius等,2012;Mort等,2013)。相较于通过数字媒介进行交流,或者是采用自我护理的策略,一些患者更喜欢与他们的医疗服务提供者进行面对面的交流。一些人发现自我监测和自我护理的责任难以承受,因此更希望直接由医疗服务的提供者来管理他们的健康(May等,2009)。医疗保健提供者有时会鼓励患者自发地采取自我监测和自我约束的行动,患者可能会质疑这一建议,并呼吁他们的医疗保健提供者更多地参与到帮助他们实现健康相关目标的进程中(Pii and Villadsen,2013)。然而,对于已经制订了远程医疗计划的出院患者来说(Mort等,2013),他们并没有什么可选择的余地。对于那些受到保险公司财务处罚的患者也是如此，他们被迫进行自我跟踪以作为预防性健康计划的一部分（Zulman 等，2013）。

即使是主动或自愿采取数字健康技术的人，也会在某些时刻意识到自己对技术的依赖，有时他们会发现设备令人讨厌或难以使用，有时他们则会对这些技术丧失兴趣。例如，一些使用自我跟踪数字设备的人报告说，他们发现这些设备非常累赘和令人心烦，有些人抱怨参与到自我跟踪中导致他们对自己的身体过于焦虑和在意，还有些人则注意到，他们在对这些设备的使用中感到厌倦（Lupton，2013b）。

很大一部分人根本无法获得必要的技术。例如，皮尤研究中心（Pew Research Center）2013 年发布的一份报告发现，15% 的美国人不使用互联网，还有 9% 的人虽然使用互联网，但无法在家上网。尤其是那些年龄较大的美国人和受教育程度及收入水平较低的美国人，使用互联网的可能性比其他美国人要低（Zickuhr，2013）。这些发现得到了一些来自美国（Bobkowski and Smith，2013）或其他地方的研究（Fuchs and Horak，2008；Halford and Savage，2010；Frederico 等，2012）的支持，它们表明，社会劣势和地理位置是影响数字健康技术的获取及其使用方式的重要因素。

因此，人们是否愿意接受"数字化参与患者"的理想，或者是否自愿尝试使用数字技术来对生物统计数据进行自我追踪，会受到一系列因素的影响。社会人口状况和地理位置是重要的构成要素，但人们现有的健康状况、他们更愿意接触技术而不是医疗保健专业人员的程度、他们对数字技术的熟悉程度，以及非常重要的，他们的脆弱性和情感依赖性，也都是重要的构成要素。正如弗罗因德（Freund）（1998：273）所指出的那样，"赛博格的内部存在着焊缝"，在肉体和机器之间存在着某种分离或不连续性，使得两者之间相互摩擦，最终无法成功地协同工作。尽管对控制话语的不断运用遍及与数字健康技术的潜力相关的讨论之中，然而人与技术之间的交互和交叉并不容易实现。

身体／技术可能是不稳定且不可预测的。身体／自我可能是自发的、创造性的、情绪化的、非理性和无规则的（Freund，2004）。技术可能是混乱的，不能像预期的那样发挥作用，并可能证明人们试图控制身体的变化无常的期望是错误的（Mol，2009）。在当代关于风险规避、预防医学和医疗自我护理的话语中，人们并不总是遵循严格自律和自我控制的理性要求。至少在某些情况下，相比于受管制的文明身体的纪律性，他们可能更喜欢由怪诞身体所提供的缺乏限制和失去掌控的乐趣（Lupton，1995，2013d；Bunton and Coveney，2011）。因此，当有形赛博格被理想化为数字化、负责任的患者形象时，哈拉维笔下比喻性的赛博格形象，以其对反抗、矛盾和差异的坚持，对不完善和多样性的承认，提供了对有形赛博格形象的一个挑战。这两个形象都是参与（或抵制）数字健康技术的数字赛博格组合体的构成要素。

结　论

　　在本章中，笔者认为哈拉维的赛博格理论提供了一个可以用来分析当代数字健康技术的社会和文化意义的独特而有趣视角，将其称作"数字赛博格组合体"。她对赛博格身体的研究提供了一种方式，在承认这些新技术的潜力的同时也承认其局限性，在表达对新技术的矛盾情绪的同时免于她所警惕的那种二元论式的对技术恐惧或技术狂热的陷溺。目前，医学和公共卫生中存在一种趋势，将身体数字化视作构造负责任的普通公民这一工作的一部分。因此，对于社会家来说，继续挑战这一使特定类型的身体组合享有优势地位的话语就格外重要。尽管数字化赛博格组合体在本质上是保守的，追求被医学和公共卫生所提倡的整体性、纯粹性和自我负责的理想，哈拉维作品中所明确表达的比喻性赛博格仍然提供了一种突破这一理想的方法。哈拉维的赛博格既是字面意义上的，也是比喻意义上的，这一形象帮助我们认识到数字赛博格组合体在增强和改善人类福祉、健康和医疗保健方面的潜力，同时也允许我们保持一个批判的距离，使我们能够识别一些社会群体或个人可能被这些技术以某种方式胁迫、侮辱或剥夺权利，以及数字健康的修辞和实践如何服务于强大的利益。

　　在数字健康话语中备受拥护的数字赛博格组合体形象，可能会因为政治目的而受到哈拉维虚构的破坏性赛博格形象的挑战。后一种赛博格的精神，在质疑已被接受的技术科学和技术乌托邦的假设和真理、关注权力及其代理的运作，以及其引发的矛盾和争议方面，与对健康和医学的批判社会学高度一致。正如本章前面所观察到的，围绕着数字化参与的患者和普通人的话语表明，那些将数字化参与视作其健康项目一部分的人是理想化、负责任的公民。那些不符合这些期望的人往往被标记为缺乏自我管理和自我提升的知识或能力，或者仅仅是没有"被激励"或"被激活"（Lupton，2013a）。这些假设总是通过分类来构建：技术恐惧症患者、那些在"数字鸿沟"错误一边的人、无知的人、年龄太大的人、受教育太少的人、或者缺乏语言能力来掌握或尝试使用新的数字技术的人。哈拉维的赛博格理论，在这些物质和不同方面的具体化，以及它们所延续和参与的社会和经济不平等方面，极佳地提出了质疑和批判。

参考文献

Appleby, J. (2002) 'Planned Obsolescence: Flying into the Future with Stelarc' in Zylinkska, J. (eds.) *The Cyborg Experiments: The Extensions of the Body in the Media Age.* Continuum: London. pp. 101–113.

Bhavnani, K.-K. and Haraway, D. (1994) 'Shifting the Subject: A Conversation Between Kum-Kum Bhavnani and Donna Haraway, 12 April 1993, Santa Cruz, California' *Feminism and Psychology* 4(1):19–39.

Bobkowski, P. and Smith, J. (2013) 'Social Media Divide: Characteristics of Emerging Adults Who Do Not Use Social Network Websites' *Media, Culture and Society* 35(6):771–781.

Bunton, R. and Coveney, J. (2011) 'Drugs' Pleasures' *Critical Public Health* 21(1):9–23.

Bury, M. and Taylor, D. (2008) 'Towards a Theory of Care Transition: From Medical Dominance to Managed Consumerism' *Social Theory and Health* 6(3):201–219.

Casper, M. (1995) 'Fetal Cyborgs and Technomoms on the Reproductive Frontier: Which Way to the Carnival?' in Gray, C.H. (eds.) *The Cyborg Handbook*. Routledge: New York. pp. 183–202.

Chib, A. (2013) 'The Promise and Peril of Mhealth in Developing Countries' *Mobile Media and Communication* 1(1):69–75.

Crawford, R. (1980) 'Healthism and the Medicalization of Everyday Life' *International Journal of Health Care Services* 10(3):365–388.

Frederico, C.-J.; Tiago, O. and Fernando, B. (2012) 'Digital Divide Across the European Union' *Information and Management* 49(6):278–291.

Freund, P. (1998) 'Social Performances and Their Discontents' in Bendelow, G. and Williams, S. (eds.) *Emotions in Social Life*. Routledge: London. pp. 268–94.

Freund, P. (2004) 'Civilised Bodies Redux: Seams in the Cyborg' *Social Theory and Health* 2(3):273–289.

Fuchs, C. and Horak, E. (2008) 'Africa and the Digital Divide' *Telematics and Informatics* 25(2):99–116.

Gane, N. (2006) 'When We Have Never Been Human, What Is To Be Done? Interview with Donna Haraway' *Theory, Culture and Society* 23(7–8):135–158.

Gottleib, A. (2000) 'Where have all the Babies Gone? Toward an Anthropology of Infants (and Their Caretakers)' *Anthropological Quarterly* 73(3):121–32.

Gray, C.H.; Mentor, S. and Figueroa-Sarriera, H. (1995) 'Cyborgology: Constructing the Knowledge of Cybernetic Organisms' in Gray, C.H. (eds.) *The Cyborg Handbook*. New York: Routledge. pp. 1–14.

Halford, S. and Savage, M. (2010) 'Reconceptualizing Digital Social Inequality' *Information, Communication and Society* 13(7):937–955.

Handlarski, D. (2010) 'Pro-creation – Haraway's "Regeneration" and the Postcolonial Cyborg Body' *Women's Studies* 39(2):73–99.

Haraway, D. (1976) *Crystals, Fabrics, and Fields: Metaphors of Organicism in Twentieth-Century Developmental Biology*. Yale University Press: New Haven.

Haraway, D. (1985) 'Manifesto for Cyborgs: Science, Technology, and Socialist Feminism in the 1980s' *Socialist Review* 80:65–108.

Haraway, D. (1989) *Primate Visions: Gender, Race, and Nature in the World of Modern Science*. Routledge: New York.

Haraway, D. (1991a) 'The Actors are Cyborg, Nature is Coyote, and The Geography is Elsewhere: Postscript to "Cyborgs at Large"' in Penley, C. and Ross, A. (eds.) *Technoculture*. The University of Minnesota Press: Minneapolis. pp. 21–26.

Haraway, D. (1991b) *Simians, Cyborgs and Women: The Reinvention of Nature*. Free Association: London.

Haraway, D. (1994) 'A Game of Cat's Cradle: Science Studies, Feminist Theory, Cultural Studies' *Configurations* 2(1):59–71.

Haraway, D. (1995) 'Foreword: Cyborgs and Symbionts: Living Together in The New World Order' in Gray, C.H. (ed.) *The Cyborg Handbook*. Routledge: New York. pp. xi–xx.

Haraway, D. (1997) *Modest_Witness@Second_Millennium. FemaleMan©Meets_OncoMouse™: Feminism and Technoscience*. Routledge: New York.

Haraway, D. (2003) *The Companion Species Manifesto: Dogs, People, and Significant Otherness*. Prickly Paradigm: Chicago.

Haraway, D. (2004) *The Haraway Reader*. Routledge: New York.

Haraway, D. (2008) *When Species Meet*. The University of Minnesota Press: Minneapolis.

Haraway, D. (2012) 'Awash in Urine: DES and Premarin® in Multispecies Response-ability' *WSQ: Women's Studies Quarterly* 40(1):301–316.

Haraway, D. and Goodeve, T.N.G. (2000) *How Like a Leaf: An Interview with Thyrza Nicols Goodeve*. Routledge: New York.

Henwood, F.; Wyatt, S.; Hart, A. and Smith, J. (2003) ' "Ignorance is Bliss Sometimes": Constraints on the Emergence of the "informed patient" in the Changing Landscapes of Health Information' *Sociology of Health and Illness* 25(6):589–607.

Hortensius, J.; Kars, M.; Wierenga, W.; Kleefstra, N.; Bilo, H. and van der Bijl, J. (2012) 'Perspectives of Patients with Type 1 or Insulin-treated Type 2 Diabetes on Self-monitoring of Blood Glucose: A Qualitative Study' *BMC Public Health* (1). Accessed 5 May 2013. Available from http://www.biomedcentral.com/1471-2458/12/167.

Jensen, C.B. (2008) 'Developing/Development Cyborgs' *Phenomenology and the Cognitive Sciences* 7(3):375–385.

Jetté, S.; Wilson, B. and Sparks, R. (2007) 'Female Youths' Perceptions of Smoking in Popular Films' *Qualitative Health Research* 17(3):323–339.

Leng, K.W. (1996) 'On Menopause and Cyborgs: Or, Towards a Feminist Cyborg Politics of Menopause' *Body and Society* 2(3):33–52.

Lewis, B. (2003) 'Prozac and the Post-human Politics of Cyborgs' *Journal of Medical Humanities* 24(1/2):49–63.

Lupton, D. (1995) *The Imperative of Health: Public Health and the Regulated Body*. Sage: London.

Lupton, D. (2012) 'M-health and Health Promotion: The Digital Cyborg and Surveillance Society' *Social Theory and Health* 10(3):229–244.

Lupton, D. (2013a) 'The Digitally Engaged Patient: Self-Monitoring and Self-Care in The Digital Health Era' *Social Theory and Health* 11(3):256–270.

Lupton, D. (2013b) 'Living the Quantified Self: The Realities of Self-Tracking for Health'. Accessed 22 January 2013. Available from http://simplysociology.wordpress.com/2013/01/11/living-the-quantified-self-the-realities-of-self-tracking-for-health/.

Lupton, D. (2013c) 'Quantifying the Body: Monitoring, Performing and Configuring Health in The Age of Mhealth Technologies (early view online)' *Critical Public Health* Accessed 12 June 2013. Available from http://www.tandfonline.com/doi/abs/10.1080/09581596.2013.794931#preview.

Lupton, D. (2013d) *Risk*. Second edition. Routledge: London.

May, C.; Montori, V.M. and Mair, F.S. (2009) 'We Need Minimally Disruptive Medicine' *British Medical Journal* 339(7719):485–487.

Mol, A. (2009) 'Living with Diabetes: Care Beyond Choice and Control' *Lancet* 373(9677):1756–1757.

Mort, M.; Roberts, C. and Callén, B. (2013) 'Ageing with Telecare: Care or Coercion in Austerity?' *Sociology of Health and Illness* 35(6):799–812.

Oudshoorn, N. (2008) 'Diagnosis at a Distance: The Invisible Work of Patients and Healthcare Professionals in Cardiac Telemonitoring Technology' *Sociology of Health and Illness* 30(2):272–288.

Oudshoorn, N. (2011) *Telecare Technologies and the Transformation of Healthcare*. Palgrave Macmillan: Houndmills.

Petersen, A. and Lupton, D. (1996) *The New Public Health: Health and Self in the Age of Risk*. Sage: London.

Pii, K.H. and Villadsen, K. (2013) 'Protect the Patient from Whom? When Patients Contest Governmentality and See More Expert Guidance' *Social Theory and Health* 11(1):19–39.

Reed, D. (2013) 'The Wearable, Implantable, Personalized Future of Medicine'. Accessed 15 May 2013. Available from http://www.scientificamerican.com/article.cfm?id=the-wearable-implantable-personaliz-2013-05&WT.mc_id=SA_sharetool_Twitter.

Schneider, J. (2005) *Donna Haraway: Live Theory*. Continuum: London and New York.

Soper, K. (1999) 'Of OncoMice and Female/Men: Donna Haraway on Cyborg Ontology' *Capitalism Nature Socialism* 10(3):73–80.

Squires, J. (2000) 'Fabulous Feminist Futures and The Lure of Cyberculture' in Bell, D. and Kennedy, B. (eds.) *The Cybercultures Reader*. Routledge: London. pp. 360–373.

Swan, M. (2009) 'Emerging Patient-Driven Health Care Models: An Examination of Health Social Networks, Consumer Personalized Medicine and Quantified Self-Tracking' *International Journal of Environmental Research and Public Health* 6(2):492–525.

Swan, M. (2012) 'Health 2050: The Realization of Personalized Medicine Through Crowdsourcing, the Quantified Self, and the Participatory Biocitizen' *Journal of Personalized Medicine* 2(3):93–118.

Topol, E. (2012) *The Creative Destruction of Medicine: How the Digital Revolution Will Create Better Health Care*. Basic Books: New York.

Williams, J. (2009) 'Science Stories: An Interview with Donna J. Haraway' *Minnesota Review* 2010(73/74):133–163.

Zickuhr, K. (2013) *Who's Not Online and Why*. Pew Research Center: Washington, DC.

Zulman, D.; Damschroder, L.; Smith, R.; Resnick, P.; Sen, A.; Krupka, E. and Richardson, C. (2013) 'Implementation and Evaluation of an Incentivized Internet-mediated Walking Program for Obese Adults' *Journal of Translational Behavioral Medicine*, early view online.

第三十七章

迈克·伯里：人生进程的破坏与长期的其他健康状况

路易丝·洛科克（Louise Locock）、苏·齐布兰德（Sue Ziebland）

黄　蓉　译

　　20世纪70年代末，迈克·伯里（Mike Bury）在对患有类风湿关节炎（rheumatoid arthritis）的人群进行田野调查时发现，慢性病的诊断破坏了日常生活的结构（Bury，1982）。他的分析使人们关注疾病如何破坏"个体对于未来的期望和计划"，要求"从根本上重新思考个体的人生进程与自我概念"（Bury，1982：169）。伯里对社会经济环境的影响保持着一贯的关切，他（Bury，1982：177）探讨了人们为了"在破坏面前实现正常化"而进行资源调配的过程。在下文中，我们将对这一概念的最初阐释进行总结，并将其置于对慢性病影响持有类似观点的同时代其他作品的语境之中：尤其是施特劳斯和格拉泽（Strauss and Glaser）对于慢性病的探讨（1975），安东尼·吉登斯（Anthony Giddens）关于"关键情景"（critical situations）（1979）的论述，以及凯西·查默兹（Kathy Charmaz）关于"自我丧失"（Lost of Self）（1983）的讨论。事实证明，人生进程的破坏（biographical disruption）这个概念经久不衰，持续引发思考，同时带来挑战。我们将从四个方面来考察它的意义：

- 伯里本人如何发展和完善最初的成果；
- 其他理论家如何在慢性病领域运用和改写这一概念，包括认识到人生进程的破坏有时候还会引发慢性病；
- 对人生进程破坏假说的挑战，包括人生进程的流动性、连续性和强化性的概念、

"漠不关心的叙述"（narratives of unconcern），以及被破坏的身份和正常身份可能共存的假设；

- 将人生进程的破坏扩展到更广泛的疾病和主题（包括急性或自限性疾病、绝症和癌症，还有家庭成员的经历）。

人物简介：迈克·伯里与英国医学社会学

西蒙·威廉姆斯（Simon Williams，2000）在思考人生进程的破坏这一"核心概念"时指出，任何关于慢性病的社会学讨论都将很快地提到迈克·伯里。事实上，现有证据充分证明了伯里所做工作的中心地位。我们搜索到了近 900 个引用了伯里文章的条目（见下文）。我们喜欢重读核心论文，发现人生进程破坏概念的全新应用；我们也很高兴能有机会与迈克·伯里进行对话，作为本章准备工作的一部分。我们把这次交谈称为"个人交流2013"（personal communication 2013）。

伯里的职业生涯反映了英国医学社会学的发展。英国社会学协会（British Sociological Association）的医学社会学部门最初是主流社会学的一个分支。伯里出生于 1945 年，20 世纪 60 年代在苏塞克斯大学（University of Sussex）学习社会学。在医学院工作的社会学家常常讲授疾病的社会原因。然而在 20 世纪 70 年代之前，社会学家对健康经验的研究兴趣不大，（身体）疾病被认为是纯生物学的问题。伯里早期曾在布里斯托尔大学（University of Bristol）的精神病学系（Department of Psychiatry）和曼彻斯特大学（University of Manchester）的关节炎与风湿病协会流行病学研究小组（Arthritis and Rheumatism Council Epidemiology Research Unit）任职。在布里斯托尔大学，他与人类学家维埃达·斯库尔坦斯（Vieda Skultans）和精神病学家奥利弗·罗素（Oliver Russell）共事，曾在一家小型精神残疾医院做田野调查。这家医院一直以来都是政府研究病房死亡情况的调研对象。伯里在 2005 年的书籍章节中回顾了当时的情况，并指出社会学对医学的兴趣大部分都起源于反精神病学运动（Bury，2005）。

英国首个医学社会学讲席教授由伦敦大学贝德福德学院（Bedford College，University of London）的玛戈特·杰弗里斯（Margot Jefferys）担任。伯里加入了杰弗里斯教授所在的这一主流社会学系［后来与伦敦大学皇家霍洛威学院（Royal Holloway）合并］，一直工作到退休。1991 年，他被授予伦敦大学社会学个人讲席教授职位。伯里深刻地影响了医学社会学的发展。在整个职业生涯中，伯里都以一种冷静的社会学眼光关注慢性病、残疾和老龄化等持久议题，并温和地提醒社会学者带着历史意识来进行学术性反思的重要意义：

社会学推理的核心在于意图从事件和头条的即时压力中后退一步，穿透表层，或者至少将所涉议题带入更广泛的社会与政治语境之中（Bury，2005：41）。

本章中，我们关注伯里在曼彻斯特大学的岁月，从而讨论人生进程的破坏这一概念的早期渊源。《健康与疾病社会学》（*The Sociology of Health and Illness*）杂志中一篇里程碑式的文章正式发布了这一概念（Bury，1982）。

人生进程的破坏诞生的环境和语境

20世纪70年代时，疾病和死亡的模式变化促使人们将研究重点从死亡率和发病率转移到慢性病及其治疗如何影响了人们的生活。这一转变将研究的关注点从病因转移到疾病和残疾的后果之上。20世纪以来，发达国家拥有了更好的生活条件、更完善的医疗干预措施和更长久的寿命，这为慢性病成为一种普遍的生活经历创造了条件。这些疾病在以前可能会让人早早死去，但治疗（如哮喘的吸入器或糖尿病的胰岛素疗法）已经可以让患者拥有更长的寿命。虽然如此，无法治愈仍然是慢性病的一个决定性特征。伯里（1991）认同格哈特（Gerhardt，1990）此前的观点，并且指出：

矛盾的是，对于医学的期待可能会因此而提升，但医学在这个语境下的效用往往有限。事实上，在一大批领域引入治疗可能同时与致死率的降低和慢性病患病率的增加有关（Bury，1991：457）。

伯里接受的是20世纪60年代的社会学教育，他的思想受到了美国社会学家C·赖特·米尔斯（C. Wright Mills）的影响。在《社会学的想象》（*The Sociological Imagination*）一书中，米尔斯（1959）区分了"个人困扰"（personal troubles）和"公共议题"（public issues），前者指的是个人变幻莫测的生活，而对于后者而言：

议题指的是公共问题：公众感到他们所珍视的价值受到了威胁……这是议题的本质，它甚至都不是普遍存在的麻烦。议题不能完全用普通人的日常环境来加以定义。事实上，议题通常涉及制度安排的危机（Mills，1959：8-9）。

在讨论"个人困扰"和"公共议题"时，健康和疾病并非米尔斯思想的聚焦之处，尤其是因为社会学家仍然在根本上将疾病视为生物医学的话题。但显而易见的是，疾病、医疗组织和治疗提供了绝佳的实例，展示了一种公共议题，它包含了许多表面上的个人困扰。通过米尔斯的论述，伯里看到了医学社会学在阐明历史、个体经历与社会结构之交叉方面的作用。在英格兰北部一个工人阶级地区研究慢性病的经历令伯里得以审视这些交叉。

社会学在美国历史悠久。在慢性病（如 Strauss and Glaser，1975）或残疾（Davis，1963）生存研究方面，美国社会学家大大领先于英国同行。伯里自然知道安塞尔姆·施特劳斯（Anselm Strauss）对疾病轨迹（illness trajectories）的研究，也熟悉针对人们赋予慢性病意义的研究（Strauss and Glaser，1975），还了解戴维斯（Davis）关于脊髓灰质炎（polio，1963）和明显残疾（visible disabilities，1964）影响的研究。伯里还借鉴了安东尼·吉登斯（1979）提出的"关键情景"概念。这一概念此前用于讨论战争和流离失所。伯里用它来理解人们对于意外诊断的反应，这种诊断可能会挑战人们之前的预期，并要求他们进行重新定位。伯里（1982：177）指出，根据人们的社会、家庭和经济地位，他们可以有能力去调动人际资源、结构资源和物质资源来"面对破坏，建构常态"。虽然这似乎可能比查默兹的"自我丧失"更加积极，但不能忽略的一点是，查默兹的研究对象是严重慢性病和致残性慢性病患者，其中部分患者甚至无法走出家门。查默兹在之后的研究中也探索了人们如何实现"自我的重建"（restored self）。这可能是重建过去一以贯之的身份（"根深蒂固的自我"entrenched self），但也可能包含对于"发展中自我"（developing self）的重新评估（Charmaz，1987）。加雷斯·威廉姆斯（Gareth Williams）接替了伯里在曼彻斯特大学的工作。他采访了患有类风湿关节炎（RA）的"多年专业人士"（Williams，1984：176）。受访者在自己的家中接受采访，讲述了他们的经历。威廉姆斯注意到，患者在讲述疾病的原因和影响时会引入理智和秩序，加以解释，并保持连贯性。威廉姆斯（1984）称该过程为"叙事重建"（narrative reconstruction），并发表了一篇颇有影响力的论文。

康拉德（Conrad）和伯里对安塞尔姆·施特劳斯赞赏有加。两人在 1997 年指出，"施特劳斯和他的合作者从研究患者转向了研究人们如何在日常生活中经历和管理疾病。慢性病管理需要从人们生活的角度来理解"。这类实证研究对理论几乎没有明显的贡献，但将重点转移到带病生存的人而不是临床环境的患者身上，这一点极大地影响了几十年来对于疾病生活经历的社会学知情研究。

伯里在曼彻斯特大学与风湿病学家菲利普·伍德（Philip Wood）共事。伍德开发了影响深远的世界卫生组织缺陷、残疾和残障分类法（WHO taxonomy of impairment, disability and handicap）（Wood，1975）。伍德是一位开明的同事，他意识到了社会科学在促进临床理解和母学科方面的潜力。通过他的赞助，迈克·伯里和他的继任者加雷斯·威廉姆斯都有机会在曼彻斯特关节炎诊所观察和采访患者。伯里充分利用了这个机会。回首往事时，他惊叹于自己可以随时观察会诊情况，与诊所就诊患者或医院住院患者交谈，还能够家访，与患者面谈（个人交流，2013）。

伯里的田野调查帮助他发展了"人生进程的破坏"这一概念。他的调查对象是首次转诊到风湿病诊所的患者，该诊所位于英格兰北部的曼彻斯特。他采访了 30 名患者（其中有 25 名女性，这部分反映了疾病的性别分布），他们基本上都是工人阶级。他对人生进程破坏的阐述考察了慢性病如何破坏个体的期望和日常生活的计划与结构，因而要"从根本上重新思考个体的人生进程和自我概念"（Bury，1982：169）。这一时期的伯里受到人类学家克利福德·格尔茨（Clifford Geertz）的影响。格尔茨解释了通过分层观察（layering observations）和阐释（interpretations）来理解数据的重要性，以便能形成对于文化的"深描"（thick description），而不是针对事实和事件的"浅层"（thin）描述（Geertz，1973）。然而，与那个时期的其他许多研究文章一样，伯里的论文省略了对分析方法的说明，并且只包括了五个采访片段。虽然他的方法在如今可能会被认为是"混合方法"（mixed methods），但在当时，他只是利用了去诊所的机会，运用人类学技艺来进行观察和半结构化访谈。伯里谈到：

> 时至今日，如果要进行类似的观察，毫无疑问得填上千个表格，并且上报伦理委员会（ethical committees）。但我不认为自己当时做了什么坏事，我收获匪浅（Bury，2005：33）。

伯里在和我们的对话中提到，4~5 次访谈之后，他开始意识到，类风湿关节炎诊断以某种方式影响着人们对于未来生活的假设，其中存在着一些值得挖掘的部分，这些部分或许举足轻重，或许还可以进行转化。伯里使用了非比寻常的细节，讲述了 40 年前那些塑造他思想的关键采访。有一位男性在起居室里接受采访，伴随着冬日下午逐渐昏暗的阳光。该男子表示，他的社交生活如今局限在当地的俱乐部里，因为"大家都知道我"。他不愿意去其他的酒吧或者俱乐部，因为那边的人们总是好奇于他的情况，并且拒绝直视他的眼睛。还有一位丈夫在妻子接受访问之后哀叹说，他买了一辆新车，但他担心自己再也不能用这辆车带妻子出去了，因为上下车对她来说过于困难。这些都不是临床医生在 20 世纪 70 年代的诊所里面习惯听到的问题。当时，人们主要关注的问题是减轻疼痛和改善身体活动功能（个人沟通，2013）。

伯里意识到，他遇见的患者直接面对着"痛苦和苦难的世界……这样的世界通常只是被看做遥远的可能性或者他人的困境"。这一见解与查默兹（1983）有关慢性病所引发的"自我丧失"观点异曲同工。查默兹认识到慢性病影响着个体身份、自我价值和社会互动，还带来广为人知的身体痛苦。伯里的访谈对象都是新近确诊的慢性病患者。他观察到，对于他人的依赖可能会破坏"正常的互惠规则"，还有可能导致社交网络的丧失和日益严重的社会孤立。

　　人生进程的破坏已经成为医学社会学的一部分。当伯里首次提出自己关于慢性病的想法时（他向我们指出，这可能更像是一个启发式的想法而不是一个概念），患者、临床医生和社会科学研究者都找到了共鸣，还觉得十分新颖。这是一种思考诊断影响的全新方式，但它并不是一个荒诞不经的想法——进行过田野调查的研究者和许多慢性病患者都可以感同身受。后来，关节炎的"社会"维度成为风湿学"生活质量"方面的研究话题、度量和临床关注点，也是长期症状管理的一个公认组成部分。

　　伯里在之后的研究中指出，社会学家：

　　……倾向于对问题本身而不是人们解决问题的方式更感兴趣。在慢性病领域，占据研究议程主导地位的通常就是去记录患者所面临的问题，还有一部分研究也记录患者家属所面临的问题。

　　在之后对于人生进程破坏的研究中，伯里（2001）更加深入地讨论了人们如何通过叙事来调动个体能动性，从而应对并克服这一破坏，寻求"受到威胁时的意义修葺和恢复"。

慢性病领域对于人生进程破坏概念的应用、改写与挑战

　　事实证明，人生进程的破坏这一概念经久不衰。2013 年初，在电子数据库中检索到了近 900 篇相关主题的论文，它们都引用了伯里的两篇关键文章（1982 and 1991）。这些论文既包括支持伯里最初想法并将其扩展到其他领域的论文，也包括那些挑战或改写了这一想法的论文。对伯里文章的引用潮流并没有消退的迹象。在这一部分中，我们首先关注慢性病领域如何应用并接纳人生进程的破坏，然后再考虑这个概念如何被扩展到了其他类型的疾病或经历。

　　伯里关于人生进程破坏的原始概念主要集中在慢性病诊断后的早期阶段，以及长期轨迹改变之后的适应过程。健康与疾病社会学并非是一个鼓励简单复制的领域；因此，拥有最好同行评议的期刊所接受的文章都可能会测试、改善、改写或挑战现有的成果。鉴于期刊评审的依据是来稿对本领域做出全新贡献的可能性，因此不难想象，很少有论文会简单地在其他类型的慢性病中再次确认这一概念。尽管也有几篇论文发现，这个概念与样本中某些人的经历，或者他们经历的某些方面产生了强烈的共鸣。

　　此处，我们选取了该领域的几篇重要论文，以探讨人生进程的破坏启发其他研究者的方式，并帮助研究者去考虑各种方法来理解参与者的讲述。其他反映了该贡献的评论文章包括西蒙·威廉姆斯（2000）的论文，而朱莉娅·劳顿（Julia Lawton，2003）和伯里

（1991）本人则回顾了人生进程的破坏对于慢性病社会学的贡献。在 1991 年的文章中，伯里拓展了自己的研究，纳入了人们如何尝试通过"合法化"（legitimation）过程而将意义加诸于自身的情况。这一合法化过程试图修复破坏，从而"在剧烈变化的情境面前保持个体的完整性并降低其对于社会地位的威胁"（Bury，1991：456）。在对于本章的讨论中，伯里提醒我们，虽然疼痛、不适和日益增长的残疾问题可能迫在眉睫，但谁要说、说多少、如何说和说话的情境往往才是处理破坏性症状或诊断时需要重点关注的问题：

> 面对破坏时需要在日常生活中尝试去建立一种"妥协秩序"（negotiated order），这种感觉可能会对理解普遍社会秩序的建立方式有所帮助——譬如解释、合法化等（个人沟通 2013；see also Rogers 等，2009）。

人生进程的破坏也遭受了质疑，因为它并未充分地代表每位患者慢性（或其他）疾病的经验，伯里本人也认同这个观点。他提议，行之有效的方式是去考虑这个概念适用或不适用于哪种情况，而不是假定它放之四海而皆准（个人沟通 2013）。"破坏"的概念意味着一种消极的体验，代表着我们所谓的"生命结构中的毁灭性破坏"（Locock 等，2009：1075）。凯西·查默兹（1983）从消极的"丧失性语言"（language of loss）的角度来探究慢性疾病。弗兰克（1993）则提出了相反的立场，认为疾病的破坏性效应可以积极地肯定生命，创造"顿悟"（epiphanies）或"可能改变生活的特殊时刻"：虽然弗兰克（1993：42）也承认存在着"'不情愿的凤凰'（reluctant Phoenixes），这些人声称在疾病之后自己没有任何的变化"。

其他人则认为，慢性病不一定具有积极或消极的破坏性，而是可以作为人生进程预期的"正常疾病"而被接受。人们创造了诸如"人生进程的流动"（biographical flow）、"人生进程的预期"（biographical anticipation）或"人生进程的连续性"（biographical continuity）等术语来表达这一观点（Williams，2000）。譬如，桑德斯等（Sanders 等，2002）发现，老年人尤其会将骨关节炎的疼痛和运动能力降低解释为衰老的一个正常部分，这与他们预期的人生进程一致，而不是对其造成破坏（即便骨关节炎同时在很大的程度上扰乱了实际的日常生活）。在解释自己的发现时，他们借鉴了伯里（1988）对于"作为重要性的意义"（meanings as significance，在上述情况下指个人自我认知中疾病的重要性）和"作为结果的意义"（在上述情况下指疾病所带来的实际活动限制和社交的不利影响）的区分（Bury，1988：91）。正如桑德斯等的文章标题所示，对于那些认为骨关节炎并非不同寻常但却有其限制性的老年人来说，正常的人生进程和被破坏的人生进程可能共存。然而，桑德斯等的样本中也包括一些年轻的参与者，他们完全无法预料到这种程度的疼痛和残疾，因而对他们而言这种经历在各个方面都是更大程度的人生进程破坏。

西蒙·威廉姆斯（2000）在对伯里概念的思考中，请研究者注意"较少有记录的"观点之上，即人生进程的破坏（生活事件）可能是慢性病的前兆而非续篇。自从布朗和哈里斯（Brown and Harris，1978）关于抑郁症社会起源的研究以来，生活事件和精神疾病之间的因果联系已经得到了广泛的承认。虽然如此，威廉姆斯表示，这可能是进一步实证工作的一个潜力领域——特别是在情绪的社会学方面。

慢性病的含义部分取决于年龄，但也取决于合并症（co-morbidity）和更广泛的社会因素，如阶级、贫困和简陋的居住条件等。费尔克洛思等（Faircloth 等，2004）在研究美国白种人、西班牙裔人和非洲裔人的卒中经历时，认为他们的发现：

> ……更指向人生进程的流动而非人生进程的破坏，只要考虑了某些社会指标，如年龄、其他健康问题和先前对该疾病经历的了解（Faircloth 等，2004：242）。

因此，费尔克洛思等反对"将所有卒中生还者的经历视为普遍情况"（Faircloth 等，2004：258）。

庞德等（Pound 等，1998：502）在一项针对伦敦东区老年工人阶级人群的研究中指出，这些人可能"对健康的期望值较低，还可能认为年纪大了之后疾病是不可避免的，或者对疾病的接受程度更高"。这项研究的参与者表示他们在比较年轻的时候就见证了家人和朋友的死亡，还伴随着其他困难的经历。在这种情况下，疾病可能只是被视为工人阶级生活的正常部分。虽然庞德等告诫读者不要对叙事赋予任何简单的"表面价值"（face value）解释，但他们担心，如果叙事与人生进程的破坏并不相符，有时候便会被视为否认的证据，或者是希望将自己呈现为符合社会预期的斯多葛学派形式。他们鼓励我们注意"受访者自己所提供的直接可能性"，即"慢性病的预期和经历对于一些老年人来说并非不同寻常"（Pound 等，1998：502）。

伯里认为这是对原始想法的有益论证（Bury and Holme，1991）。正如威廉姆斯（2000：51）所言：

> 从这个角度来看，将疾病问题预判为对人生进程的破坏并非合情合理。相反，时机与情境，规范和期望，以及我们对事情的承诺，无论是否有所预期，都对我们患病或健康的生活经历，以及我们赋予生活的意义至关重要。

不少关于慢性病的研究都关注单一的患病人群——卡里卡布鲁（Carricaburu）和皮埃罗（Pierret）（1995）的研究是一个例外。两人研究了两组不同的艾滋病毒携带者（同性恋和血友病男性），形成了"人生进程的强化"（biographical reinforcement）这一概念。艾滋病毒感染的诊断在两组男性身上产生了不同模式的影响。卡里卡布鲁和皮埃罗强调，男同性恋参与者的招募困难可能会影响研究结果的普遍性，然而他们注意到，样本中的男同性恋者（大部分都十分年轻，之前也很健康）在确诊时都经历了人生进程的破坏。这与血友病男性形成了鲜明的对比，后者的反应模式更为复杂。部分患者确实认为疾病具有破坏性：

> 受访者安排了他们的人生，以赢得这场为了"过上正常生活"的战斗……HIV 阳性打破了这一常态，因为再也不能对血友病视而不见了（Carricaburu and Pierret，1995：82）。

然而，其他血友病患者一直都"围绕疾病的轨迹来安排他们的人生进程"（Carricaburu and Pierret，1995：81）。他们已经患有一种疾病，严重地限制了生活，并且在某种意义上他们的生活已经被这种疾病所定义。艾滋病毒的加入只是进一步强化了他们的人生进程，即他们作为患者的自我，但并未造成任何的破坏（尽管两位作者强调，这一点并不意味着患者没有感觉到艾滋病毒感染的"威胁"）。

哈里斯（Harris，2009）则使用"漠不关心的叙述"一词来解释新西兰和澳大利亚两国丙型肝炎病毒（hepatitis C virus）确诊患者的叙述。她发现（Harris，2009：1028）研究参与者"几乎可以平均分成两类，即对诊断感到苦恼的人和那些声称感染丙型肝炎'没什么大不了'的人"。同样，情境因素或许有助于解释部分人为什么会给出"漠不关心的叙述"。

患者描述丙型肝炎确诊的不同叙述性质表明，人生进程破坏的经历受情境影响：取决于此前的疾病、边缘化或困难的经历，以及丙型肝炎在多大程度上是一个未知的实体还是在社会交往中的正常存在。与此类似，奥尔森等（Olsen 等，2013）指出，丙型肝炎病毒对于注射毒品的人群来说优先级很低，他们还在其中发现了人生进程强化的证据。在奥尔森等的研究中，大多数使用毒品的妇女没有经历过丙型肝炎的破坏性，而是"将疾病经历融入她们的生活故事之中，确认了她们作为毒品使用者的身份，也确认了她们是拥有持续和严重生活压力来源（包括贫困）的人"（Olsen 等，2013：531）。

人生进程的破坏这一概念接受了不少改写或挑战，其中许多都存在着一个共同的主题，即当其他问题更加重大时，一种（或另一种）慢性病的影响可能没有这个概念所暗示的那么重要。在对情境重要性的不同看法中，肖斯塔克和福克斯（Shostak and Fox，2012）指出，当疾病的治疗效果随时间的推移而有所改善时，患者所感到的疾病的破坏性影响也随之降低。在两人对癫痫患者人生经历变化的研究中，参与者将癫痫护理的"黑暗时代"与目前充满希望的叙述和稳步改进的治疗进行了对比。

另一方面，拉尔森和格拉斯曼（Larsson and Grassman，2012）最近对人生进程的延续和人生预期的"正常"疾病这两个概念提出了异议，并提供了支持人生进程破坏的明确证据。他们参考了两项研究，一项是针对首次采访时年龄为 30—45 岁的患者所进行的 30 年前瞻性研究，他们同时患有慢性病和视力障碍，另一项则是对 55 岁以上的患者所进行的回顾性研究，他们的身体损伤时间为 30 ~ 66 年。研究有两个重要的发现：首先，人生进程的破坏并非只是针对首次确诊时的反应，而是还存在着"反复出现的破坏"（Larsson and Grassman，2012：1164），"由于慢性病患者和残疾人一生之中身体和功能的丧失而导致的反复转变——这些丧失可能既出乎意料，让人恐惧，也可能是意料之中"（Larsson and Grassman，2012：1157）。其次，他们驳斥了一种说法，即人生进程的破坏与老年人和那些经历过困难生活的人关系不大，并指出：

> 我们没有发现任何证据来支持以下观点，即相对于年轻的患者或更接近慢性病或损伤发作初时的患者而言，处在人生后半段或残疾多年的患者在经历身体变化的时候会感到更少痛苦、更少破坏性。相反，我们认为，在与慢性疾病生活多年之后，患者在某些方面经历具有破坏性的并发症或者身体或功能性丧失的风险可能比处于该过程早期的患者更大（Larsson and Grassman，2012：1157）。

威尔逊（Wilson，2007）在研究苏格兰女性时也再次强调了人生进程的破坏作为一种分析手段的价值。她展示了艾滋病毒感染的发现、相关的耻辱和过早死亡的威胁如何扰乱了女性的母亲身份；然而，她们保护孩子的责任和愿望提供了一个坚持这种身份的理由（实际上是面对疾病时的一种人生进程强化）。威尔逊同样也质疑一种说法，即疾病对于已经过着艰苦生活的患者来说破坏性可能更小。在她的样本中，女性生活的边缘社区以低收入、失业和吸毒为特征，她们在此仔细构建了好母亲的身份；然后这一关键身份受到了威胁，这是人生进程破坏的一种深刻形式。

人生进程的破坏在其他疾病中的延伸

因此，在针对慢性病的研究中，人生进程的破坏既受到了欢迎，也遭遇了挑战，并引发了一大批有关长期疾病对于人生意义的更微妙思考。研究人员还发现，这是一种解读其他一系列健康领域的有效方式，人生进程的破坏最初并未涉及这些领域，如急性、自限性疾病，危及生命的事件或诊断，社会经历以及诊断缺乏（实际上，这甚至跨越了住房和移民研究的界限）。

最后一点看起来可能有悖常理——没有疾病怎么还会具有破坏性？我们在这里给出三个例子。西利等（Seeley 等，2012）报道了一组人群在乌干达的经历。他们曾被告知艾滋病毒呈阳性，并且在不同程度上都适应了被污名化和性命堪忧的生活。在 2004 年推出抗反转录病毒疗法时，他们再次接受了检测，并且被告知艾滋病毒呈阴性。矛盾的是，健康身份的重新发现导致了人生进程的进一步破坏，需要"人生进程方面的工作……涉及他们生活中的个人和社会层面，以处理他们最新得知的艾滋病毒未感染状态"（Seeley 等，2012：330）。一种特殊的破坏形式是他们不得不离开之前所属的艾滋病患者支持小组。这个小组一直都是伟大友谊的来源。人们往往不愿意告诉其他小组成员自己的最新状态，于是：

> ……身份逆转或改变往往在私下进行。与 HIV 阳性身份的转变相比，如今面对着自我和公众的质疑，他们在管理自己全新身份时缺乏身份转变的社会层面（Seeley 等，2012：330）。

因诊断缺乏而造成人生进程的破坏的第二个例子来自吉莱斯皮（Gillespie，2012）对于风险生活的分析，尤其是男性。他们在接受了前列腺特异性抗原或 PSA 测试后发现自己有患前列腺癌的风险。吉莱斯皮的许多受访者谈到，尽管他们（还）没有患病，但是在得知测试结果之后，他们失去了健康人的身份。他们持续生活在对于未来的脆弱感、焦虑感和不确定性之中，这是导致健康身份变化的根本原因。

最后，谢泼德（Shepherd，2010）发现了基因检测技术进步所带来的影响。一些以前被认为是胰岛素依赖型的糖尿病患者得以转向另一种治疗方法（磺脲类药物）。尽管新的方法可以改善血糖控制和生活质量，但研究表明，一些人选择继续使用胰岛素，或者在尝试了新疗法之后又重新用上了胰岛素。谢泼德探讨了胰岛素注射如何成为个体自我认同的基础，以及停止胰岛素注射的可能性如何成为了一项重大挑战。

人生进程的破坏正在越来越多地触及癌症领域。在许多情况下，癌症已经从威胁生命的急性事件转变为更接近慢性病的生活方式——尽管正如哈伯德和福巴特（Hubbard and Forbat，2012）所指出的那样，癌症幸存者仍然可能将这种情况视为对生命的永久威胁，从而令癌症成为持续的破坏性源头。在众多研究之中，麦肯等（McCann 等，2010）使用人生进程破坏的框架来探索乳腺癌女性患者的经历，讨论她们在就诊、治疗和随访的过程中如何在健康和疾病之间进行身份转换，以及她们如何在面临未来持续的不确定性时追求身份的恢复。

人生进程的破坏也适用于自限性或急性疾病。本章的一位作者将其应用于孕吐的经历（Locock 等，2008）。尽管女性和医务人员都将孕吐视为怀孕的正常和可预期部分，但其强度和持续时间可能会出乎意料，并由此导致对于正常生活、子女抚养和社会功能的破坏，以及预期怀孕身份的丧失（不是容光焕发，而是"心力交瘁"）。此处，人生进程的破坏可能是对过渡情况的一种非常暂时的反应。

　　生殖健康提供了更多人生进程破坏的例子。塞文（Sevon，2012）从女性主义的角度研究了向母亲的转型，并确定了两种主要的转型叙事：动荡或平稳。动荡的转型叙事"展示了向父母身份的转型如何可能导致初生母亲人生进程的破坏"（Sevon，2012：60），因为女性需要与伴侣协商角色，并同"强度母职（intensive mothering）和共同抚养（shared parenthood）两种相互矛盾的文化叙述"进行斗争。费舍尔和奥康纳（Fisher and O'Connor，2012）在研究乳腺癌诊断如何扰乱女性作为母亲的人生进程时讨论了身份的交叉。

　　埃克斯利和莱瑟比（Exley and Letherby，2001：112）将非自愿不育（involuntary childlessness）和晚期癌症进行了一个有趣的比较，认为两者"对日常生活和未来期许都有着破坏性的影响"。这影响了自我意识和处于他人关系之中的自我，埃克斯利和莱瑟比探索了个体如何处理这种破坏。

　　我们也研究了终末期疾病背景下的人生进程破坏（Locock 等，2009），特别是运动神经元疾病［motor neurone disease 也被称为肌萎缩侧索硬化症（amyotrophic lateral sclerosis）］。我们认为，运动神经元疾病处于终末期和慢性病之间，无法治愈，还有较大的可能在数月之内迅速恶化，带来死亡，但其发展形式和发展速度还存在着一定程度的不确定性。我们认为，对于许多人来说，最初的诊断不仅具有破坏性，而且还构成了我们所谓的"人生进程的分裂"（biographical abruption）：

　　　　……鉴于……"破坏"意味着混乱和不受欢迎的变化，"分裂"意在传达一种突如其来的结局，即字面意义的"断裂"。这是对一种普遍感受的概括，即诊断就是"死刑"，生命实际上已经结束，个体被剥夺了未来……人生进程的分裂设想生活压根就没有发生——故事已经结束（Locock 等，2009：1047-1048）。

　　这可能不是永久性或者可以预测的反应；我们还注意到了许多人生历程修复和重建的例子，因为人们意识到自己只有几个月甚至几年的存活时间，并且需要超越"存在震惊"（existential shock）之初的瘫痪状态（Brown，2003）。

　　人生进程破坏的另一个应用领域似乎更适合被描述为社会或家庭经历。托尔、罗和沃利斯（Tower，Rowe and Wallis，2012）认为，医务工作者经常从生物医学的角度来看待受家庭暴力影响的女性的需求，而人生进程的破坏则提供了另一种方式，探索女性如何因为家庭暴力而经历自我意识错位。欧文斯等（Owens 等，2008）将这一概念扩展到那些因为儿子自杀而失去亲人的群体经历。研究者把这种经历描述为"人生进程的解体"（biographical disintegration），因为此前预期的家庭未来会分崩离析，父母则努力修复自身和儿子那"支离破碎的人生进程"。格林伍德和麦肯齐（Greenwood and Mackenzie，2010）

在他们有关卒中幸存者的非正式护理文献元民族志（meta-ethnography）中指出，担任患者或残疾人的非正式护理人员也会带来人生进程的破坏。另一方面，詹金斯等（Jenkins等，2013）探讨了在整体家族疾病史的背景下，对家族性高胆固醇血症进行基因检测的个体如何将结果解释为不同程度的破坏性或强化性。如果测试结果出人意料地没有显示出此人的高胆固醇具有家族性起源，那么这可能会打乱之前的假设，并令此人感觉与家庭网络中的其他成员格格不入。

盖伊·贝克尔（Gay Becker）（1998）在不同应用层面上进行了广泛的讨论，研究美国人如何应对诸多不同形式的意外生活事件。这些事件不仅包括疾病，还包括移民、丧亲、离异、老年人向居家护理（residential care）的过渡以及其他个人危机。她认为，在美国等发达社会，我们对社会秩序和可预测性的期望意味着这种突如其来的危机或混乱时刻尤其具有破坏性。

结　论

当我们与伯里交谈时，他表示自己不可能在 20 世纪 80 年代初就预料到，这篇关于慢性病患者人生进程破坏的论文会在医学社会学中形成如此高的引用率。然而如果这个概念对其他研究者有所助益，伯里自然会非常高兴。我们希望本章反映了我们的信念，即有充分的证据表明伯里为社会学贡献了一个历久弥新的核心概念。我们的文献中包括一系列发人思考的文章，其中既提到了批判，也有许多颇受欢迎的扩展、改善和改写，充分证明了这个概念的实用性。我们同意劳顿的看法，即伯里早期的这项工作增强了我们对于"身体、自我和社会相互交叉和相互依赖性质"的理解（Lawton，2003：27）。虽然我们看不到有任何的迹象来表明参考文献的积累可能会停止，但我们意识到，人生进程的破坏几乎已经达到了一种公认的，甚至是理所当然的状态，以至于它的起源可能已经开始变得可以忽略不计或者不必引用。我们怀疑，若真是如此，伯里大概会觉得颇有趣味而不是怒气冲冲。

致　谢

感谢迈克·伯里与我们讨论他的工作。感谢尼娅·罗伯茨（Nia Roberts）在文献检索方面所提供的帮助。

参考文献

Becker, G. (1998) *Disrupted Lives: How People Create Meaning in a Chaotic World*. University of California Press: Berkeley.

Brown, J. (2003) 'User, Carer and Professional Experiences of Care in Motor Neurone Disease' *Primary Health Care Research and Development* 4:207–217.

Brown, G.W. and Harris T. (1978) *Social Origins of Depression*. Tavistock: London, New York.

Bury, M. (1982) 'Chronic Illness as Biographical Disruption' *Sociology of Health and Illness* 4(2):167–182.

Bury, M. (1988) 'Meaning at Risk: The Experience of Arthritis' in Anderson, R. and Bury, M. (eds.) *Living with Chronic Illness. The Experience of Patients and their Families*. Unwin Hyman: London. pp. 89–116.

Bury, M. (1991) 'The Sociology of Chronic Illness: A Review of Research and Prospects' *Sociology of Health and Illness* 13(4):451–468.

Bury, M. (2001) 'Illness Narratives: Fact or Fiction?' *Sociology of Health and Illness* 23:263–285.

Bury, M. (2005) 'In Sickness and in Health: Working in Medical Sociology' in Oliver, A. (ed.) *Personal Histories in Health Research*. Nuffield Trust: London.

Bury, M. and Holme, A. (1991) *Life After Ninety*. Routledge: London.

Carricaburu, D. and Pierret, J. (1995) 'From Biographical Disruption to Biographical Reinforcement: The Case of HIV-positive Men' *Sociology of Health and Illness* 17(1): 65–88.

Charmaz, K. (1983) 'Loss of Self: A Fundamental Form of Suffering in The Chronically Ill' *Sociology of Health and Illness* 5(2):168–195.

Charmaz, K. (1987) Struggling for a Self: Identity Levels of the Chronically Ill' *Research in the Sociology of Health Care* 6:283–321.

Conrad, P. and Bury, M. (1997) 'Anselm Strauss and the Sociological Study of Chronic Illness: A Reflection and Appreciation' *Sociology of Health and Illness* 19(3):373–376.

Davis, F. (1963) *Passage through Crisis: Polio Victims and the Families*. Bobbs-Merrill, Indianapolis.

Davis, F. (1964) 'Deviance Disavowal: The Management of Strained Interaction by the Visibly Handicapped' in Becker, H. (ed.) *The Other Side*. Free Press: New York. pp. 119–138.

Exley, C. and Letherby, G. (2001) 'Managing a Disrupted Lifecourse: Issues of Identity and Emotion Work' *Health* 5(1):112–132.

Faircloth, C.A.; Boylstein, C.; Rittman, M.; Young, M.E. and Gubrium, J. (2004) 'Sudden Illness and Biographical Flow in Narratives of Stroke Recovery' *Sociology of Health and Illness* 26(2):242–261.

Fisher, C. and O'Connor, M. (2012) ' "Motherhood" in the Context of Living with Breast Cancer' *Cancer Nursing* 35(2):157–163.

Frank, A.W. (1993) 'The Rhetoric of Self-Change: Illness Experience as Narrative' *The SociologicalQuarterly* 34(1):39–52.

Geertz, C. (1973) 'Thick Description: Toward an Interpretative Theory of Culture' in Geertz, C. (ed.) *The Interpretation of Cultures: Selected Essays*. Basic Books: New York. pp. 3–30.

Gerhardt, U. (1990) 'Introductory Essay: Qualitative Research in Chronic Illness: The Issue and the Story' *Social Science and Medicine* 30(11):1149–1159.

Giddens, A. (1979) *Central Problems in Social Theory.* Macmillan: London.

Gillespie, C. (2012) 'The Experience of Risk as Measured Vulnerability: Health Screening and Lay Uses of Numerical Risk' *Sociology of Health and Illness* 34(2):194–207.

Greenwood, N. and Mackenzie, A. (2010) 'Informal Caring for Stroke Survivors: Meta-ethnographic Review of Qualitative Literature' *Maturitas* 66(3):268–276.

Harris, M. (2009) 'Troubling Biographical Disruption: Narratives of Unconcern about Hepatitis C Diagnosis' *Sociology of Health and Illness* 31(7):1028–1042.

Hubbard, G. and Forbat, L. (2012) 'Cancer as Biographical Disruption: Constructions of Living with Cancer' *Supportive Care in Cancer* 20(9):2033–2040.

Jenkins, N.; Lawton, J.; Douglas, M. and Hallowell, N. (2013) 'Inter-Embodiment and the Experience of Genetic Testing for Familial Hypercholesterolaemia' *Sociology of Health and Illness* 35(4):529–543.

Larsson, A.T. and Grassman, E.J. (2012) 'Bodily Changes Among People Living with Physical Impairments and Chronic Illnesses: Biographical Disruption or Normal illness?' *Sociology of Health and Illness* 34(8):1156–1169.

Lawton, J. (2003) 'Lay Experiences of Health and Illness: Past Research and Future Agendas' *Sociology of Health and Illness* 25(3):23–40.

Locock, L.; Alexander, J. and Rozmovits, L. (2008) 'Women's Responses to Nausea and Vomiting in Pregnancy' *Midwifery* 24(2):143–152.

Locock, L.; Ziebland, S. and Dumelow, C. (2009) 'Biographical Disruption, Abruption and Repair in the Context of Motor Neurone Disease' *Sociology of Health and Illness* 31(7):1043–1058.

McCann, L.; Illingworth, N.; Wengstrom, Y.; Hubbard, G. and Kearney, N. (2010) 'Transitional Experiences of Women with Breast Cancer Within the First Year Following Diagnosis' *Journal of Clinical Nursing* 19(13–14):1969–1976.

Mills, C.W. (1959) *The Sociological Imagination.* Oxford University Press: London.

Olsen, A.; Banwell, C. and Dance, P. (2013) 'Reinforced Biographies among Women Living with Hepatitis C' *Qualitative Health Research* 23(4):531–540.

Owens, C.; Lambert, H.; Lloyd, K. and Donovan, J. (2008) 'Tales of Biographical Disintegration: How Parents Make Sense of Their Sons' Suicides' *Sociology of Health and Illness* 30(2):237–254.

Pound, P.; Gompertz, P. and Ebrahim, S. (1998) 'Illness in the Context of Older Age: The Case of Stroke' *Sociology of Health and Illness* 20(4):489–506.

Rogers, A.; Bury, M. and Kennedy, A. (2009) 'Rationality, Rhetoric, and Religiosity in Health Care: The Case of England's Expert Patients Programme' *International Journal Health Services* 39(4):725–747.

Sanders, C.; Donovan, J. and Dieppe, P. (2002) 'The Significance and Consequences of Having Painful and Disabled Joints in Older Age: Co-Existing Accounts of Normal and Disrupted Biographies' *Sociology of Health and Illness* 24(2): 227–253.

Seeley, J.; Mbonye, M.; Ogunde, N.; Kalanzi, I.; Wolff, B. and Coutinho, A. (2012) 'HIV and Identity: The Experience of AIDS Support Group Members who Unexpectedly Tested HIV Negative in Uganda' *Sociology of Health and Illness* 34(3):330–344.

Sevon, E. (2012) ' "My Life has Changed, but his Life Hasn't": Making Sense of the Gendering of Parenthood During the Transition to Motherhood' *Feminism and Psychology* 22(1):60–80.

Shepherd, M. (2010) 'Stopping Insulin Injections Following Genetic Testing in Diabetes: Impact on Identity' *Diabetic Medicine* 27(7):838–843.

Shostak, S. and Fox, N.S. (2012) 'Forgetting and Remembering Epilepsy: Collective Memory and the Experience of Illness' *Sociology of Health and Illness* 34(3):362–378.

Strauss, A. and Glaser, B. (1975) *Chronic Illness and the Quality of Life*, C.V. Mosby: St. Louis.

Tower, M.; Rowe, J. and Wallis, M. (2012) 'Reconceptualising Health and Health care for Women Affected by Domestic Violence' *Contemporary Nurse* 42(2):216–225.

Williams, G. (1984) 'The Genesis of Chronic Illness: Narrative Reconstruction' *Sociology of Health and Illness* 6:174–200.

Williams, S. (2000) 'Chronic Illness as Biographical Disruption or Biographical Disruption as Chronic Illness? Reflections on a Core Concept' *Sociology of Health and Illness* 22(1):4067.

Wilson, S. (2007) ' "When You Have Children, You're Obliged to Live": Motherhood, Chronic Illness and Biographical Disruption' *Sociology of Health and Illness* 29(4):610–626.

Wood, P.H.N. (1975) *Classification of Impairments and Handicaps* (WI-IO/ICD9/REV. CONFj7S.15) World Health Organisation: Geneva.

第三十八章

布赖恩·特纳：将身体与公民身份引入关于残疾的讨论

加里 L·阿尔布雷希特（Gary L. Albrecht）

唐文佩 译

残疾是一种普遍的人类状况，造成巨大的社会和经济负担，这一点已经越来越为人们所认可。据世界卫生组织和世界银行估计，超过十亿人患有某种形式的残疾，约占全球人口的 15%。各国已经通过残疾人立法来应对这一问题，向残疾人提供保健和福利服务，并确保他们的权利。在国际层面上体现这些努力的是 2007 年宣布的《联合国残疾人权利公约》（United Nation's Convention on the Rights of Persons with Disabilities）（截 至 2013 年已有 155 个国家签署）和 2008 年的《欧盟残疾人权利公约》（European Union's Disability Rights Convention）。这些条约共同承诺减少歧视，并为残疾人提供旨在促进他们充分参与社会的保护和服务。

在本章中，笔者将援引布赖恩·特纳（Bryan Turner）在身体和公民身份方面的理论研究，以帮助我们理解残疾经历、个体如何理解和应对残疾以及残疾人在社会中的地位。笔者将展示特纳如何基于先前理论家的工作来解决我们对社会中身体的关注，以及在一个多元文化的、全球化的世界中，公民身份的概念转变。然后，从残疾社会学、残疾研究和康复科学的视角出发，将这些见解应用于对残疾的研究。就身体社会学而言，特纳以笛卡尔、福柯等的工作为基础，将身体视为一种分类方法，将身体视为一种隐喻，将身体部位视为符号，将身体视为权力、性和差异，身体的技术重塑，身体经验与自我，身体的控制与管理，以及身体与脆弱性。笔者将阐明这些想法与残疾研究的关系，通过研究残疾人如

528

何被分类、被标记，如何经历残疾，且如何基于社会福利和人类价值的确定，被社群和国家当作真实和象征性客体对待。然后，基于特纳对公民身份、人权和脆弱性的分析，笔者将从法律地位、人权、社会参与和归属感的角度，探讨公民身份对残疾人意味着什么。

人物简介

布莱恩·斯坦利·特纳（Bryan Stanley Turner）是一位具有全球视野的当代社会理论家，曾在英国、苏格兰、德国、芬兰、荷兰、澳大利亚、新加坡和美国的大学担任教职。他取得了利兹大学（University of Leeds）博士学位，并于 1987 年获得弗林德斯大学（Flinders University）文学荣誉博士学位，2009 年获得剑桥大学文学荣誉博士学位。他曾任剑桥大学社会学教授、系主任（1998—2005 年）和新加坡国立大学亚洲研究所宗教集群（Religion Cluster）研究团队领导（2005—2008 年）。目前，担任纽约城市大学社会学首席教授、社会与政治思想教授，以及西悉尼大学宗教与社会研究中心主任。他是《身体与社会》（*Body and Society*）、《公民研究》（*Citizenship Studies*）和《古典社会学杂志》（*Journal of Classical Sociology*）的创刊主编。特纳 1945 年出生于英国伯明翰，是战后一代中的一员，他敏锐地观察到世界财富和权力的重构、伊斯兰的崛起、发展中国家的崛起以及权力从欧洲、澳大利亚和美国的不同优势地区向亚洲的转移。地理、宗教和文化影响了他的理论兴趣和对世界的看法。每到一个地方，他都与秉持着自己的文化观和历史观的理论家接触。特纳以经典社会学理论为基础，研究德里达（Derrida）、福柯、布迪厄（Bourdieu）、胡塞尔（Husserl）、海德格尔（Heideigger）、哈贝马斯（Habermas）、贝克（Beck）、鲍曼（Bauman）、戈夫曼（Goffman）、格尔茨（Geertz）、罗伯逊（Robertson）、努斯鲍姆（Nussbaum）、泰勒（Taylor）和伍迪维斯（Woodiwiss）等的著作。随着社会建制和全球化的根本性变化，特纳的工作也与时俱进。他的研究特别适用于多元文化社会中的弱势群体。因此，与全世界残疾人联系在了一起。

身体与社会

身体曾在笛卡尔、海德格尔、福柯和布迪厄等欧洲社会理论家的传统研究中被阐述，特纳通过对身体的重新关注为医学社会学注入了活力；同时，他承认，这些早期的理论贡献需要根据遗传学、生物技术和神经生物学的新进展加以重塑。1984 年，特纳出版了《身体与社会：社会理论探索》（*Body and Society Explorations in Social Theory*，布莱克威尔出版社），1995 年牵头创办了《身体与社会》杂志，在此过程中，他愈发意识到结构、阶级和功能等抽象概念错失了某些人类经验，只有将身体置于社会学分析的中心，才能最好地捕捉这些经验。

身体通常是指人类机体的整个结构。当一个人活着的时候，身体被看作自我的所在地，它是整体的、有形的和物质的。因此，按照女性主义者的说法，我们的身体即我们自己，一本颇有影响力的书便以此命名——《我们的身体，我们自己》（*Our Bodies, Ourselves*）。从这个意义上讲，身体被认为是躯体（corporeal）经验、心理经验和精神经验的聚焦点。扩展开去，身体是一种象征、一种隐喻、一段鲜活且有组织的经历。因此，我们谈论的是具身的经验、感觉、记忆、幻想和梦想。最近的作品，如《人体史》（*Histoire du Corps*，Corbin 等，2005），追溯了我们对人体的理解，从植根于宗教的符号和意义、痛苦和救赎开始，到当代关于身体的观念，把身体当作研究的对象、疾病的站点、性爱的场地和神秘转化的源头。同样，《牛津身体手册》（*The Oxford Companion to the Body*，Blackemore and Jennett，2001）扩展了关于身体是什么的观念，并以一种跨学科的视角呈现了人之为人意味着什么，从遗传学、神经生理学、有性的、肢体活跃的、有思想的、有情感的存在，到有创造力的社会性动物和社会成员。对于许多哲学家来说，身体是讨论人之为人及其社会性的中心。例如，笛卡尔提出了关于身心分离与结合的问题。塞尔（Serres，1985）关注如何运用感知和常识来整合具身（being embodied）并赋予其意义。深受法国哲学家影响的社会学家在布迪厄（Bourdieu，1977）提供了他的实践理论，以期超越身体和心灵之间传统的二元论形式。在关于"社会中的身体"研究的背景和传统中，残疾具有特殊的重要性。

残疾由躯体和状况、知觉、环境和社会经验的相互作用组成。根据世界卫生组织的国际功能分类（International Classification of Function，ICF）模型（WHO and World Bank 2011），损伤（impairment）是指身体结构或生理功能的丧失或异常，其中异常（abnormality）意味着与既定的统计标准存在显著差异。因此，损伤直接源于身体结构和功能。而残疾则发生在身体与社会的交汇处。残疾是指活动受限和社会参与受限，后者发生在遭受损伤的个体与其个人环境、躯体环境、政治环境、经济环境和社会环境互动时。例如，简易爆炸装置爆炸导致在阿富汗服役的英军士兵失去下肢等损伤是一种结构异常，但如果他们接受了全面的医疗康复，包括一副假肢、能容纳他们的生活空间和工作空间、一辆配备适当的货车和一种支持性的社交网络，则可能不会导致永久性残疾。另一方面，退行性神经系统疾病（如晚期多发性硬化症）或精神疾病（如严重的抑郁症），即便得到充分、合格的照顾，也往往意味着活动受限以及躯体或情绪受限，这会降低一个人入学、工作或过着积极社交生活的能力。无论个体自己或社会上其他人承认与否，这些问题将会构成一种残疾。在这种情况下，康复的目标是帮助个体增强自身的身体功能，鼓励社会更彻底地瓦解或改变环境障碍，使残疾人能够独立行动，并尽其所能充分参与社会（Faircloth，2012）。多年来，特纳关于残疾的观念不断发展。在《规制身体》（*Regulating Bodies*，1992）中，他认识到残疾的社会建构性质，但同样强调残疾的躯体层面和经验层面，是它们导致了随后对损伤、残疾及其经验的理解（Turner，2008）。

特纳与身体

特纳深受古典和当代欧洲理论家的影响（1992，1993，2008，2012）。他对当前流行的经验主义兴趣不大（诸如分析具有国家代表性的大数据、研究疾病的流行性、评估医学干预或社会干预的效果，以及考察社会差异的影响等），他意在从行动者角度理解人类经验之于本地社群或全球社群意味着什么。就身体社会学而言，他认为社会科学家已经将自己从具身性意味着什么中抽离出来（Turner，1992，2008，2012）。在诸如涂尔干、韦伯和帕森斯等理论家的影响下，社会学家一直将注意力集中在结构、功能、建制、社会网络、调查、干预研究和差异研究之上，然而从行动者主体的具身性观点来审视它意味着什么依然强调不足。

特纳（2012）虽对这些理论、概念和分析的进展予以肯定，但他本人开始重新思考笛卡尔、海德格尔、布迪厄和福柯所阐述的身体。在启蒙运动中，笛卡尔代表了这样一个观念，即人的定义应基于意识的质量。他在分析了身心关系后得出结论，人之所以存在是因为他们思考："我思，故我在。"他认为感觉通常是不可靠的，因此明确的知识来自正在思考的人，来自他的思想。他认为，思想与身体在松果体处相互作用，并且身体可以影响理性的思想（例如，当人们出于激情而行动时），但思想最终是使人之为人，并帮助塑造其行为的东西。根据这一论点，身体对于思想的智力生活具有次要性。特纳发现这种二元论证是缺乏根据的，并深受那些想要重申生活经验重要性，并将之作为分析重点的理论家的影响。特纳（2012：62）称：

> 为取代这种二元论，社会学，尤其是医学社会学对身体的兴趣促成了一种整体观念，将具身的人视作一个有机体、意识、情感和行动的统一体。身体与实践的统一简称为"具身性"。

海德格尔的《存在与时间》（*Being and Time*，1962）拒绝笛卡尔的二元论，并认为此在（Dasein）是我们每个人的基本实体，这影响了特纳对身体的思考。海德格尔的哲学分析聚焦于具身地存在于世界和时间意味着什么。从社会学的角度讲，这意味着要去研究个体作为具身的存在在日常生活中的实际活动。奥拉夫森（Olafson，1995：198）对特纳的具身性阐述（2012）产生了重大影响，奥拉夫森称：

> 说某个东西在行动，就是说它在改变世界，只有这个实体本身存在于世界，并且允许它作用于这个世界时，这一切才有可能。除非我们所讨论的实体拥有一个身体，否则在一个如我们一样的充满着物质体的世界中，无法想象这一切何以可能。

布迪厄的工作进一步扩大了特纳对具身性概念的社会学思考。布迪厄反对社会学和经济学的理性行动者流派，这一流派认为思维、经济计算、推理和市场力量形塑着个体的行为。布迪厄强调身体和实践的重要性，社会行动者并非在每一场合都根据某种理性的演算而行动，而一般是根据其"对游戏的感觉"，其"惯习"（habitus）或做事情的通常方式而行动。布迪厄传递给特纳两个重要的概念："素性"（hexis）和"惯习"。"素性"是指一个人的行为举止，包括步态、手势、姿势或表情，人们可以借此展现自我。"惯习"是指表达品味的性情（Bourdieu，1977）。特纳（2012：69）总结布迪厄如下：

> 他对实践和惯习的强调使得将文化理解为一种社会实践的集合变得顺理成章。我们可以将惯习定义为个体作为某一特定环境——他使用了"场域"（field）这一术语——中的一员所分享的态度、性情和期望的集合。

对于特纳来讲，这些概念非常重要，因为它们在区分和描绘社会阶级，以及对社会权力等级的肉体表达方面都非常有用。例如，在英国和美国，网球、高尔夫、瑜伽和登山运动所要求的纤细、灵活而柔韧的身体比足球运动员、举重运动员和投球手所拥有的粗壮的工人阶级身体更受欢迎。我们即将看到，这些概念也延续了对残疾的身体分析之中。

福柯通过种种努力影响了特纳和整个身体社会学领域，他展现了诸如医院、监狱甚至性行为等各种建制是如何对人体施加权力的。福柯在其著作《规训与惩罚》（*Discipline and Punish*，1995）和《不正常的人》（*Abnormal*，2003）中称，公开处决、司法程序和对异常行为的惩罚表明，国家试图行使权力使其公民顺从。他认为，通过扩大被视为异常的人类特征的数量，国家和整个社会的权力被组织起来以规训身体和征服个体。这在对残疾人，尤其精神病患者的诊断、分类和治疗中尤为明显。特纳（Turner，2008）认为，这一分析非常重要，因为它把身体描绘成一个可被识别、控制和复制的物质实体和权力对象。尽管对福柯的见解深表赞赏，但特纳仍担心福柯以被动的方式构想了身体。身体被视为是屈从于制度性实践和制度性话语的对象。特纳更喜欢弗兰克（Frank，1991）对福柯的阐释，在这种阐释中，人们试图通过将注意力从"作为一种社会问题的身体"处移开，代之以"在身体自身中考察身体"，以这种方式"将身体重新带了回来"。例如，弗兰克专注于疾患（illness）这一概念，将其视为苦难的和脆弱的。对于弗兰克来讲，患病涉及痛苦、无力、身体失控和脆弱性的感觉。特纳认为苦难和脆弱性是理解人类身体经验的关键。这项工作建立在福柯（1988）关于自我照顾的概念的基础上，着重于具身的残疾人的积极体验。

吸收了先前理论家工作，并受到对舞者、运动员、患者和残疾人的身体经验的深入访谈的影响，特纳提出了发展身体社会学的框架。他写道（2008：39-40）：

> 因此，书写身体社会学并不是写关于社会和生理学的论文。它是对身体和欲望的空间组织的历史分析，这些身体和欲望关涉社会与理性。

特纳阐明了塑造身体研究的四条原则。第一，身体既是物质的，是自然的有机部分并存在于特定环境之中，同时又是自我的媒介，通过语言、文字、宗教、情感和社会关系来表达文化。第二，身体表达了个体与社会成员这两种身份之间的张力，作为社会中的一员，人们屈从于对需要和欲望的争夺。个体是一个一个缩影，社会行为通过社会网络、建制、法律和习俗来规范个体的欲望和行为。第三，身体是政治斗争的中心。身体是一个载体，集中了诸如身份、性、生殖、饮酒和投票的合法年龄、在军队中服役和年龄阶段（如青年、退休人员和老年人）等各种斗争。身体还被用作隐喻，在其中诸如继承、父权、生命权、精神能力、合法的代理权、"身体政治"成员身份、性别、种族和移民等一系列政治和法律斗争纷纷展开。第四，自我是通过社会阐释性身体的表演展现出来的。从这个意义上讲，身体是自我的载体。总而言之，特纳认为身体处于对抗性权力——文明和欲望——斗争的中心。因此，身体研究就是考察这些迫使激情服从于理性的斗争，以维持社会稳定和社会秩序井然为名。

在思考身体时，特纳最近重新考察了社会建构论的观点，这些观点在过去40年中推动了社会学的许多研究（2008：11-13；2012：9-11）。他在某种程度上认为，尽管社会建构的观点主导了社会学思维，但"对人体现象学、具身性和身体实践的研究却是失败的"（Turner，2012：9）。对社会建构类别和社会运动的解释使得人们将注意力从物质的身体（连同它所伴随的疾患、苦难、疼痛和脆弱性）转移开去。这个立场"预设了社会建构的身体与鲜活的、实践性的具身实在之间的区别"（Turner，2012：10）。随后，他进一步观察到身体在某种意义上正在从当代社会中消失："身体正在被转换成信息系统，其遗传密码可以在新的生物技术经济中被操纵，并被当做商品而售卖"（Turner，2012：14）。从这个角度来看，人体正在被分解成一个信息系统、一个生物有机体和一个遗传密码集，这些都被商品化了。理论和研究旨在推动信息技术、社会网络理论和生物科学的不断融合，以将人类和残疾人理解为社会的动物和生物学意义上的动物（Kurzweil，2005；Christakis and

Fowler，2009）。

特纳的主要贡献建立在早期西方哲学家和社会理论学家的工作之上。他帮助开创了一种身体社会学领域，其重返个体具身存在的意义，而不是抽象地存在于某种社会运动或社会建构的现实中。在其他工作中，他探讨了在宗教、价值和全球化方面，物质性地植根于身体意味着什么（Turner and Khondker，2010）。对于残疾研究，特纳的贡献使我们将注意力转移到作为分析单元的身体，关注疾患、苦难和脆弱性问题。

特纳与公民身份

特纳关于公民身份和人权的工作，对残疾社会学和残疾研究做出了第二大贡献。由于在多个国家和文化中担任学术职位，他自然而然地开始质疑作为全球化且多元文化的世界中的一名公民意味着什么。他追溯了公民身份的历史渊源，从一个在欧洲早期文明中崛起的城市国家，到希腊城邦、教会和中世纪，迄今这一概念已扩散到中国、日本和其他亚洲社会（Turner and Khondker，2010）。他注意到英国内战、美国独立战争、法国大革命和俄罗斯大革命如何培育了现代的民族主义。在这一背景下，公民身份逐渐包含了民族共同体中的成员，其相应的权利和义务。在这一历史发展中，出现了两个方面的公民身份：一是司法地位，赋予一个民族国家的成员以公民权和政治自由；二是民族国家的社会成员身份，使通过居住或出生成为一份子的公民能够享受社会和经济利益。

在这些时期，身为民族国家的公民可以拥有法律地位，并享有人身安全、言论自由、投票、受教育、工作和获得社会福利的权利。相应地，成为一个民族国家的公民意味着一个人将接受教育、了解该国的文化事务和语言、努力工作、缴税并在某些情况下在军队或行政部门中服役。公民身份通过出生证、移民文件、护照、国民身份证、兵役记录、缴税单和获取社会福利金的卡片来表明。然而，公民身份的概念并不是一成不变的。特纳认识到，公民身份的经典考量是在第二次世界大战后发展起来的，它越来越关注"多元文化公民""全球公民"和"人权"等概念。

在研究经典的战后公民身份概念时，特纳（1990）指出，公民身份可以是被动的，也可以是主动的，取决于公民身份是由国家从上层发展出来，还是从下层发展出来，比如殖民地上的居民、移民，或合法移民的子女，被合并领土上的居民，甚至交易获得的联盟上的居民。他还观察到公民身份在公民社会的公共场所和私人场所中都可以有力地表达出来。"保守的公民身份（被动的和私人的）与一个更加革命性的观念——积极的公民身份（主动的和公共的）形成鲜明对比"（Turner，1990：189）。

随着时间的流逝，特纳意识到，由于资本主义的迅速发展、流动性、全球化以及紧密的家庭、社会和社群联系越来越松动，传统的公民身份观念正在逐渐被侵蚀。他说：

> 随着国家公民身份的侵蚀，马歇尔（Marshall）的三种形式的权利（法律的、政治的和社会的）被全球性权利所增强，即环境的、土著的和文化的权利。这些权利由全球对环境、社群与身体之间关系的关注所驱动，因此对社会安全的追求已被对本体性安全的关注所取代（Turner，2001：189）。

在对公民的基本责任和义务深感兴趣的同时，特纳发现在增加"人权"以提振公民身份概念方面越来越有前景，以保护个体并确保其在世界中的地位；而在这个世界上基于民族国家一员的公民身份观念被改变和削弱了（Turner，1993，2006；Turner and Khondker，2010）。主张人权的理由植根于人类的脆弱性概念，特别是身体的脆弱性，社会制度、道德同情的不稳定性和将发展能力视为自由的观点。这些论点基于以下理论工作：特纳（2006a，2008）关于身体，贝克（Beck，1992）关于风险社会的动力学，舍勒（Scheler，2008）关于同情的现象学和努斯鲍姆（Nussbaum，2006，2011）关于公正的能力进路。从这个角度来看，人权承认全球社会中人类的脆弱性、内在的不确定性和风险，同情的道德基础和社会正义的基本原则。

对于特纳（2010：166）来说：

> 人权可以定义为个体凭人类的身份享有生命、安全和福祉的权利。人权应该具有普遍性、不可逆转性和主观性，也就是说，个人拥有人权，是因为它们具有合理性、代理和自治的能力。

随着特纳沉浸于不同的文化和民族环境，他对公民身份和人权的思考也在与时俱进，对身体和医学社会学进行了更深入的思考。他意识到，随着全球化的发展，公民身份的传统观念不仅由于民族国家强制执行的责任和义务的减少而削弱，而且通常不能期望患病或残障的人在军事或行政部门中服役，参与主流教育之中，长期工作，甚至能够切实地纳税（Turner，2001，2006a）。他看到，重病患者和残障人士无法参与公民身份所要求的权利和义务的对等交换之中。因此，特纳（2006）开始考虑从人权的角度保护和支持社会中的最弱势成员，因为就人权而言，并不存在明确的义务。这暴露了公民身份与人权之间的内在张力。所提出的主要问题是谁支持、赞助和执行人权（Beckett，2006）。民族国家不愿意放弃它们的部分主权，将之交给联合国等国际组织、世界法院或非政府组织。公民不愿为自己国家，更不愿意为其他国家或衰败因素纳税以支持人权活动。对人权的有效执行需要国家的稳定和公民身份的制度化。大多数侵犯人权的行为似乎都发生在软弱或失败的国家，或者发生在贫穷和稳定性最差的国家。在全球公民社会中扩展这些思想以支持人权是一件艰难的事情。在承认这些困难的同时，特纳坚持主张世界范围内对基本人权的接纳，这是基于普遍存在的作为具身之人的脆弱性。

在《脆弱性：人权》(*Vulnerability：Human Rights*，2006) 一书中，特纳将人权的论点应用于残疾人。他得出结论称：

> 因此，人权话语对残疾运动 (disability movement) 具有明显的吸引力：人权不需要权利和贡献之间存在紧密或必要的联系，并且也不必然与狭义的国家公民贡献模型联系在一起 (Turner，2006b：97)。

[另见比肯巴赫 (Bickenbach，2012) 对残疾人权利的不同观点进行的广泛讨论和评估。] 从特纳和比肯巴赫的分析中可以明显看出，可以在公民身份的背景下考虑残疾问题，但如果从人权的角度来考虑，残疾问题可以更有效地解决。在残疾人权利领域，许多早期活动是在国家层面进行的，但是从 21 世纪开始，在世界卫生组织、世界银行、国际康复组织、残奥会和残疾人国际组织等强大的国际行动者的鼓励和支持下，残疾运动开始了。基于人权和经济发展的理论，残疾运动和残疾人的未来似乎比以公民身份为中心的前景更为光明。

残疾、身体、公民身份与人权

残疾已经成为人类经验中不可分割的一部分，并且是世界上重要的一支人口和政治力量。鉴于肥胖症、慢性病和寿命延长的全球性增加，大多数人将在生命中的某些时刻经历残疾 (WHO and World Bank，2011)。根据《世界残疾报告》(World Report on Disability，2011)，基于对代表各个经济发展水平的 100 多个国家和地区的代表性数据集的分析，我们知道，残疾的全球患病率高于先前估计，残疾人的数量在增长，每个国家都有残疾人，根据健康状况类型、个人因素和环境之间的相互作用，"残疾经历"也多种多样，而且残疾严重地影响着弱势群体。贫穷、女性、年长、生活在危险环境中且无法获得保健和社会福利的个体更有可能残疾。从个人角度来看，残疾人经常感到脆弱，经历疼痛，遭受污名和歧视，由于躯体和社会的行动障碍而被孤立，难以获得适当的医疗保健和社会支持项目 (Albrecht and Devlieger，1999)。

在将特纳的贡献应用于对残疾的研究和理解时，区分残疾社会学、残疾研究和康复科学十分重要 (Albrecht，2010)。残疾社会学关注身心残疾的社会原因、经历和后果。在社会科学家的努力下，这一领域变得活跃起来，他们经常本人就是残疾人，并开始倡导参与性行动研究，将残疾人纳入残疾研究的设计、执行和报告之中。所使用的方法为研究所驱动（广泛采用流行病学、定量、定性、案例研究和叙事等方法）。残疾研究是一个跨学科的领域，由社会科学家、艺术和人文学科的学者、残疾活动家和社会运动专家的共同努力所开辟，其重点是在历史和文化背景下理解残疾，并强调残疾人的个性化观点、行动主义和政治倡导。康复科学是健康相关学科的集合，它使用不同但相互关联的测量指标，如躯体、社会功能、医疗状况、社会 - 心理 - 职业状况，来设计干预措施，以帮助残疾人重新获得最高水平的独立性和社会参与度（Seymour，1998）。所使用的干预措施通常基于医学、生物学、遗传学和生物技术等对疾病、损伤和残疾的理解。特纳的工作为理解残疾的以上不同进路均做出了贡献。

特纳在理解残疾方面的贡献和局限

特纳对身体、公民权和人权的分析适用于所有这些学科，但方式不同。他的工作提出了这些研究需要解决的重要问题，提供了研究和讨论的理论基础，为那些在传统学科中工作的人们提供了观点的重新定位，并提出科学、文化传统、哲学、人类经验和道德可以结合起来，以告知我们有关残疾的知识和经验。他是一位以欧洲历史和知识传统为基础的经验丰富的国际学者，他的作品还代表了一种多元文化、多学科、全球性视角。这种方法与代表盎格鲁 - 撒克逊（Anglo-Saxon）的经验主义研究方法形成鲜明对比，后者强调数学模型、基于证据的研究和产出导向的研究。他的工作还使得慷慨激昂的激进主义者有理由停下来重新思考其论点和干预措施的理论、道德和政治基础。

特纳的贡献包括将"具身性意味着什么"重新概念化，以及作为身体和社会领域的创始成员。他对个体经历的关注有助于对身体进行分类、体验并发掘其意义。今天，有关美国精神病学协会的《精神障碍诊断手册》（*Diagnostic Manual of Mental Disorders*，简称 DSM-V，2013）的重要性或不足之处的热烈讨论就是一个很好的例子。随着生物遗传学和精神药理学越来越加深人们对疾患和残疾的理解，一些学者认为 DSM-V 在我们为探索疾病和行为的生物医学原因建立更强大、更广博的研究基础之前不宜出版。其他学者指出，永远无法通过理解疾病的生物学和神经学来完全地解释疾患。他们指出，我们需要像 DSM-V 这样的分类来掌握人类行为的多样性和具身的复杂性。他们认为，对待疾患的严格生物学方法，忽略了患者、人以及人之为人的实质——这种知识仅可通过与人们谈论其生活并观察其行为来获得。特纳在这场辩论中的贡献是，既要承认人类的生物学特性，又要承认具身的经验。这一贡献促使人们进行研究，以了解什么构成了残疾人和非残疾人的高质量生活（Albrecht and Devlieger，1999）。

特纳还通过将身体的各个部位视作隐喻，扩展了我们对身体的认识（2008，2012）。利用这种洞见可以使人们重新认识，如乳房，在历史、文化和社会中意味着什么。乳房象征着激情、母性、养育、癌症和垂死（Yalom，2010）。在残疾领域，轮椅象征着残疾人，他需要借助假肢移动和在社会中占有一席之地（Stiker，1982；Zola，1991）。遭受酷刑的平民或遭受性虐待的妇女的图像唤起了以令人不安和不道德的方式侵犯身体的个人权力，在其中，社会利用一些建制来控制人的身体。这些观点可以扩展到关于性与生殖的讨论当中。

特纳还提醒我们，有些身体状况、生活质量、对苦难和疼痛的回避以及孤立无助是金钱无法买到或缓解的（Sandel，2012；Goosby，2013）。他强调，相互依存和脆弱性是人类状况的本质。

在公民身份和人权方面，特纳加深了对成为当地社群或国家中一员之义务和利益的更精细且理论化的理解。他强调脆弱性是理解人权重要性的关键，这鼓励人们更多地分析人之为人的意义，并激发人们关于是否应该尊重所有人，以及以何种方式、赋予何种权利的讨论。这一讨论也使人们对成为一个文明或文明社会中的一员意味着什么有了全新的理解。

特纳的理论和研究十分丰富，并且尚在进行之中，但也有不足和局限之处。他的理论基础扎根于欧洲，缺少直接针对北美实用主义的智识贡献（Albrecht，2002），也没有明显地涉及对身体、社会行为、共同的价值观、移民和公民身份的大量实证研究。以污名的性质为例，该领域已有大量跨国研究，探讨了如何将污名与残疾和脆弱性联系在一起（Pescosolido，2013）。他认为遗传学和生物计算机研究将改变我们对身体和人类行为的理解，但他并未指出如何将这些知识与社会科学和人文科学的洞见相结合，以形成对人类的全面理解。他也感受到过去40年间社会的碎片化（Rodgers，2011），但并未指出在共享人权支持下，社会凝聚力有可能将社群和全球社会中的个体捆绑在一起。在个人层面上，这要求对如何增强个人的归属感给予探讨。在这种情况下，很难看出残疾人所处的位置以及他们将如何完全融入社会。在身体、公民身份和人权方面，如果能够对生命周期中的稳定与变化给予更全面的考虑，他的工作也将更加完善。

他的工作基于西方背景，在这一背景下，处于完善的国家机构及健康和福利制度的发达国家之中的个人是强调的重点。将他的观念和思想运用于非洲、亚洲、中东和拉丁美洲的一些社会中将会非常有趣，在这些社会中，健康和福利制度欠发达，或者说它们是为较富裕和较有特权的人群服务的，其强调的重点在于群体、地方社区、部落和血统族群。特纳的研究还处于残疾、身体和公民身份等观念都发生着急剧变化的时代。残疾的观念已经适应了变化着的污名和常态的观念，残疾人更加显著地参与到公共生活之中。随着加入全球社会成为一种日常体验，公民身份已经具有了不同的含义。因此，残疾和公民身份的概念也需要适应这些不断变化的环境。

　　不能期望社会理论家和学者能够解决每一个问题，尤其是能够解决每一个深刻的问题。将特纳的工作应用于残疾研究的下一步尝试是通过实证研究扩展和检验他的想法，寻求一个综合框架囊括他的洞见与那些从医学、遗传学和心理神经学方面浮现出来的见解，将道德和哲学的争论与政治学中有关公民权和人权的工作结合起来，并且随着权力从世界的西方转移到东方，展望未来将会发生什么。温特（Winter，2011）研究了国家内部和跨国运作的全球连锁寡头；图拉因（Touraine，2010）关注了最近一次金融危机后人们的生活状况；布卢姆拉德等（Bloemraad 等，2008）关于公民身份与移民的研究；克兰德曼斯、范德托恩和斯特克伦堡（Klandermans，van der Toorn and Stekelenburg，2008）对弱势群体动员的研究；霍奇柴尔德（Hochschild，2011）对情感生活和资本主义市场的界面的思考，以及所罗门（Solomon，2012）、海勒和哈里斯（Heller and Harris，2012）对来自同一家庭的不同孩子如何形成了不同身份和生命周期的分析，这些都是朝着这一方向做出的前景广阔的研究。总之，特纳的工作表明，在欧洲传统中，残疾学者在提出问题和推进工作方面更具理论性。在残疾研究中注入更多的理论、整合和多学科框架将推动这一领域的发展。

参考文献

Albrecht, G.L. (2002) 'American Pragmatism, Sociology and the Development of Disability Studies' in Barnes, C.; Oliver, M. and Barton, L. (eds.) *Disability Studies Today*. Polity Press: London. pp. 18–37.

Albrecht, G.L. (2010) 'The Sociology of Disability: Historical Foundations and Future Directions' in Bird, C.; Fremont, A.; Timmermans, S. and Conrad, P. (eds.) *Handbook of Medical Sociology*. Sixth edition. Vanderbilt University Press: Nashville. pp. 192–209.

Albrecht, G.L. and Devlieger, P.J. (1999) 'The Disability Paradox: High Quality of Life Against All Odds' *Social Science and Medicine* 48:977–988.

American Psychiatric Association (2013) *Diagnostic and Statistical Manual of Mental Disorders*. American Psychiatric Association Publishing: Chicago.

Beck, U. (1992) *Risk Society: Toward a New Modernity*. Sage: Thousand Oaks, CA.

Beckett, A.E. (2006) *Citizenship and Vulnerability: Disability and Issues of Social and Political Engagement*. Palgrave Macmillan: Basingstoke, UK.

bibitem Bickenbach, J.E. (2012) *Ethics, Law and Policy*. Sage: Thousand Oaks, CA.

Blackemore, C. and Jennett, S. (2001) (eds.) *The Oxford Companion to the Body*. Oxford University Press: Oxford.

Bloemraad, I.; Korteweg, A. and Yurdakul, G. (2008) 'Citizenship and Immigration: Multiculturalism, Assimilation, and Challenges to the Nation State' *Annual Review of Sociology* 34:8.1–8.27.

Bourdieu, P. (1977) *Outline of a Theory of Practice*. Cambridge University Press: Cambridge.

Christakis, N.A. and Fowler, J.H. (2009) *Connected*. Little Brown and Co: New York.

Corbin, A.; Courtine, J-J. and Vigarello, G. (2005) (eds) *Histoire du Corps*. Seuil: Paris.

Faircloth, C.A. (2012) 'Disability, Impairment and the Body' in Turner, B.S. (ed.) *Routledge Handbook of Body Studies*. Routledge: London. pp. 256–274.

Foucault, M. (1988) *The History of Sexuality, Vol. 3: The Care of the Self*, trans. Robert Hurley, Vintage Books: New York.

Foucault, M. (1995) *Discipline and Punish: The Birth of the Prison*. Vintage: New York.

Foucault, M. (2003) *Abnormal: Lectures at the College de France 1974–1975*. Picador: New York.

Frank, A. (1991) *At the Will of the Body: Reflections on Illness*. Houghton-Mifflin: Boston.

Goosby, B.J. (2013) 'Early Life Course Pathways of Adult Depression and Chronic Pain' *Journal of Health and Social Behavior* 54:75–91.

Heidegger, M. ([1927] 1962) *Being and Time*. Macquarie and Robinson: London.

Heller, T. and Harris, S.P. (2012) *Disability Through the Life Course*. Sage: Thousand Oaks, CA.

Hochschild, A. (2011) 'Emotional Life on the Market Frontier' *Annual Review of Sociology* 37:21–33.

Klandermans, B.; van der Toorn, J. and van Stekelenburg, J. (2008) 'Embeddedness and Identity: How Immigrants Turn Grievances into Action' *American Sociological Review* 73:992–1012.

Kurzweil, R. (2005) *The Singularity Is Near*. Viking: New York.

Nussbaum, M.C. (2006) *Frontiers of Justice: Disability, Nationality, Species Membership*. Harvard University Press: Cambridge, MA.

Nussbaum, M.C. (2011) *Creating Capabilities: The Human Development Approach*. Harvard University Press: Cambridge, MA.

Olafson, F.A. (1995) *What Is a Human Being? A Heideggerian View*. Cambridge University Press: Cambridge.

Pescosolido, B.A. (2013) 'The Public Stigma of Mental Illness: What Do We Think; What Do We Know; What Can We Prove?' *Journal of Health and Social Behavior* 54:1–21.

Rodgers, D.T. (2011) *Age of Fracture*. Harvard University Press: Cambridge, MA.

Sandel, M.J. (2012) *What Money Can't Buy*. Farrar, Straus and Giroux: New York.

Scheler, M. (2008) *The Nature of Sympathy*. Transaction Press: Piscataway, NJ.

Serres, M. (1985) *Les Cinq Sens*. Grasset et Fasquelle: Paris.

Seymour, W. (1998) *Remaking the Body: Rehabilitation and Change*. Routledge: London.

Solomon, A. (2012) *Far From the Tree: Parents, Children, and the Search for Identity*. Scribner: New York.

Stiker, H-J (1982) *Corps Infirmes et Societes*. Aubier Montaigne: Paris.

Touraine, A. (2010) *Apres la Crise*. Editions du Seuil: Paris.

Turner, B.S. (1990) 'Outline of a Theory of Citizenship' *Sociology* 24:189–217.

Turner, B.S. (1992) *Regulating Bodies: Essays in Medical Sociology*. Routledge: London.

Turner, B.S. (1993) 'Outline of a Theory of Human Rights' *Sociology* 27:489–512.

Turner, B.S. (2001) 'The Erosion of Citizenship' *The British Journal of Sociology* 52:189–210.

Turner, B.S. (2006a) 'Citizenship and Civil Rights' in Albrecht, G.L. (ed.) *The Encyclopaedia of Disability*. Sage Publications: Thousand Oaks, CA. pp. 264–274.

Turner, B.S. (2006b) *Vulnerability and Human Rights*. Pennsylvania State University Press: University Park.

Turner, B.S. (2008) *The Body and Society*. Third Edition. Sage: London.

Turner, B.S. (2012) 'Introduction: The Turn of the Body' in Turner, B.S. (ed.) *Routledge Handbook of Body Studies*. Routledge: London. pp. 1–17.

Turner, B.S. (2012) 'Embodied Practice: Martin Heidegger, Pierre Bourdieu and Michel Foucault' in Turner, B.S. (ed.) *Routledge Handbook of Body Studies*. Routledge: London. pp. 62–74.

Turner, B.S. and Khondker, H.H. (2010) *Globalization: East and West*. Sage: Thousand Oaks, CA.

Winter, J.A. (2011) *Oligarchy*. Cambridge University Press: Cambridge.

World Health Organization and the World Bank (2011) *World Report on Disability*. World Health Organization: Geneva.

Yalom, M. (2010) *Le Sein, Une Histoire*. Galaade Editions: Paris.

Zola, I.K. (1991) 'Bringing Our Bodies and Ourselves Back In' *Journal of Health and Social Behavior* 32:1–16.

第三十九章

彼得·康纳德：社会的医学化

西蒙·威廉姆斯（Simon Williams）、乔纳森·加布（Jonathan Gabe）
唐文佩 译

自 20 世纪 70 年代以来，医学化一直是一个备受争议的问题，不仅在医学社会学中，也在医学、流行文化乃至整个社会中。彼得·康纳德（Peter Conrad）一直是"社会医学化"发展和论争中的关键人物。因此，本章是向康纳德自 20 世纪 70 年代中期以来对这些发展和论争做出的宝贵社会学贡献致敬。这里既有对他诸多作品的粗略描述，也包含了基于他新近贡献的批判性评价，这些批评试图质疑医学化（如果不是"超越"的话），以便在这个日益技术科学化和生物政治化的时代，捕捉健康和生物医学的变化维度与动态。

人物简介与思想脉络

彼得·康纳德出生于 1945 年，1976 年在波士顿大学（Boston University）获得博士学位，研究儿童多动症问题。该研究最初的设想是讨论多动症儿童的标签化问题，但随着研究的进展，转为关注这一偏常的医学化问题。因此，这是康纳德首次尝试阐发其医学化观点的代表作，并于他获得博士学位的同一年以书籍的形式出版（2006 年扩充重印）（Conrad，1976，2006）。康纳德此时已经在德雷克大学（Drake University）担任教职，并于 1981 年进入布兰迪斯大学（Brandeis University）担任助理教授。1993 年，他成为哈里·科普兰社会科学讲席教授（Harry Coplan Professor of Social Science），至今仍任职于此。

1980 年，康纳德与约瑟夫·施耐德（Joseph Schneider）合著了《偏常行为与医学化：从道德败坏到偏常》（*Deviance and Medicalisation：From Badness to Deviance*）。这一开创性作品赢得了符号互动研究学会（Society for the Study of Symbolic Interaction）颁发的查尔斯·霍顿·库利奖（Charles Horton Cooley Award），以表彰其对符号互动研究的杰出贡献，这本书于 1992 年以扩展形式重新出版。如标题所示，作者认为医学化是一种偏常的形式。他们持有明确的互动主义立场，与当时仍然占主导地位的实证主义进路形成鲜明对比，并探究作为偏常行为的医学化定义是如何被建构的，如何将偏常标签加之于某些人身上，以及贴标签的人和被贴标签的人的后果是什么？不同于互动主义者，他们将偏常行为的医学化置于历史情境之下，并试图了解偏常标签是如何随时间变化的，例如，他们描述了 19 世纪阿片成瘾是如何被概念化成一种疾病，20 世纪初是如何被定为犯罪，以及 20 世纪 50 年代是如何被重新医学化的。因此，康纳德和施奈德对医学知识是如何被应用于诸如精神疾病和酗酒等社会问题颇感兴趣，且并不质疑社会建构论者的医学知识基础。

与医学化的其他早期支持者一样，如佐拉（Zola, 1972）和伊里奇（Illich, 1975），康纳德和施奈德特别关注医学作为社会控制机构的运作方式，将日常生活的各个方面重新定义为医学问题。马克思主义者和女权主义者也提出了类似的观点，尽管与康纳德和施奈德相反，他们更宽泛地将医学行业的行为归因于分别满足资本主义的（Waitzkin, 1983）和父权制的（Oakley, 1984）利益。

自从 1992 年《偏常行为与医学化》出版以来，康纳德继续对医学化做出了一系列重要的观察，2004 年，因其"对医学社会学的杰出贡献"被美国社会学协会医学社会学分会授予利奥·G·里德奖（Leo G. Reeder Award）。2007 年，他出版的《社会医学化》（*The Medicalisation of Society*）一书也入围了 2008 年"社会问题研究学会"（Society for the Study of Social Problems）的 C·赖特·米尔斯奖（C. Wright Mills Award）。下面我们将更详细地探讨他对医学化论争的贡献。

什么是医学化？

正如我们所见，康纳德对社会医学化的贡献在于针对人类问题的新医学类别、疗法与解决方案的创造、促进与应用，以及医学管辖、社会控制等相关社会学问题进行了研究。为了展开对康纳德工作的描述，我们需要讨论他如何定义和描述社会医学化的特征、轮廓、驱动因素、动力学、成本、结果，以及他在实践中用于说明这些过程的案例。我们现在转向讨论这些问题。

定义与维度

康纳德称："医学化描述了一个过程，通过这个过程，非医学问题被定义并被处理为医学问题，且通常被冠以疾患（illness）和障碍（disorder）的名称"（2007：4）。因此，康纳德强调，医学化的关键是"定义"：也就是说，一个问题"用医学术语去定义，用医学语言去描述，通过采纳一个医学框架去理解，或者用一种医学干预手段去'处置'"（2007：5）。简而言之，医学化某事，实际上就是"使之成为医学的"（Conrad，2007：5）。

康纳德在寻求进一步定义和描述医学化究竟是什么与不是什么时，提出了许多同样重要的观点。第一，也是在所有常见误解中最为关键的一个，医学化只是"描述一个过程"（Conrad，2007：5），并不会自动假设或推测任何或所有的医学化案例都是"过度医学化"的案例。换句话说，"过度医学化"的假设"并非视角中的给定条件"（Conrad，2007：5）。此外，医学化不一定是一个消极的过程。它可能确实带来了诸多好处，如急需的医学认可、苦难的确认以及减轻苦难的重要帮助：康纳德（1975）很久以前就注意到医学化有"更光明"一面，也有"更黑暗"的一面。

第二，医学化不是一个全或无的过程或事态。相反，它是一个程度问题，其中一些问题（如分娩）比其他一些问题（如更年期），或有争议的问题（如慢性疲劳综合征、海湾战争综合征或化学物质过敏症）更加医学化。此外，医学类别可能随着时间的推移而扩大或收缩。

第三个密切相关的观点涉及这样一个事实，即尽管医学化在过去的一个世纪中普遍趋向于扩张，但实际上它是一个双向的过程，随着时间的推移"既可能出现医学化，也可能出现去医学化"（Conrad，2007：7）。手淫和同性恋可能是最明显的随时间推移而去医学化的案例，尽管康纳德指出，任何这种去医学化的过程之后，都仍有可能出现再次医学化。实际上，哈夫曼（Halfmann）（2011）认为医学化和去医学化可以同时发生，即使其中一个过程似乎占主导地位，但它也常常是不完全的。

这反过来又提醒了我们这样一个事实，即医学化某事涉及许多步骤或阶段。根据康纳德和施奈德的说法，第一阶段涉及行为，如慢性醉酒，被定义为偏常行为，通常发生在如酗酒之类的现代定义出现之前；第二阶段，医学期刊中宣布了偏常行为的医学概念；第三阶段至关重要，需要医学团体和非医学团体（如自助团体）就新的医学偏常类别提出声明；第四阶段涉及声明的合法化；医学化发生在第五阶段，即医学偏常标签被制度化之时。当一个偏常指定被编码入一个医学分类系统之中时，其医学化就被阐明了。这个序列模型的价值在于，它突出了将偏常定义为医学问题的尝试是如何受到激烈争论的，并且其结果也是不确定的。

第四，医学化可以在三个不同的层面，即概念层面、制度层面和互动层面同时发生或分别发生。在概念层面上，某一医学词汇可以被用来定义一个问题；在制度层面上，组织可以采取一种医疗方法来处置他们所专长的问题；在互动层面上，医生和患者可以相互作用以将一个问题定义为医学问题，并且就医疗处置的形式达成一致。因此，该过程通常直接涉及医生，但情况并非总是如此。例如，在酗酒的案例中，医学界可能只是略有参与或根本没有参与。康纳德和施奈德的类型学（typology）可以映射到宏观、中观以及微观层面的行为者之间的区别之上，宏观层面的行动者涉及研究人员和政府，中观层面的行动者指的是地方组织，微观层面的行动者关注医生和患者。例如，哈夫曼（Halfmann，2011）认为，所有这三个层面上的行动者（如研究人员、医院管理者和患者）都可以使用医学词汇。他还指出，微观层面上的医学化可能包括医生以外的临床工作者和非医疗行动者，如教师、顾问等。并且他声称，微观层面上的医学化可能通过各种行动者的身份建构而发生，例如，医生会不同程度地迎合"作为一名医生"所涉及的文化期望。

正如康纳德在争论早期所强调的那样，第五个同样重要的问题是，医学化不能也不应该与医学帝国主义的指控等同或混淆。这样做是错误地将医学的意图问题带入医学化的争论之中。换句话说，无论医生或医学界的意图如何，都可能发生医学化，因此应该在这一前提下对医学化进行评估。例如，在某些情况下，医生可能不愿意或抗拒将某一特定的问题医学化，即使它最终被定义并在这些术语下被处置。比社会医学化的争论更进一步，如康纳德和施奈德（1980）对斯特朗（Strong，1979）的批评给出的反驳所示，再次声明，任何此类医学化主张都需要逐个案例地去评估，而不考虑提出这些主张的人的社会学意图或帝国主义野心如何。

最后一个相关且需要同等强调的问题是，去医学化和去职业化（deprofessionalisation）也远非同义的过程。例如，某一问题可能被去医学化，却并未出现任何的去职业化。相反，去职业化也可能在现存的或将来的某些医学问题完全没有被去医学化的情况下发生。

驱动者与动力

如果医学化只是描述一个过程，那么就定义而言就意味着医学化不是一个解释，相反它本身需要解释。导致或推动医学化的因素是什么呢，它们在多大程度上随时间的变化而变化呢？

几十年来康纳德一直处于这些辩论的核心，包括他所谓"转变的引擎"或医学化的"驱动因素"。

康纳德告诉我们："20 世纪 70 年代，当我首次开始研究医学化时，医学化背后最重要的力量是医生、社会运动和利益集团，以及各种组织和跨专业活动"（2007：133）。然而，在过去的 30 年左右，医学知识和医学组织都发生了重大变化；康纳德称："在西方社会中，这些变化已经引发了推动医学化的引擎之转变"（2007：133）。

康纳德特别指出关于医学知识和医学组织的三个需要进一步关注的重要变化。首先，他指出，制药业和生物技术行业正在成为"医学化的主要参与者"。例如，在美国和新西兰，制药公司可以通过直接面向消费者的电视广告直接向公众宣传。这种广告旨在通过鼓励消费者要求医生开处方的方式，为制药公司的产品开辟市场。鉴于针对特定疾病进行基因检测的乐观前景，生物技术公司将变得更加重要，因为这一技术使患者能够将自己视为"潜在的病人"，并对自己的躯体特征和心理、社会能力进行生物医学增强。其次，随着健康和保健的商品化，消费者已成为不断变化的医疗体系和保健体系的主要参与者。以药物为载体，身体已经成为开展各种不同程度"改造"的场所，患者变成了消费者，对自己想要的医疗保健方式更加直言不讳。康纳德强调的第三个密切相关的因素是管理式医疗组织（managed care organizations）及其继任者的出现，这些组织现已成为美国保健服务的主导者。管理式医疗要求对治疗方法进行预先批准，并限制可用的医疗类型。这制约了医生对照护的提供和患者对照护的接受。对于医学化而言，它既是一种激励，也是一种约束。在精神卫生方面，它缩减了心理治疗的保险范围，鼓励了精神类药物的使用。

案例、数量与费用

目前已经有大量医学化案例被广泛且详细地记录下来——从分娩到肥胖，从酗酒到厌食，从脱发到勃起功能障碍，从女性性功能障碍到绝经，从睡眠问题到死亡和濒死——很多是由康纳德本人，及其与同事合作研究的。

这里仅举三个案例研究即可说明问题。第一个案例是成人注意力缺陷，或称成人多动障碍（adult attention deficit/hyperactivity disorder，ADHD），正如康纳德（Conrad，2007）评论的那样，30年前它可能还是一个"矛盾修辞"，但现在它提供了一个清晰的案例，表明医学化种类是如何随时间"扩张"，将一个更加宽泛的问题清单囊括入其职权范围。他认为，ADHD的医学化主要是通过"将关注点重新聚焦于注意力不集中，而不是过度活跃"和"延长年龄标准"实现的，因此它可以"包括被过度活跃儿童的最初概念所排除的整个人群（及他们的问题）"（Conrad，2007：66）。那些由患有注意力缺陷或多动障碍的儿童和成人组成的非专业团队、非专业联盟以及媒体报道，也是关键。与其他更具争议的案例或情况——如多重化学物质敏感症（multiple chemical sensitivity）和慢性疲劳综合征（chronic fatigue syndrome）——形成鲜明对比的是，在这些案例的合作中，借以获得医学支持和合法性，被证明是有问题的。因此，成人ADHD案例说明了一个扩张的过程，该过程附属于现在所谓的"可以被宣称和诊断的离散性疾病"，通过"专业人员、倡议者、媒体和公众，在创造、扩展和应用疾病类别方面的反馈循环"（Conrad，2007：67）。

相比之下，第二个案例，即人类生长激素（human growth hormone，HGH）将我们从诊断扩大的医学化问题转向生物医学增强的问题与前景。正如康纳德所正确指出的那样，人类一直试图以各种方式改善或提高自己，并且治疗和增强之间的区别本身就是一个社会建构的、不断变动的和有争议的问题，生物医学增强的承诺和前景现已扩展得越来越深远：从整容手术到提升表现的药物。

自 1985 年合成人类生长激素以来，其发展和无数应用是不同类型的生物医学增强及与之相关的社会困境的绝佳案例。人类生长激素最初是被批准用来治疗生长激素缺乏症的，目前其他可能的核准标示外用药包括治疗"特发性身材矮小"（idiopathic short stature）的儿童及作为一种"抗衰老"疗法。第三种用途尽管没有经过医学批准或认可，但也被认为是常见的，即提高运动成绩。

在这里，我们可以窥探社会问题（如矮小、衰老和能力极限）是如何通过生物医学解决的。当然，我们也可以看到康纳德所说的"生物医学增强的不同面向"（Conrad，2007：86）。因此，特发性身材矮小的治疗完美地阐释了生物医学增强技术的应用如何使身体越来越接近于医生或患者认为的"正常"或"社会期望的标准"，康纳德称之为"正常化"或"标准化"（Conrad，2007：87）。相反，诉诸人类生长激素以减缓衰老的影响，更多的是修复而不是正常化：即尝试使用生物医学干预来"使身体恢复活力或恢复到以前的状态"（Conrad，2007：87）。最后，将人类生长激素用于运动场以提高运动表现的生物医学增强，既不是正常化，也不是身体修复或恢复活力，而是康纳德所说的"增进"或"表现优化"：即为了提高生活表现，超出被许可的医疗目的使用处方药物（Conrad，2007：88）。这个例子反过来强调了另一个至关重要的社会学观点，即在很多情况下或大多数情况下，语境是非常重要的，因为"增强并不内在于干预的生物医学构成，而关乎它何时被使用，以及如何被使用"（Conrad，2007：89）。从医学化的案例出发，我们接下来将考虑如何衡量医学化，包括医学化的深度和广度，及其对社会而言的成本和后果。正如康纳德所正确指出的那样，如果要评价日益增长的社会医学化，制造它们的人肯定有责任以某种方式来量化并确证之。

康纳德研究了激素替代疗法、隆胸手术、青少年精神药物处方和国家共病调查（每10 年一次对美国人心理健康状况的全国代表性调查），结论是"所有的标准、分类、治疗率和病理学指标都明确显示，医学化正在持续增加"（2007：132）。康纳德指出，如国家共病调查显示，近一半的美国人在生命的某一阶段将患上可被诊断出来的精神疾病，这就说明"精神病学研究本身可能潜在地医学化了越来越多的生活问题"（2007：132）。康纳德进一步称，这样的研究结果"可以刺激针对轻微生活困难的医学治疗的实际增加，并服务于一个基本准则，即将精神治疗延伸到更大的人群"，新的直接面对消费者（direct-to-consumer，DTC）的广告通过"医学化 - 放大的反馈回路"帮助达成了这种效果（2007：132）。

关于医学化之于社会的成本和后果，康纳德及其同事最近发表的一篇论文，估计了美国在 12 种已医学化的问题上所花费的直接医疗支出，它们是焦虑与行为障碍、身体形象、勃起功能障碍、不孕症、男性秃发、更年期、正常妊娠和（或）正常分娩、正常的悲伤、肥胖、睡眠障碍和物质相关性障碍（substance-related disorders）（Conrad, P., Mackie, T. and Mehrota, A., 2010）。他们报告称，仅 2005 年，这 12 种问题的直接医疗费用就达到约 770 亿美元，占国内医疗保健总支出的 3.9%。当然，康纳德等也承认，这一支出是否"适当"仍是一个问题，但它无疑使我们对医学化之于医疗保健的经济影响方面有了新认识，尤其是在比较了其他花费之后，例如，2000 年美国在心脏病方面的花费为 567 亿美元，在癌症方面的花费为 399 亿美元。

超越医学化？

经过数十年的发展与争论，社会医学化的一个关键问题越来越多地被提及，即医学化是否已经超出其作为社会学概念的有用性，它是否已经成为其自身成功的受害者，无论在社会学之内还是在社会学之外（Clarke 等，2003；Rose 2007a，b；Bell and Figert 2012；Williams 等，2012）。

这些自认为可以更好地捕捉当下动态与发展得更合适的或更具体的概念，出于简约表达的目的，我们称之为"补充"议程。我们清楚地看到，如莫伊尼汉（Moynihan）及其同事（Moynihan 2002；Moynihan and Cassels 2005；Moynihan and Henry 2006）声称，考虑到说服健康人患有疾病所带来的巨额利润，许多所谓的医学化案例应该直接被视为"疾病兜售"的实例；用莫伊尼汉等的话来说，就是"贩卖疾病"的案例。在过去 10 年左右，我们也清楚地看到其他独特但也相关的社会学概念之发展，如基因化（geneticisation）（Martin and Dingwall，2009）和药物化（pharmaceuticalisation）（Williams 等，2011），每一种都与医学化有着复杂的，且既非逻辑上必然，也非逻辑上不可能的关系。以基因化为例，康纳德及其同事（Shostak 等，2008）已经证明，它可能会也可能不会导致医学化，而医学化可能会也可能不会涉及药物化。然而反过来，当药物被用于非医学的"增强"或"生活方式"的目的时，药物化就可能会延伸而"超越"医学化。

例如睡眠问题，根据其所讨论的情况，最多是被部分地医学化了。失眠就是个很好的例子，特别是在英国，目前心理干预，如认知 - 行为疗法（cognitive-behaviour therapy，CBT）越来越被推崇作为一种资源允许的（即一线的、划算的）治疗选择。此外，鉴于一方面在英国和其他地方，处方催眠药有着悠久的历史，另一方面，如前所述，最近又在鼓励其他非药物形式的干预，我们可以看到其他更具体的社会学概念，如药物化和"去药物化"，这些概念或许能够更好地捕捉其中一些维度和动态。然而，在某种程度上，这些进展也尝试不仅通过相关概念简单地补充医学化，而是以一种更加协调或持续的方式"超越"医学化：简言之，我们可以称为"替代"议程。

例如，克拉克（Clarke）及其同事（2003，2010）从更加后现代的立场出发，认为技术科学的发展已经开创了他们称之为"生物医学化"（biomedicalisation）的新纪元——一种多链的、多站点的技术与科学过程，关注健康和"对风险和生物医学监控的阐述"，它不再仅仅是强调"控制"，而是通过新的"个人和集体的技术科学身份认同"对身体进行"改造"（2003：161）。因此他们强调，虽然医学化过程还在继续，但它已经越来越被新的、更加技术科学的生物医学化阶段所掩盖，如果还没被取代的话。

对于罗斯（2007a）来说，医学化似乎已成为一种"陈词滥调"，无法充分捕捉或传达过去和现在的医学使我们成为所是，或认为我们所是，希望我们所是的多种方式。因此，罗斯认为，需要超越医学化，更广泛地思考生物医学通过思维方式而产生的自身的变形和变异，以及 21 世纪它在生命自身的治理或生物政治中所扮演的多重角色（2007b）：简言之，一个至关重要的政治，包括关于人格和公民身份的更加生物 - 社会的全新关系与形式。

作为回应，康纳德仍然批评生物医学化是一个过于宽泛的概念，尽管他也认为，罗斯的更宽泛的生物社会学和生物政治学观点毫无疑问在很多方面确实"超越"了医学化。这些最近的争论代表了对医学化的传统或正统社会学立场的一系列重大挑战。因此，考虑到生物医学、健康和社会的不断变化的维度与动态，以及医学化在其中的位置，它们最好被视为社会学内外不断演进的一系列发展的重要部分。

我们认为，在 21 世纪无论是"基于"还是"超越"医学化，它都至少仍是一个有用的社会学概念。建立在康纳德最近的努力上，未来这方面的社会学工作，可能会进一步有益地发展出一种更加完善的"综合性"进路来理解社会的医学化，即一种进路：①跨越医学化的微观、中观和宏观层次，包括其对公民身份、治理、自我和社会关系的影响；②是解释性的而非描述性的；③进一步探讨医学化、疾病贩卖、基因化（geneticisation）和药物化之间的关系；④追溯和跟踪那些与医学化相矛盾或抵抗的形式，以及去医学化或再次医学化的（有时是同时的）过程；⑤通过更加定量和定性工作来估算（去）医学化的成本和后果；⑥将所有这些前述问题与 21 世纪的医学知识、组织、实践和信任关系的变化联系在一起。

在这方面，还可以提到医学化的另外两个重要方面和动态，以配合未来几十年的社会学研究。

首先，尽管或新或旧已经有许多关于媒体在医学化过程中的作用的社会学讨论和争论，未来显然还要更加关注新的信息和通信技术的作用，以及这些过程的原因和后果。例如，在数字信息时代，我们在多大程度上见证了医学化新阶段的开始？再如，想一想新的所谓 m-Health 领域的发展。这里的"m"代表"可移动的"，我们的智能手机、平板电脑等新移动数字应用，可以帮助我们自我监控和管理我们的身体和健康。交互式 Web 2.0 平台和社交媒体网站如 Facebook 或 Twitter，这些应用程序的使用提供了与医疗保健专业人员、家人、朋友和其他有类似健康兴趣或关切的人分享这一信息的机会。医疗和公共卫生领域存在着大量讨论和争论，关于这些数字化发展给 21 世纪的医学和医疗保健之"转变"或"革新"带来的力量和承诺，如果不是"炒作"的话，包括英国推出的新国家健康服务（National Health Service，NHS）"健康应用程序库"，可以对健康应用程序给予官方批准和评级。虽然这些发展因此引发了一系列"超越"医学化的重要社会学问题（如，参见 Lupton，2012，2013），考虑到它们在未来的几十年以一种或重要或不重要的方式重新配置医学化过程的力量或潜力，他们也提出了一系列同等重要的社会学问题：类似于"医学化 2.0"的到来，和（或）在信息时代的另一种重要表现，即所谓"e 世界医学"（e-scaped medicine）（Nettleton，2004）。

其次，虽然关于社会的医学化问题已经有大量且重要的社会学研究积累，新旧皆有，显然需要超越现有的研究——其中许多都只关注了北美的情况——以更充分地探索当今这些过程在全球范围内的维度和动态，既要关注南半球又要关注北半球：鉴于在当今的全球化时代中生物医学、健康和疾病的不断变化的形式，这也是特纳（Turner，2004）所谓的 21 世纪"新"医学社会学的部分含义。贝尔和菲格特（Bell and Figert，2012）也提出了类似的观点，他们认为虽然药物化在理解西方的发展方面最为有用，但它尚未应用于南半球资源匮乏的社会。他们认为，人类学家通过关注"公共卫生的药物化"提出了一种有用的方法。这一进路产生了药物化的案例研究，将各州、非政府组织和制药公司之间的全球动态与当地社区联系在一起。

结　论

通过这一关于自 20 世纪 70 年代以来医学社会学的关键概念和核心人物的简短章节，我们可以得出三个主要结论。

首先，正如我们所看到的，康纳德在过去 40 年中一直是并且仍然是医学化发展与辩论的核心社会学家。早在 1976 年进入该领域以来，他对于社会医学化的社会学讨论贡献甚巨。1980 年，他与约瑟夫·施耐德的颇有影响力的著作，将医学化与偏常行为联系起来，至 2007 年探索医学化新驱动因素的著作取得了开创性贡献，它们与其他作品一起使康纳德成为该领域的世界级领袖。

其次，尽管许多对医学化的批评都恰如其分，但考虑到当今医学化的社会学进路不断增进的复杂性，有些批评则是偏颇的或有问题的。在这方面，医学化仍然是一个有界限的但有用的社会学概念，无论"基于"21 世纪，还是"超越"21 世纪。它能够捕捉医学知识和力量不断变化的属性，并考虑到制药公司、生物技术公司和消费者作为独立于医学专业的医学化驱动力量日益增长的影响力。与此同时，我们已经看到医学化与药物化和基因化的关系变得越来越或然，因此这些过程可能在没有必然发生医学化的情况下发生。通过这种方式，它可以"超越"医学化并制定出一种"替代议程"，如我们所注意到的那样。

最后，就医学化未来的社会学工作而言，有必要在康纳德的基础上，在未来几十年内开发出一种更加综合的方法，包括其数字化和全球化的维度和动态。通过这种方式，医学化将保有其作为 21 世纪关键社会学概念和重要人类问题的价值。

参考文献

Bell, S. and Figert, A. (2012) 'Medicalization and Pharmaceuticalization at the Inter-sections: Looking Backward, Sideways and Forward' *Social Science and Medicine* 75: 775–783.

Clarke, A.; Mamo, L.; Fishman, J.; Shim, J.K. and Fosket J.F. (2003) 'Biomedicalization: Technoscientific Transformations of Health, Illness and Us Biomedicine' *American Sociological Review* 68(April):161–194.

Clarke, A.; Mamo, L.; Fosket, J.F.; Fishman, J. and Shim, J.K. (2010) *Biomedicalization: Technoscience, Health and Illness in the US*. Duke University Press: Durham.

Conrad, P. (1975) 'The Discovery of Hyperkinesis: Notes on the Medicalization of Deviant Behavior' *Social Problems* 32:12–21.

Conrad, P. (1976) *Identifying Hyperactive Children: The Medicalization of Deviant Behaviour*. D.C. Heath: Lexington, MA.

Conrad, P. (2006) *Identifying Hyperactive Children: The Medicalization of Deviant Behaviour*. Expanded Edition. Ashgate: Aldershot.

Conrad, P. (2007) *The Medicalization of Society*. Johns Hopkins University Press: Baltimore.

Conrad, P. and Schneider, J.W. (1980) *Deviance and Medicalization: From Badness to Sickness*. C.V. Mosby: St Louis.

Conrad, P. and Schneider, J.W. (1992) *Deviance and Medicalization: From Badness to Sickness*. Expanded Edition. Temple University Press: Philadelphia, PA.

Conrad, P.; Mackie, T. and Mehrota, A. (2010) 'Estimating the Costs of Medicalization'. *Social Science and Medicine* 70:1943–1947.

Halfmann, D. (2011) 'Recognizing Medicalization and Demedicalization: Discourses Practices and Identities' *Health* 16:186–207.

Illich, I. (1975) *Medical Nemesis*. Calder and Boyars: London.

Lupton, D. (2013) 'The Digitally Engaged Patient: Self-Monitoring and Self-Care in the Digital Health Era' *Social Theory and Health* 11(3):256–270.

Lupton, D. (2012) 'M-Health and Health Promotion: The Digital Cyborg and Surveillance Society' *Social Theory and Health* 10(3):229–244.

Martin, P. and Dingwall, R. (2009) 'Medical Sociology and Genetics' in Cockerham, W. (ed.) *The New Blackwell Companion to Medical Sociology*. Wiley-Blackwell: Oxford. pp. 511–29.

Moynihan, R. (2002) 'Disease-Mongering: How Doctors, Drug Companies and Insurers Are Making you Feel Sick' *British Medical Journal* 324:923.

Moynihan, R. and Cassels, A. (2005) *Selling Sickness*. Nation Books: New York.

Moynihan, R. and Henry, D. (2006) 'The Fight Against Disease Mongering: Generating Knowledge for Action' *Public Library of Science* 3e:191.

Nettleton, S. (2004) 'The Emergence of E-Scaped Medicine' *Sociology* 38:661–679.

Oakley, A. (1984) *The Captured Womb: A History of Medical Care of Pregnant Women*. Blackwell: Oxford.

Rose, N. (2007a) 'Beyond Medicalization' *Lancet* 369 (24th February):700–702.

Rose, N. (2007b) *The Politics of Life Itself: Biomedicine, Power and Subjectivity in the Twenty-First Century*. Princeton University Press: Princeton, NJ.

Shostak, S.; Conrad, P. and Horwitz, A. (2008) 'Sequencing and Its Consequences: Path Dependence and the Relationships Between Genetics and Medicalization' *American Journal of Sociology* 114 Suppl:S287–S316.

Strong, P. (1979) 'Sociological Imperialism and the Profession of Medicine: A Critical Examination of the Thesis of Medical Imperialism' *Social Science and Medicine* 13A:199–215.

Turner, B.S. (2004) *The New Medical Sociology. Social Forms of Health and Illness*. WW Norton and Co: New York/London.

Waitzkin, H. (1983) *The Second Sickness: The Contradictions of Capitalist Healthcare*. Free Press: New York.

Williams, S.; Gabe, J. and Martin, P. (2012) 'Medicalization and Pharmaceuticalization at the Intersections: A Commentary on Bell and Figert' *Social Science and Medicine* 75:2129–2130.

Williams, S.J.; Gabe, J. and Martin, P. (2011) 'The Pharmaceuticalisation of Society? An Analytical Framework' *Sociology of Health and Illness* 33(5):710–725.

Zola, I.K. (1972) 'Medicine as an Institution of Social Control' *Sociological Review* 20:487–504.

第四十章

伊娃·菲德·吉泰：依赖工作和照护的社会分工

迈克尔·法恩（Michael Fine）

靳亚男 译

长期以来一直被忽视的照护终于成了当代社会理论中一个关键的批评性概念。本章回顾了照护社会学理论的产生，以及随之而来的纠纷和争议。着重探讨了哲学家伊娃·菲德·吉泰（Eva Feder Kittay）提出的通过权力关系来分析照护的研究进路。她的贡献需要在有关照护和劳动分工的更广泛的讨论背景下加以理解，这两者都源于对与女权主义相关的照护的关注和对残疾人活动家的有争议的观点。

随着健康社会学在20世纪的发展，它的主要焦点是医疗保健系统，特别是服务提供系统、专业机构和医疗机构。尽管"healthcare"（健康护理）和"nursing care"（护理）等术语被反复使用，提供照护的普遍现象被认为是理所当然的，但实际上直到20世纪最后25年，照护一直都被忽视了，不仅是在健康社会学的专业分支学科内，而且也被在更广泛的社会学学科和包括经济学学科在内的社会科学领域工作的人忽视了（Folbre，2001：1）。笔者认为，之所以照护长期被忽视，是因为它被视为一种家庭责任，一种作为母性养育的自然延伸而赋予女性的责任和角色（Fine，2007）。无偿提供非专业帮助的责任很容易被限制在家庭的私人领域，其重要性被忽视或掩盖（Graham，1983）。但是，作为一个研究领域和理论的出现，很大程度上要归功于女权主义的兴起，因为从20世纪70年代中期开始，女权主义学者就试图将女性的私人家庭义务和责任政治化。

随着20世纪获得正规医疗保健服务机会的增加，这些服务为女性和男性提供了越来越多的家庭外的就业机会。反过来，正规照护服务的增加，特别是儿童托管、残疾人支持和老年人照护，提供了替代照护服务，帮助女性从家庭照护工作中解脱出来（Fine，2007）。在这个过程中，照护从 C. 赖特·米尔斯（C. Wright Mills）所谓的"私人问题"变成了一个公共问题（Mills，1959），最终成为一个需要政治解决方案和学术研究的社会问题。

人物简介

伊娃·菲德·吉泰是纽约州立大学石溪分校的哲学教授，1978 年她获得纽约城市大学研究生院博士学位之后，第二年就开始执教于此。她是波兰大屠杀幸存者的女儿，1946 年出生于瑞典，6 岁时移民到美国。吉泰先是在纽约上公立学校，后来上了莎拉劳伦斯学院（一所以进步的教育方式而闻名的女子学院）。她嫁给了杰弗里（Jeffrey），现在是两个孩子的母亲。由于天生的智力缺陷，她的女儿莎莎（Sesha）仍然严重依赖他人，而吉泰作为母亲的经历反过来又深深影响了她的工作。作为一名联合作者和编辑，她独自写作，在她的整个职业生涯中，她发表了大量关于女性问题的文章，并就这些问题进行教学和写作（Kittay，1984，1999a，2001；Kittay and Meyers，1987；Kittay and Feder，2002；Kittay and Alcoff，2006）。

吉泰早期的工作集中在女性主义、语言和统治机制的问题上（Kittay，1984，1987），但从 20 世纪 90 年代中期开始，她转向了关于照护的写作，将她的研究与残疾问题和女权主义联系起来。她的工作中最重要的关键问题和框架之一是自由哲学，特别是她对罗尔斯（Rawls）正义理论的缺陷的批评，帮助确认了罗尔斯方法中的关键缺陷，正是这些缺陷导致罗尔斯被指责对性别和依赖问题视而不见（Kittay，1999b）。这是她与其他一些重要的美国女权主义哲学家，包括玛莎·努斯鲍姆（Martha Nussbaum）、玛莎·法恩曼（Martha Fineman）和迪特芒特·布贝克（Dietmunt Bubeck）共同关心的问题，她的大部分作品都是与她们进行对话，而她们也为她编辑的文集做出了贡献（Kittay and Feder，2002）。

吉泰对照护和照护伦理这一主题的研究进路也是基于女性主义道德和政治哲学，但也借鉴了她自己作为一个严重残疾女儿的母亲的经历，以及其他实证研究，这使得她的论述与其他很大程度上（或完全）局限于抽象理论的叙述有所不同。她的方法将照护者、受照护者及其更广泛的社会背景之间的依赖和权利考量作为分析的中心。与将照护定义为包涵各种元素的取向不同，在吉泰的方法中，照护是一个很小的概念，其范围局限于特定的活动，这些活动是嵌入在特定个体之间的特定关系中的。然而，这种方法的社会影响也同样深远。

对我而言，吉泰关于照护的研究方法中最突出和最吸引人的特点之一是，她将个人经验与严密的哲学分析联系起来。许多最有影响力的社会理论往往缺乏对人类经历中直观而痛苦的困境的同理心和理解，而她的作品则不同，她的作品谈到了与生活的互动。在拒绝逃入理论的、抽象的哲学分析的同时，吉泰也抵制住了将她的作品简化为主观主义的诱惑，而主观主义正是后现代主义思想的特征。1999 年，她在自己最重要的、最具影响力的著作《爱的劳动：论女性、平等与依赖》（*Love's Labor：Essays on Women，Equality and Dependency*）的序言中写到她对依赖（dependency）的思考：

> ……部分原因是我的个人情况使得依赖问题对我来说尤为突出。我的女儿是一个可爱的年轻女性，她极度依赖我，并将永远如此。她患有严重的智力迟钝和脑瘫，这意味着没有他人持续的帮助，她永远无法继续生活。我女儿已经依赖我 28 年了，我花了很长时间去理解这种依赖的意义和程度（Kittay，1999a：xi）。

吉泰的工作以将个人与理论相结合的方式而著称。在复杂的哲学和政治争论的章节中穿插着对生活和事件的个性化描述。她详尽地叙述了在她 23 岁分娩时，她和她的丈夫感到的兴奋和喜爱，当护士把女儿还给她时，她"融入了我怀里"，这些叙述发展成为一种母亲的叙事，抓住了人与人之间强烈的情感，以及对女儿残疾的程度和意义及人性的逐渐认识。她发现自己是一个女权主义者、母亲、哲学家和职业学者，但在这部作品中，她让读者看到的不止是她自己面对这种情况有时尴尬和麻烦的反应。她雇了一个私人照护者，并学会了依靠她，信任她对女儿的日常照顾，同时也不放弃自己对女儿的深切关心和责任。在美国，她的选择不适用于生活在斯堪的纳维亚、英国，甚至澳大利亚的同等处境的人。如果给人一种这种分析是感情用事或情绪化的印象，那就错了。吉泰敏锐地分析了自己相对特殊的位置，并利用自己的个人经验为自己的叙述提供信息，她拒绝放弃女儿，拒绝放弃对强大观念和理解方式的重要性的认识，这些使得她的作品更有深度，也更具复杂性，而这一点也是很少有其他作者能够做到的。

定义照护

事实证明，"照护"（care）是一个非常微妙的概念，其含义既有感情色彩，又充满争议。它很难定义，不仅因为公认的照护方法会随着时间的推移而改变，而且因为这个概念表示的是本质上基于价值观的活动和现象。从历史上看，在欧洲语言中，"照护"一词是与关心（concern）或担心（worry）相联系的：例如在短语"full of cares"（提心吊胆）

中。它也被用来指监视和控制某些危险的东西。后一种意思在今天的短语中很明显，比如"take care"（小心）或"place in the care of her majesty"（把某人关进监狱）。在传染病流行时期，对患者的照护包括隔离那些可能会传染他人的人。在今天的普遍用法中，这个词可能是指一种心理倾向（关心某个人），一种构成工作形式的活动（照顾他们），或特定的个人或团体之间的关系（关怀关系）（Rønning，2002；Rummery and Fine，2012）。正如阿莉·霍赫希尔德（Arlie Hochschild）所指出的那样，照护的理念可以以唤起温暖或寒冷的方式使用，包括一系列相当不同的方法，涵盖了从母亲养育这样的传统形象到儿童托管等更现代的服务类型（Hochschild，1995）。虽然希望"照护"一词能够全面涵盖所有这些元素，但每一个方面都可以作为"照护"的一种方式而被专门使用。

对于20世纪70年代末、80年代初的许多女权主义作家来说，对照护工作的兴趣源于对女性在家庭中从事无偿工作的关注。照护被视为一种负担，这种看法的兴起是因为照护是独属于女性的责任。例如，在英国，女权主义者已经指出，照顾孩子的责任阻碍了女性在家庭之外追求事业。随后，人们开始以同样的方式理解妻子和母亲被期望做的家务劳动（Oakley，1974；Land，1978）。在兰德这篇女权主义的研究文献中，照护被等同于已婚妇女的家务责任，这包括照顾她们的孩子、老人或生病的亲戚，当然，还有她们的丈夫（Land，1978：360）。这种分析还扩展到其他形式的照护，例如对老年人和残疾儿童的照护，以及社区照护政策的（Finch and Groves，1983）。这样看来，希拉里·格雷厄姆（Hilary Graham，1983）的著名描述可以被用来理解照护，照护可被认为是在家庭中发生的，由女性亲属为受照护者无偿提供的一种非正式的"爱的劳动"。

在这篇文章中，照护被非常具体和集中地定义为一种涉及女性为他人承担任务的繁重的责任形式。这也适用于以付费的方式进行照护，这一情况在近十年后才被明确提出（Graham，1991）。从20世纪70年代起，护理专业的著述中也出现了类似的发展。在这些研究中，人们以一种集中的、特定的方式看待照护（Watson，1979；Benner，1984；Leininger，1988；Lawler，1991），将照护看作一项专业技能，吸引女性从事护理工作，并且通过她们的教育和经验发展出更多的专业知识。

相对于那些将照护视为人际支持的一种形式，或将其与女性的家务工作联系起来的更集中的定义，琼·特龙托（Joan Tronto）提出的定义提供了一种替代和对比的方法。特龙托是一位政治科学家和道德哲学家，他将照护和看护（caring）的概念扩展到广泛的活动领域，因此它表示一种面向世界的"物种活动"，她认为：

> 在最普遍的层面上，我们建议将看护看作一种物种活动，包括我们为维持、延续和修复我们的世界所做的一切，以使我们能在其中尽可能好地生活。这个世界包括我们的身体、我们自己以及所处的环境，我们试图将所有这些交织在一个复杂的、维持生命的网络中（Tronto，1993：103）。

这个定义并没有狭隘地定义照护，而是将照护的概念扩展到一个哲学的理想水平，将一个替代的、女性主义激发的目标扩展到（男性的）竞争性个人主义的目标之一。在这一点上，特龙托在卡罗尔·吉利根（Carol Gilligan）工作的基础上建立了照护伦理学的方法（Gilligan，1982；Noddings，1984；Tronto，1993）。正如特龙托在最近的一份出版物中解释的那样，当看护在这样一个竞争激烈、胜者为王的社会框架中，仍然是一个次要的活动时，在个人层面或自己家庭的框架内，照护不会导致集体支持的增强，而只会增加不平等，因为来自富裕家庭的男女通过依靠剥削的照护安排来寻求优化自己的机会。照护所需要的是被提升为一种核心的共享价值，其结果将是一场深刻的社会变革（Tronto，2002）。

20世纪的最后几十年里，女权主义者和其他人围绕照护概念的使用产生了激烈的争论，这种争论源于这两种方法之间的紧张关系，即侧重于狭义地将照护定义为特定群体的财产或美德，或侧重于广义地将照护定义为广泛和必要的物种活动。然而，二者共同认为护理在家庭的私人领域和有偿照护中都是被低估的。然而，维护残疾人权利的作家们发出了一种复杂而关键的声音，这其中也包括重要的社会学家珍妮·莫里斯和科林·巴恩斯（Morris，1993a，1996；Barnes，1998；Shakespeare，2000），他们对照护概念的使用提出了质疑，理由是照护概念赋予提供照护的人以特权，而牺牲了接受照护的人的利益。他们指出，特别是残疾人在关于照护的研究中代表的不是人、不是其自身权利的积极推动者，而仅仅是一种负担：

> 在20世纪下半叶，照护不再意味着关心某人，而是在承担责任的意义上进行照护。那些需要照顾的人被认为是无法进行选择和控制。因此，一个人不能得到照护和授权，因为正是这种照护的意识形态和实践导致了残疾人被认为是无能为力的（Morris，1997：54）。

一些照护提倡者试图通过承认接受照护来回应这种攻击。在希拉里·格雷厄姆（1983）对担心和照护他人作出区别的基础之上，琼·特龙托提出了照护的概念，她试图将照护的不同要素联系起来，使之成为一个由四个不同但相互关联的阶段组成的过程（Tronto，1993，1998）：

- 担心（caring about）：对他人的照料需要的认识和关注；
- 照护（taking care of）：承担起对这些需要的责任，并制订了准备作出反应的计划；
- 照护提供（care-giving）：这包括通过体力劳动来满足部分或全部照护需求，通常需要特龙托所谓的照护者和被照护对象之间的直接接触；
- 照护接受（caring-receiving）：最后一个阶段，需要接受方的响应，以将双方联系起来。

这种方法有很多目的。第一阶段确定养家的男性可能需要对其孩子和家庭承担的照护，同时将其与第二阶段规定的实际承担每日、每小时计划的责任区分开来。从概念上讲，每个阶段都与第三阶段有所不同，因为第三阶段涉及处于本能的动手的体力劳动。几乎没有养家的男性承担这项工作，因为这通常是妇女的责任。然而，只有在最后阶段，受照顾者才被确定为照护的对象。尽管特龙托试图承认照护接受的重要性，并且试图将照护定义为一种更广泛的、社会的和共享的取向，而不是作为照顾者照料受照顾者的需要的二元关系（Tronto，1993：103），在某种意义上，这种方法将照护定位为由照顾者发起并按照他们的条件进行的过程和活动。照护的接受者或对象在这个过程中被描绘成一个几乎是事后才想到的、相对被动的参与者。

塞尔玛·塞文惠森（Selma Sevenhuijsen）和欧洲一些做照护研究的研究人员最近试图承认照护是公民权利模式的一部分，承认接受和给予照护的权利，也承认照顾者要有时间和机会去照顾她（他）自己的重要性（Sevenhuijsen，1993；Knijn and Kremer，1997；Williams，2001）。通过探究残疾人运动所支持的权利方法，他们关于"承认照护和支持的互惠性和具体化，以及需要照护的人的重要性"的论点很重要。在许多护理理论（如莫里斯等指出的那样）中，残疾人作为父母、祖父母、配偶，特别是年长父母的子女，他们在提供照护方面的贡献通常是被忽略了的，但承认照护是一项公民权利有助于填补这一缺口，莫里斯后来的工作承认了这一点（Morris，2001）。照护关系通常是复杂的、互惠的和相互支持的，而不是主动的照护者替被动依赖的受照顾者承担所有责任这样简单的依赖关系（Fine and Glendinning，2005）。为了回应批评，照护理论的发展认可受照顾者的作用和人格，或者最好说是照护伙伴（Lloyd，2000，2004；Rostgaard，2006；Yeatman 等，2009；Needham，2011）。

性别和依赖工作

在许多（也许是大多数）女性主义对照护的描述中，性别是关键的解释性概念。这种观点认为，从经济、政治和伦理的角度来看，照护被贬低了，因为它是一项由女性从事的活动。这种解释直观上是正确的，因为它有助于解释千百万男女在不同历史时期和不同社会背景下的生活经历。然而，这种本质论方法也存在问题，尤其是它几乎没有提供什么改变的前景。作为一名女权主义者，吉泰并没有拒绝基于性别的解释，而是寻求更深入的解释。她的出发点是依赖的概念：

需要照护的、依赖他人者……谁承担照护的责任，谁亲自动手进行照护，谁来确保有人照护且能照护好，谁来为照护关系和照护关系的双方提供支持，这些都是社会和政治问题……社会秩序如何组织对这些有需求的人的照护是社会公平问题（Kittay，1999a：1）。

她对照护的分析是基于对依赖的理解，探索并帮助解释性别的作用和建构，而不陷入本质论。其出发点是对西方政治和法律理论中平等理念——自由民主的哲学基础——的审视。她主张，平等一直是女性要实现的一个重要的目标，尽管取得了一系列与此相关的成就，包括女性获得了从宇航员到首席执行官等一度被认为超出她们能力范围的高级职位，有和男性差不多或更多的女性上大学，以及法律上承认性骚扰指控，但是在公共和私人领域基于平等原则的政策都让女性失望了。吉泰拒绝接受关于她所称的"差异批判""优势批判"和"多样性批判"（Kittay，1999a：5-11）所提供的解释，她认为，正是依赖的无形影响导致了照顾者无法获得平等，引申开来就是女性无私地承担了这份不平等。

对吉泰来说，依赖是人类生存的基本组成部分和条件。身体上对他人行动的依赖在幼儿时期、患病期间、残疾期间以及年老体弱时都很明显。这些被玛莎·法恩曼（Martha Fineman）称为生命过程中不可避免的依赖时点（Fineman，1995，引用于 Kittay，1999a：30）。在漫长的时期内，我们无法照顾到我们生存的必要条件，这源于我们的具体存在。不同历史时期和不同社会背景下的政治、社会文化、经济和道德状况塑造了这些依赖关系以及社会对这些依赖关系的反应（Kittay，1999a：29）。

通过为依赖他人者提供照护就是吉泰所说的"依赖工作"（dependency work）。这是一个中性的、没有照护那么情绪化的词，而选择这个词是有意强调"对依赖他人者的照护是一种工作……传统上由妇女从事"（Kittay，1999a：30）。她将那些直接提供这种支持的人（不管是有偿的还是无偿的）视为"依赖工作者"（dependency workers）。他们所帮助的人被称为"受照料者"（charge），这种说法暗示着被动和不能满足自己的需要，并要求他人承担提供必要照护的责任。

吉泰在定义了她的关键术语后，开始将一个典型依赖工作形式确定为一种分析工具，她使用这种工具来探索其复杂性。在范例中，受照料者的幸福是依赖工作者的责任和主要关注点。基塔伊指出，重要的是，虽然依赖工作者对受照料者有责任，但除非是为了受照料者的利益，否则依赖关系并不允许依赖工作者行使权力。在现实生活中，依赖工作以具体实践的形式出现，例如母亲照顾婴儿、照顾家庭年长成员或照顾发育障碍者。每个人都有自己的要求和适当的反应。虽然在实践中有一些共同的元素，但是也有一些重要的区别。例如，照顾老年人需要认可和培养自尊，而母亲的照顾则包括养育。这些实践领域有助于确定在文化上适合的形式，以理解和满足那些需要照顾的人的需求。他们还提供了一种可据此评估反应的适当性的标准（Kittay，1999a：323）。

照护与权力

当吉泰将分析扩展到检验权力运作对照护关系的塑造时，她明确了照护作为依赖管理的方法的意义。在这样做的时候，吉泰对权力和支配做出了有益的区分。她指出，权力不平等是依赖关系中固有的，但这并不必然等同于支配。由于缺乏能力，受照顾者需要有能力或权力的人帮助其做所需要做的事情。在这种情况下，受照顾者很容易受到照顾者滥用权力的影响。然而，反过来，由于社会地位、财富或对就业的控制，受照顾者也可能会对依赖工作者行使其权力。这些权力的不平等并不一定意味着虐待是此类关系中固有的，因为成功的照护关系是建立在相互信任和责任的基础上的。然而，当依赖工作者或受照顾者滥用这种信任时，支配现象就会发生。吉泰观察到：

> 支配是对权力的非法行使。这本身就是不公平的。依赖关系的道德特征及其关心或不关心关系的本质至少部分是由依赖关系中的各方如何相互回应来决定，既与依赖他人者的脆弱性有关，也与依赖工作者的脆弱性有关。如果这种关系不成为一种支配关系的话，权力的不平等与公正和关怀是相容的。这种照护关系在很大程度上是依赖工作者的义务。这种关系不是一种支配关系，这是一种同样地适用于依赖工作者和受照料者的义务（Kittay，1999a：34，emphasis in original）。

人们普遍认识到，受照顾者由于缺乏身体或精神能力而易受伤害。这一点在所有司法管辖区反对这种支配或剥削的广泛的道德制裁和法律保护中显而易见。不太广为人知的是依赖工作者／照顾者的脆弱性，这在很大程度上是由于她对受照顾者的认同，她乐于提供帮助，她对受照顾者福祉的关注，以及她无法以在平等的人际关系中通常可以接受的方式表达烦恼或发泄沮丧。受照顾者可能通过提出虚假的需求，对依赖工作者提出夸大的要求，或者"利用依赖工作者通过这种联系建立的联系的关心和需要"，从而施加某种暴政。吉泰（1999a：34）指出，受照顾者可能（in the words of Marilyn Frye 1983）"会将他人的东西嫁接到自己身上"，而没有认识到自己的利益以及自己作为人的完整性的界限。这种观点认为，照顾者的特殊脆弱性是由责任关系、他人的认同以及受照顾者对她的依赖所形成的自我牺牲意识所导致的（Kittay，1999a：34-35）。在这种情况下，照顾者无法保持独立的自我意识，实际上反而过度认同了受照顾者。

吉泰的分析与韦伯的"理想类型"的方法差不多，基于在现实生活中可观察到的概括特征建立一个纯粹的或抽象的模型。这种分析建立了一个可以用于进一步评估的比较点。

她的方法旨在应用于以持续的方式满足他人身体和认知需求的工作。它侧重于重复的日常照护，而不是专业护理。依赖工作明确排除了家务和"妻子的责任"，这是成年人之间或多或少自愿分担的工作或家务分工。同样，尽管吉泰认为专业护理工作可以被视为广义上的依赖工作，但并不意味着她的分析适用于专业护理从业者提供的全部的专业护理，这些专业护理从业者经过特别挑选，并被认可为有影响力的专业精英，他们能够受益于学院式的自我管理系统、对需要广泛培训的专业知识体系的掌握、同伴支持系统、面向社区的服务以及依赖关系之外的象征性奖励和社会认可。虽然普通的依赖工作和专业人员提供的护理在同情行动方面具有共同的导向——面向他人的导向，但医疗和地位较高的卫生专业人员通常享有高度的认可和高报酬。他们对依赖工作的参与通常也是基于短期的、特定任务的干预，这与依赖工作者需要的持续的、全面的投入不同，依赖工作者需要通过持续的日常工作来支持受照顾者。尽管如此，在她对依赖关系范例类型的分析中，通过关注持续的、常规的、日常的护理，与扩展案例相关的问题也被找出并得到解决。

依赖工作者与受照顾者之间的二元人际关系是认识依赖工作的必要条件，但这只是其中的一部分。更重要的是，依赖工作者本身也依赖于他人，这是由于她对这项工作的投入和她需要依赖他人控制的资源。正是由于承担了这项工作，包括作为母亲、姐妹、妻子、私人护士、保姆和其他个人护理人员的女性在内的依赖工作者，"才会变得容易陷入贫困、受到虐待和处于次要地位……而且经常遭受心理、性和其他身体虐待以及经济剥削"（Kittay，1999a：40-41）。吉泰将这种情况解释为涉及第二种、社会创造的依赖程度。这是受照顾者和依赖工作者都依靠他们对第三方的依赖而得到维持和保护的结果，她将第三方称之为"提供者"。在家庭情况中，作为妻子、母亲或女佣的依赖工作者可能依赖男性养家者，而男性则承担养家者和户主的角色。在福利国家，依赖工作者可能是雇员，而提供者是国家，就像在其他情况下，依赖工作者可以是某个家庭的家庭雇员，或者是以市场为基础的护理公司或小企业的私人雇员。这种依赖性并没有因为近年来女性越来越多地参与劳动力市场而减少。相比之下，这种日益增长的参与在很大程度上是由这种社会创造的依赖形式所造成的。正如吉泰（1999a：45）所指出的那样：

> 至于依赖工作者，提供者对资源的控制与社会对依赖工作的普遍贬低相结合，阻碍了依赖工作者享有类似自主权的可能性。谈到这种自主性的减少，是从另一个角度来谈论依赖工作者与提供者之间的不平等关系。

我们可以认为这是一个双重依赖系统。第一个组成部分是向内看的，涉及两类人，即依赖工作者和受依赖者，他们通过身体上的依赖关系联系在一起，在这种关系中，照顾者向受照顾者提供基本生活任务方面的日常帮助（ADLs，or activities of daily living，日常生活能力）。第二个组成部分是支持系统，依赖工作者通过该系统在更大的世界中得以维持生活，也就是说，照顾者通过该系统反过来对自己的支持产生依赖（Fine，2005）。受照顾者对依赖工作者主要依赖的产生是由于缺乏日常生存和维护的能力。这是一种身体上的依赖，显然也是一种相互依赖的形式。依赖工作者工作是为了受照顾者的福祉，反过来，由于她对提供者的依赖，她又经历了第二次依赖，还可以用她相对于提供者的谈判地位来描述。这种依赖是一种社会构建的依赖形式，因为它产生于社会安排，在这种安排中，依赖工作者利用她的时间来为受照顾者提供支持，而不是产生独立的收入或产品。为了克服那些承担支持那些依赖者责任的人所经历的劣势和有限的自主权，吉泰扩展了她的研究，发展了她所说的 *doulia*（服务），或"公共护理伦理"（Deacon，2007）。这里照护的概念是显而易见的，不是作为对关于正义和个人自主权的主流理论的替代或挑战（正如本章开头部分讨论的许多早期照护理论家的著作中出现的那样），而是作为对它们的修正和扩展。认识到照护对人的生命的至关重要性是对依赖的一种反应，吉泰称之为"房间里的大象"（Kittay 等，2005），这为她提供了支持护理的公共政策的理论基础，通过这种公共政策，个人承担起了照护的责任。

结论：吉泰对当代社会理论的贡献

在某种程度上，吉泰的工作可以理解为与当时一些杰出的公共哲学家的对话。除了她与女权主义哲学家和社会科学家的广泛接触外，她的方法将约翰·罗尔斯（John Rawls）的社会公民（social citizenship）的概念（Rawls，1971，1982）与阿玛蒂亚·森（Amartya Sen）关于人类能力的工作（Sen，1997）结合起来。基塔伊认为，在一个重视平等的民主国家，如果我们缺乏照顾自己的能力，因此需要帮助，我们应该能够得到帮助，而那些提供帮助的人也不会受到责罚。与其像自 J.S. 密尔（J.S. Mill）以来的自由主义理论家那样假设或断言每个人都是独立的，或者至少有自主的能力，不如承认在我们生活的某个阶段依赖的不可避免性以及照顾依赖他人者的必要性，必须承认人类的相互依赖。这样一个相互依赖的概念，与其说是用相互依赖替代或否定依赖的主张，不如说是基于对嵌套依赖的认识，嵌套依赖将那些需要帮助的人与那些帮助他们的人联系起来，并依次将帮助者与一组更广泛的支持联系起来。她称之为 *doulia*，源自希腊语的公共服务系统：

> 正如我们需要照护才能生存和发展一样，我们也需要提供条件，让其他人，包括那些从事照护工作的人，得到他们生存和发展所需要的照护（Kittay，1999a：133）。

因此，吉泰在美国这样只有一套发展不完善的社会照护方案的国家中倡导的照护方法，可以被适当地看作是基于对正义问题的关切。与荷兰照护理论家塞尔玛·塞文惠森（1998，2000）的理论作比较是很有用的，塞尔玛·塞文惠森同样认为，尽管当代欧洲的社会民主理论支持了社会计划，却忽略了提供基本照护的女性的牺牲。如果那些因回应依赖而提供照护的人在帮助那些自己没有能力充分参与社会的人的过程中，直接或间接地受到责罚，那么正义就得不到伸张。然而，塞文惠森非常注重认可照护和女性权利的根本重要性，而吉泰则关注于理解依赖及其被隐藏和否认的方式。她关注精神发育迟滞的问题，在这个问题上，依赖不能被理解为一种文化建构或通过正确的社会干预就能扭转的某一社会习俗的副产品（如未能提供轮椅进入建筑物的通道），这有助于突出将依赖管理置于正义关注的中心的必要性。因此，她认为，自由的平等概念避免了依赖性，依靠理性的成年人之间相互承认的概念，而正义的概念需要超越这种自由的平等概念：

> 那些有依赖性的人（至少在某些时候，在某种程度上是这样）不能对他们所得到的照顾做出回报。在我们的依赖中，我们无法报答照顾我们的人，也无法补偿他们的劳动。而另一种形式的依赖必须对照护者做出补偿。我把这种形式的回报称为 doulia，以导乐（doula）的名字命名，导乐是指当代产后护理人员，他们照顾母亲，使母亲能够照顾她的新生儿。我呼吁建立一种公众的 doulia 概念，即更广泛的社会支持那些照顾不得不依赖他人者（因为年老、虚弱或严重残疾而需要依赖他人者）的人。我认为这是一个正义的原则，事实上，这种正义的原则包含了那些被互惠的契约模式排除在外的人。我们需要一个 doulia 的原则，使照护得到正义的补偿，而这种正义就是照护（Kittay，2002：270）。

她的分析使权力问题成为理解照护的核心，就像它使理解照护的需要和提供成为理解人类社会的基本考虑一样。通过理解照护的目标是通过依赖工作者培育和发展受照顾者的能力，吉泰展示了对权力的复杂本质和特征的认识对于理解照顾者和受照顾者之间的人际互动的动态关系，以及照护者经历的不公平的剥削和依赖，是至关重要的，而且，她明确指出照护者经历的不公平的剥削和依赖对女性来说更普遍。

长期以来，照护一直不被重视的，被视为一种私人事务，一种发生在亲密的家庭领域内的看不见的"交易"，但现在已经成为全球关注的问题。随着老龄化人口的增加，残疾发病率的上升，以及越来越依赖正式的托儿安排来支持工作的母亲（Kittay 等，2005；Fine，2007），认可吉泰所说的"全球长期照护伦理"变得越来越重要。低薪照护工作者从第三世界到发达富裕国家的流动（Ehrenreich and Hochschild，2002），与照护关系中持续存在的不平等一样，都是健康社会学家和其他关心全球平等问题的人所关心的重要问题。吉泰关于依赖和照护的方法提供了一个强有力的创新分析，提供了许多必要的工具来调查和批判那些忽视依赖的重要性和程度的文化意识形态，这种文化会引发对照护者的责罚和剥削。

参考文献

Barnes, C. (1998) 'The Social Model of Disability: A Sociological Phenomenon Ignored by Sociologists?' in Shakespeare, T. (ed.) *The Disability Reader: Social Science Perspectives.* Cassell: London and New York. pp. 65–78.

Benner, P. (1984) *From Novice to Expert: Excellence and Power in Clinical Nursing.* Addison-Wesley: Menlo Park, CA.

Deacon, A. (2007) 'Civic Labour or Doulia? Care, Reciprocity and Welfare' *Social Policy and Society* 6:481–490.

Ehrenreich, B. and Hochschild, A. (eds.) (2002) *Global Women. Nannies, Maids and Sex Workers in the New Economy.* Metropolitan Books: NY.

Finch, J. and Groves, D. (eds.) (1983) *A Labour of Love: Women, Work, and Caring.* Routledge and Kegan Paul: London and Boston.

Fine, M.D. (2005) 'Dependency Work. A Critical Exploration of Kittay's Perspective on Care as a Relationship of Power' *Health Sociology Review* 14(2):146–160.

Fine, M.D. (2007) *A Caring Society? Care and the Dilemmas of Human Service in the 21st Century.* Palgrave: Houndmills.

Fine, M. and Glendinning, C. (2005) 'Dependence, Independence or Inter-Dependence? Revisiting the Concepts of "Care" and "Dependency"' *Ageing and Society* 25(4): 601–621.

Folbre, N. (2001) *The Invisible Heart: Economics and Family Values.* The New Press: New York.

Frye, M. (1983) *The Politics of Reality.* The Crossing Press: Trumansburg, NY.

Gilligan, C. (1982) *In a Different Voice.* Harvard University Press: Cambridge, MA.

Graham, H. (1983) 'Caring: A Labour of Love' in Finch, J. and Groves, D. (eds.) *A Labour of Love: Women, Work and Caring.* Routledge and Kegan Paul: London.

Graham, H. (1991) 'The Concept of Caring in Feminist Research: The Case of Domestic Service' *Sociology* 25(1):61–78.

Hochschild, A.R. (1995) 'The Culture of Politics: Traditional, Postmodern, Cold-Modern and Warm-Modern Ideals of Care' *Social Politics* 2(3):331–346. (Reprinted in A. Hochschild (2003) *The Commercialization of Intimate Life. Notes from Home and Work.* University of California Press: Berkley, CA).

Kittay, E.F. (1984) 'Pornography and the Erotics of Domination' in Gould, C.C. (ed.) *Beyond Domination.* Rowman and Littlefield: Totowa, NJ. pp. 145–174.

Kittay, E.F. (1987) *Metaphor: Its Linguistic Structure and Its Cognitive Force.* Oxford University Press: Oxford.

Kittay, E.F. (1999a) *Love's Labor. Essays on Women, Equality, and Dependency.* Routledge: New York.

Kittay, E.F. (1999b) 'Welfare, Dependency and a Public Ethic of Care' in Mink, G. (ed.) *Whose Welfare?* Cornell University Press: New York. pp. 189–213.

Kittay, E.F. (2001) 'A Feminist Public Ethic of Care Meets the New Communitarian Family Policy' *Ethics* 111(April 2001):523–547.

Kittay, E.F. (2002) 'When Caring Is Just and Justice Is Caring: Justice and Mental Retardation' in Kittay, E.F. and Feder, E.K. (eds.) *The Subject of Care. Feminist Perspectives on Dependency*. Rowman and Littlefield Publishers: Lanham. pp. 257–276.

Kittay, E.F. and Alcoff, L. (eds.) (2006) *Blackwell Guide to Feminist Philosophy*. Blackwell: New York.

Kittay, E.F. and Feder, E.K. (eds.) (2002) *The Subject of Care. Feminist Perspectives on Dependency*. Rowman and Littlefield Publishers: Lanham.

Kittay, E.F.; Jennings, B. and Wasunna, A.A. (2005) 'Dependency, Difference and the Global Ethic of Longterm Care' *The Journal of Political Philosophy* 13(4):443–469.

Kittay, E.F. and Meyers, D. (eds.) (1987) *Women and Moral Theory*. Rowman and Littlefield: Totawa, NJ.

Knijn, T. and Kremer, M. (1997) 'Gender and the Caring Dimension of Welfare States: Toward Inclusive Citizenship' *Social Politics* 4(Fall):328–361.

Land, H. (1978) 'Who Cares for the Family?' *Journal of Social Policy* 3(7):357–384.

Lawler, J. (1991) *Behind the Scenes: Nursing, Somology and the Problem of the Body*. Churchill Livingstone: Melbourne.

Leininger, M.M. (ed.) (1988) *Care. The Essence of Nursing and Health*. Wayne State University Press: Detroit.

Lloyd, L. (2000) 'Caring About Carers: Only Half the Picture?' *Critical Social Policy* 20(1):136–150.

Lloyd, L. (2004) 'Mortality and Morality: Ageing and the Ethics of Care' *Ageing and Society* 24(2):235–256.

Mills, C.W. (1959) *The Sociological Imagination*. Oxford University Press: London.

Morris, J. (1993a) ' "Us" and "Them"? Feminist Research and Community Care' in Bornat, J.; Pereira, C.; Pilgrim, D. and Williams, F. (eds.) *Community Care: A Reader*. Macmillan: Houndmills. pp. 156–166.

Morris, J. (ed.) (1996) *Encounters with Strangers: Feminism and Disability*. The Women's Press: London.

Morris, J. (1997) 'Care or Empowerment: A Disability Rights Perspective' *Social Policy and Administration* 31(1):54–60.

Morris, J. (2001) 'Impairment and Disability: Constructing an Ethics of Care That Promotes Human Rights' *Hypatia* 16(4):1–16.

Needham, C. (2011) *Personalising Public Services. Understanding the Personalisation Narrative*. Policy Press: Bristol.

Noddings, N. (1984) *Caring. A Feminist Approach to Ethics and Moral Education*. University of California Press: Berkley.

Oakley, A. (1974) *The Sociology of Housework*. Martin Robertson: Oxford.

Rawls, J. (1971) *A Theory of Justice*. Harvard University Press: Cambridge, MA.

Rawls, J. (1982) 'Justice as Fairness' *Philosophy and Public Affairs* 14:227–251.

Rønning, R. (2002) 'In Defence of Care: The Importance of Care as a Positive Concept' *Quality in Ageing – Policy, Practice and Research* 3(4):34–43.

Rostgaard, T. (2006) 'Constructing the Care Consumer: Free Choice of Home Care for the Elderly in Denmark' *European Societies* 8(3):443–463.

Rummery, K. and Fine, M. (2012) 'Care: A Critical Review of Theory, Policy and Practice' *Social Policy and Administration* 46(3):321–343.

Sen, A.K. (1997) *Choice, Welfare and Measurement*. Harvard University Press: Cambridge, MA.

Sevenhuijsen, S. (1993) 'Paradoxes of Gender: Ethical and Epistemological Perspectives on Care in Feminist Political Theory' *Acta Politica* 28(2):131–149.

Sevenhuijsen, S. (1998) *Citizenship and the Ethics of Care: Feminist Considerations on Justice, Morality and Politics*. Routledge: London and New York.

Sevenhuijsen, S. (2000) 'Caring in the Third Way: The Relation Between Obligation, Responsibility and Care in Third Way Discourse' *Critical Social Policy* 20(1):5–37.

Shakespeare, T. (2000) *Help*. Venture Press/British Association of Social Workers: London.

Tronto, J. (1993) *Moral Boundaries: A Political Argument for an Ethic of Care*. Routledge: New York.

Tronto, J. (2002) 'The Value of Care' *Boston Review* February/March 2002. http://bostonreview.net/BR27.1/tronto.html downloaded May 2013.

Tronto, J.C. (1998) 'An Ethic of Care' *Generations San Francisco* 22(3):15–20.

Watson, J. (1979) *Nursing. The Philosophy and Science of Caring*. Little, Brown and Company: Boston.

Williams, F. (2001) 'In and Beyond New Labour: Towards a New Political Ethics of Care' *Critical Social Policy* 21(4):467–493.

Yeatman, A.; Dowsett, G.; Fine, M. and Guransky, D. (2009) *Individualization and the Delivery of Welfare Services. Contestation and Complexity*. Palgrave Macmillan: Houndmills.

第四十一章

戈斯塔·埃斯潘 - 安德森：福利制度和健康的社会不公平

米凯尔·罗斯蒂拉（Mikael Rostila）

苏静静 译

本章重点讨论埃斯潘 - 安德森（Esping-Andersen）的"福利资本主义的三个世界"理论及其对理解人口健康和卫生不平等的贡献。尽管最近的一些实证研究审视了福利国家内人口健康和卫生不公平的变化情况，但从理论角度充分地讨论这些问题似乎是很重要的。本章首先讨论了埃斯潘 - 安德森理论的核心议题，接着论及近年对埃斯潘 - 安德森的福利制度理论的修改 / 补充，以及对其理论的一些评论。此外，笔者还讨论了福利国家影响健康和卫生不平等的一些潜在径路，并梳理了一些审视这种关系的实证研究。最后，在结论部分，笔者将对埃斯潘 - 安德森的理论之于健康研究的贡献予以了评价。

人物简介

1947 年，社会学家戈斯塔·埃斯潘 - 安德森（Gøsta Esping-Andersen）出生于丹麦，主要研究福利国家及其在资本主义社会中的地位。他在哥本哈根大学（Copenhagen University）学习了人口统计学、经济学和社会学，并从威斯康星大学麦迪逊分校（University of Wisconsin-Madison）获得博士学位，目前是西班牙巴塞罗那庞贝法布拉大学（Pompeu Fabra University）的教授。他是西班牙马德里的胡安·马赫研究所（Juan March Institute）科学委员会委员，IMDEA 社会科学研究所董事和科学理事会理事。目前，他的研究工作主要关注生命历程动态、社会分层和比较社会政策。他最常被引用的书为《福利资本主义的三个世界》（*The Three Worlds of Welfare Capitalism*），于 1990 年出版。其他已出版的著作包括《后工业经济的社会基础》（*The Social Foundations of Postindustrial Economies*，牛津大学出版社）和《为什么我们需要一个新的福利国家》（*Why We Need a New Welfare State*，牛津大学出版社）。

从理论上讲，马歇尔（Marshall，1950）和蒂特马斯（Titmuss，1958）的著作为埃斯潘-安德森的类型学奠定了基础（Arts and Gelissen 2002：138）。例如，蒂特马斯（Titmuss，1974）区分了"三种不同的社会政策功能模式"，这与埃斯潘-安德森的类型有某些相似之处。也有学者认为，埃斯潘-安德森得益于前人的比较研究，如维伦斯基（Wilensky，1975）、弗罗拉和海登海默（Flora and Heidenheimer，1981），以及莫森（Mommsen，1981）（Arts and Gelissen，2002：138）。他是英国科学院和美国科学院的成员，也是罗斯基勒大学和哥本哈根大学的荣誉博士。埃斯潘-安德森一直积极参与国际组织，包括联合国、经济合作与发展组织、国际社会保障协会和欧盟。除了学术研究，多年来，他还与不同的乐队合作创作和录制音乐。此外，他还养蜂（http：//dcpis.upf.edu/ ~ gosta-esping-andersen/；Wikipedia，2013）。

"福利资本主义的三个世界"

埃斯潘-安德森（Esping-Andersen，1990，1999）的"福利资本的三个世界"理论隶属于一种悠久的社会学传统，这一传统植根于理想类型的使用（Esping-Andersen，1990；Ferragina and Seeleib-Kaiser，2011）。马克斯·韦伯（Max Weber，1949）研究了两种不同的理想类型：个人主义和整体主义。埃斯潘-安德森所谓福利国家制度的理想类型是整体的。他们提出了社会或历史形势的概貌（Arts and Gelissen，2002：139）。他的研究动力在于，深信关于福利国家的理论模型尚不充分，亟须再概念化和再理论化。他认为，长期以来，对不同福利国家之间的机构差异缺乏实证和理论研究（Arts and Gelissen，2002：138）。他提出了当今最著名、最常用的福利国家分类法。最重要的是，埃斯潘-安德森（1990）根据跨国定量分析为西方民主国家福利国家制度的三分法提供了有力的经验支持。他的理论之所以能够经久不衰，其中一个主要的原因是，他用社会数据实证检验了不同的福利国家是否符合他划分的理想类型（Arts and Gelissen，2002：141）。他的类型学具有三个重要的优势，这也可以解释它的历久弥新：它是简约的，国家的分类方式便于学者们研究各类的深层逻辑，并推动了对社会政策原因和结果的假设检验（Arts and Gelissen，2002：154）。

埃斯潘-安德森解答了以下问题：福利国家是否仅仅是一个国家社会政策库的总和，或者是否是超出或凌驾于既定政策范围的建制力量（institutional force）。他认为，福利国家不应该被视为社会政策的总和；它不仅仅是分散项目的数值计算（Esping-Andersen，1994）。根据组织逻辑、分层和社会整合逻辑，福利国家可划分为三种高度分化的体制类型。这些理想类型源于不同的历史力量，并遵循迥然不同的发展轨迹。他强调历史和政治的重要性：

> ……国家的历史特征，尤其是（作为福利变化决定因素的）政治阶级联盟的历史，在福利国家主义的兴起中起着决定作用（Esping-Andersen，1990：1）。

埃斯潘-安德森认为，不同政权背后存在着三种历史和政治力量：阶级动员（尤其是工人阶级）的性质、阶级政治行动结构以及政体建制化的历史遗产。他根据两个维度区分了三种福利国家制度的理想类型（1990：26）：去商品化和分层的程度。这两个方面对不同福利制度下的人口健康和卫生不平等具有关键的影响。

社会政策的非商品化

在资本主义社会，个人的福利日渐依赖市场和现金交易关系（cash nexus）。埃斯潘-安德森（1990：21）认为，将制度层从社会中剥离，以保证劳动力市场之外的社会再生产，意味着人已被商品化。当人们可以不依赖市场生存时，则会发生去商品化。但是，如果社会救助或保险不能使个人从市场依赖中解放出来，则不一定会导致显著的去商品化。例如，按照埃斯潘-安德森的理论，以收入为准发放救济（Means-tested poor relief）将提供最后的安全网。但是，当低保水平较低且与社会污名化联系在一起时，救济系统将迫使绝大多数人退出市场，除非是最为迫切的人群。埃斯潘-安德森（Esping-Andersen，1990：22）提出，在当代福利国家，去商品化的权利采取了不同的发展进路。在以社会救助为主（social-assistance-dominated）的福利国家中，权利与工作绩效的关系不大，而是与可证明的需求更为相关。根据收入发放救济和通常微薄的福利（typically meagre benefits）可减少去商品化效应。因此，在这种模式占主导地位的国家中，其结果是加强了市场，因为除了那些失败者，所有人都将有私人保险的福利。相反，实际上，去商品化福利国家是非常新兴的事物。根据埃斯潘-安德森的研究，福利国家的门槛是，公民可以在自己认为必要时，自如地选择工作或不工作，而不会造成失业、收入或一般福利的潜在损失。在笔者看来，去商品化程度是福利国家首要的基本特征，会对健康和健康不公平产生影响，因为它可以缓冲不公平、边缘化和社会排斥的负面影响。

福利制度作为分层体系

福利制度在社会分层和分层机制等方面也存在显著的差异。埃斯潘 - 安德森（Esping-Andersen，1990：23）认为，福利制度不仅仅是一种干预或纠正不平等结构的机制；它本身就是一个分层体系，是社会关系秩序中的一支积极力量。福利制度的组织特征有助于确定社会团结、阶级划分和地位差异的表达。埃斯潘 - 安德森（Esping-Andersen，2002）辨析了三种平行于政体类型的模式或理想型，彼此具有不同的分层和社会团结（social solidarity）。欧洲大陆国家传统保守主义模式的统一之处在于，必须保留传统的地位关系以实现社会融合，而关于自由主义的目标，最好的解释是为了反对保守主义阶层的遗迹。自由主义强调解放、自由、平等的机会和健康的竞争力。信奉自由主义的国家试图通过摒弃援助，或帮助消除传统的社会保护体系，并且只接受市场机制，赋予市场在社会和经济生活组织中的霸权地位。作为经过经济调查的援助和企业社会保险的替代方案，普遍制度有助于促进社会地位的平等。在埃斯潘 - 安德森（Esping-Andersen，1990：25）看来，无论阶级或市场地位如何，所有的公民都拥有相似的权利。结果是，普遍主义的平等主义精神常常会转变为一种二元论，穷人依赖国家，其余人依赖市场。总而言之，各个福利资本主义社会促成了不同的分层过程和社会中不同程度的不平等，笔者接下来将论证，它们是健康重要的决定因素。

三种福利制度类型

埃斯潘 - 安德森（1990，1999）将国家分为三种不同的福利制度类型。在本节中，笔者将介绍这三种整体的鲜明特征，并证明它们如何对人口健康和卫生不平等产生不同的影响。还总结了一些其他学者根据埃斯潘 - 安德森（1990）的思想所补充的实例。

理想的经典社会民主（social-democratic）体制具有既针对市场又针对传统家庭的解放政策。埃斯潘 - 安德森将斯堪的纳维亚国家、瑞典、挪威、芬兰和丹麦划分为社会民主政体。这些国家的特点是社会保障水平最高，大部分都是全民社会福利，并且对政府支柱的重视相比其他国家显得尤为突出（Esping-Andersen，2002：13）。这种福利制度的基本原则是不能等到家庭捉襟见肘时予以杯水车薪的援助，而是要提前将家庭的生活成本社会化。因此，这些国家将对家庭的依赖性降至最低，并鼓励培养个人独立的能力（Esping-Andersen，1990：28）。埃斯潘－安德森强调，以追求福利为目的的市场挤出政策与以最大化公民就业能力和生产力的"挤进"政策是紧密结合的。其结果是建立一个福利国家，与其他福利制度相比，国家在照顾儿童、老年人和边缘人群方面负有直接责任（Esping-Andersen，1990：28）。换句话说，这种模式的特征是普遍主义和社会团结。埃斯潘－安德森（Esping-Andersen，2002：14）认为，广泛和慷慨的收入安全网可以防止弱势群体陷于贫困。因此，与其他两种福利制度相比，在该制度下，不平等和贫困程度较低（Fritzell，2001）。此外，社会激活政策（activation policy）减少了长期失业，向家庭提供的护理服务提供了双倍的奖金，使妇女能够生育子女和参加工作，同时最大限度地提高就业水平。由于福利制度有效地动员了单亲父母、年长工人或残障人士等弱势群体，因此它能够将包容最大化和排斥最小化。因此，对于政府来说，社会民主福利制度的成本是很高的，而且必须有高额的税收来支付公共开支。

　　在公司主义（corporatist）福利制度中，权利与阶级和地位联系在一起。埃斯潘－安德森（Esping-Andersen，1990）认为奥地利、法国、德国和意大利都属于公司主义福利制度。只有在家庭入不敷出、无以为继时，国家才会进行干预，会根据其先前的社会地位提供社会福利。该制度还着重于维护传统家庭和男性养家糊口的地位（Esping-Andersen，1990：27）；经由占据主导地位的社会保险形式（Esping-Andersen，2002：16）以及保护那些拥有稳定和终身职业的人，这样一种家庭主义（familialism）偏见得到了进一步加强。一直以来，建立这种福利制度的国家为工作稳定的人提供了强有力的就业保障和保护。再者，经由设立劳动力市场准入的重重障碍，在拥有特权的"体制内"和不稳定的"体制外"之间已经挖出了一条鸿沟。这种福利制度非常依赖家庭来限制社会排斥的风险，这一事实对妇女寻求经济独立产生了负面影响。与其他制度相比，该制度似乎造成不平等和非商品化的程度均属于平均水平。

　　在市场主导的经典自由主义福利制度中，以经济收入为准核发救济，适度的普遍转移支付（modest universal transfers）或适度的社会保险计划（modest social insurance）为主导方式。根据埃斯潘－安德森的研究，属于这种福利制度的国家包括美国、加拿大、英国和澳大利亚。这些国家主要鼓励市场作为，要么被动地通过只保证最低生活保障，要么主动地通过补贴私人形式的福利制度。除了全国性的医疗保健制度，主要的推力是将低保发放给真正需要的人（Esping-Andersen，2002：15）。自由主义国家会鼓励中产阶级进入私立福利市场，而政府则试图加强经济收入水平的核准。这些国家的特点还在于从经济状况调查转向无助于失业人口的工作条件性福利（work-conditional benefits）。这种类型的福利制度迫使公民无法依赖国家，在个人危机情况下需要依靠家人和朋友提供帮助和援助。与社会民主制度和欧洲大陆的福利制度相比，这种制度的后果是严重的收入不平等、高度的贫穷和低水平的去商品化程度。该模式还催生了高度的阶级二元论。

福利资本主义的三个世界或更多？

虽然有些国家无法归类为上述三种福利制度，学界也提出了一些其他的制度类型。这些替代分类源自对埃斯潘 - 安德森（Esping-Andersen，1990）分类法的批判（Arts and Gelissen，2002）。首先，有学者认为埃斯潘 - 安德森对地中海福利国家的分类是错误的。第二种批评认为，埃斯潘 - 安德森错误地将澳大利亚和新西兰（Antipodean countries）归类为自由主义福利国家制度。最后，一些学者认为，欧洲前共产主义社会应被视为单独一种体制类型（Aidukaite，2004，2009）。接下来，笔者将概述这几类福利制度的基本特征。

对埃斯潘 - 安德森分类理论的一项重要批评是，他没有系统地归纳地中海国家（Ferrera，1996；Arts and Gelissen，2002）。根据埃斯潘 - 安德森的理论，意大利属于公式主义的福利制度，而西班牙、葡萄牙和希腊则不在分类范围之内。那些支持地中海福利制度的学者认为，它与欧洲大陆的福利制度有许多相似之处，因为公民都被迫依赖自己家人和朋友。然而，尽管地中海国家可能被认为是大陆模式欠发达的形式，但区别在于它们的社会保障体系欠发达，并伴随着高度的家族主义（Ferrera，1996；Bonoli，1997）。此外，费雷拉（Ferrera，1996：17）认为，这些国家的特点是收入维持机制（income maintenance system）高度碎片化，表现出明显的内部两极分化，包括慷慨的峰值和宏大的保护缺口。地中海福利国家对福利领域的渗透程度也很低，公共和非公共行为体与机构之间高度混合。

一些学者还建议将后社会主义体制（post-socialist regime）作为一种特殊的福利类型。它由位于中欧和东欧的一些国家组成，但关于它们的理论化分析依然较不充分。捷克共和国、匈牙利、波兰和波罗的海国家是该福利制度的范例。艾杜卡特（Aidukaite，2004，2009）提出，波罗的海国家作为后社会主义国家的典型，不能完全套用已有的社会政策模型。这也佐证了东欧国家自成福利制度的观点。结果还表明，在波罗的海国家，社会保障金很低，由此导致了严重的收入不平等和贫困。此外，后社会主义国家的特点是社会保障体系覆盖面广，但收益低，因此公民仍然在很大程度上必须依靠家庭或市场来获得支持（Aidukaite，2009）。

另一种批评是关于澳大利亚和新西兰，认为埃斯潘 - 安德森的理论对这些国家的分类是错误的（Arts and Gelissen，2002）。埃斯潘 - 安德森认为，澳大利亚和新西兰是自由福利国家制度的代表，因为它们对公共福利的边际承诺并且高度依赖经济状况测试（Arts and Gelissen，2002：146）。但是，有学者提出，与标准的自由主义福利国家相比，这些国家在社会保护方面采取了更为特殊和包容的方式（Castells，1998）。阈值设置在相对较高的水平，因此大部分人口按照经济状况检验获得了社会救助（Arts and Gelissen，2002：146）。结果是这些国家展示了世界上最全面的福利系统，采取经济状况调查发放救助的进路。传统上，再分配是通过工资控制和就业保障实现的，而不是经由社会规划。因而，在这些福利国家，通过市场监管来实现收入保障，对于制度设置具有重要的作用。因此，澳大利亚和新西兰代表了一个独立的社会政策模式（Arts and Gelissen，2002）。

也有批评与国家福利制度的分类无关。其中最严重的批评之一是埃斯潘－安德森的原创理论（1990）未能看到性别差异的存在（Lewis，1992；Orloff，1993）。具体而言，去商品化的概念未能承认女性作为女性的作用，而且家庭未被纳入福利提供者的范畴。此外，性别作为一种分层形式，未得到充分的考量（Bambra，2007）。埃斯潘－安德森在后来的著作中对此评论做出了回应（Esping-Andersen，1999：9）。他承认，他最初的分析缺乏性别/家庭视角，因此他开始集中关注女性角色的变化，拓展了研究范围（Dahl 等，2006：197）。例如，他研究了家庭政策和其他福利成果，包括生育率。埃斯潘－安德森的结论是，就家庭政策而言，他最初提出的分类是非常贴切的。社会民主国家还制定了善待家庭的政策，而其他两种福利制度则或多或少地缺失了这类政策。

另一种批评认为，埃斯潘·安德森理论中有关福利制度的实践部分是相当局限的。这意味着重要的福利和服务被排除在外，如育儿、教育、老年人和医疗保健（Dahl 等，2006：197）。另一方面，北欧国家似乎在育儿、教育和医疗保健支出上处于中上水平，并且都拥有基于平等获取原则的全民健康保险（Rostgaard and Lehto，2001；Gornick and Meyers，2003）。

埃斯潘－安德森的开创性著作（Esping-Andersen，1990）也被指在划分每个福利国家制度时不够清晰。国家的分类似乎取决于所研究的结果（例如，去商品化、社会分层、就业、养老金等）。这可能解释了为什么之后的学者在将国家进行福利制度的分类时，呈现出多样的解释，并且得出了不同的实证结果。

最后，有学者认为制度的改变，特别是在 20 世纪 90 年代的北欧福利国家中，改变了北欧福利国家架构的性质（Dahl 等，2006：198）。目前已转向"以工作为导向的政策，社会福利的私有化，更为精准的扶贫，并且已从关注公民身份的社会权利转向社区成员的公民义务"（Gilbert，2002：5）。与自由主义者和公司主义福利制度相比，这可能已然改变了社会民主福利制度的地位。但是，近期绝大多数的研究表明，北欧模式仍然十分独特（Huber and Stephens，2001；Kautto 等，2001；Dahl 等，2006）。

埃斯潘－安德森、人口健康与卫生不公平

福利国家的比较研究通常是基于对卫生不公平的比较研究（Dahl 等，2006：193）。但是，近期越来越多的学者有兴趣转向研究某一国家内人口健康状况和健康不平等程度是否取决于社会政策及其福利制度的慷慨程度（即福利国家制度类型）（Dahl 等，2006；Eikemo 等，2008a；Bambra 等，2009）。因此，本章将在接下来一部分讨论福利制度与健康之间的潜在联系。

自 20 世纪 80 年代初，关于卫生不平等的现代研究开始兴起，一个重要的起点是英国政府委托进行的英国《布莱克报告》（*Black Report*）（Townsend and Davidson，1982）。这是全世界第一份由政府委托的报告，旨在系统地整理社会上卫生不平等的数据（Bambra，2012：146）。该报告揭示了英国不同社会地位的人口健康差别之大，而且随着时间的推移，这种健康的不平等呈现上升而非下降趋势。此外，我们的出生地对我们的健康和寿命仍然具有重要的意义。世界上最贫穷的国家与最富裕的工业化国家相比，期望寿命相差 30 多年（WHO and Com- mission on Social Determinants of Health 2008）。众所周知，巨大的全球卫生差距是无法接受的。但是相对富裕的国家之间和内在健康方面也存在很大差异（Kunst 等，2005；Mackenbach 等，2008；Rostila and Toivanen，2012）。所谓卫生不公平是指社会经济群体之间存在系统性的健康差异，是政治、道德和经济上无法接受的（Graham，2007，2009）。自《布莱克报告》以来，该领域已进行了多项研究。2005年，世界卫生组织成立了健康社会决定因素委员会，以分析全球存在的主要全球卫生差距（WHO and Commission on Social Determinants of Health，2008）。

但是，有学者认为，为了改善各国的健康水平，流行病学研究应将注意力集中在与疾病直接相关的风险因素上，通过研究人群置身风险的环境（即疾病的根本原因），对基于个体的风险因素进行背景分析（Link and Phelan，1995）。福利国家制度被认为是疾病的根本原因，换句话说，是使人们处于危险之中的宏观结构，本章下一部分将探讨不同福利制度与健康之间的关系。

福利制度、健康与卫生不公平的联系机制

福利制度影响健康和卫生不公平的进路有多种（Dahl 等，2006；Lundberg 等，2008a）。它们与福利国家制度的去商品化程度和分层程度密切相关。

去商品化提请人们注意"所有"公民辞职或生病的情况下，仍然能够获得足够的物质手段，以防止在脆弱的生活环境中对健康带来额外的伤害（Dahl 等，2006：201）。福利国家是健康的重要决定因素，因为它们可以调控个人的社会经济地位对健康的影响程度（Navarro 等，2003；Eikemo 等，2008a；Eikemo 等，2008c）。国家之间和国家内部的公共卫生和卫生不公平是由收入不平等、财富分配以及社会经济不平等的其他方面所造成的，如能否获得资源（Lundberg，2008）。提供福利（社会转移和福利服务）旨在解决不平等问题，因此也应影响健康（Navarro 等，2003）。Eikemo（Eikemo 等，2008c）建议福利国家提供各种社会转移支付（如与住房有关的救助金、失业救济、退休金、疾病和残障救济）以及重要的福利服务（医疗保健和社会服务）。福利国家的社会政策还可以通过为人们提供相同的教育机会，规避劳动力市场中的歧视，减少经济和种族隔离以及影响收入分配来影响社会分层。家庭政策和养老金可使人们在特殊的生命阶段维持较为体面的经济条件，从而有助于改善此类福利政策惠及人群的健康状况，否则将出现经济状况明显地每况愈下（Lundberg 等，2008b）。这些转移和服务应共同调解社会经济地位与健康之间的关系，并随着较贫困人口健康水平的改善，促进整个人群的整体健康水平。

达尔等认为，在慷慨的社会民主模式的福利国家，普遍主义具有重要的意义（Dahl 等，2006：199）。在这些国家，每个公民表面上都具有平等的价值，并有权享有相同的物质利益和社会服务。因此，普遍主义可以促进社会中最弱势群体之间的社会融合和社会资本。它也可能促进对整个福利国家的支持。假设社会融合、社会资本（Rostila，2013）和较少的反社会行为对健康是有益的，那么普遍主义会比其他福利制度带来更好的健康，引发更小的卫生不公平。

在不同的福利制度中，有力的劳工运动也会对健康和卫生不公平起到重要的作用（Dahl 等，2006：202）。在社会民主福利国家，劳工运动中处于强势地位，而在自由主义和社团主义国家中则处于弱势地位。因此，可以合理地预期，这将对工作场所的特征和工作环境产生积极影响，进而成为健康和卫生不公平重要的决定因素（Toivanen，2007）。有力的劳工运动尤其可以改善低职业地位人群的物质条件和心理-社会工作条件。

在整个生命过程中，福利国家的建制对健康也可能具有重要的作用。如果这样的话，这将影响到解决卫生不公平的生命过程进路，意味着风险暴露、健康危害和社会弱势状况可能对成人生活产生长期影响，并且风险可能会在一生中不断地累积。这一视角考虑到这样一个事实，即一个人生命早期的生物烙印可能对健康、好或坏社会环境的积累、风险暴露和行为方式，以及社会和生物学进路产生长期的影响（Dahl 等，2006：203）。社会民主福利国家拥有医学康复、社会激活措施，以及受教育和终身学习的机会等全面的安排，这意味着，如果发生不幸的生活事件，如失业和疾病，对福祉和生活机会造成的后果要比自由主义或公司主义的福利国家轻一些。例如，自 20 世纪 30 年代初以来，全民福利国家一直以完备成熟的妇幼保健服务所著称。儿童医疗保健也是免费的，这意味着无论社会地位如何，父母都可以为孩子获得相同的医疗保健（Lundberg 等，2008b）。

但是，文献表明，并不是普遍主义福利模式的某个方面改善了健康状况，而是在持续的一段时间内，各种政策的互动和结合（例如，福利服务的全民可及，更高的替代率，更高的男女就业率等），创造了有利于促进健康的物质条件和社会不平等（Navarro and Shi，2001；Chung and Muntaner，2006）。

绝对和相对卫生不公平的悖论

很少有研究探讨健康状况和卫生不公平是否会因福利国家制度不同而有所差异，并且实证证据参差不齐。有些人审视了不同福利制度下的整体健康状况和死亡率。伦德伯格等（Lundberg 等，2008a）发现，更为慷慨的支持双收入的家庭政策与婴儿死亡率降低有关，波普汉等（Popham 等，2013）发现，北欧国家男性的预期寿命最高，且死亡率呈现出最低水平的不平等，而女性则不然。艾克莫等（Eikemo 等，2008b）观察到，与南欧和东欧福利制度相比，斯堪的纳维亚和盎格鲁 - 撒克逊福利制度（与自由主义制度相比）下，人们对总体健康状况具有更好的自我感知。尽管如此，一些针对相对卫生不公平的实证研究发现，在社会民主国家中，这些状况处于相似的水平，甚至更糟，而在地中海国家中，不公平程度较低。例如，艾克莫等（Eikemo 等，2008a）发现，按收入水平衡量，斯堪的纳维亚国家的卫生不公平并非最高或最低。按收入划分，盎格鲁 - 撒克逊国家的卫生不公平最为严重，而拥有俾斯麦福利制度（与公司主义福利国家相比）的国家则最低。艾克莫等（Eikemo 等，2008c）发现，南欧福利国家在健康方面的教育不平等程度最大，而斯堪的纳维亚福利制度的地位不及盎格鲁 - 撒克逊人和东欧。最后，巴姆布拉和 艾克莫（Bambra and Eikemo，2009）发现，在盎格鲁撒克逊、俾斯麦和斯堪的纳维亚福利制度中，自我评估健康状况的相对不平等最大。

至于为什么卫生不公平在社会民主国家不是最小的问题，有各种可能的解释。第一，有人认为并不构成"悖论"，而只是人工制品。在使用何种社会经济指标，如何计算指标以及健康结局如何，尚存在差异。在进行卫生不平等的跨国比较方面还存在一些问题，因为尚不清楚每个政权或国家的底层人群是否相同（Bambra，2012：156）。因此，我们统计模型的局限性也会导致错误的结论。第二，在北欧国家，健康不良的社会后果可能更大，而健康不良的人口更有可能集中在社会经济地位较低的人群。第三，与其他福利制度相比，北欧国家吸烟人群的社会经济不平等要高得多，这可能导致社会经济地位较低的群体健康状况较差（Bambra，2012：157）。第四，有人提出，在社会民主福利国家，相对剥夺感可能会更加广泛，因为弱势群体对向上的社会流动和繁荣报以很高的期望：很少有人能够达到期望（Huijts and Eikemo，2009）。这可能会加剧卫生不公平，特别是在与压力有关的疾病方面。

结　论

关于福利制度、人口健康和卫生不公平之间的关系，各种研究众说纷纭，因此，一些学者认为埃斯潘－安德森（1990）的理论在健康研究方面并无建树。例如，有学者认为，将福利制度的分类学作为一种工具，用于分析政策和制度对健康决定因素的影响，显得过于粗糙和不精确（Lundberg，2008）。在实践中，很少有研究采用完全相同的体制进路（尽管许多学者使用了相同的标签）。这可以解释为什么产生的结果是不同的，甚至是冲突的。埃斯潘－安德森的理论还关注了福利国家背后的原则，而不是福利制度对公民的影响（Lundberg，2008）。因此，作为一种分析工具，一个重要的缺点是分类的一维属性，因为它们集中于现金转移系统的一般方面，而其他更具体且与健康相关性更高的福利服务（如退休金、疾病保险、失业保险或家庭政策）不一定会按照福利制度的类型进行分类。此外，福利国家其他领域所采用的原则，例如社会照护服务和健康照护（healthcare），不一定与转移计划所采用的原则相同。近期一项研究回顾了对福利制度与健康关系的实证研究，发现我们在研究福利国家特征对健康的影响时，应改用建制进路或支出进路（Bergqvist 等，2013）。建制进路（institutional approach）关注如何设计福利机构及具体的社会政策和计划，以及它们如何影响健康和卫生不公平，而支出进路（expenditure approach）则关注福利国家的投入，途径是研究社会保障和公共服务的支出。因此，有人提出，它们为研究具体福利政策如何影响健康提供了更详细的信息，但通过结合不同的权利／支出模式，它们也可以很容易地用于研究总的福利工作。

从理论的角度来看，尽管有理由相信不同的福利制度类型可能对健康和卫生不平等产生重要的影响，但实证研究的证据却是五花八门，并且难以评估。这可能会导致我们质疑埃斯潘·安德森福利制度分类在健康研究中的有效性。然而，"福利资本主义的三个世界"理论在其他研究领域也受到了相当多的批评。在这种情况下，必须强调的是，现实世界与福利国家的理想世界可能是相悖的，往往表现出混合的形式（Arts and Gelissen，2002：153），并且每个国家都呈现为一种多体制的混合体。只要我们将福利国家制度视为理想类型，我们还必须承认并接受不同福利制度之间以及相同福利制度中不同国家之间的差异。埃斯潘－安德森的理论之于健康领域的贡献正是在于将复杂的过程和特征简单化，进而在其指导下，进一步研究更具体的福利计划和服务，及其对人口健康和卫生不公平的影响。因此，埃斯潘－安德森（1999）认为，从经济考量，构造理想型仍然是颇有建树的：能够看到森林，而不是无数棵独一无二的树木。作为理论，它有助于对社会政策的起因和结果提出新的假说，并予以检验。在我们将"福利资本主义的三个世界"在卫生领域的价值释放完全之前，有必要对福利国家制度之于健康的影响进行更多的研究。

参考文献

Aidukaite, J. (2004) *The Emergence of the Post-Socialist Welfare State*. Doctoral dissertation, Södertörn University College: Stockholm.

Aidukaite, J. (2009) 'Old Welfare State Theories and New Welfare Regimes in Eastern Europe: Challenges and Implications' *Communist and Post-Communist Studies* 42:2–39.

Arts, W. and Gelissen, J. (2002) 'Three Worlds of Welfare or More?' *Journal of European Social Policy* 12:137–158.

Bambra, C. (2007) 'Going Beyond the Three Worlds of Welfare Capitalism: Regime Theory and Public Health Research' *Journal of Epidemiology and Community Health* 61:1098–1102.

Bambra, C. (2012) 'Social Inequalities in Health: The Nordic Welfare State in a Comparative Context' in Kvist, J.; Fritzell, J.; Hvinden, B. and Kangas, O. (eds.) *Changing Social Equality: The Nordic Welfare Model in the 1st Century*. Policy Press: Bristol. pp. 143–164.

Bambra, C. and Eikemo, T.A. (2009) 'Welfare State Regimes, Unemployment and Health: A Comparative Study of the Relationship Between Unemployment and Self-Reported Health in 23 European Countries' *Journal of Epidemiology and Community Health* 63:92–98.

Bambra, C.; Pope, D.; Swami, V.; Stanistreet, D.; Roskam, A.; Kunst, A.; Scott-Samuel, A. (2009) 'Gender, Health Inequalities, and Welfare State Regimes: A Cross-national Study of 13 European Countries' *Journal of Epidemiology and Community Health* 63:38–44.

Bergqvist, K.; Åberg Yngwe, M. and Lundberg, O. (2013) 'Understanding the Role of Welfare State Characteristics for Health and Inequalities – an Analytical Review' *BMC Public Health* 13:1234.

Bonoli, G. (1997) 'Classifying Welfare States: A Two-Dimension Approach' *Journal of Social Policy* 26:351–372.

Castells, M. (1998) *The Information Age: Economy, Society and Culture. Vol.III: End of Millennium*. Blackwell: Oxford, UK.

Chung, H. and Muntaner, C. (2006) 'Political and Welfare State Determinants of Infant and Child Health: An Analysis of Wealthy Countries' *Social Science and Medicine* 63(3):829–842.

Dahl, E.; Fritzell, J.; Lahelma, E.; Martikainen, P.; Kunst, A. and Mackenbach, J. (2006) 'Welfare Regimes and Health Inequalities' in Siegrist, J. and Marmot, M. (eds.) *Social Inequalities in Health: New Evidence and Policy Implications*. Oxford University Press: New York. pp. 193–222.

Eikemo, T.; Bambra, C.; Joyce, K. and Dahl, E. (2008a) 'Welfare State Regimes and Income-Related Health Inequalities: A Comparison of 23 European Countries' *European Journal of Public Health* 18:593–599.

Eikemo, T.; Bambra, C.; Judge, K. and Ringdal, K. (2008b) 'Welfare State Regimes and Differences in Self-Perceived Health in Europe: A Multilevel Analysis' *Social Science and Medicine* 66:2281–2295.

Eikemo, T.; Huisman, M.; Bambra, C. and Kunst, A. (2008c) 'Health Inequalities According to Educational Level in Different Welfare Regimes: A Comparison of 23 European Countries' *Sociology of Health and Illness* 30:565–582.

Esping-Andersen, G. (1990) *The Three Worlds of Welfare Capitalism*. Polity Press: Cambridge.

Esping-Andersen, G. (1994) 'Welfare States and the Economy' in Smelser, N.J. and Svedberg, R. (eds.) *The Handbook of Economic Sociology*. Princeton University Press/ Russell Sage Foundation andPrinceton University: New York. pp. 711–732.

Esping-Andersen, G. (1999) *Social Foundations of Postindustrial Economies*. Oxford University Press: New York.

Esping-Andersen, G. (2002) 'Towards a Good Society, Once Again?' in Esping-Andersen, G. (ed.) *Social Foundations of Postindustrial Economies*. Oxford University Press: New York. pp. 1–25.

Ferrera, M. (1996) 'The "Southern" Model of Welfare in Social Europe' *Journal of European Social Policy* 6:17–37.

Ferragina, E. and Seeleib-Kaiser, M. (2011) 'Thematic Review: Welfare Regime Debate: Past, Present, Futures?' *Policy and Politics* 39(4):583–611.

Flora, P. and Heidenheimer, A.J. (1981) *The Development of Welfare States in Europe and America*. Transaction Books: New Brunswick, NJ.

Fritzell, J. (2001) 'Still Different? Income Distribution in the Nordic Countries in a European Comparison' in Kautto, M.; Fritzell, J.; Hvinden, B.,; Kvist, J. and Uusitalo, H. (eds.) *Nordic Welfare States in The European Context*. Routledge: London. pp. 81–41.

Gilbert, N. (2002) *Transformation of the Welfare State. The Silent Surrender of Public Responsibility*. Oxford University Press: Oxford.

Gornick, J.C. and Meyers, M.K. (2003) *Families that Work. Policies for Reconciling Parenthood and Employment*. Russel Sage Foundation: New York.

Graham, H. (2007) *Unequal Lives. Health and Socioeconomic Inequalities*. Open University Press: Berkshire.

Graham, H. (2009) 'Health Inequalities, Social Determinants and Public Health Policy' *Policy and Politics* 37(4):463–479.

Huber, E. and Stephens, J.D. (2001) *Development and Crisis of the Welfare State. Parties and Policies in Global Markets*. The University of Chicago Press: Chicago, IL.

Huijts, T. and Eikemo, T.A. (2009) 'Causality, Selectivity or Artefacts? Why Socioeconomic Inequalities in Health Are Not the Smallest in the Nordic Countries' *European Journal of Public Health* 19(5):452–453.

Kautto M.; Fritzell J.; Hvinden, B.; Kvist, J. and Uusitalo, H. (eds.) (2001) *Nordic Welfare States in the European Context*. Routledge: London.

Kunst, A.E.; Bos, V.; Lahelma, E.; Bartley, M.; Lissau, I.; Regidor, E.; Mielck, A.; Cardano, M.; Dalstra, J.A.A.; Geurts, J.J.M.; Helmert, U.; Lennartsson, C.; Ramm, J.; Spadea, T.; Stronegger, W.J. and Mackenbach, J.P. (2005) 'Trends in Socioeconomic Inequalities in Self-Assessed Health in 10 European Countries' *International Journal of Epidemiology* 34:295–305.

Lewis, J. (1992) 'Gender and the Development of Welfare Regimes' *Journal of European Social Policy* 2:159–173.

Link, B. and Phelan, J. (1995) 'Social Conditions as Fundamental Causes of Disease' *Journal of Health and Social Behavior* 35(suppl):80–94.

Lundberg, O. (2008) 'Commentary: Politics and Public Health – Some Conceptual Considerations Concerning Welfare State Characteristics and Public Health Outcomes' *International Journal of Epidemiology* 37:1105–1108.

Lundberg, O.; Yngwe, M.A.; Stjarne, M.K.; Elstad, J.I.; Ferrarini, T.; Kangas, O.; Norstrom, T.; Palme, J. and Fritzell, J. (2008a) 'The Role of Welfare State Principles and Generosity in Social Policy Programmes for Public Health: An International Comparative Study' *Lancet* 372(9650):1633–1640.

Lundberg, O.; Yngwe, M.A.; Kolegard Stjarne, M.; Bjork, L. and Fritzell, J. (2008b) *NEWS – The Nordic Experience. Welfare States and Public Health.* Centre for Health Equity Studies (CHESS): Stockholm.

Mackenbach, J.P.; Stirbu, I.; Roskam, A-J.R.; Schaap, M.M.; Menvielle, G.; Leinsalu, M. and Kunst, A.E. (2008) 'Socioeconomic Inequalities in Health in 22 European Countries' *New England Journal of Medicine* 358(23):2468–2481.

Marshall, T.H. (1950) *Citizenship and Social Class and Other Essays.* Cambridge University Press: Cambridge.

Mommsen, W. J. (1981) *The Emergence of the Welfare State in Britain and Germany.* Croom Helm: London.

Navarro, V. and Shi, L. (2001) 'The Political Context of Social Inequalities and Health' *Social Science and Medicine* 52(3):481–491.

Navarro, V.; Borrell, C.; Benach, J.; Muntaner, C.; Quiroga, A.; Rodriquez-Sanz, M.; Vergés, N.; Gumá, J. and Pasarín, I. (2003) 'The Importance of the Political and Social in Explaining Mortality Differentials Among Countries of the OECD, 1950–1998' *International Journal of Health Services* 33(3):419–494.

Orloff, A.S. (1993) 'Gender and the Social Rights of Citizenship: The Comparative Analysis of Gender Relations and Welfare States' *American Sociological Review* 58:303–328.

Popham, F.; Dibben, C. and Bambra, C. (2013) 'Are Health Inequalities Really Not the Smallest in the Nordic Welfare States? A Comparison of Mortality Inequality in 37 Countries' *Journal of Epidemiology and Community Health.* doi:10.1136/jech-2012-201525.

Rostgaard, T. and Lehto, J. (2001) 'Health and Social Care Systems: How Different Is the Nordic Model?' in Kautto, M.; Fritzell, J.; Hvinden, B.; Kvist, J. and Uusitalo, H. (eds.) *Nordic Welfare States in the European Context.* Routledge: London. pp. 137–167.

Rostila, M. (2013) *Social Capital and Health Inequality in European Welfare States.* Palgrave Macmillan: Basingstoke.

Rostila, M. and Toivanen, S. (eds.) (2012) *Den Orättvisa Hälsan: Om socioekonomiska skillnader i hälsa och livslängd.* Liber: Stockholm.

Titmuss, R. (1958) *Essays on the Welfare State.* Allen and Unwin: London.

Titmuss, R. (1974) *Social Policy.* Allen and Unwin: London.

Toivanen, S. (2007) *Work-Related Inequalities in Health: Studies of Income, Work Environment, and Sense of Coherence.* Doctoral Dissertation, Department of Sociology: Stockholm.

Townsend, P. and Davidson, N. (1982) *Inequalities in Health: The Black Report.* Penguin books: Harmondsworth.

Weber, M. (1949) *The Methodology of the Social Sciences.* Free Press: Glencoe, IL.

WHO and Commission on Social Determinants of Health (2008) *Closing the Gap in a Generation: Health Equity Through Action on the Social Determinants of Health.* Final report of the commission on social determinants of health. World Health Organization: Geneva.

Wikipedia (2013) http://en.wikipedia.org/wiki/G%C3%B8sta_Esping-Andersen (accessed 2013-12-02).

Wilensky, H.L. (1975) *The Welfare State and Equality: Structural and Ideological Roots of Public Expenditures.* University of California Press: Berkeley, CA/Los Angeles.

第四十二章

布鲁诺·拉图尔：从远距离行动走向患者安全的关注事项

何思音（Su-yin Hor）、里克·伊德玛（Rick Iedema）

苏静静 译

如果问布鲁诺·拉图尔（Bruno Latour）的著作有何独特之处，那就是他不仅会质疑别人的实践和假设（尤其是科学家），而且会质疑他自己。在这方面，拉图尔的哲学明显有别于《粉红豹》（*The Pink Panther*）[1]中的克劳索探长：

> 管家：您毁了那架钢琴！
>
> 克劳索探长：和这里犯下的罪行相比，一架钢琴值几个钱？
>
> 管家：但这是一台无价的施坦威[2]！
>
> 克劳索探长：已经不系喽！（Nyot anymeur）（The Pink Panther，1963）。

将克劳索的哲学与奠定学术研究基础的哲学进行比较似乎不合理，但背后的道理是重要的：研究调查常常会按照他们偏爱的分析策略或既定的研究原则，忽视甚至有时会破坏研究问题的丰富性和完整性。

在介绍布鲁诺·拉图尔对健康社会学的杰出贡献之前，先开篇引用 20 世纪 60 年代电影《粉红豹》中的台词，这是不是有荒腔走板？相反，这样做有几个充分的理由。拉

---

[1] 又名顽皮豹，是世界上最受宠爱的卡通人物之一。

[2] 世界最高知名度的钢琴钻石名牌。

图尔不仅与克劳索相似；他听起来也像他，他也很有趣，甚至更有趣。在2008年蒙特利尔举行的"何为组织？"³ 会议上，他在大会报告中调侃道，他主持研究所的研究会议时，背后的半身像在他身后凝视着他。这座半身像是科学政治学院（Sciences Po Ecole des Arts Politique）的创始人，拉图尔曾在这里担任科研处副处长（2007—2012年）。在演讲中，拉图尔一直在说半身像要把他的后背看穿了，并想象这种凝视好比指南针，指引他何为正确的方向。整个演讲中交织着一种反思的情怀，他不是站在某种哲学、道德、教学或研究的至高点上，而是从逝者雕像的审视入手来予以解释，从而使演讲变得更加有力和打动人心。

这则轶事还强调了一点，阅读和理解拉图尔的作品要始终保持与作品本身的张力，以免我们在过度追求和痴迷于理论、方法和真理时破坏了物质现实，即"无价的钢琴"。当然，在这方面，拉图尔在揭示如何追求真理和知识的方向上，已与克劳索分道扬镳。确实，拉图尔在1999年的《行动者网络理论及发展》（*Actor Network Theory and After*）一书中提出，要"把行动者网络理论完全召回"，以防止它取代"真实"：

> "在四件事上，行动者网络理论不能适用。行动者、网络、理论和连字符！棺材上的四个钉子。"（Latour，1999a：15）

因此，拉图尔的终极告诫：任何理论都不应掩盖其旨在阐明的内容（Latour，2004）。

在介绍了背景和这一告诫之后，本章接下来将更详细地讨论拉图尔理论的主要原则、行动者网络理论（ANT）本身和围绕这一理论的哲学和方法学，及其研究对健康社会学，尤其是卫生保健社会学的影响。首先，我们将解释拉图尔的主要贡献，以重新思考物质对象的能动性（agency）为中心，拓展物质符号学研究领域，并将"网络"和"计算中心"（译注：这是拉图尔提出的一个概念，在该场所中，资源通过循环运动到其他地方得到积累，在此基础完成知识的生产）的概念应用于社会分析。我们将首先阐述拉图尔研究工作的关键主题，之后，将探讨其在患者安全领域的影响和应用，特别是关于当下卫生服务问责制是如何从追求"远距离"得到确定性的数值计算法（numerical-calculative-rational methods）转向更具叙事性、地方性和多模式的进路，从而实现复杂性和"异质性"。

生平和拉图尔对（社会）科学的贡献

布鲁诺·拉图尔（1947—2022）是一位哲学家和人类学家，他的研究兴趣为科学研

---

³ 会议的全名为"什么是组织？致敬詹姆斯·泰勒"（What Is an Organization? A Tribute to the Work of James R. Taylor），2008年5月21-22日，蒙特利尔。

究实践。他出生于 1947 年，在巴黎高等矿业学校（École de Mines de Paris）任教，之后于 2006 年被聘为巴黎科学学院（Sciences Po Paris）教授。拉图尔最早是因与史蒂夫·伍尔加（Steve Woolgar）合著的《实验室生活：科学事实的社会建构》（*Laboratory Life：The Social Construction of Scientific Facts*）而成名（Latour and Woolgar，1979）。在这本书中，拉图尔和伍尔加描述了某神经内分泌实验室的科学工作。书中认为，科学工作（scientific labor）涉及各种技术规程和过程，通过在不同阶段的确定性间跃迁来建构科学事实，即从"这是个人故事"到"这是实验室人工制品"，再到"这很可能是一个事实"，旨在更广泛地获得同行的支持和科学领域内的地位（Latour，1990）。在建构和实现"事实建构"的轨道上，科学家会招募各种行动者和技术［统称"行动者（actant）"以承认其能动性］，以赋予他们的发现和结论以重要性和说服力。

　　拉图尔的方法已定义了科学和技术研究领域，证明科学研究和技术发展依赖于事实的逐步建构，以及支持或确认事实建构的行动者网络。因此，毫不意外地，他的观点遭到了那些捍卫传统科学观念的人强烈反对，他们认为科学成就是基于实证研究的严谨性、真理和发现（Boghossian，2006）。批评者认为拉图尔的工作等同于技术科学现象的社会建构主义与相对主义，把他对科学的剖析简化为任何关于事物在现实中是如何的故事都是一样的（Searle，1992）。

　　在之后的著作中，例如《法国的巴斯德化》（*The Pasteurization of France*，1988b）和《阿拉米斯或对技术的爱》（*Aramis or the Love of Technology*，1996a），拉图尔阐述了他对科学技术如何不可避免地融入社会实践和网络的看法和分析。这些著作证明，若没有广泛的支持性实践和社会政治网络予以支撑，即使有效的科学和技术方案也难以为继。

　　拉图尔的工作为行动者网络理论做出了重要的贡献（Latour，2005）。行动者网络理论标志着社会科学的重大发展。它强调了三个重要的事项：非人类行动者潜在的能动性（考虑病毒对人口的影响），经由地图、机器和法规将人类能动性转化为技术能动性或官僚能动性实现"远距离行动"，以及我们维护社会现实所需的行动或持续性活动（Latour，1996b）。

　　拉图尔跨越不同的学科，包括哲学、人类学、符号学（Greimas，1974）以及民族志的方法（Garfinkel，1967），得出了这些指导原则。符号学，即对符号系统如何运作的研究，使拉图尔能够追踪特定现象从一种物质世界（materiality）"重新符号化"（resemiotise）到另一种物质世界的方式（Iedema，2001）。例如，要想确保门被关上，可以在每个人进门时请他把门关上，或者在门上贴上提示关门的标识，抑或安装自动门装置（Latour，1992）。后两种是前一种的翻译或重新符号化：口头请求被"翻译"成标识；把标识"翻译"为自动门。

　　受加百列·塔德（Gabriel Tarde）的社会模仿理论影响，并与加芬克尔（Garfinkel）的民族志方法学保持一致，拉图尔并不认为社会是对外在于个人的影响因素，不同于主流社会学理论的观点（Durkheim，1964）。取而代之的是，拉图尔采纳了塔尔德对社会的看法（Tarde，2012），认为社会存在既是表演的结果，也有必要是表演的结果［参见朱迪思·巴特勒（Judith Butler）对"表演性"（performativity）一词的使用，请参阅（Butler，1996）］。这种表演视角在拉图尔 2005 年概述书的标题中很突出，该书解释了他的一般方法，特别是行动者网络理论，名为《重新组装社会》（*Reassembling the Social*）。

正如已经指出的那样，拉图尔从不回避质疑自己的理论，甚至在 20 世纪 90 年代末也"回避行动者网络理论"（Latour，1999a）。拉图尔显然不同意克劳索检查员的看法，即销毁一架完美的钢琴是有道理的。对于拉图尔而言，一种理论或方法不应粗暴地对待我们面前的一切。相反，如果一种理论或方法被证明过于简化了我们所处的复杂环境，则需要将其丢弃。对他而言，理论或方法不应该成为干扰，而冒着为了答应"真相"而牺牲复杂的物质现实（昂贵的钢琴）的风险。

拉图尔并没有采取宏大的理论和僵化的方法论立场，以致使我们错过了眼前的显而易见的事情，而是选择了少量的调查性原则或我们可以称之为"最低要求"的方法（Latour，2005）。接下来，我们研究其中的两个。第一个是拉图尔对网络和计算中心的解释，以及它们如何实现"远距离行动"；第二个原则与拉图尔享有"参与论坛"特权有关。我们将这些原则应用于健康研究的特定方面：患者的安全。

网络和计算中心如何允许远距离采取行动

1987 年出版的《科学在行动》（*Science in Action*）提供了一种新的方式来理解技术科学，所谓技术科学即"知识"的生产，通过实践和人工制品的网络（network）来提取、动员、维护和收集知识。拉图尔生动地描述了想法是如何从仍待争辩中的陈述演变成为"事实"，争端陈述具有偶然性、不确定性、脆弱性，而事实即黑框内的解释和知识，具有稳定性和理所当然性。他指出，我们所谓的科学知识（理论或事实）是通过"力量试验"（trial of strength）产生的，"力量试验"很大程度上取决于为支持这种知识而动员的网络的密度——文献资料、复杂的实验室设施、设备、科学或其他领域的支持者等。

因此，科学知识的确定性并不是某些认知上的绝对性。相反，确定性是社会物质网络维持和执行科学知识的功能。这里还需要考虑一个重要的问题，事实陈述的状态总是取决于随后的陈述以及这些陈述如何表示之前的陈述。这个"翻译"的过程对于事实陈述是否能够传播至关重要——后续的翻译是否接受或假定先前的陈述是既定的，还是将其视为不确定和有争议的。这意味着没有任何事实，论述或陈述本身就能够维持其自身的力量或可信度；相反，拉图尔告诉我们，可信性、真实性和确定性并不是一蹴而就、一劳永逸的，它们最终取决于翻译如何、在哪里、与谁合作，在哪里，走多远，以及能获得多少（经济、社会）投资。

　　拉图尔在《科学在行动》一书中进一步扩展了论述的传播性，阐述了科学方法如何应对远距离行动（act at a distance）的挑战，即希望了解并能够对其他环境中发生的事情采取行动（Latour，1987）。例如，他描述了早期的探险者，他们的任务是寻找遥远的土地，并把它们"带回"，以地图、细致的记录和通道深度的知识，以及关于生活在那里的人们和他们的贸易意愿（Latour，1986）。这种远距离行动的愿望是做出记录的动力，我们称之为信息，包括科学事实、知识或对世界的解释，它们可以通过紧密相连的网络远距离的传播。然后，这些信息被汇集到"计算中心"中，使这些中心的使用者能够控制，至少影响在多个遥远的环境中发生的事情。

　　在解释远距离行动如何在计算中心展开时，拉图尔区分了"知识"和"实践"。对他来说，"实践就是人们在环境中所做的任何事情；知识成为在一种环境中被调动起来作用于另一种环境的所有事物"（Latour，1988b：160）。这种差异使拉图尔能够勾勒出成功跨越距离的知识的总体特征。这种知识具有流动性、稳定性和可组合性。这种知识是便携的而不是不灵便的，是持久的而不是脆弱的，它所传输的信息与其他类型的信息是可比较的，或这说是可通约的。取决于"铭写"或"不可通约的移动"，知识是可移动的、稳定的和可组合的。这种知识的一个例子是地理地图，它使水手和商人能够计划航行和贸易（Latour，1986）。另一个例子是在记录中使用量化，这表明数字是如何很好地充当铭写的方式。无论我们是计算疾病、治疗还是支付，这些记录将各种各样的数据集转化为相等的数量，使它们可以跨越时间和空间，并与其他种类的计量相比较（Robson，1992）。

　　因此，拉图尔研究的关键之处在于，他考虑到具体和地方性的现象（比如，某个岛屿之内）是如何形式化为可移动的、持久的和可通约的知识类型，供其他地方的人使用。他的分析实际上使我们能够理解产生这些形式主义的系谱学和围绕它们的争议，特别是支持这种形式主义的网络和实践的权力意义。

　　拉图尔再次利用科学研究（studies of science），但将其应用于跨国公司、基础设施和数据库的分析，阐述了他对如何解释行动和决策的看法。他称之为"解释的政治（politics of explanation）"（Latour，1988b）。他认为，当我们对世界作出解释时，我们都在建立帝国，也就是建立网络。一个强有力的解释，即有许多盟友并且很难被对抗或击败的解释，需要"通过尽可能少的中介将尽可能少的因素，将尽可能多的环境结合在一起"（Latour，1988b：160）。这就是将现象组合成新的不可变的行动者的关键所在。这是因为不可改变的行动者会让人们对过去遥远的事物、人物和事件变得更加熟悉：

　　　　在这些积聚痕迹的中心，没有什么是陌生的、无限的、巨大的或遥远的；恰恰相反，它们累积了如此多的痕迹，以至于一切都变得熟悉、有限、近而方便（Latour，1987：230）。

拉图尔的分析揭示了一个重要的现实问题。由此产生的知识，成为计算和意图中心的形式和定义，现在"代表"着它所表现的遥远的上下文。它的形式使未被表现的东西变得无形，因此是次要的，而且可能是微不足道的。由正式的铭文组成，这种知识面临着失去与最初产生它的东西的联系的风险。鉴于他们所代表的内容的复杂性，数字数据转换实践和地区的特定方面，可能会成为追求高级计算的人的目的。

在这里，我们绕了一整圈：没有事实，没有任何正式的、可移动的记录，为了构建远距离行动而做出的考虑是不可辩驳的，或就其本身而言是确定的。任何事实的力量（以及动员和利用事实的计算中心的力量）都根植于那些支持其对真理和知识的主张的学会和同盟中。

下面我们将探讨这些考虑对健康研究的深远影响，特别是其更客观和统计变量。在此之前，我们来看看拉图尔思想中一个更近期、同样令人兴奋的发展：他从"事实的问题"转向"关切的问题"。

从批评到参与

对科学事实确定性的解构为拉图尔带来了许多批评。他虽欣然接受批评，但也颇多感慨（Latour，2004）。不过，他断然拒绝接受的一个批评是，他的研究目的是揭穿科学确定性，从而招致"暴民统治"。在反驳这种批评时，他认为，当我们不再希望"有一种超越的力量来对抗无法无天的暴徒"时，"暴民统治"的风险就消失了（Latour，1999b：15）：

> 支持或反对绝对真理，支持或反对多种立场，支持或反对社会建构论，支持或反对存在，从来都不是重要的斗争。揭穿、揭露、避免被欺骗的程序，从对人、物和神的集体来说似乎更重要的任务中窃取了能量，也就是从"难以控制的混乱"中整理出"宇宙"的任务（Latour，1999b：22）。

拉图尔在这里说的是，比起寻找绝对事实，还有更有趣、更富有成效的事情可以做和讨论。我们不需要卷入强权与正义（Might and Right）之间的战争。拉图尔建议，还有一种选择——"集体"。例如，在《潘多拉的希望》（*Pandora's Hope*，1999b）一书中，他对比了我们描述科学家活动的不同方式。一种是"科学"：冰冷、冷漠、客观、遥远的活动，脱离政治、金融、伦理和价值；另一种是"研究"：不确定和开放式的活动，处理日常物质和必需品的时间限制、预算、个人关系和竞争、故障工具和技术知识。

将科学活动描述为"研究"，意味着承认它是一项混乱的事业，而不是屈服于政治或市场压力，出于对科学成就的尊重而将其理想化：

比如，一些小企业家为争夺一些市场份额而犹豫不决，一名征服者因发烧而颤抖，某位贫穷的科学家在他的实验室里胡乱摆弄，一名卑微的工程师拼凑出一些或多或少有利的力量关系，一名口吃而胆怯的政治家，如果把批评的矛头指向他们，你会得到什么？资本主义、帝国主义、科学、技术、统治，一切都同样是绝对的、系统的、极权的。在第一个情境中，演员们在颤抖；在第二种情境中，他们则不然。第一个情境中的角色是可以被打败的；而在第二种情况下，他们就不能再这样做了。在第一种情况下，参与者仍然在从事卑微的工作，处于脆弱和被调整之中；现在它们被净化了，他们都同样令人敬畏（Latour，1993：125-126）。

在这里，拉图尔对那些把科学描绘成纯粹、超然和客观的观点提出了挑战。相比之下，他把科学描述为"研究"，将其描述为"关于人类和非人类何以能够咽下或承受的集体实验（collective experimentation）"（Latour，1999b：20）。在我们前面提出的讨论框架内，科学实践在获得同行对知识及其解释的认可后，还追求将该知识及其解释从原来的地点和实践中分离出来，这样，知识和解释可以干预新的地点和实践。总之，对科学活动和知识建构的研究方法突出了在科学内部和科学之外的科学网络构建中涉及的劳动细节。

在 2004 年的一篇开创性论文中，拉图尔通过对理想化的科学活动描述和更宽容的科学活动描述的对比，对这一论题进一步予以了扩展。在这篇文章中，他区分了"事实问题"和"关切问题"。所谓事实问题，指的是去语境化、脱离生产场域和实践的知识实体，它们现在被视为理所当然，不再受到审视。所谓关切问题，指的是涉及多种行动者、复杂组合和谈判的知识实践，需要我们予以注意和审查。

拉图尔强调了这一区别，使他能够分析社会学家和科学评论家的出发点。一般来说，科学评论家们以科学具有客观性、确定性和真实性或真理为理由来为他们的挑战辩护。拉图尔认为，这种立场之所以可见度很低，是因为科学评论家们也被科学主张的表面意义、客观性、确定性和真实性所迷惑，而没有认识到科学为产生意义、客观性、确定性和真实性而付出的复杂和艰辛的努力。对拉图尔来说，这意味着不仅科学受制于对事实问题的争论，社会科学（以及对科学的社会学批评）也是如此，而不是认识到（社会）科学实践最终都是关于所关注问题的斗争，并由这种斗争中产生。

这就是为什么拉图尔告诉我们，作为社会科学家应该调整传统的批评方式，不再严厉的批判和嘲弄批评对象，而研究他们是如何组织的，即多重"行动者"（包括人类和非人类行动者）是如何聚在一起，找出其中的相关性，并维护他们的存在：

评论家不是揭露真相的人，而是组装事实的人。评论家不是为天真信徒掀开脚下地毯的人，而是为参与者提供聚集的竞技场的人。对于评论家来说……如果某物是建构的，那就意味着它是脆弱的，因此非常需要小心和谨慎（Latour，2004：246）。

在本节的结尾，我们应该提到，拉图尔在 2010 年以哲学家的身份"出柜"，反思了自己的研究，并提出进行全面的积极和建设性的现代人类学研究。他建议我们开始思考生态学，而不是现代性，他将生态学定义为"不是有关自然的科学，而是关于如何在宜居的地方共同生活的推理和理性"（Latour，2010：605）。他认为，对于科学家来说，固执地为科学（大写的科学）辩护，实际上混淆了允许不可变手机多向传输的网络的发展。然而，科学的价值就在于此：为我们提供了"在适宜居住的地方共同生活"的方法，从"难以驾驭的混乱"中将"宇宙进行分类排序"。

这些观点与接下来的讨论有关：研究人员、临床医生和政策制定者试图从医疗保健服务"难以驾驭的混乱"中分类的方式。在本节中，我们将思考拉图尔的思想如何帮助我们使医疗保健对患者来说更加适宜和可行，使工人人员能够面临不断上升的压力，并提高其工作效率和安全性。

拉图尔和患者安全的改善

患者安全在 20 世纪 90 年代开始受到研究人员、医疗保健专业人员和政策制定者的关注，此前，一大批出版物曝光了一系列医疗保健服务造成的伤害，这些伤害是出乎意料的，而且是难以承受的，医疗保健服务对患者造成的这些伤害恰恰是可以避免的。令人震惊的是，这种伤害发生在美国、英国和澳大利亚等发达国家信任度最高的医院和保健服务机构中（Wilson 等，1995；US Institute of Medicine，1999；Vincent 等，2001；Wilson 等，1995；US Institute of Medicine，1999；Vincent et al，2001）。此外，从人力和财力成本来说，这种伤害都是极其昂贵的（US Institute of Medicine，1999）。因此，患者安全已成为一个日益突出的问题，安全研究结果被广泛采用到政策和实践中，与此同时，在专业患者安全期刊和国际会议的支持下，安全专家和协会推广的监测系统和报告技术也在被越来越多地使用（Wachter，2010）。

在这些行动网络中，主要的方法是找到为什么会发生这么多伤害，以及如何做才能减少伤害。医疗保健供应复杂性的增加一直被认为是一个潜在的因素，主要的应对措施就是通过提高标准化来"驯服"这种复杂性。遵循循证医学的原则，通过设计和传播相关的政策、协议和指南来实现标准化（Timmermans and Berg，2003）。因此，大量的患者安全文献不仅关注于这些正式和形式原则的成功，而且关注了实施这些原则的"障碍"所在（Pfeiffer 等，2011）。定义这些患者安全努力的两个主要目标是简化临床工作和使专业人员的知识、行动和意图与正式规则相一致。

让我们通过拉图尔的哲学视角来考虑这些目标，特别是他有关计算中心、解释政治以及从事实问题到关切问题的转变等问题的研究。这样做不仅有助于我们了解这些目标的受欢迎程度，也有助于我们了解专业人员和决策者青睐的正式问责方法，他们的主要目标是从远处控制和减少临床和组织的复杂性。它还将帮助我们认识到这些目标和办法中固有的缺点。运用拉图尔的思想，从事实问题转向关注问题，从把自己定位为旁观者的批评者，转变为参与论坛的促进者，我们能够设想替代策略来平衡将知识集中在遥远的计算中心，并将一线专业人员和患者排除在这些中心的论坛和计算过程之外的做法（Iedema 等，2013）。

安　全

拉图尔的思想可以帮助我们理解政策、协议和指南在医疗卫生保健中的作用，使各个"中心"（比如各卫生部门、政府质量和安全机构，甚至跨国机构，如世界卫生组织）能够对每个地区、州和国家的卫生服务部门各种不同的员工，每间医院的病房采取行动，换言之，可以在多个环境中远距离行动。

政策及其各种翻译，在这里被归类为书面文件，通过规定在特定情境下"该做什么"来组织行动（Berg 等，2000），前往并穿越这些遥远的距离，到工作"现场"工作。现在，在工作现场的工作也要根据文件中规定的单位来衡量：例如，根据程序洗手的工作人员的数量，或者将患者收诊到急诊科的时间，患者从病房出院所需的时间，以及患者接受手术所需等待的时间。这些方面被测量，或者更确切地说，通过审计、记录、报告等转换成数字和材料的铭文。这些翻译，然后依次沿着不同的路径回到他们的起源中心，合法化进一步的决策。

这些中心的目标和前景是临床工作的特定方面，这可能导致某些方面的照顾优先于其他方面，尤其是那些更容易计算的，然后往往成为"重要的"。在接下来的内容中，我们将以事故报告系统作为一个铭文生成系统的例子。我们将研究实践、政治和情感中复杂多样的元素是如何通过造成伤害的事件被简化为正式的铭文（事件报告），以及这些报告是如何在长距离中被动员起来的。我们将用拉图尔的上述工作来解释这些过程的优点和缺点。

事故报告

事件报告系统的设计是为了让组织能够记录和监测患者已经（或可能）受到伤害的事件。工作人员被要求或理应将这些意外和不受欢迎的事件转化为精心组织的类别和形式（例如，服药错误、跌倒），尽管对所有事件进行全面的报告仍然十分困难。然后，这些报告被输入收集事件信息的数据库，在那里它们被地理聚合并分析模式和趋势。支持事故报告的假设之一是，"其他地方的专家"将能够识别安全风险，并将这些发现转化为指导方针，然后在多个地点传播，遵循这些指导方针可以消除此类风险（Runciman 等，2002）。

因此，通过使用装有上报软件的在线计算机网络，解决关于如何"传送"报告的流程图、关于如何使用该软件的手册、关于何种事故应上报的政策指示以及严重程度代码图表等问题，事故报告使"远距离"行动成为可能。在这个技术驱动的过程中，复杂的、有时模棱两可的或脱节的事件谱系被工作人员反复转化为越来越具有流动性、稳定性和可比性的责任（Waring，2009）。这些描述符合结构化的事件选项下拉列表，例如错误的类型、事件的严重程度、时间、事件发生的病房等，甚至错误中给出的特定药物。尽管也有免费的文本部分，固定的选项分类为安全专家和机构提供了强大的比较机会。

在很多方面，事故报告满足了我们对责任和"透明"的要求，让外界的人能够"看到"前线工作的世界。然而，不可避免地，事件报告减少了具体事件的复杂性和模糊性，我们依赖远距离使用这种报告，可能妨碍在当地进行谈判和了解导致不安全事件的各种因素的复杂综合的工作。在这方面，远距离使用事件报告可能有助于远距离的人，但它们也很可能妨碍就地学习。现有学习当我们的衰减器，是阻止专注于混乱的事件和杂乱的叙述在现场的工作人员之间共享（患者和家属），训练对这些事件转化为结构化和正式的事件报告和抽象和普遍的分类（Waring，2009）。这种转变在如何叙述事件、如何制订事件解决方案、专业人士如何理解发生的事件以及如何实现实践改进方面，将事件的复杂性和政治性剥离（Hor 等，2010）。

尽管如此，研究表明，事件报告可以使当地临床医生对不良事件展开有效的讨论（Hor 等，2010）。例如，澳大利亚新南威尔士州一家大都市教学医院的一个多学科医疗团队就使用了事件报告，在例会中就涉及患者的事件发起讨论和学习（Hor 等，2010）。在这些会议中，有时错误编码或不够详细的报告由团队成员加以充实，包括对所报告的事件有第一手经验的初级和高级医生和高级护士顾问。在这里，除了试图向其他地方的人报告意外事件，并使他们能够在远处采取行动之外，报告帮助团队自己来回忆意外事件的细节，实际上是将它们视为关注事项。小组讨论了这些事件是如何发生的，谁参与其中，甚至这些报告是如何构建的，为什么，谁做的，遗漏和（或）包括什么。团队成员也对事件的分类或编码提出了异议，似乎能够通过采取行动防止类似事件的发生来解决这些讨论（Hor 等，2010）。

使用事件报告，专家可以发现罕见但危险的问题，例如，药物联用，或实施某项检查，抑或手术特别危险的时间，这是十分有价值的。然而，临床医生在当地使用这些记录也可以做一些有价值的学习，不把它们当作事实，而是当作值得关注的事情来对待，为单一的记录找到不同的解释，探索它们的复杂性和紧张关系。实际上，正是后者的策略为研究和实现医疗保健中的地方安全提供了最新的方法。

例如，视频自反民族志（video-reflexive ethnography）就是一种以临床实践为指导原则的方法。在这里，研究者的角色是利用和促进探索当地的集合和当地关注的问题（Iedema 等，2013）。该方法使用与参与者合作收集日常练习的视频片段，然后研究人员在小组反思会议中向参与者展示。该过程是为鼓励研究人员和参与者应对临床工作的复杂现实和紧张局势而量身定制的，远离简单的线性或"事实"解释，并给参与者（包括研究人员）重新想象新的工作方式的机会，并对特定工作环境中混乱的社会政治、技术、物质和情感现实保持敏感。

结论：拉图尔的安全

拉图尔的工作对事实如何从知识和网络构建中产生作出了毫不妥协的解释。他认为，在当今世界，我们不应满足于让现有的计算中心来决定什么是真实的和正确的。相反，我们应该参与讨论，事实只不过是人们共同决定和选择共同做的事情的结果，而不是从透明的现实、科学方法和遥远的权威自动发布的。这个观念很重要，因为当今世界的复杂性迫使我们更密切、更频繁地关注我们如何在此时此地一起做事。因此，地方性的参与很重要，可以抵消遥远的计算中心的传统影响，对于前线迅速变化的现实，这些中心的利益和关切可能并不敏感。

我们将拉图尔思想的这些元素应用到患者安全研究和决策中。在这里，我们发现，安全主要被解释为专业人员遵守由远方计算中心发布的事实。这种对安全的解释低估了积极应对复杂性和当地利益相关者在前线产生紧急安全的重要性和合法性（Iedema 等，2013）。

最重要的是，从事实问题转移到关切问题，从批判到参与，例如前线参与团队导向的计划，以及采取视频自反民族志等研究方法，预示着更加谦卑的方法科学、知识和能动性，这对我们如何学习、描绘并实现未来的患者安全将具有关键的影响。在这里，拉图尔的方法从批判的意义上背离了克劳索探长的方法，提醒我们注意我们面前那架无价的钢琴，警告我们不要被来自此时此地之外的真理和确定性的承诺过分分心。

参考文献

Berg, M.; Hostman, K.; Plass, S. and van Heusen, M. (2000) 'Guidelines, Professionals and the Production of Objectivity: Standardization and the Professionalism of Insurance Medicine' *Sociology of Health and Illness* 22:765–791.

Boghossian, P. (2006) *Fear of Knowledge: Against Relativism and Constructivism*. Clarendon Press: Oxford.

Butler, J. (1996) 'Performativity's Social Magic' in Schatzki, T. and Natter, W. (eds.) *The Social and Political Body*. The Guilford Press: New York. pp. 29–48.

Durkheim, E. (1964) *The Division of Labour in Society*. Macmillan: London.

Garfinkel, H. (1967) *Studies in Ethnomethodology*. Prentice Hall: Englewood Cliffs, NJ.

Garfinkel, H. and Sacks, H. (1970) 'On Formal Structures of Practical Actions' in McKinney, J. and Tiryakian, E. (eds.) *Theoretical Sociology*. Appleton-Century-Crofts: New York. pp. 337–366.

Greimas, A. (1974) 'Interview with Algirdas J. Greimas' in Parret, H. (ed.) *Discussing Language, (janua linguarum series maior 93)*. Mouton: The Hague. pp. 55–79.

Hor, S.; Iedema, R.; Williams, K.; White, L.; Day, A. and Kennedy, P. (2010) Electronic Incident Reporting: A Study of Formal and Informal Accountabilities' *Qualitative Health Research* 20(8):1091–1100.

Iedema, R. (2001) 'Resemiotization' *Semiotica* 135(1/4):23–40.

Iedema, R.; Mesman, J. and Carroll, K. (2013) *Visualising Health Care Improvement: Innovation from Within*. Radcliffe: Oxford.

Latour, B. (1986) 'Visualization and Cognition: Thinking with Eyes and Hands' *Knowledge and Society: Studies in the Sociology of Culture Past and Present* 6:1–40.

Latour, B. (1987) *Science in Action*. Open University Press: Milton Keynes.

Latour, B. (1988a) *The Pasteurization of France* (Sheridan, A. and Law, Trans.). Harvard University Press: Cambridge, MA.

Latour, B. (1988b) 'The Politics of Explanation: An Alternative' in Woolgar, S. (ed.) *Knowledge and Reflexivity: New Frontiers in the Sociology of Knowledge*. Sage: London. pp. 155–177.

Latour, B. (1990) 'The Force and the Reason of Experiment' in LeGrand, H.E. (ed.) *Experimental Inquiries*. Kluwer Academic Publishers: The Netherlands. pp. 49–80.

Latour, B. (1992) 'Where Are the Missing Masses? The Sociology of a Few Mundane Artifacts' in Bijker, W.E. and Law, J. (eds.) *Shaping Technology/Building Society: Studies in Socio-technical Change*. The MIT Press: Cambridge, MA. pp. 225–258.

Latour, B. (1993) *We Have Never Been Modern*. Harvard University Press: Cambridge, MA.

Latour, B. (1996a) *Aramis or the Love of Technology*. Harvard University Press: Cambridge, MA.

Latour, B. (1996b) 'On Actor Network Theory: A Few Clarifications' *Soziale Welt* 47(1996):369–381.

Latour, B. (1999a) 'On Recalling Ant' in Law, J. and Hassard, J. (eds.) *Actor Network Theory and After*. Blackwell: Oxford. pp. 15–25.

Latour, B. (1999b) *Pandora's Hope*. Harvard University Press: Cambridge, MA.

Latour, B. (2004) 'Why Has Critique Run Out of Steam? From Matters of Fact to Matters of Concern' *Critical Enquiry* 30(Winter 2004):225–248.

Latour, B. (2005) *Reassembling the Social: An Introduction to Actor-Network Theory*. Oxford University Press: Oxford.

Latour, B. (2010) 'Coming Out as a Philosopher' *Social Studies of Science* 40(4):599–608.

Latour, B. and Woolgar, S. (1979) *Laboratory Life: The Social Construction of Scientific Facts*. Sage Publications: London.

Pfeiffer, Y.; Manser, T. and Wehner, T. (2010) 'Conceptualising Barriers to Incident Reporting: A Psychological Framework' *Quality and Safety in Health Care* 19(6). *doi:10.1136/qshc.2008.030445*.

Robson, K. (1992) 'Accounting Numbers as "Inscription": Action at a Distance and the Development of Accounting' *Accounting, Organizations and Society* 17(7):685–708.

Runciman, W.; Edmonds, M.J. and Pradhan, M. (2002) 'Setting Priorities for Patient Safety' *Quality and Safety in Health Care* 11(3):224–229.

Searle, J. (1992) 'Rationality and Realism: What Is at Stake?' *Daedalus* 122(4):55–84.

Tarde, G. (2012) *Monadology and Sociology*. Re.Press: Melbourne.

Timmermans, S. and Berg, M. (2003) *The Gold Standard: The Challenge of Evidence-Based Medicine and Standardization in Health Care*. Temple University Press: Philadelphia, PA.

US Institute of Medicine. (1999) *To Err Is Human: Building a Safer Health System*. National Academy Press: Washington, DC.

Vincent, C.A.; Neale, G. and Woloshynowych, S. (2001) 'Adverse Events in British Hospitals: Preliminary Retrospective Record Review' *British Medical Journal* 322:517–519.

Wachter, R. (2010) 'Patient Safety at Ten: Unmistakable Progress, Troubling Gaps' *Health Affairs* 29(1):165–173.

Waring, J. (2009) 'Constructing and Re-Constructing Narratives of Patient Safety' *Social Science and Medicine* 69(12):1722–1731.

Wilson, R.; Runciman, W.B.; Gibberd, R.W.; Harrison, B.; Newby, L. and Hamilton, J. (1995) 'The Quality in Australian Health Care Study' *The Medical Journal of Australia* 163(9):458–471.

第四十三章

保罗·法默：结构暴力与不公平的具身体现

费尔南多·德·马约（Fernando De Maio）

苏静静 译

保罗·法默（Paul Farmer，1959—2022）是当今世界上卫生公平最有影响力的倡导者之一。得益于人类学和传染病学的训练，他的分析植根于社会科学与医学，强调健康的社会决定因素的重要性。他的工作对医学和全球卫生领域既有的传统观念提出了挑战，包括 20 世纪 90 年代被广为接受的观点——HIV 和多重耐药性结核病（multi-drug-resistant tuberculosis，MDRTB）的治疗在贫困国家和地区是无法开展的。法默对提供卫生保健时依赖"成本 - 效益"做出决策而不是以公平作为核心标准提出了质疑。与此同时，他在文章中还批评了医学人类学、医学伦理学及其相关领域对造成全球卫生不公平根本原因的忽略，包括人权。法默的分析和视野兼具"地理学的广度和历史学的深度"，为全球卫生公平的政治经济学研究提供了框架，既尊重生物医学巨大的益处，也强调社会"断层线"的存在，即否定医学发现是为了世界大多数穷人。

结构性暴力（structural violence）是法默的核心理念，他将其定义为：

> "……社会安排会将个人和人群处危险之中……这种安排是结构性的，因为它们深嵌于社会世界的政治和经济组织中；它们是暴力的，因为它们会对人们造成伤害。"（Farmer 等，2006：1686）

作为纲领性的概念，结构性暴力将生物学与全球政治经济有机地联系在一起，拓宽了我们对疾病原因的思考，也使其变得更为深刻。在本章中，我将用法默和结构暴力的概念来理解不公平的具身体现（embodiment of inequality）。特别是，我将试图探索他的理论与有关收入不公平和健康的实证主义研究有何关联。与通常存在于公共卫生和医学社会学领域的分析相比，法默的视角为导致不公平的"病因学"提供了更加细致入微，也更具有全球视野的解释。

人物简介

保罗·法默（译注：2022 年 2 月 21 日在卢旺达布塔罗突发心脏病去世），1959 年生于马萨诸塞州，并在弗罗里达州长大。他在杜克大学学习医学人类学，后在哈佛大学取得医学学位和人类学的博士学位。目前，他是哈佛大学科隆特隆斯校级（Kolotrones University Professor）教授，并且担任马萨诸塞州波士顿布莱根妇女医院全球卫生公平部（Division of Global Health Equity）主任。他是卫生伙伴（Partners in Health，PIH）的创始人之一，PIH 是全球卫生领域最重要的非政府组织，活跃在海地、卢旺达、秘鲁、马拉维和其他多个国家。PIH 为赤贫人口提供免费的卫生保健，专攻艾滋病、结核病、霍乱以及癌症等其他慢性病问题。他们发动社区卫生工作人员在卫生服务领域掀起了一场新的运动。

他的工作发轫于全球卫生的关键节点。他亲眼目睹了 20 世纪 80—90 年代艾滋病世界大流行的蔓延，作为一名医生，他既服务于海地的边远农村，又在波士顿设备最为精良的医院工作，他看到患者所接受的卫生保健的差异。他看到，在政治和经济的共同制约下，穷人无法获得那些挽救生命的药械。他认识到这是不平等使然：这种不公平是可以避免的，是不必然的，而且是不正当的（Whitehead，1992；De Maio，2010）。

法默的著作

早在几十年前，卫生经济学家就已将"成本 - 效益"分析纳入卫生政策的争论中（Farmer 等，2013）。20 世纪 90 年代，高效的抗反转录病毒治疗将艾滋病从一种死刑转变为一种可管理的慢性病，但对于贫困地区的人群（poor settings）来说，包括它在内的很多药械依然是不适宜的技术，因此，基本上使世界上最贫穷的人泯灭了从生物医学和药理学创新获益的希望（Kovsted，2005；Hoen 等，2011）。法默曾称，他的工作旨在"抗议"造成卫生不公平的社会力量，呼吁人们认识到健康权的首要性。

20 世纪 90 年代，在撒哈拉以南的非洲国家开展 HIV 临床试验，试图观察未经治疗的人群中疾病的"自然传播"，这一度是被广泛接受的活动，但法默对此给予了强烈的谴责。他认为，尽管美国伦理委员会批准了这样的做法，但这种行为是对边缘人群的掠夺，他们的身体因其"生物价值"而被利用，却又未曾从新研制的药物中直接获益（Quinn 等，2000；Farmer，2003）。总体而言，法默对卫生不公平表达了强烈的不满，而这种不公平性表现为医疗服务可及性的不公平。他和 PIH 的同事们证明，在最贫困的地区提供高级的医疗服务也是可行的。在这样做的同时，他们指出经由市场机制来提供卫生保健的观点是过于简单的，会带来真正的危害，他们写道"作为一个成年后一直在海地和美国为穷人们工作的医生，我深知所谓的供求法则很少会对我的患者们带来什么好处"（Farmer，2003：5）。法默的著述论述广泛，涉及人类学民族志、流行病学和历史学等领域，无不强调穷人的声音和需求。

他的工作强烈地透露出一种全球相关性。他避开了以往将世界划分为"发达国家"和"发展中国家"的方法，他在分析中引入了国界线之于疾病流动的渗透性（permeability），并将它与政治、经济和文化屏障的搭建进行对比，这些屏障都限制了富裕国家的居民了解他们自己在全球网络中的位置。法默观察到，"富人们只有在个别时候会意识到世界上穷人的痛苦，即便是被告知我们的财富与他们的痛苦直接相关时"（2003：31）。此外，他还写道：

> "……有人认为发生于海地、危地马拉和卢旺达的人权侵犯与我们在富饶世界生活的餍足是无关的，信奉这种观点其实是篡改历史，对跨越国界的权力之病睁一只眼闭一只眼。"（Farmer，2003：245）

在以现代化理论和发展理论为基础的领域中，这种观点还是十分罕见的（Cardoso，1972；Kay，1991；De Maio，2014）。对很多人来说，改善全球卫生仍然事关慈善，是将知识（以高科技医疗服务和 / 或政策观念对的形式）从"发达"国家向"发展中"国家转移。法默的观点与世界系统理论（world-systems theory）具有明显的联系，对这些理念做出了挑战。

相较于更为传统的"公共卫生"和"国际卫生"范式，法默的工作更像是正在进行中的"全球卫生"（Koplan 等，2009；Kruk，2012）。这些视角之间的区别绝非字面上的；他们改变了我们如何开展研究的方式和我们试图制订的解决方案。尽管国际卫生的基础在很多方面是那些中低收入国家的健康，而公共卫生在历史上也是由于对人群以及健康公平性的关注所推动的，但这两种观点都未能概括在"全球之北"（Global North）和"全球之南"（Global South）政策和实践之间的关联性（interconnections）。全球卫生越来越多地不再仅仅是那里所发生的事情，而是更多地关注健康或疾病如何受到超越国家界限的全球经济、政治和文化等作用力的影响。

全球卫生的概念化贯穿法默的著述中。在他第一本论著《援助与谴责：海地与批评的地理》（Aids and Accusations：Haiti and the Geography of Blame，1992）中，他分析了海地的艾滋病流行情况，揭示了岛上农村卫生状况与全球影响之间深在的关联，包括美国陆军和发展政策等。他在海地的早期工作主要是在贫穷的中部稿源，特别是 Cagne 农村。运用丰富的人类学素材，法默分析描述了患者的困境，同时凸显了导致疾病暴发和（制约卫生保健可及性的）贫穷的结构性因素。他分析的核心是水力发电站的建设，在这一地区，洪灾每年都在侵扰着土壤最为肥沃的土地，农民不得不过着流离失所的生活。在法默所写的该地区历史中，美国的援助"发展"构成了核心部分，尽管他在其他书中对长期历史的重要性［他在 1994 年的著作《使用海地》（The Use of Haiti）对此有十分清晰的阐释，并且对海地的政治经济做出了最为详细的分析］也给予了充分的肯定。

对法默的工作最好的描述是民族志与公共卫生的融合，通过分析卫生的全球政治，使我们在理解个人生活经历的同时，对造成他们痛苦的结构性根源有所认识。法默的观察中有一段话，明显让人想起米尔斯的《社会学的想象》（Sociological Imagination，1959）："要解释痛苦，必须将个人的生活经历置于更宏大的由文化、历史和政治经济所组成的矩阵中"（Farmer，2003：41）。正是这样的视角使法默成为了全球卫生领域最值得重视的理论家。

在《传染病与不公平》（Infections and Inequalities）中，法默提出结构暴力和不公平作为健康最基本的决定因素（Farmer，1999）。他为不公平和健康结局之间的关系提供了历史学和人类学的视角（特别是艾滋病、结核病和多重耐药性结核病），并且加深了我们对这一问题重要性的理解。他呼吁我们对社会不公平和多重耐药性结核病发展的关系进行实证的研究，并且注意到在普遍富裕或普遍贫困的环境中，多重耐药性结核病是不会出现的。在第一种环境中，有效治疗的获得会控制结核病。在后一种环境中，很少有人会获得药物，因此也不会对药物产生耐药性。不过，法默认为，在不公平的环境中，即穷人和富人共存的环境中，导致多重耐药性结核病的因素可能会被加强。这是因为治疗可及性的不公平正是这些地区的特点；有些人能够获得治疗，有些人则不能，还有些人可能会零星地获得一些分散的治疗，第三种情况（零星分散的治疗）会导致结核病耐药菌的出现。在他的文章中，法默明确指出，不公平本身就是造成疾病的基本原因。

在《权力的疾病》（Pathologies of Power）一书中，他进一步深化了结构性暴力的分析（Farmer，2003）。在本书中，他最为有力地分析了不公平是造成可预防的疾病最基本的原因。他对人权和医学伦理学忽略全球卫生不公平，对社会研究将"文化"与贫穷混为一谈给予了尖锐的批评。法默采用了一种真正的全球视角，从危地马拉孤儿的困境到墨西哥萨帕塔民族解放军，再到俄罗斯监狱中因为多重耐药性结核病而苦苦挣扎的囚犯。他的工作将这些地理分散的人群串联在一起，这是其他全球卫生分析者至今未曾做到过的。

特蕾西·基德（Tracy Kidder）的《山外有山》（*Mountains Beyond Mountains*，2004）是目前已发表的唯一一本有关法默的传记。基德从一个重要的时间结点开始记述法默的活动，即法默在海地的工作开始获得大众媒体的广泛关注，PIH成为全球卫生领域的核心参与者，部分原因是比尔和梅琳达·盖茨基金会的成立为其提供了资金支持。基德在书中对法默做出充分而客观的评价，法默为穷人提供高质量的卫生保健倾注了巨大的热忱，但也担心他可能会因为无法实现所愿而失望。基德写道，"依然有这么多儿童死于麻疹，这让我感到十分遗憾……但若想到无法让他满意，我会更加的遗憾。"（Kidder，2004：29）该书梳理了法默在全球健康领域的工作，对其理论和方法学背后最重要的概念进行了细致的分析。

核心概念

法默的著作中贯穿着三个相互关联的概念和框架：①结构性暴力（structural violence）；②"兼具地理广度和历史深度"的分析；③解放神学（liberation theology）。

结构性暴力

结构性暴力是他最常用的核心概念工具。它被作为一个描述性的词汇和解释性的概念，若把法默有关卫生不公平本质的理论比作一座大楼，那结构性暴力就是其中最关键的一块砖。在《权力的疾病》（*Pathologies of Power*，2008：8）中，他写道：

> "在过去的十多年中，我一直都在和很多其他人一道，对抗着一种堪称暴力的状况，至少对于那些必须忍受这种状况的人来说是一种暴力。由于这些苦难并没有枪支弹药，武刀弄棍，或者酷刑的折磨，因此往往会避开那些追究暴力及其罹难者的审视。"

对于法默来说，结构性暴力是广延的工具，是"对人类尊严造成伤害的各种攻击"，包括贫穷、种族主义、歧视、性别不平等，以及"更为惊人的暴力形式无疑是对人类权力的滥用，其中有些是对那些试图逃离结构性暴力的人们所施加的惩罚"（Farmer，2003：8）。在这类概念化中，结构性暴力是一个多层面的理论，通过它不同"面向"的压迫，基于经济不平等、父权制、种族主义或者其他类型的其实都可能互相作用，在边缘人群中导致本可以预防的病态和死亡。

法默用结构性暴力一词作为批判现实主义的生成机制（generative mechanism），认为它是无法用实证主义方法直接测量的，但是可以理论化，可以经由理解它对可观察的现象所产生的影响获得理解的。法默（Farmer，2003：50）注意到：

　　……当今世界的穷人是结构性暴力的主要受害者，对于试图理解极度苦难的实质和分布的很多人来说，这种暴力是大大有悖于他们的分析的。是什么造成了这样的状况呢？一种答案是穷人不仅更容易遭遇痛苦，而且他们的痛苦还比较不容易被察觉。

他尤其批判了容忍结构性暴力的医学伦理学和人权话语，它们沦为了"管理不平等"而非克服不平等的工具。

"兼具地理广度和历史深度"的分析

"兼具地理广度和历史深度"的分析是法默方法学的突出特征。他对全球卫生 - 全球经济连结的理解影响到他分析的地理广度："众所周知，世界的相互联系正在日益加深。这一事实的必然结果将是极度的痛苦，……很少能剥离当权者的行为"（Farmer，2003：42）。对于理解海地的艾滋病流行，秘鲁的多重耐药性结核病，或者卢旺达的产妇死亡来说，不仅要分析这些国家内部所发生的事情，还要对影响（通常是制约）那些国家采取行动的全球力量有所把控。同样，理解这类现象需要对历史有深层次的理解，这些都体现在当今的权力关系之中，比如，法默认为如若没有分析那些逾时数十载的发展项目（Peligre大坝）对农民生活条件的影响，若是不能用长远的眼光审视国家在国际干预之下争取民主的斗争，就无法理解海地的艾滋病流行。

解放神学

解放神学被法默描述为"道德的罗盘"，并且在他的著作中扮演着引导研究者理论视角的角色。解放神学兴起于在 20 世纪 50 ～ 60 年代，源自拉丁美洲进步主义天主教神学，深植于穷人的生命经验中，它与 Gustavo Gutierrez，Leonardo Boff，Jon Sobrino，Oscar Romero 和 Juan Luis Segundo 的工作联系十分之密切（Gutiérrez，1998）。其根本的的教义是：社会不公平乃是"结构性罪"的产物。解放神学将天主教的社会教义用于理解社会和政治所产生的困难（Boff and Boff，1987；Gutiérrez，1998），认为理解和消除贫穷的努力在本质上应该是改变结构安排，他们必须与最初滋生贫穷的政治经济展殊死搏斗。解放神学为分析苦难提供了一种聚焦于政治的思路，其旨意对拉丁美洲一系列的社会运动影响深远。它与马克思主义的解决斗争、阶级意识、异化和剥削关联密切，并且借鉴了用以解释拉丁美洲发展与欠发展的依附理论（Frank，1969；Dussel，2003）。

法默将解放神学中马克思主义的内核作为自己理论框架的核心，而并没有明确地将自己划入马克思主义的阵营，或者明确表现出对马克思主义的兴趣。法默（Farmer，2003：138）写道：

> ……解放神学已经成为我的智识资源之一。让人深感好奇的是，解放神学作为神学的分支，很可能会转向社会理论、历史和政治经济学。这对于人类学家探索社会科学来说，似乎是一条不那么直接的道路。但是解放神学为我们提供了一些在其他任何学科都无法找到的东西：它在如何与穷人的苦难相关的？它又是如何与减轻苦难相关的？因此，和社会分析的大多数方式不同，解放神学试图将其所有的反思用于服务穷人。

因此，解放神学提供了法默的理论视审（在这种世界观中，贫穷是剥削机制的产物），以及社会行动的指南，将至高的价值置于"为穷人提供更有利的选择"上。

法默从解放神学中衍生出了所谓的"简单方法学"：观察、判断、行动。法默称，观察是一种传统的学术分析，至关重要，但仅有观察是不充分的。法默在文章中明确地指出，观察对于研究穷人的苦痛是不够的；当务之急是去改变时间，减少痛苦。对此，法默强调解放神学的后两种方法学弥足重要：判断和行动。

关于判断，法默在文章中不仅明确挑战了与结构性暴力相关的各种因素，还对我们以往思考这些因素的方式做出了挑战。他观察到：

> "解放神学家是为数不多的敢于指出解放人类权力运动缺陷的人……生活在贫困中的儿童死于麻疹、肠胃炎、营养不良时，没有任何一方会被指为违背了人权，解放神学发现解放民主所框限的整人权观念是有漏洞的。"（Farmer，2003：142）

进一步来讲，"判断的目标不是生产更多的出版物或者保有大学的教职……（判断的任务）是改变世界。"（Farmer，2003：144-145）最后，法默有关行动的立场尤为重要。他在文章中提出，行动即与穷人们"团结务实"。法默引用 Paulo Freire 的研究，对传统的慈善观念做出了批判：

"那些秉持着慈善即世界所有问题的答案的人，通常会趋向于认为需要慈善救助的人本质上是弱势的，当然有时是明目张胆地表达，有时是微妙含蓄的暗示，我们每个人或多或少都有这样的想法。由于历史进程和事件，这不同于将穷人视为毫无权力或者潦倒的看法。将穷人看作内在缺陷的受害者，与将穷人视为结构性暴力的受害者之间还是有天壤之别的。"

法默因此将结构性暴力置于其理论凝视的焦点，同时也强调我们的工作绝不应当仅停留在描述这个世界和世界上的苦难，而必须去寻找改变它的办法。

学术传承

在众多研讨卫生不公平的理论家中，鲁道夫·微尔啸的观点与他有着最高的一致性。这位普鲁士的病理学家试图寻找生活条件、物质匮乏和传染病之间的联系，他的工作如今被认为是研究健康社会决定因素的里程碑（De Maio，2010）。微尔啸认为"疾病不是个人和特殊的，而是生命潜在状况（病理）的体现……医学是一门社会科学，政治也不过是更广义的医学……"[Virchow（1948）1985]，而法默在著作中有力地回应了这样的观点。微尔啸教导我们，医生的作用是社会的和政治的，而不仅是科学的（Mackenbach，2009），这也是法默的反思。法默和微尔啸都认为医学实践不应当与社会运动相分离，而应当为了社会公平共同努力。

从法默的工作，我们还可以看到他与拉丁美洲社会医学传统的密切联系（Waitzkin等，2001；Barreto，2004）。社会医学的传统对将疾病理解为生物和社会-政治的过程具有重要的影响，不过这在英文文献中往往被忽略了。社会医学的基本哲学是激进的，认为如果不能对物质条件以及经济和政治结构做出明确的分析和干预，那么是无法获知和进一步提高人群的健康水平的。这一传统的核心是社会理论，呼吁"对通常被呈现为纯粹的技术知识进行批判性的和意识形态的分析"（Tajer 2003：2023）。这不只是停留在文字上，还是一场政治运动，一个重视理论和社会变革之间的衔接的运动。所有这些都是法默作品中的基本要素，在强调物质条件（构建为结构性暴力）的同时，也对"技术知识"（包括多重耐药性结核病治疗的管理不善，药物定价系统的不公平，贫穷国家"健康过渡"）予以了批评。

同样，法默的论著中也引用了很多其他理论家的观点，从伊曼纽尔·沃勒斯坦（Immanuel Wallerstein）的世界体系（world systems），到凯博文（Arthur Kleinman）的社会苦难（social suffering），再到阿马蒂亚·森（Amartya Sen）的能力（capabilities）。这些所有的理论家都对拓宽法默的视野贡献良多，其理论的核心是结构性暴力作为当今世界卫生不公平的根本原因，经由不公平来表达。

不公平的致病作用

理查德·威尔金森（Richard Wilkinson）对不公平的致病作用曾进行定量研究，法默的工作在很多方面可以说是来自定性／人类学研究的补充。这一研究领域自《不健康的社会》（*Unhealthy Societies*，1996）一书出版以来得到了蓬勃发展，该书对不公平（作为我们生活环境的特征之一）对我们的健康是否有直接的影响进行了检验。这一假说引发了激烈的争论，在方法学、理论框架和认识论方面有诸多分歧（Muntaner and Lynch，1999；Subramanian and Kawachi，2003；Coburn，2004；De Maio，2010）。不过，很多核心的问题依然有待商榷，关于这一假说的共识还很不明朗。

关于收入的不平等和人群健康的关系，目前已有 200 多项统计学研究，将近 90% 的研究至少部分支持了这一相关性的存在。不过，一旦将控制变量考虑在内，这一数字就会降低到 40% 左右（Wilkinson and Pickett，2009b），绝大多数文献在很多方面并没有达成一致性的意见，包括共同创建者和中介者的区分、假设检验的地理范围、假设所适用的区域（Lynch 等，2003；Subramanian and Kawachi，2003；Lynch 等，2004），以及健康指标的选取（De Maio，2007，2008）。尽管研究的数量庞大，而且还在继续增加，但对于假设的有效性、背后的机制，以及影响它的全球因素目前尚未达成共识（Deaton，2002；Starfield and Birn，2007；Subraminan and Kawachi，2007；De Vogli 等，2009；Bernburg，2010）。

海量文献标明收入的不公平与卫生状况差是相关的，至少在美国是如此（Ross 等，2000），仅除了个别尚有争议的例外（Deaton and Lubotsky，2003；Muntaner，2003；Subramanian and Kawachi，2007）。这一模式在其他国家的国内分析在多大程度上适用，比如相对公平的斯堪的纳维亚国家（Bockerman 等，2009）和中欧、西欧国家（Bobak 等，2007），已被质疑。同样，在其他相对公平的国家，包括德国（Breckenkamp 等，2007）、丹麦（Osler 等，2002，2003）、加拿大（Veenstra，2002；Auger 等，2009）和日本（Shibuya 等，2002），已发表有关数据并没有得到具有统计学意义的结果。

收入的不平等对于健康具有可查的影响，不过是在达到一定水平的不公平之后，在一些相对不公平的国家，包括中国（Pei and Rodriguez，2006）、意大利（De Vogli 等，2005）、巴西（Cavalini and de Leon，2008）和智利（Subramanian 等，2003），以及阿根廷（De Maio，2008；De Maio 等，2012），这种影响是具有显著性的，这似乎证明了某种"门槛"效应。与此同时，最近对多个国家的分析（Pickett 等，2005；Moore，2006；Dorling 等，2007；Pickett and Wilkinson，2007）进一步支持了这一假说，但是对于采用自评的卫生测量数据依然存有争议（Jen 等，2009）。这一领域，实证研究的结果是有很多细微的差别的。

这类文章的实证主义已遭到一些或委婉（Coburn，2000；Muntaner，2003）或尖刻的（Wainwright and Forbes，2000；Scambler，2001）批评，由于它们几乎仅依赖二手数据的统计分析，试图通过重复观察暴露（不公平）与效应（健康水平低）的相关性得出一般性的结论。该领域的大多数研究都采用回归分析的方法。其中争议最大的地方在于量化指标问题，如使用发病率还是死亡率作为衡量的指标、研究的地域范围、收入分布的可操作性，及生态学或多层统计方法的适宜性。所有这些争议都是在拷问一种以"定量至上"（to measure is to know）为指导方针的认识论。赖特·米尔斯在《社会学的想象》（*Sociological Imagination*，1959）一书中对抽象实证主义给予了有力的批判，然而，该领域的大多数研究并没有完全屈从于这一批判，并且基本忽视了政治经济学所反思的生成机制（generative mechanisms）（Scrambler，2001）。收入的不平等似乎已经成为分析的出发点，而不公平的政治 / 社会决定因素已然被忽略。

对于收入不公平 - 健康假说的研究来说，这可能已成为最重要的弱点。大量的研究将注意力倾注于如何将不公平和健康水平低下之间建立联系，其理论视角基本借鉴了心理社会、社会凝聚力和新物质主义的传统（De Maio，2010）。相对较少的研究在关注收入不平等发生背后的机制，因此，从政治经济学的视角研究收入不平等对健康的影响目前仍在十分初级的阶段。

我们若是仔细地审视一下法默的工作，就会发现他至少部分地弥补这一块缺憾。结构性暴力作为发生机制，体现为严重的经济不平等和人群健康指标的低下。包括大卫·科伯恩（David Coburn）在内的其他学者也表达了类似的立场。事实上，像科伯恩这样的批判现实主义学者也在呼吁学者们更多地来审视收入不公平产生的原因，而不仅仅是研究收入不平等的影响。对于科伯恩来说，这代表着一种更广义、更具情境性，也更具有社会意义的解释模型（2004：43；另见 Coburn，2000）。科伯恩提出（2001：50）：

"无数研究者在探索适当的方法来减轻社会经济条件低下对健康水平的影响……但是很少有人在追问造成不公平的原因。然而，审视社会不公平出现的原因，而不仅仅是它们的影响，改变了我们以往对收入不公平与健康水平之间因果次序的理解。"

从这个角度出发，收入不公平对健康的影响是重要的，但是必须经由政治经济学这一广角镜头来透视它，而不是仅仅用流行病学的视角。换言之，不公平需要在一个更大的模具中浇铸，应当作为结构性暴力的一个方面。

这一新进路的意义之一在于，进一步研究收入不平等 - 健康的关系将需要克服国家疆界的制约。遵循法默"具有地理广度和历史深度"的方法学，该领域新的研究将需要纳入一种更为审慎的全球视角。光正视收入不公平背后的"发生机制"就将需要与国际政治经济学展开斗争。法默观察到"借鉴前辈的工作，我强调不公平的致病性。与一个财富分配较为平等的社会相比，在一个被不平等所撕裂的社会中，其健康指标往往更不尽如人意"（2003：20）。然而，法默（Farmer，1999：281）对威尔金森派学者的重要观点给予了批评，他注意到：

> ……威尔金森等所定义的社会是国家社会，而现代社会不公平的成本要比他们所估算的成本高得多。威尔金森写道"显然，贫穷的主要问题（至少在发达国家）是相对贫穷的问题"，然而他忽略了那些赤贫的人们……他们在清点现代不公平的受害者时，并没能看到那些生活在海地的农村、秘鲁的城市、撒哈拉以南的非洲的患者，但是在很多情况下，在导致犯罪和破坏社会凝聚力的各种同样的进程中，这些患者往往也是受害人。

因此，法默在全球卫生的视角下对收入不公平的假说进行了细致的解析，并做出了重要的批判，这项社会流行病学和医学社会学中最富争议的假说，恰恰在视域中遗漏了全世界人口众多的穷人。他认为威尔金森派学者"忽视了最赤贫的人群"，并提醒我们理解收入不公平与健康的关系必须从全球的视角入手。法默（Farmer，2003：20）观察到：

> ……人们约定俗成地将社会与国家的概念混为一谈，我们对此保持警醒是很重要的。我们已经生活在一个全球社会……追求平等的权力就必须翻越不平等的崇山峻岭，这些不平等可能存在于国家之内，也可能跨越了国家的界线。

对于那些研究不公平与健康的学者来说，法默的观察无疑构成了严峻的挑战：正视全球化，考量而非忽略全世界穷人的苦难；而最重要的是，不仅观察，还要对自己的发现做出判断和采取行动。

结　论

首先，法默有关全球卫生的视角是建立在结构性暴力这一概念之上的。不得不承认，结构性暴力是一个模糊的概念，它可以用来描述一系列的现象，包括人权的侵犯、严重的收入不平等，及为限制仿制药的生产而签订的复杂的国际贸易协定。对于有些人来说，这恰恰是它的不利之处，如果结构性暴力可以表现为很多不同的形式，那么它也将失去有效的解释力，而成为一个"黑盒子"（Janes and Corbett，2009）。另外，结构性暴力无法像经济活动一样被定量；我们没有办法找到像人均GDP（衡量一个国家经济发展水平最常用的指标）或者基尼系数（衡量不平等最常用的指标）那样一系列具体和明确的参数来衡量结构性暴力的程度。因此，社会科学的实证学科（包括流行病学和定量社会学）对于将这一概念融入他们的理论是十分排斥的。包括人类学和定性社会学在内的解释学科也可能会回避这一概念，因为它对民族志研究关注本土的传统提出了挑战，并且这类学科通常更愿意接受更强的决定论。

尽管结构性暴力的概念有诸如此类的缺陷，法默还是激励我们应当让结构性暴力在健康的社会科学研究领域发挥核心作用。特别是，结构性暴力的概念让我们拓宽了收入不平等假说的"框限"，超越了传统意义上对不平等致病性的实证论述，走向一种更为整体论的分析，兼论不公平的原因和影响。这是一个关键的区别，如果我们不能将不公平的原因融入我们的分析，我们将遗漏导致卫生不公平的生成机制（Scrambler，2001）。深在的结构根源依然有待厘清，因此我们的知识依然有限；更重要的是，依然妨碍着我们思考、提出和实施结构方案的能力提高，世界上本可以避免的、不必要的、不公平的疾病模式因此而将继续迁延。

参考文献

Auger, N.; Giraud, J. and Daniel, M. (2009) 'The Joint Influence of Area Income, Income Inequality, and Immigrant Density on Adverse Birth Outcomes: A Population-Based Study' *BMC Public Health* 9:237.

Backlund, E.; Rowe, G.; Lynch, J.; Wolfson, M.C.; Kaplan, G.A. and Sorlie, P.D. (2007) 'Income Inequality and Mortality: A Multilevel Prospective Study of 521 248 Individuals in 50 US States' *International Journal of Epidemiology* 36: 590–596.

Barreto, M.L. (2004) 'The Globalization of Epidemiology: Critical Thoughts from Latin America' *International Journal of Epidemiology* 33:1132–1137.

Bernburg, J.G. (2010) 'Relative Deprivation Theory Does Not Imply a Contextual Effect of Country-Level Inequality on Poor Health. A Commentary on Jen, Jones, and Johnston (68:4, 2009)' *Social Science & and Medicine* 70:493–495; discussion 498–500.

Bobak, M.; Murphy, M.; Rose, R. and Marmot, M. (2007) Societal Characteristics and Health in the Former Communist Countries of Central and Eastern Europe and the Former Soviet Union: A Multilevel Analysis' *Journal of Epidemiology and Community Health* 61:990–996.

Böckerman, P.; Johansson, E.; Helakorpi, S. and Uutela, A. (2009). Economic Inequality and Population Health: Looking Beyond Aggregate Indicators' *Sociology of Health and Illness* 31:422–440.

Boff, L. and Boff, C. (1987) *Introducing Liberation Theology*. Orbis Books: Maryknoll, NY.

Breckenkamp, J.; Mielck, A. and Razum, O. (2007) 'Health Inequalities in Germany: Do Regional-Level Variables Explain Differentials in Cardiovascular Risk?' *BMC Public Health* 7:132.

Cardoso, F.H. (1972) 'Dependency and Development in Latin America' *New Left Review* 74:83–95.

Cavalini, L.T. and De Leon, A.C. (2008) 'Morbidity and Mortality in Brazilian Municipalities: A Multilevel Study of the Association Between Socioeconomic and Healthcare Indicators' *International Journal of Epidemiology* 37:775–783.

Coburn, D. (2000) 'Income Inequality, Social Cohesion and The Health Status of Populations: The Role of Neo-Liberalism' *Social Science and Medicine* 51:135–146.

Coburn, D. (2001) 'Health, Health Care, and Neo-Liberalism' in Armstrong, P.; Armstrong, H. and Coburn, D. (eds.) *Unhealthy Times: Political Economy Perspectives on Health and Care in Canada.* Oxford University Press: Don Mills, Ontario. pp. 45–65.

Coburn, D. (2004) 'Beyond the Income Inequality Hypothesis: Class, Neo-Liberalism, and Health Inequalities' *Social Science and Medicine* 58:41–56.

Deaton, A. (2002) 'The Convoluted Story of International Studies of Inequality and Health' *International Journal of Epidemiology* 31:546–549.

Deaton, A. and Lubotsky, D. (2003) 'Mortality, Inequality and Race in American Cities and States' *Social Science and Medicine* 56:1139–1153.

De Maio, F.G. (2007) 'Health Inequalities in Argentina: Patterns, Contradictions and Implications' *Health Sociology Review* 16:279–291.

De Maio, F.G. (2008) 'Ecological Analysis of the Health Effects of Income Inequality in Argentina' *Public Health* 122:487–496.

De Maio, F.G. (2010) *Health and Social Theory.* Palgrave Macmillan: Basingstoke.

De Maio, F.G. (2014) *Global Health Inequities.* Palgrave Macmillan: Basingstoke.

De Maio, F.G.; Linetzky, B.; Ferrante, D. and Fleischer, N.L. (2012) 'Extending the Income Inequality Hypothesis: Ecological Results From The 2005 and 2009 Argentine National Risk Factor Surveys' *Global Public Health* 7:635–647.

De Vogli, R.; Gimeno, D. and Mistry, R. (2009) 'The Policies-Inequality Feedback and Health: The Case of Globalisation' *Journal of Epidemiology and Community Health* 63:688–691.

De Vogli, R.; Mistry, R.; Gnesotto, R. and Cornia, G.A. (2005) 'Has the Relation Between Income Inequality and Life Expectancy Disappeared? Evidence from Italy and Top Industrialised Countries' *Journal of Epidemiology and Community Health* 59:158–162.

Dorling, D.; Mitchell, R. and Pearce, J. (2007) 'The Global Impact of Income Inequality on Health by Age: An Observational Study' *British Medical Journal* 335:873.

Dussel, E.D. (2003) *Beyond Philosophy: Ethics, History, Marxism, and Liberation Theology.* Rowman and Littlefield: Oxford.

Farmer, P. (1992) *AIDS and Accusation: Haiti and the Geography of Blame.* University of California Press: Berkeley, CA.

Farmer, P. (1994) *The Uses of Haiti.* Common Courage Press: Monroe.

Farmer, P. (1999) *Infections and Inequalities: The Modern Plagues.* University of California Press: Berkeley, CA.

Farmer, P. (2003) *Pathologies of Power: Health, Human Rights, and the New War on the Poor.* University of California Press: Berkeley, CA.

Farmer, P. (2014) 'Sacred Medicine: How Liberation Theology Can Inform Public Health' *Sojourners*, http://sojo.net/magazine/2014/01/sacred-medicine.

Farmer, P.; Kleinman, A.; Kim, J. and Basilico, M. (eds.) (2013) *Reimagining Global Health.* University of California Press: Berkeley, CA.

Farmer, P.; Nizeye, B.; Stulac, S. and Keshavjee, S. (2006) 'Structural Violence and Clinical Medicine' *PLoS Medicine* 3:e449.

Frank, A.G. (1969) *Latin America: Underdevelopment or Revolution*. Monthly Review Press: New York.

Gutiérrez, G. (1998) *A Theology of Liberation: History, Politics, and Salvation*. Orbis Books: Maryknoll, NY.

Hoen, E.; Berger, J.; Calmy, A. and Moon, S. (2011) 'Driving a Decade of Change: HIV/AIDS, Patents and Access to Medicines for All' *Journal of the International AIDS Society* 14:15.

Janes, C.R. and Corbett, K. (2009) 'Anthropology and Global Health' *Annual Review of Anthropology* 38:167–183.

Jen, M.H.; Jones, K. and Johnston, R. (2009) 'Global Variations in Health: Evaluating Wilkinson's Income Inequality Hypothesis Using the World Values Survey' *Social Science and Medicine* 68:643–653.

Kay, C. (1991) 'Reflections on the Latin American Contribution to Development Theory' *Development and Change* 22:31–68.

Kidder, T. (2004) *Mountains Beyond Mountains*. Random House: New York.

Koplan, J.P.; Bond, T.C.; Merson, M.H.; Reddy, K.S.; Rodriguez, M.H.; Sewankambo, N.K. and Wasserheit, J.N. (2009) 'Towards a Common Definition of Global Health' *Lancet* 373:1993–1995.

Kovsted, J. (2005) 'Scaling up AIDS Treatment in Developing Countries: A Review of Current And Future Arguments' *Development Policy Review* 23:465–482.

Kruk, M.E. (2012) 'Globalisation and Global Health Governance: Implications For Public Health' *Global Public Health* 7 (Suppl 1):S54–62.

Lynch, J.; Davey Smith, G.; Harper, S.; Hillermeier, M.; Ross, N.; Kaplan, G.A. and Wolfson, M. (2004) 'Is Income Inequality a Determinant of Population Health? Part 1. A Systematic Review' *The Milbank Quarterly* 82:5–99.

Lynch, J.; Harper, S. and Davey Smith, G. (2003) 'Plugging Leaks and Repelling Boarders – Where to Next for the SS Income Inequality?' *International Journal of Epidemiology* 32:1029–1036.

Mackenbach, J.P. (2009) 'Politics Is Nothing but Medicine at a Larger Scale: Reflections on Public Health's Biggest Idea' *Journal of Epidemiology and Community Health* 63: 181–185.

Mills, C.W. (1959) *The Sociological Imagination*. Oxford University Press: New York.

Moore, S. (2006) 'Peripherality, Income Inequality, and Life Expectancy: Revisiting the Income Inequality Hypothesis' *International Journal of Epidemiology* 35:623–632.

Muntaner, C. (2003) 'Social Epidemiology and Class: A Critique of Richard Wilkinson's Income Inequality and Social Capital Hypothesis' *Rethinking Marxism* 15:551–554.

Muntaner, C. and Lynch, J. (1999) 'Income Inequality, Social Cohesion, and Class Relations: A critique of Wilkinson's neo-Durkheimian Research Program' *International Journal of Health Services* 29:59–81.

Osler, M.; Christensen, U.; Due, P.; Lund, R.; Andersen, I.; Diderichsen, F. and Prescott, E. (2003) 'Income Inequality and Ischaemic Heart Disease in Danish Men and Women' *International Journal of Epidemiology* 32:375–380.

Osler, M.; Prescott, E.; Gronbaek, M.; Christensen, U.; Due, P. and Engholm, G. (2002) 'Income Inequality, Individual Income, and Mortality in Danish Adults: Analysis of Pooled Data from Two Cohort Studies' *British Medical Journal* 324:13.

Pei, X. and Rodriguez, E. (2006) 'Provincial Income Inequality and Self-Reported Health Status in China During 1991–1997' *Journal of Epidemiology and Community Health* 60:1065–1069.

Pickett, K.E.; Kelly, S.; Brunner, E.; Lobstein, T. and Wilkinson, R.G. (2005) 'Wider Income Gaps, Wider Waistbands? An Ecological Study of Obesity and Income Inequality' *Journal of Epidemiology and Community Health* 59:670–674.

Pickett, K.E. and Wilkinson, R.G. (2007) 'Child Wellbeing and Income Inequality in Rich Societies: Ecological Cross Sectional Study' *British Medical Journal* 335:1080.

Quinn, T.C.; Wawer, M.J.; Sewankambo, N.; Serwadda, D.; Li, C.; Wabwire-mangen, F.; Meehan, M.O.; Lutalo, T. and Gray, R.H. (2000) 'Viral Load and Heterosexual Transmission of Human Immunodeficiency Virus Type 1. Rakai Project Study Group' *The New England Journal of Medicine* 342:921–929.

Ross, N.A.; Wolfson, M.C.; Dunn, J.R.; Berthelot, J.M.; Kaplan, G.A. and Lynch, J.W. (2000) 'Relation Between Income Inequality and Mortality in Canada and in the United States: Cross Sectional Assessment Using Census Data and Vital Statistics' *British Medical Journal* 320:898–902.

Scambler, G. (2001) 'Critical Realism, Sociology and Health Inequalities: Social Class as a Generative Mechanism and Its Media of Enactment' *Journal of Critical Realism* 4:35–42.

Shibuya, K.; Hashimoto, H. and Yano, E. (2002) 'Individual Income, Income Distribution, and Self Rated Health in Japan: Cross Sectional Analysis of Nationally Representative Sample' *British Medical Journal* 324:16.

Starfield, B. and Birn, A.E. (2007) 'Income Redistribution Is Not Enough: Income Inequality, Social Welfare Programs, and Achieving Equity in Health' *Journal of Epidemiology and Community Health* 61:1038–1041.

Subramanian, S.V.; Delgado, I.; Jadue, L.; Vega, J. and Kawachi, I. (2003) 'Income Inequality and Health: Multilevel Analysis of Chilean Communities' *Journal of Epidemiology and Community Health* 57:844–888.

Subramanian, S.V. and Kawachi, I. (2003) 'In Defence of the Income Inequality Hypothesis' *International Journal of Epidemiology* 32:1037–1040.

Subramanian, S.V. and Kawachi, I. (2007) 'Commentary: Chasing the Elusive Null – the Story of Income Inequality and Health' *International Journal of Epidemiology* 36:596–599.

Tajer, D. (2003) 'Latin American Social Medicine: Roots, Development During The 1990s, and Current Challenges' *American Journal of Public Health* 93:2023–2027.

Veenstra, G. (2002) 'Income Inequality and Health. Coastal communities in British Columbia, Canada' *Canadian Journal of Public Health* 93:374–379.

Virchow, R. ([1848] 1985) *Collected Essays on Public Health and Epidemiology*. Science History Publications: Cambridge.

Wainwright, S.P. and Forbes, A. (2000) 'Philosophical Problems with Social Research on Health Inequalities' *Health Care Analysis* 8:259–277.

Waitzkin, H.; Iriart, C.; Estrada, A. and Lamadrid, S. (2001) 'Social Medicine Then and Now: Lessons From Latin America' *American Journal of Public Health* 91:1592–1601.

Whitehead, M. (1992) 'The Concepts and Principles of Equity and Health' *International Journal of Health Services* 22:429–445.

Wilkinson, R.G. (1996). *Unhealthy Societies: The Afflictions of Inequality*. Routledge: New York.

Wilkinson, R.G. and Pickett, K. (2009a) *The Spirit Level: Why More Equal Societies Almost Always Do Better*. Allen Lane: London.

Wilkinson, R.G. and Pickett, K.E. (2009b) 'Income Inequality and Social Dysfunction' *Annual Review of Sociology* 35:493–511.